Wilhelm Griesinger, Willibald Levinstein-Schlegel

Pathologie und Therapie der psychischen Krankheiten

Verlag
der
Wissenschaften

Wilhelm Griesinger, Willibald Levinstein-Schlegel

Pathologie und Therapie der psychischen Krankheiten

ISBN/EAN: 9783957004673

Auflage: 1

Erscheinungsjahr: 2015

Erscheinungsort: Norderstedt, Deutschland

Hergestellt in Europa, USA, Kanada, Australien, Japan
Verlag der Wissenschaften in Hansebooks GmbH, Norderstedt

Cover: Sandro Botticelli "Die Verleumdung des Apelles" (1495)

Die

Pathologie und Therapie

der

psychischen Krankheiten

für Aerzte und Studirende

von

Dr. W. Griesinger,

o. ö. Professor der Medicin und Director der medicinischen Klinik an der Universität Zürich.

— — — —

Zweite, umgearbeitete und sehr vermehrte Auflage.

—◦◦≫◦≪◦◦—

Stuttgart.

Verlag von Adolph Krabbe.

1861.

Vorwort.

Es freut mich, endlich den Fachgenossen die lange verzögerte zweite Auflage dieser Schrift übergeben zu können. Sie ist kein ganz neues Werk, mehre Capitel sind fast ganz unverändert geblieben, in vielen anderen aber sind Berichtigungen und Umarbeitungen vorgenommen, und namentlich sind sehr viele Zusätze gemacht worden, von denen ich wünsche, dass sie als Bereicherungen erkannt werden möchten.) Am wenigsten Veränderungen waren nöthig in der speciellen Formenlehre: die Melancholie, die Tobsucht, die Verrücktheit etc. sind in der That seit a. 1845 ganz dieselben geblieben; am meisten Modificationen und Zusätze wurden nöthig in den Abschnitten über Aetiologie, pathologische Anatomie, Hirnanatomie und psychologische Einleitung, über die Complicationen und über die Therapie; ganz neu kamen hinzu ein Abschnitt über allgemeine Diagnostik der psychischen Krankheiten und ein solcher über Idiotismus und Cretinismus.) Letztere waren in der ersten Ausgabe ganz weggeblieben; ich hatte seither durch die Idioten-Anstalt Mariaberg, der ich in der letzten Zeit meines Aufenthaltes in Würtemberg vorstand, Anlass und Gelegenheit, mich auch mit diesen Zuständen näher zu beschäftigen. Die in der Schrift als Beispiele dienenden Krankheitsgeschichten sind um einige interessante eigene Beobachtungen vermehrt, bei vielen wichtigen Capiteln ist die hauptsächlichste Literatur für den Leser, der weitere Belehrung wünscht, angegeben worden; endlich habe ich die gerichtliche Seite der Psychiatrie, so oft sich Gelegenheit fand, vom Standpunkt der in der Schrift vorgetragenen Lehren aus zu beleuchten gesucht und gelegentlich noch über Manches, was den gegenwärtigen Zustand der Psychiatrie angeht, kurz, aber deutlich meine Meinung ausgesprochen; ich hatte dabei nur das Interesse der Wissenschaft und den Nutzen des Lesers im Auge, ganz unbekümmert um Beifall oder Tadel von dieser oder jener Seite.

Wie die erste Auflage dieser Schrift zu meiner grössten Freude dem Studium unserer schönen Wissenschaft manche Freunde gewonnen hat, so hoffe ich, dass auch diese zweite zur Verbreitung psychiatrischer Kenntnisse und namentlich eines richtigen Standpunktes in der Psychiatrie beitragen werde. Noch immer ist das Fach auf den Universitäten viel zu sehr hintangesetzt und namentlich der clinische Unterricht noch nirgends dem Werth der Sache entsprechend eingerichtet und anerkannt. Ich habe das Meinige gethan, indem ich, neben meinem hauptsächlichen Berufe, über zehn Jahre lang in Tübingen regelmässige Vorlesungen über Psychiatrie hielt und in meine Clinik, so oft sich Gelegenheit bot, Fälle psychischer Erkrankung aufnahm und wie jede andere Krankheit zum Gegenstand clinischer Demonstration und Besprechung machte; der Vortheil hievon ist so evident, dass ich immer noch hoffe, es werde in Bälde mehr und mehr zur Errichtung regelmässiger psychiatrischer Cliniken kommen. Durch diese erst kann der richtige Standpunkt, die rein ärztliche Auffassung der Geisteskrankheiten, aber gepaart mit dem Verständniss der krankhaften Seelen-Erscheinungen, die wünschenswerthe allgemeine Verbreitung bekommen, damit nicht mehr lange blosse Irrenhausverwalter sich für Irrenärzte ausgeben können, damit geistreich klingender phantastischer Schwulst, mit dem sich gegenwärtig allein noch in der Psychiatrie etwas machen lässt, auch hier baldigst der nüchternen, klaren, ärztlichen Beobachtung das Feld räume.

Einigen neuesten Schriftstellern über Geiteskrankheiten hat die erste Ausgabe meines Buches so wohl gefallen, dass sie die Gedanken und Sätze, Eintheilungen und Beispiele desselben, selbst einfache Excerpte ganzer Abschnitte aus ihm völlig ungenirt, wie ihr Eigenthum, in ihre Scripta aufnahmen. Ich liess dies ruhig geschehen; jetzt aber wäre es mir allerdings unangenehm, wenn man glauben könnte, dass ich es sei, der in dieser zweiten Auflage von jenen Autoren „entlehnt" habe und ich bitte daher, überall, wo dem Leser Sätze, Seiten und selbst Capitel vorkommen, die er vor kurzem in Büchern oder Journalen ganz oder fast ganz gleichlautend gelesen hat, solche einfach mit der ersten, a. 1845 erschienenen Auflage zu vergleichen.

Zürich, 12. Juli 1861.

G.

Inhalt.

ERSTES BUCH.

Allgemeiner Theil.

— —

ERSTER ABSCHNITT.

Ueber den Sitz der psychischen Krankheiten und die Methode ihres Studiums.

§. 1.

Die vorliegende Schrift beschäftigt sich mit der Lehre von der Erkenntniss und Heilung der psychischen Krankheiten oder des Irreseins. Das Irresein selbst, ein anomales Verhalten des Vorstellens und Wollens, ist ein Symptom; die Aufstellung der ganzen Gruppe der psychischen Krankheiten ist aus einer symptomatologischen Betrachtungsweise hervorgegangen und ihr Bestehen ist nur von einer solchen aus zu rechtfertigen. Der erste Schritt zum Verständniss der Symptome ist ihre Localisation. Welchem Organ gehört das Phänomen des Irreseins an? — Welches Organ muss also überall und immer nothwendig erkrankt sein, wo Irresein vorhanden ist? — Die Antwort auf diese Frage ist die erste Voraussetzung der ganzen Psychiatrie.

Zeigen uns physiologische und pathologische Thatsachen, dass dieses Organ nur das Gehirn sein kann, so haben wir vor Allem in den psychischen Krankheiten jedesmal Erkrankungen des Gehirns zu erkennen.

§. 2.

Die Physiologie betrachtet das psychische Leben als eine besondere Lebensform des Organismus; sie sieht in den psychischen Acten Functionen bestimmter Organe und sucht jene eben aus dem

Bau dieser zu begreifen. Allbekannte Experimente zeigen nun, wie zwar das Vonstattengehen der im weiteren Sinne psychischen Thätigkeiten an das ganze Nervensystem gebunden, wie aber nur das Gehirn, und auch dieses nur in einzelnen seiner Theile, der Sitz des Vorstellens und Strebens ist. Allerdings kommen sowohl dem Rückenmarke, als dem Gangliensysteme des Sympathicus nicht bloss Leitungsfunctionen, sondern auch centrale Thätigkeiten der Mittheilung, Association und Erregung zu (Tonus, Reflexactionen etc.); zu jenen höheren centralen Thätigkeiten verhalten sie sich aber wieder als lediglich peripherische. Wohl bieten die Zustände des ganzen Nervensystems, indem sie unmittelbar dem Gehirne sich mittheilen, auch Elemente zur Erregung und Unterhaltung geistiger Thätigkeiten dar — von allen peripherischen Nervenausbreitungen aus können Eindrücke entstehen, welche Anstösse zu Trieben, zu dunkleren oder bewussteren Vorstellungen und Bestrebungen abgeben können — aber die Sammlung und Aufnahme dieser Eindrücke, der von ihnen ausgeübte Einfluss auf grosse zusammengesetzte Bewegungsreihen (auf das Handeln), jenes Vorstellen und Streben selbst, das von ihnen influencirt wird, findet nur im Gehirne statt.

Die inneren Hergänge des Vorstellens und Wollens sind so wenig als die des Empfindens aus der Organisation des Gehirns zu begreifen. Dennoch lassen sich die Vorgänge bei den psychischen Thätigkeiten im Allgemeinen leicht an den Bau der betreffenden Theile anknüpfen. Die in der Schädelhöhle liegende Abtheilung des Centralnervensystems besteht aus Nervenmassen, welche einerseits die sensitiven Rückenmarksstränge und die centralen Ausbreitungen der höheren Sinnesnerven in sich aufnehmen, von denen andererseits die motorischen Markstränge ausgehen. Dem entsprechend sehen wir, wie alle aus dem Körper und durch die Sinne centripetal einfallenden Eindrücke im Gehirne sich sammeln, percipirt, assimilirt werden, die Geistesthätigkeit erregen und unterhalten, und wie von hier aus wieder Anlässe zu neuen, centrifugalen Acten, Beziehungen der Empfindung und der Geistesthätigkeiten auf die Action der Bewegungsorgane — Strebungen und motorische Reize für die Muskelapparate entstehen.

Wir sehen, wie in der Thierreihe die psychischen Thätigkeiten um so mannigfaltiger, reicher und einer um so feineren Ausbildung fähig werden, je mehr das Gehirn an Volum zunimmt und je verwickelter und gestaltenreicher seine Organisation, namentlich je mächtiger die eigentliche Substanz der grossen Hemisphären wird. Wir sehen, wie beim Menschen eine in höherem Grade mangelhafte Entwicklung des Gehirns mit Schwäche der höheren psychischen

Acte, des Vorstellens und Wollens, verbunden ist (in vielen Fällen von Idiotismus), und die Erfahrung an allen Menschen zeigt uns, wie diese psychischen Thätigkeiten sich wesentlich ändern mit der Entwicklung und Umänderung des Gehirns in den verschiedenen Lebensaltern. Eben in diesen zeitlichen Metamorphosen, diesem Weiterschreiten von allmähligem Wachsthum zur gereiften Höhe und zur Wiederabnahme, geht die psychische Thätigkeit des Gehirns parallel mit allen übrigen organischen Functionen und erweist sich damit dem Entwicklungsgesetze des Organismus ebenso wie diese unterworfen.

Man hat bekanntlich schon versucht, einzelne Seiten der psychischen Thätigkeit in andere Parthieen des Nervensystems, als das Gehirn, zu verlegen, z. B. das Gemüth in den N. sympathicus. Diese Hypothese ging von psychologischer Seite aus der genugsam widerlegten Annahme getrennter Seelenvermögen hervor. Von physio-pathologischer Seite steht sie mit Allem im Widerspruch, was sich Positives über die Functionen des Sympathicus angeben lässt. — Ganz ebenso unbegründet ist die, übrigens nie auch nur zu einem klaren Ausdruck gebrachte Lehre, welche ein unmittelbares Mitwirken aller Theile des Organismus (also auch der Knochen, Drüsen etc.) bei den psychischen Thätigkeiten annahm, und demgemäss auch das Irresein unmittelbar aus Störungen solcher peripherischer Organe erklären wollte.

In neuester Zeit hat man — zufolge ganz interessanter Deutung experimentaler Thatsachen — auch dem Rückenmark eigentliche psychische Functionen, Empfindung und selbst Willkühr, zugeschrieben (Pflüger, Auerbach). — Schiff (Physiologie des Nervensystems I. p. 211 ff.) hat diese Anschauungen sowohl von experimentaler, als psychologischer Seite klar und bündig beleuchtet. Man wird zugeben dürfen, dass die Eindrücke im Rückenmark im Allgemeinen wohl nach demselben Schema, wie im Gehirn, verarbeitet werden, und es lässt sich nicht gerade strict widerlegen, dass beim enthaupteten Frosch im Rückenmark noch Empfindung und selbst Schmerz entstehe; aber von „Wille" (im Sinn des Sprachgebrauchs) kann hier keine Rede sein; hiezu gehören bewusste Empfindungen mit den Vorstellungen der angestrebten Bewegung, der Räumlichkeit, des eigenen begrenzten Körpers, und hiezu ist die Mitwirkung der centralen Sphäre des Gesichtsinns (also ein cerebraler Vorgang) wohl unentbehrlich. — Ganz neuestens ist übrigens Pflügers Standpunkt auch von Seiten seiner experimentellen Grundlagen angefochten worden. Vgl. Goltz, Königsb. med. Jahrb. II. 1860. p. 189.

§. 3.

Die pathologischen Thatsachen zeigen uns so gut wie die physiologischen, dass nur das Gehirn der Sitz normaler und krankhafter geistiger Thätigkeiten sein kann, dass die Integrität der psychischen Processe an die Integrität dieses Organs geknüpft ist, auch wie beide mit einander wieder von dem Verhalten anderer Organe in Krankheiten abhängig sind. Die constanten und wesent-

lichen Symptome der Gehirnkrankheiten, mögen sie aus inneren
Ursachen oder aus äusseren Verletzungen entstanden sein, bestehen
ja ausser den Anomalieen der Empfindung und Bewegung, bei
jeder schweren Erkrankung eben aus geistigen Störungen (Exaltation oder Trägheit des Vorstellens, Verlust des Bewusstseins,
Delirien etc.), und die selteneren Wahrnehmungen, wo bei schweren
Desorganisationen des Gehirns und bei Verlust an Gehirnsubstanz gar keine Störungen der Geistesthätigkeit sich zeigen, vermögen jene Ergebnisse der alltäglichen Beobachtung nicht zu
schwächen.

Eine Anzahl solcher Fälle findet man z. B. bei Longet (Anat. et
Physiol. d. syst. nerv. Par. 1842. I. p. 670) zusammengestellt. Gegen die
meisten dieser und der anderweitig bekannt gewordenen ähnlichen Beobachtungen liessen sich mancherlei Bedenken erheben. In fast allen Fällen
ist nur die Intelligenz im engeren Sinne beachtet, die Gemüthsbeschaffenheit und der Willenszustand ganz unberücksichtigt geblieben, und auch
an die Intelligenz wurden gewöhnlich nur die geringsten Anforderungen
gemacht — z. B. die Beantwortung einfacher ärztlicher Fragen, um sie
für unverletzt zu erklären. In keiner dieser Beobachtungen ist die Intelligenz nach ihrem ganzen Umfange geprüft worden, und in vielen derselben, nämlich in allen Hospitalbeobachtungen, war eine Vergleichung
des Geisteszustandes nach der Erkrankung oder dem Substanzverluste mit
dem früheren schlechterdings unmöglich; alle feineren Abweichungen
mussten hier nothwendig der Beobachtung entgehen. Demungeachtet ist
im Allgemeinen die Thatsache als richtig zuzugeben, dass es Hirnleiden
und Hirndestructionen gibt, welche das geistige Leben nicht erkennbar
stören. Einmal kommt sehr viel auf den Sitz des Leidens an; nicht alle
Theile des Gehirns stehen in gleich nahem Verhältnisse zu den Geistesthätigkeiten; einzelne stehen vielmehr in viel näherer Beziehung zur Muskelbewegung (Pons, Thalami etc.). Ferner ist beim Gehirn, wie bei allen
paarigen Organen, ein Ersatz der Function durch die gesund gebliebene
Hälfte in hohem Grade wahrscheinlich (vgl. §. 15). Endlich findet man
auch in anderen wichtigen Organen nicht selten beschränktere anatomische
Läsionen ohne auffallende Störung der Function (chron. Magengeschwür,
pleurit. Adhäsionen, Tuberkel etc.), und man hat gleichfalls Substanzverluste (durch gangränose Losstossung) z. B. in der Lunge oder im Darme
beobachtet, wo nach erfolgter Heilung die Processe der Respiration, der
Verdauung wieder ohne auffallende Störung vor sich gingen. Man wird
aber schwerlich solcher Thatsachen wegen den Satz fallen lassen, dass
die Lunge das Respirationsorgan sei und dass die Verdauung im Darme
geschehe.

Einen weiteren und noch directeren Beweis für unsern Satz,
dass das Gehirn das beim Irresein erkrankte Organ sei, liefern die
Ergebnisse der Leichenöffnungen der Irren selbst. Bei vielen dieser
Leichenöffnungen findet man wirklich anatomische Veränderungen
im Gehirne selbst oder seinen Hüllen, und da, wo überhaupt anatomische Veränderungen vorkommen, sind die des Gehirns wenigstens die einzigen constanten. Der Umstand, dass man nicht immer

solche Veränderungen findet, vermag diesen Grund nicht zu schwächen. Wir finden bei den Leiden des Centralnervensystems, die als überwiegende Reizzustände sich äussern, sehr gewöhnlich keine palpablen Veränderungen (z. B. bei den Neuralgieen, Krämpfen), solche vielmehr vorzüglich bei den Schwächezuständen, Paralysen; sehr viele psychische Krankheiten gehören aber zur ersteren Classe. Es verhält sich also hier wie bei so vielen andern Nerven- und Gehirnkrankheiten, der Epilepsie, dem Tetanus etc., deren Sitz im Gehirn oder Rückenmark, wenn auch in vielen Fällen durch die pathologische Anatomie nicht ad oculos demonstrirt, doch aus Gründen der Physiologie von Niemanden in Zweifel gezogen wird.

Die Mehrzahl der Geisteskranken bietet aber auch, ausser den Störungen des Vorstellens und Wollens, noch bedeutende Anomalieen anderer, dem Gehirne gleichfalls unzweifelhaft angehöriger Functionen dar. Vor Allem die Hallucinationen, Anomalieen der centralen Sinnesthätigkeit, welche zwar zum grossen Theile als peripherische empfunden werden, deren Entstehung aber nothwendig in das Gehirn verlegt werden muss, wie dies z. B. die Fälle von andauernden Gesichtshallucinationen bei völliger Blindheit mit Atrophie des N. opticus (Esquirol) unwiderleglich beweisen. Ebenso sehen wir die centrale Erregung der willkührlichen Muskeln, eine unzweifelhafte Gehirnfunction, bei sehr vielen Geisteskranken verändert, theils als erhöhte Activität und Energie, theils als cataleptische Starrheit, theils als jene Paralyse, welche gleichen Schritt mit dem Verlauf einer gewissen Form des Irreseins (des Blödsinns) hält, und noch viele andere Anomalieen der Gehirnfunctionen (verringerte Empfindlichkeit für Schmerz und Temperatur, Schlaflosigkeit, Convulsionen, Kopfcongestion etc.) werden bei Geisteskranken als mehr accessorische Phänomene beobachtet, welche zu weiterer Bestätigung eines vorhandenen Gehirnleidens dienen mögen.

Während es — wenigstens zur Zeit der ersten Ausgabe dieser Schrift — für manche Aerzte, ja für ganze psychiatrische Schulen einer ausführlichen Beweisführung für den Schlusssatz des §. 1 bedurfte, waren längst manche der besten Psychologen von ihrem eigenen Standpunkt zu demselben richtigen Satze gelangt, dass in jeder Geisteskrankheit das Gehirn leide und dass dieses Leiden die nächste Ursache jener sei. Vgl. Stiedenroth, Psychologie. II. p. 278.

§. 4.

Indem man durch die Thatsachen genöthigt das Vorstellen und Wollen in das Gehirn verlegt, soll über das Verhältniss dieser psychischen Acte zum Gehirn, über das Verhältniss der Seele zur Materie überhaupt noch nichts präjudicirt werden. Vom empirischen Standpunkte aus ist zwar vor Allem die Thatsache der Einheit von

Leib und Seele festzuhalten und muss es dem Apriorismus überlassen bleiben, die Seele ohne Beziehung auf den Leib, eine leib-
lose Seele, zu untersuchen und sich mit abstracten Betrachtungen
über ihre Immaterialität und Einheit im Gegensatz zur Vielheit der
Materie etc. zu begnügen. Aber die Hypothesen, die man schon
ersonnen hat, um jene unerklärliche Einheit für die Reflexion fasslicher zu machen, von jenen feinen Fluidis an, die zwischen Leib
und Seele vermitteln sollen, jenen Materien, „dünn genug, um gelegentlich für Geist passiren zu können" bis zu dem System prä-
stabilirter Harmonie, vermöge dessen Leib und Seele niemals auf
einander, sondern immer nur mit einander wirken sollen, — diese
Hypothesen sind für die empirische Betrachtung gleich unwiderleglich und gleich unannehmbar. Wie ein materieller, physicalischer
Vorgang in den Nervenfasern oder Ganglienzellen zu einer Vorstellung, zu einem Acte des Bewusstseins werden kann, ist vollkommen
unbegreiflich, ja wir haben keine Ahnung, wie auch nur eine Frage
nach dem Vorhandensein und der Art von vermittelnden Vorgängen zwischen beiden zu stellen wäre. Alles ist hier noch
möglich. Bei dieser Sachlage ist die einfachste Hypothese die
beste und sicher bietet die materialistische weniger Schwierigkeiten,
Unklarheiten und Widersprüche (namentlich auch in Bezug auf die
erste Entstehung des Seelenlebens), als irgend eine andere. Es ist
also wissenschaftlich gerechtfertigt, mit gänzlichem Absehen
von jenen möglichen, aber vollkommen unbekannten
vermittelnden Vorgängen, die Seelenthätigkeiten in derjenigen
Einheit mit dem Leibe und namentlich mit dem Gehirne aufzufassen, welche zwischen Function und Organ besteht, das Vorstellen und Streben in gleicher Weise als die Thätigkeit, die specifische Energie des Gehirns zu betrachten, wie man die Leitung
in den Nerven, die Reflexaction im Rückenmarke etc. als die
Functionen dieser Theile betrachtet und die Seele zunächst und vor
Allem für die Summe aller Gehirnzustände zu erklären.

Wirkliche Auskunft über das Geschehen in der Seele vermag
weder der Materialismus zu geben, der die Seelenvorgänge aus der körperlichen, noch der Spiritualismus, der den Leib aus der Seele erklären
will. Wüssten wir auch Alles, was im Gehirn bei seiner Thätigkeit vorgeht, könnten wir alle chemischen, electrischen etc. Processe bis in ihr
letztes Detail durchschauen — was nützte es? Alle Schwingungen und
Vibrationen, alles Electrische und Mechanische ist doch immer noch kein
Seelenzustand, kein Vorstellen. Wie es zu diesem werden kann — dies
Räthsel wird wohl ungelöst bleiben bis ans Ende der Zeiten und ich
glaube, wenn heute ein Engel vom Himmel käme und uns Alles erklärte,
unser Verstand wäre gar nicht fähig, es nur zu begreifen!
Was soll man nun zu dem platten und seichten Materialismus sagen,
der die allgemeinsten und werthvollsten Thatsachen des menschlichen

Bewusstseins über Bord werfen möchte, weil sie sich nicht im Gehirne mit Händen greifen lassen? Indem die empirische Auffassung die Phänomene des Empfindens, Vorstellens und Wollens dem Gehirne als seine Thätigkeiten zuschreibt, lässt sie nicht nur den thatsächlichen Inhalt des menschlichen Seelenlebens in seinem ganzen Reichthum unberührt, und hält namentlich die Thatsache der freien Selbstbestimmung nachdrücklich fest, sie lässt natürlich auch die metaphysischen Fragen offen, was es etwa sei, was als Seelensubstanz in diese Relationen des Empfindens, Vorstellens und Wollens eingehe, die Form der psychischen Existenz annehme etc. Sie muss ruhig die Zeit erwarten, wo die Fragen über den Zusammenhang des Inhalts des menschlichen Seelenlebens mit seiner Form statt zu metaphysischen — zu physiologischen Problemen werden. Möchte man indessen aufhören, sich wegen unbeantwortbarer Fragen zu verfolgen, sich in der Wissenschaft mit Steinen zu werfen und, mit Einmischung ganz heterogener Gesichtspunkte, sich zu verketzern! Möchten noch die Fanatiker und Pietisten des Materialismus einen Punkt bedenken, der mir bei den bisherigen Discussionen über diese Fragen noch nicht gehörig hervorgehoben scheint. Die elementaren Vorgänge in den Nervenmassen werden wohl, besonders wenn man sie sich — wie heutzutage Viele — als wesentlich electrische denkt, nothwendig höchst einfache, in Plus und Minus bestehende, bei allen Menschen immer identische sein. Wie könnte aus ihnen allein und unmittelbar die unendliche Mannigfaltigkeit der Vorstellungen, Gefühle, Willensrichtungen nicht nur der einzelnen Menschen, sondern ganzer Jahrhunderte hervorgehen?

Ein etwaiger Streit über Materialität oder Immaterialität der psychischen Processe lässt sich also mit unsern gegenwärtigen Begriffen keinenfalls entscheiden; er fiele zum Theil, und zwar schon in seinen ersten Voraussetzungen, zusammen mit der Frage nach den inneren Veränderungen bei der Thätigkeit des Nervensystems. Alle Vergleichungen mit den Imponderabilien, welche in einem ähnlichen Verhältnisse zur Materie stehen — auch sie erscheinen als etwas Immaterielles, werden aber durch materielle Veränderungen hervorgerufen und in ihren Wirkungen modificirt, und bewirken selbst wieder Veränderungen in der Materie — sind nur wenig förderlich. Das psychische oder nervöse Agens hat in der ganzen übrigen Welt nichts wirklich Analoges; die Theorie findet, wie schon Locke aussprach, dieselben Schwierigkeiten, ob sie die Materie denken lassen oder ob sie die Einwirkung eines Immateriellen auf die Materie begreifen will. Dass die Seelenthätigkeiten übrigens immer von materiellen Acten begleitet sein müssen, leugnet wohl Niemand; sehr gut entwickelt findet sich auch dieses Verhältniss bei Stiedenroth (I. p. 52 und a. a. O.); nur die jener organischen Begleitung theilhaftige Vorstellung ist ihm eine wirkliche und bewusste und — ein fruchtbarer Satz! — je lebhafter die organische Begleitung, desto lebhafter das Vorstellen. — Einige Seiten der psychischen Processe sind übrigens offenbar mit sog. körperlichen Vorgängen (mit andern Acten des Organismus) enger verbunden als andere, z. B. als das reine, ruhige Denken. Erinnerung und Liebe, sagt Aristoteles (von der Seele I. 4), kommen nicht der Seele, sondern dem Gemeinsamen von ihr und dem Körper zu. In der That, am Gedächtniss und an der „Liebe" ist die unmittelbare Einmischung organischer Processe am deutlichsten; auch von der Phantasie könnte man noch dasselbe sagen.

§. 5.

Nach allen obigen Prämissen wird nun die von der älteren deutschen Psychiatrie oft und weitläufig behandelte Frage, ob beim Irresein, bei den Anomalieen im Vorstellen und Wollen, die Er-krankung auch wirklich die Seele betreffe, ihre einfache, bejahende Lösung finden. Nur wird man allerdings nicht von Krankheiten der Seele selbst zu sprechen haben — so wenig über-haupt eine richtige Pathologie von Krankheiten der Lebensprocesse, der Functionen spricht — sondern nur von Krankheiten des Gehirns, durch welche jene Acte des Vorstellens und Wollens gestört werden.

§. 6.

Wenn aber alles Irresein auf Gehirnaffection beruht, so ge-hören desshalb nicht alle Gehirnkrankheiten zu den Geisteskrank-heiten. Welche Art von Gehirnerkrankung ist es nun, mit der man es bei dem Irresein zu thun hat? — Vom anatomischen Standpunkte sind es die allerverschiedensten Erkrankungen, deren Symptomengruppe man Irresein nennt. Blosse Irritationen ohne merkliche Gewebeveränderung, Encephalitis der Gehirnrinde, Atro-phie, Ernährungsveränderungen, Kreislaufsanomalieen des Gesamt-gehirns, Apoplexia intermeningea, einfache Gehirnhyperämieen etc., — bei allen diesen unter sich so ausserordentlich verschiedenen Zuständen können Symptomencomplexe gegeben sein, wegen deren man die Kranken in die Irrenhäuser schickt und welche in den psychiatrischen Schriften als Geisteskrankheiten beschrieben werden. Jeder Versuch, das Irresein von den acuten oder chronischen Ge-hirnkrankheiten, wie sie vom anatomischen Standpunkte aus gebildet sind, z. B. der Meningitis, Encephalitis etc., streng zu unterscheiden, wäre das vergeblichste Unternehmen, da ja eben manche Fälle von Geisteskrankheit selbst Meningitis, Encephalitis etc. sind. Der Begriff der Geisteskrankheiten als ein rein symptomatologischer, liegt vielfach ganz innerhalb jener anatomischen Begriffe und die Objecte beider lassen sich gar nicht mit einander vergleichen. Nur soviel kann im Allgemeinen mit Sicherheit gesagt werden, dass die Gehirnkrankheiten, welche den Geistesstörungen zu Grunde liegen, unendlich viel häufiger diffuse, als heerdartige Erkrankungen * sind.

Die Gehirnpathologie steht heute noch zum grossen Theil auf dem Standpunkt, den die Pathologie der Brustorgane vor Laënnec einnahm. Statt überall von den Structurveränderungen des Organs

---

* S. des Verfassers diagnostische Bemerkungen über Hirnkrankheiten. Archiv der Heilkunde. Leipz. 1860. I. p. 51.

ausgehen und das Zustandekommen der Symptome in exacter Weise
von den Veränderungen der Gewebe ableiten zu können, hat sie es
häufig genug mit Symptomencomplexen zu thun, von denen sie den
Sitz kaum annäherungsweise und den Mechanismus der Entstehung
gar nicht kennt. Sie muss sich an das Aeussere der Phänomene
halten und muss noch Krankheitsgruppen nach etwas Gemeinsamem
und Charakteristischem in den Symptomen, zunächst abgesehen
von deren anatomischer Grundlage, bilden. So die Epilepsie, die
Chorea etc.; so auch die psychischen oder Geisteskrankheiten, unter
welchen wir also alle diejenigen Gehirnaffectionen zu begreifen
haben, bei denen Anomalieen, Störungen im Vorstellen
und Wollen die für die Beobachtung hervorstechendste
Symptomengruppe bilden.

Die „gewöhnlichen Gehirnkrankheiten", die umschriebeneren Entzündungen, die Abscesse, die Gehirntumoren, die tuberculöse Meningitis etc.
heisst man nicht Geisteskrankheiten, wiewohl die psychischen Thätigkeiten
bei ihnen auch ganz gewöhnlich mehr oder weniger gestört sind, weil
andere Gehirnsymptome, die Erscheinungen gestörter Empfindung und Bewegung, doch in der Regel weit vorherrschen: a potiori
fit denominatio. Ausnahmsweise werden aber doch auch solche Kranke als
geisteskrank bezeichnet und kommen in die Irrenhäuser, wenn z. B. der
Fall sich von vornherein chronisch gestaltet, sich frühe schon tobsüchtige
Aufregung einstellt etc. — Andererseits sind bei den „Geisteskrankheiten"
die sensitiven und motorischen Functionen des Gehirns sehr gewöhnlich
auch gestört, aber diese Störung ist untergeordnet, die psychische Anomalie erscheint als Hauptsache. — Weitere Definitionen können und
brauchen von den Geisteskrankheiten nicht gegeben zu werden; eine allgemeine Diagnostik derselben findet sich im Abschn. II. Cap. 5 dieses Buchs.

§. 7.

Da das Irresein nur ein Symptomencomplex verschiedener anomaler Gehirnzustände ist, so könnte die Frage entstehen, ob seine
von den übrigen Gehirnkrankheiten getrennte und abgesonderte
Behandlung überhaupt zu rechtfertigen sei, ob nicht vielmehr die
Psychiatrie auch äusserlich ganz in der Gehirn-Pathologie aufzu-
gehen habe? — Allein, wenn auch von einer ferneren Zukunft
Solches vielleicht zu erwarten steht, so wäre doch heutzutage
jeder Versuch einer derartigen völligen Verschmelzung voreilig und
völlig unausführbar. Wenn nur der innere Grundzusammenhang
mit der sonstigen Gehirn-Pathologie stets im Auge behalten, wenn
nur hier wie dort eine und dieselbe richtige, möglichst anatomisch-
physiologische Methode befolgt wird, so wird die Gehirn-Pathologie
von der äusserlich abgesonderten, monographischen Bearbeitung
solcher symptomatisch gebildeter Krankheiten in ihrer inneren
Gliederung nicht gestört, sondern nur gefördert. Um so weniger

aber wäre ein solcher Verschmelzungsversuch derzeit zulässig, als
der Psychiatrie ihre Stellung als Theil der Gehirn-Pathologie überhaupt kaum erst erobert werden musste, und als manche praktische
Seiten der Psychiatrie (das Irrenanstaltswesen, das Verhältniss zur
gerichtlichen Medicin etc.) ihr einen Umfang und eine Eigenthümlichkeit geben, die auch inmitten der Cerebralpathologie ihr unter
allen Umständen eine grosse Selbstständigkeit erhalten müssen.

Frühere Versuche, die Geisteskrankheiten mit Zugrundlegung der
ihnen entsprechenden anatomischen Veränderungen ganz in den Gehirnkrankheiten aufgehen zu lassen, zeigten sich durch ihr Misslingen als
verfrüht und unmöglich (Sc. Pinel, Pathologie cérébrale. Par. 1844).
Wenn neuestens einer der um die Wissenschaft verdientesten Irrenärzte
einen Versuch gemacht hat, einen Theil der psychischen Krankheiten vom
rein pathologisch-anatomischen Standpunkte aus zu bearbeiten (Calmeil,
Traité des maladies inflammatoires du cerveau. Par. 1859. 2 vol.), so bezieht sich dieser werthvolle Versuch eben der Natur der Sache nach nur
auf einen Theil dieser Zustände. — So wird die Psychiatrie wohl noch
lange ein eigener Wissenszweig innerhalb der Medicin bleiben; ihre abgesonderte Behandlung gibt dem Arzte auch Anlass, sich auf dem Gebiete
des Seelenlebens, von dem sonst leider so wenige Nachrichten in den gewöhnlichen Kreis der medicinischen Studien hinausgelangen, wenigstens
einigermassen zu orientiren.

§. 8.

Da das Irresein eine Krankheit, * und zwar eine Erkrankung
des Gehirns ist, so kann es für dasselbe kein anderes richtiges
Studium geben, als das ärztliche. Die Anatomie, Physiologie und
Pathologie des Nervensystems, und die gesamte specielle Pathologie und Therapie bilden für den Irrenarzt die allernothwendigsten
Vorkenntnisse. Alle nichtärztlichen, namentlich alle poetischen und
moralistischen Auffassungen des Irreseins sind für dessen Erkenntniss nur vom allergeringsten Werthe. Einzelne poetische Dar-
stellungen Wahnsinniger sind in manchen, der Natur abgelauschten
Zügen vortrefflich (Ophelia, Lear, vor Allem Don-Quixote); aber
indem der Dichter fast durchaus diese Zustände mit Umgehung
ihrer organischen Grundlagen, nur von der geistigen Seite, als
Resultate vorausgegangener sittlicher Conflicte auffassen, und nur
das, was diesem Zwecke dient, hervorheben muss, wird seine Schilderung zum mindesten einseitig. — Ein gleicher, und wegen des
Ernsts, mit dem einzelne solche Versuche auftraten, noch schwererer
Vorwurf trifft die moralistischen Betrachtungsweisen. Nichts ist

---

* Eine Krankheit, an der man natürlich auch sterben kann. Wenn ein
neuerer Irrenarzt (Irrenhausverwalter?) sagt: Geisteskranke sterben „in der
Regel" so wenig an der Seelenkrankheit, als die Menschen an der Vernunft,
so ist dies eine alberne Antithese. An der Gesundheit stirbt freilich Niemand.

falscher, nichts wird mehr von der täglichen Beobachtung verworfen, als jeder Versuch, das Wesen der Geisteskrankheiten in
das sittliche Gebiet zu verlegen. Laut genug sprechen freilich die
Thatsachen für eine sehr häufige psychische Entstehungsweise
dieser Krankheiten; wie könnte es anders sein, da die psychischen
Ursachen auch für die übrigen Gehirn- und Nervenkrankheiten zu
den wichtigsten und häufigsten gehören? — Der jeweilige Zustand
des Vorstellens und Wollens ist wesentlich abhängig, ja zum Theil
das nothwendige Ergebniss der Summe alles früheren Vorstellens
und Wollens, und damit freilich ist im psychischen Leben selbst
eine reichliche Quelle ursächlicher Momente geöffnet. Aber während die Sphäre der Sittlichkeit ganz innerhalb des bewussten,
freien Denkens enthalten ist, liegen die Ausgangspunkte der anomalen geistigen Processe, zu denen diese Gehirnkrankheiten Anlass
geben, auf einem ganz andern Gebiete. Aus dunkeln Verstimmungen des psychischen Gemeingefühls, der Selbstempfindung gehen
beim Irresein ursprünglich affectartige Seelenzustände hervor, und
wenn sich aus diesen ein den Kranken überwältigendes falsches
Vorstellen und Streben herausgebildet hat, so ist dieser schon in
einem Zustande, dem die ersten Voraussetzungen aller Sittlichkeit,
die Besonnenheit, die Möglichkeit einer Ueberlegung und Wahl,
fehlen, und all sein Thun kann gar nicht mehr unter den sittlichen
Gesichtspunkt fallen.

    Die poetischen und moralistischen Auffassungen sind nicht nur un-
nöthig und theoretisch falsch, sondern auch von positivem, practischem
Schaden. Durch jene sind die Laien mit Bildern der Geisteskrankheiten
gefüllt worden, welche der Natur im entferntesten nicht entsprechen;
wenn dann diese Bilder nicht zutreffen, zweifeln sie, ob Geisteskrankheit
vorhanden sei. Wie naiv ist das Erstaunen vieler Besucher in den Irrenanstalten, die sich deren Bewohner so ganz anders gedacht hatten! —
Psychiatrische Theorieen, welche die Geisteskrankheiten als die höchsten
Steigerungen der „Leidenschaften" auffassen, trugen Manches zu diesen
Irrthümern bei.

    Indessen — eine wirkliche Polemik gegen die moralistische Auf-
fassung der Geisteskrankheiten ist heutzutage nicht mehr nöthig. Zum
Ueberfluss mag gegen dieselbe an die vielen Fälle rein körperlicher Entstehung der Geisteskrankheiten — durch Kopfverletzungen, Narcotica etc.
— an ihre Erblichkeit — eine Familienanlage, die sich oft bei andern
Anverwandten als Disposition zu andern schweren Neurosen, Epilepsie,
Hysterie etc. ausspricht — an das Typische, das nicht selten ihr Verlauf,
wie der der übrigen Nervenkrankheiten zeigt, an den zuweilen beobachteten Wechsel mit andern Krankheiten, an die Möglichkeit schneller
Heilungen, an die Analogie mit den Traumzuständen etc. erinnert werden.
Die beste Widerlegung aber wird die Einsicht in die thatsächlichen Hergänge selbst abgeben.

ZWEITER ABSCHNITT.

Anatomische Vorbemerkungen.

§. 9.

In einer schon im Jahre 1844 publicirten Arbeit * ist auf die durchgängig nachweisbare pathologische Analogie der Gehirnkrankheiten, auch insofern sie vorzugsweise psychisch-anomale Symptome geben, mit den Functionsanomalieen und mit den tieferen Substanzerkrankungen des Rückenmarks aufmerksam gemacht worden. Diese Vergleichung wird nicht nur durch den dort gegebenen Nachweis gerechtfertigt, dass dem einen wie dem andern Abschnitte des Central-Nervensystems dieselben Schemata krankhafter Thätigkeit zukommen, welche nur nach der ursprünglich gegebenen Verschiedenheit der Energieen sich sehr verschieden äussern; die Vergleicchung hat zunächst ihre Basis in der normalen und pathologischen Anatomie, welche uns im Gehirn und Rückenmark ein einziges, nur künstlich trennbares Ganzes kennen lehrt und uns in beiden dieselben gröberen Dispositionen, dieselben Elementargewebe und auch die nämlichen pathologischen Veränderungen aufzeigt.

Indem wir nun die gröbere Anatomie, die Eintheilung des Gehirns und Rückenmarks, die Structur und Lagerung seiner Hüllen als bekannt voraussetzen, schicken wir nur wenige Bemerkungen über den Bau und den Zusammenhang des Central-Nervensystems, an welche sich später physio-pathologische Ergebnisse anknüpfen lassen, und über die Beurtheilung der gesunden oder kranken Beschaffenheit des Gehirns voraus.

§. 10.

Gehirn und Rückenmark bilden ein Ganzes, dessen verschiedene Abschnitte im Wesentlichen denselben elementaren Bau und einen gemeinsamen, wenn gleich zu immer höherer Entwicklung fortschreitenden Typus der Organisation ** zeigen.

Wie sich die Wirbelstructur der knöchernen Rückenmarkshüllen am Schädel in ausgebildeterer Weise, in einer complicirten

---

* Neue Beiträge zur Physiol. und Pathol. des Gehirns. Vom Verf. Archiv f. physiolog. Heilkunde. III. 1. p. 69.

** Vgl. Arnold, Bemerkungen über den Bau des Gehirns und Rückenmarks. Zürich 1838. Valentin, Hirn- und Nervenlehre. Leipzig 1841. Foville, Anatomie du système nerveux cerebro-spinal. Paris 1844. Longet, Anat. et physiol. d. syst. nerv. 1842. Huschke, Schädel, Gehirn und Seele. Jena 1854. Gratiolet (Leuret), Anatomie comparée du syst. nerveux. Tom. II. Paris 1857.

Mehrheit von Knochengebilden wiederholt, so geht auch der Schädel-Abschnitt des centralen Nervensystems in eine verwickelte Vielheit von Nervenmassen aus einander, welche auf den ersten Anblick nach einem anderen Schema als das Rückenmark gebildet scheinen, in denen sich aber bei vielen wichtigen Verschiedenheiten doch im Ganzen die Analogie mit dem Rückenmarke und seinen nächsten Anhängen durchführen lässt.

Der beim Embryo am deutlichsten sichtbare, aber auch noch beim Erwachsenen sich findende Canal des Rückenmarks, der ganz von grauer Substanz eingeschlossen ist, öffnet sich in der Rauten-grube, schliesst sich wieder in der 4ten Hirnhöhle und bildet im Innern des grossen Gehirns den 3ten und die Seiten-Ventrikel, indem er im Infundibulum seinen Schlusspunkt findet.

Die graue Substanz des Rückenmarks steht in directer Verbindung mit den ein- und austretenden sensitiven und moto-rischen Nervenwurzeln und mit den weissen Längsfasersträngen, aber auch mit der grauen Substanz des Gehirns. Nachdem sie in der Medulla oblongata theils an die Oberfläche getreten, theils sich in das Corpus fimbriatum der Oliven und in die Corpora restiformia fortgesetzt hat, communicirt sie auch mit dem Corpus rhomboideum des kleinen Gehirns, dann auf ihrem weiteren Zuge nach vorn mit der grauen Substanz der Crura cerebri, der Corpora quadrigemina, des Thalamus und Corpus striatum, und erreicht endlich am In-fundibulum oder in der vorderen perforirten Substanz ihre End-punkte. So bildet die Fortsetzung der grauen Rückenmarksubstanz im Innern und an der Basis des Gehirns ein zusammenhängendes System grauer Züge und Massen. Ein anderes System grauer Sub-stanz kommt aber im Gehirne hinzu, nämlich die Rindensubstanz der Hemisphären, welche aussen die Windungen überall, mit Aus-nahme einer Stelle am Gyrus fornicatus überzieht. Diese Massen grauer Substanz communiciren direct mit dem ersten Systeme nur an einer Stelle, an der Substantia perforata, und die Hauptverbin-dung ist eine durch die weissen Faserzüge vermittelte; an der Substanz des Rückenmarks selbst haben sie auch nichts Analoges; sie bilden die gemeinschaftlichen Endigungsstätten für das System der fortgesetzten Rückenmarksstränge und für die im Schädel ent-springenden und nicht aus ihm heraustretenden Fasersysteme.

Die graue Rinde der grossen Hemisphären zeigt einen ge-schichteten Bau; * vier bis sechs Lamellen dunklerer und hellerer Substanz wechseln mit einander ab; ihre Differenzen beruhen haupt-

---

* Baillarger, Mém. de l'Acad. de Médecine. VIII. 1840. p. 172. Remak, Müllers Archiv 1841.

sächlich auf der verschieden starken Anhäufung der zelligen Elemente. Die äusserste steht in unmittelbarem Zusammenhang mit der Oberfläche der Ventrikel. Diese oberflächlichen Schichten der grauen Gehirnrinde zeigen bei Irren nicht selten Veränderungen, mehr weniger Desorganisationen. — Der feinere Bau der grauen Substanz des Gehirns *. ist nicht überall derselbe. Sie besteht wohl der Hauptsache nach aus Nervenfasern, die aus der weissen Substanz in sie eintreten, sich in ihr vielfach bis zu grosser Feinheit theilen, aus eigenthümlichen Körnern, die direct mit den letzten Endigungen der Axencylinder jener Fasern zusammenhängen, aus Ganglienzellen, die auch zum Theil mit jenen Axencylindern oder mit den Fortsätzen der Körner in directer Fortsetzung stehen, endlich aus einer scheinbar homogenen und structurlosen Molecularmasse, welche von Manchen als bindegewebige, lediglich mechanische Zwecke habende Grundlage, als Nervenkitt betrachtet wird, die aber vielmehr — wenigstens in der Hirnrinde — ein ausserordentlich feines Netzwerk darstellt, in welches sich schliesslich die feinsten Endigungen der weissen Nervenfasern und der Ganglienfortsätze auflösen; ein noch röhrenartiges, aber allseitig communicirendes Gewebe, in dem eine Leitung nach allen Seiten und daher eine ausserordentliche Mittheilung der Zustände möglich zu werden scheint.

Indessen diese Elemente der grauen Substanz zeigen an verschiedenen Stellen dieser Apparate eine verschiedene Zusammen-Ordnung, was auf Verschiedenheiten der Functionen schliessen lässt. So bilden die Körner an einigen Stellen eine eigene, beträchtliche Schicht in dem untersten Theil der grauen Substanz, z. B. in der grauen Rinde des Cerebellum und im Ammonshorn, während sie sonst in der Rindensubstanz des Grosshirns nicht als eigene Lage, sondern mehr vereinzelt vorkommen. So enthält die graue Substanz des Cerebellum vorzüglich grosse, die Rindenschicht des Grosshirns — neben vielen gleichfalls grossen — doch mehr kleine Zellen (Jacubowitsch's „Empfindungszellen"); auch sind die Zellen stellenweise getrennt, mehr zerstreut, an anderen Stellen zu eigenen Schichten und Lagen versammelt. Die aus der weissen Substanz eintretenden feinen Fasern erstrecken sich im kleinen Gehirn fast nur bis in die untersten Schichten der grauen Substanz, in den Windungen des grossen Gehirns gehen sie in der grauen Rinde weiter, geben noch in fast allen Schichten derselben

---

* Vgl. Gerlach, Microscopische Studien etc. Erlang. 1858. Hess, De cerebelli gyrorum structura. Dorp. 1858. Berlin, Beiträge z. Structurlehre der Grosshirnwindungen. Erlang. 1858. C. Kupffer, De cornu Ammonis structura. Dorp. 1859. Stephany, Beiträge z. Histologie der Rinde des grossen Gehirns. Dorp. 1860.

faserige Elemente ab, die in diesen horizontal zu verlaufen scheinen. An manchen Orten scheinen die Axencylinder der weissen Fasern in die Fortsätze der Ganglienzellen überzugehen, an andern ihre letzte Endigung schon in Körnern zu finden (Cerebellum). An einzelnen Stellen der grauen Substanz (wie im Ammonshorn) scheint aus starken Zellenschichten ein grosses Fasersystem zu entspringen, das nicht weiter geht, als in eine andere Schichte derselben grauen Substanz, um in dieser sogleich wieder zu endigen etc. So lässt das relativ Wenige, was wir bis jetzt von der inneren Structur der grauen Substanz wissen, nicht nur eine grosse Mannigfaltigkeit von Vorgängen in diesen unendlich feinen Apparaten, sondern auch wesentliche Verschiedenheiten dieser Vorgänge in ihnen in den einzelnen Theilen des Gehirns vermuthen.

§. 11.

Die weisse Substanz des Gehirns besteht aus den bekannten hellen Primitivfasern, hier im Allgemeinen von grosser Feinheit, sich öfters schon innerhalb der weissen Substanz theilend und wie es scheint, sämtlich am Ende in die graue Substanz eintretend, wo erst ihre letzten Theilungen, ihre Sammel-, End- oder Anfangspunkte liegen. Dass ein gewisser Theil der weissen Gehirnsubstanz aus unmittelbaren Fortsetzungen der drei Rückenmarksstränge jeder Seite, welche aber eine mehrfache Kreuzung eingehen, besteht, ist sicher: Theile der Hinter- und Seitenstränge lassen sich z. B. in das kleine Gehirn, Theile der Vorderstränge in die Corpora quadrigemina, die Haube etc. mit Leichtigkeit verfolgen, und nach übereinstimmenden Untersuchungen wird man annehmen dürfen, dass in jede der grossen ganglienartigen Anschwellungen, aus denen das Gehirn besteht, Fortsetzungen aller drei Rückenmarksstränge eingehen. Diese Fortsätze bilden aber offenbar nur einen kleinen Theil der Masse der weissen Substanz; es kommen neue Fasersysteme hinzu, und zwar nicht nur die centralen Ausbreitungen der Sinnesnerven, welche sich bei ihrem Eintritt ins Gehirn theilen, in verschiedene Richtungen hin zerstreuen und mitunter grössere, membranöse Ausbreitungen im Innern zu bilden scheinen, sondern auch die neuen Fasersysteme der Commissuren und die sogenannte Belegungssubstanz.

Es wäre von grosser Wichtigkeit, die Mischungs- und Anlagerungsverhältnisse dieser einzelnen Systeme und ihr Verhältniss zu den entsprechenden Fortsetzungen der drei Rückenmarksstränge zu kennen. Bis jetzt ist es noch nicht gelungen, völlige Klarheit hierüber zu erhalten, aber es ist in neuester Zeit wenigstens ein Anfang dazu gemacht, die Fasersysteme der weissen Substanz einigermassen zu entwirren. Nach dem heutigen Stande unseres Wissens finden sich im grossen Gehirn folgende Hauptsysteme:

1) Die Faserung des Stabkranzes, die in alle Windungen der äusseren Seite der Hemisphären, am stärksten in die hinteren Parthieen derselben eindringt und bis in den Scheitel der Windungen gelangt; man wird dieser Faserung eine überwiegende Beziehung zu den Bewegungsthätigkeiten zuschreiben dürfen. Wie wenig der Stabkranz selbst die einfache Fortsetzung von Theilen der Medulla oblongata ist, zeigt seine bedeutende Grösse im Verhältniss zur Medulla oblongata beim Menschen; bei den meisten Thieren ist dies umgekehrt, der Stabkranz ist kleiner verglichen mit dem verlängerten Mark.

2) Die Ausbreitung des Balkens. Der Balken scheint (wie am kleinen Gehirn die Brücke) als das höher entwickelte Analogon der vordern Commissur des Rückenmarks betrachtet werden zu müssen. Er scheint der Hauptsache nach hervorzugehen aus sich kreuzenden Faserungen des Stabkranzes, die hiermit zur entgegengesetzten Hemisphäre laufen (Abhängigkeit jeder Körperhälfte von der entgegengesetzten Gehirnhälfte); die Balkenfaserung strahlt in alle Windungen einer Hemisphäre, besonders aber in deren innere und obere Theile aus.

3) Die Faserung der vordern Commissur, die zum Theil gleich in den unteren Windungen des mittleren Gehirnlappens endigt, zum Theil in den Hinterlappen eintritt, von wo sie auch in der ganzen Ausdehnung des oberen Rands der Hemisphäre sich verbreitet. Hiedurch stellt die vordere Commissur beim Menschen gleichfalls einen Verbindungsapparat zwischen der Totalität beider Hemisphären dar (bei vielen Thieren vorzüglich eine Verbindung zwischen den Riechlappen). Die hohe psychische Dignität, die dem System der vorderen Commissur schon zugeschrieben wurde, scheint mir höchst zweifelhaft; ihre sehr beträchtliche Grösse beim Känguruh (Gratiolet) möchte eher zu der Vermuthung führen, dass sie eine Beziehung zu den Bewegungen der unteren Extremitäten habe.

4) Die innere Ausbreitung der Sinnesnerven, im grossen Gehirn besonders des N. opticus. Eine fächerförmige Ausstrahlung vom Tractus opticus aus lässt sich im Innern der Hemisphäre bis zur Spitze des hinteren Lappens nachweisen; andere solche Ausstrahlungen gehen nach vorn, gerade in alle die Windungen, deren hohe Entwicklung das menschliche Gehirn charakterisirt; der Sehnerv selbst und seine Wurzel zu den Vierhügeln ist beim Menschen relativ klein, jene cerebrale Ausbreitung aber ausserordentlich reichlich entwickelt. Sie ist durchaus nicht als einfache Fortsetzung der Fasern des Sehnerven selbst zu betrachten, vielmehr als Multiplication derselben oder Anbildung eines neuen Fasersystems an

das Ende des Sehnerven. Sie scheint in dieser starken Entwicklung einen wesentlichen Charakter des menschlichen (und des höheren Affen-) Gehirns und einen Apparat für einige der cardinalsten psychischen Vorgänge darzustellen. Bei fast allen Säugethieren scheinen die Gesichtseindrücke zu sehr grossem Theile in den Vierhügeln, zu denen die überwiegend starke, bei manchen Thieren vielleicht einzige Opticuswurzel geht, viel einfachere, unmittelbarere Reflexe zu erregen, beim Menschen dagegen scheinen die meisten Eindrücke aus dem Sehnerv eben in jener Ausbreitung innerhalb des grossen Gehirns weit mehr eine fernere psychische Verarbeitung (durch Combination mit Fasern und Ganglienkugeln aus andern Systemen) zu erfahren, ehe sie auf die Bewegungen wirken. * — Auch eine innere Ausbreitung vom Hörnerven aus scheint sich nicht nur im kleinen, sondern auch im grossen Gehirn zu finden; sie scheint mit der Fortsetzung der Fasern des Hinterstrangs durch die Thalami in die Hemisphäre zu treten.

5) Eigene Fasersysteme, welche von einer Windung zur andern gehen und die graue Rinde innen ausfüttern; zu ihnen scheint auch das Fasersystem des Gyrus fornicatus zu gehören, das in alle Windungen der innern Seite der Hemisphäre strahlt; auch diese Faserbögen bilden Commissuren zwischen verschiedenen Theilen einer Hemisphäre. — Während innerhalb der grauen Substanz selbst für eine allseitige Leitung und Mittheilung der Zustände gesorgt ist, scheinen diese Fasersysteme der weissen Substanz gleichfalls zwischen allen Theilen der Hemisphäre die vielseitigste Verbindung zu vermitteln.

Die Fortsetzungen der Hinterstränge des Rückenmarks selbst oder jedenfalls direct an sie angelagerte Fasermassen geben successive Abtheilungen ab in das Cerebellum, die Vierhügel, die Sehhügel, die grossen Hemisphären. Nach Foville, dessen Untersuchungen übrigens noch mancher Bestätigung bedürfen, lassen sich im grossen Gehirne zwei grosse, durch die Art ihrer Lagerung unterschiedene, aber vielfach in einander geschobene Fasergruppirungen nachweisen, deren eine sich an die Vorder-Seitenstränge, die andere an die Hinterstränge anlegt. Der letzteren, weit überwiegenden Gruppe würden nicht nur die successiven Anschwellungen auf der Gehirnaxe, die Corpora quadrigemina, die Thalami und Corpp. striata mit ihren grauen Kernen, sondern auch das ganze Corpus callosum, das Septum und der Fornix mit seinen Anhängen angehören, welche alle als ringförmige Bildungen den Faserkegel umfassen, der, den

---

* Eine etwas andere Deutung hat Gratiolet, dem wir hier im Anatomischen folgten, gegeben. Er denkt sich die Sache so, dass bei den Thieren das Gehirn die Opticuseindrücke schon mit den Eindrücken des in Bewegung gesetzten automatischen Apparates in den Vierhügeln vermischt erhalten soll, während der Mensch jene Eindrücke direct erhalte und dadurch den Automatismus beherrsche.

Vorder- und Seitensträngen angehörig, als abgeplatteter Stamm durch die
grauen Massen des Thalamus und Corpus striatum durchtritt und sich in
das Innere der grossen Hemisphären verzweigt. Namentlich aber sollen
nach Foville die nervöse Membran der Ventrikeloberfläche und, indem
diese im Ammonshorn sich in die weisse, äusserste Lamelle der Rindenschicht fortsetzt, die ganze Gehirnoberfläche mit den Fortsetzungen der
Hinterstränge in nächster Verbindung stehen, so dass die Fortsätze und
Anhänge der Seiten-Vorderstränge von ihrem Eintritt in den Thalamus
an durchaus im Innern von Hinterstrangparthieen steckten und nirgends
auf die Oberfläche selbst herausträten. Es wäre dies ein ähnliches Verhalten wie in der peripherischen Nervenausbreitung, wo die Oberflächen,
die Haut und die Schleimhäute gleichfalls überwiegend von Nerven der
Hinterstränge versorgt werden, während die Nerven aus den Vorder-
Seitensträngen sich hauptsächlich zu den unter jenen gelegenen Muskel-
schichten ausbreiten.

Nach dieser Ansicht wären das grosse und das kleine Gehirn im
Ganzen als grosse gangliöse Anschwellungen zu betrachten, welche, wie
die Spinalganglien, zunächst den Fortsetzungen der Hinterstränge angehörten, wobei aber die Fortsetzungen der Vorder-Seitenstränge nicht nur
auf das Innigste in die Bildung dieser Ganglien eingehen, sondern in
ihnen selbst (der grauen Rinde) entspringen würden. Es würde nach
dieser Betrachtungsweise das grosse Gehirn ein enormes verschmolzenes
G a n g l i o n   d e s   N.   o p t i c u s   u n d   o l f a c t o r i u s , das kleine Gehirn ein
ebensolches für den N.   a c u s t i c u s   (und   q u i n t u s) darstellen. Man kann
diese Bezeichnung „Ganglion" gelten lassen; eine nähere Bestimmung
desselben wird eben dahin führen, dass beide Gehirne die innere Ausbreitung eines centralen, zum Theil eigenen Nervensystems bilden, in welchem
die unmittelbare Fortsetzung der Rückenmarksstränge mit neuen Massen
grauer Substanz, mit neuen weissen Fasersystemen, worunter namentlich
die centralen Ausbreitungen der Sinnesnerven, auf das Innigste combinirt
sind, welch' letzteres Verhältniss seine physiologische Bedeutung in dem
grossen und wichtigen Antheile findet, den die centrale Sinnesthätigkeit
an fast allen unsern psychischen Thätigkeiten nimmt.

§. 12.

So sind im   k l e i n e n   G e h i r n   Fortsätze aller drei Stränge in
dem innigen, kaum trennbaren Convolut von Markplatten enthalten,
welche den Kern des Cerebellum und dessen nächste Hüllen bilden,
und dieser Kern selbst ist (nach Foville) umgeben mit einer mem-
branösen Ausbreitung von Nervensubstanz, welche die Innenfläche
der grauen Rinde austapezirt und von Fortsätzen des N. acusticus
und quintus gebildet wird. Beide Nerven sollen auch noch Fortsätze in die Faserlagen des Kerns selbst schicken, welche im Innern von der grauen, gefranzten Membran der Oliven des Cerebellum
ausgefüttert werden.

Aus dem Seitenstrang des Rückenmarks geht ein erheblicher Beitrag
mit dem Corpus restiforme ins kleine Gehirn, besonders in dessen Hemisphären, weniger oder gar nicht ins Mittelstück. Auch die Brückenfaserung
geht in die seitlichen Theile. Die weisse Substanz im Innern der Klein-

hirnhemisphäre, welche die Oliven derselben zunächst umgibt, rührt vorzüglich von dem Processus cerebelli ad corpora quadrigemina her, dem einzigen directen Verbindungsglied zwischen grossem und kleinem Gehirn. — Der Eintritt einer Wurzel des Gehörnerven mit dem Corpus restiforme in den Kern des Cerebellum wird von Gratiolet bestätigt. — Guillot (l'Expérience. II. 1838. p. 497) hat einen Fall von Notencéphalie publicirt, wo Acusticus und Quintus offen in die Blasen, die dem kleinen Gehirn entsprachen, Opticus und Olfactorius in die Theile, die das grosse Gehirn repräsentirten, eintraten. — Sicher aber geschieht die eigentliche Gehörswahrnehmung nicht im Cerebellum. Das Wenige, was man über die Function dieses Gehirntheils sagen kann, reducirt sich darauf, dass in ihm bewegende Apparate mehr für die Wirbelsäule und den Rumpf, als für die Extremitäten, und wahrscheinlich auch für einzelne Theile der Eingeweide (Genitalien) zu liegen scheinen. Zu all dem liessen sich schon mancherlei Beziehungen des Quintus und Acusticus auffinden. Mit den höheren psychischen Thätigkeiten scheint das Cerebellum sehr wenig zu thun zu haben.

Auch die Vierhügel sind offenbar Organe von sehr niederer psychischer Dignität; sie sind beim Menschen und den höheren Thieren immer kleiner geworden, je mächtiger die grossen Hemisphären sich entwickelten. Sie haben die wesentlichste Beziehung zum Gesichtssinn, sind für die Empfindung des Sehens selbst unentbehrlich, hauptsächlich aber Reflexapparate vom Gesichtssinn auf grosse, combinirte Muskelactionen.

Im grossen Gehirn sind gleichfalls Fortsetzungen aller drei Stränge so zusammengruppirt, dass die Vorder-Seitenparthieen, nach aussen strahlend, von den erwähnten successiven ringartigen Bildungen umfasst werden und am Ende auf der Höhe, in der Mitte der Windungen in die graue Gehirnrinde eindringen (dort entspringen?). Die weissen Massen der Hemisphären stehen nicht im Verhältniss zur Masse der peripheren Nerven oder der Rückenmarksstränge, sondern der grauen Gehirnrinde, deren Oberfläche nach einem von Baillarger angestellten Messungsversuche eine Flächenausdehnung von 1700 Quadrat-C.M. hätte,* nicht im Verhältniss zu den äusseren Sensationen und Muskelbewegungen, sondern zur Intelligenz.

Von diesen drei accessorischen Gebilden, welche dem Gehirnkern, dem Rückenmark im Gehirn auf seiner hinteren Fläche aufgesetzt sind (Cerebellum, Vierhügel und grosse Hemisphären), sind jedenfalls die letzteren die zum psychischen Leben in unmittelbarster Beziehung stehenden Theile. Leider sind ihre Functionen von der Art, dass sie sich (wie übrigens auch schon am Cerebellum) zu sehr grossem Theile den Experimentationen entziehen. Ihre sehr umfassenden motorischen Wirkungen gehen mehr auf die Extremitäten, besonders die oberen, auf die Zunge, auf das Gesicht, als auf den Rumpf. Die Hemisphären sind der Sitz alles Bewusstseins, aller Ueberlegung und die unendlich verwickelten vermittelnden Acte zwischen den Sinneseindrücken und den abstracteren psychischen

---

* Mittel von 5 Gehirnen. Annal. med. psychol. 1853. V. p. 1.

Vorgängen einerseits und zwischen letzteren und den Bewegungen andererseits scheinen fast durchaus hier von Statten zu gehen. Wie weit man hier das eigentlich „psychische" Leben gehen, wo man die Empfindung und Bewegung leitenden Actionen aufhören lassen will, ist fast willkührlich. Man denke an die unendliche Vielfachheit der Zungenbewegungen beim Sprechen, an den kunstvollen Gebrauch der Glieder, besonders der Hand; wie zahllose Bewegungsanschauungen und Bewegungsimpulse müssen hier in einer Schnelligkeit und Harmonie, die Alles übertrifft, im Centralorgane vor sich gehen! Diese Thätigkeiten allein schon würden gewiss eine weit grössere Entwicklung der Hemisphären beim Menschen, als bei jedem andern Thiere mit sich bringen; wir sehen oft in Krankheiten, wie einzelne Mittelglieder zwischen dem gedachten Worte und der Zungenbewegung, zwischen Vorsatz und Gliedergebrauch bei beschränkten Erkrankungen der Hemisphären ausfallen — vieles erscheint hier als Lähmung, was gewiss keine directe Störung motorischer Apparate, sondern schon „psychischer" Thätigkeiten ist. — Man denke andererseits an die unendliche Vielfachheit von Vorgängen — die wir freilich weder zu benennen, noch im Einzelnen aufzuzeigen vermögen — die z. B. zwischen dem Gesichtseindruck und dem abstracten Begriffe liegen; auch diese Vorgänge geschehen mit Mitteln, die in den Apparaten der grossen Hemisphären liegen. Diese Umbildung des Sinnlichen ist beim Menschen kräftiger, mannigfaltiger, entwickelter, als bei irgend einem Thier; es darf wohl angenommen werden, dass es hiezu umfänglicherer Vorrichtungen bedarf.

Die beiden Nerven des grossen Gehirns, der Opticus und Olfactorius communiciren mit den Oberflächen der Ventrikel und sind durch ihre Wurzelausbreitungen mit fast allen Fundamentaltheilen des grossen Gehirns verbunden.

Wie die blinde Endigung der Ventrikel, das Infundibulum, nach unten zu einen besonderen, nicht näher zu deutenden Anhang, die Hypophysis hat, so findet sich an der schwachen, blinden Ausbuchtung der Ventricularhöhle, welche die Unterfläche der Corpora quadrigemina bildet, nach oben zu ein ähnlicher Anhang, die Zirbel. Ihre gegenseitige Analogie wird erhöht durch die beachtenswerthe Aehnlichkeit, welche die Configuration der beiderseitigen Umgebung, dort in der Corpp. mamillar., hier in den Corpp. quadrigemin. zeigt; während aber jene, die Hypophysis, nur mit der grauen Substanz in Verbindung steht, communicirt diese, die Zirbel, nur mit der weissen Substanz. Zu den sensorischen und psychischen Functionen scheinen diese Gebilde in keiner Beziehung zu stehen.

§. 13.

Bei der Untersuchung des Gehirns an der Leiche Geisteskranker muss man zuerst den Zustand der Hüllen genau beachten. Am Schädel muss man nicht nur einzelne Form-Abweichungen, welche sich leicht abschätzen lassen (auffallende Schiefheit, scoliotische Krümmung, locale Vorwölbungen oder Einsenkungen etc.), sondern auch Messungen der einzelnen Durchmesser angeben; man muss die Dicke und Textur der Kopfknochen und den Grad der Verwachsung der Suturen, welche bei jungen Individuen etwas Krankhaftes ist, berücksichtigen. An der innern Schädelfläche verdienen besonders etwaige Osteophyte und scharfe Knochenvorsprünge Beachtung, und es müssen die zum Durchtritt der grossen Gefässe bestimmten Löcher, sowie die grösseren Venen und die Arterien selbst in Bezug auf Enge, Erweiterung oder Entartung speciell untersucht werden. Der Grad der Füllung der Sinus und die Beschaffenheit des in ihnen enthaltenen Bluts ist anzugeben. Bei Beurtheilung des Blutgehalts sämtlicher Gehirnhäute (und des Gehirns selbst) ist immer der Blutgehalt des ganzen übrigen Körpers mit in Rechnung zu nehmen, indem auch eine beträchtliche Blutmenge im Schädel bei grösserem allgemeinem Blutreichthum weit geringer anzuschlagen ist, als bei entgegengesetztem, anämischem Zustande. — Im gesunden Gehirne sind die zarten Häute dünn und durchsichtig; längs des Sinus longitudinalis und der grossen Gefässe ist zwar eine Trübung bei Erwachsenen und alten Individuen von keiner Bedeutung, in der Jugend dagegen wichtig, indem sie auf vorausgegangene längere Hyperämieen schliessen lässt. Dasselbe gilt von den Pacchionischen Granulationen, dasselbe in vieler Hinsicht auch von dem Serumgehalt der Schädelhöhle, indem auch dieser bei Greisen durchschnittlich beträchtlicher ist. Die Gehirnhäute lassen sich beim gesunden, frisch aus dem Schädel genommenen Gehirne leicht ablösen, ohne, ausser ganz dünnen, vereinzelten Flocken, etwas von der Gehirnoberfläche mitzunehmen. Das entgegengesetzte Verhalten ist pathologisch. — Die Windungen müssen dicht an einander anliegen und ihre Oberfläche muss eben, gleichmässig sein; das Gegentheil, eine unebene, höckrige, grubige Oberfläche deutet auf Atrophie einzelner Windungen, welche bei Greisen gleichfalls weniger zu bedeuten hat, als in der Jugend. — Die ganze graue Substanz muss, wenn das Gehirn gesund sein soll, lebhaft von der weissen abstechen; übrigens darf die innere Schicht der grauen Substanz wohl etwas heller sein, als die mehr äusseren Schichten. — Die weisse Substanz muss fester sein als die graue; einzelne Theile, wie Pons und Medulla oblongata, übertreffen schon im Normalzustande die übrige weisse Masse an Festigkeit. Ausserdem aber muss die Consistenz überall eine gleichförmige sein, und partielle Härten und Erweichungen sind von grösserer Bedeutung, als der Consistenzgrad, die Härte oder Weichheit des Gehirns im Ganzen.

Die Wägungen des Gehirns haben nicht den grossen Werth, wie man eine Zeit lang vermuthete; das Wichtigste davon wird im 4ten Buche angegeben werden.

DRITTER ABSCHNITT.

Physio-pathologische Vorbemerkungen über das Seelenleben.

§. 14.

Dem Rückenmark kommt die Leitung der Empfindungen zum Gehirn, der Bewegungsimpulse vom Gehirn und nächstdem vorzüglich die Bildung der einfacheren Reflexe, die noch ziemlich directe Umsetzung von Empfindungen in Bewegungen zu. Es ist die graue Substanz, welche die Thätigkeiten vermittelt, die zwischen der centripetalen Zu- und der centrifugalen Ableitung in der Mitte liegen; die Reflexaction ist eine ihrer specifischen Energieen. Die graue Substanz leitet aber auch vom und zum Gehirn. Nach aufwärts vermag sie Qualitäten zu leiten, welche durch die weissen Hinterstränge nicht übertragen werden können, welche offenbar auch in der grauen Substanz selbst erst entstehen und schon eine Art „psychischer" Modification und Umarbeitung der centripetalen Eindrücke sind. * Nach abwärts scheinen ihr vom Gehirn die Bewegungsimpulse noch nicht im ganzen Detail der einzelnen nöthig werdenden Muskelcontractionen übergeben, sondern erst in ihr scheinen diese zweckmässig an- und zusammengeordnet zu werden. Im Gehirn sammeln sich zugleich alle durch das Rückenmark zugeleiteten Eindrücke und die Eindrücke aus den höheren Sinnesnerven, Gesicht, Gehör etc. Ohne in einander zu fliessen, treten sie dort zusammen, werden combinirt, associirt, in die mannigfaltigsten Beziehungen und Zusammensetzungen gebracht und erregen in der Gehirnsubstanz andere, neue, rein subjective innere Bilder. Von ihnen allen bleiben endlich Reste oder Residuen zurück, aus deren Combination wieder gewisse Resultate allgemeiner Art (Abstractionen) sich bilden und — alles ganz unwillkührlich — in demselben Augenblicke, wo sie entstehen, schon logisch verarbeitet, zu Urtheilen, Schlüssen etc. gesammelt und verbunden werden. Alle diese Vorgänge sind offenbar noch nahe an die Thätigkeit der sensorischen Gebiete des Gehirns geknüpft. — Das Gehirn ist aber auch ein grossartiger Reflexapparat, wo von allen jenen, wie immer beschaffenen sensorischen Erregungszuständen Bewegungsimpulse angeregt werden. Auch hier finden zum Theil noch einfache, unmittelbare Reflexe von Sinnesreizen auf Muskelcontractionen, doch meist schon

---

* Die graue Substanz allein leitet Schmerz, die weissen Hinterstränge können Tasteindrücke zum Gehirn bringen, aber keine Schmerzempfindung. Schiff, Physiologie. I. p. 249 ff.

sehr umfassender Art (Zusammenfahren, Taktbewegungen u. dgl.) statt. Aber viel mehr charakteristisch für das Gehirn sind die Reflexe aus jenen, schon verarbeiteten Resultaten sehr vieler, durch gegenseitige Einwirkung modificirter, mehr oder weniger abstract gewordener sensorischer Acte. Von ihnen aus gehen Reflexe auf die motorische Seite, die sich nicht in unmittelbaren Muskelcontractionen äussern, welche vielmehr nur die Anregungen, die allgemeinsten Bewegungsbilder für künftige, im höchsten Grade zusammengesetzte und vielfache Muskelbewegungen (Handlungen) enthalten.

Alle diese Thätigkeiten dürfen der Analogie nach vorzüglich auch der grauen Substanz des Gehirns zugeschrieben werden und namentlich die graue Rinde der Hemisphären, deren grosse Oberfläche einen Hauptvorzug des menschlichen Gehirns ausmacht und die man bei Geisteskrankheiten nicht selten verändert findet, ist von Vielen schon längst für den Sitz der „Intelligenz" und des „Willens" erklärt worden. Die „Intelligenz" ist freilich ein Resultat vieler und sehr complicirter Acte, bei denen auch Leitungsprocesse nicht zu entbehren sein werden, aber gerade solche, und zwar in höchst vielseitiger Weise, dürfen auch der grauen Substanz zugetraut werden; jene reflectorischen Thätigkeiten werden ihr vollends unbeanstandet zukommen. Zwischen den Sinnen und den Abstractionen, zwischen den Willensacten und ihrer Ausführung liegen aber eine Menge von Mittelgliedern; diese werden wir vorzüglich in den weissen Fasersystemen zu suchen haben und hier — wie schon oben bemerkt — ist keine feste Grenze zu ziehen, wo das eigentlich Psychische beginnt.

Uebrigens scheinen die Ventrikelwandungen gleichfalls von grosser Bedeutung für die Geistesthätigkeiten zu sein, wie dies die Beobachtungen bei zu starker (besonders rascher) Ansammlung und veränderter Beschaffenheit des Cerebrospinalfluidums, bei oberflächlicher Maceration jener Wandungen — immer ist hier tiefer Blödsinn, ein soporöser Zustand etc. vorhanden — auch einige pathologisch-anatomische Beobachtungen bei Irren * zu zeigen scheinen. Wenn wir desshalb die psychischen Processe überhaupt schon nicht ausschliesslich auf die graue Gehirnsubstanz beschränken dürfen, so erscheint es dagegen sehr wahrscheinlich, dass sämtliche freie Oberflächen des grossen Gehirns, die der Rindensubstanz sowohl als die Ventrikelwandungen, in einer besonders nahen Beziehung zu den geistigen Processen stehen, dass deren normales Vonstattengehen an die Integrität dieser Oberflächen geknüpft ist und dass es überwiegend Störungen in diesen nach der Oberfläche hin gelegenen Gebilden sind, welche den Symptomencomplex des Irreseins geben. Wo dagegen, etwas tiefer im Innern der Gehirnsubstanz, Desorganisationen sich finden, da pflegen motorische Störungen selten zu fehlen, und solche gesellen

---

* S. das Capitel von der patholog. Anatomie.

sich ganz gewöhnlich zu den Geisteskrankheiten, wenn sich die Läsion von der Oberfläche der Ventrikel oder der Rinde etwas mehr in die Tiefe ausdehnt. Beschränkte Herde in der weissen Substanz (ohne Hirndruck etc.) machen nie erhebliche Störungen der höheren psychischen Thätigkeiten; zuweilen machen sie gar keine Störung, als ob das Centrum semiovale gar keine Functionen hätte. Es scheinen in ihm überwiegend leitende Apparate zu liegen, die Leitung aber auf mehreren Wegen geschehen, und so an der lädirten Stelle vorbeigehen zu können.

§. 15.

Das centrale Nervensystem, das sich in den Hemisphären ausbreitet, ist ein doppeltseitiges, wie das peripherische; wir denken indessen nicht doppelt mit unsern beiden Hemisphären, so wenig wir doppelt sehen mit beiden Augen. Für die Einheit des Denkens, wie der Sinnesempfindung wird man die mittleren, einfachen Theile des Gehirns, die Commissuren, in der Erklärung zu Hülfe nehmen müssen. Soviel indessen ist sicher, dass Verletzungen und Desorganisationen beider Gehirnhälften, auch wenn sie verhältnissmässig unbedeutender sind, als einseitige Erkrankungen, viel bedeutendere und allgemeinere Symptome, namentlich psychischer Art, erregen. Da, wo man bei Geisteskranken anatomische Veränderungen des Gehirns findet, sind solche, wenn gleich oft an sich unbedeutend, doch beinahe immer doppelseitig und meist ziemlich ausgebreitet (z. B. die Hyperämieen, die Atrophie).

Man hat schon bei sehr erheblicher Atrophie einer grossen Gehirnhemisphäre ungestörte Geisteskräfte beobachtet, es kann also eine Gehirnhälfte zu den geistigen Functionen genügen; aber es fand sich alsdann hiebei eine auffallend rasche geistige Ermüdung. Es scheint, dass in diesem Fall die Thätigkeit in der einen Hemisphäre nur kurze Zeit mit einer gewissen Energie vor sich gehen könne, als ob im gesunden Zustand ein steter Wechsel der Thätigkeit zwischen beiden Hemisphären oder eine Vertheilung über dieselben stattfände.

Die Ansichten von Wigan (Duality of mind. Lond. 1844), der eine völlige Duplicität der Seele in beiden Gehirnhälften annimmt, die Vermuthung Hollands (On the brain as a double organ. Chapters on mental physiology. 2. Ed. Lond. 1858. p. 179 ff.), dass manche psychische Störungen, namentlich die Zustände geistiger Gespaltenheit und inneren Widerspruchs auf der Incongruenz in der Thätigkeit beider Hemisphären beruhen, endlich der neueste Versuch von Follet, die psychischen Aberrationen auf eine „Störung im Gleichgewicht der Innervation beider Hemisphären" als den Grundvorgang zurückzuführen — alles dies entbehrt genügender empirischer Begründung.

In einem einzigen Falle ganz frischer Erkrankung (Schwermuth, Ideen von Verfolgung, Selbstmordversuch, ein Bruder blödsinnig) haben wir von dem Kranken, der noch gut über seinen Zustand Rechenschaft gab, die Aeusserung gehört, er fühle sehr wohl, dass er nur auf einer Seite des Kopfs, der rechten, verwirrt sei. Aehnliche Fälle aus der Literatur finden sich bei Friedreich, Allgem. Pathologie der psychischen Krankheiten.

Erlangen 1839. p. 61, und Demme, Ueber ungleiche Grösse beider Gehirnhälften. Würzb. 1831. p. 78. Wir sind nicht geneigt, ihnen eine
grosse Bedeutung beizulegen.

§. 16.

Das psychische Leben des Menschen, wie der Thiere, fängt
in den Sinnorganen an, und der stete Fluss, als den wir es wahrnehmen, tritt in den Bewegungsorganen wieder nach aussen. Dem
Uebergange der sensitiven Erregung auf die motorische liegt das
Schema der Reflexaction, mit oder ohne sensitive Perception, zu
Grunde. Einfache Formen dieser psychischen Einnahme und Ausgabe sind in verschiedenen Höhen der Ausbildung bei den Thieren
und beim Kinde zu beobachten. Hier sehen wir das wenig vermittelte, durch stärkere und klarere Vorstellungen wenig beherrschte
Umschlagen der sensitiven Eindrücke in motorische Erregungen in
dem Triebe zu lebhafter Beweglichkeit, in dem unmittelbaren Her-
aussagen und Heraushandeln nach den momentanen, sinnlichen
Empfindungsmotiven. Zwischen diese beiden Grundacte des psychischen Lebens aber schiebt sich, von der Empfindung angeregt,
immer mehr etwas Anderes, Drittes ein, das zwar Aehnlichkeit mit
der Empfindung und die nächsten Beziehungen zu ihr hat, aber
nicht mehr sie selbst ist. Es bildet sich gleichsam ein Seitengebiet,
das zwischen Empfinden und motorischem Impuls in die Mitte tritt,
und indem es wächst, an Reichthum und Ausdehnung zunimmt,
wird es allmählig zu einem starken, in sich selbst vielfach geglie-
derten Centrum, welches das Empfinden und Bewegen in vielen
Beziehungen beherrscht und innerhalb dessen das ganze geistige
Leben des Menschen spielt. Dieses Gebiet ist das des Vorstellens.

Alles geistige Geschehen geschieht innerhalb des Vorstellens;
dieses ist die eigentliche Energie des Seelenorgans, und alle die
verschiedenen geistigen Thatsachen, die man früher zum Theil als
verschiedene Vermögen bezeichnet hat (Phantasiren, Wollen, Gemüthsbewegungen etc.), sind nur verschiedene Beziehungen des
Vorstellens auf die Empfindung und Bewegung oder Resultate von
Conflicten der Vorstellungen unter sich selbst.

Was das Vorstellen eigentlich sei, d. h. was dabei im Gehirn
vorgehe, weiss Niemand; aber die Formen seines Vonstattengehens
sind der Beobachtung zugänglich, und der Ort, wo vorgestellt
wird, ist nicht unbekannt. Alles scheint dafür zu sprechen, dass
es, wenigstens das recht klare, deutliche Vorstellen, Sache des
grossen Gehirns ist. Und auch das lässt sich mit Recht sagen,
dass das Vorstellen ein den inneren sensorischen Thätigkeiten

höchst nahestehender, ja ihnen zuzuzählender Vorgang ist. * Es scheint beim Vorstellen wesentlich einestheils eine subjective (gewöhnlich sehr schwache, blasse) Erregung der sensorischen Centren stattzufinden, andererseits eine Combination mehrerer und vieler solcher Erregungen zu einem allgemeinen Bilde (Abstracten), von dem aus dann jene einzelnen Erregungen, aus denen es hervorging, immer wieder einzeln angeklungen werden.

Im weiteren Sinne (in dem Sinne, wie das Wort z. B. von Herbart gebraucht wird) ist alles geistige Geschehen, alles Thun und Leiden der Seele — also natürlich auch das Empfinden — ein Vorstellen. Das Empfinden ist ein solches Vorstellen, das durch unmittelbare Zuleitung eines Reizes, der auf eine centripetale Faser eingewirkt hat, zum Gehirn entstanden ist. Eine grosse Menge anderer Vorstellungen werden nicht unmittelbar durch Reize auf die sensitiven Nerven geweckt, sondern entstehen innerlich durch Thätigkeiten des Gehirns, die von den jeweiligen Sinnesreizen unabhängig sind; mit den Residuen früherer Sinneseindrücke und mit den inneren empfindenden Vorgängen hängen auch sie nahe zusammen.

Wir sprechen von den „Vorstellungen" bald nur als von den bewussten, d. h. eben mit einem gewissen Grad von Stärke und Deutlichkeit vorhandenen, bald von ihnen auch als abwesenden (scheinbar im „Gedächtniss" aufbewahrten, in der That mehr nur als Dispositionen vorhandenen). — Es gibt ein thätiges, wenn auch für uns bewusstloses Leben und Bewegen im Vorstellen — wir erkennen es an seinen Resultaten, die oft plötzlich und überraschend wie aus der Tiefe herauftreten. Beständige Thätigkeit herrscht auf diesem kaum oder gar nicht mehr beleuchteten Gebiete, das viel grösser und für die Individualität bestimmender ist, als die relativ wenigen bewussten Vorstellungen; eine Menge von Körperreizen, von Eindrücken aus dem Innern des Organismus treffen zuerst und zunächst, zum Theil ganz allein, dieses Gebiet und wirken, ebenso völlig unbewusst, modificirend auf die Vorgänge in demselben ein. Diese Vorgänge, die Bewegungen auf diesem Gebiete geben die wichtigsten Beiträge zu der Stimmung; aus ihm gehen viele Richtungen unseres Geschmacks, viele Quellen unserer Sympathieen und Antipathieen hervor.

Starke und rasche Aenderungen im Vorstellungsleben sind zuweilen (aber sehr selten) von fühlbaren Vorgängen im Kopf begleitet, von Sensationen, wie wenn sich etwas im Kopf öffnete oder schlösse, ein leichter Ruck in ihm einträte, wie wenn sich Wolken verzögen oder herüberlagerten etc., womit auf einmal ein grosser Wechsel in der Art und im Inhalte des Vorstellens eintritt. Guislain, Leçons orales. II. p. 178, und Trélat, Annal. med. psychol. 1856. VIII. p. 175, erzählen solche Fälle, und auch mir ist einer bekannt, wo ich sicher bin, dass keine Täuschung stattfand. — Es ist natürlich nicht daran zu denken, dass man hier etwa Veränderungen in den Gehirnprocessen fühlte; es scheinen eher Vorgänge zu sein, die sich auf die Gehirnhäute, auf ihren Blutgehalt, vielleicht auf die Vertheilung des Cerebro-Spinalfluidums oder dergleichen beziehen.

---

* „Die Vorstellungen — sagt Aristoteles (von der Seele. III. 8) — sind wie Empfindungen, nur ohne Materie."

§. 17.

Wir haben das ganze Gehirn kennen gelernt als zwei Ganglien über den Sinnesnerven, in denen sich die centralen Ausbreitungen dieser mit neuer Nervensubstanz verbinden. Wir finden nun, dem entsprechend, bei der Analyse des Vorstellens als ein vor allem wichtiges Verhältniss das stete Zusammen- und Ineinanderwirken der geistigen Thätigkeit mit der centralen Sinnesthätigkeit. Nicht nur wird das Vorstellen durch die Sinneseindrücke beständig geweckt, erregt und unterhalten, nicht nur wird sehr häufig umgekehrt die Sinnesthätigkeit vom Vorstellen synergisch in Anspruch genommen und erregt (Hallucinationen, Illusionen, Phantasie), sondern alles unser Vorstellen, wenn es nur etwas deutlich sein soll, muss beständig begleitet sein von etwas der Sinnesthätigkeit Angehörendem, von abgeblassten und leisen Sinnesbildern. Das deutlichste und klarste Vorstellen ist dasjenige, welches mit Beihülfe des Gesichtssinns geschieht, in welches Gesichtsbilder wesentlich mit eingehen, von dem auch die Vermuthung am nächsten liegt, dass es dem Ganglion des N. opticus, dem grossen Gehirn, angehöre (beim Vorstellen der Thiere, wo sich der Geruchsnerv in sehr starken Ausbreitungen auf der Ventrikel-Wandung verbreitet, mögen wohl Geruchsbilder eine sehr grosse Rolle spielen). Dagegen ist das Vorstellen in blossen Klangbildern (z. B. das musikalische Vorstellen) ein durchaus vages, unbestimmtes und unaussprechliches, und merkwürdigerweise haben wir auch für jenes Vorstellen, das nur in Gesamteindrücken aus vielen ähnlichen Gegenständen besteht, worin das concrete Einzelne verwischt ist und für die es daher niemals eine erschöpfend adäquate Anschauung geben kann, nämlich für das begriffliche Vorstellen, kein anderes Mittel des Ausdrucks, als wieder Klangbilder, die Worte.

Die Sprache ist ein viel zu complicirter Process, um sich an einzelnen Orten des Gehirns localisiren zu lassen. Einzelne Theile am untern Anfang des Gehirns, die Oberfläche des vierten Ventrikels, die beim Menschen vollkommener als bei allen Thieren entwickelten Oliven mögen wohl in naher Beziehung zum Ausdruck der Vorstellungen und zur Articulation stehen; jedenfalls aber sind noch andere Theile, und namentlich die vordere Partie der Hemisphären, für die Sprache sehr wichtig. Wie Vieles bei dem wundervollen Mechanismus der Sprache zusammenwirken muss, sehen wir besonders in den pathologischen Fällen, wo die Worte fehlen, wiewohl die entsprechenden Vorstellungen da sind oder wo anhaltend ganz andere Worte, als die gewollten, ausgesprochen werden. Diese Art von Störung kommt bei Geisteskranken nicht häufig, sie kommt hauptsächlich in heerdartigen Erkrankungen im Centrum semiovale oder überhaupt im grossen Gehirn vor. Ueber die veränderten Sprechweisen bei Geisteskranken s. später.

Die wahre psychologische Natur der Worte wird sehr häufig nicht richtig erkannt. Die Worte sind conventionelle Klangbilder, Zeichen für schon sehr verallgemeinerte Schemen; sie geben selbst keine concreten Vorstellungen, sondern nur die Anregung zu solchen und diese Anregung lässt gewöhnlich eine Menge nur zu geringem Theile ausgebildeter, nur bruchstückweise ins Bewusstsein tretender Vorstellungen anspielen oder anklingen, deren Einzelnes bei jedem Menschen wieder etwas anders ausfällt. Desshalb denken sich verschiedene Menschen etwas Verschiedenes bei den Worten, und die rechte Ausbildung, Sonderung, genaue Bestimmung der Vorstellungen, welche die Worte heranziehen, also die Frage, was unter den Worten und ihren möglichen Combinationen zu verstehen sei, ist es, die den Menschen so unendlich viel zu thun macht. Das oft so unbestimmte Anregen von Vorstellungen, die vor ihrer vollständigen Ausbildung schon wieder versinken und mit neuen, auch nur halb angeklungenen wechseln, bringt die Gefahr der Oberflächlichkeit und Abstractheit, des Mangels an sinnlich concretem Vorstellen für den mit sich, der gewöhnt ist, sich an die Worte zu halten. — Allerdings ist alle höhere geistige Thätigkeit an die Sprache gebunden, die Thiere sind stumm, das Reich der Worte ist das specifische für das menschliche Seelenleben. Aber doch gibt es Augenblicke im Leben, wo es ist, als ob unser inneres Leben auf einmal über die Form des Wortes hinausgehoben wäre; Unsagbares, Unaussprechliches, in keines Menschen Ohr Gekommenes thut sich wie aus plötzlich geöffneter Tiefe auf und es ist uns vielleicht später, als ob Alles, was wir wissen und erreichen, nie eine Erfüllung dessen sein könne, was uns in einem einzigen solchen Augenblicke unser Innerstes verheissen hat. Da lernt man erst, was es heisst, „das Wort verachten." — Solche Zustände, ihrer Natur nach von starken, ja überströmenden Gefühlen begleitet, dürften sich in psychischkranken Zuständen wahrscheinlich noch häufiger als bei Gesunden finden.

§. 18.

Eine nähere Vergleichung des geistigen Geschehens innerhalb des Vorstellens mit dem Geschehen innerhalb der sinnlichen Empfindung zeigt uns viele wichtige Aehnlichkeiten und wieder einzelne Differenzen in beiden Processen, die der Beachtung werth und von ergiebigen Consequenzen für das Verständniss des Irreseins sind.

1) Zuvörderst mag an die Gleichheit der allgemeinen Verhältnisse von Reizung und Reizbarkeit im Vorstellen wie im sinnlichen Empfinden erinnert werden. Vollkommene Ruhe findet sich bei beiden nur im tiefsten Schlafe; die gewöhnliche Ruhe, die z. B. im Gesichtssinn als Dunkelheit, im Vorstellen als Leerheit erscheint, ist selbst noch Thätigkeit, ein Innewerden jenes dunkeln Gesichtsfelds, dieses leeren Vorstellungsraums. Die eigentliche Affection des Vorstellenden aber, das, was in der Sinnesempfindung die Farbe, der Ton, der Geruch etc. ist, ist das jedesmal wirkliche, d. h. das bewusste Vorstellen. Wie es nun im Sehen, Hören etc. unendlich viele gradweise Unterschiede der Stärke und Deutlichkeit gibt, so gibt es auch in diesem Bewusstsein des Vorstellens

ebenso mannigfaltige Grade, die als verschiedene Stärke, Deutlichkeit, Klarheit der Vorstellungen erscheinen.

2) Zur Entwicklung und zum normalen Fortgang des Vorstellens wie der Sinnesempfindung ist eine stete, mässige, adäquate
Reizung von aussen nothwendig. In den Sinnesthätigkeiten geschieht
diese Reizung durch wirkliche äussere Erregung und das Geschehen
im sensitiven Nervensysteme wird in der sogenannten excentrischen Erscheinung auch wieder auf die Orte der gewohnten
peripherischen Anregung bezogen, nach ihnen hinaus verlegt, pro-
jicirt. Das Vorstellen dagegen erhält die Reizungen, durch die es
erregt wird und die zu seiner steten Thätigkeit unentbehrlich sind,
niemals unmittelbar von der Aussenwelt, sondern immer durch die
Sinnesempfindungen. Es zeigt sich nun im Vorstellen eine ähnliche excentrische Erscheinung, eine ähnliche Projection, wie beim
Empfinden, aber hier nicht nach der Aussenfläche oder ausserhalb
des Organismus — wir sind uns vielmehr des Vorstellens immer
als eines Vorgangs in unserem Kopfe bewusst — sondern auch
hier eben in das Gebiet, von dem aus die Anregung gewöhnlich
geschieht, in das der Sinnesempfindung. Diese excentrische
Projection der Vorstellungen scheint es eben zu sein, auf
welcher die Nothwendigkeit eines steten Eingehens sinnlicher Bilder
in dasselbe beruht. Durch sie wird jenes leise, schwache Mithalluciniren im centralen Sinnorgane bewerkstelligt, das alles Vorstellen begleitet, von dem es eben jenen, für seine Klarheit und
Lebendigkeit so unentbehrlichen, dem einen Menschen karger, dem
andern reichlicher zugemessenen * sinnlichen Schatz von Farbe, Bild
und Klang, jenen „Körper" von Sinnlichkeit mitbekommt. So gibt
sie die Grundlage aller der psychischen Phänomene ab, die man
der Phantasie zutheilt, namentlich auch jener Vorgänge, wo nicht
mehr ein leises und blasses, sondern ein höchst deutliches, der objectiven Sinneswahrnehmung in den meisten Beziehungen gleiches,
und wie diese völlig nach aussen verlegtes Thätigsein der Sinnorgane
geweckt wird — nämlich der eigentlichen Hallucinationen. Hier
wirken die Vorstellungen so auf die centralen Sinnesapparate, dass
in diesen etwas vorgeht, was sonst nur bei ihrer äusseren Reizung
vorgeht, nämlich ein Empfindungsact.

3) Ein Uebermass einwirkender Reize hat in beiden
Gebieten dieselben Folgen. Ein heftiger, plötzlicher Lichteindruck,
ein sehr starker Schall oder Geruch (z. B. Ammoniakgeruch) gibt
eine sehr intensive, massenhafte Empfindung mit einer blitzartigen

---

* Sehr interessante Beobachtungen über die Stärke und über einige andere
Qualitäten der Erinnerungsbilder bei verschiedenen Personen finden
sich bei Fechner, Elemente der Psychophysik. II. Leipz. 1860. p. 469 ff.

Erschütterung des Sinnes. Seine unmittelbare Lähmung kann die Folge sein, wie man dies in einzelnen Fällen beim Gesichts- und Gehörsinn, beim Hautsinn, * in einem seltenen, von Graves erzählten Falle auch beim Geruchssinn ** beobachtet hat. Kommt es aber auch nicht zur Lähmung, so bleibt jedenfalls die Empfänglichkeit der Sinnesnerven für alle anderen schwächeren Eindrücke auf einige Zeit vermindert und auch noch nach erloschener Ursache dauert die angeregte Sinnesempfindung eine Zeit lang fort (Fortdauer des Sonnenbilds im Auge, während man vom Sehen in die Sonne geblendet ist, Fortbrummen des Kanonenschusses im Ohr etc.). So auch im Vorstellen. Im Menschen werde durch einen starken Eindruck eine gewaltige Vorstellungsmasse gewisser Art plötzlich erregt, so kann auch hier die Erschütterung in ihrer ersten Stärke schon Lähmung zur Folge haben (die Fälle von schnellem Tod vom Gehirne aus durch heftige psychische Einwirkungen); wenn aber auch nicht, so wird jedenfalls noch lange, nachdem der Eindruck vorüber ist, der betreffende Vorstellungscomplex fast die Alleinherrschaft im Bewusstsein haben und für alles übrige Vorstellen bleibt auf geraume Zeit die Empfänglichkeit bedeutend verringert. Schon auf diese Weise können erschütternde Lebensereignisse die Seele veröden und verarmen.

§. 19.

4) Vorstellungen und Sinnesthätigkeiten — auch hier sind die Verhältnisse wieder am deutlichsten im Gesichtssinn — können indessen nicht unbestimmte Zeit lang ganz in derselben Weise andauern; es ist vielmehr, als ob das Vorstellende oder Empfindende von demselben Acte bald ermüdet würde, immer ein gewisser Wechsel nothwendig. Wo zu solchem von aussen kein Anlass geboten ist, da wird, rein subjectiv, ein neues Empfinden oder Vorstellen von dem ersten hervorgerufen. Das einfachste derartige Phänomen auf sensitivem Gebiete ist das der sog. complementären Farben und subjectiven Contrastfarben (das Auftreten von Blau durch gesehenes Orange, von Violett durch Grün etc.). Man kann es diesem vergleichen, dass im Vorstellen dieser Process nach denselben, in ihrem tieferen Grunde sehr dunkeln Beziehungen des Contrastes und der Aehnlichkeit vor sich geht. Sobald eine Vorstellung eine gewisse Zeit gedauert hat, ruft sie eine andere, ihr ähnliche oder mit ihr contrastirende herauf, womit dann entweder

---

* Einen merkwürdigen Fall von Hautanästhesie nach starkem Temperaturwechsel s. im 3ten Band der Med. Chirurg. Transactions.

** Archives générales. 1834. II. 6.

ganz neue Vorstellungsreihen beginnen oder zu der ersten Vorstellung, welche die herrschende bleibt, zurückgekehrt werden kann. Sehr auffallend ist dies z. B. an den Erfahrungen, wo mitten unter äusserlich motivirten traurigen Vorstellungen andere ganz entgegengesetzte, sehr lächerliche, plötzlich auftreten. Die Thatsache der subjectiven Entstehung der Vorstellungen ist übrigens eine der allerallgemeinsten im geistigen Leben; aus den Beobachtungen hierüber sind die sog. Gesetze der Ideenassociation zu abstrahiren. Die Vorstellungen rufen einander sowohl nach ihrem begrifflichen Inhalt, als nach der Aehnlichkeit der in sie eingegangenen Sinnesbilder (Gesichtsbilder, Klangbilder, Worte) hervor; das letztere sieht man zuweilen bei Geisteskranken, namentlich Maniacis, in auffallendster Weise, indem lange Reihen ähnlich klingender Worte, ohne Sinn oder nur durch den lockersten Sinn verknüpft, mit grosser Raschheit gefunden und hergesagt werden.

Auch in andern Sinnen, als im Gesichtssinn, namentlich im Hautsinn, machen wir, doch mehr in pathologischen Zuständen, die Erfahrung, dass durch eine Empfindung, z. B. einen Schmerz an einer gewissen Stelle, ähnliche Empfindungen, Kitzel, Schmerz etc. anderer Stellen geweckt werden, und dass solche Mitempfindungen die Neigung annehmen, jene ersten Empfindungen stets zu begleiten.

Insoferne durch die sogenannte Ideenassociation nicht neue Vorstellungen entstehen, sondern nur aus dem Schatze des früher dagewesenen Vorstellens Einzelnes geweckt und reproducirt wird, nennt man diesen Process das Gedächtniss. Der nähere Hergang dieser Reproductionsprocesse ist häufig ganz unfassbar und dunkel; alte Vorstellungen tauchen plötzlich auf, ohne dass sich irgend ein Ursprung aus dem eben vorhergegangenen Vorstellen finden lässt, wie jene Reproductionen von Sinnesbildern, die Henle unter der Rubrik des Gedächtnisses in den Sinnen beschrieb, plötzlich, unmotivirt im Gesichtsfelde wieder auftreten.

Da auf dieser centralen Reproduction des Vorstellens alle feineren geistigen Combinationsprocesse beruhen, so leidet der Verstand bei jeder etwas bedeutenderen Schwächung des Gedächtnisses grosse Noth. Bei vielen Geisteskranken, namentlich Blödsinnigen, hat die Unmöglichkeit des richtigen Urtheilens und Schliessens seinen Grund in dem Erlöschen des Gedächtnisses. Die Vorstellungen werden um so leichter behalten und reproducirt, je stärker und lebhafter sie anfangs auftraten, je gesunder und activer das Gehirn ist. Alle möglichen Gehirnkrankheiten können das Gedächtniss stören oder aufheben, und die Beschaffenheit des letzteren gibt daher bei vielen Irren den Maasstab für die Schwere ihrer Gehirnerkrankung. Schon leichte Umänderungen in den Gehirnzuständen, z. B. die Wirkungen der Alcoholica, können die Reproduction der Vorstellungen ungemein fördern oder behindern, früher geläufige Vorstellungsreihen auflösen, alte vergessene Combinationen wieder hervorrufen. An wenig Seiten des psychischen Geschehens ist der Einfluss directer körperlicher Einwirkung so deutlich wie am Gedächtniss; doch muss man die Sache auch nicht gar zu materiell fassen. Die so auffallend scheinenden Beispiele von ganz partiellem Gedächtnissverlust nach Gehirnwunden oder Krankheiten, bei denen man schon geradezu an das Weggenommensein des Apparates für eine gewisse Art von Vorstellungen dachte, scheinen in der That allgemeiner zu sein, als es für den ersten Blick den Anschein hat. Es scheint hier eine allgemeine, aber noch mässige Abnahme der Reproduction zu bestehen, wo nur die Parthieen am vollständigsten vergessen werden, die mit der Individualität am lockersten verknüpft sind (Gratiolet).

In allen Thätigkeiten der Centralorgane, auch des Rückenmarks, gibt es ein Gedächtniss, * ebenso in den Reflexactionen, wie in den Sinnesbildern, Worten und Begriffen. Der Gewohnheit in dieser Reihenbildung, welche immer äusserlicher und inhaltsloser wird, steht die Inspiration gegenüber, wo ein plötzlich ganz neuer Inhalt aus im Einzelnen unbewussten Vorstellungselementen sich erhebt.

§. 20.

5) Zunächst hieran schliesst sich das Verhältniss, dass im Organ des Vorstellens wie im Sinnorgan die eigenthümliche Energie nicht nur durch die normalen äusseren Reize, sondern auch durch **innere Reize**, anderer Art als das Vorstellen und Empfinden selbst, namentlich durch **krankhafte Reize** geweckt werden **kann.** Die Entzündung der Chorioidea hat eine Irritation der Retina zur Folge, welche sich im Auftreten subjectiver Lichtempfindungen, farbiger Sonnen, Blitze etc. kundgibt; ebenso können subjective Ton-, Geruchs-, Geschmacksempfindungen, im Hautsinn Kälte, Brennen, Formication etc. durch alle inadäquaten Reize auf den sensitiven Nerv oder sein Centrum hervorgerufen werden. In derselben Weise äussert sich die Irritation des Gehirns durch innere, organische Reize in neuen, krankhaften Vorstellungsphänomenen. Wie die Entzündung der Gefässhaut des Auges anomale Lichterscheinungen, so erzeugen die Krankheiten der Gefässhaut des Gehirns, der Pia, welche die freien Oberflächen so innig überzieht und noch in sie eindringt, ihre Hyperämieen und Exsudationsprocesse, auch ein anomales (delirirendes) Vorstellen, neue, von innen heraus entstandene Seelenzustände (Gemüthsbewegungen, Urtheile etc.), was natürlich in noch viel höherem Masse bei Erkrankungen jener Gehirnsubstanz selbst stattfindet. Aber nicht nur diese gröberen, offen zu Tage liegenden Erkrankungen erzeugen ein solches anomales Vorstellen; die Gehirnirritation kann offenbar auch durch Mittheilung der Nervenzustände aus inneren, entfernteren Organen, z. B. dem Herzen, dem Darm, den Genitalien entstehen. Eine nahe Beziehung der Nerven der Eingeweide zum grossen und kleinen Gehirn ist experimentell nachgewiesen, und wie noch innerhalb der physiologischen Gesundheitsbreite die Zustände der Eingeweide von wesentlichem Einfluss auf die Stim-

---

* S. des Verf. Neue Beiträge etc. Arch. f. phys. Heilk. 1844. III. p. 86.

mung im Ganzen und auf das Auftreten bestimmter Arten von
Vorstellungen sind, so werden durch krankhafte Nervenerregungen,
die in jenen Organen ihren Ursprung haben, häufig genug krankhafte Seelenzustände gesetzt, die oft mit der Hebung des peripherischen Reizes wieder verschwinden, anderemale aber, einmal
entstanden, selbstständig fortdauern.

Es kann hier schon erwähnt werden, dass im gesunden, wie im
kranken Leben durch solche organische Erregungen anfangs gewöhnlich
nicht gleich neue, klare und deutliche Vorstellungen veranlasst werden,
sondern zuerst jene dunkeln, unbestimmteren Modificationen im Vorstellen,
die man Gemüthsbewegungen nennt. Namentlich die Schnelligkeit im
Ablaufe der Vorstellungen und der Modus ihres Ineinandergreifens wird
abgeändert durch diese Eindrücke aus dem Organismus, der sich in den
Wechsel der Gefühle und Gedanken „bald wie das Schwungrad einmischt,
das die empfangene Bewegung verlängert, bald wie eine träge Last, die
sie verzögert oder gar unmöglich macht." Lotze hat diese Art organischer
Psychagogie sehr richtig bezeichnet. Die Weiterentwicklung des Organismus, sagt er, wirkt auf die Seele weit weniger mittelst der Ausbildung
bestimmter Vorstellungen, als vielmehr durch die Hervorbringung gewisser
stehender Gemüthsstimmungen oder gewisser Eigenthümlichkeiten der
Gedankenbewegung, die dann wie unaussprechbare Obersätze den Lebensansichten und Entschlüssen zu Grunde liegen. „Die im Einzelnen geringen und dunkeln, in ihrer Summation aber bedeutenden und einfluss-
reichen Sensationen aus den Organen des Körpers machen sich in der
Seele geltend und diese an sich gestaltlose Gemüthsrichtung kann doch
der Grund sein, welcher die übrigen Kräfte des Geistes auf einen Kreis
ihr adäquater, bestimmter Vorstellungen lenkt." * Aus diesen Stimmungen
heraus entwickeln sich eben, von den Umständen unterstützt, einzelne
bestimmte Vorstellungen.

Wir werden dasselbe beim Irresein finden; wir werden sehen, wie
fast seine ganze Pathogenie darin besteht, dass aus inneren organischen
Ursachen psychische Verstimmungen entstehen, und wie erst später aus
diesen einzelne, der neuen Stimmung angemessene, irre Vorstellungen,
auf deren speciellen Inhalt dann die mannigfaltigsten Umstände Einfluss
haben, hervortreten.

§. 21.

6) Das Vorstellen, wie das Empfinden, kann von Schmerz
oder Lust begleitet sein; diese Vorgänge zeigen auf beiden Gebieten die grösste Analogie, die um so beachtenswerther ist, da
der psychische Schmerz unter die wichtigsten Fundamentalzustände
des Irreseins gehört.

In der Empfindung sowohl als im Vorstellen ist das Wesen
des Schmerzes und der Lust eine Art dunkeln Urtheils, einerseits
über die Förderung, andererseits über die Beschränkung und Be-

---

* Art. Instinkt in Wagners physiolog. Wörterbuch. II. p. 206.

einträchtigung des Ich. * Es kann sich dieses Urtheil an ein gerade gegebenes einzelnes Empfinden oder Vorstellen, das dann eben als ein schmerzhaftes empfunden wird, knüpfen; es gibt aber auch in der Empfindung, wie im Vorstellen, viel allgemeinere, vagere Zustände von Unbehaglichkeit, wo jenes dunkle Urtheil nicht ein gewisses einzelnes Empfinden oder Vorstellen, sondern nur den Stand der Dinge im Empfinden und Vorstellen im Allgemeinen trifft. So die körperlichen Zustände von allgemeiner Unbehaglichkeit, körperlicher Schwere etc. ohne localisirten Schmerz, so im Vorstellen die objectlosen Gefühle der Beklemmung, der Angst etc., aus denen sich übrigens bei längerer Dauer auch wieder einzelne adäquate, schmerzliche Vorstellungen heraus entwickeln.

Psychischer Schmerz kann durch Alles erregt werden, was den normalen Ablauf und das normale Ineinandergreifen der Vorstellungen, die das Ich repräsentiren (s. §. 28), stört und damit die Freiheit des Ich beschränkt. Ein Uebermass psychischer Reize, das ein ungeordnetes Gedränge neuer auftretender Vorstellungen weckt, wie eine allzu grosse Entbehrung derselben (Langeweile, geistige Unempfänglichkeit) kann unangenehme Gefühle erwecken, wie im sensitiven Nervensystem der Schmerz sowohl durch starke Reize und tumultuarische Eingriffe, als durch Entziehung der gewohnten Reize (Kälte, Hunger) entstehen kann.

In sehr interessanter Weise hat sich schon durch die Phänomene der Chloroformwirkung herausgestellt, dass die Leitung der tactilen Empfindungen erhalten und doch jedes Schmerzgefühl aufgehoben sein kann, und neulich ist von Schiff (Physiologie I.) gezeigt worden, wie im Rückenmark die weissen Hinterstränge zwar Berührungseindrücke zu leiten fähig sind, wie aber nur durch die graue Substanz Schmerz übertragen werden kann; offenbar entsteht eben der Schmerz nur in der grauen Substanz. Es ist keineswegs unwahrscheinlich, dass auch in den Apparaten für das Vorstellen die Leitungsvorgänge nicht unmittelbar und nothwendig mit den Vorgängen verbunden sind, deren Resultat der psychische Schmerz ist, und dass letzterer selbst direct durch specielle Reizung einzelner Bestandtheile der Gehirngewebe entstehen kann.

Ob die Störung des normalen Vorstellungsverlaufs insoweit percipirt wird, dass aus ihr psychischer Schmerz entsteht, ist schon nach der Individualität sehr verschieden; eine feinere, beweglichere, geistige Organisation kann da schon grosse Unlust empfinden, wo der stumpfere Kopf durchaus unberührt bleibt, z. B. wenn es nicht gelingen will, die Gründe einer Thatsache zu begreifen, ein vorliegendes Problem zu lösen. Namentlich viel aber kommt auf den momentanen Reizzustand des Vorstellungsorgans an, ob das Vor-

---

* Ein Urtheil, in dem nur das Vorgestellte sich noch nicht von dem Prädicate, das Beifall oder Tadel ausdrückt, sondern lässt Herbart.

stellen von Schmerz begleitet wird oder nicht. Die gleichen Dinge machen zu verschiedenen Zeiten sehr verschiedene Eindrücke, andere, wenn wir ein Glas Wein getrunken haben, wenn wir aus der Oper nach Hause gekommen sind, wenn uns kurz zuvor etwas Unangenehmes begegnet ist etc. Wie der im neuralgischen Irritationszustande befindliche Nerv auf die äussere Berührung ganz anders reagirt als sonst und schon durch den gelindesten Eindruck der Schmerz in ihm geweckt wird, so gibt es Gehirnzustände, wo jeder psychische Reiz auch einen psychischen Schmerz erweckt und wo alles Vorstellen schmerzhaft geworden ist. Der jeweilige Reizzustand des Organs ist aber ein Product aus allen früheren Reizzuständen in Verbindung mit den eben jetzt einwirkenden Reizen. Wo viele und tiefere psychische Schmerzzustände vorausgegangen sind — sei es nun aus originärer Disposition zu solchen oder aus widrigen psychischen Eindrücken — da bildet sich allmählig eine allgemeine, anhaltende oder vorübergehende schmerzliche Verstimmung: dem Unglücklichen erscheint Alles düster und wer viel Widerwärtiges erlebt, verfällt leicht in bleibende traurige, misanthropische Laune. Wir werden sehen, dass das Irresein sehr gewöhnlich mit einem solchen Zustande anfängt, wo der Mensch von Allem schmerzliche Eindrücke bekommt und dass diese Gemüthsbeschaffenheit nicht selten durch unangenehme Erlebnisse vorbereitet und erworben wird. Und es wird uns hiemit schon die Einsicht in eine wichtige psychische Prädisposition zum Irresein eröffnet, in jene Impressionabilität, jene Geneigtheit zu leichter und schneller psychischer Schwankung nämlich, bei welcher durch jeden psychischen Eindruck jene dunkeln Urtheile über das eigene psychische Geschehen geweckt werden, wo allmählig fast jede Vorstellung zu einer Gemüthsbewegung wird, wo eben damit das objective Auffassen bedeutend erschwert und so leicht ein hypochondrischer Subjectivismus und Egoismus gross gezogen wird.

Denn der psychische Schmerz hat, wie der körperliche, das Eigenthümliche, dass er sich immer mächtig in den Vordergrund des Bewusstseins drängt und wenig Anderes neben sich aufkommen lässt; ja seine höchsten Grade sind, wie die höchsten Grade des Sinnenschmerzes von äusserer Anästhesie, so von völliger psychischer Unempfänglichkeit für die normalen Reize begleitet. Die Pupille des geistigen Auges verengert sich und als sein einziges Object kommt der scharf fixirte geistige Schmerz zum Bewusstsein; wie in der Hyperästhesie der Sinne, z. B. des Auges, dieses sich dem sonst aufgesuchten Lichtreize entzieht und das Dunkle sucht, so entzieht sich der von psychischem Schmerz Gequälte dem geistigen Verkehr mit der Aussenwelt, weil ihm jede psychische Be-

rührung unangenehm ist und wird in theilnahmlosem Versunkensein
noch mehr in sich concentrirt. Dann ergeben sich noch andere
wichtige Folgen aus dem psychischen Schmerze. Eben wegen dieser
Concentration wird das übrige Vorstellen langsamer und träger;
erfinderisch in der eigenen Qual und mit ihr stets nach allen Seiten
hin beschäftigt, tritt dem Menschen aus den Kreisen seiner sonstigen Interessen wenig mehr ins Bewusstsein, sie sind momentan
vergessen, und wenn er daran erinnert wird, so kann ihm die Unmöglichkeit, jetzt noch den gewohnten Antheil an ihnen zu nehmen,
zum Objecte neuen Schmerzes werden. Es entwickelt sich, weil
jeder psychische Eindruck unangenehm wird, eine allgemeine Stimmung der Negation und des Verabscheuens, und an die Stelle von
Wohlwollen und Liebe treten die finstern Regungen des Misstrauens
und des Hasses. Nun fordert noch das der menschlichen Seele
eingeborene Causalitätsgesetz zum Aufsuchen von Ursachen für den
— von innen heraus entstandenen — geistigen Schmerz auf; diese
werden in der Aussenwelt gesucht, weil der Mensch gewohnt ist,
von dort her die Anstösse zu seinen psychischen Zuständen zu bekommen; da sie aber nicht wirklich in der Aussenwelt liegen, so
sind die hier sich ergebenden Vorstellungen, Urtheile und Schlüsse
falsch, es sind Delirien. Dieses Aufsuchen von Gründen für die
psychische Verstimmung, diese Erklärungsversuche werden wir
überall als eine vorzügliche Quelle des Deliriums der Geisteskranken
kennen lernen, und wir werden sehen, dass sich diesem Forschen
nach den Causalmomenten nicht nur Vorstellungen im engeren
Sinne, sondern durch Hereintreten der Phantasie, der centralen
Erregung der Sinnesthätigkeit durch das Vorstellen, auch die viel-
fachsten Hallucinationen und Illusionen zu seinen Erklärungsversuchen anbieten.

Der sensitive Schmerz beeinträchtigt immer den Tonus und die
Bewegungen der Muskeln. Wir beobachten bald Scheu vor jeder
Bewegung, instinktive Ruhe des leidenden Theils, bald wirklich erschwerte Beweglichkeit, Subparalyse, bald krankhafte Bewegungen,
Contracturen und convulsivische Erschütterungen. Auch das psychische Leben hat seine motorische Seite (s. den nächsten §.)
und diese wird vom psychischen Schmerze in derselben Weise afficirt. Bald ist das Streben überhaupt vermindert und gehemmt,
wir finden die Kranken willen- und thatenlos, wie der sensitive
Schmerz so oft von central entstandener tiefer Ermüdung begleitet
ist; bald ist es in einer einzigen Richtung krampfhaft festgehalten,
bald wird dieser Zustand durch rapide, aber wenig energische psychische Bewegung unterbrochen, bald werden durch den Schmerz
solche Ausbrüche eines heftigen, unzweckmässigen (convulsivischen)

Strebens für die Dauer angeregt. Wie aber in der sog. Muskel-empfindung das Centralorgan von dem Zustand des motorischen Nervensystems wieder Notiz nimmt, so werden auch diese Zustände der motorischen Seite des psychischen Lebens wieder bewusst; die krankhafte psychische Mattigkeit, die Willenlosigkeit, das einseitige Festgehaltensein und die convulsivischen Erschütterungen des Strebens werden rückwärts als eine Art motorischen Schmerzes percipirt, der die Summe des vorhandenen peinlichen Zustandes noch vermehrt.

Die psychischen Schmerzzustände, Angst, Schrecken, Traurigkeit, Gram etc., mögen sie innerlich oder äusserlich motivirt sein, haben auch für den übrigen Organismus ganz dieselben Folgen, wie der sensitive Schmerz. Der Schlaf bleibt aus, die Ernährung leidet, Abmagerung und allgemeine Erschöpfung stellen sich ein. Der psychische Schmerz wechselt zuweilen mit sensitiven Neuralgien, mit sog. Spinalirritation; andere Male hat er solche zur Folge — namentlich sehr häufig beobachtet man gleichzeitig den bei der sog. Spinalirritation so gewöhnlichen epigastrischen Schmerz (Muskelschmerz?); andere Male ist er mit sensitiver Anästhesie verschiedenen Grads (geringe Empfindlichkeit für Temperatur und äusserlich erregten körperlichen Schmerz) complicirt.

Die Zustände der psychischen Lust geben durchweg die umgekehrten Resultate; es mag dem denkenden Leser überlassen bleiben, sich ihre Analogieen mit dem Wesen und den Folgen der angenehmen körperlichen Empfindungen selbst auszuführen. (S. auch in der Formenlehre das Capitel vom Wahnsinn und die mehrfach citirten Aufsätze des Verf. in Med. Vierteljahrsschrift. 1843 u. 1844.)

§. 22.

Wie die eigenthümliche Thätigkeit des grossen Gehirns, das Vorstellen, in der innigsten Beziehung zur Sinnesthätigkeit steht, so findet sich auch zwischen den Actionen des motorischen Nerven-systems, das seine Ursprünge auch in demselben hat, und dem Vorstellen eine sehr enge Verknüpfung. Und diese Relation ist derjenigen sehr ähnlich, in welcher die Sinnesempfindung zum Vorstellen steht.

Wie nämlich aus unserer Sinnesanschauung schwache, abge-blasste Reste übrig bleiben und in unsere Vorstellungen constitui-rend eingehen (§. 18), so lassen auch die motorischen Impulse in die Muskelthätigkeit abgeblasste Schemata zurück, welche als Be-wegunganschauungen sich mit unserem Vorstellen mischen. Es gibt ein mittleres Gebiet zwischen dem reinen Vorstellen und zwischen dem motorischen Nervenreiz, der die Muskeln unmittelbar zur Contraction veranlasst, ein Gebiet, für das es kein gehörig be-zeichnendes Wort gibt, welches aber die Impulse zu den Reihen der einzelnen Muskelbewegungen schon in grösseren Gruppen zu-sammengeordnet und präformirt enthält. Hier sind die zweckmässigen Bewegungsimpulse in viele Muskeln, die sich zu den einzelnen Muskelbewegungen wie umfassende Ganze, zu unsern eigentlichen Handlungen aber wieder nur wie einzelne Bruchstücke verhalten, theils nach einer im Voraus prästabilirten Harmonie, theils nach der durch Uebung und Gewohnheit gegebenen Ordnung combinirt. Dieser complicirtere Mechanismus, dessen Sitz nach Experimenten und den pathologisch-anatomischen Thatsachen an den verschiedenen Durchgangspunkten der Fortsetzungen der Vorderstränge und der Pyramidenstränge durch graue Substanz schon in der Brücke, dann im kleinen und grossen Gehirn zu suchen ist, wird einerseits von der Masse der Empfindungsreize, welche ihn an allen jenen Orten treffen, in Bewegung gesetzt und präsidirt dann jenen instinktiven Bewegungen und Handlungen, die dem geistigen Gebiete zum Theil ganz entzogen sind, zum Theil in verschiedenen Höhen dasselbe erreichen und damit seinen fördernden oder hemmenden Einfluss erleiden. Andererseits aber mischen sich die Schemata dieser grösseren Bewegungsimpulse, ideale Reproductionen derselben, auch in unsere geistigen Processe in der Weise ein, dass sie als wesentliche Bestandtheile in das einzelne Vorstellen eingehen. Damit aber nimmt das Vorstellen selbst eine motorische, auf die Muskelbewegung tendirende Richtung an, und es wird dadurch zum **Streben**.

Unser Vorstellen erregt unsere willkührlichen Bewegungen niemals in der Art, dass es einzelne Muskeln zur Contraction auffordert; es weiss vielmehr von diesen Muskeln gar nichts, sondern kennt nur die inneren, von früheren Bewegungsreihen zurückgebliebenen Bilder, die, einmal zu freien Bewegungsimpulsen geworden, dann ohne weiteres Zuthun des Vorstellens die Muskeln in grösseren, zweckmässig coordinirten Gruppen in Thätigkeit setzen (Gehen, Schreiben etc.). In den beschränkter localisirten Gehirnkrankheiten, den Krankheiten der Brücke, des kleinen Gehirns, der Thalami, der Corpp. striata etc. sehen wir gewöhnlich Störungen dieses Mechanismus, Aufhebung seines Zusammenhangs mit dem Vorstellen, wo dann bald durch den Krankheitsreiz erregte complicirte Bewegungen (Vorwärtslaufen, Drehbewegungen etc.) unwillkührlich ausgeführt werden, bald, wegen mechanischer Trennung der Gehirnsubstanz, der Einfluss des Vorstellens diesen Mechanismus nicht mehr erreichen kann (z. B. Lähmungen einer Körperhälfte bei Extravasaten in den Corpp. striat.); auch verschiedene Mischungen von beidem Verhalten kommen zuweilen, und zwar auf ganz beschränkten Bewegungsgebieten, z. B. dem der Sprachorgane, vor; so z. B. dass die vorgestellten Worte nicht ausgesprochen werden können, dagegen nicht vorgestellte gesagt werden müssen.

§. 23.

Die Einmischung der Bewegungsanschauungen in unser Vorstellen ist der vermittelnde Process, durch den jede Aeusserung unseres geistigen Lebens hindurch muss. Dass aber dem psychischen

Geschehen in uns überhaupt die Tendenz innewohnt, sich zu äussern, sich in Bewegung und Handlung darzustellen, dies beruht auf jener allgemeinsten Grundthatsache, der wir überall im Nervensystem begegnen, dass nämlich die centripetalen Erregungszustände in den Centralorganen in motorische Impulse umschlagen. In verschiedenen Höhen des psychischen Lebens sehen wir verschiedene Erfolge aus dieser Einrichtung sich ergeben. Im Rückenmarke erregen die noch gar nicht percipirten centripetalen Eindrücke unzweckmässige oder halb zweckmässige Bewegungen einzelner Muskel und Muskelgruppen (einfachste Reflexbewegungen). Alle Sinnorgane sind mit Muskelapparaten versehen, deren durch den Zustand des Sinnesnerven erregte, ganz unwillkührliche, aber zweckmässige Reflexbewegungen die sinnliche Perception begleiten und wesentlich unterstützen. Auch jener grössere Mechanismus, der die Bewegungsimpulse zu ganzen Reihen zweckmässig combinirter Muskelcontractionen in sich enthält, dem zunächst die Bewegungen unseres ganzen Körpers im Grossen anvertraut sind, wird durch sinnliche Empfindungen nach dem einfachen Modus der Reflexaction in Bewegung gesetzt, und zwar theils unzweckmässig (z. B. Zusammenfahren nach einem heftigen Sinneseindruck), theils in zweckmässiger Weise. Bewegungen letzterer Art werden durch sinnliche Empfindungen theils von aussen her erregt, wie wir in den grösseren Tactbewegungen nach musikalischen Eindrücken, in den rasch erfolgenden sog. instinktiven Handlungen nach starken Sinneseindrücken (Abwenden u. dgl.) beobachten. Theils aber auch liegen die Ursachen der sinnlichen Empfindungen, welche das Handeln erregen, in unserem eigenen Körper. Die Empfindungen aus unserem ganzen Organismus, namentlich aber aus den Eingeweiden, aus dem Darme, den Genitalien etc. geben als sinnliche Bedürfnisse dem Handeln bald leisere, bald impetuosere Anstösse; im Thiere herrschen sie frei, sie machen den Hauptinhalt seiner psychischen Existenz aus, sie treiben es auf weite Reisen und bestimmen alle seine grossen Bewegungsreihen. Im Menschen ist der unmittelbare Uebergang dieser Empfindungen in Bewegung dem Einwirken der Vorstellungen in höherem Masse offen gelassen und durch sie treten Pflicht und Sitte mahnend und regierend zwischen die sinnlichen Triebe. Aber es gibt Umstände, wo jene ihre Macht verlieren. Geisteskranke, bei welchen der Einfluss der Vorstellungen auf diese Triebe geschwächt ist, dagegen vielleicht die sensitiven Anstösse derselben verstärkt sind, sehen wir oft z. B. den Nahrungstrieb oder den Geschlechtstrieb mit offenster Rücksichtslosigkeit äussern; manche traurige Beispiele (von Schiffbrüchigen etc.) haben gezeigt, wie der Nahrungstrieb, aufs Höchste gesteigert, die Mahnung, welche

ethische und ästhetische Vorstellungen ihm entgegensetzen, trotzig
überspringt, und auch ohne solche Verwilderung, für den Menschen
des gesitteten Lebens, ist es ein wahres Wort, dass Hunger und
Liebe die stärksten Motive seines Handelns sind.

Bei den Thieren sind die unmittelbaren, dem Rückenmark im Gehirn
angehörigen Reflexe viel stärker als beim Menschen. Alle ihre Vorstellungen haben die Tendenz, sogleich in Bewegungen umzuschlagen, das
reine, ruhige Vorstellen scheint ihnen unbekannt; ihr ganzes psychisches
Leben ist geknüpft an Tendenzen zu Bestrebungen nach aussen. Beim
Menschen, je gezügelter, dem reinen Nachdenken zugänglicher die Be-
wegungstendenz im Vorstellen wird, je weniger es unmittelbar in
Actionen umschlägt, um so durchgebildeter und fester erscheint sein
psychisches Leben.

Den Drang, das Bedürfniss zur Muskelbewegung, zum Handeln in
Folge solcher aus dem Organismus selbst kommender sensitiver Anstösse
begreift man unter dem Namen der (sinnlichen) Triebe; die einfachsten
und verständlichsten sind der Nahrungstrieb und der Geschlechtstrieb,
ganz dunkel und in ihren Ursprüngen unerforscht sind die Kunsttriebe
vieler Thiere. Doch sind es immer, wenigstens beim Menschen, nicht
allein die Empfindungen als solche, sondern auch dunkle, mit ihnen
zusammenhängende, schon von ihnen geweckte Bewegungen im Vorstellen
selbst, die die Grundlage des Triebs geben, Bewegungen, die man zum
Theil als Gefühle bezeichnet, bei denen aber deutliche Vorstellungen der
betreffenden Objecte ganz fehlen können.

Alle Triebe gehören beim Menschen wesentlich dem Gehirn und nicht
dem peripherischen Nervensystem an. Mögen die Ausgangspunkte der
betreffenden Empfindungen in den entferntesten Theilen des Organismus
liegen, nirgends anders können diese Empfindungen den Mechanismus
afficiren, mittelst dessen complicirte Bewegungen realisirt werden, nirgends
anders kann sich ihnen jenes dunkle Vorstellen beimischen, als im Gehirn; durch beides aber werden die Empfindungen erst zu Trieben.

Man spricht auch von geistigen Trieben, Wissenstrieb, Sammel-
trieb, auch Familientrieb, Trieb der Kinderliebe etc.; man meint auch hier
das Bedürfniss zu gewissen Thätigkeiten, angeregt durch einzelne, stehend
gewordene Vorstellungsmassen, die aber nicht in ein bestimmtes, deutliches Einzel-Vorstellen aus einander gehen, sondern ungeschieden, mit der
dunkeln Abstractheit des bloss Empfundenen, des Handeln bestimmen.

§. 24.

In der Begierde und im Trieb streben, insofern sie nicht sogleich erfüllt werden, gewisse Vorstellungsmassen (des zu erreichenden Zustandes) gegen die ihnen widerstehenden Gegensätze an
und die Spannungsverhältnisse zwischen den Vorstellungen werden
hiemit erheblich verändert. Daher werden durch die Triebe mit
grösster Leichtigkeit stärkere oder schwächere, anhaltendere oder
vorübergehendere Gemüthsbewegungen (s. §. 30) gesetzt, und indem die Triebe und die von ihnen geweckten Gefühle sich dem
Vorstellen beimischen, nimmt dieses schon ein bewegliches, nach

aussen drängendes Element in sich auf, bekommt zugleich etwas Warmes, Sinnliches, und es ergeben sich aus diesen Mischungen ganz neue Seelenzustände.

Die Verhältnisse des Verkehrs beider Geschlechter bieten hiefür ein gutes Beispiel. Das ästhetische Wohlgefallen an einer Individualität anderen Geschlechts oder die verständige Ueberzeugung von deren Vorzügen werden erst durch die Einmischung sexueller Empfindungen und Regungen zu dem neuen Seelenzustande, den man im Ganzen als Liebe bezeichnet, und der mit dem Erlöschen der sexuellen Empfindungen auch aufhört.

Es hat nichts Widersinniges, einzelne Orte im Gehirne als Sitze der sinnlichen Triebe aufzusuchen; es müssten diejenigen sein, wo gewisse Empfindungsnerven und ihre centralen Ausbreitungen, z. B. die des Vagus, die der Sexualorgane mit den motorischen Apparaten zusammentreffen. Aber es ist bis jetzt weder erwiesen, noch besonders wahrscheinlich, dass diese Orte gerade auf der Gehirnoberfläche — und vollends nur an der oberen Seite des Schädels — liegen.

Bei Geisteskranken sieht man sehr oft nicht nur den Nahrungs- und Geschlechtstrieb rücksichtslos sich äussern, es kommen auch neue, namentlich dem früheren Leben des Individuums fremd gewesene, stehende Neigungen zu gewissen Handlungen vor, so z. B. das beständige S a m m e l n (von allen möglichen Kleinigkeiten, Federn, Lumpen, Papier etc.), das an die Sammel- und Kunsttriebe mancher Thiere erinnert und seinem psychischen Ursprunge nach gleich sonderbar und räthselhaft, wie diese, ist. Ueberhaupt nimmt das Thun der Geisteskranken in den Zuständen von Irresein, wo viel äusserlich gehandelt wird, wie in den maniacalischen Zuständen, einen nach Jakobi's treffendem Ausdrucke, fast durchaus trieb-artigen Charakter an, und sehr auffallend ist oft der damit übereinstimmende Ausdruck der Physiognomie, der ganzen Mimik, die häufig lebhaft an den Habitus und die Geberden einzelner Thierspecies erinnern.

§. 25.

In den Trieben sind es nicht einzelne, distinkte, klare Vorstellungen, sondern es sind Empfindungen und Gefühle, die Bewegungsanschauungen erregen und damit das motorische Nervenagens nach den Muskelgruppen determiniren. Wenn aber die bewussten deutlichen Vorstellungen selbst durch eine Einmischung von Bewegungsanschauungen eine Beziehung auf die Muskelbewegung erhalten, so nennt man diesen Vorgang — das W o l l e n.

Dies ist wenigstens der einfachste Fall und der Grundvorgang des Wollens. Die Bewegungsimpulse gehen hier nicht mehr aus Empfindungsreizen hervor, sondern aus M o t i v e n, d. h. aus complexen, dem Bewusstsein gegenwärtigen Vorstellungen, wobei aber auf der niedersten Stufe das Motiv noch dem Reize nahe verwandt ist (vgl. S c h o p e n h a u e r, Grundprobleme der Ethik. p. 41). Im Wesentlichen ist es doch der nämliche Vorgang, wie bei der Reflexaction.

Schon in meiner ersten Arbeit über psychologische Gegenstände (Archiv f. physiolog. Heilkunde. II. 1843. p. 76) habe ich die motorische Seite des Seelenlebens als eine Stufenfolge nach gleichem Princip erfolgender Hergänge von den einfachsten Reflexactionen an bis zu den bewusstesten Willensacten dargestellt und damit zuerst diese Grundthatsache des ganzen psychischen Lebens aufgezeigt. Unter den Philosophen wird man im Wesentlichen die gleiche Anschauung bei einem Denker finden, der gewiss dem Willen keine niedere Stelle anweist (Schopenhauer, Ueber den Willen in der Natur. 2. Ausg. 1854. p. 24 und in den Grundproblemen der Ethik. l. c.); sehr werthvoll ist es mir auch, in dem ausgezeichneten Werk über Nervenphysiologie von Schiff (Lehrb. d. Physiologie. 1858. p. 216 ff.) in der Hauptsache die gleiche Auffassung zu finden. — Ich habe auch in jener ersten Arbeit darauf aufmerksam gemacht, dass Vieles beim Irresein auf Störungen in den normalen psychischen Reflexen beruht, ohne dass immer das ganze höhere Seelenleben in die Krankheit hineingezogen zu sein braucht; Guislain (Leçons orales. II. 1. p. 169) ist mir hierin beigetreten.

Dem deutlichen sinnlichen Vorstellen gesellen sich jene Bewegungsanschauungen zu; aber auch in das Vorstellen, das nur in abstracten Gesamteindrücken, die durch Worte bezeichnet werden, besteht (das begriffliche Vorstellen, §. 17), können Bewegungsbilder eingehen. Diese sind dann aber gleichfalls nur dunkle Gesamteindrücke aus grossen Summen von Bewegungsanschauungen, die einzeln noch durchaus nicht geschieden, sondern wie zusammengewickelt darin enthalten sind; soll es zum Ausführen des begrifflichen Vorstellens kommen, so muss jener Gesamtinhalt in eine Menge einzelner, vorher noch gar nicht zu bestimmender Bewegungsbilder aus einander gehen.

So verhält es sich überall, wo Abstractes gewollt wird — tugendhaft sein-wollen, sein Examen machen-wollen etc., d. h. den Begriff der Tugend, den Begriff des Examens realisiren wollen; wo immer dies ein wirkliches Wollen und kein blosses Darandenken ist, da ist mit dem Begriff eine dunkle Masse noch verschmolzener Bewegungsanschauungen gemischt, die dann bei der Ausführung in ein sehr mannigfaltiges, einzelnes Wollen sich auflösen muss. Das Wollen des Zwecks breitet sich aus einander in das Wollen der einzelnen Mittel und dieses endlich löst sich in zahllose einzelne Bewegungen auf.

Die Vorstellungen gehen in ein Streben und Wollen über nach einem inneren Zwange, in dem wir auch hier auf dem innerlichsten Gebiete des Seelenlebens das Fundamentalgesetz der Reflexaction erkennen. Wir müssen wollen. Den Geistesgesunden drängt und treibt es, seine Vorstellungen zu äussern, sie in Handlungen zu realisiren und damit sich ihrer zu entäussern. Ist dies geschehen, so fühlt sich die Seele erleichtert, befreit; sie hat sich durch die That ihrer Vorstellungen entledigt und ihr Gleichgewicht ist nun wieder hergestellt. Eine merkwürdige Grundthatsache des psychischen Lebens, die die innere Erfahrung jedes

Menschen kennen muss. Sie zeigt sich ebenso im Künstler, den seine Idee, der Drang „der ungebornen Welt" Jahre lang ruhelos beschäftigte, dem aber das vollendete, gelungene Werk fremd und gleichgültig wird, wie in jenem Unglücklichen, den der Gedanke einer zu begehenden schweren Unthat in die quälendsten inneren Kämpfe versetzte, dem aber mit der Ausführung augenblicklich die Ruhe wiederkehrt.

Es gibt auch ein Gedächtniss des Strebens und Wollens (vgl. §. 19), eine Reproduction der Bewegungsanschauungen, die sich unter gewissen Umständen immer wieder in die Vorstellungen einmischen. Unter den verschiedenen Menschen herrscht grosse Verschiedenheit in dem Masse der Leichtigkeit und Stärke, mit der die Bewegungsanschauungen sich geltend machen; Trägheit bis zur Willenlosigkeit.

Alles Streben zusammen, die Triebe und das Wollen, bilden die centrifugale motorische Seite der Seelenthätigkeit. Die individuelle Beschaffenheit dieser Seite des Seelenlebens bildet zu grossem Theile das, was man den individuellen Charakter nennt. Diese Vorgänge haben schon sehr grosse Aehnlichkeit mit den Vorgängen im wirklichen, musculo-motorischen Nervensysteme, während das reine Vorstellen weit mehr Gemeinsames mit dem Geschehen in den Sinnesnerven hat. Man findet daher beim Streben dieselben Categorieen wieder, die als allgemeine Ausdrücke gewisse Zustände der Muskelbewegung bezeichnen — Ermüdung und motorische Lähmung (Willensschwäche und Willenlosigkeit), tonischen Krampf (einseitig festgehaltenes Streben mit sonstiger Unbeweglichkeit), convulsivische Bewegung (krankhaft losgelassene Triebe, Begehrlichkeit, krankhafte Rastlosigkeit, Projectenmacherei und Thatensucht). Es ist aller Beachtung werth, dass häufig in Geisteskrankheiten diese motorische Seite des Seelenlebens und die musculo-motorische Thätigkeit in derselben Weise krankhaft verändert sind, dass also Willenlosigkeit mit allgemeiner motorischer Sub-paralyse, ein krankhaft erhöhtes Wollen mit verstärkter und lebhafterer Muskelaction zusammen vorkommt (z. B. in maniacalischen Zuständen); ein andermal springt dieselbe Affection schnell von einem auf das andere Gebiet über, z. B. dem epileptischen Anfalle von Convulsionen folgt auf dem Fusse ein psychisch convulsivischer Zustand, ein heftiger Tobanfall. Ebenso wieder hat Rückenmarksschwäche sehr gewöhnlich auch Willensschwäche, Verzagtheit und geistige Energielosigkeit zur Folge.

§. 26.

Wie aber die Empfindungen und Gefühle um so eher zu Trieben werden, je stärker sie sind, so entwickelt sich aus den einzelnen Vorstellungen um so eher ein Wollen, je stärker und anhaltender sie sich geltend machen; desswegen erzwingen sich die stärksten Vorstellungen am Ende ihren Uebergang in Handlungen. Glücklicherweise aber ist im geistigen Leben dafür gesorgt, dass nicht jede Vorstellung diesen Grad von Stärke erlangt. Denn nach den Gesetzen der Ideenassociation treten auch die contrastirenden Vorstellungen auf (§. 19), ziehen weitere, ihnen verwandte

Vorstellungen nach und es entsteht im Bewusstsein ein Widerstreit. Die ganze Vorstellungsmasse, die eben das Ich repräsentirt
(s. §. 28), wird ins Spiel gezogen und gibt am Ende den Ausschlag,
indem sie jene erste Vorstellung zurückdrängt oder begünstigt. Die
Thatsache jenes Widerstreits im Bewusstsein, der am Ende durch
das Ich entschieden wird, ist die Thatsache der menschlichen
Freiheit.

Jede Annahme einer absoluten Freiheit und jedes darauf gegründete Resultat ist irrig. Die menschliche Freiheit ist stets eine
relative und verschiedene Menschen sind in sehr verschiedenem
Masse frei. Ursprünglich ist der Mensch gar nicht frei; er wird
es erst, indem er eine Masse wohlgeordneter, leicht von einander
hervorzurufender Vorstellungen bekommt und indem sich aus diesen
ein starker Kern, das Ich, bildet. Zweierlei gehört also überhaupt
dazu, damit das menschliche Handeln frei sei. Einmal eine unge-
hinderte Ideenassociation, damit sich um die vorhandenen Vorstellungen, die eben zum Wollen werden, andere neu entstehende
sammeln und ihnen gegenüber treten können. Zweitens ein gehörig starkes Ich (§. 28), das den Ausschlag geben kann, indem
sein Vorstellungscomplex die eine Parthei der streitenden Vorstellungen verstärkt und damit die andere zurückdrängt. Bei dem an
Vorstellungen Armen und geistig Trägen geht die Freiheit in der
traumartigen Monotonie der Gewohnheit zu grossem Theile unter.
Der geistesschwache Mensch ist weniger frei, weil seinem Vorstellen
die lebendige Association fehlt und opponirende Vorstellungen gar
nicht oder nur sehr langsam sich wecken lassen. Das Kind ist
weniger frei, wenn auch sein Vorstellen ein sehr thätiges ist, weil
sich noch kein starkes Ich gebildet hat, das eine kräftige, fest
geschlossene Vorstellungsmasse in den Streit senden könnte.

Es ist für den Arzt in forensischer Beziehung von äusserster Wichtigkeit, über das durch abstracte Behandlungsweisen der Sache so vielfach verdunkelte Wesen der menschlichen Freiheit sich klar zu werden.
Der Inhalt dieses §. ist hiefür die Hauptsache. Die Freiheit besteht also
wesentlich in einer Beeinflussung und Umgestaltung des (jeweiligen)
Wollens, der (jeweiligen) in Reflexe drängenden Vorstellungsmassen
durch andere Vorstellungen, vor allem durch den ganzen geschlossenen
Vorstellungscomplex des Ich, in der Herrschaft des Ich über die gerade
vorhandenen Bestrebungen, also in der Möglichkeit der Selbstbeherrschung.
Je compacter und in sich einiger das Ich, je fester der Charakter, desto
entschiedener ruft jenes sein Ja oder Nein in das Treiben der im Flusse
befindlichen Vorstellungen. So ist der Satz zu deuten „die wahre Freiheit ruht in der Beschränkung,“ nämlich in jener Beeinflussung durch
das Ich; wo diese Beschränkung wegfällt, da drängen die jeweilig auftauchenden, oft nur auf den eben vorhandenen sinnlichen Anstössen beruhenden oder sonst desultorisch vorüberlaufenden (launenhaften) Vor-

stellungen ungehindert nach der motorischen Seite und erzwingen ihre Ausführung. Durch die verschiedensten körperlichen Einflüsse kann aber jene Beeinflussung durch das Ich vermindert, gehemmt, selbst ganz abolirt werden.

Wenn der Mensch sittliche Motive zur Richtschnur seines Handelns macht, so kann er dies nur thun, indem er die Masse der auf sein Sittengesetz bezüglichen Vorstellungen durch vielfache Reproduction und Uebung so mit allem seinem Vorstellen verknüpft, dass sie bei jeder stärkeren Gedankenbewegung auch mit ins Bewusstsein heraufgezogen werden; sie bilden alsdann einen wesentlichen constituirenden Bestandtheil der Vorstellungsmasse seines Ich, und wenn ein Conflict im Bewusstsein entsteht, so treten sie nicht nur sogleich hervor, sondern sie haben auch überall im ganzen Inhalte des Ich etwas auf ihrer Seite. Im Verbrecher dagegen haben sich die egoistischen und gegen Andere feindseligen Vorstellungen allmählig so befestigt, dass sie immer leicht herauftreten und das Ich hat einen Inhalt bekommen, dessen Hauptmasse nach der schlimmen Seite neigt. Man glaube nicht, dass ein solcher desswegen in jedem einzelnen Falle böse handeln müsse; auch in ihm ist die Ideenassociation thätig und indem sie die Contraste zu seinen schlimmen Gedanken heraufführt, treten halb erstorbene Regungen des Gewissens, halb erloschene Bilder und Erinnerungen aus besseren Zeiten, die in der Jugend erhaltenen Mahnungen zum Guten u. s. w. ins Bewusstsein und der Kampf kann hitzig genug werden. Am Ende freilich tritt das Ich auf die schlimme Seite; tritt es auf die gute, so — ist der Mensch kein Bösewicht, sondern ein Mann, dem man allerdings wohl thun wird, nicht gar zu viel zu vertrauen, der aber doch in diesem Falle seine schlimmen Gelüste brav überwunden hat. Die Stärke der opponirenden, sittlichen Motive kann aber nie im Voraus geschätzt werden; es gibt keinen absoluten Bösewicht; wohlwollende Neigungen haben der Zeit nach die Priorität in der menschlichen Natur; sie werden in keinem Menschenleben vollständig unterdrückt und die Geschichte der Verbrechen zeigt, wie oft das kleine Gewicht einer Jugenderinnerung, eines alten Spruches oder Liederverses, der sich in den Gedankengang eindrängt, die unterdrückten sittlichen Vorstellungen mächtig heranzieht und damit die Schale des Guten sinken macht. Gäbe es einen Menschen, wie der alte Cenci in Shelley's Drama, so könnte bei ihm freilich jedesmal der böse Entschluss als ein mit Nothwendigkeit erfolgender vorhergesagt werden; allein es gibt keinen solchen und kein Geistesgesunder ist zum Verbrechen gezwungen.

§. 27.

Das normale Aufeinanderwirken des Vorstellens, wobei durch die im Flusse befindlichen Vorstellungen andere contrastirende oder überhaupt beschränkende geweckt werden und wobei Alles in einem mittleren Grade von Stärke und Schnelligkeit vor sich geht, so dass im Bewusstsein überhaupt ein Streit entstehen kann, dass Denken und Reflexion, und damit ein Uebersehen von Vergangenheit und Zukunft möglich wird, bezeichnet man am besten als den Zustand der Besonnenheit. Man sieht leicht, wie sie eine der wesentlichsten Bedingungen aller Freiheit ist.

Es gibt nun viele Zustände, wo diese Besonnenheit geschwächt oder ganz aufgehoben ist. Dies ist mehr oder minder der Fall, einmal in den Affecten (s. §. 30), die man noch zum physiologischen Zustande rechnet, dann in fast allen pathologischen Zuständen des Gehirns. Die Alcoholintoxication, die sympathischen Gehirnreizungen, die meisten, tieferen organischen Erkrankungen seiner Substanz, besonders alle die Gehirnkrankheiten, mit denen wir es hier, als mit Geisteskrankheiten, zu thun haben, stören das freie Spiel des Vorstellens, beschränken damit die Besonnenheit oder heben sie ganz auf. Sie thun dies auf sehr verschiedene Weise. Bald sind durch die Gehirnaffection einzelne Neigungen und Triebe direct zu massloser Heftigkeit gesteigert (Geschlechtstrieb, Zerstörungstrieb), und gehen in Wollen und Handeln über, ohne dass irgend andere Vorstellungen neben ihnen hätten aufkommen können; bald geht alles Vorstellen in rapidestem Ablauf durch einander und in dem Vorstellungsschwindel ist nichts Einzelnes so kräftig und andauernd, dass auch nur der Anfang eines wirklichen Widerstreits im Bewusstsein entstehen könnte — Beides sieht man oft in den maniacalischen Zuständen, wo es dann im letzteren Falle oft auf die kleinsten Anstösse von aussen ankommt, in welcher Weise gehandelt wird. Bald ist das Vorstellen so träge und das Ich so schwach, dass von dieser Seite die Voraussetzungen eines inneren Widerstreites fehlen — wie im Blödsinn. Bald sind durch die Gehirnaffection einzelne falsche Verknüpfungen von Vorstellungen, einzelne irrige Schlüsse so stehend geworden und haben sich so in die ganze Vorstellungsmasse des Ich verwebt, dass ihre Contraste gänzlich aus der Seele verdrängt sind, dass sie sich desshalb in alle Entschlüsse eindrängen und das durch diese „fixen Ideen" verfälschte Ich nun immer in ihrem Sinne den Ausschlag geben muss — dies ist bei den partiell Verrückten, auch in manchen melancholischen und maniacalischen Zuständen der Fall. Der Entschluss und die That erfolgen hier oft mit grosser Ruhe und mit äusserlich zweckmässiger Berechnung und Wahl der Mittel; dennoch fehlt die innere Besonnenheit, weil die falschen Voraussetzungen die Stärke zwingender Motive erhalten haben und der Kranke sich ihrer durchaus nicht entledigen kann.

Hiemit sollen nur Beispiele gegeben, nicht alle Arten aufgezählt sein, in denen bei Geisteskranken die Besonnenheit aufgehoben wird. Vieles im geistigen Mechanismus ist noch ganz unbekannt; in manchen Zuständen von Irresein, von Rausch etc. scheinen ganze grosse Reihen von Vorstellungen, Pflichtgefühl, ästhetische Ideen etc. dauernd oder momentan vollständig weggenommen, ohne dass sich andere, starke Vorstellungsmassen nachweisen liessen, durch die jene vertrieben wären.

Bei allen Geisteskrankheiten leidet die Besonnenheit vor Allem noth, und eben damit die Freiheit. Dieser Verlust der Freiheit ist natürlich nicht das Wesen der krankhaften Processe selbst, sondern nur ein für unsern Verstand abstract ausgedrücktes Resultat der verschiedensten psychischen Störungen, das niemals die Bedeutung eines diagnostischen Merkmals haben kann. Auch ist die Besonnenheit bei den Geisteskranken in sehr verschiedenem Grade aufgehoben. Es gibt Zustände, die ohne die gröbste Zerreissung des Zusammengehörigen nicht von den Geisteskrankheiten zu trennen sind, z. B. ihre oft lange währenden, mässigen Anfangsstadien, viele Zustände tieferer Hypochondrie, in denen ein ziemlich starker Rest von Besonnenheit dem Kranken bleibt. Geisteskrankheit und völlige Unfreiheit ist also noch keineswegs dasselbe; das ärztliche Urtheil über solche Zustände darf aber überhaupt nicht die abstracten und starr von einander abzugrenzenden Begriffe des entweder Geisteskrank- oder Geistesgesundseins, des entweder Frei- oder Unfreiseins im Auge behalten, sondern es muss physiologisch das concrete Geschehen, die psychischen Hergänge selbst an ihre Quellen verfolgen, ihren Zusammenhang aus einander legen und ihre Resultate würdigen. Hiezu ist aber freilich eine in der Regel fehlende psychiatrische Bildung nothwendig.

Hier wäre die Lehre von der Zurechnung und Zurechnungsfähigkeit anzuknüpfen; ein näheres Eingehen auf diese Lehre liegt indessen nicht im Plane dieser Schrift, die Grundlagen für ihr Verständniss sind in den letzten §§. gegeben. Einige Bemerkungen mögen indessen noch gestattet sein. — Wenn die Zurechnungsfrage gestellt wird, so ist es eine bis jetzt allerdings übliche Concession der Gerichtsärzte, sie auch zu beantworten. Der Natur der Sache nach hat aber der Arzt über diese ganz juridische Frage nicht zu urtheilen, sondern dem Richter, der über diese Frage entscheidet (den Geschwornen), nur das freilich vollkommen verarbeitete Material hiezu an die Hand zu geben. Der Arzt kann also, wenn es ihm im Interesse der Sache scheint, die Beantwortung der Zurechnungsfrage ablehnen, und ich selbst habe in einer Cause célèbre (Process Fahrner, Rottweiler Schwurgericht, Dec. 1858) die Erklärung abgegeben, dass, wenn mir die Zurechnungsfrage gestellt werde, ich sie als eine nichtärztliche nicht beantworten werde. (Sie wurde dann auch nicht gestellt.) — Welche andere Frage ist also richtigerweise den Aerzten vorzulegen? — Offenbar in den meisten Fällen die, ob hier Krankheitszustände bestehen, welche das Seelenleben überhaupt gestört und welche speciell die Freiheit des Handelns aufgehoben oder — Grade müssen hier angenommen werden! — mehr oder weniger beschränkt haben oder doch beschränken konnten? — Bei Beantwortung dieser Frage bleiben die Aerzte auf ihrem Gebiet und sie enthält alles Wesentliche, was man von ihnen erfahren kann. Ist es dem (wirklich sachverständigen) Arzte nach dem gegenwärtigen Standpunkt der Wissenschaft unmöglich, diese Frage bestimmt zu beantworten, so sage er stets diese Unmöglichkeit frei, unbekümmert um alle Folgen heraus! Er hat kein Interesse als das der Wahrheit. Er frage dabei nicht nach Dingen, die nicht seines Amtes sind und für die er keine Verantwortung hat, z. B. ob die Gerichte einen erwiesenermassen Geisteskranken strafen wollen oder nicht, oder gar wie das Strafmass für den Angeklagten ausfällt etc. Die Richter (Geschwornen) sind an das ärztliche Urtheil nicht gebunden; für ihre Ueberzeugung bildet dasselbe nur Ein Element neben andern; es wäre entsetzlich, wenn den oft so schlechten und widersprechenden ärztlichen Gutachten eine befehlende Wirkung auf den Ausgang der Criminalprocesse zukäme! Mögen die Aerzte doch nicht glauben, dass hiedurch der Einfluss ihrer Wissenschaft verringert werde; um so grösser wird er, je strenger sie sich auf ihrem Gebiete halten, auf das ihnen Niemand folgen kann! — Der Verf. spricht aus forensischer Erfahrung.

§. 28.

Im Laufe unseres Lebens bilden sich, vermöge der fortschreitenden Verbindung der Vorstellungen, immer mehr zusammenhängende, grosse Vorstellungsmassen. Ihre Eigenthümlichkeit beim einzelnen Menschen wird nicht nur von dem speciellen Inhalt der einzelnen, durch Sinneswahrnehmung und äussere Erlebnisse hervorgerufenen Vorstellungen, sondern auch von ihrem habituellen Verhältnisse zu den Trieben und zum Wollen, und von den stehend gewordenen, hemmenden oder fördernden Einflüssen aus dem ganzen Organismus bestimmt. Schon das Kind kommt dazu, aus seinen verhältnissmässig noch einfachen Vorstellungsmassen einen Gesamteindruck zu erhalten, den es, sobald das Material gehörig gewachsen und erstarkt ist, anfängt, mit einem abstracten Ausdrucke, dem Ich, zu bezeichnen.

Das Ich ist eine Abstraction, in der Residuen aus allem einzelnen bisherigen Empfinden, Denken und Wollen wie zusammengewickelt enthalten sind, und die sich im Fortgang der psychischen Processe mit einem immer neuen Inhalte füllt. Aber diese Assimilation des neuen Vorstellens zu dem vorhandenen Ich geschieht nicht auf einmal, es wächst und erstarkt sehr allmählig, und das noch Nicht-Assimilirte tritt anfangs als ein Gegensatz zu dem Ich, als ein Du im Menschen auf. Nach und nach bleibt es nicht mehr bei einem einzigen solchen Complexe von Vorstellen und Wollen, der das Ich vorstellt, sondern es bilden sich mehrere solche geschlossene, gegliederte und erstarkte Vorstellungsmassen; zwei (und nicht nur zwei) Seelen wohnen dann in des Menschen Brust, und je nach dem Vorherrschen der einen oder der andern dieser Vorstellungsmassen, die nun alle das Ich repräsentiren können, wechselt dieses oder wird in sich gespalten. Hieraus kann sich Widerspruch und Widerstreit im Innern ergeben, und solcher ergibt sich auch wirklich in jedem denkenden Menschen. Die Lösung desselben bringen glückliche, harmonische Naturen von selbst mit, indem sich in allen diesen verschiedenen Vorstellungscomplexen einige allgemeine, in allen wiederkehrende, wenn auch nur dunkle und nicht deutlich sagbare Grundanschauungen gemeinsam entwickeln, wodurch auf allen Gebieten des Denkens und Wollens eine harmonirende Grundrichtung — als Beispiel solcher verschiedenen Grundrichtungen mag der Glaube einerseits, der Empirismus andererseits dienen — sich ergibt. Es ist nun die höchste Aufgabe der Selbstbildung, nicht nur solche gemeinsame feste Grundrichtungen zu gewinnen, sondern sie allmählig so viel als möglich durch Denken ins Bewusstsein zu erheben und so in den festen Besitz solcher, der individuellen Natur adäquater, durchdachter Obersätze alles Denkens und Wollens zu gelangen.

Unser Ich ist zu verschiedenen Zeiten ein sehr verschiedenes, je nachdem Alter, verschiedene Lebenspflichten, Erlebnisse, momentane Erregungen diese oder jene, dann eben das Ich repräsentirende Vorstellungsmasse mehr entwickelt und in den Vordergrund gedrängt haben. Wir sind „ein Anderer und doch derselbe." Mein Ich als Arzt, mein Ich als Gelehrter, mein sinnliches Ich, mein moralisches Ich etc., d. h. die Complexe von Vorstellungen, Trieben und Willensrichtungen, die durch jene Worte bezeichnet werden, können mit einander in Widerspruch gerathen und der eine zu verschiedenen Zeiten die andern zurückdrängen. Nicht nur Inconsequenz und Zerfahrenheit des Vorstellens und Wollens, sondern auch — wegen des beständigen hemmenden Widerspruchs aller übrigen — völlige Energielosigkeit auf jeder einzelnen dieser Seiten müsste die Folge sein, wenn nicht einige wenige, dunklere oder bewusstere Grundrichtungen auf allen diesen Gebieten wiederkehrten.

Eines der deutlichsten und für die Verhältnisse bei Geisteskrankheiten instructivsten Beispiele einer noch physiologischen Erneuerung und Umgestaltung des Ich geben die psychischen Ereignisse während der Pubertätsentwicklung. Mit dem Activwerden bisher ruhender Körpertheile und mit der gänzlichen organischen Revolution in diesem Lebensalter treten in verhältnissmässig kurzer Zeit grosse Massen neuer Empfindungen, Triebe, dunkler oder deutlicher Vorstellungen und Willensimpulse ins Bewusstsein. Diese durchdringen allmählig die alten Vorstellungskreise und werden zu constituirenden Bestandtheilen des Ich; dieses wird ebendamit ein ganz anderes, neues, und die Selbstempfindung erleidet eine durchgreifende Metamorphose. Aber freilich, bis es zu dieser Assimilation gekommen ist, kann diese Durchdringung und Zersetzung des alten Ich kaum ohne mancherlei Drang im Bewusstsein und ohne tumultuarische Erschütterung desselben, d. h. nicht ohne mancherlei Gemüthsbewegungen vor sich gehen. Desshalb ist jene Lebensepoche ganz vorzüglich die Zeit innerlich entspringender, äusserlich unmotivirter Gemüthsbewegungen.

§. 29.

Nicht umsonst haben wir dieses Beispiel gewählt, das mit vielfachen Analogieen das Irresein schön erläutert. Bei diesem nämlich entwickeln sich gewöhnlich, gleichfalls von innen heraus, mit der eintretenden Gehirnkrankheit Massen neuer, dem Individuum bisher in dieser Weise fremd gewesener Empfindungen, Triebe und Vorstellungen (z. B. grosse Angstempfindungen, daran geknüpft die Vorstellungen eines begangenen Verbrechens, der Verfolgung). Anfangs stehen diese dem alten Ich als ein fremdes, oft Staunen und Schrecken erregendes Du gegenüber. Oft wird ihr Eindringen in die alten Vorstellungskreise als Inbesitznahme des alten Ich von einer dunkeln, überwältigenden Macht empfunden und die Thatsache solcher Besitznahme in phantastischen Bildern bezeichnet. Immer aber ist diese Duplicität, dieser Widerstreit (des alten Ich) gegen die neuen, nicht adäquaten Vorstellungsmassen wenigstens von peinlichen Empfindungskämpfen, von affectartigen Zuständen, von heftigen Gemüthsbewegungen begleitet. Hierin zu grossem Theile liegt der Grund der erfahrungsmässigen Thatsache, dass die ersten Stadien der ungeheuren Mehrzahl der Geisteskrankheiten in vorwaltenden Gemüthsleiden, und zwar Gemüthsleiden trauriger Art bestehen.

Wird nun die unmittelbare Ursache des neuen, anomalen Vorstellens, die Gehirnaffection, nicht gehoben, so wird jenes fest und stehend, und indem es allmählig mit den Vorstellungsmassen des alten Ich überall Verknüpfungen eingeht, indem oft andere Massen widerstandsfähiger Vorstellungen durch die Gehirnkrankheit ganz ausgelöscht und verloren gegangen sind, hört dann allerdings nach und nach der Widerstand des alten Ich, der Streit im Bewusstsein auf und die Stürme der Gemüthsbewegungen legen sich; aber nun ist durch jene Verknüpfungen, durch jene Aufnahme der anomalen Vorstellungs- und Willenselemente, eben das Ich selbst verfälscht und ein ganz anderes geworden. Dann kann der Kranke wieder ruhig und sein Denken zuweilen formal richtig sein; aber überall in dasselbe schieben sich jene anomalen, irrigen Vorstellungen, weil sie überall Verbindungen angeknüpft haben, als unbezwingliche Prämissen ein; der Kranke ist in keiner Beziehung mehr der Alte, sondern ein ganz Anderer — sein Ich ist ein neues, falsches geworden. Anderemale scheint es, dass sich sogar mehrere unter sich wenig congruente Massen von Vorstellungen, deren jede das Ich repräsentiren will, bilden, und es kann damit die Einheit der Person ganz verloren gehen (manche Blödsinnig-Verrückte). Insoferne die Gemüthsbewegungen in solchen Zuständen aufgehört haben, kann man diese jetzt mit Recht als ein bloss falsches Denken, als Verstandeskrankheiten bezeichnen.

Hiermit ist der gewöhnliche Gang der Dinge, von der Entstehung des Irreseins an bis zu seinem Ende in unheilbarer Verrücktheit, in nuce angegeben. Das Gesagte gilt natürlich nicht für alle Fälle (z. B. nicht für den primitiven Blödsinn nach Schädelverletzung), und auch da, wo die krankhaften Ereignisse im Ganzen diesen Gang nehmen, kommen zahlreiche Zwischenvorfälle und Abweichungen vor. Namentlich wird durch das tiefere Weiterschreiten einer organischen Gehirnkrankheit (z. B. der chronischen Encephalitis der Gehirnrinde, die mit Atrophie endigt) der Verlauf so abgeschnitten, dass ein baldiger Blödsinn gar kein neues

Ich aufkommen lässt; oder es erfolgt früher die Genesung oder der Tod. Hierüber s. die Schilderung der einzelnen Formen.

Indessen bemerke man hier gleich die enorme Wichtigkeit, welche die Beschaffenheit des vorhandenen (alten) Ich in diesen Zuständen haben muss. Ein schwaches Ich wird von dem neuen, anomalen Vorstellen eher überwunden werden, als ein starkes. Eine langsame, schleichende Durchdringung der alten Vorstellungscomplexe durch die neuen wird zwar viel geringere Gemüthsbewegungen setzen, aber, indem es das Ich auch weniger zum Widerstande auffordert, dasselbe um so sicherer zersetzen und absorbiren. Die Dauer der Krankheit wird unter allen Umständen von grösster Wichtigkeit sein. Die neuen Vorstellungsmassen werden dem Ich um so gefährlicher sein, je mehr sie ihrem Inhalte nach schon Verwandtschaft mit den alten Vorstellungscomplexen haben; dann wird die Beimischung leichter, aber auch das Resultat eine gegen den früheren Zustand weniger auffallende Veränderung des Ich sein. Alle diese Sätze werden von der täglichen Erfahrung aufs bündigste bestätigt.

Im gesunden Leben finden die verschiedenen Vorstellungscomplexe, welche das Ich repräsentiren können, eine einheitliche Grundlage vor allem in dem Vorstellungscomplex des eigenen Körpers. Wenn gleich diese körperliche Selbstempfindung im Laufe des Lebens auch mannigfach wechselt (Krankheit, Alter etc.), so bleibt doch immer die Gesamtvorstellung desselben Leibes als Sammelplatz für die übrigen Vorstellungen und als Centrum, von dem die motorischen Acte ausgehen. Aber es gibt anomale Zustände (und gerade öfters in den Geisteskrankheiten), wo das körperliche Gemeingefühl sich rasch und bedeutend verändert, so dass hiermit selbst diese sinnliche Grundlage des alten Ich total umgewandelt wird; dann erst wird mit der bisherigen Persönlichkeit total gebrochen, diese gar nicht mehr als die eigene anerkannt, dann erst hält sich der Kranke für ein ganz anderes Individuum als er wirklich ist. Dies ist sehr wesentlich zu unterscheiden von denjenigen Metamorphosen, welche das Ich durch blosse Füllung mit neuen (durch die Gehirnerkrankung veranlassten) Vorstellungen und Bestrebungen ohne wesentliche Aenderung in der körperlichen Selbstempfindung erleidet.

§. 30.

Ein einfacher, jedem Bewusstsein bekannter Unterschied im Vorstellen besteht darin, dass dasselbe bald als ein ruhiges Phantasiren oder Denken fortgeht, und dass es anderemale von einer stärkeren Schwankung, von einer allgemeinen psychischen Unruhe begleitet wird. Im ersten Falle verhalten sich die Vorstellungsmassen, die das Ich repräsentiren, zu dem eben im Bewusstsein befindlichen Vorstellen als ruhige Zuschauer; indem sie es appercipiren, werden sie nur schwach und langsam von ihm verändert, und wenn sich dabei auch dunkle Urtheile über die Förderung oder Hemmung des Ich ergeben (Lust oder Unlust), so sind diese von geringer Intensität. Im zweiten Fall erregt ein lebhafter Vorgang im Bewusstsein, z. B. eine plötzlich gegebene Vorstellungsmasse oder ein Trieb, der sich heftig geltend macht, einen tumultuarischen Auftritt. Durch jenen Vorgang nämlich werden einzelne ruhende Vorstellungshaufen schnell heraufgezogen, diese bringen andere mit sich, noch andere werden schnell, aber nicht ohne Widerstand zurückgetrieben und das Ich muss dadurch nothwendig in der Weise lebhafterer Förderung oder Hemmung, lebhafterer Lust oder Unlust afficirt werden.

Jene dunkeln Urtheile, psychische Unlust oder Lust (s. §. 21), geben den Grundinhalt unserer Gefühle. — Die Gefühle * haften ganz an Vorstellungen und in ihnen werden wir uns lediglich der Spannungs- und Bewegungsverhältnisse in gewissen Vorstellungen, des Grades von freier Bewegung und Förderung oder der Hemmung in ihnen und der Art ihres Gegeneinanderwirkens bewusst. Die Vorstellungen selbst, deren Bewegungsverhältnisse uns so bewusst werden, können vollkommen klar und stark, sie können aber auch sehr dunkel und ohne genugsam unterscheidbaren Inhalt sein — wir können oft, namentlich bei den körperlichen Einflüssen auf die Stimmung, den Grund der Lust- oder Unlustgefühle gar nicht bestimmt angeben. Derlei Gefühle ohne bestimmtes Vorgestelltes und derlei ganze, z. B. gedrückte, gereizte Stimmungen ruft sehr häufig lediglich ein Wechsel in den körperlichen Zuständen hervor; Kränklichkeit ändert habituell unsere ganze Gefühlsweise, sie setzt nicht gleich einen andern Inhalt, aber andere Spannungs- und Bewegungsverhältnisse unserer Vorstellungen. Umgekehrt setzen starke Gefühle, wenn sie auch von den Vorstellungen selbst ausgingen, sehr gewöhnlich auch wieder starke Umänderungen in den ruhenden Massen der körperlichen Empfindungen; manche heftige Gefühle sind dadurch halb körperlich, halb geistig (Angst, Schrecken u. dgl.).

Gefühle können das ruhige Vorstellen begleiten; es kann z. B. das wissenschaftliche Denken, wenn die adäquaten Vorstellungen sich förderlich treffen, von grosser Lust, von dem Gefühle des Gelingens begleitet sein. Aber die Gefühle sind viel lebhafter, wenn durch eine plötzlich eintretende Veränderung im Bewusstsein die dem Ich angehörigen Vorstellungsmassen in heftigere Schwankung gerathen und das Ich dadurch eine unruhige, rasche Förderung oder Hemmung erleidet. Dieses Afficirtwerden des Ich nennt man die Affecte; sie sind im ersten Falle freudiger, im zweiten trauriger Art. In allen Affecten finden sich Gefühle als wesentliche Bestandtheile, aber nicht alle Gefühle setzen uns in Affect; es gibt vielmehr dauernde, stabile Gefühle ohne allen Affect (Selbstgefühl, Vaterlands-, Familiengefühl). ** Die Affection des Ich kann bis zu seiner momentanen Unterdrückung gehen, man kommt „ausser sich".

Weil in den Gefühlen nur die Spannungs- und Bewegungsverhältnisse in gewissen Vorstellungsmassen und die Art, wie das Ich von diesen Vorgängen erregt wird, zum Bewusstsein kommt, haben die Gefühle selbst keinen positiven, in Worte zu fassenden Inhalt, aber sie rufen Begehrungen hervor und werden von ihnen hervorgerufen. Mit den Affecten sind natürlich immer Gefühle, weil rasche Veränderungen in den Spannungs- und Bewegungsverhältnissen der Vorstellungen, verbunden.

Die Musik erregt (bei vielen Menschen) intensive Gefühle und gibt ein recht gutes Beispiel, um das Wesen der halb körperlichen, halb

---

* Vgl. Stiedenroth, Psychologie II. p. 2 ff. Volkmann, Psychologie p. 301 ff.
** S. Herbart, Lehrbuch. 1816. p. 54. Drobisch, Empirische Psychologie. 1842. p. 205.

geistigen Zustände dieser Art daran zu verstehen. Es wirken hier gewisse Wechsel in den Tonempfindungen zunächst und vorzüglich (in einer dem Individuum fast unbewussten Weise) auf die inneren Bewegungsimpulse für grosse, ausgebreitete Muskelwirkungen (Takt, Rythmus, Melodie), aber so schwach, dass in der Regel keine Bewegung hervortritt. Dieser stete Wechsel in den inneren Bewegungsimpulsen (Bewegungsvorstellungen) mit seinen Spannungen und Lösungen gibt gar nichts als Gefühle, und zwar ganz objectloser Art, er gibt Unaussprechliches, aber höchst Oberflächliches, ohne alle Bereicherung des Geistes durch klare Vorstellungen oder Ideen. Es mag desshalb doch diese Gefühlserregung keineswegs werthlos oder gleichgültig für die Seele sein, es kann in ihr viel, die vorhandene Stimmung Beruhigendes, An- oder Aufregendes, und so für den Geist selbst indirect Förderliches oder Hemmendes liegen.

Das Gemüth, dem diese Vorgänge als seine, als Gemüthsbewegungen, zugeschrieben werden, hat nun eine ganz wesentliche Beziehung zur motorischen Seite des Seelenlebens, zu den Trieben und dem Wollen. Nicht nur werden durch alle affectartigen Zustände Triebe und Willensimpulse geweckt, um entweder der Hemmung entgegenzutreten oder der Förderung zu folgen; sondern die Beobachtung zeigt auch, dass schon die Entstehung der Affecte weit leichter von der motorischen Seite des Seelenlebens, als vom blossen reinen Vorstellen aus geschieht.

Gehemmtes oder gefördertes Streben afficirt das Ich noch viel mehr, als dieselben Zustände im reinen Vorstellen und die plötzlichsten und tiefsten Erschütterungen resultiren aus dem plötzlichen Zurückgeworfenwerden der eben flüssigen Strebungen. Wenn z. B. unser ruhiges, wissenschaftliches Denken durch eine unerwartete äussere Unterbrechung gehemmt wird, so mögen wir wohl ärgerlich werden; wenn aber unserem Wollen entgegengetreten wird, unsere, vom Ich entworfenen und gewollten, der Ausführung nahen Plane vernichtet werden, so erregt dies viel heftigere Gemüthsbewegungen, Zorn, Traurigkeit u. dgl. Sehr häufig sieht man, dass contrariirte Plane und Willensbestimmungen, z. B. eine aufgedrungene Beschäftigung, während das Individuum mit allen seinen geistigen Kräften nach ganz anderen Seiten strebt, die Ursache andauernder Gemüthsbewegungen und eines daraus entwickelten Irreseins werden. — Ein uns bekannter geisteskranker Mann ward es dadurch, dass er Metzger werden musste, während er Pfarrer werden wollte. Solche Beispiele finden sich in allen Irrenanstalten.

§. 31.

Die Frage, was das Gemüth und die Gemüthsbewegungen eigentlich seien und welche Stellung sie im psychischen Leben einnehmen, ist für das Verständniss des Irreseins, das ja (§. 29) so oft und so lange hauptsächlich in einem Gemüthsleiden besteht, wichtig genug. — Unser Vorstellen und Streben bewegt sich in stetem Wechsel immer fort; von einer Gemüthsbewegung aber ist nur da die Rede, wo die Vorstellungsmasse, die das Ich repräsentirt, stärker erschüttert wird und in Schwanken geräth, was (§. 30) niemals ohne Gefühle geschehen kann. Bei dieser Störung der Gemüthsruhe wird nun nichts anderes gestört, als die gewohnte ruhige Art, wie sich unser Ich zum eben vorhandenen Vorstellen verhält, wie sich überhaupt die mehrfachen Massen von Vorstellungen und Strebungen, die wir in uns finden, zu einander verhalten. Dieses gewohnte, ruhige Verhältniss ist aber keine absolute Ruhe oder Unthätigkeit, sondern es ist das Resultat einer mässigen, mittleren Thätigkeit, welches zugleich das erworbene mittlere Mass psychischer Kraft und die gewohnte Richtung des psychischen Lebens repräsentirt; man kann sagen: es ist der psychische Tonus. *

Der Rückenmarkstonus, der sich in den Muskeln, dem Zellgewebe etc. als ein mittlerer, gewohnter Grad von Contraction, auf Seiten der Empfindung als ein mittlerer Grad von Schmerzempfänglichkeit und Reizbarkeit ausspricht, ist das Product nicht der einzelnen Empfindung und Bewegung, sondern der in die Einheit und Allgemeinheit eines mittleren Reizzustandes untergegangenen Totalität der Empfindungen und Bewegungsimpulse; er beruht auf einem mittleren Facit von Erregung, das aus all diesen einzelnen centralen Nerventhätigkeiten zusammen herausgekommen ist. Dieser mittlere Zustand scheinbarer Ruhe wird als Ganzes nicht von jeder Empfindung und Bewegung unterbrochen und gestört, aber er wird es durch alle starken und plötzlichen Empfindungen und Bewegungen (Ermüdung, Schmerz etc.). Auf beiden Gebieten ist der Tonus natürlich das einemal schwankender und variabler, als zu andern Zeiten, je nach dem Zustande des Organs; zuweilen kann jeder kleine Reiz Ermüdung, Schmerz, Convulsionen machen; zuweilen kann einen die Fliege an der Wand ärgern. Es ist nicht der gewöhnliche Ausdruck, und es wäre allzu abstract, aber es wäre nicht unrichtig, den Tetanus, die Convulsionen etc. als Abänderungen des Tonus (einseitige Steigerung, Unterbrechung etc.) aufzufassen; denn unzweifelhaft leidet der Tonus hier sogleich unter der vorhandenen Störung. Ebenso ist die auffallendste Störung bei den parallelen Geisteszuständen (dem psychischen Schmerz, der psychischen Convulsion) die Störung des Gemüths, und in diesem Sinn ist überhaupt von den Gemüthsleiden und ihrer Primitivität beim Irresein zu sprechen.

Gemüthlich nennen wir den Menschen, dessen Ich nicht allzuschwer in Bewegung geräth, wo desshalb angenehme oder unangenehme Gefühle, Theilnahme, Mitleid, Wohlwollen, Abneigung etc. leicht entstehen. So erfreulich diese Eigenschaft ist, so bringt sie die Gefahr mit, dass es gerne bei diesen dunkeln Regungen, den Gefühlen, bleibt, dass diese nicht in ein klares Denken aus einander gehen, dass dieses sogar verlernt wird und der Mensch nach blossen Gefühlen, aus denen er nicht mehr heraus will, sein Handeln einrichtet und sein Leben gestaltet. Dies ist das im schlimmen Sinne Gemüthliche. — Gemüthlos wird der genannt, dessen Ich sehr schwer in der Weise der Lust oder des Schmerzes afficirt

---

* Vgl. des Verf. Aufsatz über psych. Reflexactionen. l. c. p. 95.

wird, entweder wegen grosser Schwäche und Stumpfheit aller psychischen Processe (stumpfsinnige, sehr phlegmatische Menschen), oder weil sich, beim Zusammenstosse des Ich mit dem jeweiligen Vorstellen, sogleich deutliche Urtheile in hellen Vorstellungen, statt der dunkeln Gefühle, ergeben (Verstandesmenschen). — Gemüthskräftig ist der Mensch, bei dem sich ein haltbarer psychischer Tonus gebildet hat, der durch jede psychische Erregung nicht alsbald modificirt wird; angenehme und unangenehme Erlebnisse fühlt ein solcher wohl, er begleitet sie mit dunkeln Urtheilen über Förderung oder Hemmung seines Ich, aber dieses selbst wird nicht so leicht erschüttert, es kommt nicht gleich zu allgemeiner psychischer Unruhe, zu Aerger und Verstimmung, und in Freude und Schmerz wird Mass gehalten. — Gemüthsschwäche dagegen ist da vorhanden, wo ausgebreitete, aber energielose Reactionen des Ich leicht hervorzurufen sind; fast jede Vorstellung erregt hier ein Gefühl; Freude und Trauer wechseln ungemein leicht und Gemüthsbewegungen werden zum Bedürfniss; die abnehmende Empfänglichkeit fordert dann oft neue, starke Reize (Lust am Schauerlichen, Pikant-Schrecklichen) und das Ich kommt fast nur in Perioden von Erschöpfung und Erschlaffung zur Ruhe.

Man wird sogleich die Identität dieses letzteren Verhaltens mit dem erkennen, was man auf sensitiv-motorischem Gebiete die reizbare Schwäche nennt und als die wichtigste Disposition und als den Grundzustand bei vielen Nervenkrankheiten (z. B. den Spinalneurosen) betrachtet. Man nennt ein solches Verhalten mit Recht Schwäche — denn mit den einzelnen und einseitigen Excitabilitätserhöhungen ist eine absolute Erniedrigung der Kraftgrösse in den Functionen verbunden. Bei vorhandenen Convulsionen ist doch die willkürliche Muskelbewegung schwach; bei vorhandenen steten Affecten ist doch das Denken und Wollen schwach und schlaff. Diese Zustände sind nicht nur sehr häufig mit einander combinirt (Neigung zu Affecten und erhöhte Convulsibilität vieler Hysterischen), sondern sie entstehen gleichzeitig auch auf beiden Gebieten oft genug aus denselben Ursachen, haben in ihrem Kreise dieselben Folgen und die Grundsätze ihrer Behandlung sind sich durchaus analog.

§. 32.

Von der Art und Weise und von der Leichtigkeit, mit der das Ich in der Form der Gefühle und Gemüthsbewegungen afficirt wird, hängt allerdings ein grosser Theil der psychischen Reactionsweisen des Menschen und damit der individuellen Eigenthümlichkeit ab. Insoferne liegt in der inneren Welt des Gemüths ein grosser Theil des charakteristischen Wesens des Einzelnen und dem steht die Wandelbarkeit der Gemüthszustände nicht entgegen, denn charakteristisch ist die eigenthümliche Art, wie dieser Wandel vor sich geht; diese Art gibt die Grundfärbung und den Grundton

unseres Gemüthslebens. Das Gemüth ist eine gewisse Verhaltungs-
weise des Ich, jenes festen beharrlichen Kerns unserer Individualität, zu dem sich die Resultate unserer ganzen psychischen Geschichte combinirt haben. Dieser wird wohl erschüttert, aber nicht
beeinträchtigt oder gar aufgehoben in den Gemüthsbewegungen;
denn was sollte afficirt werden im Affecte, als eben jene Vorstellungscomplexe, das Ich? — Das Ich kann aufgelöst werden und
gänzlich zerfallen (nicht selten bei tieferen Desorganisationen des
Gehirns, beim Blödsinn), es kann untergehen und ein neues an
seine Stelle treten (Verrücktheit); aber dies ist (§. 29) eben nur
dann der Fall, wenn die Gemüthsbewegungen, welche die Affection
und Auflösung des alten Ich nothwendig begleiten mussten, sich
vollständig gelegt haben.

Die Art und Weise, wie die das Ich repräsentirende Vorstellungsmasse von dem, was im Bewusstsein vorgeht oder sich in
dasselbe eindrängt, afficirt wird, gibt die Art und Weise der
Selbstempfindung. Mässige und andauerndere Veränderungen
der Selbstempfindung geben wieder die Grundlage der verschiedenen Gemüthsstimmungen, plötzliche und heftigere, mit bedeutender Störung in der Gleichgewichtslage des Gemüthes, die
Grundlage der Gemüthsaffecte. Der Inhalt der Selbstempfindung
kann nur von zweierlei Art sein, Lust oder Unlust, jene, wenn
die Vorstellungscomplexe des Ich, die Interessen unseres inneren
Lebens durch den Vorgang im Bewusstsein in ihrem freien Flusse,
ihren adäquaten Verbindungen und namentlich in ihrem Uebergange
in Strebungen begünstigt und gefördert, diese, wenn sie durch ihn
zurückgedrängt, unterdrückt, gehemmt werden. Von der leisesten
Aenderung der Stimmung bis zum tobendsten Affect ist also immer
nur zweierlei möglich: entweder ein Zustand der Förderung und
der Expansion des Ich, bei dem das Ich sich wohl befindet, sich
desshalb affirmativ zu dem neuen Vorgange im Bewusstsein verhält und ihn festzuhalten sucht; oder ein Zustand von Hemmung,
von Re- und Depression, wo die Vorstellungscomplexe des Ich, in
ihrem Flusse und ihrem Uebergang in Strebung aufgehalten und
zurückgeworfen, bald die Flucht ergreifen, bald beharrlich streitend
hereindrängen, wo sich also das Ich immer negativ gegen jene
neuen Vorstellungen verhält. Demnach zerfallen alle Stimmungen
und Affecte in zwei grosse Classen, die expansiven (und zugleich
affirmativen) und die depressiven (und zugleich negativen,
mit Verabscheuen verbundenen). Zu jenen gehören Heiterkeit,
Freude, Lustigkeit, Ausgelassenheit, Hoffnung, Muth, Ueber-
muth etc.; zu diesen Aerger, üble Laune, Niedergeschlagenheit,
Traurigkeit, Kummer, Scham, Furcht, Schrecken etc.

Dies Verhältniss gibt die Grundlage der Eintheilung für diejenigen Zustände von Irresein, welche in vorwaltendem Gemüthsleiden bestehen, also für die primären Formen der Geisteskrankheiten (§. 29). Wir bekommen nämlich zwei Hauptclassen; in der einen besteht die Hauptstörung in depressiven, negativen Stimmungen und Affecten — alle **melancholischen Zustände**; in der andern besteht sie in expansiven, affirmativen Affecten — der **Wahnsinn.** — Des Zorns ist noch nicht Erwähnung gethan; er steht in der Mitte zwischen beiden Classen von Affecten; seinen Anlässen nach gehört er mehr zur ersten, indem er eine Beeinträchtigung des Ich voraussetzt, aber es folgt hier auf die Beeinträchtigung eine heftige Reaction des Ich, eine lebhafte Expansion und Explosion des Vorstellens und Strebens, womit der negirte Eindruck meist wieder überwunden und das Gleichgewicht hergestellt wird. Dem Zorne aber stehen ihren psychologischen Grundlagen nach die Zustände sehr nahe, die man unter der **Tobsucht** begreift, und diese findet auch nosologisch ihre natürliche Stelle zwischen Melancholie und Wahnsinn.

§. 33.

Ein wichtiger Umstand bei den Affecten, der sie zugleich wieder sehr vom ruhigen Vorstellen unterscheidet, ist der, dass in diesen Zuständen immer ausser den cerebralen, noch **andere organische Processe** ins Spiel gezogen werden. Der Herzschlag, die Respiration, die Magenverdauung, die Secretionen des Schweisses, der Galle, des Harnes werden in den Affecten verändert; dem Zornigen schwellen die Venen im Gesichte, es ist zuweilen, als ob der heftige Affect ihn ersticken wollte; bei dem in Furcht oder Schrecken Versetzten entstehen schnell wässerige Secretionen; beim Traurigen wird die Respiration verlangsamt und oberflächlich, und muss daher zuweilen durch tiefe Athemzüge, Seufzer, unterbrochen werden u. dgl. m. So setzen die Affecte (und affectartigen Zustände), ursprünglich durch Erregung des Körper-Nervensystems vom Gehirne aus, körperliche Anomalieen; bei schnell vorübergehendem Affect und bei vorher gesundem Organismus gleichen sich diese bald wieder aus; bei schon bestehender körperlicher Krankheit aber und bei lange fortdauernden Ursachen (z. B. anhaltendem Gram) bilden sich allmählig viel complicirtere Störungen der organischen Mechanik aus, denen das blosse Aufhören des Affects nicht alsbald ein Ende machen kann, und die Störungen können nun durch neue, rückwirkende, secundäre Erregung des Gehirns von ihnen aus nicht nur die vorhandenen Affecte unterhalten und steigern, sondern auch neue derartige Zustände setzen.

Denn es ist ein weiterer Erfahrungssatz, dass, wenn durch die organischen Processe, das Athmen, die Verdauung etc., die psychische Gehirnthätigkeit influencirt wird, dies zunächst nicht auf dem Gebiete des klaren Vorstellens, nicht dadurch geschieht, dass wir neue Gedanken bekommen, sondern vielmehr so, dass zuerst dunkle Veränderungen der Selbstempfindung und Stimmung, Gefühle von Gefördert- oder Gehemmtsein unserer psychischen Thätigkeit überhaupt in uns entstehen und damit ein wesentliches Element affectartiger Zustände uns aufgedrungen wird (§. 20).

Beispiele hiefür finden sich in vielen Krankheiten. Bei Herzkranken sehen wir sehr häufig Angst, bei Krankheiten des Darms, bei icterischer Blutveränderung mürrische, ängstliche, ärgerliche Laune, Trägheit des Denkens, allgemeine Verstimmung etc. eintreten; das Gefühl körperlichen Wohlseins oder körperlicher Krankheit ist überhaupt vom grössten Einflusse darauf, ob unsere Stimmung muthig und heiter oder niedergeschlagen und traurig ist. Wirken nun äussere Ursachen affecterregend auf uns ein, so kommt ausserordentlich viel auf diesen schon vorhandenen, habituell oder vorübergehend durch die organischen Zustände erregten Gehirnzustand an, ob der Affect haftet oder nicht. Bei schon durch körperliche Krankheit Verstimmten haftet ein äusserlich erregter trauriger Affect weit eher und hat weit nachhaltigere Folgen, als wenn er in einem Menschen entsteht, der sich eben des besten körperlichen Wohlgefühls und heiterer Stimmung erfreut hatte.

Diese Verhältnisse geben einige der wichtigsten Grundlagen der Pathogenie des Irreseins. Es liegt in ihnen der Schlüssel zum Verständniss der Prädisposition zu Geisteskrankheiten durch die allerverschiedensten körperlichen Erkrankungen und der Wirkungsweise der psychischen Ursachen. Diese erzeugen nämlich (s. das zweite Buch) das Irresein sehr selten direct, viel häufiger secundär, durch Vermittlung anderer Störungen, z. B. in der Weise, dass durch lange dauernden Gram die Ernährung tief nothleidet und dies erst einen Einfluss auf das Gehirn und damit auf die psychischen Processe hat.

§. 34.

In den Affecten ist keine ruhige Ueberlegung möglich. Indem das Ich selbst in Schwankung und Erschütterung gerathen ist, behält es nicht die nöthige Ruhe, um die Vorgänge im Bewusstsein mit völliger Hingebung und Aufmerksamkeit zu vernehmen. Den Zustand aber, wo solches Vernehmen möglich ist und wirklich stattfindet, nennt man die Vernunft. Zu diesem Vernehmen, und eben desshalb zur Ueberlegung, ist gegenseitige Bestimmbarkeit der Vorstellungen, Verweilen und Aufschub, Sammlung und Erwägung erforderlich; den contrastirenden Vorstellungen (§. 26) muss die Möglichkeit sich geltend zu machen und dem Ich die nöthige Ruhe gegeben sein. Dies Alles ist nun auch bei den Geisteskranken nicht der Fall. Durch die Gehirnaffection werden ihnen Stimmungen und Triebe aufgedrungen, die zum Ausgangspunkte von Affecten werden; wenn sich aus diesen wieder falsche Urtheile (fixe Ideen) erheben, so können sie nicht berichtigt werden und

der Kranke kann seine Täuschung nicht einsehen; anfangs desswegen nicht, weil der anhaltende Affect den contrastirenden Vorstellungen nicht die nöthige Ruhe gönnt, um sich gehörig entwickeln
zu können, vielmehr mit seinem längeren Bestehen immer mehr
seine Folgen, die falschen Urtheile, befestigt und consolidirt werden,
später aber desswegen nicht, weil jene falschen Urtheile integri-
rende Bestandtheile aller Vorstellungscomplexe des Ich geworden
sind (§. 29).

Eine Unmöglichkeit, die Falschheit der krankhaften Vorstellungen
einzusehen, ist also bei jeder ausgebildeten Geisteskrankheit vorhanden.
Die Sache fällt zum grössten Theile zusammen mit dem in §. 27 erörterten Verluste der Besonnenheit. Eben damit aber haben die Irren auch
den Verstand verloren, und zwar nach Herbarts Ausdrucke desswegen,
weil „ihre Gedanken sich in ihrem eigenen Zuge durch äussern oder innern Widerspruch gar nicht mehr stören lassen." Auch dem Gesunden
gehen allerlei Grillen, falsche Urtheile, thörichte Gedanken durch den
Kopf; aber er vermag sie, wenn er nicht gerade im Zustande des Affects
ist, ruhig zu bestätigen oder zu verwerfen.

§. 35.

Die Genesung vom Irresein erfolgt nun gewöhnlich nur in
den primären, aber allerdings oft eine Reihe von Jahren dauernden
Perioden, wo es hauptsächlich auf affectartigen Zuständen beruht.
Indem durch Beseitigung der Gehirnkrankheit oder ihrer entfernteren organischen Ursachen die krankhaften Stimmungen und Affecte schwinden, müssen mit ihnen auch die falschen Urtheile, die
auf sie basirt waren, fallen, und die Vorstellungscomplexe des nun
nicht mehr erschütterten Ich treten unmittelbar in ihre alten Rechte
ein. Werden aber erst zu einer Zeit, wo die falschen Urtheile
schon mannigfache Verknüpfungen mit den Vorstellungscomplexen
des Ich eingegangen haben, die organischen Ursachen der Gehirnkrankheit beseitigt, so kann der Kranke zwar noch genesen, aber
es ist ein langer und sehr allmähliger psychologischer Process, bis
durch Stärkung der früheren normalen Gedankenrichtung sich nach
und nach die begonnenen Verknüpfungen der falschen Urtheile mit
dem Ich lösen und diese sich ganz zurückdrängen lassen (manche
Reconvalescenten werden erst zu Hause, mit dem Wiedereintritt in
ihre alten Lebensverhältnisse, Geschäfte etc. ganz gesund). Dann
aber, wenn das alte Ich durch die krankhaften, falschen Vorstellungen nach allen Seiten hin verunreinigt, verdorben und verfälscht
ist, wenn vollends die Vorstellungscomplexe des früheren Ich so
vollständig zurückgedrängt (vergessen) sind, dass ohne alle Spur
von Affect, der Kranke seine ganze Persönlichkeit mit einer neuen
vertauscht hat und von der alten kaum mehr etwas weiss, dann

ist die Heilung so gut wie unmöglich, und nur in den seltensten Fällen gelingt es, durch Erregung heftiger Gemüthsbewegungen und mittelst ihrer durch eine Art mechanischer Dressur (wie sie z. B. Leuret * versuchte) ein immerhin schätzenswerthes Zurückdrängen der Aeusserung des Irreseins zu erhalten. Auch dies natürlich nur da, wo das Gehirn noch keine tiefere organische Läsion erlitten hat; wo solche vorhanden ist, wie in vielen dieser Zustände, und namentlich im secundären Blödsinn, ist keine Hoffnung der Genesung mehr vorhanden.

VIERTER ABSCHNITT.

Die Elementarstörungen der psychischen Krankheiten.

§. 36.

Vor der Betrachtung der zusammengesetzten Symptomencomplexe, welche die speciellen Formen der psychischen Krankheiten geben, sind noch einige allgemeinere Verhältnisse, namentlich aber die einzelnen elementaren Störungen, die in jenen Formen (der Melancholie, der Manie etc.) sich verschieden gruppirt wiederholen, kurz ins Auge zu fassen. Und da in den Gehirnkrankheiten, die für uns als psychische Krankheiten in Betracht kommen, es, wie in allen übrigen, nur drei Reihen wesentlicher Anomalieen gibt, nämlich sensitive, motorische und geistige (Vorstellungs-) Anomalieen, so bekommen wir nach diesen drei Gebieten drei grosse Haufen successiv zu betrachtender Elementarstörungen, ein Irresein im Vorstellen, ein Irresein der Sinnesempfindung und ein Irresein der Bewegung.

Die geistigen Störungen sind allerdings die auffallendsten, am meisten charakteristischen, die Diagnose begründenden in allen diesen Zuständen (§. 6); ** aber man möge die sensitiven und motorischen Krankheits-Phänomene ja nicht für Nebendinge halten. Die anomale Sinnesthätigkeit spielt eine grosse Rolle im Irresein, und die Stö-

---

* Du traitement moral de la folie. Par. 1840.

** Bei der Betrachtung der geistigen Anomalieen müssen wir uns auf vieles im vorigen Abschnitte Gesagte beziehen, was hier nicht wiederholt werden kann. Bei einer desshalb mehr cursorischen Erwähnung einzelner Punkte möge der Leser die §§. 18—35 zu Hülfe nehmen; sehr Vieles aber kann seine eigentliche Auseinandersetzung erst in der Schilderung der verschiedenen Formen des Irreseins finden.

rungen dessen, was man die Phantasie nennt (§. 18), reichen zu grossem Theile auf ihr Gebiet herüber. Die motorischen Anomalieen aber, die auf den ersten Blick dem Irresein ganz fremd zu sein scheinen, gehören gerade, wie sich später ergeben wird, für die anatomische Diagnostik und für die Prognose zu den allerwichtigsten Punkten.

ERSTES CAPITEL.

Die geistigen Elementarstörungen. *

§. 37.

Der wesentliche Process beim Irresein, das eigentlich Krankhafte darin beruht in der Hauptsache darauf, dass gewisse Gehirnzustände, gewisse Stimmungen, Gefühle, Affecte, Urtheile, Willensimpulse von innen heraus, durch Krankheit des Seelenorgans entstehen, während im gesunden Zustande unsere Affecte, Urtheile, Willensbestimmungen nur auf genügende äussere Veranlassungen entstehen und desshalb auch mit der Aussenwelt in einem gewissen harmonischen Verhältnisse bleiben. Niemand wundert sich, wenn Jemand, der einen grossen Verlust erlitten, traurig wird, wenn ein Anderer, dem ein lebhafter Wunsch erfüllt wurde, eine laute Freude zeigt; aber man hält es mit Recht für krankhaft, wenn der Mensch ohne alle äussere Motive in Traurigkeit versinkt oder in laute Fröhlichkeit ausbricht, oder wenn zwar ein äusserer Anlass gegeben ist, das Individuum aber in ganz übermässig heftiger und lange andauernder Weise davon afficirt wird, wenn z. B. ein unbedeutender Vorfall heftigen Zorn erregt, aus dem der Mensch lange gar nicht mehr herauskommen kann.

Nach demselben Grundsatze beurtheilen wir alle Vorgänge im Nervensystem. Ermüdung nach einem starken Marsche ist das Normale, anhaltende Müdigkeit bei steter Ruhe des Körpers ist krankhaft. Frieren durch äussere Kälte ist das Normale; Frost bei warmer äusserer Temperatur ist krankhaft. Pelzigsein des Beins nach einem Druck auf den Nerven ist schon ein leichter Krankheitszustand, aber man zählt ihn zum verhältnissmässig Normalen gegenüber dem Fall, wo das Bein durch eine innere Ursache, eine Rückenmarkskrankheit, beständig eingeschlafen ist. Ebenso ist es krankhaft, wenn zwar ein kleiner Anlass gegeben, aber die Reaction übermässig heftig ist, wenn Jemand nach wenigen Schritten schon ermüdet, oder nach einem kühlen Luftzuge in heftigen Frost verfällt etc. Da aber die Grenze zwischen Krankheit und Gesundheit nirgends feststeht, so werden manche hiehergehörige, namentlich vorüber-

----

* Für die nächstfolgenden §§. vergl. die Bemerkungen von Zeller zu Guislains Phrenopathieen. Stuttg. 1838. p. 440—591.

gehende Zustände gewöhnlich nicht zu den Krankheiten gerechnet. Ein Glas Wein kann uns aufheitern, ohne äussere Motive zur Heiterkeit; es wird hier durch das Spirituosum von innen heraus ein Gehirnzustand, eine expansive Stimmung gesetzt; ein schwaches Analogon des Irreseins, das aber noch nie Jemand eine Krankheit genannt hat, weil es ohne heftige Symptome bald wieder vorübergeht.

Auf die Dauer und die Heftigkeit der Phänomene kommt sehr vieles an, ob wir psychische Zustände als krankhaft beurtheilen. Jeder Mensch weiss aus eigener Erfahrung, wie zuweilen ohne äussere psychische Motive eine heitere oder trübe, weiche oder bittere Stimmung in uns entstehen kann, Seelenzustände, die sich gewöhnlich aus leisen, nur mittelst grosser Aufmerksamkeit erkennbaren Veränderungen der organischen Processe ergeben. Diese Stimmungen sind nicht krankhaft, wenn sie mässig und von kurzer Dauer sind und von den herrschenden Vorstellungsmassen des Ich kräftig beherrscht werden können; aber sie sind es, wenn sie sich immer und allenthalben dem Individuum aufdrängen, durch äussere psychische Erregung nicht mehr gehoben werden und statt von den Vorstellungscomplexen des Ich gehörig im Schach gehalten zu werden, diese tumultuarisch afficiren und einen andauernden Zustand peinlicher, innerer Unruhe erregen. Wie mit solchen Stimmungen aber verhält es sich auch mit einzelnen, distinkten Vorstellungen. Ein bizarrer, närrischer Gedanke kann dem vernünftigsten Menschen durch den Kopf gehen; wenn er nur nicht anhält, sondern durch ein starkes Ich sich bald wieder in Vergessenheit zurückdrängen lässt, so nennt dies Niemand krankhaft. Beim Irresein aber haften solche Stimmungen, solche Gedanken, denn sie werden wegen der Dauer und Stärke der Gehirnaffection anhaltend und heftig der Seele aufgedrungen.

§. 38.

Um das Irresein recht zu verstehen, muss man sich in die Seelenzustände der Irren hineindenken. Aus den psychologischen Zuständen, welche noch innerhalb der geistigen Gesundheit, also innerhalb unserer Erfahrung liegen, bekommen wir annähernde Begriffe von dem, was in der kranken Seele vorgeht. Die Phänomene des Traums, die Vorgänge in den Affecten, in der geistigen Ermüdung etc., namentlich aber jene erwähnten, im gesunden Zustande mässigen Veränderungen der Gemüthslage, die sich spontan, aus leisen körperlichen Störungen ergeben, sind hiefür ganz besonders instructiv. Denn die Beobachtung zeigt, dass wir eben diese Phänomene, einerseits die ärgerliche, zum Zorn geneigte, unzufriedene, bittere, andererseits die fröhliche, heitere, ausgelassene Verstimmung sehr häufig, aber eben in ganz ungewöhnlicher Steigerung und Andauer, als wichtige Elementarphänomene des Irreseins finden, dass sich also eine Menge solcher Zustände des gesunden Lebens im Irresein wiederholen, und desshalb durch die Vergleichung mit jenen wesentlich aufgehellt werden. — Für andere psychologische Anomalieen der Geisteskranken finden wir in unserer eigenen gesunden Erfahrung nichts Analoges; wir sind aber eben desshalb ganz ausser Stande, sie zu verstehen. Wir können uns z. B. durchaus nichts Deutliches darunter vorstellen, wenn wir Geisteskranke klagen hören, dass ihnen beständig ihre Gedanken von Anderen „gemacht", oder dass sie ihnen „abgezogen" werden, oder wenn wir sehen, wie sie mit einzelnen Worten, einzelnen Geberden einen ganz besondern Sinn verbinden, ihnen eine tiefgeheimnissvolle Wichtigkeit beilegen etc. Auch für den Zerfall des Denkens im Blödsinn möchte selbst die tiefste, geistige Ermüdung noch kein annäherndes Analogon gewähren, und kaum einzelne Zustände des Schlafs und Traums könnten ein entferntes Bild davon geben. Wer das Fieberdelirium aus eigener Erfahrung kennt, hat hierin manche Anhaltspunkte des innern Verständnisses der Geisteskrankheiten.

In den folgenden §§. wird bei den einzelnen krankhaften Zuständen im Gemüthe, im Denken und Streben, jedesmal an die analogen physiologischen Zustände erinnert werden. Die Scheidung in diese drei Classen geistiger Störungen ist nur eine äusserliche, die Uebersicht erleichternde; ihr innerer Zusammenhang muss sich aus den §§. 25—34 ergeben haben.

A. Gemüthsanomalieen.

§. 39.

Die Beobachtung zeigt, dass nicht mit sinnlosen Reden, nicht mit extravaganten Handlungen, sondern mit krankhaften Gemüthslagen, mit Anomalieen der Selbstempfindung und der Stimmung und daraus sich ergebenden affectartigen Zuständen, die sehr bedeutende Mehrzahl der Geisteskrankheiten beginnt. Und zwar bilden den ersten Anfang meist die objectlosen Gefühle der Unaufgelegtheit, des Missbehagens, der Beklemmung und Angst, weil die durch die Gehirnaffection neu gesetzten Massen von Vorstellungen und Trieben gewöhnlich anfangs noch höchst dunkel sind und desshalb die Störung im normalen Fortgange des Denkens und Wollens und das neue, gegen das Ich hereinbrechende psychische Element erst nur als allgemeine Aenderung in der Gemüthslage gefühlt werden. Die verminderte Kraft und Energie des Ich, das Zurückgedrängtwerden seiner Vorstellungscomplexe gibt einen psychischschmerzhaften Zustand unbestimmter Art, eine in ihrer Undeutlichkeit höchst quälende Gefühlsbelästigung; die neu herauftretenden krankhaften Vorstellungen und Triebe erzeugen eine Entzweiung der Seele, das Gefühl des Losseins der Persönlichkeit und einer zu erwartenden Ueberwältigung des Ich. Der psychische Schmerz erscheint in einer der bekannten Formen der Unruhe, Angst, Traurigkeit und bringt alle die oben (§. 21) erwähnten Folgen einer durchaus veränderten Reaction gegen die Aussenwelt und einer Störung der motorischen Seelenthätigkeit mit sich. Perversitäten der natürlichen Gefühle, Abneigung und Hass gegen das früher Geliebte, äussere Gefühllosigkeit, oder eine sich krankhaft an einen Gegenstand anklammernde Zärtlichkeit, doch ohne die Tiefe der ruhigen Empfindung und ohne die rechte Sorgfalt, oft auch schnell und capriciös mit Widerwillen abwechselnd, sind hier gewöhnliche Erscheinungen. Die gesteigerte Empfindlichkeit bezieht Alles auf sich, weil sie sich wirklich von Allem unangenehm berührt fühlt, und in der düsteren Beschattung aller An- und Aussichten legt der Mensch alles Gegenwärtige übel aus und sieht in allem Zukünftigen nur Schlimmes. Misstrauen und Argwohn werden durch das Gefühl verminderter Widerstandsfähigkeit unterhalten und durch körperliche Angstempfindungen immer neu geweckt; Alles erscheint dem Kranken anders, weil er sich selbst zu jedem psychischen Eindrucke anders verhält, weil er gänzlich anders empfindet, und er hat die grösste Neigung, seinen Zustand bald einem directen Einflusse der Aussenwelt zuzuschreiben, sich verfolgt, beeinträchtigt, bezaubert, von schlimmen, geheimen Einflüssen beherrscht zu glauben, bald in seinem früheren Leben die Ursachen davon zu suchen und sich allerlei schwerer Verbrechen, Verworfenheiten und Unthaten anzuklagen, deren nothwendige Consequenz sein jetziges Verhalten sei.

Hier kommen nun die mannigfaltigsten Modificationen dieser Grundzustände vor, bald ein völliges Insichversunkensein, bald laute Verzweiflung, zuweilen Tücke, selten schmelzende Weichheit, bald anhaltende Selbstquälerei, bald stete Beziehung der Unzufriedenheit auf die Aussenwelt, bald Lebensüberdruss und ruhiger Entschluss zum Selbstmord, bald Furcht vor dem Tode, vor Höllenstrafen u. dgl. Sehr häufig hat der Kranke anfangs das Gefühl des beginnenden Irreseins, zuweilen fleht er um Hülfe, und wir selbst haben Kranke in den Anfangsstadien aus weiter Entfernung freiwillig der Irrenanstalt zueilen gesehen. Die genannten Zustände geben die Grundlage der verschiedenen Formen der Melancholie; doch kommen sie auch in andern Formen (z. B. der Verrücktheit, der Tobsucht) vor, und man kann sagen, dass sich die Mehrzahl der Irren höchst unbehaglich, ja unglücklich fühlt, woher wohl die alte Benennung Morositates (Sauvages) für alle Geisteskrankheiten rühren mochte. Jenen Zuständen entsprechen als analoge des gesunden Lebens alle deprimirten Stimmungen und Affecte, Niedergeschlagenheit, übermässige Reizbarkeit, habituelle, bittere, unzufriedene, selbstquälerische Stimmungen, wie man sie zuweilen bei geistig ausgezeichneten Menschen beobachtet (J. J. Rousseau), grundlose Eifersucht, Aerger, Furcht, Zorn etc.

§. 40.

Die krankhaften Gemüthszustände mit der Stimmung der Heiterkeit, Ausgelassenheit, des Muthwillens, mit erhöhter geistiger (und gewöhnlich auch leiblicher) Activität sind den expansiven Affecten höchst analog, und beide haben in der Hauptsache dieselben nächsten Folgen. Es gibt auch beim Gesunden ein „Närrischwerden vor Freude", wo nicht nur das Gefühl der glücklichen Gegenwart alle Seelenkräfte expandirt, sondern plötzlich auch alle Träume der Zukunft realisirt erscheinen, wo Menschen und Dinge einem näher gekommen sind, wo man Jedermann sein Glück theilen lassen und der ganzen Welt um den Hals fallen möchte. ·Es kann dabei sogar schon zu einer ziemlichen Unordnung und Inconhärenz der Ideen kommen, und es zeigt jedenfalls keine sehr tiefe Erregung, wenn der Glückliche sich gleich schnell besonnen in Alles zurecht zu finden weiss. Auch beim Gesunden ist mit diesen Gefühlen gewöhnlich ein Trieb zu äusserer Bewegung, Unruhe, vielem Sprechen und Geschäftigkeit verbunden. In ähnlicher Weise äussern sich diese Zustände, wenn sie von innen heraus krankhaft entstehen; sie bilden gewöhnlich die Grundzustände der Form des sog. Wahnsinns und kommen auch noch, doch sehr abgeschwächt, in der Verrücktheit und Narrheit vor. Wir müssen uns, nach unsern Beobachtungen, entschieden der Ansicht Guislains anschliessen, dass das fröhliche Irresein fast immer erst secundär, nach vorausgegangenen Depressionszuständen, sich einstellt. Es scheint desshalb auch auf einer tieferen psychischen Erkrankung zu beruhen, als die letzteren Zustände. Es ist oft, als ob plötzlich mit einer eingetretenen Veränderung im Zustande des Gehirns die bisher auf der Seele lastenden Hemmnisse vollständig weggenommen wären und sich nun, als ein Symptom tieferer Zerrüttung, das Gefühl grosser psychischer Freiheit, glückliche, hoffnungsreiche Stimmungen von selbst erheben könnten. Eine entferntere Analogie aus dem sensitiv-motorischen Nervensysteme mag die Beobachtung (Purkinje) bieten, dass, wenn die Extremitäten eine Zeit lang mit angehängten Gewichten belastet waren, unmittelbar nach deren Wegnahme eine ungemeine Leichtigkeit der Bewegungen eintritt.

Eine Menge anderer, nicht einzeln aufzählbarer krankhafter Stimmungen und Gemüthserregungen, bizarre, launische Inclinationen und Abneigungen, sinnliche und ideal-schwärmerische Verliebtheit, Coquetterie etc. kommen noch vor.

Mit dem Auftreten all dieser verschiedenen Gemüthsanomalieen hat sich dann gewöhnlich das Verhalten des Individuums zur Aussenwelt, sein ganzer Charakter, es haben sich seine Neigungen und Geschmacks-richtungen total verändert. Der Sanfte kann wild, der Geizige verschwen-derisch, der Sittsame obscön, der Bescheidene eitel und hochmüthig er-scheinen etc. Die Umwandlung des Charakters ist gewöhnlich in den Anfangsperioden des Irreseins das auffallendste Zeichen und gewöhnlich stellt sich das Irresein nur in dem Falle einer sehr langsamen, allmähligen Entstehung als die bloss excessive Steigerung der natürlichen Charakter-Eigenschaften des Menschen dar. Man darf desshalb aus den Gemüths-Eigenthümlichkeiten des Kranken auf seinen früheren Charakter nur mit grösster Vorsicht schliessen; exquisite Bosheit und Tücke z. B. kann bei sonst gutgearteten, wohlwollenden Menschen Jahre lang während der Dauer der Krankheit anhalten und mit der Genesung schnell und spurlos dem alten Charakter wieder weichen.

§. 41.

Die bisher beschriebenen anomalen Gemüthszustände sind im Wesentlichen als Aeusserungen anomaler Gemüthsreizbarkeit aufzufassen. Es gibt aber auch anomale Zustände von Gemüths-stumpfheit bis zur völligen Gemüthlosigkeit. Entweder knüpfen sich hier an das jeweilige Vorstellen gar nicht mehr die dem ge-sunden Leben zukommenden Aenderungen in den Spannungsver-hältnissen der ruhenden Vorstellungsmassen des Ich, es ergeben sich gar keine oder nur sehr schwache Aenderungen der ganzen Gemüthslage überhaupt, oder — auch dies ist möglich — diese Vorgänge kommen zwar noch zu Stande, aber sie werden dem Individuum gar nicht mehr bewusst, existiren desshalb nicht mehr für dasselbe. — Alle früheren Gemüthsinteressen werden hier gleichgültig, auch nichts Neues vermag den Kranken lebhaft zu berühren, Theilnahme und Interesse, Schmerz und Lust, Liebe und Hass hören auf, Apathie und Gleichgültigkeit gegen das Meiste, was über die Befriedigung der sinnlichen Bedürfnisse hin-ausgeht, treten an ihre Stelle. Die Intelligenz kann dabei leidlich erhalten sein, meist ist auch in ihr mit Leichtigkeit mehr oder weniger Abstumpfung nachzuweisen.

Die Gemüthsstumpfheit ist ein forensisch sehr wichtiger und oft äusserst schwierig zu beurtheilender Zustand. Sie findet sich als krank-haft erworbener Zustand vorzüglich bei Onanisten und Schnapstrinkern und wird als krankhaft besonders dann erkannt, wenn sie schnell ent-stand. Sie bildet ein wesentliches Element sehr vieler Zustände von „Verrücktheit" (s. Buch III.), wo sehr gewöhnlich alle Interessen, ausser denen für einige Wahnvorstellungen und für den eigenen Körper, er-loschen sind; ja, es gibt solche Fälle, wo die Gemüthsabstumpfung und Abgestorbenheit ganz als Hauptsache erscheint. In einem merkwürdigen, von dem Verfasser forensisch beurtheilten Falle (Seitz) wurzelte das Ver-brechen, die Ermordung der 3 eigenen Kinder, ganz in dem Boden dieser

Gemüthsanomalie und gerade bei dieser Art von Verbrechen können die Gerichtsärzte nicht genug auf diese Zustände, wo die Kranken „ganz vernünftig" sind, aufmerksam gemacht werden.

B. Anomalieen des Denkens.

§. 42.

Wir können auf dem Gebiete des deutlichen Vorstellens, des Urtheilens und Schliessens zur leichteren Uebersicht zweierlei Abnormitäten unterscheiden, einmal ein krankhaftes Verhalten des Vorstellens in formaler Beziehung, sodann eine Abnormität der Vorstellungen in Bezug auf ihren (falschen) Inhalt. Beide Verhältnisse hängen aufs Innigste zusammen, in der Weise, dass gewisse formale Abweichungen, z. B. ein allzu rascher Ablauf, eine zu grosse Langsamkeit im Vorstellen, schon durch die Gefühle, von denen sie nothwendig begleitet sind, wieder einzelne Grundinhalte der Vorstellungen an die Hand geben oder begünstigen, z. B. die mässige Steigerung des Vorstellens, wo die Combinationen mit erhöhter Leichtigkeit von statten gehen, ist sehr häufig von falschen Urtheilen, die sich aus dem Gefühle geistiger Freiheit und geistigen Wohlseins ergeben, begleitet.

a) Formale Abweichungen.

Zu grosse Langsamkeit des Denkens rührt entweder von einer Unterdrückung durch heftigen psychischen Schmerz, der das Bewusstsein ganz füllt und nichts Anderes neben sich aufkommen lässt, oder von wirklicher Schwäche, namentlich von dem Verluste des Gedächtnisses her. In beiden Fällen, so verschieden sie ihrem inneren Grunde nach sind, beobachtet man Armuth und Einförmigkeit im Vorstellen; der Zug der Gedanken scheint mitunter stille zu stehen, einzelne Worte, Redensarten, Bewegungen, die Stunden lang wiederholt werden, zeigen das Beharren einzelner Vorstellungen; oft ist ein Stocken der Rede, eine grosse Unsicherheit in der Verknüpfung der Gedanken und Schüchternheit im Urtheilen bemerklich. Dieser Zustand findet sich vorzüglich in der Melancholie und im Blödsinn.

Dieser ungenügende Wechsel der Vorstellungen ist ein sehr wichtiges Element mancher psychischen Krankheiten. Der Kranke kann sich gewisser Vorstellungen durchaus nicht mehr entschlagen, sie nicht mehr los werden, ist ihrer steten belästigenden Anwesenheit und ihrem Treiben ausgesetzt; er fühlt, wie allmählig, ohne dass sein Widerstand einen Erfolg hätte, sein Ich, die Einheit seiner Person von ihnen angegriffen wird. Schon im Traum kommt Aehnliches vor, manche widerwärtige Vorstellungen bringen uns hier durch ihre stete Wiederkehr zur Verzweiflung. Die Schlaflosigkeit ist — wie man bei genauer Betrachtung

finden wird — nicht selten mit dem fixen Herrschen eines Vorstellungs-
kreises verbunden; sobald sich dieser zerstreut, kommt es zum Einschlafen.

Eine erhöhte Production und ein beschleunigter Ablauf der Gedanken kann in mässigeren Graden die geistige Combination erleichtern; man sieht dann zuweilen sonst eben nicht
geistreiche Menschen scharfsinniger und witziger werden, namentlich stellt sich zuweilen der gelungene Ausdruck feineren Spottes
gegen die Umgebung, leichte Versification u. dgl. ein. Indessen
hört man nur wenig Kluges von den Irren. Denn gerade in diesen
Zuständen, wo der bildenden geistigen Thätigkeit ein reichlicheres
Material geboten wird, stellt sich gewöhnlich sehr bald Unordnung
und Verworrenheit ein. Wenn nämlich grosse Mengen von
Vorstellungen im Gehirn entstehen und ihr Lauf beschleunigt ist,
so ziehen sie zwar lange Reihen nach und oft kommen hier längst
vergessene Bilder und Ereignisse, Worte, Lieder u. dgl. mit der
Frische der ersten Intuition wieder herauf; aber indem die Vorstellungen so rasch von einander gedrängt werden, dass sie nicht
in die gehörigen Verbindungen eingehen können, indem ferner
durch diese Mannigfaltigkeit der Gedanken leicht auch ein grosser
Wechsel der Gemüthszustände gesetzt wird, entsteht nur höchste
Unruhe und eine haltlose Ideenjagd. In deren Strome wird dann
Alles in bunter Flucht fortgerissen, und es ist ein Zufall, wenn
in ihren Wirbeln hier und da die Elemente zu einem baroken Gedanken zusammentreffen, der sich — wenigstens noch geistreicher
als seine Umgebung ausnimmt.

Diese letzteren Zustände kommen hauptsächlich in der Tobsucht vor; bei ihrem Beginne namentlich zeigt sich oft grössere
geistige Lebhaftigkeit, und man hat Fälle beobachtet, wo es jedesmal e insicheres Zeichen des nahenden Tobanfalls war, wenn der
Kranke witzig wurde.

Verworrenheit der Gedanken entsteht übrigens nicht allein auf
die angegebene Art, durch eine Ueberfüllung des Bewusstseins. Es gibt
auch eine verwirrte Incohärenz im Denken und Reden, die den Gedanken-
sprüngen und Ellipsen des Affects, z. B. des Zorns, entspricht, und wieder
eine andere, die aus gänzlichem Zerfall und tiefer Zerrüttung der psychischen Processe hervorgeht. Der psychologische Mechanismus dieser
letzteren Zustände ist im Einzelnen noch sehr dunkel; es scheint,
dass die Incohärenz häufig darauf beruht, dass sich die Vorstellungen
nicht sowohl nach ihrem (ähnlichen oder contrastirenden) Inhalt, sondern
mehr nach den äusseren Aehnlichkeiten des Wortklangs hervorrufen.
Vielleicht hat eine mangelnde Zusammenwirkung beider Gehirnhälften
Antheil an der Verworrenheit. Im Beginn der psychischen Krankheiten,
bei starken Schwankungen in der Gemüthslage ist Verworrenheit sehr
häufig und so wenig von übler Bedeutung wie im Fieberdelirium oder
im Traum. Dagegen hat die Verworrenheit, welche sich erst nach länger

bestehender Melancholie und Manie oder in der beginnenden Verrücktheit zeigt, die Bedeutung des Uebergangs in unheilbare Schwächezustände. Zwei hübsche Beispiele von vorübergehender Verworrenheit aus transitorischer Gehirnstörung bei sonst Gesunden, mit klarer Schilderung des Vorgangs, von Spalding und Gädike, siehe bei Jessen, Versuch einer wissenschaftlichen Begründung etc. 1855. p. 180.

Für die in diesem §. erwähnten krankhaften Beschaffenheiten des Denkens finden sich viele physiologische Analogieen, theils in der zähen Hartnäckigkeit, mit der uns unangenehme Vorstellungen verfolgen können, in der Wortkargheit, in der Einschüchterung des Urtheils durch ein widriges Ereigniss, auch in dem sog. Schmollen, theils in der Confusion der Ideen durch Furcht; für die zweite Reihe in der Schwatzhaftigkeit ohne wahren Gedankeninhalt, in der innerlichen Verwirrung, die durch copiose, gleichzeitige Aufnahme vieler Ideen dann entstehen kann, wenn noch keine gemeinsamen Punkte und leitenden Richtungen in ihnen aufzufinden sind, oder wieder in der Incohärenz der Traumbilder.

§. 43.

Was noch besonders das Gedächtniss betrifft (vgl. p. 31), so findet sich ein höchst verschiedenes Verhalten desselben bei den Irren. Mitunter ist es vollständig treu, sowohl für die Ereignisse des früheren Lebens, als für die während der Krankheit. Eine krankhafte Erhöhung desselben ward im vorigen §. erwähnt. Viel häufiger aber ist eine Schwächung desselben in verschiedenen Modalitäten. Namentlich die Form des Blödsinns zeichnet sich in der Weise durch Schwäche des Gedächtnisses aus, dass das eben jetzt Geschehende schnell, oft von einem Augenblicke zum andern vergessen wird, während es oft an Erinnerungen aus dem früheren Leben nicht fehlt, die sogar den Stoff zu einem ziemlich geordneten Gespräche geben können. Andere Male ist gerade der Inhalt des vergangenen Lebens entweder (selten) völlig aus der Tafel der Erinnerung weggewischt oder (öfter) wenigstens in eine solche Ferne gerückt, so undeutlich und dem Individuum so fremd geworden, dass es denselben kaum mehr als sein Erlebniss anerkennen kann; hier wird dann zuweilen die eigene, wirkliche Existenz erst von den Tagen der Erkrankung an datirt und das Frühere entweder einer fremden Persönlichkeit oder wenigstens einem früheren, ganz anderen Zustande (einem Scheinleben) zugeschrieben. Diese Selbstentfremdung, dieser völlige Abfall vom früheren Ich beruht freilich nicht allein auf Gedächtnissmangel, sondern wird gewöhnlich durch besondere sensitive Anomalieen (p. 51) mit hervorgebracht und beharrlich gemacht; aber das Verschwinden ganzer Massen früherer Vorstellungen begünstigt ausserordentlich die consequente, innere Durchführung eines solchen Wahns. *

---

* Beispiele finden sich unten im §. 49 und bei der Verrücktheit.

Der vom Irresein Genesene erinnert sich in der Regel der Ereignisse während seiner Krankheit und kann oft mit wunderbarer Treue und Schärfe die kleinsten Vorkommnisse in der Aussenwelt und das feinere Detail seiner Motive und seiner Stimmung während der Krankheit angeben. Er weiss oft noch jeden Blick, jedes Wort, jede Mienenveränderung seiner Besucher zu schildern — eine beiläufige Aufforderung an die Umgebung der Irren zu einer steten, strengen Achtsamkeit auf sich selbst, zur Gerechtigkeit und Milde, wenn es solcher Mahnung noch bedürfte! — Ein solches Verhalten kommt namentlich bei Genesenen nach schwermüthigen und mässigeren tobsüchtigen Zuständen vor, weniger nach der Form des Wahnsinns, aus dem der Kranke gewöhnlich viel verworrenere Erinnerungen behält. Die Angabe eines Genesenen, von allen Vorgängen während des Irreseins gar nichts mehr zu wissen, ist mit Vorsicht aufzunehmen, da auch genaue Erinnerungen oft aus Scham verschwiegen werden.

Mit den beschriebenen formalen Anomalieen hängt nicht selten bei Irren eine veränderte Sprache und Sprechweise zusammen. Manche werden stumm, weil die Vorstellungen stocken, oder trotz einer drängenden Menge von Vorstellungen, weil keine Reflexe in die Sprechapparate stattfinden. Andere müssen unablässig fortsprechen, ihre Erzählungen finden kein Ende, oder ohne dass gerade etwas einem Hörenden mitgetheilt werden soll, geht der stete Reflex in die Sprachorgane als beständiges Schwatzen fort (eigentliche Sprechsucht, meist mit Verworrenheit). — Oefters ändert sich mehr die Satzbildung und Sprechart, sie wird fliessender oder stockender, fragmentarisch, affectirt etc. — In noch andern Fällen — und diese sind wohl die interessantesten — kommen aber in der Sprache Geisteskranker ganz neu erfundene Worte vor, andere werden in ungewöhnlicher Bedeutung gebraucht, kurz der Kranke bildet sich eine neue Sprache. Es scheint, dass hier zuweilen für einen ganz neuen, fremdartigen Empfindungs- und Vorstellungsinhalt die vorhandenen Worte nicht genügen und desshalb neue erfunden werden, oder auch, dass bei der bestehenden Gehirnanomalie die conventionellen Klangbilder (Worte) direct ein anderes Vorstellen anregen, anspielen (vgl. p. 28), oder — häufig — dass Gehörshallucinationen unmittelbar dem Kranken neue Silbencombinationen aufdringen, die er dann behält und festhält (auch der Traum bildet in dieser Weise zuweilen neue Worte). Alle diese Veränderungen kommen am festesten ausgebildet in der „Verrücktheit", mehr vorübergehend in der Tobsucht vor. Die veränderte Sprechweise kann unter Umständen für den einigermassen Geübten sogleich diagnostische Anhaltspunkte liefern; Simulanten ahmen diese Verhältnisse sehr plump nach. — Vgl. Snell, Zeitschr. f. Psychiatrie. 1852. IX. p. 11. W. Nasse, ibid. 1853. X. p. 525. Martini, ibid. 1856. XIII. p. 605. Brosius, ibid. 1857. XIV. p. 37. Blandet, Du délire phonétique. Gazette méd. 1845. Nro. 27.

§. 44.

Zur psychischen Krankheit gehört nicht nothwendig das Vorhandensein von Wahnvorstellungen. Starke Aenderungen in der
Sphäre des Charakters und der Gefühle, krankhafte Stimmungen
und Affecte, Abstumpfung des Gemüths, Nachlass der geistigen
Kräfte im Ganzen oder mehr nach einzelnen Seiten hin können
als acute und chronische psychische Krankheitszustände bestehen
ohne wirkliche Wahnvorstellungen. Ein Theil dieser Fälle mag
immerhin unter der Categorie des Gemüthswahnsinns (moral insanity) begriffen werden. — Aber die Erfahrung lehrt doch, dass es
in der ungeheuren Mehrzahl der Fälle von psychischer Erkrankung
nicht hierbei bleibt, dass sich eigentliche Wahnvorstellungen bilden
und mit dem Auftreten solcher falscher Urtheile, die nicht mehr
berichtigt werden können, wirklicher Delirien, das psychische Leiden,
das Anfangs nur ein Irresein in Gefühlen und Affecten war, auch
zum Irresein der Intelligenz wird. Der Druck der krankhaften Verstimmung führt bald zu unrichtiger Auffassung und
Deutung objectiver Verhältnisse, doch nur zuerst solcher, welche
sich auf den Kranken selbst oder seine nächste Umgebung beziehen
und der falsche, d. h. mit der Aussenwelt und den früheren Erlebnissen des Individuums nicht mehr congruente Inhalt der Gedanken ergibt sich Anfangs ganz gewöhnlich auf die Weise, dass
der Kranke, nach dem Causalitätsgesetze, seine Stimmungen und
krankhaften Affecte sich zu erklären sucht (§. 23. 39). Die
allerverschiedensten äusseren Anlässe und Ereignisse und alle möglichen Erinnerungen seines eigenen Lebens können das mannigfaltigste Material dieser Erklärungsversuche abgeben, und der Zufall,
die Bildungsstufe und die Lebensansichten des Individuums haben
hier den grössten Einfluss. Dieselbe Stimmung, die z. B. in dem
Abergläubischen den Wahn der Verhexung erregt, kann einem
Andern die Ideen einer Verfolgung durch Freimaurer, einer Beeinträchtigung durch geheime magnetische Manipulationen u. dgl.
an die Hand geben. Von ganz besonderem Einflusse sowohl auf die
Bildung solcher Wahnideen überhaupt, als auf ihren speciellen Inhalt
sind alle Hallucinationen; sie sind so häufig, bieten ein so lebhaft
aufgedrungenes und oft so constantes Material für Erklärungen dar,
dass wir erfahrungsgemäss in ihnen einen gewöhnlichen Ursprung
der Wahnideen finden müssen (z. B. ein Gesichtshallucinant, der
feurige Erscheinungen hat, glaubt sich in der Hölle; ein Geruchs-
hallucinant glaubt sich überall von Leichen, deren Ausdünstung er
zu riechen glaubt, umgeben, baut darauf weitere Schlüsse etc.).

Auch in den Wahnideen sind besonders zwei grosse Unterschiede ihres Inhalts bemerklich, glückliche, erhabene, glänzende Einbildungen und wieder düstere, traurige und schmerzliche falsche Conceptionen. Die ersteren gehen aus den expansiven Affecten und aus heiteren, Glück verkündenden Hallucinationen, die letzteren aus den deprimirten Gemüthszuständen und finstern, Unheil bringenden Hallucinationen, z. B. Schimpf- und Spottreden, die der Kranke immer hört, Teufelsfratzen, die er sieht, u. dgl. hervor. Die falschen Vorstellungen und Schlüsse, die zu Erklärungsversuchen, zur Rechtfertigung der einmal vorhandenen Stimmung und ihrer Wirkungen werden, entwickeln sich ganz von selbst nach dem Causalitätsgesetze in der kranken Seele; es braucht von Seiten des Individuums kein Besinnen auf eine Erklärung, noch weniger werden solche Schlüsse nach der langweiligen Form des Syllogismus gebildet. Anfangs sind sie noch schwebend, das Ich appercipirt sie, es kann vor ihnen erschrecken, in ihnen selbst lästige, nicht loszuwerdende Thorheiten sehen und mit ihnen kämpfen; allmählig aber, bei steter Wiederholung, gewinnen sie immer mehr Körper und Gestalt, drängen die entgegenstehenden Vorstellungen zurück und knüpfen Verbindungen mit den verwandten Vorstellungsmassen des Ich an; dann sind sie zu dessen Bestandtheile geworden und der Kranke kann sich ihrer nicht, oder nur etwa durch einen Wechsel mit andern ähnlichen, falschen Vorstellungen entschlagen. Die förderlichen, heitern und glücklichen Wahnideen werden natürlich viel leichter und vollständiger in das Ich aufgenommen, es gibt ihnen früher, nach kürzerem Widerstande nach und es entsteht dann zuweilen eine Hingabe an die Wahnvorstellungen, ein halbbewusstes Hineinphantasiren in eine Welt glücklicher Träume. Nicht alle falschen Ideen haben indessen die Bedeutung der Erklärungsversuche; viele entstehen mit der zufälligen Abruptheit der Hallucinationen oder jener sonderbaren, bizarren Gedanken, die sich selbst dem Gesunden mitten in den Kreis seiner ernstesten Beschäftigungen eindrängen können, oft entstehen sie bloss aus Sinnesphantasmen, aus Träumen, aus äusseren Zufälligkeiten; ob sie haften, hängt von der jeweiligen Stimmung des Kranken und davon ab, ob sie in den vorhandenen Vorstellungen mehr oder weniger Material zu Verbindungen finden. Man wird bei gehöriger Aufmerksamkeit häufig finden, dass manche solche Wahnideen bei den Geisteskranken mit Hallucinationen im Zusammenhange stehen, die nur nicht gerade offen zu Tage liegen.

In den ersten Zeiten des Irreseins, wo die Gemüthsaffection noch die Hauptsache ist, fangen allerlei sonderbare Vorstellungen an, dem

Kranken durch den Kopf zu laufen, sie spinnen sich in seine gewohnten Gedankenkreise ein, er kann sie nicht los werden und nicht assimiliren. Anfangs schwebend und wechselnd, gewinnen sie allmählig Körper und Gestalt, aber noch sind die gemüthlichen Erregungen die Grundlage, mit der sie stehen oder fallen. Immer mehr hören die Schwankungen in der Gemüthslage auf und immer mehr wurzeln damit einzelne bevorzugte Wahnvorstellungen fest, immer mehr gruppirt sich um sie das ganze übrige Seelenleben und wird in ihrem Sinne umgebildet, d. h. der Wahn wird systematisirt. Auch dies ist noch eine geistig thätige Periode, die Transformation des ganzen Innern geht noch zum Theil unter ganz activer Betheiligung des Ich, unter räsonnirender Ausarbeitung vor sich. Erst wenn auch diese Processe, immer langsam, sich durch und durch vollzogen, kommt die ganz stationäre Periode, wo die Wahnvorstellungen, vollkommen gefestigt, lediglich als R e s i d u e n früherer activer Processe bestehen.

Von „f i x e n“ Ideen sollte nur da gesprochen werden, wo sich die falschen Urtheile vollständig und bleibend fixirt haben, nämlich eben bei den partiell Verrückten. In der Melancholie, der Tobsucht, dem Wahnsinn wechseln sie sehr häufig. Alle falschen Urtheile der Geisteskranken zeichnen sich dadurch aus, dass sie sich auf das Subject selbst beziehen oder wenigstens aus falschen, auf das Subject bezüglichen Ideen sich herausgebildet haben; sie unterscheiden sich dadurch, wenn auch nicht vollständig, doch zu grossem Theile, von den Irrthümern des Gesunden über objective Verhältnisse. Ein Geisteskranker kann z. B. alle Juden für verdammt halten, aber nur, weil e r sich von ihnen beeinträchtigt glaubt oder weil e r ihnen diese Strafe dictirt hat; er kann an die Existenz einer Brücke von der Erde zum Monde glauben, aber nur weil e r darauf wandeln will oder weil er mit deren Construction einen Beweis seiner Schöpferkraft gegeben hat etc. Fast alle fixen Ideen sind in ihren letzten Anfängen Ausdrücke einer Beeinträchtigung oder einer Befriedigung der eigenen Gemüthsinteressen; desshalb führt ihre isolirte Betrachtung, als ob sie die Hauptsache beim Irresein wären, immer zu einer einseitigen und beschränkten Auffassung und ihr Verständniss, wie ihre ärztliche Bekämpfung kann sich im einzelnen Falle nur auf die Einsicht in die ihrer Entstehung zu Grunde liegenden psychischen Zustände stützen.

Von den irrigen Ansichten der Gesunden unterscheiden sich die Wahnvorstellungen der Geisteskranken nicht nur durch das genannte Moment ihres Bezugs auf das kranke Subject selbst, sondern noch durch viele andere wesentliche Punkte. Sie hängen immer mit einer Störung der Gesamtheit der psychischen Processe (Affecten, Verworrenheit etc.) zusammen, sei es, dass sie aus solchen hervorgingen (gewöhnlich in den Anfangsstadien), oder dass sie solche erst nach sich ziehen; sie stehen sehr häufig ganz im Widerspruche mit den früheren Ansichten des Individuums selbst, sie können von diesem nicht nach Willkühr abgelegt werden, sondern widerstehen „gegen das Zeugniss der Sinne und des Verstandes“ der Berichtigung und Belehrung, stehen also in einem ganz anderen Verhältniss zu Gemüth und Willen; sie beruhen auf einer Gehirnstörung, die sich sehr oft noch in anderen krankhaften Nervensymptomen (Störung des Schlafs, Hallucinationen, paralytischen Erscheinungen etc.) äussert. Man sieht hieraus leicht, wie seicht und grundfalsch es ist, die Irrthümer, „den Wahn“ ganzer Zeitalter (z. B. den Glauben an Hexen, Zauberer u. dgl.) psychischen Krankheiten zu parallelisiren.

Auf den speciellen Inhalt des Deliriums hat noch ein Umstand vielen Einfluss, auf den man bisher nur wenig geachtet hat. Oft nämlich wird dieser Inhalt vorzugsweise von den letzten Vorstellungsreihen bestimmt, welche den Kranken unmittelbar vor dem Ausbruch des Irreseins lebhaft beschäftigten. Werden diese dann von dem Kranken immer wiederholt, so glaubt man öfters sehr mit Unrecht, sie seien es, die den Kranken irre gemacht haben, während sie in der That ganz oder ziemlich zufällig sein können.

Im Jahre 1848, wo alle Welt politisirte, glaubte man von einer Menge Kranker, die Politik habe sie irre gemacht. Flemming (Psychosen, p. 158) führt zwei Beispiele an, wo die Kranken kurz vor dem Ausbruch des Irreseins Jagden beigewohnt hatten und die Delirien sich nun lange im Gebiete der Jagdabenteuer bewegten; ein Anderer hatte eben zuvor eine Reise in den Himalaja gelesen und dies bildete den Mittelpunkt der Delirien. Wir sehen dasselbe bei acuten Delirien. In einem mir wohl bekannten Falle war die letzte gesunde Beschäftigung eines an Typhus Erkrankenden die Lectüre der Zeitungen über den damaligen Krimkrieg, und das Delirium des Typhus drehte sich wochenlang um nichts Anderes, als die Bilder dieser Ereignisse.

§. 45.

Ob der Kranke nur einzelne wenige oder ob er sehr viele falsche Urtheile preisgibt, ob sein Delirium nur ein partiales oder ein allgemeines ist, dies ist bei der Auffassung seines Zustandes zu beachten und kann wenigstens einigen diagnostischen Werth haben, da der erstere Fall häufiger bei Schwermüthigen und Verrückten, der letztere bei Maniacis vorkommt. Allein eine Scheidung der Formen nach der Partialität oder Allgemeinheit des Deliriums vornehmen zu wollen, ist irrig. Vor Allem wäre es grundfalsch, an die Existenz irrer Zustände zu glauben, bei denen der Kranke nur eine einzige beschränkte fixe Idee haben, in allen übrigen Beziehungen aber völlig geistesgesund sein soll. Wir werden unten sehen, dass auch in der Form des Irreseins, wo noch am ehesten dieser Anschein entstehen könnte, nämlich der partiellen Verrücktheit, immer eine tiefe innere Zerrüttung der psychischen Individualität vorhanden ist. Sodann besteht die Partialität des Wahns ganz gewöhnlich durchaus nicht darin, dass der Kranke nur eine einzige fixe Idee hat, sondern vielmehr darin, dass er eine solche vorzugsweise immer wiederholt äussert. Endlich sind diese Verhältnisse sehr unbeständig. Derselbe Kranke, in derselben Form des Irreseins, kann nicht nur von einem Tage zum andern seine Wahnideen wechseln, er kann auch heute in sehr vielen Beziehungen falsche Urtheile abgeben, während er vielleicht gestern noch nur in Einer gewohnten Lieblingsvorstellung delirirte.

Die Aufstellung einer Classe der Monomanie (gegenüber der Manie), die sich übrigens weniger auf das Vorhandensein einer einzelnen fixen Idee, als auf das einseitige Herrschen eines gewissen Triebes (Mordmonomanie, Stehlmonomanie etc.) bezog, hat mit Beiseitsetzung des wichtigsten Verhältnisses, nämlich des psychischen Grundzustandes, nach äusseren Merkmalen Getrenntes vereinigt und innerlich Zusammenhängendes getrennt und ist desshalb nicht zu billigen.

Ursprünglich von Esquirol aufgestellt, übrigens immer weit mehr von forensischer als pathologischer Wichtigkeit, ist diese Lehre nunmehr auch in ihrem Vaterlande einem vollständigen Zersetzungsprocesse anheimgefallen. Bariod (Études critiques·sur les monomanies. Par. 1852), Morel, Falret (Archives gén. 1854. Août), zum Theil auch Brierre und Delasiauve sind hauptsächlich gegen sie aufgetreten; letzterer hat übrigens neuestens die Monomanie in einem etwas anderen Sinne wieder aufrecht gehalten (Des Pseudomonomanies ou folies partielles diffuses. Par. 1859); fast keiner der französischen Irrenärzte hält sie noch in der ganzen früheren Bedeutung fest. Man kann über diese Frage die übrigens nicht viel wirkliche Belehrung bietende Discussion in der Pariser Société médico-psychologique (Annales méd. psychol. 1854. VI.) vergleichen. Vgl. auch Monti, Oestreich. Jahrb. 1843. Octbr. p. 64.

Das partielle Delirium, das Beherrschtsein von einem Wahne, der zum Mittelpunkte alles Denkens geworden ist, hat viele Analogie mit dem einseitigen Herrschen eines Gedankenkreises beim Gesunden, bald mehr mit dem zähen Eingenommensein für eine gewisse Theorie, die dem Menschen zur Sache der eigenen Persönlichkeit geworden ist, bald eher mit dem Herrschen gewisser Leidenschaften, z. B. der Liebe, der Eifersucht, dem Stolz, der Genusssucht, dem Geiz etc., die in ihren höheren Graden, wenn sie alles Andere aus der Seele verdrängen, ebenso das geistige Leben veröden, von denen mehrere auch in ihrem Ausdrucke, z. B. äusserliche Zerstreutheit bei innerlicher Concentration, Ziererei und Lust an äusserem Prunk, mannigfache Aehnlichkeit mit den entsprechenden Formen des Irreseins haben.

C. Anomalieen des Wollens.

§. 46.

Auch die motorische Seite des Seelenlebens zeigt bei den Geisteskranken schwere und mannigfaltige Abweichungen vom mittleren Zustande der Gesundheit, sowohl auf demjenigen innerlichen Gebiete, wo deutliches Vorstellen zum bewussten Wollen wird, als auf dem, wo ein undeutlicheres, aber desshalb nicht unkräftigeres Streben (Trieb) durch sensitive Eindrücke und dunkle Gemüthsbewegungen erregt wird.

In ersterer Beziehung stehen sich als Extreme die Willenlosigkeit und das erhöhte, bis zum Schrankenlosen gesteigerte Wollen entgegen. — Die Willensschwäche kann aus der Unmöglichkeit, sich zu entschliessen, hervorgehen und diese in Trägheit des Vorstellens oder dem Mangel eines gehörig kräftigen Ich, das

mit seinen Vorstellungsmassen eine schwebende Vorstellung zum
Streben determinirte oder in mangelndem Reflex der Vorstellungen
nach der motorischen Seite hin, ihren Grund haben. Diese Zustände äussern sich als Passivität und Apathie, oder wieder als
höchste Bedenklichkeit, Unentschlossenheit, Unfähigkeit, die gewohnten Willensimpulse, z. B. zu den habituellen Geschäften, auf-
zubringen und sind in den ersten, melancholischen Stadien des
Irreseins sehr häufig. Andererseits entsteht Willenlosigkeit (im
Blödsinn) aus der Abwesenheit klarer Vorstellungen überhaupt;
mit dem Denken nimmt auch das Wollen ein Ende.

Die Willenssteigerung äussert sich als grosse Begehrlichkeit,
als Thatenlust, als Sucht, Plane zu machen, alle Vorstellungen in
Bestrebungen zu realisiren, auch als herrischer Eigensinn und ge-
waltthätiges, heftiges Begehren in bestimmten Richtungen, ähnlich
den consequenten, starken Willensrichtungen der Leidenschaft. Sie
erscheint — in ersterer Beziehung — entweder als häufige Aeusserung schwächlicher Velléitäten, oder sie ist wirklich begründet
auf ein Gefühl erhöhter körperlicher und psychischer Kraft, grösserer Rüstigkeit und auf ein krankhaft erhöhtes Selbstgefühl.
Das letztere ist ganz besonders in der Form des sog. Wahnsinns
der Fall.

Ueberhaupt aber bringen jedesmal die krankhaften Gemüthsbewegungen den ihnen entsprechenden Zustand des Strebens mit
sich, und dieses ist um so klarer und bestimmter, um so mehr
eigentlicher krankhafter Wille, je deutlichere Wahnvorstellungen
sich aus den Affecten oder Hallucinationen ergeben haben.

Wie die Reflexthätigkeit im Rückenmarke durch gewisse Einflüsse (z. B. durch Strychnin) krankhaft gesteigert und andererseits
auch wieder herabgesetzt werden kann, so auch im Gehirn. Ein
Beispiel allgemeiner Herabsetzung der cerebralen Reflexthätigkeit,
das wir in verschiedenen acuten Krankheiten (sehr oft im Typhus)
und fast in ganz gleicher Form in manchen melancholischen und
blödsinnigen Zuständen und in der sog. Extase finden, bietet der
Zustand des sog. Stupor. — Von partiellen Herabsetzungen dürfte
es wohl mancherlei geben, sie dürften aber für jetzt schwer zu
umgrenzen und zu bezeichnen sein. — Die deutlichste Steigerung
der Reflexe haben wir in vielen Aufregungzuständen. — Es ist
übrigens möglich, dass eine solche Erhöhung auf einem Gehirn-
zustande beruhen kann, wo gerade die Zerstreuung der Eindrücke
(an einer andern Stelle) gehindert, unterbrochen ist. Im Rückenmark sehen wir, wenn man den centralen Leitungsapparat durch
quere Durchschneidung unterbricht, die Reflexactionen in dem
Stücke unter der Durchschnittsstelle stärker werden.

Ueber Abulie handelt ein Aufsatz von Leubuscher, Zeitschr. für
Psychiatrie. IV. 1847. p. 562 ff.

§. 47.

Unter den krankhaften Trieben ist zuerst der heftige Trieb
zum Muskelgebrauche, zu körperlicher Bewegung überhaupt
zu erwähnen, wie er sich, namentlich in tobsüchtigen Zuständen,
als anhaltendes Bedürfniss des unruhigen Hin- und Hertreibens,
des Umsichschlagens, des Schreiens etc. äussert — ein Verhalten,
das oft genug zu Beeinträchtigung und Zerstörung der Umgebung
des Kranken führt, ohne dass es diesem gerade um diesen bestimmten Zweck zu thun wäre. Der Kranke sucht und findet Erleichterung seines innerlichen Drucks und seiner Gefühlsbelästigung,
indem er sie nach aussen wirft (§. 25); und es reihen sich hieran
die Zustände, wo heftige Angstgefühle oder einzelne schreckliche
Vorstellungen den Kranken zu einzelnen bestimmten Unthaten treiben. So heftig kann dieser Drang nach irgend einem
Ende, irgend einer Entscheidung seines qualvollen Zustandes sein,
dass hier gar nicht selten Handlungen, die der Kranke im höchsten
Grade verabscheut, aus dem Gefühle, dass nur in ihnen noch Rettung und Beruhigung für ihn zu finden sei, begangen werden.
Untersucht man indessen, wie man es muss, die einzelnen bekannt
gewordenen Fälle, wo Geisteskranke in gefährlichen und verbrecherischen Thaten (Mord, Selbstmord, Brandstiftung, Diebstahl) ihr
Irresein äusserten, näher nach ihren Motiven, so fällt die grosse
Verschiedenheit ihrer psychologischen Grundlagen in die Augen;
man fühlt alsbald das Ungenügende, solche Fälle, je nach der Art
der begangenen Handlungen, einem besonderen Mord-, Brand-,
Selbstmordtriebe etc. zuzutheilen oder gar sie als „reine Wil-
lenskrankheiten" (Monomanieen im Sinne der Läsion Eines Seelen-
vermögens, des Willens) zu betrachten, und das Bedürfniss, sie
nach den psychisch-krankhaften Grundzuständen, aus denen sie hervorgehen, getrennt zu beurtheilen. So fallen denn die einzelnen
derartigen Willensrichtungen bald melancholischen, bald maniacalischen, bald verrückten Motiven zu und wir haben sie bei der
Einzelbetrachtung dieser Formen wiederzufinden.

In solchen Neigungen, Unheil zu stiften, die Kleider zu zerreissen,
die Möbel zu zerbrechen, werthvolle Dinge zu verstecken, Anderes zu
stehlen etc., wie auch in vielen anderen bizarren Handlungen harmloser
Art (z. B. dem beständigen Ausziehen der Kleider) werden die Kranken
bald nur von einem allgemeinen Bedürfnisse, Alles zu beschädigen, sich
ihrer Verstimmung zu entäussern, ihr Müthchen zu kühlen, bald von bewussten Motiven geleitet und man darf diese Handlungen nur in den
seltensten Fällen für rein automatisch halten. Entweder sind es Hallu-

cinationen, die ihnen solches anbefehlen, oder das Bestreben, sich durch
eine auffallende, kecke That Ruhe vor innerer Beängstigung zu verschaffen, oder eigentliche Wahnideen. Zeller (Bemerkungen zu Guislain
p. 490) berichtet eine Anzahl solcher Fälle mit den von den Kranken
angegebenen Motiven. „Ein Kranker schlug bei uns alle Fenster hinaus,
welche er erreichen konnte, und zwar in der grössten Ruhe und Unbe-
fangenheit, um doch Glas zur Verstopfung von Mauslöchern zu bekommen;
ein Anderer, um die Gelegenheit zu benützen, einmal nach Herzenslust
Kronenthaler schlagen zu dürfen. Ein Anderer zerriss in Ruhe alle seine
Hemden, um Charpie für Feldhospitäler zu sammeln; ein Anderer hob
den Ofen ab, um seine Pfeife anzuzünden, und setzte ihn dann in aller
Gemächlichkeit wieder auf etc. Einer hatte eine Menge Stühle zusam-
mengeschlagen, und auf meine Frage, wie er denn zu solch unsinnigem
Zeug käme, erwiederte er, indem er ruhig an der Fortsetzung dieses Geschäfts fortfahren wollte, ohne aufzusehen, die Philosophie muss den Sieg
über die Aesthetik erlangen." — In solchen Fällen muss man indessen
den Kranken, die mit der Angabe ihrer wirklichen Motive oft äusserst
zurückhaltend sind, nicht zu sehr vertrauen, und manches solche Beispiel
erinnert an die Scene in Shakespeare, wo der durch Fragen in Verlegenheit gesetzte Fallstaff immer bei der Antwort bleibt „in Steifleinen."

Ob und in wie weit gewisse Willensrichtungen und Triebe bei
Irren, besonders solche, die zu verbrecherischen Handlungen führ-
ten, unwiderstehlich waren, ist eine Frage, die sich fast nie
sicher beantworten lässt. Den Charakter rein automatischer Zwangs-
bewegungen hat das Allerwenigste in dem Thun der Irren; selbst
in der Tobsucht — so sagen uns die Genesenen — hätte oft vieles
von dem wilden Treiben noch zurückgehalten werden können;
nicht einmal einen triebartigen Charakter haben gewöhnlich die
verbrecherischen Thaten der Irren. — Die Aufhebung der Freiheit
(und wenn man will, die Unzurechnungsfähigkeit) beruht bei ihnen
also nur selten darauf, dass sie die vollbrachte That schlechterdings gar nicht hätten unterlassen können, dass die formalen Bedingungen der Willkühr ganz aufgehoben gewesen wären; die Gründe der aufgehobenen Freiheit liegen meist
auf einem ganz anderen Gebiete, beruhen auf heftiger Gemüths-
erregung oder Verwirrung, auf falschem Raisonnement durch
Wahnvorstellungen, Hallucinationen etc., auf den §. 27 erörterten
Momenten.

Bei den verbrecherischen Handlungen der Irren ist es der genauesten Beachtung werth, ob der Kranke auch schon im gesunden Leben
einen ähnlichen Hang (z. B. zum Stehlen) gezeigt hat, der nur jetzt, bei
aufgehobener Besonnenheit, unverhüllt ans Licht tritt, oder ob die Lust
dazu, erst während des Irreseins entstanden und mit der Genesung dann
auch wieder verschwindend, wirklich aus krankhaften Gemüthsbewegungen
und Wahnideen hervorging. Vgl. Jakobi über Stehlsucht in Jakobi und
Nasses Zeitschrift. 1837. 1. Heft. p. 179. Hoffmann, über Stehlsucht.
Günsburg Zeitschr. I. p. 299.

Aus der Aeusserung solcher Neigungen, aus dem freien Hervortreten von Lüsten, die sonst verhüllt werden, aus einzelnen krankhaften Trieben ist sehr Vieles von der Bizarrerie herzuleiten, die das Benehmen der meisten Geisteskranken zeigt. Jene haben ihre Analogieen im gesunden Leben theils in jenen sonderbaren Gewohnheiten und grillenhaften Handlungen, die zuweilen sogar als curiose Anhängsel an grosse, innerlich stets lebhaft beschäftigte Intelligenzen vorkommen (z. B. den Stoff zu manchen Gelehrten-Anecdoten abgeben), theils aber in den Willensrichtungen und Handlungsweisen der Leidenschaft und des Affects. Hier ist im Einzelnen Stoff zu unzähligen Vergleichungen und man findet bei den Dichtern, welche die affectvollen Zustände des Subjects zum Gegenstande haben, eine Menge beispielsweiser Analogieen. Wenn der Schwermüthige z. B. den Trieb hat, hinaus, fort zu wollen, im Freien herumzuschweifen, weil es ihm daheim zu enge ist und er von äusserer Unruhe und Unstätheit Linderung seines inneren Schmerzzustandes erwartet, so kommt dasselbe beim reellen psychischen Schmerze vor, wo es das Individuum hinaus ins Freie oder gar in ferne Länder, in die Welt, ins Leben hinaustreibt, um in äusserer Unruhe und Umherschweifen die innere Ruhe wieder herzustellen. Eichendorff hat diese Stimmung in einem bekannten Liede gut ausgedrückt (in den Versen: Ich möcht' als Spielmann reisen etc. Ich möcht' als Reiter fliegen etc.).

ZWEITES CAPITEL.

Die sensitiven Elementarstörungen.

§. 48.

Unter den für das Irresein so bedeutungsvollen Empfindungs-Anomalieen ist zuerst der verschiedenen Art zu gedenken, wie sich das allgemeine Krankheitsgefühl verhält. In der grossen Mehrzahl der Fälle fehlt es bei den Geisteskranken vollständig, die meisten derselben wollen desshalb auch nicht krank sein und protestiren oft gegen eine ärztliche Behandlung. Ja, in nicht wenigen Fällen schwerer psychischer Erkrankung ist statt eines Krankheitsgefühls vielmehr ein Gefühl erhöhten Wohlseins, erhöhter Körperkraft und Rüstigkeit vorhanden; solche Kranke (Maniaci) werden häufig bei jedem Zweifel an ihrer vollständigen Gesundheit ärgerlich und aufgebracht, und berufen sich gerne auf ihren vortrefflichen — krankhaft erhöhten — Appetit, um ihr vollständiges Wohlsein zu beweisen. — Diesen Mangel an Krankheitsgefühl beobachten wir bei einer Menge von Gehirnaffectionen, zuweilen nach Kopfverletzungen, ganz gewöhnlich in der acuten Meningitis und dem typhösen Gehirnleiden. Auf der Höhe der Krankheit erhält man hier auf die betreffenden Fragen meist die Antwort, dass es ganz gut gehe, zuweilen sogar die Versicherung, dass man sich sehr täusche, das Individuum für krank zu halten, während dann mit dem Nachlass der Gefahr und allgemeiner Milderung der Symptome ein starkes Krankheitsgefühl, die tiefste Abgeschlagenheit und Ermüdung sich einstellen. Solche pflegen denn auch in der Reconvalescenz aus jenen Formen des Irreseins nicht zu fehlen.

Es gibt dagegen andere Zustände von Irresein, wo es an dem Krankheitsgefühle nicht nur nicht fehlt, sondern dasselbe, im Verhältniss zu den objectiven Symptomen, vielmehr ganz ungewöhnlich intensiv erscheint. Der Kranke wird dadurch über den objektiven Thatbestand seines körperlichen Befindens getäuscht und er delirirt in falschen Vorstellungen schwerer eigener Erkrankung. So bildet ein unverhältnissmässig starkes oder anhaltendes Krankheitsgefühl eine der Grundlagen der hypochondrischen Zustände, und es ist für dieselben charakteristisch, dass es gewöhnlich nicht bei dem allgemeinen Eindrucke körperlichen Missbehagens bleibt, sondern mit der abwechselnden Richtung der Aufmerksamkeit auf die einzelnen Organe in jedem derselben unangenehme Empfindungen geweckt werden. Ganz denselben Zustand der nervösen Centralorgane finden wir in acuter Weise, in den Anfangsstadien der meisten schweren Fieber, nur mit dem Unterschiede, dass es hier an Zeit für das Fixiren der Aufmerksamkeit fehlt und dass bald durch schwere, objective Symptome das Krankheitsgefühl gerechtfertigt wird.

§. 49.

Zahlreiche weitere Anomalieen des Gemeingefühls schliessen sich an die eben bemerkten an. Einmal jene umfassenden, ausgebreiteten Umänderungen der körperlichen Selbstempfindung, welche gewöhnlich zugleich mit tiefgreifenden psychischen Leiden (§. 43) den Wahn einer verwandelten Persönlichkeit begründen: die Kranken halten sich, mit Aufgeben ihrer früheren Person, bald für Thiere (Wölfe, Ochsen etc.), bald für historische Individuen (Napoleon), bald wird der ganze Körper für todt oder wenigstens für einen fremden, dem Kranken nicht wirklich angehörigen Leib gehalten, bald soll er gar aus unbelebten Substanzen, aus Holz, Glas, Wachs, Butter etc. bestehen. Anderemale wird nur ausserordentliche Schwere des ganzen Körpers gefühlt, oder es ist dem Kranken, als ob sein leiblicher Umfang ungemein vergrössert wäre, u. dergl. m.

Sodann kommen diese Anomalieen des Gemeingefühls local, auf einzelne Theile des Organismus beschränkt, vor; es ist dem Kranken, als ob ihm einzelne Glieder fehlten oder diese wenigstens dem Organismus nicht mehr in der alten Weise angehörten, als ob er keinen Kopf mehr hätte, als ob ein Arm oder ein Bein versteinert, von Glas wäre u. dergl. Oder ein einzelner Theil wird als ganz ungewöhnlich gross empfunden, und namentlich die Nase soll in manchen Fällen der Gegenstand dieser Täuschung gewesen sein.

Als mehr vorübergehende Zustände werden bei Geisteskranken jene, auch den meisten Gesunden aus Träumen bekannten Empfindungen von flugartiger Erhebung in die Luft, von Herabgestürztwerden aus einer Höhe, oder allgemeine Schwindelzustände, zuweilen eine wirkliche Aura vor dem Anfall wie vor dem epileptischen Insult beobachtet.

Der Sitz und die näheren Ursachen dieser Anomalieen des Gemeingefühls sind schwierig zu verstehen. In einigen Fällen freilich hängen sie, z. B. das Gefühl von Fehlen eines Körpertheils, mit nachweisbarer Anästhesie oder noch mehr mit Analgesie des Organs offenbar zusammen; anderemale aber ist die peripherische Empfindlichkeit der Hautoberfläche, vielleicht wohl auch die Schmerzempfindung vollständig erhalten, und es mögen dunkle Veränderungen der Muskelempfindung, die auch im gewöhnlichen Traume eine grosse Rolle zu spielen scheinen, die ursprüngliche Störung sein, deren sich nun die erklärende Reflexion zur Bildung von Wahnvorstellungen bemächtigt. Die Verwandlung in Thiere scheint weit mehr psychischen Ursprungs zu sein, und die Grundlage dieses Wahns mag auf dem gebieterischen Auftreten gewisser Triebe und Eigenthümlichkeiten einzelner Thiergattungen, z. B. der Grausamkeit und Wildheit des Wolfs, beruhen; immer aber wird auch hier eine tiefe Abweichung von dem normalen leiblichen Gemeingefühle zur völligen Ausbildung der Wahn-Metamorphose erforderlich sein.

Leuret (Fragm. psychol. sur la folie. Par. 1834. p. 101) hat einige ältere Beispiele dieser sogenannten Lycanthropie zusammengestellt und mit Fällen aus der neuesten Zeit, wo Geisteskranke in den Wäldern herumirrten und in wildem Mordtriebe Kinder zerrissen und verzehrten, auf interessante Weise zusammengestellt. Wier erzählt noch aus dem Jahr 1541 das Beispiel eines Mannes aus Padua, der sich in einen Wolf verwandelt glaubte und auf dem Felde die Vorübergehenden anfiel und tödtete. „Ich bin wirklich ein Wolf,“ sagte er, „und dass meine Haut nicht der eines Wolfes gleicht, kommt nur daher, dass sie umgekehrt ist und die Haare nach innen stehen.“ Um sich hiervon zu überzeugen, machte man allenthalben Incisionen und schnitt ihm Beine und Arme ab, so dass er an seinen Wunden starb.

Die Beispiele, wo sich Geisteskranke für todt hielten und ihren Leib nicht als den eigenen anerkannten, sind zahlreich. Esquirol erzählt von einer Frau, welche glaubte, ihren Körper habe der Teufel geholt: die Hautfläche war vollkommen unempfindlich. Ebenso in folgendem Falle von Foville: Ein Soldat hält sich für todt seit der Schlacht bei Auster litz, in der er schwer verwundet wurde. Fragt man nach seinem Befinden, so antwortet er: „Sie fragen, wie es dem Vater Lambert gehe; aber es gibt keinen Vater Lambert mehr, eine Kanonenkugel bei Austerlitz hat ihn mitgenommen. Was Sie hier sehen, ist nicht er, das ist bloss eine nachgemachte, schlechte Maschine; machen Sie doch eine andere." Wenn er von sich selbst spricht, sagt er niemals ich, sondern immer das. Die Haut ist unempfindlich und es kamen mehrmals Anfälle mehrtägiger Unbeweglichkeit und Empfindungslosigkeit vor.

Ein junger Epileptischer, der auch zahlreiche Hallucinationen des Geruchs und Geschmacks hat, fühlt manchmal eine so ausserordentliche Schwere des ganzen Körpers, dass er sich kaum aufrichten kann, andere Male eine solche Leichtigkeit, als ob er sich vom Boden entfernte und aufflöge; mitunter scheinen ihm sein Leib und seine Glieder so enorm vergrössert, dass es ihm unmöglich dünkt, durch eine Thüre durchzukommen. *

Auch für solche Zustände gibt es Analoga in den acuten Krankheiten. Ein befreundeter Arzt hat uns mehrmals erzählt, wie er, schon bei ganz leichten fieberhaften Affectionen, jedesmal die Empfindung einer bedeutenden Vergrösserung aller Glieder habe.

Ein Reconvalescent von einem Fieber glaubte aus zwei Individuen zu bestehen, deren eines im Bette liege, während das andere herumgehe; ungeachtet er keinen Appetit hatte, ass er doch viel, weil er zwei Leiber ernähren müsse. (Leuret l. c. p. 95.)

Bei Kranken mit sensitiver Lähmung einer Körperhälfte wird zuweilen der Wahn beobachtet, es liege eine andere Person oder gar eine Leiche neben ihnen im Bette (Bouillaud, Traité de l'encéphalite. Paris 1825. p. 64). Solche falsche Urtheile gehören bereits zu den — alsbald zu betrachtenden — sog. Illusionen; weitere Beispiele finden sich im §. 61.

Die Empfindungen des Fliegens im Traum sollen durch ausgiebige, die Vorstellungen des Herabgestürztwerdens durch gehemmte inspiratorische Bewegungen hervorgerufen werden (Gratiolet); die entsprechenden Bilder verbinden sich damit.

Immerhin gehören alle tieferen Alterationen des Gemeingefühls zu den wichtigsten Elementen der Geisteskrankheiten. Wenn diese allgemeine Grundlage der körperlichen Empfindungen verfälscht ist, bilden sich unendlich leicht entsprechende Wahnvorstellungen und es sind diese Anomalieen speciell aufzusuchen, da sie doch zuweilen therapeutisch berücksichtigt werden können.

§. 50.

Von den Anästhesieen der Geisteskranken ist noch näher zu sprechen. Die verringerte oder ganz aufgehobene Empfindlichkeit der Haut für Temperatur- und Schmerzeindrücke ist zwar nicht sehr häufig, noch viel weniger allgemein bei den Irren — man wird im Gegentheil bei Einzelnen eine übermässige Schmerzempfänglichkeit finden (Esquirol erzählt einen solchen Fall) und man wird in den Irrenanstalten Winters bemerken, wie, mit ganz

---

* Bottex, Essai sur les hallucinations. Lyon 1836. p. 58, 61.

wenigen Ausnahmen, die Kranken stets die Wärme suchen. Doch kommen Fälle vorübergehender und anhaltenderer Hautanästhesie (wie schon im vorigen §. an einzelnen Beispielen gezeigt) und Analgesie vor, am meisten in melancholischen und blödsinnigen Zuständen, in mehr localer Beschränkung auch oft bei Hysterischen, und eine genaue Durchprüfung der Hautempfindlichkeit an den verschiedenen Körpertheilen sollte nie unterlassen werden.

Rochoux berichtete (Sitzung der Académie de médecine vom 22. Decbr. 1840) einen Unglücksfall, der durch Anästhesie des Kranken entstand. Ein Geisteskranker in Bicêtre brachte, während Niemand im Zimmer war, seinen Kopf an das rothglühende Eisen des Ofens und seine Arme mitten in die innere Gluth. Erst der heftige Gestank zog Leute herbei; der Kranke war ganz gleichgültig und gab durchaus kein Zeichen von Schmerz, ungeachtet die Arme bis auf die Knochen verbrannt waren.

In Zeitschr. f. Psychiatrie XI. 1854. p. 717 findet sich ein Beispiel von freiwilliger Selbstverbrennung eines melancholischen Irren; er war ganz heiter, ungeachtet Beine, Hüften und Nates bis auf die verkalkten Knochen verbrannt waren. — Ein Kranker in Bedlam, von dem Morison berichtet, legte den Hinterkopf auf das Feuer, bis ein grosser Theil der Kopfbedeckungen weggebrannt war; die Seitenwandbeine exsoliirten fast ganz, er genas aber wieder. — Michéa (Gaz. hebdom. 1856) führt eine Anzahl von Fällen an, wo Melancholische ohne Schmerz Verstümmelungen erlitten (Analgesie), und es ist sehr interessant, wie im Delirium traumaticum (nervosum) oft dieser Zustand besteht, so dass die Kranken die Verbandstücke herabreissen, die gebrochenen Glieder aufs rücksichtsloseste gebrauchen etc. (Dupuytren, Klose). Snell (Zeitschr. f. Psych. X. 1853. p. 213) fand unter 180 Kranken bei 18 die Haut ganz unempfindlich(?), bei 6 die Empfindlichkeit gegen Schmerz sehr vermindert; die Anästhesie fand sich bei Aufregungs- und Depressionszuständen, durchaus in sehr wenig Hoffnung bietenden Fällen. — Sehr merkwürdig ist der von Renaudin (Moreau, Psychologie morb. p. 313) mitgetheilte Fall eines Knaben, der sich bisher vollkommen wohl aufgeführt hatte und auf einmal die schlechtesten Neigungen und das tadelnswertheste Verhalten zeigte. Er ist durchaus nicht irre, aber seine ganze Hautfläche ist unempfindlich geworden. Dieser Zustand ist intermittirend und wenn er aufhört, ist der Kranke wieder ganz geordnet und lenksam; zugleich mit der Anästhesie kommen die schlechtesten Neigungen wieder, welche bis zu Mordtrieben gehen könnten. — Auch in der allgemeinen Paralyse kommt zuweilen ausgesprochene Verminderung der Hautempfindung vor. — Eine Abschwächung des Geruchsinns wird man bei den Kranken anzunehmen haben, wenn sie sich viel mit ihrem Koth zu schaffen machen. — Alle diese Anästhesieen dürften central begründet sein.

Ueber eine ganz andere Art von Anästhesie, die weit mehr den geistigen, innerlichsten Act beim Empfinden betrifft, hören wir zuweilen Geisteskranke, namentlich Melancholische klagen. „Ich sehe, ich höre, ich fühle," sagen solche Kranke, „aber die Gegenstände gelangen nicht bis zu mir, ich kann die Empfindung nicht aufnehmen, es ist mir, als wäre eine Wand zwischen mir und der Aussenwelt" etc. Man findet bei solchen Kranken zuweilen eine Verminderung der peripherischen Hautsensibilität, so dass ihnen die Gegenstände etwas undeutlicher, auch rauh, wollig erscheinen; aber, wenn dies auch immer dabei wäre, würde es zur Deutung jenes Phänomens nicht ausreichen. Jene Abweichungen in der Perception der Empfindungen erinnern vielmehr an die Umänderung, die überhaupt unser geistiges Verhältniss zur Sinnenwelt theils in den verschiedenen Lebensaltern, theils in den Affecten und leidenschaftlichen Zuständen erleidet. Im kindlichen Alter fühlen wir uns der Welt der sinnlichen Erscheinung näher, wir leben unmittelbar mit und in ihr, ein nahes Band eines lebendigen Zusammenhangs verknüpft uns mit ihr. Mit der Reife der Reflexion lockert sich dieses Band, die Wärme des Interesses erkaltet, die Dinge sehen uns anders an und wir verhalten uns fremder zur Aussenwelt, wenn wir gleich sie besser kennen gelernt haben. Die Freude, überhaupt die expansiven Affecte, nähern uns der Sinnenwelt wieder, Alles macht wieder einen lebhafteren Eindruck, und mit der schnellen, unmittelbaren Rückkehr der wärmsten Receptivität für alles Sinnliche * übt so die Freude eine unmittelbar verjüngende Wirkung aus. In den schmerzlichen Affecten verhält es sich umgekehrt; die Aussenwelt, lebendig oder unbelebt, erscheint uns plötzlich kalt und fremd geworden, es ist uns, als ob auch unsre Lieblingsgegenstände gar nicht mehr zu uns gehörten, und indem wir von nichts mehr einen lebendigen Eindruck erhalten, finden wir uns noch mehr zur Entfremdung von den Aussendingen und zur inneren Vereinsamung bestimmt. Diesen letzteren Zuständen möchten wir, als ihnen nahe stehend, jene Klagen der Melancholischen analog finden, bei denen ihre Intensität, ihre psychische Unmotivirtheit und ihre Andauer den Kranken zu lauter Klage über solche Veränderung seiner Receptivität drängt.

Mehrere Beispiele dieser Zustände sind im Capitel von der Melancholie zu vergleichen. Sie haben in anderer Beziehung auch wieder ihre Analogie in der Mattigkeit der Sinneseindrücke beim Einschlafen.

§. 51.

In der Extase besteht neben sehr verminderter, zuweilen fast, ja ganz aufgehobener äusserer Empfindung eine starke innere Concentration auf gewisse Gefühle, Vorstellungskreise, Bilder etc. mit starker Hebung und Spannung der gesamten Seelenthätigkeit.

---

* „Warum doch glänzt um uns das All?
  Jeglichem Staub sein Herz erschlossen!"

Dieser Zustand thut sich kund in dem höchst affectvollen Gesichts-
ausdrucke und Blick, in dem sich je nach der Art der inneren
Bewegung, Staunen, Entzücken, Schmerz ausspricht, meist mit
völliger Stummheit, Unbeweglichkeit der Glieder, oft cataleptisch-
schem Zustande der Muskeln. Die Kranken erscheinen ganz absor-
birt von ihren inneren Regungen, verweigern meist die Nahrung,
und besonders die Willensseite des psychischen Lebens erscheint
wie völlig gebunden. — Diese Zustände sind nicht sehr häufig, sie
kommen zuweilen ganz primär nach heftigem Schreck, zuweilen im
hysterischen Irrsinn, bei Onanisten, auch bei Epileptischen, hier
und da im Wechsel mit den heftigsten Tobsuchtanfällen. Fasten,
Schwächungen aller Art, Schlaflosigkeit scheinen ihren Eintritt zu
begünstigen und auch bei der religiösen Extase vergangener Zeiten,
von der wir entsprechende Schilderungen haben, scheinen diese
Momente eine grosse Rolle gespielt zu haben.

Die herabgesetzte äussere Sensibilität, verbunden mit der Unbeweglichkeit des Körpers, hier und da selbst mit Erlöschen des Gehörsinns,
nähern die Extase äusserlich den Schlafzuständen; doch ist sie ein scharfes
Wachen, mit vollständiger Concentration auf einzelne gewaltig dominirende
Vorstellungs- oder Empfindungskreise.

§. 52.

Die allgemeinsten und wichtigsten sensitiven Anomalieen in
geisteskranken Zuständen sind aber die Hallucinationen und
Illusionen, oder die Sinnesdelirien. Unter Hallucinationen versteht man subjective Sinnesbilder, welche aber nach aussen pro-
jicirt werden und dadurch scheinbare Objectivität und Realität bekommen; Illusionen nennt man falsche Deutungen äusserer Objecte.
Es ist eine Hallucination, wenn ich menschliche Gestalten sehe,
während in der That kein Mensch in der Nähe ist, oder eine Stimme
höre, wo nicht gesprochen wurde; es ist eine Illusion, wenn ich
eine glänzende Wolke, die eben am Himmel ist, für einen feurigen
Wagen halte, oder wenn ich in einem Unbekannten, der in mein
Zimmer tritt, einen alten Freund zu erblicken glaube. Den Hallucinationen entspricht gar nichts Aeusseres, sie sind falsche Empfindungen; die Illusionen sind falsche Auslegungen, Transformationen
eines peripherisch Empfundenen.

Der Anlass zu dieser Empfindung braucht auch nicht nothwendig in der Aussenwelt, er kann auch im eigenen Organismus
liegen. So werden die falschen Deutungen, welchen peripherische
(neuralgische, rheumatische) Schmerzen unterworfen werden, zu den
Illusionen gerechnet, z. B. der Wahn, schwanger zu sein, der aus
ungewohnten Abdominal-Empfindungen hervorgeht, oder jener Fall

von Esquirol, * wo ein Kranker Schmerzen im Knie hat und nun
mit der Faust darauf schlägt, indem er immer ausruft: „Warte,
Bösewicht, du sollst mir nicht entgehen."

Die genauere Unterscheidung der Hallucinationen und Illusionen
rührt von Esquirol her; sie verdient beibehalten zu werden, wenn sie
gleich nicht ganz scharf durchzuführen ist. Namentlich im Geschmackssinn und im Hautsinn ist die Unterscheidung oft nicht möglich. Auch
in den andern Sinnen ist die Auffassung der Illusionen als „falsche Urtheile" für die meisten Fälle zu eng; sie sind meist wahre Umbildungen
des durch die Sinnorgane gegebenen Stoffes, wenn es mir z. B. scheint,
ein Portrait an der Wand rolle die Augen und trete aus seinem Rahmen
heraus, oder wenn mir das Gesicht einer alten Frau jung und schön erscheint. Hier werden innere Bilder den wirklichen Perceptionen substituirt, es ist eine Mischung von Hallucinationen und wirklicher Sinneswahrnehmung; letztere wird damit im Sinne der herrschenden Vorstellungen
und Stimmungen umgebildet. Man kann das Verhältniss auch so ausdrücken: die Hallucinationen sind entweder ganz vollständig, wenn sie
ihr Object ganz schaffen, oder sie sind unvollständig (Illusionen), wenn
einem wirklichen äusseren Objecte nur Qualitäten beigelegt werden, die
es nicht besitzt (Gratiolet).

Die Literatur über die Sinnesdelirien ist 'sehr reichhaltig. Esquirol,
mehrere Aufsätze im Dictionnaire des sciences médicales, in besonderen Ab-
drücken und in seinen „Geisteskrankheiten". Bayle, Mém. sur les hallucinations. Révue médic. Janv. 1825. Müller, Ueber phantastische Gesichtserscheinungen. Coblenz 1826. Lélut, de la folie sensoriale. Gazette méd. 1833.
Bird, Thatsächliche Bemerkungen über Sinnestäuschungen. Friedreichs Magazin. Heft 17. 1831. Dietz, Ueber die Quelle der Sinnestäuschungen. ibidem.
Heft 3. 1832. Leuret, Fragmens psychologiques. Par. 1834. Bottex, Sur
les hallucinations. Lyon 1836. Marc, Geisteskrankheiten, übersetzt von Ideler.
I. 1843. Hagen, Die Sinnestäuschungen. Leipzig 1837. Baillarger, in
Archiv. génér. 1842. 3. Patterson, Annal. med. psycholog. Mars. 1844.
Ausserdem die Schriften von Arnold, Reil, Haslam, Hoffbauer, Neumann, Fried-
reich, Jessen, Archambault in Ellis traité p. 180 seqq. etc.; Sinogowitz,
Die Geistesstörungen. Berlin 1843. Michéa. Du délire des sensations. Paris
1846. Baillarger, Des hallucinations. Mém. de l'acad. de méd. Tome XII.
Par. 1846. Brierre, Des hallucinations. Paris 1847 (2. éd. 1853). Len-
buscher, Ueber die Entstehung der Sinnestäuschung. Berlin 1852.

§. 53.

Hallucinationen kommen in allen Sinnen, dem Gesicht, Gehör,
dem Geruch, Geschmack und der Hautempfindung vor. Bei den
einzelnen Kranken sind bald diese, bald jene, häufig mehre, zuweilen alle diese verschiedenen Sinnesthätigkeiten zugleich befallen.
Die Hallucinationen sind wirkliche Empfindungen, keine Einbildungen; der Kranke sieht, hört, riecht dabei wirklich, er glaubt
nicht bloss zu sehen oder zu hören, und will man das Sinnendeli-
rium mit Vernunftgründen bekämpfen, so erhält man gewöhnlich
Antworten, wie sie Leuret von einem seiner Kranken bekam

---

* Die Geisteskrankheiten etc. von Bernhard. I. p. 112.

(Fragmens. p. 203): „Ich höre Stimmen, weil — ich sie höre; wie sie entstehen, weiss ich nicht, aber sie sind für mich eben so deutlich, wie Ihre eigene Stimme; soll ich an die Wirklichkeit Ihrer Reden glauben, so müssen Sie mich auch an die Wirklichkeit jener Reden glauben lassen, denn beide sind für mich in gleicher Weise fühlbar." So haben für das Urtheil des Hallucinanten seine subjectiven Sinnesanschauungen gewöhnlich dieselbe Realität, wie die objectiv von der Aussenwelt dargebotenen, und eben in diesem Umstande liegt zu grossem Theil die Wichtigkeit und Gefährlichkeit dieser Phänomene. Wir sind gewohnt unsern Sinnen zu trauen und Das für das Wahrste zu halten, was wir selbst sehen oder tasten; Derjenige, dem falsche Sinnesperceptionen untergeschoben werden, dem dadurch das Material seines Vorstellens und Combinirens verfälscht wird, tritt eben damit in eine neue Welt des Scheins und der Lüge ein; ihre Unterscheidung von der objectiven Wirklichkeit, nach der sich sein Denken und Handeln richten soll, steht fast niemals (vgl. §. 55) bei ihm und kann ihm gewöhnlich auch von fremdem Verstande nicht aufgenöthigt werden; er muss der Täuschung folgen, weil sie für ihn sinnliche Ueberzeugungskraft hat, und nicht nur die aberwitzigsten, tollsten Ideen werden in ihm durch jene geweckt und unterhalten, sondern häufig genug sind auch die gefährlichsten Unthaten Folgen der Hallucinationen.

Die Hallucinanten können in jedem Augenblick durch Stimmen oder Visionen zu Gewaltthaten an sich oder Anderen angetrieben werden, z. B. zu Mord in Folge eines gehörten göttlichen Befehls, zu Rachehandlungen für gehörte Schimpfworte etc. Die Mehrzahl der von Geisteskranken begangenen Verbrechen beruht auch auf Hallucinationen, was bei der grossen Häufigkeit dieses Phänomens — nach Esquirol kommt es bei 80 unter 100 Kranken vor, Falret (Leç. clin. de méd. ment. Paris 1854. p. 151) gibt allerdings viel niedrigere Verhältnisse, nur etwa ein Drittel der Kranken, an — nicht zu verwundern ist.

§. 54.

Das Zustandekommen subjectiver Sinnesthätigkeiten ist an sich nichts Ungewöhnliches, es ist vielmehr eine alltägliche Erfahrung, dass durch innere Reize ohne äussere Objecte Empfindungen entstehen können; unsere innere Sinnenwelt ist immer thätig, ja als ein ganz wesentlicher Bestandtheil des normalen Seelenlebens begleitet ein inneres Hören und Sehen alles, auch das abstracte Vorstellen. Nur sind die auf diesem Wege entstandenen Empfindungen gewöhnlich sehr schwach und unterscheiden sich schon durch diese ihre geringe Intensität sehr von den äusserlichen Perceptionen. Schon während des Schlafes, wo jene innerlich entstehenden Sensationen nicht mit peripherischen Wahrnehmungen verglichen wer-

den können, bekommen sie oft für uns die Stärke und den Cha-
racter äusserer Sensationen. Auch im Wachen können sie von
Stufe zu Stufe stärker und lebendiger werden und am Ende der
Wirklichkeit gleichen; dies eben sind die pathologischen Zustände
von Reizung der inneren sensitiven Apparate.

Wir wissen aus der Physiologie, dass die Sinnes-Nerven selbst
auf alle Reize in der ihnen einwohnenden Energie reagiren, dass
die gedrückte oder congestionirte Retina Licht-, der gereizte Hör-
nerv Schallempfindungen gibt etc. Werden wir demgemäss die
Hallucinationen als einfache Producte der Reizung der betreffenden
peripherischen Nervenausbreitungen zu betrachten haben? — Dies
ist unmöglich, einmal und hauptsächlich, weil Hallucinationen bei
Aufhebung der peripherischen Sinnesthätigkeit vorkommen, * sodann, weil nach bisher bekannten Thatsachen durch alle jene unmittelbaren Reize auf den Nerven in der Retina zwar Lichtflecke,
feurige Kugeln, Farbenbilder u. dergl., aber keine bestimmten,
complicirten Gestalten (Menschen, Häuser, Bäume etc.), im Ohr
zwar Sausen, höhere oder tiefere Töne, aber keine geformten Worte
oder Melodieen erzeugt werden können. Zu letzterem gehört etwas
Weiteres, nämlich das Mitwirken des Vorstellens, dem allein solche
Formen, aus früheren Eindrücken behalten oder neu erzeugt, zukommen können. Jene Projection des Vorstellens, durch welche
die entsprechenden sinnlichen Bilder in dasselbe eingehen, jenes
Hereingezogenwerden der inneren Sinnesthätigkeit in das Vorstellen,
wodurch letzteres den Schein des Empfindens bekommt, haben wir

---

* Die schon oben erwähnten Beobachtungen Esquirols hierüber sind einer
vollständigen Mittheilung werth. „Ich behandelte einen alten Kaufmann, der
nach einem sehr thätigen Leben im 44sten Jahre vom schwarzen Staar befallen
wurde. Einige Jahre nachher verfiel er in Manie; er war sehr bewegt, sprach
laut mit Personen, die er zu sehen und zu hören glaubte. Er sah die wun-
derlichsten Dinge und wurde oft durch seine Visionen sehr entzückt. — Im
J. 1816 war in der Salpetrière eine 38jährige Jüdin, die von Manie befallen
und blind war. Nichtsdestoweniger sah sie die fremdartigsten Dinge. Sie
starb plötzlich; ich fand bei der Section die Nervi optici in ihrem ganzen
Verlaufe atrophisch. In diesem Fall konnten gewiss keine äusseren Eindrücke stattfinden. Ebenso geht es mit den Tauben; sie glauben sprechen zu
hören. Wir haben in diesem Augenblick in der Salpetrière zwei gänzlich taube
Frauen, deren einziges Delirium darin besteht, dass sie Tag und Nacht verschiedene Personen hören, mit denen sie sich zanken; oft werden sie selbst
dadurch wüthend." Die Geisteskrankheiten von Bernhard. I. p. 116—117.
Neuere Fälle von Gesichtshallucinationen mit Atrophie und Entartung der
Sehnerven sind beigebracht worden von Johnson (med. chir. review. 1836.
Romberg, Nervenkrankheiten, 3. Ausg. p. 138), Bergmann (Göttinger Natur-
forscherversammlung. 1854. Psychiatr. Corresp.-Bl. I. Nr. 8. Beil.), Leubuscher
l. c. p. 32. Auch Calmeil und Foville haben solche Fälle beobachtet. —
Der Bericht aus der Wiener Irrenanstalt (Wien 1858. p. 46) enthält 2 Fälle, wo
bei einseitig Blinden durch vollständige Phtisis bulbi, auf dem kranken Auge
dieselben Hallucinationen kamen, wie auf dem gesunden.

(§. 18) als Thätigkeit der Phantasie kennen gelernt; während aber in der Regel diese Acte darin bestehen, dass nur vorgestellte Abgrenzungen und Formen im Seh- oder Gehörfeld entstehen und wir ebendamit nur sehr schwache und abgeblasste Bilder erhalten, so werden hier, durch mannigfaltige Uebergänge der Stärke und Lebendigkeit vermittelt, vom Vorstellen so starke Sinnesthätigkeiten geweckt, dass nun das Eingebildete wirklich leuchtend und farbig, klingend und melodisch wird. Der Sitz aller dieser Vorgänge, der Sitz der Phantasie ist nicht die Retina oder die Gehörnervenausbreitung, sondern das Gehirn selbst und in demselben ohne Zweifel die centralen Ausbreitungen der Sinnesnerven. So müssen wir, im Einklange mit den wichtigen, unten citirten Beobachtungen die Hallucinationen als intracerebrale Vorgänge betrachten.

Indessen ist damit die Sache keineswegs erschöpft. Es gibt nämlich eine Anzahl anderer Thatsachen, welche — ganz besonders deutlich bei den Gesichtshallucinationen — darauf hindeuten, dass die peripherischen Ausbreitungen der betreffenden Nerven, wo solche unverletzt sind, sich beim Sinnesdelirium durchaus nicht unthätig verhalten. Einmal scheinen krankhafte Vorgänge im Auge, welche die Retina mitafficiren, ursprüngliche Anlässe zur Erzeugung von Hallucinationen (oder vielmehr Illusionen, die sich dann aber nicht deutlich von jenen trennen lassen) zu geben. So namentlich in den Fällen, wo bei Trübung der durchsichtigen Medien des Auges Gesichtshallucinationen beobachtet wurden,* wo es scheint, als ob jener undeutlichen, verschwommenen, streifigen, wolkigen Bilder, welche die Retina aufnimmt, sich die Phantasie als ihres Materials bemächtigte, um erst an ihnen ihre bildnerische Combination zu äussern. Sodann aber weisen jene nicht seltenen Fälle, wo Gesichtshallucinationen durch äussere Bedeckung des Auges zum Verschwinden gebracht werden können, weiter auf einen gewissen Antheil hin, den die unverletzte Retina an diesen Phänomenen nehmen kann. Zuweilen sollen selbst, bei nicht paralleler Sehaxe, Hallucinationen doppelt gesehen worden sein. — Jedenfalls gibt es Fälle, wo Hallucinationen bloss einseitig stattfinden; Michéa führt solche an; ich selbst habe einen Fall beobachtet, wo Gehörshallucinationen während der ganzen Dauer des Irreseins beständig nur linkseitig waren; in dem von Kieser (Ztschr. f. Psych. X.

---

* Vgl. den bekannten, von Bonnet (Essai analytique sur l'âme. Chap. 23) erzählten Fall eines Greisen, der auf beiden Seiten an Cataract operirt worden war und nur mit dem rechten Auge noch Gegenstände unterscheiden konnte. Er hatte die lebhaftesten Gesichtshallucinationen, ohne an deren Realität zu glauben. Bei einer Kranken, die ich in Tübingen beobachten konnte, ist Cataract beider Augen vorhanden und ihr Irresein bewegt sich fast ganz in den vielfältigsten Gesichtshallucinationen.

1853) mitgetheilten Falle langjähriger Gehörshallucinationen waren
dieselben überwiegend rechtseitig. Zuweilen sollen entgegengesetzte
Phantasmen verschiedener Sinne, rechtseitige Gesichts- neben link-
seitigen Gehörshallucinationen vorkommen.

Fälle, wo durch Bedecken des Auges Gesichtshallucinationen auf-
hörten, sind in ziemlicher Anzahl bekannt. „Ein junger Mensch sieht
um sich alle Personen des Hofes; er wirft sich zu den Füssen desjenigen,
den er für den Monarchen hält etc.; ich lasse ihm zwei Tage die Augen
verbinden und sein Delirium hört auf. Nachdem die Binde abgenommen,
beginnt es von Neuem" (Esquirol). Reil (Rhapsodieen) erzählt, dass
eine Dame, die Gespenster und Ungeheuer sah, in ein Delirium mit Convulsionen verfiel und dass ihre Kammerfrau, um sie aufrecht zu erhalten,
ihre Hand auf die Augen der Kranken legte und diese sogleich ausrief:
Ich bin geheilt! — Dieses erneuerte sich mit demselben Erfolg bei dem
Arzte (Esquirol, übers. von Bernhard. I. p. 12). — „D., 75 Jahre alt,
geistig gesund, kommt eines Tages nach Hause, erschrocken über tausend
Visionen, die ihn verfolgen. Wohin er blickt, verwandeln sich die Gegenstände in Schreckbilder, bald monstroese Spinnen, die nach ihm greifen,
um sein Blut zu saugen, bald Soldaten mit Hellebarden etc. Es wird
ein Aderlass am Fuss gemacht; die Hallucinationen mit hartnäckiger
Schlaflosigkeit dauern fort. Man legt eine Binde über die Augen, sogleich hören sie auf und kehren zurück, sobald die Binde weggenommen
wird, bis sie der Kranke eine Nacht und einen Theil des Tages ununterbrochen beibehält. Nun sah er die Phantome nur noch in langen Zwischenräumen und nach einigen Tagen verschwanden sie gänzlich; seither
blieb der Mann gesund." (Bulletin de thérapeutique. 1842.) Auch Nicolai's Visionen verschwanden zuweilen durch Verschliessen der Augen. *
Man könnte diese Fälle, welche den Hallucinationen bei Blinden
widersprechen, als Illusionen auffassen, womit freilich das physiologische Verständniss derselben nicht viel gefördert ist. Man kann sie als
ein central provocirtes Mithalluciniren der Retinafläche nach einem von
der Phantasie gegebenen Schema ansehen, was zwar seine Schwierigkeiten
hat, aber auch dadurch unterstützt wird, dass durch die Gesichtsphantasmen hindurch die umgebenden Gegenstände oft wie durch einen
Schleier durchgesehen werden.
Dass es Vorstellungen sind, welche der Sinnesthätigkeit Form
und Gestalt geben, zeigt besonders der Umstand, dass einzelne Beobachter Hallucinationen willkührlich hervorrufen konnten, d. h. dass vorher
als bewusst vorhandene und lebhaft festgehaltene Vorstellungen erkennbar erst die Sinnesthätigkeit erregten. Ein Gehörshallucinant bemerkte,
dass er selbst im Stande sei, die Worte zu geben, welche dann die
Stimmen sprachen, und dies half ihm zum Theil, sie richtig als Täuschungen zu erkennen (Holland, Chapter on ment. physiol. 2. ed. p. 52.)
Sehr hübsch sind auch die Mittheilungen von Sandras (Ann. med. psych.
VII. 1855. p. 542) über eigene Hallucinationen in einer Krankheit, wo
durchaus die eigenen Gedanken, Bedürfnisse etc. als Stimme vernommen
wurden. Die Stimme antwortete auf innere Fragen des Kranken wie
eine dritte Person, aber immer im Sinne seiner Wünsche. — Intelligente

---

* Vgl. auch Leuret l. c. p. 147.

Kranke sagen uns oft auch, anfangs habe es nur ideal, innerlich, „geistweise" in ihnen gesprochen, erst später sei dieses Sprechen wirklich hörbar geworden.

Einzelne Forscher haben die Ansicht bestritten, dass die Phantasie die Hallucinationen erzeuge, indem sie auf den Unterschied aufmerksam machten, der zwischen ihnen und den blossen Einbildungen bestehe (Leuret, Hagen); dieser Einwand fällt, indem wir (§. 8) die phantastischen Vorgänge als eine nur verschieden starke Mitthätigkeit der inneren Sinnesapparate betrachten. Vgl. Müller l. c. I. 5.

Allerdings ist noch ein grosser Unterschied zwischen einer Hallucination und zwischen derjenigen inneren Erregung der Phantasie, wie sie z. B. der Künstler bei der Conception seines Kunstwerks hat; die Hallucinationen werden für äusserlich reell gehalten, sie sind im Auge, im Ohr. Es fragt sich, ist diese Differenz eben darum eine specifische, oder nur eine gradweise? Im ersten Falle würde bei der genannten Phantasieerregung ein besonderer Act mitwirken, der bei der genannten Phantasieerregung fehlte. — Ich halte die Annahme einer bloss gradweisen Differenz für richtiger, denn wir sehen aus der näheren Beschreibung der Hallucinationen, wie uns die Geisteskranken solche geben, dass sie doch von der allerblasssten und schattenhaftesten Erscheinung bis zur grössten sinnlichen Lebendigkeit gehen können und es dürfte die künstlerische Phantasieerregung nicht besonders selten bis zur, wenn auch leisen und blassen sinnlichen Erscheinung gehen.

Einen interessanten Uebergang jenes dunkeln, blassen Mithallucinirens der inneren Sinne, welches das Vorstellen im gewöhnlichen Zustande begleitet, zu den Hallucinationen mit objectiver Deutlichkeit habe ich bei einem Kranken beobachtet, der, ausserordentlich reich an Visionen und sie mit Liebe pflegend, oft davon sprach, wie manche seiner Erscheinungen nur in Umrissen ohne alle Farbe, andere in dunklen Schattenbildern, noch andere in lebhaften, den äusserlich gegebenen vollständig gleichenden farbigen Bildern bestehen.

Auch Lélut (l. c.) nennt die Hallucinationen ganz mit Recht vollkommene Umgestaltungen eines Gedankens in meistens äussere Sinneseindrücke, und sehr bezeichnend ist die Antwort, die ein Melancholischer Esquirol'n gab, der ihm über den Irrthum bei seinen Gehörshallucinationen Bemerkungen machte: „Mitten in dieser Unterredung sagte er zu mir: Denken Sie manchmal? — Ohne Zweifel. — Nun gut, Sie denken ganz leise, und ich, ich denke laut." *

Der p. 89 angeführte intelligente Kranke (Medicin Studirender), der durchaus linkseitige Hallucinationen während eines heftigen Anfalls von Irresein gehabt hatte, hatte den Eindruck, die Stimmen kommen nicht aus nächster Nähe, er hätte sie auf mehre Minuten Entfernung geschätzt. Er machte die weitere merkwürdige Angabe, dass er vom Unterleibe aus willkührlich einen Einfluss auf die Gehörshallucinationen habe ausüben können. Bei näherer Untersuchung ergab es sich sogleich, dass er die respiratorischen Thätigkeiten der Bauchmuskeln meinte und dass es die Respiration war, mittelst deren er die Einflüsse ausübte; beim Anhalten derselben sollen oft die Stimmen sich verändert haben, näher oder entfernter gekommen sein. Man nimmt bekanntlich an, dass bei der Expiration die Cerebrospinalflüssigkeit aus der Rückenmarkshöhle

---

* l. c. I. p. 6.

aufwärts in die Gehirnhöhlen und den Subarachnoidalraum des Hirns steige (wegen starker Füllung der zahlreichen Venengeflechte des Rückenmarkscanals), und dass sie dann bei der Inspiration wieder herabweiche.

§. 55.

Auf leichteren Unterschieden angegebener Art in der Stärke und Deutlichkeit der falschen Perceptionen, verglichen mit den objectiven Sinneswahrnehmungen, mag zum Theil das **verschiedene Verhalten des Individuums zu seinen Hallucinationen** beruhen. Noch mehr Einfluss hierauf aber hat einestheils die Beschaffenheit der Gehirnfunctionen im Ganzen, insoferne sie einen grösseren oder niedereren Grad von Besonnenheit zulassen, anderntheils namentlich die Bildungsstufe und die Lebensansichten, die das Subject früher hatte.

Hallucinationen kommen **durchaus nicht bloss in geisteskranken Zuständen** vor. Dass der Traum, — auf den wir unten noch einmal zurückkommen, — der Rausch, der Schwindel und analoge Zustände Sinnesphantasmen vorführen, ist bekannt. Aber auch abgesehen hievon sind Hallucinationen bei Nicht-Irren durchaus nichts Seltenes. Der allbekannte Fall von Nicolai, die schon erwähnte, von Bonnet erzählte Thatsache, mehre der Fälle von Patterson, alle religiösen Visionen u. dergl. sind Beispiele hiefür. Nichts wäre irriger, als einen Menschen desswegen, weil er Hallucinationen hat, für geisteskrank halten zu wollen. Die vielfältigsten Erfahrungen zeigen vielmehr, dass gerade im Leben geistig hochstehender und ausgezeichneter Menschen von verschiedenster Geistesrichtung und Gemüthsart, namentlich aber von sinnlich warmer und kräftiger Phantasie, Ereignisse der erwähnten Art sich finden. Tasso, der in Manso's Gegenwart jenes lange Zwiegespräch mit seinem Schutzgeist führte, Göthe's bekannte (hechtgraue) Selbstvision und seine phantastisch sprossenden idealen Blumen, Walter-Scotts Erscheinung, die ihm seinen verstorbenen Freund Byron in den Falten eines Vorhangs vorführte, Jean-Pauls zum Fenster herabsehender kindlicher Mädchenkopf, * Benvenuto-Cellini's Sonnenvision mögen als Beispiele aus dem Leben von Künstlern gelten. Spinoza, ** Pascal *** hatten Hallucinationen, Van-Helmont sah seine eigene Seele als ein Licht mit menschlichem Gesicht, Andral † erzählt von sich selbst ein Gesichts-,

---

* Jean Paul, Museum. Blicke in die Traumwelt. Anmerkung zu §. 3.
** Spinoza, Epistola XXX. an Peter Balling.
*** Seit einem gefährlichen Sturze auf der Brücke von Neuilly sah Pascal stets einen Abgrund vor sich.
† Die specielle Pathologie, übers. von Unger. III. 1837. p. 140.

Leuret aus eigener Erfahrung ein Gehörphantasma; * und nach Manchem, was man darüber hört und beobachtet, möchte man sie auch bei geistig wenig hervorragenden Menschen als nicht ganz seltene, aber häufig überschene Phänomene betrachten. **

Zu solchen Hallucinationen nun verhält sich der Gesunde entweder ruhig betrachtend, indem er sie als subjectiv entstanden anerkennt (Nicolai u. A.); oder er glaubt an ihre Realität, indem entweder seiner Reflexion die Prämissen fehlen, nach denen diese Phänomene beurtheilt sein wollen, indem Aberglaube, Trägheit des Denkens, Lust am Wunderbaren die richtige Auffassung trüben und hemmen, oder gewisse Stimmungen, Leidenschaften und Affecte, Furcht, Zorn, Freude u. dergl. die Besonnenheit und die ruhige Betrachtung überhaupt aufheben, oder auch, indem Hallucinationen mehrer Sinne, des Gesichts, Gehörs, des Hautsinns, sich unterstützen und so die Mittel zur Berichtigung des einen Irrthums selbst verfälscht werden.

Hallucinationen allein, auch wenn sie für wahr gehalten werden, genügen noch durchaus nicht, um geisteskrank zu sein; hiezu ist weiter eine allgemeine, tiefe psychische Verstimmung, oder es sind ausgebildete Wahnvorstellungen erforderlich. Um aber Hallucinationen für wahr halten zu können, muss oft ihnen zu liebe die Gesamtheit der gesunden Sinneswahrnehmungen umgedeutet werden und so sind für wahrgehaltene Hallucinationen allerdings ein sehr naher Schritt zum Irresein, und besonders da, wo schon eine krankhafte Verstimmung besteht, in den noch mässigen Anfangsstadien des Irreseins, haften und zünden die Hallucinationen so leicht, dass sie dann sehr häufig für Ursachen der ganzen Krankheit gehalten werden. Nach unserer Betrachtungsweise möchten wir ihnen nur in seltenen Fällen diese Stellung anweisen, wir glauben vielmehr die Hallucinationen schon als Symptome der, wenn gleich oft noch mässigen Gehirnreizung, ansehen zu müssen. Jedenfalls aber ist die Thatsache richtig, dass sie sehr häufig gerade in der ersten Periode des Irreseins auftreten und dass mit ihnen, mit der Verfälschung der Aussenwelt, der Kranke häufig erst anfängt, wirklich zu deliriren.

Von den Geisteskranken werden die Hallucinationen fast immer für Realitäten gehalten; doch geben sie in einzelnen Fällen, namentlich im Anfang, deren krankhafte Natur zu. Man hört wohl auch zuweilen den Ausdruck, der Kranke wisse wohl, dass das kein

---

* Fragmens psycholog. p. 135.
** Weitere Beispiele von Hallucinationen Gesunder s. bei Lähr, Irresein. p. 22.

gewöhnliches Hören oder Sehen sei, es sei ein geistiges Hören, *
man „dichte ihm in den Kopf" u. dergl., oder der Kranke beklagt
sich bitter, dass ihm durch fremde Bosheit, durch eingenommene
Medicamente u. dergl. solche schlimme Erscheinungen „gemacht"
werden, womit er auf seine Weise die Ueberwältigung durch ein
psychisches Ereigniss, das seinem Ich noch als fremdes gegenüber
steht, ausdrückt. Die merkwürdigsten Fälle aber sind die, wo der
Kranke sogar die subjective Entstehung der Hallucinationen anzugeben weiss, aber sie doch für reell hält. Einzelne geben an, die
Stimmen gehen in ihrem Kopfe vor sich; ** anderemale und nicht
ganz selten ist es dem Kranken, als entstehen die Stimmen im
Epigastrium, und als werde von dort aus, freilich nicht auf gewöhnliche, sondern eine ganz neue Weise zu ihm gesprochen. ***
Bei allen diesen Angaben kommt sehr viel auf die grössere oder
geringere Fähigkeit des Individuums, sich zu beobachten und sich
Rechenschaft von seinen Seelenzuständen zu geben, an.

Die Hallucinationen sind in den Geisteskrankheiten meist Anfangs Gegenstand grosser Aufmerksamkeit und den Kranken sehr
belästigend und quälend; später werden sie durch Gewohnheit
gleichgültiger, aber sie erlangen hier oft einen hohen Grad von
Selbständigkeit, so dass sie nach abgelaufener Krankheit isolirt
stehen bleiben und die völlige Rückkehr geistiger Klarheit verhindern können; indem solche Kranke auch wegen der Hallucinationen
nicht mehr in Verkehr mit Menschen treten, fallen sie geistiger
Verarmung anheim. †

Wir wollen noch einige Beispiele von Hallucinationen bei Nicht-
Irren anführen. (Patterson l. c.)

Herr H. las eines Tages in Commines Geschichte von Burgund.
Nach dem Fenster aufblickend, gewahrte er auf einem Stuhle am Fenster
einen Schädel; er wollte läuten und sich erkundigen, wer denselben her-
gebracht habe, ging aber vorher darauf zu, um ihn zu untersuchen. Als
er mit der Hand darnach griff, war er verschwunden. H. erschrack dann
fast bis zur Ohnmacht. Vierzehn Tage darauf sah H. in einem Hörsaale
der Universität Edinburg wieder den Schädel auf einem Pulte liegen, so
dass er zu seinem Nachbar sagte: Zu was mag wohl der Professor heute
einen Schädel brauchen? — Ein andermal hatte H. der Section eines

---

* Auch Shakespeare lässt Hamlet dem Horatio auf seine Frage, wo er das
Gespenst sehe, erwiedern: Im Auge meines Geistes.

** „C'est un travail qui se fait dans ma tête." Leuret l. c. p. 162. Auch
wir haben einen solchen Fall gesehen. Der Kranke hörte mehre Menschen
in seinem Kopfe mit einander sprechen; er glaubte auch mehrmals, in der
Gegend seiner Herzgrube sitze ein ganzer Tisch voll Personen zum Essen.

*** Leuret l. c. p. 177. In einem anderen Fall (Lafargue, Gaz. med. 1841.
p. 713) kamen die Gehörshallucinationen aus der Herzgegend.

† Vgl. Neumann, Psychiatrie, p. 119.

Jugendfreundes beigewohnt. Drei Monate nachher wollte er eben zu Bette gehen, als er auf seinem Tisch eine Einladung zum Leichenbegängniss der Mutter jenes Freundes fand. Kaum hatte er das Licht gelöscht, so fühlte er sich am Arm unterhalb der Schulter gepackt und diesen stark an die Seite gedrückt. Er suchte sich loszumachen und rief: Lasst meinen Arm. Nun hörte er eine deutliche Stimme: Fürchtet Euch nicht. Er erwiederte sogleich: Erlaubt, dass ich ein Licht anzünde. Dann ward der Arm losgelassen, H. stand auf, empfand aber heftigen Schwindel und grosse Schwäche. Als er Licht gemacht hatte, sah er an der Thüre das Gesicht jenes Jugendfreundes, doch nicht vollständig deutlich, als ob ein Schleier darüber läge. Die Gestalt wich zurück, je mehr H. sich ihr näherte; dieser verfolgte sie die Treppe hinab bis an die Hausthüre, wo er aus Schwindel niedersank. Später trat ein heftiger Schmerz über den Augenbraunen, Fieber und Schlaflosigkeit ein.

Ein Südländer, im kräftigsten Alter und vollkommen gesund, besuchte eines Tages einen Nachbar. Als er zur Eingangsthüre hereingetreten war, schlüpfte die Gestalt einer weissgekleideten Frau an ihm vorüber; sogleich darauf eine zweite und dieser folgte eine dritte. Als er mit der Hand nach dieser griff, verschwand sie. — Kurz darauf ging der Mann durch einen Park; er sah hier mehrere Esel weiden; er wollte einem davon auf den Rücken klopfen und war sehr bestürzt, nichts zu erfassen. Sie zeigten sich noch vor seinen Augen und er wiederholte mehrmals vergeblich den Versuch, sie zu berühren.

Folgender Fall bietet ein vortreffliches Beispiel zahlreicher Hallucinationen und Illusionen einer Geisteskranken und zeigt sehr schön die Entstehungsweise der falschen Vorstellungen aus ihnen (Bergmann, Bemerkungen über eine irre gewesene Person über ihren geisteskranken Zustand. Friedreichs Archiv für Psychologie. 1834. Heft I. p. 15 seqq.). Die Kranke erzählt selbst:

„Einmal war ein Gewitter. Wie war das Unwetter aber so verschieden von allen, die ich vor- und nachher gesehen habe! Die heraufsteigenden Wolken schienen mir Meereswogen zu sein, die von Scherelingen aus dem Meere herauf bis an die Wolken sich erhoben und oben in den Lüften mit einander kriegten, während eine feindliche Flotte am Ufer mit den Einwohnern einen Kampf auf Tod und Leben begann, denn dies war der entscheidende Moment für Hollands Wohlfahrt, die mir schon ganz zerstört schien. Ich hörte keine Donner, sah keine Blitze, sondern förmliche Feuerschlünde sich öffnen und laute Canonaden auf einander folgen etc. — Als ich später meine Wäsche und Kleider aus dem Koffer leerte, sah ich deren eine ausserordentliche Menge und auch ein Tischgedeck, das doch in C. zurückgeblieben war. Als nun am andern Tage viele Sachen fehlten, die ich mir einbildete, in den Händen gehabt zu haben, glaubte ich bestohlen zu sein etc. Eines Abends lag ich im Bett und schaute wachend immer nach meiner Aufwärterin, dem vermeintlichen Gespenste; da fing das Talglicht sehr stark zu laufen an, ich sah den Talg jedoch nicht von dem Lichte, sondern aus einem Loche in der Wand laufen, und zwar in solcher Menge, wie ein durchbrechender Strom, wesshalb ich denn mit Geschrei behauptete, man wolle mich ersticken. Hierauf fiel ich in den Wahn, dass man die Luft vergiften wolle, und von dem Augenblick an hatte ich in der Nase einen süsslichwidrigen Geruch, allen Speisen schmeckte ich es an und bildete mir ein, das Fleisch, welches man brachte, sei Menschenfleisch etc. Die Gebäude, welche ich aus meinem Zimmer sehen konnte, zeigten mir eine kleine irdene Rauchpfeife, welche oben aus dem Schornsteine ganz sichtbar hervorragte und daher in mir die schreckliche Idee erzeugte, es sei diese Pfeifenröhre das einzige Luftloch, wesshalb alle Menschen, welche hineingingen, von mir so angesehen wurden, als wolle man sie darin ersticken," u. dgl. mehr.

§. 56.

Was die näheren Umstände betrifft, unter denen die Hallucinationen vorkommen, so sind hier besonders folgende Momente zu berücksichtigen.

1) Oertliche Krankheiten des betreffenden Sinnorgans können zur Quelle von Sinnesdelirien werden; es ist daher in dieser Beziehung stets eine genaue Untersuchung des Kranken nothwendig.

2) Alle tiefen Erschöpfungszustände auf geistiger oder leiblicher Seite scheinen das Auftreten der Hallucinationen zu begünstigen. Wie die strenge Ascese aus religiösen Motiven in früheren Jahrhunderten zahlreiche Hallucinationen hervorbrachte, so sehen wir heute noch ganz besonders häufig nach Exaninitionen, langem Fasten, anderweitiger Erschöpfung, tiefer, geistiger Ermüdung etc. Sinnesdelirien auftreten. Ganz besonders werden diese durch gleichzeitige psychische Concentration, durch inbrünstig festgehaltene abergläubische Vorstellungen befördert (Benvenuto-Cellini. Viele Teufels- und religiöse Visionen).

3) Die krankhaften affectartigen Zustände, aus denen das Irresein so häufig besteht, rufen Hallucinationen und Illusionen in derselben Weise hervor, wie die analogen Zustände, Furcht, Schrecken etc. beim Gesunden die Sinneswahrnehmung trüben und neue falsche Sinnesbilder wecken.

4) Aeussere Ruhe und Stille begünstigt die Hallucinationen und ein besonders wichtiges Verhältniss ist das Entstehen der Hallucinationen zwischen Schlaf und Wachen. Ihr Vorkommen unter diesen Umständen bei Gesunden ist bekannt und besonders J. Müllers Beschreibung dieser Vorgänge aus eigener Erfahrung häufig physiologisch besprochen. * Die Beobachtung zeigt, dass sie auch bei Geisteskranken sehr häufig während des Einschlafens entstehen, und dass namentlich ihr erster Anfang sich oft in diese Zeit datiren lässt. ** Wenn sie unter diesen Umständen, in der Anfangsperiode des Irreseins, längere Zeit gedauert haben, werden sie häufig anhaltend, kommen nun auch bei völligem Wachen und

---

* S. Müller, Phantastische Gesichtserscheinungen. Blumröder, Ueber Einschlafen, Traum, Schlaf etc. in Friedreichs Magazin. 1830. III. p. 87.
** Baillarger, Archives génér. 1842. III. p. 354.

erregen Delirien; in einzelnen seltenen Fällen sah man aber einen Manieanfall schon am ersten Tage den zwischen Schlaf und Wachen aufgetretenen Hallucinationen folgen. Wie aber bei den zu Hallucinationen Disponirten zuweilen schon das blosse Schliessen der Augen genügt, um solche hervorzurufen (Göthe und J. Müller erzählen dieses von sich selbst),* so fand man zuweilen auch bei Geisteskranken, dass das einfache Niederschlagen der Augendeckel die Hallucinationen erscheinen liess (Baillarger l. c.) — Fälle, die den im §. 53 mitgetheilten, wo die Gesichtsphantasmen durch Schliessen der Augen verschwanden, gegenüberstehen und von Neuem an die grosse Mannigfaltigkeit in dem verwickelten Phänomen der Hallucinationen erinnern.

Gar nicht selten sind die Fälle, wo im Anfang des Irreseins die Kranken mit den auftauchenden und noch schwebenden Wahnvorstellungen gespielt oder gekämpft, wo sie sie in sich umgetrieben, bald bejaht, bald verworfen haben — da eines Abends, wenn das Licht gelöscht ist, wenn die Stille der Nacht das Ohr äusserlich beruhigt hat, da kommen die ersten Hallucinationen, die Stimmen, welche die Wahnvorstellungen bestätigen und damit haben diese für den Kranken sinnliche Ueberzeugungskraft bekommen.

5) Einige toxische und medicamentöse Substanzen sind sehr wirksam zur Hervorrufung von Hallucinationen, besonders die Hanfpräparate, Belladonna, Stramonium etc.

So instructiv solche für das Verständniss dieser Phänomene sind, besonders als zum Theil willkührlich hervorzurufende und einer Experimentation fähige Erscheinungen, so haben sie doch keinen besonderen Bezug auf die Sinnestäuschungen der Geisteskranken und es genüge, an sie erinnert zu haben.

§. 57.

Der Inhalt der einzelnen Hallucinationen richtet sich in der Regel nach der eben vorhandenen Stimmung und Gedankenrichtung;** auch in ihnen ist der Unterschied der heitern und traurigen Erregung ziemlich durchgeführt, und nicht viele Sinnesdelirien sind von ganz indifferenter Beschaffenheit. Der Melancholische hört häufig Schimpfworte, Drohungen oder Stimmen, die ihn zu einer grässlichen That auffordern, dem Maniacus kommen durch die Hallucinationen Bestätigungen seiner gehobenen Stimmung zu, kurz der herrschende Affect (Furcht, Sehnsucht, Freude etc.) bestimmt hier

---

* Müller l. c. p. 21, 27.
** Shakespeare lässt auch den Macbeth, der den Dolch packen will, sagen:
— — — Es ist nichts da,
Es ist der blut'ge Vorsatz, der mein Auge
So täuscht.

die Modalität der Phantasmen. In prognostischer Beziehung ist dieser Umstand wichtig: die Beobachtung lehrt, dass die Hallucinationen, welche auf diese Weise auf einem gegebenen krankhaft affectartigen Zustande beruhen, auch mit diesem wieder zu schwinden fähig sind, während die selbständigen, nicht mit Gemüthsbewegungen zusammenhängenden Hallucinationen nur sehr selten eine wirkliche Heilung zulassen, und meist als wesentliche Elemente in den Zustand anhaltender Verrücktheit eingehen.

In Zuständen grosser Abspannung, nach langen Schmerzen, vor dem Tode u. dergl., beobachtet man häufig heitere, glänzende Hallucinationen; verschiedene andere organische Zustände, Genitalienreizung, Speisebedürfniss u. dergl., bestimmen in anderer Weise den Inhalt der Sinnesdelirien, die nun die adäquaten Bilder, Töne etc. vorführen.

Bekannt ist die merkwürdige Specifität gewisser Hallucinationen nach bestimmten vorausgegangenen Ursachen. So sind dem Säuferwahnsinn die Visionen von Thieren, Mäusen, Ratten, Vögeln etc., sehr gewöhnlich; man könnte geneigt sein, dieselben für phantastische Umbildungen schwarzer Scotome zu halten, wenn nicht, auch nach unsern Beobachtungen, häufig auch grosse Thiere, gleichfalls in ganzen Heerden, Pferde, Hunde, „eine Million Ochsen" u. dergl. gesehen würden. Auch die Phantasmen nach Einnehmen der Datura, der Belladonna, ganz besonders aber des Hachich, haben eine gewisse Specifität.

Sehr gewöhnlich ist ein religiöser Inhalt der Hallucinationen. Dem Phantasten offenbart sich sein Göttliches in Gebilden der Phantasie und der höchste Inhalt des menschlichen Gemüths findet am liebsten in selbsterzeugten Bildern seine Bestätigung. Bei Geisteskranken sind Stimmen vom Himmel, bald Menschenopfer heischend, bald messianische Sendungen dem armen Wahnsinnigen verkündend, ausserordentlich häufig; ihr näherer Inhalt wechselt nach der Bildungsstufe, und es kommt hier viel darauf an, ob sich der Mensch früher mehr an die Apocalypse oder an Tiedges Urania, an Byrons Engel oder an moderne „Medien" hielt. Im Allgemeinen ist unser Jahrhundert der Anerkennung einer Realität der geisteskranken Visionen von Seiten Anderer nicht günstig; doch kam noch in unsern Zeiten (1816) der Fall vor, dass ein Hallucinant nicht nur bei der Volksmasse für einen Inspirirten galt, sondern sogar von einem Erzbischoff und einem Polizeiminister für einen göttlichen Gesandten gehalten wurde, und als solcher mit einem König (Louis XVIII.) über Staatsangelegenheiten conferirte.

S. die Geschichte des Bauern Martin bei Leuret l. c. p. 171. Während er sein Feld düngte, erschien ihm eine Gestalt, die ihn aufforderte, den König von Gefahren für seine Person, von Staatscomplotten u. dgl. zu unterrichten. Pinel erklärte, nachdem die Sache in Paris das grösste Aufsehen gemacht, Martin leide an intermittirender Manie mit Hallucinationen; er ward nach Charenton gebracht; aber auch dort fand er Gläubige, und sogar unter den Aerzten! —

Wir geben im Folgenden weitere Beispiele von Hallucinationen und Illusionen der Irren nach den einzelnen Sinnen. *

§. 58.

Gesichtssinn. Man kann nach Gratiolet folgende Hauptarten von Gesichtshallucinationen unterscheiden. 1) Solche, welche in der Dunkelheit, bei Nacht, oder bei geschlossenen Augen, bei Blinden auftreten; sie sind meist hell, selbst feurig, aber etwas blass; es sind sehr häufig Köpfe, hässliche Gesichter u. dergl. und sie haben Neigung zu schwankender Bewegung. 2) Bei schwacher Beleuchtung, Dämmerung sind es sehr häufig weisse Gestalten, welche in einer abschätzbaren Entfernung einen Platz im Raume einzunehmen scheinen, und nicht hin- und herschwanken. 3) Die bei hellem Tag Gesehenen sollen meist ganz als Wirklichkeiten erscheinen. — Letzteres kann ich nicht bestätigen; aus vielen Beschreibungen von Hallucinanten entnehme ich, dass sie hier häufig auch dunkel, schattenhaft sind.

Häufig sind die Fälle, wo die Kranken Feuer- oder Lichtmassen sehen. Je nach Umständen, nach der schon gegebenen Richtung der Vorstellungen wird diese Erscheinung verschieden ausgelegt; Einige glauben sich im Himmel und sehen die Herrlichkeit Gottes leuchtend geoffenbart, Andere wähnen sich von den Flammen der Hölle umgeben. Ein Mädchen sah während ihrer Menstruation ihr elterliches Haus (wirklich) abbrennen; sie wird alsbald rasend, will sich in das Feuer stürzen, erkennt Niemanden mehr und glaubt selbst zu brennen. Ins Krankenhaus gebracht, erfüllt sie dieses mit entsetzlichem Feuergeschrei, indem sie selbst Flammenqualen zu erleiden und ihre Eltern diesen preisgegeben glaubt. Sie raste und tobte fort, und schrie beständig: „Seht, wie Alles brennt; alle Stadtspritzen können das Feuer nicht löschen, das uns Alle verzehren muss!" — Sie starb nach vier Wochen, und — Feuer! Feuer! waren noch ihre letzten Worte. **

Ein gewisser P. hat tausenderlei Visionen. Gottes Sohn erscheint ihm manchmal, er sieht ihn auf Wolken getragen, von Engeln umgeben, ein Kreuz in der Hand. Er vertraut ihm seine Befehle, aber nicht durch Worte, sondern durch Zeichen, die in

---

* Vgl. hierzu besonders die Schriften von Esquirol, Hagen, Leuret, Sinogowitz.

** Sinogowitz l. c. p. 258.

der Luft erscheinen. Er zeichnet die Gestalten, die er in der Luft
sieht; es sind bald geometrische Figuren, bald Thiere, bald Wirth-
schaftssachen, Blumen und musicalische Instrumente, bald sind es
bizarre Figuren, denen nichts ähnlich sieht, etc. (Esquirol.)

Ein Anderer schreibt: „Ich sah mehrmals Gott den Vater,
der die Güte hatte, mit mir zu sprechen — er ging in verschiedene
Höhlen, wo er mehre ungeheure Thiere tödtete und Löcher zu-
graben liess, aus denen man, wie ich glaube, falsche Orakel gab.
Ich sah mehremal im Himmel Johannes den Täufer in einem Wagen
mit sieben Pferden, etc. *

Ein Herr, der von hypochondrischer Melancholie befallen war,
schlug unaufhörlich mit seinem Stock auf die Möbel seines Zimmers.
Je schneller er ging, desto mehr schlug er. Ich erfuhr später,
dass er den Schatten, der von den Möbeln auf den Fussboden fiel
und den er selbst warf, für Ratten hielt. Je mehr er ging, desto
mehr glaubte er, dass die Ratten sich vermehrt hätten. **

Der Sitz der Gesichtshallucinationen muss die innere Ausbreitung der
Sehnerven (vgl. p. 16) sein. Die anatomischen Thatsachen sind dürftig; bei
Sectionen muss die Oberfläche der Thalami, der Corpp. quadrigemina und
ihrer Umgebung, auch das Centrum semiovale berücksichtigt werden. In
einem Falle von Bright (Guys hosp. rep. 1837) *** fand sich bei einem
Kranken, der nach zwei apoplectischen Anfällen an Gesichtshallucinationen
gelitten hatte, ein ½'' grosser, bis an die Oberfläche dringender Heerd
im Corpus genicul. infer.

§. 59.

Gehörsinn. Die Gehörsphantasmen sind nicht ganz so häufig,
wie die des Gesichts; am meisten beobachtet man sie bei Schwermüthigen und Verrückten; bei jenen sind sie zuweilen Anlässe zu
tobsüchtigem Ausbruch. Sie weisen meist auf eine schwerere, weniger heilbare Gehirnaffection hin, und werden zudem oft sehr lange
verborgen gehalten, bis sich einzelne Wahnvorstellungen vollkommen fixirt haben. Man will sie besonders häufig in Verbindung
mit Unterleibs- und Genitalienkrankheiten beobachtet haben; die
anatomische Deutung würde dieser Thatsache, wenn sie erwiesen wäre, vielleicht entgegenkommen (Zusammenhang im Cerebellum). — Die Stimmen scheinen dem Kranken bald aus der
Ferne, bald aus der Nähe, bald aus der Erde, den Mauern, aus
Möbeln, mitunter aus dem eigenen Körper heraus zu kommen.

---

* Esquirol l. c. p. 100, 102. Vgl. auch die von Hirsch mitgetheilte Selbst-
beschreibung eines Visionärs von seinen Erscheinungen. Nasses Zeitschr. für
Anthropol. 1832. Heft 1.
** Ibidem p. 129.
*** Bei Sinogowitz l. c. p. 257 citirt.

Zuweilen dauern sie so unaufhörlich fort, dass die Kranken darüber in Verzweiflung gerathen. — Man findet bei den Gehörshallucinanten auch meistens noch viel abentheuerlichere Gespinste von Unsinn, als die übrigen Phantasmen erzeugen, und solche Kranke zeigen oft das sonderbarste, grillenhafteste Benehmen. Sie antworten ihren Stimmen mit freundlichen oder drohenden Geberden oder Worten, oft werden sie plötzlich ruhig und aufmerksam gespannt, um zu horchen, und man sieht sie die bizarrsten und gefährlichsten Handlungen begehen, die ihnen jene Stimmen anbefehlen.

„Ein junger Mann hatte seit sechs Monaten, nach einem Anfall hitziger Manie, kein Wort gesprochen, keine willkührliche Bewegung ausgeführt, als er eine volle Flasche ergriff und sie dem Wärter an den Kopf warf. Er blieb unbeweglich und schweigsam und genas nach einigen Monaten. Ich fragte ihn, wesshalb er mit der Flasche geworfen hätte. — Weil ich, erwiederte er, eine Stimme hörte, die mir sagte: Wenn du Einen tödtest, wirst du gerettet werden. Ich hatte den Mann, den ich treffen wollte, nicht getödtet, also konnte sich mein Schicksal nicht ändern, ich blieb schweigend und unbeweglich; übrigens wiederholte dieselbe Stimme ohne Unterlass: Rührst du dich, so bist du des Todes. Diese Drohung war die Ursache meiner Unbeweglichkeit." (Esquirol.) Vgl. auch bei diesem Beobachter den bekannten Fall des französischen Präfecten. l. c. I. p. 96.

Ein Kranker (Mittheilung von Kieser, Zeitschr. f. Psychiatrie. X. 1853. p. 436) beschreibt seine Gehörshallucinationen und Illusionen folgendermassen: „Es ist so erstaunend als schrecklich und für mich erniedrigend, welch' acustische Uebungen und Experimente — auch unsinnliche — mit meinen Ohren und mit meinem Leibe seit beinahe 20 Jahren gemacht wurden! — — Ich erhielt die schreckliche Gewissheit, dass nicht nur ohne mein Wollen, sondern auch ohne mein Wissen Töne und articulirte Worte der verschiedensten Art aus meinen Ohren ausgingen, wie die schändliche Rotte es haben wollte. Und was für Töne und Worte! Sechs Monate des Jahrs 1815 hindurch bestanden sie fast einzig in Schimpfworten auf mich selbst und die Meinigen: ein und dasselbe Wort ertönte oft ohne alle Unterbrechung 2—3 Stunden lang! Man hörte dann auch oft lang fortgesetzte Reden über mich, mehrentheils schimpflichen Inhalts, wobei oft die Stimme mir wohlbekannter Personen nachgeahmt wurde; die Vorträge enthielten aber stets wenig Wahrheit und mehrentheils die allerschändlichsten Lügen und Verleumdungen meiner Person und oft auch Anderer. Oft wurde dazu promulgirt, dass ich es sei, der dieses Alles sage — — — Diese unablässig fortwährenden Töne werden oft nur in der Nähe, oft aber eine halbe, ja sogar eine ganze Stunde weit gehört. Sie werden aus meinem Körper gleichsam abgeschnellt und abgeschossen und das mannigfaltigste Geräusch und Getöse wird herumgeschleudert, besonders wenn ich in ein Haus trete oder in ein Dorf, oder in eine Stadt komme, daher ich seit mehreren Jahren beinahe wie ein Einsiedler lebe. Dabei klingen mir die Ohren fast unaufhörlich und oft so stark, dass es ziemlich weit hörbar ist — — Jeder einzeln stehende Baum wird bei meiner Annäherung, selbst bei stillem Wetter, zu einigem Rauschen und Ertönenlassen von Worten und Redensarten gebracht — — die Wagen und Fuhrwerke knarren und ertönen auf ganz ungewöhnliche Weise und liefern Erzäh-

lungen, sowie die Hufe der Reitpferde — — die Schweine grunzen Namen
und Erzählungen, sowie Verwunderungsbezeigungen, die Hunde schimpfen
und bellen Vorwürfe, und Hähne und Hühner dessgleichen, und selbst
die Gänse und Enten schnattern Namen, einzelne Redensarten und Bruchstücke von Referaten — ein Schmid lässt unter seinem Hammer und
in dem Blasebalge eine Menge Namen, Redensarten und oft ganze Erzählungen ertönen und meint, dies geschehe nach meiner Willkühr und
meinem Willen. Alle Menschen, die in meine Nähe kommen, erzählen
mit ihren Füssen, ohne ihr Wollen, und zwar oft die curiosesten, schnack-
haftesten und unsinnigsten Dinge, wie mir selbst und meinen nächsten
täglichen Umgebungen begegnet, besonders ist dieses bei dem Stiegensteigen
der Fall — — selbst die Feder, mit der ich schreibe, gibt articulirte
Töne, Worte und Reden von sich" etc. etc.

Anderemale hören die Kranken himmlische Harmonieen,
Sphärenklang, Concerte; häufig sind es Anklagen, lose Reden
und Unanständigkeiten, über die sich weibliche Kranke oft aufs
Bitterste beklagen. Bei den Gehörsillusionen werden vorhandene
Geräusche im Sinne der herrschenden Stimmung oder Wahnvor-
stellung travestirt, z. B. ein Geräusch auf der Treppe wird den
Gerichtsdienern zugeschrieben, welche den Kranken verhaften sol-
len u. dgl. m. *

Eine eigene Art von Gehörshallucinationen ist beinahe kaum
mehr so zu nennen, es sind die tonlosen inneren Stimmen, blosse
sehr lebhafte Vorstellungen, welche wie fremde Anreden und Inter-
pellationen erscheinen, von einzelnen Irren als „geistweise“, als
„Seelensprache“ u. dgl. bezeichnet, (Psychische Hallucinationen
Baillargers). Es gibt alle möglichen Uebergänge von ihnen bis
zum lautesten Lärm der Stimmen.

Die Ursprungsstelle dieser krankhaften Gehörsphänomene wird man
zum Theil in den 4ten Ventrikel und seine Umgebung zu verlegen haben,
ungeachtet an pathologisch-anatomischen Gründen für eine solche Hypothese nicht viel vorliegt.** In einigen Fällen konnten Gehörsphantasmen
durch Verstopfen des äusseren Gehörgangs sistirt werden; anderemale fand
man sie bei Tauben. (S. oben.)

<h2 style="text-align:center">§. 60.</h2>

Geruchsinn. In diesem Sinne sind die Hallucinationen seltener, als in den vorhin betrachteten, sie scheinen auch mehr den
Anfangsstadien des Irreseins anzugehören. Schlager*** fand unter
600 Kranken 27 Fälle, wo üble Gerüche angegeben wurden, wo-

---

* In der „Erwartung“ von Schiller sind die einfachen ·Gehörsillusionen
des Gesunden auf eine Art, die als Beispiel dienen kann, geschildert.
** Foville behauptet, Verwachsungen der Oberfläche des Cerebellum mit
den Häuten gefunden zu haben. Eine innere Fortsetzung des Hörnerven scheint
aber auch in die grossen Hemisphären zu gelangen (p. 17).
*** Zeitschrift der k. k. Gesellschaft zu Wien. 1858. 19. 20.

bei zum Theil aus ihnen Vergiftungswahn und Nahrungsverweigerung (aus der Vorstellung, dass die Eingeweide faulen), hervorging. In der grossen Mehrzahl dieser Fälle waren aber doch die übeln Gerüche äusserlich, objectiv angeregt und keine wahren Hallucinationen; nur etwa 5 Fälle liessen sich als solche betrachten. — Fast immer sind es widrige Gerüche, die die Kranken percipiren, Schwefelgeruch, Kohlendampf, aashafter Gestank u. dergl. Der Wahn, in einer vergifteten Atmosphäre zu leben, von Leichen umgeben zu sein u. dergl., ist die häufige Folge dieser Hallucinationen. Leuret (l. c. p. 198) erzählt den Fall einer Frau, welche die entsetzlichen Gerüche, die sie empfand, der Fäulniss gemordeter Leichen in den Souterrains der Salpetrière zuschrieb; äusserlich dargebotene Gerüche unterschied sie wohl und ward von ihnen wie früher afficirt. Wir haben einen ganz ähnlichen Fall bei einem jungen Manne gesehen.

Sinogowitz[*] erzählt folgendes interessante Beispiel eines Irreseins, das zum grössten Theile auf Geruchsphantasmen beruhte:

K., ein früher lebenslustiger und geselliger Mann, war seit einem Jahre allmählig nachdenklich, schweigsam, reizbar, menschenscheu geworden, gebrauchte oft heimlich Arzneien und zeigte immer deutlicheren Argwohn gegen seine Umgebung. Endlich erklärte er öffentlich: „Ich fühle mich in hohem Grade krank, durch eine, mein Innerstes zerstörende Fäulniss körperlich ganz zerrüttet. Meine Umgebung behandelt mich desshalb mit Hohn und Verachtung und meidet meine Nähe, weil ich einen verpesteten Geruch verbreite." Er führte ein einsames, trauriges Leben, sein Wahn befestigte sich immer mehr, und er erklärte sich seine Krankheit durch Ansteckung mit Rotzgift. Er reiste in eine fremde Stadt und begab sich auf einen Spaziergang, um die Begegnenden zu prüfen, ob sie sich auch mit Abscheu wegen seines übeln Geruchs von ihm abwenden würden. Als zufällig ein Vorübergehender sein Taschentuch gebrauchte und ihn dabei ansah, fuhr K. ihn heftig an, nannte ihn einen hartherzigen Spötter, einen lieblosen Menschenverächter und gab ihm eine Ohrfeige. Er war nun als geisteskrank erkannt; man fand, dass er für äussere Gerüche unempfindlich war; er gab an, nur seinen eigenen, dem Pferdeurin ähnlichen Gestank zu riechen und klagte auch über dergleichen Geschmacksempfindungen. Der Kranke trieb dabei rückhaltslos Onanie, fing bald an, über anhaltenden dumpfen Kopfschmerz zu klagen und abzumagern, und ward endlich blödsinnig.

In einem Falle von starken Geruchshallucinationen fand sich ein Fungus durae matris von Haselnussgrösse, auf der Siebplatte aufsitzend, von den Olfactoriis umschlossen (Bericht aus der Wiener Irrenanstalt. Wien 1858. p. 266).

Bei einem Kranken, der über ein halbes Jahr von Leichengeruch heftig gequält worden war, soll sich ein Abscess im Corpus callosum gefunden haben (Cabanis, citirt bei Morel, Traité des maladies men-

---

[*] l. c. p. 297.

tales p. 331). — Die Insula (von Reil) könnte nach einigen Thatsachen der feineren Hirnanatomie für ein Geruchscentrum gehalten werden.

Geschmacksinn. In diesem Sinne sind wirkliche Hallucinationen von den Illusionen, der falschen Beurtheilung wirklicher objectiver (durch Zungenbeleg, Anomalieen der Mundsäfte entstandener) Geschmackseindrücke nicht zu unterscheiden. Auch hier sind es gewöhnlich sehr unangenehme Geschmacksempfindungen, über welche die Kranken klagen. Sie behaupten, Alles schmecke widerlich, metallisch, scharf, faulig, sandig, erdig u. dergl., und gründen hierauf den Wahn einer Vergiftung, Hass gegen ihre Umgebung und häufig den, wegen der baldigen übeln Folgen für den Organismus immer so bedenklichen Entschluss der Nahrungsverweigerung. — Sehr selten sind die Fälle, wo Geisteskranke in angenehmen Geschmacksempfindungen, dem vermeintlichen Genusse von Delicatessen, deliriren.

Esquirol spricht von solchen Fällen; der einzige, von Leuret angeführte Fall (p. 197) dürfte kaum als Beispiel hiefür gelten können.

§. 61.

In der Haut und den Eingeweiden lassen sich Hallucinationen und Illusionen nicht mehr unterscheiden, oder vielmehr — die hierher gehörigen Erscheinungen, sofern sie nicht (§. 49) auf Anästhesie beruhen, sind durchweg als Illusionen zu betrachten, indem die specifische Anomalie eben in der falschen Auslegung von Empfindungen, wie sie auch beim Gesunden oder in den verschiedensten Krankheitszuständen vorkommen, besteht. Der Anfang dieser Illusionen besteht darin, dass gewisse schmerzhafte Empfindungen von dem Kranken auf phantastische Weise mit analogen Vorgängen nur verglichen werden. So sagen die Hypochondristen anfangs nur, es sei ihnen, als ob Schlangen in der Haut liefen, Frösche im Unterleibe wären, als ob in der Brusthöhle ein Vogel pfiffe, oder — eine Aeusserung, die wir einmal vernahmen — ein junger Hund im Kopfe Wasser schlürfte. Aber die anfangs bildliche Vergleichung wird bei starkem und anhaltendem Fortbestehen jener Empfindungen, unter dem Einfluss äusserlich begünstigender Umstände und innerlich zunehmender Verstimmung, nach deren Grund sich das Individuum bald ernstlicher umsieht, zum ausgebildeten Wahn; es entstehen dann aus anomalen Hautsensationen oder einem krankhaften Muskelspiel fixe Ideen, in denen jene Sensationen entweder einer innerlichen phantastischen Ursache (Spinnen, Grillen und andere Thiere im Körper, Besessensein einzelner Organe von einem bösen Geiste u. dgl.) oder äusseren Einwirkungen beeinträchtigender Art (fremden Magnetiseurs, boshaften physicalischen Versuchen etc.) im Ernste zugeschrieben werden. So sieht man dann aus einzelnen Schmerzen in der Haut den Wahn, gestochen oder geprügelt zu werden, am Arme gefasst oder angebunden zu sein, aus anomalen Abdominalsensationen die Idee, dass der Teufel, das jüngste Gericht, die Kreuzigung Christi * u. dgl. im Unterleibe des Kranken vorgehe, entstehen. — Alle Theile des Körpers können zum Ausgangspunkt solcher Wahnideen werden. Ein junger Mann gab uns an, er habe gefühlt, wie der Teufel, rauh und borstig, ihm in den Hals gefahren sei (globus hystericus?); ein Anderer (bei Sinogowitz) verstopfte sich Nachts die Nasenlöcher, weil ihm bösartige Würmer in die Nase kröchen; eine Frauensperson, von der Bergmann erzählt, sah in ihrer Brust ein feuriges, rundes Wesen sich stets im Kreise herumdrehen u. dgl. m.

Eine besondere Beachtung verdienen die sexuellen Illusionen, indem aus geschlechtlichen normalen oder anomalen Sensationen bei männlichen Kranken häufig der Wahn, von Andern zur Onanie angetrieben zu werden, bei weiblichen der Wahn der Schwangerschaft, der stets bevorstehenden Geburt, der geschlechtlichen Vereinigung mit einem imaginären Geliebten, des Umgangs mit dem Teufel etc. sich herausbilden, indem jene Sensationen überhaupt zur häufigen Quelle des sexualen Wahnsinns, mag er sich in der Form der Sentimentalität oder der Nymphomanie äussern, werden.

Sehr gewöhnlich sind nun Hallucinationen und Illusionen der einzelnen Sinne miteinander verbunden und die angeführten Schriften (Hagen, Esquirol, Leuret, Bottex) sind reich an Beispielen, in denen gleichzeitige falsche Perceptionen aller Sinne die wichtigsten und auffallendsten Phänomene des Irreseins darstellten. In practischer Beziehung kann nicht genug darauf gedrungen werden, dass diese Wahnideen der Sinne gehörig ausgeforscht werden, dass ihren etwa erreichbaren organischen Bedingungen nachgegangen und diesen bei Construction des Heilplans eine vorzügliche Berücksichtigung eingeräumt werde. In dieser Beziehung möchten wir — ein bisher ganz überschener Punkt — bei den Hallucinationen der drei oberen Sinne namentlich auch Aufmerksamkeit auf die Zustände ihres Hülfsnerven, der N. quintus, empfehlen; in mehren

---

* Eine Kranke Esquirols hatte diesen Wahn. „Ich kann es kaum aushalten,“ sagte sie zuweilen, „wann wird endlich Friede in der Kirche sein!“ — Ein Kranker in Winnenthal schrie Monate lang fort: „Hör' auf und lass mich gehen!“ Er glaubte bald von einem Wesen, das ihm im Bauche sitze, gequält, bald von imaginären Ochsen mit den Hörnern gestossen zu werden.

Fällen schienen uns Gehörs- und Gesichtsphantasmen von neuralgischen Leiden dieses Nerven geweckt zu werden.

Einen merkwürdigen Fall, der mit Hallucinationen mehrer Sinne
begann, habe ich schon vor einer Reihe von Jahren gesehen. Ein Mann
kehrte Abends bei Mondschein von einer Fussreise, auf der er sich ziemlich ermüdet hatte, zurück. Auf einmal war es ihm, als ob er ein grosses drachenartiges Thier sich in einem mit Wasser gefüllten Graben der
Chaussée wälzen sehe; er gerieth in die heftigste Angst und fühlte sich
sogleich von dem Thiere an der r e c h t e n S c h u l t e r sehr schmerzhaft
gepackt; doch konnte er — wie er meinte — sich durch Laufen retten.
Er verfiel unmittelbar darauf in eine Krankheit, die sich bald als ein
die ganze rechte Brusthälfte füllendes r e c h t s e i t i g e s P l e u r a e x s u d a t
herausstellte, an dem er nach mehren Monaten starb. Ich habe der
Obduction angewohnt.

DRITTES CAPITEL.

Die motorischen Elementarstörungen.

§. 62.

Leichte, unbedeutendere Störungen der Muskelbewegung sind
bei der Mehrzahl der Geisteskranken nachweisbar, veränderte
Intonation der Stimme, Trägheit oder excessive Raschheit der
Muskelcontraction u. dergl. Auch höhere Grade von allgemeiner
Straffheit und Rigidität oder von Erschlaffung der Muskeln, letzteres mehr in den Schwächezuständen, sieht man nicht selten, und
Schwerbeweglichkeit des ganzen Körpers, mit Einschluss der
Sprachorgane, bis zur bildsäulenartigen, cataleptischen Erstarrung
ist namentlich den sog. e x t a t i s c h e n Zuständen (vgl. §. 51) eigen,
bei denen zugleich die äussere Sinnesthätigkeit mehr weniger aufgehoben ist (meist mit gleichzeitigen Hallucinationen) und der
Kranke innerlich entweder in unaussprechliche mystische Freuden,
in Entzücken versunken ist, oder sich im Zustande eines heftigen,
schmerzlichen Affectes befindet. Solche allgemeine, mässige und
kurzdauernde Muskelstarrheit kann in den leichtesten, heilbarsten
Formen des Irreseins vorkommen und verschlimmert die Prognose
nicht; doch sah man in einzelnen Fällen Stummheit zurückbleiben
(Guislain). Von weit üblerer Bedeutung sind einestheils die localen, zeitweise von Lähmung unterbrochenen Contracturen, andererseits die partiellen oder ausgebreiteten convulsivischen Zustände.
Das anhaltende, automatische Grimaçiren, der während der Krankheit entstandene Strabismus, übermässige Contractur, Erweiterung,
Ungleichheit der Pupillen, schmerzhafte Krämpfe der Halsmuskeln,

jene unordentlichen krampfhaften Bewegungen der Extremitäten, welche den Kranken oft zu sonderbarer Ungleichheit des Gangs oder zu Bocksprüngen veranlassen, alle diese Phänomene sind von übler Bedeutung und ihre Permanenz zeigt in der Regel den Uebergang in Unheilbarkeit an. Ebenso sind ein anhaltenderes Zittern, Zähneknirschen, die choreaartigen Erscheinungen bei erwachsenen Geisteskranken, die automatischen Bewegungen im Kreise, das gezwungene Rückwärtsgehen u. dgl. wenigstens in der Mehrzahl der Fälle die Zeichen der Ausbildung einer schwereren organischen Gehirnkrankheit, wenn wir gleich, auf einzelne Beobachtungen von erfolgter Heilung nach solchen Zuständen gestützt, die Möglichkeit der Entstehung dieser Phänomene aus blosser nervöser Irritation oder einer nur vorübergehenden palpabeln Erkrankung zugeben müssen. Die schlimmsten, leider nur allzuhäufigen, motorischen Anomalieen bei Geisteskranken sind aber die epileptischen und allgemeinparalytischen Zustände, denen wir indessen, wegen ihrer besonderen Wichtigkeit, unten (s. d. Complicationen des Irreseins) eine eigene Erörterung widmen.

Bei vorhandener Stummheit, die öfters mehre, in einzelnen Beispielen 10 Jahre und länger dauert, muss man vor Allem unterscheiden, ob der Kranke nicht reden will (blosser krankhafter Eigensinn), oder nicht reden kann (chronisch-cataleptische Zustände, tiefe Melancholie, Stupor, Blödsinn). — Die Kraft und Intonation der Stimme entspricht im Allgemeinen der herrschenden Stimmung.

Im Auge kommt hier und da das krampfhafte Rollen der Augäpfel (Nystagmus) vor, und scheint mehr der Zeit des Uebergangs der acuten in die chronischen Zustände anzugehören und desshalb von schlechter Prognose zu sein. — Viel häufiger sind die Motilitätsstörungen in der Iris. Ungleichheit der Pupillen kommt am häufigsten bei paralytischem Blödsinn vor, viel seltener in einfachen Fällen von Manie oder Melancholie, und hier auch weit mehr in chronischen, verschleppten, eine schlechte Prognose gebenden Fällen. In einzelnen Fällen soll sich auch erst in der Reconvalescenz die Ungleichheit einstellen. — Eine starke Verengerung der Pupillen in der Manie ist erfahrungsgemäss von übler Prognose und macht den Eintritt des paralytischen Blödsinns wahrscheinlich. — Es ist auch hier, wie bei manchen sonstigen Hirn- und Nervenleiden nicht immer zu sagen, ob die anomalen Zustände der Pupille auf Krampf oder Paralyse beruhen, doch das Letztere meistens den Umständen nach wahrscheinlicher. Vgl. Mérier, Gazette des hôpitaux 1852. 19. Août. Seifert, Zeitschr. f. Psychiatrie. X. 1853. p. 544. Richarz, ibid. XV. 1858. p. 21.

FÜNFTER ABSCHNITT.

Ueber das Irresein als Ganzes.

———

ERSTES CAPITEL.

Die Analogieen des Irreseins mit verwandten Zuständen.

§. 63.

Was über das Irresein als Ganzes, seinen Verlauf, seine Endigungsweisen etc. zu sagen wäre, das kann sich — bei der ausserordentlichen Verschiedenheit der hier obwaltenden Verhältnisse — nur aus dem Studium der Einzelformen ergeben. Dagegen scheint uns das allgemeine Verständniss der psychischen Krankheitsprocesse wesentlich gefördert zu werden durch Betrachtung ihrer Analogieen mit einigen verwandten Zuständen, namentlich mit dem Traum und dem febrilen Delirium. *

Auf die grosse Aehnlichkeit des Irreseins mit Traumzuständen könnte uns schon die einfache und so sehr häufige Versicherung der Genesenen hinleiten, dass ihnen die ganze Zeit ihrer Krankheit jetzt eben wie ein Traum, bald wie ein glücklicher, viel häufiger wie ein schwerer und düsterer, vorkomme, dass Einzelnen auch während des Irreseins ihr früheres, gesundes Leben nur den Eindruck vergangener Träume gemacht habe.

Freilich fehlen bei den Geisteskranken die Hauptmerkmale des Schlafs, das Verschlossensein der äussern Sinne, die Aufhebung des Bewusstseins der Aussenwelt und des Willenseinflusses auf die Muskeln, welche wir gewohnt sind, als Bedingungen unserer Träume anzusehen. Allein einestheils ist es bekannt, dass man um so eher träumt, je unvollständiger eben der Schlaf ist, und dass es Schlafzustände gibt, wo ein ziemlicher, ja ein dem wachen Verhalten fast gleich kommender Einfluss auf die Muskeln möglich ist (Sprechen im Schlaf, Kutschiren der schlafenden Postillons, Nachtwandler). Sodann kann das ganze Gebiet solcher Sinnesvorgänge, die nicht durch äussere Erregung der Sinnorgane entstehen, und die dennoch eine so

———

* Die Analogie des Irreseins mit den affectartigen Zuständen des gesunden Lebens ist bereits zur Sprache gekommen; die Aehnlichkeit vieler geisteskranker Zustände mit dem Rausch wird an mehreren Stellen unten (bei der Manie und der allgemeinen Paralyse) besprochen.

grosse Lebhaftigkeit erreichen können (welche Vorgänge doch eine so grosse Rolle bei den psychischen Krankheiten spielen), im weiteren Sinne als ein traumhaftes bezeichnet werden. Endlich finden sich bei Geisteskranken sensitive und motorische Zustände — eben jene Mattigkeit der Sinneseindrücke, die nicht mehr in der alten Weise zum Individuum gelangen (§. 50), jene Verminderung des Willenseinflusses auf die Muskeln, die sich in grosser Trägheit der Bewegung, sogar in cataleptischem Beibehalten gezwungener Stellungen ausspricht (§. 62) — welche, in Verbindung mit der zugleich vorhandenen Umdämmerung des Bewusstseins, lebhaft an das Verhalten des beginnenden Schlafs erinnern.·

In der That muss sich die Analogie des Irreseins mit dem Traum namentlich an die Träume im halbwachen Zustande halten. Bei Kindern sieht man zuweilen, namentlich in leichteren Krankheiten, dass sie zwar schlafen, aber doch sprechen, z. B. die Mutter verstehen, ihr antworten, sogar die Augen öffnen und jene erkennen, dennoch aber fortträumen und sich namentlich ängstlichen Traumvorstellungen nicht zu entziehen vermögen. — Eben die, in unendlichen Gradationen in einander übergehenden Mittelzustände zwischen Schlaf und Wachen sind es, welche das Auftreten von Illusionen und Phantasmen ausserordentlich begünstigen (§. 56), welche sich durch ein regelloses Treiben der Phantasie und durch Verworrenheit der Intelligenz auszeichnen. Ihnen geht der Zustand der Schläfrigkeit voraus, in dem sich das Individuum schwerfällig, torpid und schweigsam zeigt, die Sinne stumpf werden, die Gesichtseindrücke verschwimmen, die Töne wie aus grösserer Entfernung zu kommen scheinen, das Bewusstsein sich umnebelt, die Antworten verspätet werden, wo man sich halb vergisst, wohl auch etwas Verkehrtes spricht, wie wir so ganz in derselben Weise oft beim Beginn des Irreseins sehen, dass zuerst die sensitive und motorische Reaction gegen die Aussenwelt ermattet und nun erst eine Welt von Phantasmen und verwirrt durcheinander laufenden Vorstellungen auftaucht, in der sich der Kranke nicht mehr zurecht zu finden weiss. Zu der allmähligen Beschwichtigung des Vorstellens und Strebens, in der das gesunde wirkliche Einschlafen besteht, lässt es die dauernde (schmerzliche) Gemüthsbewegung des Irrewerdenden nicht kommen, und man beobachtet auch in diesen Anfangsperioden der Krankheit, trotz der äusserlichen, schläfrigen Ermattung, sehr gewöhnlich Schlaflosigkeit.

Bichat sagte: Le sommeil général est l'ensemble des sommeils particuliers; in der That, jeder Sinn und jede Seite des Seelenlebens kann zu gleicher Zeit sich in verschiedenem Grade wach befinden, das eine mehr als das andere. Beim Nachtwandeln sind einzelne Seiten noch sehr wach und ein in Handlungen gesetzter Traum kann bei kurzer Dauer als Nachtwandeln, bei langer als Geistesstörung erscheinen.

§. 64.

Der Traum wie das Irresein erhält seine wesentliche Färbung, seinen bestimmten Grundton von der herrschenden Stimmung, welche ebensowohl aus den psychischen Ereignissen des wachen Lebens herübergenommen als durch Aenderung der organischen Zustände erst während des Schlafs gegeben sein kann, wobei namentlich alle congestiven Zustände und alle krankhaften Eindrücke von den Verdauungs-, überhaupt den Unterleibsorganen sehr bestimmend sind. Die herrschenden Gefühle der Lust oder Unlust ziehen die ihnen adäquaten Bilder herauf, in ihnen wird das an sich Gestaltlose zu sinnlich bekleideten Gestalten symbolisirt, die Realität der wirklichen Wahrnehmung vorgespiegelt, und was von Aussen durch die Sinne eintritt, das trifft dann beim wirklich Träumenden, wie beim Irren auf ein präoccupirtes, von der gegebenen Stimmung erfülltes Centrum und wird im Sinne der herrschenden Gefühle und Vorstellungen verwendet und ausgelegt. Andererseits aber entsteht auch derselbe Zwiespalt der Persönlichkeit und derselbe Sturm des Affects, wenn sich gesonderte Haufen von Vorstellungen und Gefühlen von ungewohntem, feindlichem Inhalt dem Ich gegenüberstellen, und der Traum wie der Wahnsinn sind geschäftig, in Bildern (Hallucinationen) aller Sinne das Subjectivste nach Aussen zu verlegen und zu dramatisiren.

Im Traum geschieht dies ganz besonders mit körperlichen Empfindungen, in deren Verarbeitung besonders die starke Uebertreibung auffällt und die ganz bestimmend für das Vorstellungsleben werden. Eine verschränkte Lage im Bette, ein Druck auf den Arm oder die Brust werden Anlass zu Geschichten von Gefesseltsein, von Gefahr, von Abgründen, bevorstehender Hinrichtung etc.; ein Luftzug, der uns anweht, erregt die Bilder einer Seefahrt und lange Geschichten, die sich weiter daraus spinnen; Hitze der Füsse lässt uns von einem angestrengten Marsch oder von Gehen auf einem feuerspeienden Berge träumen; ein leichter Stich bringt das Bild gezückter Schwerter, körperliche Angstempfindungen aus Respirationsdruck erregen bald das Phantasma eines aufsitzenden Ungeheuers, bald dramatisirte Geschichten eines von uns begangenen schweren Verbrechens, gegen die doch unser wirkliches Ich, dem keine solche Gedanken angehören, lebhaft protestirt u. dgl. All dieses steht dem wachen Traume des Schwermüthigen sehr nahe und bei beiden Zuständen kann das aufgeführte Puppenspiel als solches nicht erkannt werden, wegen mangelnder Besonnenheit, wegen Zurückdrängung, ja theilweiser Auflösung des Ich und weil die Berichtigung durch die Sinne, hier durch ihr Verschlossensein, dort durch ihre falschen Bilder (Hallucinationen) unmöglich ist. Heermann erzählt, wie er im Colikschmerzen eingeschlafen und es ihm nun geträumt, sein Unterleib sei geöffnet und es werde an ihm der N. sympathicus präparirt; wir haben (§. 61) Beispiele ähnlicher Auslegungen abnormer Sensationen von wachenden Geisteskranken angeführt.

Der Träumende, wie der Irre, nehmen Alles, das Abentheuerlichste und Bizarrste, als Möglichkeiten ohne besonderes Staunen hin, und der platteste Unsinn wird zur unzweifelhaften Wahrheit, wenn die Vorstellungsmassen, die ihn berichtigen könnten, ruhend bleiben. Man kann von der Lösung eines wissenschaftlichen Problems träumen — endlich hat man es gefunden, man ist von Freude und dem Gefühl des glücklichsten Gelingens erfüllt; man erwacht und findet einen ganz ordinären, falschen Gedanken. So gibt es Geisteskranke, die plötzlich das perpetuum mobile, oder eine mechanische Idee, die die ganze Oberfläche der Erde ändern muss, und anderes dergleichen erfunden haben; sie sind von Entzücken über solche Entdeckungen erfüllt; was sie uns aber demonstriren, ist Unsinn, und sie können, nach ihrer Genesung, gar nicht begreifen, wie sie so plumpe Irrthümer nicht alsbald durchschauen konnten.

§. 65.

Die sehr angenehmen, entzückten, lichtvollen Träume kommen sehr selten bei Gesunden, am häufigsten bei tieferer körperlicher oder geistiger Erschöpfung vor, und wir sehen hier oft, wie eben die während des Wachens unterdrückten Vorstellungen sich in herrschenden Traumbildern heraufdrängen. Dem von körperlichen und geistigen Leiden Gequälten gewährt der Traum, was die Wirklichkeit versagte, Wohlsein und Glück; der hungrige Trenk träumte in seinem Gefängnisse oft von splendiden Gastmählern; der Bettler träumt sich reich; wer eben durch den Tod eine theure Person verloren hat, träumt gerne von der innigsten, bleibenden Vereinigung mit ihr u. dgl. m. So heben sich denn nun auch bei den Geisteskranken von dem dunkeln Grunde der krankhaft schmerzlichen Affecte, beim Versinken in einen noch tieferen Traumzustand, die zurückgedrängten, entgegengesetzten Vorstellungen und Gefühle, die lichten Bilder von Glück, Grösse, Erhabenheit, Reichthum u. dgl. hervor, und sobald, ohne Genesung, durch Umänderung des Gehirnzustands der Druck der schmerzlichen Empfindungen weggenommen ist, springt das frühere psychische Elend gerne in den Jubel der maniacalischen Selbstüberhebung um. So sieht man denn namentlich auch, wie der vermeintliche Besitz und die imaginäre Erfüllung von Gütern und Wünschen, deren Verweigerung oder Vernichtung eben einen psychischen Grund des Irreseins abgab, so häufig den Hauptinhalt des Deliriums der Geisteskranken ausmachen, wie die Frau, die ein theures Kind verloren, in Mutterfreuden delirirt, der, welcher Vermögensverluste erlitten hat, sich für ausserordentlich reich hält, das betrogene Mädchen sich zärtlich geliebt von einem treuen Liebhaber wähnt u. dgl.

Eine Menge weiterer Phänomene des Traums und des Irreseins gehen sich parallel. So fehlt zuweilen den Geisteskranken wie den Träumenden jedes Zeitmass; Minuten werden zu Stunden, wie wir im Traume Jahre in einer Viertelstunde durchleben, und Ereignisse, zu deren wirklichem Geschehen Monate erfordert würden, scheinen dem Kranken in kürzesten Fristen vorgegangen zu sein. — In beiderlei Zuständen spielen Muskelempfindungen — ausgelegt als Wahn zu fliegen, zu stürzen etc. — und Sinneshallucinationen die Hauptrolle, und die letzteren dienen namentlich dazu, gewisse Situationen auszudrücken, die von einer herrschenden Grundstimmung als die entsprechenden gefordert werden, während die Vorstellungsmassen des Ich, die Ordnung in diese chaotischen Vorgänge bringen könnten, theils ausgewischt oder zerstoben sind, theils in schmerzlichem Kampfe mit dem neuen Inhalte des Seelenlebens liegen oder von diesem nach bestimmten Richtungen gewaltsam fortgerissen werden.

Von grossem Interesse sind die selteneren Fälle, wo ein intermittirendes Irresein an die Stelle des normalen Schlafes trat und dabei einen zwischen wahrem Traum und Nachtwandeln stehenden Charakter zeigte. Guislain (die Phrenopathieen, übersetzt von Wunderlich, p. 80) erzählt einen solchen Fall und hat überhaupt die Verwandtschaft der Geisteskrankheiten mit Traumzuständen gebührend gewürdigt. Auch gehören hierher die Fälle, wo ein plötzlich eintretender wacher Traumzustand das gewöhnliche Tageswachen unterbricht, das nach seinem Aufhören wieder an derselben Stelle aufgenommen wird. Eine Dame war solchen Paroxismen unterworfen: plötzlich in der Mitte einer Unterhaltung brach sie ab und fing an von etwas ganz Anderem zu sprechen; nach einiger Zeit nahm sie die erste Unterhaltung an der Phrase, ja, an dem Worte, wo sie stehen geblieben, wieder auf, und wusste nicht das Geringste von dem Zwischenfalle. Eine Dame aus dem Staate New-York wurde von einem plötzlichen Delirium befallen, während sie an einer kostbaren Stickerei arbeitete; sie blieb sieben Jahre krank, und genas nun ebenso schnell wieder. Sie nahm ihre Stickerei wieder auf und arbeitete mit derselben Ruhe weiter, wie wenn sie nur eine Stunde von der Arbeit sich entfernt hätte. (?) Prichard, Annal. medicopsychol. I. 1843. p. 336.

Bei schon vorbereiteter Geisteskrankheit können sehr affectvolle Träume den Ausbruch beschleunigen; in ihnen tritt zuweilen schon der Inhalt des künftigen Deliriums mit Gewalt hervor. Selbst Producte der bestehenden Gehirnreizung, wirken sie erschütternd auf das Gemüth und ihre Nachklänge setzen sich überwältigend in das wache Leben fort.

§. 66.

Eine besondere Aehnlichkeit haben manche Zustände von Irresein mit den bei chronischen Nervenkrankheiten, meist in Zuständen tieferer Zerrüttung, vorkommenden sog. magnetischen Schlafzuständen. Das ausserordentliche Wohlgefühl in ihren höheren Graden, jene unbeschreiblichen Empfindungen, die nicht mehr von dieser Welt zu sein scheinen, finden sich wieder in der grossen Leichtigkeit und Behaglichkeit mancher maniacalischer Zustände und in dem seligen Versunkensein mancher Irren in Wohlgefühle, die sie nicht mehr zu beschreiben vermögen und für die sie gleichfalls das Bild einer Vereinigung mit dem Göttlichen wählen. Jene neue Wortsprache, die sich einzelne Somnambüle als eine vermeintliche Sprache des Geisterreichs bilden, jene Neigung, sich mit der Construction des Weltalls und überhaupt mit den letzten Problemen des menschlichen Denkens mystisch zu beschäftigen, bis auf das affectirte Hochdeutschreden bei Ungebildeten hinaus — all dieses findet sich bei manchen Verrückten in denselben Combinationen wieder und die viel grössere Freiheit der Bewegungsorgane in den letzteren Zuständen dürfte in der That für einzelne Fälle den Hauptunterschied abgeben.

Es scheint auch, dass die magnetische Exaltation, wie die wachende maniacalische, sich nicht selten aus vorausgegangenen Schmerzzuständen entwickelt, und dann eine antagonistische Ueberhebung theils über das körperliche und geistige Leiden im Wachen, theils — nach unserer Beobachtung — über dunkle Traumzustände mit alpartigen Visionen, welche die erste Periode des magnetischen Zustandes bilden, darstellt. Die weitere Bestätigung des letzteren Verhältnisses wäre für die Analogie im Verlaufe beider Reihen krankhafter Zustände sehr wichtig. Auch den Somnambülen wird ihre — nach allen Erfahrungen so ausserordentlich dürftige — Weisheit meistens durch Vermittlung von (Gehörs- und Gesichts-) Hallucinationen mitgetheilt; es gelten für diese magnetischen Zustände die meisten aus den vorigen §§. bekannten Analogieen mit den übrigen Traumzuständen; namentlich auch Rückerinnerung des magnetischen Traums wird nicht so selten, als von Einigen angegeben wird, gefunden.

Wenn nun auch nicht alle irren Zustände den Charakter des Traumartigen in gleichem Masse an sich haben, wenn solcher entschieden am meisten einzelnen primären Zuständen, besonders der Melancholie mit Stupor, wo in der That der Verkehr mit der wirklichen Welt in hohem Grade beschränkt ist und die meisten Eindrücke phantastisch transformirt werden, auch einzelnen maniacalischen Zuständen zukommt, wenn dagegen andere, namentlich mehr secundäre Formen, wie die partielle Verrücktheit, alle Zeichen eines vollen Wachens, eines äusserlich besonnenen Verkehrs mit der Welt darbieten, so könnte immer noch gefragt werden, ob solches Wachen, in dem zuweilen der Kranke von seinem ganzen früheren Leben sich losgesagt, oder dasselbe ganz vergessen hat, in dem er äusserlich in der Scheinwelt seiner Hallucinationen, innerlich in ein Traumnetz von Wahnvorstellungen eingesponnen lebt — ob solches Wachen in der That nicht mehr Aehnlichkeit mit manchen, das Tagesleben unvollständig deckenden magnetischen Zuständen habe, als mit dem Wachen, das wir aus unserer Erfahrung als das gesunde kennen.

Die Analogie der psychischen Krankheiten mit dem Traum ist in neuerer Zeit mehrfach behandelt worden, besonders von Moreau, Annal. méd. psych. 1855. p. 11 ff. ibid. p. 361. Maury, ibid. 1853. V. p. 404. — Holland, Chapters on mental physiology. 2. ed.

§. 67.

Wie aber das Irresein bald oberflächlicheren, bald tieferen, bald qualitativ unter sich verschiedenen Traumzuständen ähnlich ist, so zeigt auch der psychische Prozess, mittelst dessen das Individuum, wenn die Gehirnkrankheit geheilt wird, zum gesunden Leben zurückkehrt, die mannigfaltigsten Modificationen. Bald gleicht die Genesung dem einfachen Erwachen: während das Individuum sich staunend zurechtzufinden sucht, versinken die der Krankheit angehörigen Vorstellungsmassen in kurzer Zeit und das alte Ich tritt

unversehrt und unbeeinträchtigt wieder an ihre Stelle. Anderemale lösen sich die schon geknüpften Verbindungen schwerer, und
indem das alte Ich nur langsam erstarkt, besteht die Genesung
noch einmal aus einem peinlichen Kampfe, in welchem der Erwachte
jetzt oft des Zuspruchs, der Belehrung, der Leitung durch fremden
Willen zur eigenen Kräftigung bedarf. Es ist nicht selten, dass
dann doch nicht jeder Faden des Wahngespinstes sich herausziehen
lässt, und auch der Genesene behält mitunter für lange Zeit oder
für immer als kleine Ueberreste gewisse Tics und Bizarrerien, gewisse Verschrobenheiten und Verstimmungen an sich, ja er erleidet zuweilen von hier aus eine durchgreifende Aenderung seines
Charakters.

Es ist unzulässig, diese Processe auf das moralische Gebiet zu verlegen, wohin sie so wenig als der Process im Anfang der Erkrankung
gehören; aber es ist richtig, dass einem schon früher haltlosen Reconvalescenten eine richtige sittliche Führung noth thut und dass nicht selten
hier erst für den Irrenarzt eine neue Wirksamkeit an dem Genesenen
beginnt, welche freilich meistens die Sache seiner ersten Jugenderziehung
hätte sein sollen.

Von grossem Interesse sind die Fälle, wo erst kurz vor dem
Tode die geistige Gesundheit oder doch eine entschiedene Besserung des Geisteszustandes eintritt. Es kommt dies am häufigsten
bei Maniacis vor, [*] etwas seltener bei Melancholischen, beinahe nie
in den secundären Zuständen der Verrücktheit und des Blödsinns;
wo schwerere, anatomische Läsionen des Gehirns vorhanden sind,
wo die kranken Vorstellungen das Ich vollständig durchdrungen
und zersetzt haben, scheinen die Grundbedingungen einer Rückkehr zum normalen Vorstellen zu fehlen. Wie lange Zeit hiezu
nöthig ist, ist freilich unmessbar.

Brierre de Boismont [**] erzählt den Fall eines Gärtners, der in
seinem 22sten Jahre nach einem heftigen Schreck, den ihm eine Bären-
maske auf einem Maskenballe einjagte, geisteskrank wurde, von dort an
zwei und fünfzig Jahre lang so gut als nichts sprach und mit
Brummen und Hin- und Herschwanken des Körpers jene Thierspecies
nachzuahmen schien. Einige Wochen vor seinem Tode, als sich Diarrhoe
und Oedeme einstellten, fing er an zu antworten, und sein Verstand
zeigte sich zwar sehr beschränkt, aber die Beziehungen seiner Vorstellungen zu einander waren richtig und geordnet.

In Fällen, wo die Gehirnaffection secundär durch Krankheiten anderer,
innerer Organe entstand und unterhalten wurde, und noch in bloss nervöser

---

* In dem Irrenhause der Quäker bei York unter 33 Todesfällen von Maniacis — 8mal, unter 45 Melancholischen — 8mal (Julius, Beiträge zur brit-
tischen Irrenheilkunde p. 255). Die drei von Parchappe (Traité de la folie.
Docum. necrosc. Par. 1841. p. 1—4) angeführten Beispiele betreffen gleichfalls
Fälle von Manie.

** Gazette des hopitaux. 1844. No. 54.

Irritation oder leichteren Hyperämieen besteht, ist eine solche psychische
Besserung vor dem Tode noch am ehesten zu erwarten und einer Erklärung am zugänglichsten; sie ist mannigfach analog dem Aufhören
mancher Schmerzen vor dem Tode. — Einzelne äusserst seltene Fälle
will man auch gesehen haben, wo selbst Blödsinnige (Paralytiker) einige
Zeit vor dem Tode wieder einen grossen Theil der verlorenen Erinnerungen
und richtige Urtheile zeigten. Hievon ist es freilich noch weit zum „Vernünftigwerden.“ Richtig bemerkt Hoffmann (Günsburg Zeitschr. VII.
p. 102), dass überhaupt dieses Vernünftigwerden der Kranken vor dem
Tode gewöhnlich nur die Wiederherstellung eines Gleichgewichts zwischen verminderten Kräften sei, wobei Vergangenheit und Zukunft und
die wichtigsten Beziehungen des Lebens doch im Dunkeln bleiben. —
Die psychische Besserung vor dem Tode muss nicht immer mit einer
gleichzeitig merklichen körperlichen Verschlimmerung zusammenfallen; es
kommen Fälle vor, wo man den Kranken für genesend hält und er dann
schnell durch plötzlichen Tod weggerafft wird. — Es ist seltener, dass das
Irresein kurz vor dem Tode eine viel schlimmere Gestalt annimmt; doch
sieht man bei Maniacis Todesfälle in einer bis ans Ende gesteigerten
Raserei.

§. 68.

Auch das acute, fieberhafte Delirium, von welchem das
Irresein in keiner Weise specifisch verschieden ist, besteht in lebhaften Träumen während des Wachens oder Halb-Wachens. Wiewohl das Fieberdelirium meist mehr ein Zustand von einfacher
Verworrenheit als von Gemüthsstörung ist, so beobachtet man doch
auch in diesen Träumen oft, wie die mannigfaltigen Hallucinationen
und falschen Vorstellungen nur Ausdrücke einer herrschenden, bald
mehr stationären, bald mehr wechselnden Grundstimmung sind und
so durch die Einheit der herrschenden Gefühle zusammengehalten
werden; auch hier wird dann der besondere Inhalt der einzelnen
Phantasiebilder und falschen Vorstellungen gewöhnlich durch zufällige Umstände (körperliche Bedürfnisse, die Tapete an der Wand,
auftauchende Erinnerungen etc.) bestimmt. So kann man oft in
den Delirien Fieberkranker dieselben psychischen Grundverschie-
denheiten nachweisen, nach denen auch die Geisteskrankheiten in
einzelne Hauptformen zerfallen — es gibt ein melancholisches und
ein maniacalisches, ein verrücktes (in einzelnen Wahnideen ohne
lebhafte Gemüthsbewegung sich bewegendes) und ein blödsinniges
Fieberdelirium. Es gibt auch zum leichten Deliriren in den Fiebern sehr entschiedene Dispositionen in der Constitution, in vorausgegangenen Schwächungen, vielleicht in erblichen Verhältnissen
u. dgl., wie zu den psychischen Krankheiten.

Wenn gleich sich gewöhnlich das acute Delirium vom Irresein durch seine kürzere Dauer, seinen rascheren, nicht lange vorbereiteten Ausbruch, durch seinen symptomatischen Charakter,

durch die Anwesenheit eines höheren Grades von Fieber äusserlich
unterscheidet, wenn gleich beim Delirium der kürzeren Dauer wegen
nie dieser psychologisch gegliederte, die Persönlichkeit um-
wandelnde Process zu Stande kommt, wie bei so vielen Geisteskrankheiten, so sind beide Arten von Störungen doch sowohl ihrem
Wesen nach — nervöse Reizung des Gehirns, wahrscheinlich besonders seiner Oberflächen, Hyperämie oder Gehirnentzündung an
diesen Stellen — und in Bezug auf ihre Ursachen — sympathische
Reizung von andern Organen aus, Gemüthsaffecte, anämische Zustände, Alcoholmissbrauch u. dgl. — dasselbe; es gibt sehr kurz
dauernde, transitorische Manieen, es gibt ein Irresein, das von
Fieber begleitet ist, und nicht selten hat die Gehirnaffection auch
bei Geisteskranken eine symptomatische Bedeutung. So kann man
mit Recht die psychische Störung bei den Irren ein (in der Regel
chronisches) Delirium nennen, und man hat keinen Grund, den
Ansichten von Georget und Burrows über die specifische Verschiedenheit des fieberhaften Irreredens und der Geisteskrankheiten
beizustimmen.

Vgl. Georget, Ueber die Verrücktheit, übers. von Heinroth. Leipz.
1821. p. 127 seqq. Burrows, Commentaries on insanity. Lond. 1828.
Jacobi, Beobachtungen über die mit Irresein verbundenen Krankheiten.
I. Elberfeld. 1830. p. 146. seqq. Moreau, Annal. méd. psychol. VII.
1855. p. 20 ff. und Bousquets Bericht über Moreau's Arbeit. ibid. p. 448.
Fée, Bull. de l'acad. imp. de méd. T. 20. 1855. p. 1213.

ZWEITES CAPITEL.

Allgemeine Diagnostik der psychischen Krankheiten.

§. 69.

Die Frage, ob ein Individuum geisteskrank sei, kann in zweierlei verschiedenem Sinne gestellt werden. Man kann fragen, ob
überhaupt bei ihm die psychischen Processe durch Krankheit gestört seien? — oder man kann meinen, ob, bei deutlich vorhandener und festgestellter krankhafter psychischer Störung, diese einer
jener Gehirnaffectionen angehöre, die man einmal üblicher-
weise „Geisteskrankheiten" nennt, ob nicht vielleicht die
Störung von einer anderen Erkrankung, von Meningitis, Typhus, Alcohol-Intoxication etc. herrühre? — Die letztere Frage ist
eine rein ärztliche, die erstere wird viel öfter zu ärztlich-forensi-
schen Zwecken gestellt.

Ob bei einem Menschen die Seelenthätigkeiten überhaupt krankhaft gestört seien, ist oft augenblicklich und von jedem Laien zu entscheiden; in vielen andern Fällen ist das Urtheil darüber ungemein schwierig und erfordert lange Beobachtung und die gründlichsten Specialkenntnisse. Mir selbst sind Gutachten von irrenärztlichen Specialisten vorgelegen, die nach halbjähriger Beobachtung eines Menschen in ihrer Anstalt nicht ins Reine kommen konnten, ob sie ihn für geisteskrank erklären sollten oder nicht, und es gibt ältere und neuere Fälle (Reiner Stockhausen), wo solche, auf eine ad hoc angestellte, lange Beobachtung gegründete und sich doch im Endresultat ganz widersprechende Gutachten psychiatrischer Notabilitäten — zum Theil sehr belehrend zu lesen — veröffentlicht worden sind. Man sieht also gleich, wie unzulässig für viele Fälle die Forderung an den Gerichtsarzt ist (wie sie bei den Geschwornengerichten öfters gestellt wird), dass dieser nach einer ein- oder zweimaligen kurzen Untersuchung des Angeklagten — zuweilen gestattet die kurze Zeit kaum eine rechte Kenntnissnahme von den Untersuchungsacten — sein Urtheil abzugeben habe.

Die Schwierigkeit dieser Frage beruht darauf, dass Verkehrtheiten in den Gefühlen und Bestrebungen, dass falsche Vorstellungen und Urtheile, dass selbst Täuschungen in den Sinnen — alles, wie wir gesehen haben, die wesentlichen Elemente der psychischen Krankheiten — auch aus anderen als aus krankhaften Zuständen sich ergeben und neben einer im Ganzen ungestörten psychischen Gesundheit bestehen können, dass ferner, während solche psychische Anomalieen gar nicht bestehen, ihre äusseren Zeichen absichtlich vorgespielt, oder während sie bestehen, ihre äussern Zeichen verborgen werden, endlich darin, dass es viele unausgebildete, daher mit nur unvollständig ausgeprägten Merkmalen versehene Fälle gibt. — Welches sind also die Hauptcriterien, dass ein Individuum für geisteskrank zu erklären ist? —

§. 70.

1) Der Hauptpunkt ist immer der, dass in der ungeheuern Mehrzahl der Fälle sich mit der psychischen Erkrankung eine Veränderung, eine von dem früheren Wesen des Kranken beträchtlich verschiedene, demselben fremde Beschaffenheit seines Seelenlebens, seiner Stimmungen, Gefühle, Neigungen, Gewohnheiten, Willensrichtungen und Urtheile einstellt. Er ist nicht mehr derselbe; sein früheres Ich wird ja verändert, er wird sich selbst entfremdet (alienirt) (s. §. 5). — Die Constatirung der mit dem Kranken vor sich gegangenen Veränderung erfordert, dass sein früheres Wesen, sein Charakter etc. dem Arzte — wenn auch

nur aus Mittheilungen Anderer — wohl bekannt sei. Die Gegensätze sind dann oft äusserst frappant — der Mässige ergibt sich
dem Trunk, der Leichtsinnige grübelt über der Bibel, der Schüch-
terne wird laut und herausfordernd, der Sittsame obscön etc.
— Diese Umänderung in der Denk-, Empfindungs- und Handlungs-
weise tritt um so deutlicher hervor, je rascher sie erfolgt; sie ist
dagegen viel schwieriger zu constatiren, wenn sie sehr allmählig
im Lauf der Jahre sich ausbildet und die Fälle letzterer Art sind,
wenn sich das Irresein dabei auf einem leichten Grade hält, meistens ungemein schwierig von unangenehmen Charakter-Eigenschaften, Immoralität, Grillenhaftigkeit, falschen Lebensansichten etc.
zu unterscheiden. — In einer gewissen Anzahl von Fällen, jedenfalls der grossen Minderzahl, lässt sich aber überhaupt keine erhebliche Umänderung, sondern eher eine höhere Entwicklung
und Steigerung der vorstechenden Charakterzüge und Eigenschaften des Individuums im Irresein erkennen, und kam hier vollends die geistige Störung langsam und allmählig, so fehlt es
sehr an sicheren Anhaltspunkten; so in manchen Fällen allmählig
krankhaft gewordener Processsucht, bei nach und nach immer
stärker werdender Leidenschaftlichkeit oder Gemüthskälte u. dgl.
— Auch da wird die Umänderung vermisst, wo es sich von angeborenen oder von frühester Jugend an bestehenden Zuständen
handelt, wie bei von jeher excentrischen, sonderbaren oder bei von
jeher geistesschwachen Individuen, und in der That ist es auch hier,
bei den mässigen Graden, oft äusserst schwierig, sich über die
Krankhaftigkeit solcher Zustände (dies kann doch allein gemeint
sein, wenn man einen sehr leichten Grad von Schwach- oder Blödsinn von Dummheit unterscheiden soll) auszusprechen, während sie,
erworben, also mit Aenderung der früher normalen Individualität
einhergehend, meist viel leichter zu beurtheilen sind. — Aus all
diesem ergibt sich, dass die Vergleichung mit dem früheren
Wesen des Individuums immer eine der Hauptaufgaben bei Beurtheilung dieser Fragen sein muss.

Man muss sich also mit den Antecedentien, mit der Geschichte des
Individuums vertraut machen. Leider wird man von den Angehörigen
und Umgebungen des Kranken hierin nicht immer unterstützt, öfters
durch Verschweigung der wesentlichsten Momente im Dunkeln gelassen;
auf extraofficiellem Wege erfährt man oft mehr. — Auch für das ganz
kurz dauernde transitorische Irresein, wie es hier und da bei Epileptischen, bei Trinkern, aber auch hier und da ohne besondere Ursache
bei Disponirten entsteht, ist die totale Umänderung der Persönlichkeit
während des Anfalls ein Hauptpunkt; aber freilich kann äusserlich
das Leben eines Individuums sich so verhalten, dass der grösste Gegensatz gegen das Thun im „Anfall" hervortritt, während ein Eingehen ins
Innere der Persönlichkeit die Stelle des Gemüths zeigt, die schon im

gewöhnlichen Leben die stärkste, wenn auch vielleicht mehr oder weniger äusserlich verborgene Anlage enthielt, in der dieses Thun wurzelte. Man wird desshalb mit dem transitorischen Wahnsinn, der manchen Gerichtsärzten sehr geläufig ist (vgl. Devergie, où finit la raison? où commence la folie? Mémoires de l'acad. de médecine. T. 23. 1859. p. 1 ff.), sehr vorsichtig sein müssen und am meisten noch da ihn annehmen können, wo der Anfall einen traumartigen Charakter darbot, wo dann auch gewöhnlich die Umänderung der Persönlichkeit am stärksten hervortritt. Man muss hier ausserdem die An- oder Abwesenheit etwelcher Vorboten des Anfalls wohl beachten; gänzliches Fehlen solcher ist schon verdächtig.

§. 71.

2) Sind die erfolgten Umänderungen im Wesen des Kranken oder sind die verdächtigen Steigerungen gewisser Seiten seiner Individualität unter Umständen eingetreten, welche erfahrungsgemäss entschiedene Ursachen des Irreseins sein können, oder steht das Individuum überhaupt unter der Belastung wichtiger ätiologischer Momente, so berechtigt dies noch weit mehr zu der Auffassung des Zustandes als eines geisteskranken. Heredität, nervöse Constitution, Kopfverletzungen, Trunksucht, Hysterie, Epilepsie mögen hier als Beispiele der wichtigsten prädisponirenden, Kummer, Schrecken, acute Krankheiten, Puerperium als häufige erregende Ursachen genannt sein; das Nähere findet sich im zweiten Buche. — Aber auch hier findet die Constatirung der Thatsachen und die Beurtheilung oft nicht geringe Schwierigkeiten. Letzteres besonders da, wo Umstände vorliegen, die allerdings als Krankheitsursachen von grosser Wichtigkeit sind, die sogar selbst schon Aeusserungen eines gestörten Seelenlebens sein konnten, die aber oft genug auch als Aeusserung unsittlicher Neigungen vorkommen und einen — ohne alles Krankhafte — entsittlichenden und herunterbringenden Einfluss auf Charakter, Gemüthsleben und Intelligenz haben. So ein liederliches Leben und besonders der Missbrauch der Spirituosen. Ob die Verkehrtheit, die Gemüthsstumpfheit, die habituelle Verstimmung der Schnapstrinker in ihren mässigen Graden als psychisch krankhafter Zustand betrachtet werden soll — für die hohen Grade ist dies wohl immer zulässig, — ist zuweilen eine kaum mehr ganz objectiv zu lösende Frage. — Ebenso kann zuweilen das Urtheil da schwierig werden, wo sehr kräftige psychische Ursachen, wo die Anlässe zu heftigen Affecten vorausgegangen sind und die gesetzte psychische Aufregung oder Depression mit allen ihren Folgen als natürliches Resultat jener Anlässe als noch gesunde Reactionsweise gegen dieselben erscheinen kann, z. B. eine sehr intensive Gemüthsdepression nach einem Vermögensverlust, einem

Todesfalle u. dgl., eine weit gehende Aufregung nach einer erlitte-
nen Kränkung etc. Der wesentliche Unterschied zwischen dem
Melancholischen aus psychischen Ursachen und dem durch dieselben Ursachen in gesunder Weise afficirten Traurigen, dass nemlich
letzterer bei weggenommenen Ursachen oder bei Eintritt entgegengesetzter Verhältnisse auch wieder gesund reagiren, also aus seiner
Gemüthsdepression sogleich heraustreten wird, während der Melancholische sich seiner krankhaften Trauer nicht entziehen kann und
sein Zustand nicht — wenigstens nicht unmittelbar — durch Entfernung äusserer trauriger Anlässe aufhört, dieser Unterschied
ist als practisch-diagnostisches Criterium kaum je recht zu ver-
wenden. — Viel leichter gestaltet sich in der Regel die Beurtheilung, wenn sich gar keine solche äussere, veranlassende Ursachen
zu dem verdächtigen Zustande, zu der erfolgten Umänderung des
Wesens des Kranken auffinden lassen — dieselbe also keinenfalls
als normale Reactionsweise gegen äussere Ereignisse zu betrachten
ist (p. 61), und daneben doch vorbereitende oder disponirende
Momente, namentlich Heredität, sich finden. Hier tritt gerade
eines der wesentlichsten Criterien des Irreseins, die anomale
Reactionsweise aus inneren Gründen, aus einer abnormen psychischen Beschaffenheit des Individuums selbst, am deutlichsten hervor. — Hat ein Individuum schon früher einmal einen
constatirten, unzweifelhaften Anfall von Irresein erlitten, so ist
dieses von grösstem Werth, denn wir wissen, dass hiermit eine Disposition zu späterer nochmaliger Erkrankung begründet ist.

Ist es möglich, mit Rücksichtnahme auf die im zweiten Buch
auseinandergesetzten ätiologischen und pathogenetischen Momente
die Entwicklung der psychischen Krankheit rein objectiv und
ohne Willkühr nachzuweisen, so ist ein sehr wesentlicher Theil
der Aufgabe gelöst.

§. 72.

3) Die Semiotik der psychischen Krankheiten * besteht nur
zum geringsten Theile in bestimmten, einzeln und an sich unver-
kennbaren Krankheitsäusserungen, und gar nicht in direct palpabeln
und physicalischen Zeichen, sie beruht wesentlich auf der Inter-
pretation der psychischen Acte von Seiten eines mit den gestörten Seelenfunctionen und ihren Aeusserungsweisen vertrauten
Beobachters. Zwei Individuen können ganz das Gleiche sagen
oder thun, z. B. ihren Glauben an die Einwirkung von Hexen

---

* Der Leser möge die allgemeine Symptomatologie (in den vorigen Capiteln)
und die specielle (im III. Buch) zu Hülfe nehmen.

äussern oder die Besorgniss aussprechen, ewig verdammt zu sein;
der Beobachter, der weiss, wie es gemeint ist, wird den Einen
für gesund, den Andern für geisteskrank erklären. Diese Inter-
pretation wird möglich durch Berücksichtigung aller begleitenden
Umstände und durch eine aus eigener Erfahrung geschöpfte Kenntniss der einzelnen Formen des Irreseins und der ihnen zukommenden Phänomene; die Vorstellung, ewig verdammt zu sein, ist
z. B. eine so häufig bei Melancholikern vorkommende, dass sie
sogleich den·Verdacht der Melancholie erwecken muss und nun
alsbald untersucht werden kann, ob ihre Begründung wirklich diejenige ist, die der Melancholie und ihren Wahnvorstellungen zukommt.

Entspricht das Gesamtbild des Zustandes und entsprechen
sämtliche wesentliche Einzelnheiten dem Bilde einer der Hauptformen des Irreseins (auf welche als wirklich in der Natur begründet am Ende doch alle Eintheilungen wieder zurückkommen
müssen), der Tobsucht, der Schwermuth, der Verrücktheit, dem
Blödsinn, so ist mit der festen Diagnose einer dieser einzelnen
Formen natürlich auch die Diagnose des Irreseins überhaupt gegeben. Aber durchaus nicht darf umgekehrt — wie hier und da
schon geschehen — aus der nicht vollständigen Congruenz des
Falles mit diesen bekanntesten, beschriebenen Hauptformen auf
die Abwesenheit einer Seelenstörung geschlossen werden. Bei Aufstellung dieser Formen hebt man in wohlbegründeter Weise die am
meisten charakteristischen Zustände heraus und fasst sie in Bilder
zusammen; es gibt aber mancherlei Mittelzustände, Mischformen,
unvollständig ausgeprägte Zustände, auf welche diese Bilder nicht
gerade ganz genau passen. Meistens wird es nicht schwer sein, wenigstens den allgemeinen Charakter der Exaltation, der Depression
oder der Schwäche aufzufinden; doch liegt in einzelnen Fällen,
z. B. von krankhafter Gemüthsstumpfheit, von Processsucht u. dgl.
selbst dieser allgemeine Charakter keineswegs offen auf der Hand.

Ausgebildete Wahnvorstellungen sind im Geringsten
nicht nothwendig, um ein Individuum für psychisch krank, selbst
im engeren Sinne für geisteskrank (im Gegensatz zur blossen
Gemüthskrankheit) erklären zu können. In vielen Fällen besteht
kein eigentliches Delirium, oder wird wenigstens keines geäussert,
aber die Gemüthslage, die Stimmungen, die Willensrichtungen sind
in einer Weise krankhaft verändert, sind dem Individuum durch
den krankhaften Gehirnzustand in einer Weise aufgedrungen, dass
doch die gesunde Urtheilskraft getrübt, die Intelligenz formal beeinträchtigt, der Geist in Banden gehalten wird. Ein solches Individuum kann „verständig," d. h. ohne grobe Fehler und Unrich-

tigkeiten über gewöhnliche objective Verhältnisse, reden, es kann
Recht und Unrecht unterscheiden, seine Thaten mit richtiger Wahl
der Mittel, mit äusserer Besonnenheit vollführen, durch sein Verhalten zeigen, dass es eine verbrecherische That als solche erkennt,
sich der Strafe zu entziehen suchen etc.; es kann sich, wenigstens
eine Zeit lang, äusserlich ohne alles auffallende Benehmen halten,
und doch kann seine Stimmung so tief alterirt, seine ganze Gemüthsbeschaffenheit so gestört sein, dass ein wesentlich anderes
Verhältniss der Persönlichkeit zu sich selbst (seinem früheren Ich)
und zur Welt sich gebildet hat und dass jeden Augenblick sich
die Gemüthsreizung in leidenschaftlichem, oder wie immer verkehr-
tem Thun und Treiben Luft machen kann. So namentlich in den
Anfangsstadien der psychischen Erkrankung, so in vielen mässigen
Fällen von Schwermuth, so in den leichtesten Graden der Tobsucht (folie raisonnante, s. später), so sehr häufig im ersten Beginn des paralytischen Blödsinns.

In Criminalfällen kann die begangene That selbst zwar oft
einen wesentlichen Beitrag zur Beantwortung der Frage geben, ob
ein Individuum geisteskrank sei, indem gerade in ihr oft eine
Hauptäusserung des Irreseins liegt; es lassen sich auch Fälle
denken, wo aus der Beschaffenheit der That allein der Haupt-
grund, ja der einzige Grund für die Erklärung, dass Irresein bestehe, hervorgehen kann (namentlich möchte ich einzelne Fälle
von Ermordung der eigenen Kinder hierher rechnen). In der un-
gehuern Mehrzahl der Fälle aber ist dies ganz unzulässig und
unmöglich; es muss vielmehr, um irgendwie die Ueberzeugung des
Irreseins und der Entstehung der That aus psychisch kranken
Motiven zu begründen, gerade das Bestreben dahin gehen, schon
vor und ausserhalb der That und ganz abgesehen von derselben die Merkmale des Irreseins nach Entstehung, Symptomen
und Verlauf festzustellen. Das entgegengesetzte Verfahren, die
That selbst zum wesentlichen Criterium eines anomalen Zustandes
zu machen, hat zu der Lehre von den Monomanieen (Mordmonomanie, Stehlmonomanie etc.) geführt, die für die Wissenschaft wie
für deren practische Anwendung gleich gefährlich war und nur dazu diente, das ärztliche Urtheil — mit Recht — bei den Richtern
in Verruf zu bringen.

Sollte es aber endlich nicht selbst Fälle geben, wo auf eine
verbrecherische That ein psychisch-krankhafter Zustand Einfluss
hat, der sich durch gar keine Merkmale äusserlich kund thut
und doch besteht? — Ich halte dies für möglich; wer wollte sich
getrauen, den psychischen Mechanismus so auseinanderzulegen, wie
man ein Buch aufschlägt? wer wollte die Möglichkeit läugnen, dass

organische Einflüsse krankhafter Art, die äusserlich nicht bemerkbar werden, im Moment eines Entschlusses störend, verwirrend, nach der schlimmen Seite Ausschlag gebend einwirken können? — In diesem Sinne musste ich selbst mich in foro in dem Falle eines Mörders aussprechen, der an — sicher festgestellter — vertigo epileptica litt. Ich musste sagen: weder vor, noch bei, noch nach der That finden wir bestimmte Merkmale geistiger Störung, aber es ist dennoch sehr möglich, dass diese Krankheit in den psychischen Hergang des Entschlusses Einflüsse einwirken liess, die die Besonnenheit trübten und die Freiheit verminderten, ohne dass sich dies durch äussere Zeichen kund that. *

§. 73.

4) Symptome körperlicher Erkrankung, vom Puls, von der Verdauung, von den Secretionen etc. können natürlich nun und nimmermehr zur Feststellung einer Geisteskrankheit gebraucht werden; für diese sind ganz allein die psychischen Symptome wesentlich und entscheidend. — Demungeachtet können jene anderweitigen Krankheits-Phänomene ihren sehr grossen Werth haben. Sie können einestheils Aufschluss geben über die Frage, ob das Individuum überhaupt krank sei? — Kann dies aus jenen Phänomenen mit Sicherheit behauptet werden, so hat es immerhin, wenn einestheils eine auffallende psychische Veränderung oder ein sehr verdächtiges psychisches Verhalten und andererseits überhaupt ein Kranksein des Organismus vorliegt, die höchste Wahrscheinlichkeit für sich, dass beide Reihen von Erscheinungen im Zusammenhang stehen, d. h. dass die psychische Veränderung selbst eine krankhafte sei. — Da aber das Irresein wesentlich auf einer Gehirnaffection beruht, so sind von allen, nicht im engsten Sinne selbst psychischen Symptomen, keine von höherer Bedeutung, als etwaige anderweite Phänomene gestörter (gereizter, deprimirter etc.) Gehirnthätigkeit. Desshalb haben die Anomalieen der centralen Sinnesthätigkeit, die Hallucinationen einen so ausserordentlich hohen Werth für die Diagnose des Irreseins, desshalb sind heftige Kopfschmerzen, Schlaflosigkeit, Schwindel, Anästhesieen, Pupillenveränderungen, alle concomitirenden Krämpfe und Lähmungen von so ausserordentlichem Werth. Lassen sich solche auf ein Leiden des Gehirns zurückführen und ist damit der Beweis gegeben, dass überhaupt eine Gehirnaffection vorliege, so ist natürlich wohl selten mehr daran zu zweifeln, dass nun auch die verdächtigen psychi-

---

* Die Geschworenen sprachen: Schuldig; das Urtheil lautete auf Tod. Das Individuum wurde begnadigt. Alles dieses fand ich sachgemäss.

schen Symptome von dieser Gehirnaffection herrühren, wenigstens
wird sich das Gegentheil wohl fast nie beweisen lassen. — Das
Nichtvorhandensein solcher anderweiter Symptome und das Fehlen
aller sonstigen körperlichen Störungen (Puls, Verdauung etc.) kann
dagegen nie gegen die Existenz einer psychischen Krankheit (d. h.
gegen eine Gehirnaffection mit gerade gegenwärtig ausschliesslich
psychischen Symptomen) sprechen; wir sehen sehr häufig unzweifelhaft Geisteskranke, namentlich chronische Fälle, ohne alle Störung
ihres körperlichen Befindens.

§. 74.

5) Aus Mienen, Geberden, Reden und Handlungen eines Individuums entnehmen wir die wesentlichen Symptome, die des psychischen Verhaltens. Aber es gibt Fälle, wo diese äusseren Zeichen
irre leiten, indem das Irresein simulirt, oder — weniger häufig —
dissimulirt wird. — Beim Verdacht der Simulation hat man besonders auf folgende Umstände zu achten. Dem Simulanten, falls er
nicht gerade psychiatrische Kenntnisse haben sollte, gelingt es sehr
selten, die Symptome irgend einer Form von Geisteskrankheit treu
und consequent nachzuahmen, meist mischt er die Erscheinungen
mehrer Formen unter einander, so dass ein wenig naturwahres
Krankheitsbild geliefert wird. Der Simulant übertreibt ferner gewöhnlich die Phänomene der gestörten Intelligenz, er glaubt, dass in Allem
das Unterste zu oberst gekehrt werden müsse, gibt statt Wahnvorstellungen Absurditäten und benimmt sich, als ob im Irresein der
grösste Theil der Urtheilskraft und des Gedächtnisses gestört sein
müsste, oft als ob er nicht mehr zählen, nicht mehr lesen und schreiben
etc. könnte, seinen Namen nicht mehr wüsste* etc. Der Simulant
ist vorsichtig und zeigt sehr häufig grosse Unsicherheit in der Art,
wie er am besten den Irren zu spielen habe; er spricht und verschweigt, was ihm nützen oder schaden könnte. Der Simulant zeigt
keine oder wenig allgemeine (körperliche) Krankheitssymptome,
er hat weit mehr das Bedürfniss der Ruhe und des Schlafes, als
viele Kranke und ist keines anhaltenden Muskelaufwandes (z. B.
wochenlangen Forttobens ohne Unterbrechung) fähig. Desshalb
sind die ruhigen Formen des Irreseins viel leichter zu simuliren,
als die sehr agitirten; am leichtesten ist die Täuschung bei Nachahmung des Blödsinns, schwierig für das Urtheil können auch die
Fälle werden, wo eine Art vages Delirium mit Schwächecharakter
simulirt wird. Dass vielfache, unbemerkte Beobachtungen, wohl
auch Ueberraschungen des Kranken zuweilen zum Ziele führen,

---

* Vgl. Snell, Zeitschr. für Psychiatrie. XIII. 1856.

braucht hier nicht weiter erörtert zu werden; es ist nicht Sache dieser Schrift, specielle technische Anleitungen hierzu zu geben. — Sehr wichtig aber ist es, dass selbst der Nachweis vorhandener Simulation keineswegs ein sicherer Beweis psychischer Gesundheit ist, dass auch Geisteskranke zuweilen noch simuliren, ja dass es eine Art entschieden krankhafter Lust am Simuliren gibt, welche den analogen hysterischen Stimmungen verglichen werden kann, aber im geringsten nicht identisch mit denselben ist. Man kann also in die Lage kommen, den Beweis zu führen, dass das Individuum psychisch-krankhafte Symptome simulire und dass es doch — nur in anderer Weise als wie es simulirt — psychisch krank sei, wofür denn natürlich sonstige Merkmale vorliegen müssen.

Besteht Verdacht, dass vorhandenes Irresein dissimulirt, von dem Kranken, der sich der Störung bewusst ist, verborgen gehalten werde — was besonders in den Anfangsstadien, oder auch zuweilen bei fixen melancholischen Wahnideen, während die allgemeine Gemüthsverstimmung sich wieder beruhigt hat (H. Hoffmann), vorkommen kann — so ist eine fortgesetzte und sorgfältige Beobachtung des Kranken, wenn er sich ganz unbemerkt glaubt, das wichtigste Mittel der Erforschung der Wahrheit; es ist besonders zu beobachten, wie er die Nächte zubringt, es ist ihm Veranlassung zu geben, sich über die verschiedensten Themate zu äussern, wo er sich zuweilen doch unversehens noch verräth; es sind seine Scripturen, in denen so oft das Irresein viel auffallender als im Gesprochenen hervortritt, besonders zu beachten.

Das ist keine Dissimulation, dass die meisten Geisteskranken in Abrede stellen, krank zu sein, namentlich gegen den Verdacht, geisteskrank zu sein, energisch protestiren. Ein sehr gewandter Simulant könnte auch diesen Zug nachahmen; gewöhnlich wird ihm dies zu riskirt erscheinen und er wird das entgegengesetzte Verhalten zeigen, er wird sich gerne für krank, besonders aber für geisteskrank erklären lassen.

§. 75.

6) Wenn indessen auch Simulation ausgeschlossen und alles Bisherige wohl beachtet ist, so kann in manchen Fällen die Frage, ob ein Individuum psychisch krank sei, doch nicht mit objectiver Bestimmtheit gelöst werden. Das Dilemma: Entweder geisteskrank oder nicht! ist keineswegs richtig. Es gibt keine feste Grenze zwischen Gesundheit und Krankheit überhaupt, es gibt wie in der übrigen Pathologie, so auch in der psychischen, ein Mittelgebiet von Störungen, welche noch nicht zu ausgebildeter Krankheit gediehen sind und wo das Individuum noch sehr viele Attribute der Gesundheit zeigt. Geht es doch bei den einfachsten

körperlichen Leiden nicht anders! Wo ist die Grenze, wo man
ein Individuum blind nennen darf? nur da, wo es absolut nicht
den leisesten Lichtschein mehr hat? — Oder wer ist taub? —
Wer ist wassersüchtig? Schon der, der die leichteste Spur eines
Oedems hat? und wenn nicht, wo fängt die Grenze der Wasser-
sucht an? Ueber die Extreme ist Jedermann einig, bei den leichten Graden kann man streiten, ob diese Bezeichnungen schon auf
den Fall anzuwenden seien. — Auf dieses Gebiet fallen aber in
der psychischen Medicin gerade so viele forensische Fälle, z. B. von
Handlungen im Affect bei haltlosen Gemüthern und schwachen
Köpfen, von habitueller mässiger Exaltation oder Verkehrtheit mit
temporärem Aussersichsein, von Trinkern, von Hysterischen etc.,
Fälle, von denen man gewöhnlich sagen muss, die Individuen sind
psychisch keineswegs ganz normal, aber es lassen sich die Merkmale
einer bestimmten psychischen Erkrankung doch nicht nachweisen,
und es ist mehr wahrscheinlich als gewiss, dass ihre Handlungen
durch krankhafte Einflüsse aus dem Organismus bestimmt wurden
oder doch zum grossen Theil unter dem Einflusse solcher standen.
Es gibt in der Aeusserungsweise selbst keine scharfe Grenzlinie
zwischen Excentricität, Leidenschaftlichkeit, Verkehrtheit der Neigungen, Gemüthsstumpfheit und zwischen psychischer Erkrankung,
keine in allen Fällen zutreffenden Merkmale dafür, ob jene Zustände blos organisch (krankhaft) begründet oder theilweise
organisch mitveranlasst oder ohne alle Einflüsse des Organismus
als primitive Charakterqualitäten oder als erworbene Resultate der
inneren Geschichte der psychischen Individualität bestehen. Daneben bestehende Phänomene von Gehirnaffection, Hallucinationen,
Paralysen und dgl. und alle körperlichen Krankheitserscheinungen
können besonders hier vom grössten Werthe werden.

Man darf sich durchaus nicht verhehlen, dass in ziemlich vielen
Fällen es weniger einzelne, ganz klar und objectiv beweisbare Merkmale der
psychischen Krankheit oder Gesundheit gibt, dass vielmehr der allgemeine
und Gesamteindruck des Menschen und seiner That das Urtheil bestimmt.
Auf einen solchen Gesamteindruck darf aber nur ein vollständig Sach-
verständiger, ein gebildeter Irrenarzt, gehen; von einem solchen kann
hier und da schon eine subjektive Ansicht von dem Fall, die er im
Augenblicke gar nicht ausführlich in allen ihren einzelnen Momenten beweisen kann, höchst werthvoll, von einem andern ganz werthlos sein.
Nur glaube man nicht, dass dies bei jedem Irrenarzte der Fall sein
müsse!

§. 76.

Dass die Entscheidung über die Frage, ob ein Individuum
geisteskrank sei, nur durch die sorgfältigste persönliche Exploration entschieden werden kann, versteht sich wohl heutzutage

von selbst; doch ist es noch gar nicht lange, kommt wohl vielleicht noch vor, dass man den Aerzten zumuthet, ihr Gutachten nach den Acten zu geben!* — Hat man sich mit den Hauptdaten des Falles bekannt gemacht, so schreite man alsbald zur persönlichen Untersuchung. Nicht selten zeigt schon das, was den Kranken zunächst umgibt, dem Kundigen aufs unzweideutigste, wie es steht; das Zimmer ist in der wohl bekannten Weise phantastisch aufgeputzt, die Kleidung bizarr, unordentlich, zerrissen, es finden sich Spuren von Vernachlässigung, von schmutzigen Gewohnheiten, von Grillen, die dem Individuum früher fremd waren. Zunächst dann ist — ohne dem Kranken auffallende Aufmerksamkeit zu zeigen, seine Physiognomie, seine Haltung, sein Benehmen, besonders insofern sie Ausdruck gewisser Stimmungen sind, zu beachten; das Gesicht zeigt sich beim wirklich Irren sehr häufig auch auffallend gealtert, mehr unregelmässig verzerrt, als gewisse Leidenschaften und Gefühle rein ausdrückend; die Stimme kann, besonders bei Melancholischen, oft als ein treuer Ausdruck der herrschenden Gemüthslage benützt werden. — Das Gespräch mit dem Kranken muss möglichst natürlich und unbefangen geführt werden, man zeigt ihm Theilnahme, sucht seine Aufmerksamkeit zu erregen und sein Vertrauen zu gewinnen; man fängt meistens am besten mit Fragen über das körperliche Befinden, über etwaige Bedürfnisse oder Wünsche etc. an; kommt sodann auf das frühere Leben des Individuums, dessen Geschichte man sich in ungezwungener Weise von ihm mittheilen lässt; man sucht hiebei seine Schicksale, seine Lebensansichten, Interessen, Hoffnungen und Plane zu durchschauen, um hieraus, combinirt mit dem von Anderen Mitgetheilten, ein Gesamtbild seiner früheren Individualität zu bekommen. Man untersucht seine jetzige Gemüthsstimmung, seine Intelligenz, seine Willensseite (besonders nach den Gesichtspunkten, welche das dritte Buch dieser Schrift und die vorigen Capitel an die Hand geben). In wie weit diese im gegenwärtigen Zustande des Individuums sich geändert haben, wie diese Aenderung gekommen, ob sie als eine wirklich krankhafte zu betrachten, ob eine etwaige verbrecherische That aus dieser krankhaften Stimmung oder Geistesbeschaffenheit sich herleiten lasse, werde nun Gegenstand der Beurtheilung; eine genaue Untersuchung des gesamten körperlichen Befindens und eine Exploration der einzelnen Organe, der Lunge, des Herzens, der so sehr wichtigen Arterien, der Ver-

---

* In der medicinischen Facultät einer kleinen norddeutschen Universität konnte man sich a. 1850 nicht genug wundern, als ich zum Behufe eines Superarbitriums auf persönliche Untersuchung des Angeklagten antrug. So etwas war noch gar nie vorgekommen.

dauungsorgane, der Secrete kann den Schluss der Untersuchung machen. Besonders achte man auf etwaige Zeichen der Paralyse, stockende Sprache, Ungleichheit der Pupillen etc.; gerade das Anfangsstadium des paralytischen Blödsinns erscheint nicht selten unter dem Bilde der folie raisonnante, eines verkehrten Treibens mit relativ wenig beeinträchtigter Verstandesthätigkeit, das zu gesetzwidrigen Handlungen, namentlich Entwendungen, führt. — Die Beobachtungen werden so oft wiederholt, bis die Frage entschieden werden kann oder es dem Untersuchenden klar geworden ist, dass dies für jetzt nicht möglich ist und dass eine weitere Exploration nichts wesentlich Neues mehr ergeben werde. —

§. 77.

Die andere Frage, ob ein psychisch gestörtes Individuum an einer im engeren Sinne sogenannten Geisteskrankheit (§. 6) oder an einer anderweitigen Gehirnstörung oder Gehirnkrankheit leide, lässt sich allerdings in ihren feineren Beziehungen zuweilen nicht lösen, weil eben verschiedene Arten von Gehirnleiden als „Geisteskrankheiten“ erscheinen können (§. 6). Aber gröbere Missgriffe können und müssen vermieden und es muss überhaupt versucht werden, eine doch einigermassen specialisirte Diagnose des Gehirnleidens aufzustellen. — Die häufigsten Verwechslungen kommen vor mit Berauschung, mit Typhus und mit acuter Meningitis.

Die Berauschung wird in der Regel sehr leicht erkannt aus dem Geruche des Athems nach Spirituosen, aus der lallenden Sprache, die bei Geisteskranken nie schon am ersten Tage kommt, und aus der baldigen Neigung zum Schlaf und Sopor. Doch bemerke man, dass zuweilen eine Berauschung den acuten Anfang des (wohl immer schon längst anderweitig vorbereiteten) Irreseins bildet und ferner, dass es einzelne, besonders disponirte Individuen gibt, die schon nach sehr sparsamem Genusse von Spirituosen in eine Aufregung gerathen, die mehr den Charakter der Manie als der Trunkenheit hat. —

Der Typhus in seiner ersten Periode erscheint zuweilen unter dem Bilde eines maniacalischen Anfalles mit grosser Aufregung, Fortwollen durch das Fenster etc., mit mehr oder weniger Zeichen von Kopfcongestion, oder selbst unter den Erscheinungen der Melancholie mit Stumpfsinn oder als ein mehr vages Delirium, bei dem der Kranke noch eine Zeit lang herumgehen kann. Bei allen ganz unvorbereitet eintretenden psychischen Erkrankungen jüngerer Individuen behalte man den Verdacht auf Typhus im Auge, besonders vollends zu Zeiten einer Epidemie. Man beachte vor Allem das Fieber (besonders die hohe Körperwärme, die das Thermometer angibt) mit der abendlichen Exacerbation und dem vollen, weichen, oft dicroten Pulse, die Milzschwellung, die Roseola, den Meteorismus, die hellgefärbten, flockigen Stühle. *

Erst vor Kurzem wurde mir ein junger Mann als geisteskrank ins Hospital geschickt, der sich einige Tage etwas verwirrt gezeigt und in der letzten Nacht sein Zimmer durch das Fenster verlassen hatte und nach seinem entfernten Comptoir gegangen war; der höchst unsichere Gang, die völlige Verworrenheit, die stotternde Sprache, eine beträchtliche Ungleichheit der Pupillen liess, bei fehlender sonstiger Anamnese, an rasch sich entwickelnde Geisteskrankheit mit Paralyse denken; die sehr heisse, trockene Haut und der frequente, volle, weiche Puls erweckten mir indessen sogleich den Verdacht auf Typhus; sobald der Kranke im Bette lag, konnte diese Diagnose sicher gestellt werden; der Verlauf war schwer, der Fall endete mit Genesung. — Es ist bekannt, dass vor Jahren selbst ein deutscher „Psychiater,“ der an Typhus erkrankt war, von einem Collegen als geisteskrank einer Anstalt zugewiesen wurde.

Die acute Meningitis mit überwiegender Entzündung an der Convexität äussert sich mit heftigem Kopfschmerz, Erbrechen, einem gewöhnlich aufgeregten Delirium, convulsivischen Erscheinungen, Veränderung in den Pupillen; sie ist immer mit lebhaftem Fieber verbunden, der Kranke ganz bettlägerig. Diese Krankheit ist im Ganzen selten, ihr Verlauf stürmisch, in der Mehrzahl der Fälle sinken die Kräfte rasch bei retardirtem Puls, bestehendem Sopor und Zerfall aller Gehirnthätigkeiten. — Die basilare Meningitis und die tuberculösen Processe an den Meningen zeigen im Wesentlichen dieselben Symptome, aber einen etwas langsameren, schwankenderen Verlauf; in der Regel kann Tuberculose der Lunge nachgewiesen werden; wo dies nicht der Fall ist, ist bei Erwachsenen die Diagnose von der vorigen Form nicht sicher. — Beide Formen können dem Gesagten nach gewiss nur sehr selten mit Geisteskrankheiten verwechselt werden; doch gibt es Fälle von etwas protrahirter mässiger tuberculöser Basilar-Meningitis, welche sich wieder sehr bessern können und welche die Erscheinungen der Tobsucht (aber mit Convulsionen, Contractur der Nackenmuskeln etc.) setzen, ** und es kommen wirklich hier und da derlei frische, rasch tödtliche Fälle noch als Tobsüchtige in eine Anstalt. *** Von dem Krankheitsbilde, das die ältere Medicin von der Meningitis aufstellte, ist für diese diagnostische Frage ganz abzusehen; von der sogenannten chronischen Meningitis lassen sich vollends keine ausreichende diagnostische Unterschiede angeben.

---

* S. des Verf. Schrift über Infectionskrankheiten. Erlangen 1857. p. 181.
** Vgl. Wiener Bericht (Wien 1858) p. 56.
*** Ibid. p. 210.

Wenn aber jene gröberen Verwechslungen eliminirt sind, wenn es feststeht, dass der Kranke „geisteskrank" ist, dann fängt erst wieder eine neue Reihe diagnostischer Fragen an, nämlich welche Gehirnzustände gerade in diesem concreten Fall der Geistesstörung zu Grunde liegen mögen (§. 6). Hierüber gelten dieselben diagnostischen Grundsätze, wie bei allen andern Gehirnaffectionen. Eine palpable Erkrankung innerhalb der Schädelhöhle wird wahrscheinlich, wenn sich irgend eine paralytische Erscheinung, besonders eine halbseitige zeigt; Congestivzustände werden aus den bekannten Erscheinungen (Röthe, Hitze etc.) erschlossen; für die ungeheure Mehrzahl der Fälle kann keine bestimmte anatomische Diagnose, wohl aber die zwar allgemeine, aber sehr wichtige symptomatisch-physiologische Diagnose gemacht werden, ob die Erscheinungen mehr einen Zustand lebhafter Reizung, oder einen Zustand von Torpor oder von Erschöpfung der Gehirnthätigkeiten anzeigen, was denn nicht nur nach den psychischen, sondern nach der Gesamtheit sämtlicher Erscheinungen zu beurtheilen ist. — Nun endlich kommt die letzte Reihe von Fragen, nämlich ob die vorhandene Gehirnstörung eine primäre und idiopathische oder eine secundäre und sympathische, von Erkrankung eines andern Organs, von Blutveränderung und dergl. ausgehende ist, mit einem Wort: die pathogenetische Frage, deren Lösung aus den gegenwärtigen Symptomen in Verbindung mit der Aetiologie und Entstehungsgeschichte der Krankheit zu versuchen ist (vergl. das folgende Buch).

ZWEITES BUCH.

Die Aetiologie und Pathogenie der psychischen Krankheiten.

ERSTER ABSCHNITT.

Allgemeines über die Ursachen des Irresein.

§. 78.

Unter Ursachen versteht man in der Psychiatrie wie in der übrigen Pathologie die mannigfaltigsten Classen von Momenten, denen man einen Einfluss auf die Entstehung der Krankheit zuschreibt, die aber zu dieser selbst in höchst verschiedenen Verhältnissen stehen. Einestheils begreift man unter den Ursachen alle jene äusseren Umstände (Nationalität, Klima, Jahreszeiten etc.), unter denen man Irresein überhaupt bald häufiger, bald seltener vorkommen sieht; anderntheils meint man damit gewisse äussere Schädlichkeiten (Sonnenhitze, Kopfverletzungen etc.), nach deren Einwirkung die Krankheit häufiger entsteht; endlich umfasst das Gebiet der Ursachen jene inneren, dem Organismus selbst angehörigen Momente (erbliche Disposition, vorausgegangene Krankheiten oder überhaupt anderweitige Störungen des organischen Mechanismus, z. B. Krankheiten der Lunge, Genitalien etc.), denen erfahrungsmässig ein Einfluss auf das Irrewerden zukommt. Bei sehr vielen dieser Momente ist der nähere Zusammenhang zwischen ihnen und der ihnen zugeschriebenen Wirkung, der Weg, auf dem sich aus ihnen eben Geisteskrankheit entwickelt, kaum oder gar nicht einzusehen — der Schluss post hoc ergo propter hoc beruht dann auf einer bloss empirischen (statistischen) Kenntniss davon, dass gerade diese bestimmten Umstände (z. B. die erbliche Disposition) ganz ungewöhnlich häufig mit dem

Irrewerden zusammentreffen oder ihm vorangehen. Bei anderen dieser sogenannten Ursachen ist ihre Wirkungsweise, die Art, wie in Folge ihrer die Krankheit zu Stande kommt, fasslicher, und es wäre eben gegenüber der Aetiologie im engern Sinne, welche nur empirisch die bekannten ursächlichen Momente aufzuzählen weiss, das Geschäft der Pathogenie, den physiologischen Zusammenhang zwischen Ursache und Wirkung deutlich zu machen, das einzelne mechanische Geschehen darzulegen, mittelst dessen durch ein gegebenes Moment, z. B. ein Uebermass deprimirender Affecte, eine Herzkrankheit etc., am Ende das Irresein zu Wege kommt — eine Aufgabe, zu der wir freilich bis jetzt kaum mehr als Vorarbeiten haben.

§. 79.

Für die practisch-ärztliche Aufgabe der Psychiatrie ist die Aetiologie und namentlich die Pathogenie von ungemeiner Wichtigkeit. Denn wenn auch der alte Satz: sublata causa tollitur effectus, hier wie in der übrigen Medicin, bei vollständig ausgebildeter und eingewurzelter Krankheit keine Bestätigung mehr findet, und wenn gleich die Beseitigung mancher entfernteren Ursachen nicht in der Macht des Arztes steht, so sieht man doch oft, wie namentlich das beginnende Irresein schon durch Entfernung einzelner unter den gewöhnlich vielfältigen, zusammenwirkenden Ursachen mit Erfolg bekämpft werden kann, und es bieten namentlich alle die mannigfaltigen Durchgangspunkte der Erkrankung, alle die organischen Störungen, welche die Pathogenie als Mittelglieder zwischen äusseren Ursachen und zwischen der ausgebildeten Gehirnkrankheit als deren letztem Resultate nachweist, erfolgreiche Angriffspunkte für die Therapie dar. Ebenso aber kann das Irresein auch theoretisch ohne Kenntniss seiner Ursachen und seines Zustandekommens in den einzelnen Fällen gar nicht begriffen werden, und so sind die ätiologischen Fragen in den Vordergrund der ganzen Psychiatrie gestellt.

Im concreten Falle entnehmen wir die ätiologischen Momente aus der Anamnese, und diese ist überall mit grösster Sorgfalt und genauestem Eingehen ins Einzelne zu eruiren. Sie hat sich hier zuerst vor den groben Fehlern zu hüten, die Hypothesen der bisherigen Umgebung der Kranken, seiner Angehörigen etc. über die Entstehung der Krankheit ohne genaue Prüfung anzunehmen, oder — was so häufig geschieht — theils schon entschiedene Symptome des beginnenden Irreseins, theils nur die letzten zufälligen Impulse seines deutlichen Ausbruchs für die wahren Ursachen zu halten. Sie darf sich aber überhaupt nicht bloss mit den auffallenden körperlichen oder geistigen Ereignissen, die dem Irresein näher vorangingen, begnügen, sondern sie muss sich auf den Standpunkt stellen, wo der jetzige krankhafte Zustand als das endliche Ergebniss aller früher vorhandenen Lebenszustände erscheint. Es muss sich die anamnestische Untersuchung auf die Gesamtheit der leiblichen und geistigen Antecedentien einer Persönlichkeit erstrecken; sie muss ab ovo, ja schon bei früheren Generationen — Familienanlage — anfangen, die körperliche Entwicklung, den habituellen Gesundheitszustand, die Krankheitsdispositionen und vorgefallenen Erkrankungen genau verfolgen und in gleicher Weise auf psychischem Gebiete das Verhältniss der Anlagen und angebornen Gemüthseigenthümlichkeiten, ihre Ausbildung durch Erziehung, die herrschenden Neigungen des Individuums, seine Lebensrichtung und Weltansichten, seine äussern Schicksale und die Art seines psychischen Verhaltens zu ihnen treu und einsichtig auffassen und so ein allseitiges Bild der Geschichte einer Individualität zu gewinnen suchen. Nur auf diesem Wege ist eine Einsicht in die wirkliche Bildungsgeschichte dieser Krankheiten möglich, nur so gelingt es, an ihren Ursprüngen die feineren Fäden zu fassen, die sich am Ende zu Wahngespinnsten verschlungen haben, nur so kann man in manchen Fällen, wo Irresein plötzlich und scheinbar ganz unmotivirt zum Ausbruche kommt, die längst gegebene Vorbereitung der Erkrankung und die fast mathematische Nothwendigkeit ihres Eintritts erkennen. Und all dieses ist eben von höchster Bedeutung für die Therapie, welche der Anamnese die Indicationen bald zur Tilgung inveterirter chronischer Krankheitsprocesse, bald zur Entfernung gewisser psychischer Ursachen entnimmt, und welche einen tieferen Blick in den Charakter des Individuums braucht, um alle in demselben liegenden Ressourcen zur Unterstützung eines activen Einschreitens benützen zu können.

Die Ansichten der Umgebungen eines Kranken über die Aetiologie sind häufiger irrig als richtig, fast immer wenigstens einseitig. Von Laien und Aerzten werden auch alltäglich Symptome des beginnenden, sogar zuweilen des schon weit gediehenen Irreseins für Ursachen gehalten. Im Beginn der psychischen Erkrankung kann z. B. — symptomatisch — ein lebhafter Hang zu spirituösen Getränken oder ein stärkerer Geschlechtsreiz, der zu Excessen oder Onanie führt, auftreten; es kann die schon vorhandene Gemüthsaufregung zu übereilten Verbindungen, zu gewagten Geschäftsunternehmungen, zu religiösen Anfechtungen und Betrachtungen Anlass geben, und man begeht dann oft den Fehler, die Krankheit der Trunksucht, der unglücklichen Liebe, den missglückten Speculationen, der Religion etc. zuzuschreiben. So kommt es auch sehr oft vor, dass von den Umgebungen oder unkundigen Aerzten ein Irresein als frisch entstanden betrachtet und gewissen neuerlichen Vorfällen zugeschrieben wird, das sich bei näherer Untersuchung als ein schon viele Jahre be-

standenes und ganz eingewurzeltes zeigt. Schon Pinel erzählt den Fall
einer Kranken, die angeblich 9 Monate geisteskrank sein sollte, in der
That aber es schon 15 Jahre lang war.

Die deutsche Psychiatrie hat das Verdienst, immer die Aetiologie
und Pathogenie des Irreseins tiefer und richtiger aufgefasst und glück-
licher bearbeitet zu haben, als die französischen Schulen. Während diese
zum Theil noch bis in die neuere Zeit (Moreau de Jonnès, Brierre,
Parchappe) bei ihren ganz abstract gehaltenen Tabellen physischer und
moralischer Ursachen stehen blieben, in denen Trunksucht, Epilepsie,
Ehrgeiz, Prostitution, Politik, Vermögensverlust u. dgl. als gleichwerthige
Categorieen von Ursachen neben einander stehen, haben die deutschen
Irrenärzte (Heinroth und Ideler von psychischer Seite, Bergmann,
Flemming, Jacobi, Jessen, Nasse, Zeller u. A. theils mit vor-
züglicher Berücksichtigung der somatischen Ursachen, theils allseitig)
schon seit langer Zeit auf genaues Individualisiren in Bezug auf die Ursachen des einzelnen Falls gedrungen, und es hat sich bei uns immer
mehr eine Betrachtungsweise festgestellt, welche die sorgfältige Berücksichtigung aller Momente in ihrem Zusammenhange und Zusammenwirken auf die Entwicklung des Krankheitszustandes fordert.

§. 80.

Ein näheres Eingehen in die Aetiologie des Irreseins zeigt
nämlich alsbald, wie es in der ausserordentlichen Mehrzahl der
Fälle nicht eine einzige specifische Ursache, sondern ein Complex mehrer, zum Theil sehr vieler und verwickelter, vorbereitender und mehr gelegenheitlicher schädlicher Momente war, unter
deren Zusammenwirken die Krankheit endlich zu Stande kam. —
Nicht selten wird der Keim des Erkrankens schon in jenen frühen
Lebensperioden gelegt, wo sich die Anfänge des Charakters bilden;
wächst er durch Erziehung und äussere Erlebnisse, oder trotz
ihnen, so ist es nur selten, dass die abnorme Höhe der psychischen
Irritabilität ganz von selbst allmählig und durch kaum merkliche
Zwischenstufen den Grad auffallender psychischer Functionsstörung
erreicht; viel häufiger sind es mehre, mannigfaltige psychische Eindrücke und körperliche Störungen, unter deren successiver Einwirkung
kung oder ungünstigem Zusammentreffen sich die Krankheit ausbildet, und sie ist dann nicht einem einzelnen dieser Momente,
sondern nur ihrer Totalität zuzuschreiben. So sieht man in den
concreten Fällen z. B. langwierige Trunksucht und einen sehr
heftigen Affect, anderemale erbliche Disposition, häuslichen Un-
frieden und eine Herzkrankheit, dann wieder Wochenbett und
einen heftigen Aerger oder Schrecken, oder unglückliche Liebe
und beginnende Tuberculose, kurz gewöhnlich mehre verschiedene
üble Einwirkungen auf den Organismus oder schon begründete
Krankheitszustände — oft noch weit vielfacher und complicirter
als in diesen Beispielen — als Ursachen des Irreseins auftreten.

Hier liegt nun eben die Schwierigkeit in der richtigen Werthschätzung des Einflusses, den jedes einzelne dieser Momente auf die Krankheits-Entstehung hatte, hier gilt es, sich den Blick ungetrübt von systematischer Prävention für diese oder jene Theorie, und von einseitiger Bevorzugung einer oder gewisser Reihen von Ursachen, z. B. der somatischen oder wieder der psychischen, rein zu erhalten. Das Urtheil darf sich nur durch die vorliegenden, genau untersuchten Thatsachen leiten lassen; wo empirische Data über die Ursachen in einem bestimmten Falle fehlen, dürfen sie nicht durch Hypothesen ersetzt werden, und die Wichtigkeit der einzelnen vorliegenden Momente ist nach den sonstigen Grundsätzen einer rationellen Pathologie zu schätzen.

Ein ursächlicher Einfluss ist bei denjenigen Momenten natürlich am sichersten anzunehmen, deren Wirkungsweise sich im Einzelnen verfolgen und deren Effect sich daher als ein physiologisch nothwendiger begreifen lässt, oder, wo dies auch nicht der Fall ist, bei denen, welche wenigstens durch eine umfassende Statistik festgestellt sind. Ein vorausgegangenes unbedeutendes Magenleiden, eine leichte Hämorrhoidalanschwellung oder gar eine schnell geheilte Krätze werden z. B. nicht unter den Ursachen aufzuführen sein, da keinerlei Statistik für sie spricht, keinerlei Zusammenhang zwischen ihnen und dem Irresein nach Schwere und Art der Erkrankung ersichtlich ist. Dagegen erscheinen z. B. die vorhandenen Herzaffectionen oder Arterienerkrankungen als wichtige ursächliche Momente, da sie den Kreislauf im Gehirn stören können; deprimirende Affecte würden als solche erscheinen, wenn man auch nichts von ihrer Wirkungsweise wüsste, weil sie — statistisch erwiesener Massen — so ausserordentlich häufig dem Irrewerden vorangehen; die Möglichkeit der Entstehung einer Geisteskrankheit durch Wurmreiz im Darm (Taenia) kann kaum ganz abgewiesen werden, weil man auch andere schwere Gehirnkrankheiten (Epilepsie) zuweilen durch sie entstehen sieht etc. Man darf nie vergessen, dass etwas, um Ursache zu sein, auch wirklich der vermeintlichen Wirkung vorangegangen sein muss; man darf z. B. nicht, wenn sich erst gleichzeitig mit dem beginnenden Irresein schwerere Verdauungsstörungen zeigen, auf ein chronisches Unterleibsleiden als Ursache des Irreseins schliessen. In einzelnen Fällen fehlt es vollends an allen ätiologischen Anhaltspunkten, und das Irresein entsteht allmählig, wie viele andere chronische Krankheiten, aus ganz unbekannten Einflüssen; nichts ist falscher, als hier imaginäre somatische Ursachen zu supponiren und solchen Vermuthungen einen Einfluss auf den Heilplan zu gestatten, wie dies doch oft und gerne in der sogenannten somatischen Schule geschehen ist.

§. 81.

Es ergibt sich aus einer grösseren Vergleichung, dass die Aetiologie der Geisteskrankheiten im Allgemeinen keine andere ist, als die Aetiologie aller übrigen Gehirn- und Nervenkrankheiten. Namentlich die Aetiologie der Epilepsie und der chronischen Reizungszustände des Rückenmarks bietet sehr instructive Analogieen sowohl was Prädisposition, als nächste erregende Ursachen betrifft, dar. Abgesehen von den prädisponirenden Momenten (Lebensalter, Erblichkeit, gewisse Erziehungsfehler etc.) lassen sich bei allen diesen Krankheiten namentlich zwei Wege der Erkrankung erkennen. Einmal ihre (protopathische) Entstehung aus direct auf das Gehirn wirkenden Einflüssen — Erschütterung, Verwundung, Ueberanstrengung und Erschöpfung des Gehirns und des ganzen Nervensystems, Alcoholica, Narcotica, psychische Ueberreizung durch Affecte und dergleichen; sodann eine (deuteropathische) Entstehung der Gehirnkrankheit in Folge anderweitiger, im Organismus vorgegangener krankhafter Veränderungen, durch welche die Gehirnfunctionen beeinträchtigt werden. Diese Krankheitszustände nun scheinen auf das Gehirn hauptsächlich wieder in dreierlei Weise zu wirken, einmal indem sie Kreislaufsanomalieen (Hyperämie, Anämie) in der Schädelhöhle erzeugen oder begünstigen (z. B. die Herz- und Arterienkrankheiten); zweitens durch nervöse Reizung des Gehirns, welche man sich kaum anders als durch Mittheilung und Uebertragung eines peripherischen Irritationszustandes einzelner Nervenparthieen auf das Centralorgan gewissermassen reflectorisch geschehend vorstellen kann (peripherische Nervenverletzung, Einfluss der Sexualorgane etc.); drittens durch eine mangelhafte Ernährung und Erregung des Gehirns in Folge einer dyscrasischen Blutmischung (z. B. allgemein anämische Zustände).

Vollständig lässt sich der Unterschied einer protopathischen und deuteropathischen Entstehung des Irreseins für die concreten Fälle indessen nicht durchführen, ungefähr ebensowenig wie bei der Epilepsie, wo man es auch schon mehrfach versucht hat. Sowohl desswegen nicht, weil gewöhnlich mehre schädliche Einflüsse, die auf verschiedene Weise einwirken, zusammentreffen, als darum nicht, weil einzelne ätiologische Momente, namentlich die so wichtigen depressiven Affecte, nicht nur in verschiedenen Fällen, sondern auch gleichzeitig in demselben Individuum theils primitiv, theils aber auch durch Setzung weiterer chronischer Veränderungen in anderen Organen und allgemeine Zerrüttung der Constitution, wieder secundär auf einem Umwege das Gehirn beeinträchtigen können.

So weit dieser Unterschied aber sich begründen und erweisen lässt, ist er ein sehr werthvoller. Er fällt zum Theil zusammen mit dem Unterschied zwischen den anatomisch in der Schädelhöhle begründeten und den ohne alle palpable Erkrankung des Gehirns oder seiner Hüllen bestehenden Geisteskrankheiten. Letztere Zustände sind öfters solche, wo das Irresein wandelbar, von anderweitigen krankhaften Störungen ganz abhängig und ein rein functionelles Leiden ist (z. B. das hysterische Irresein von Anämie oder Genitalienerkrankung); im ersteren Fall dagegen ist die Gehirnkrankheit eine weit mehr selbständige, fixirte, z. B. der Blödsinn mit Paralyse, die chronische Geistesschwäche der Trinker etc.

Bei der nun folgenden Betrachtung der einzelnen Classen ätiologischer Momente ist die Wirkungsweise derselben näher anzugeben; wir behalten bei ihrer Aufzählung die gebräuchliche Eintheilung in prädisponirende Momente und in eigentliche Ursachen (nicht ganz richtig erregende oder Gelegenheitsursachen) bei, ungeachtet einzelne der zu erwähnenden Einflüsse (z. B. Menstruationsstörungen, psychische Einflüsse)

bald disponirend, bald erregend wirken können. Was dieser ganzen Eintheilung, die indessen die bequemste Uebersicht gewährt, an wissenschaftlicher Schärfe abgeht, kann durch Sorgfalt in der Einzel-Analyse
ersetzt werden.

ZWEITER ABSCHNITT.

Die Prädisposition zu psychischen Krankheiten.

§. 82.

Erwägt man die ausserordentliche Häufigkeit aller der schädlichen Einflüsse, welche als Ursachen der Geisteskrankheiten angegeben werden und ihre doch verhältnissmässig seltene Entstehung
aus denselben, so wird man mit Nothwendigkeit zur Annahme geführt, dass es gewisser vorbereitender Umstände bedürfe, damit in
den einzelnen Fällen überhaupt Erkrankung und gerade diese Erkrankung eintrete, dass eine gewisse Empfänglichkeit und Disposition zu solchen Krankheiten den — zuweilen wenig intensiven —
erregenden Ursachen entgegenkommen müsse. In der That ist
man beim jetzigen Zustande der Wissenschaft bei den meisten
Krankheiten des Nervensystems zu einer solchen Annahme genöthigt. Unzählig sind die Fälle von Verletzung, und nur selten
folgt auf sie Tetanus; eine Menge Kinder leiden an Würmern,
und nur wenige verfallen in convulsivische Zustände; viele Menschen leben unter Umständen, denen eine kräftige Wirkung auf
die Ausbildung psychischer Krankheiten zuerkannt werden muss,
und nur wenige unter ihnen werden wirklich geisteskrank. Will
man nun bei jenen Neurosen zur Erklärung eben eine ' — nicht
näher zu bestimmende — besondere Disposition des Nervensystems
annehmen, so hat man freilich nur ein leeres Wort für eine ganz
unbekannte Sache. Genauere Untersuchungen gestatten hier aber
doch zuweilen eine Einsicht in die näheren Verhältnisse dieser
Disposition. Man weiss z. B. dass Tetanus in heissen Ländern
leichter auf Verletzungen folgt, als in unserem Klima, dass sein
Zustandekommen durch gleichzeitige Erkältungen oder psychische
Reize begünstigt wird und dergl., und so sind auch für das Irresein eine Reihe von Momenten bekannt, denen erfahrungsmässig
ein vorbereitender und begünstigender Einfluss auf seine Entstehung zugeschrieben werden muss. Es hat nun die Lehre von
der Prädisposition zu den Geisteskrankheiten einestheils jene entfernteren, im Grossen wirkenden, nur statistisch erweis-
baren und in ihren einzelnen Wirkungsarten ganz unerforsch-

lichen Verhältnisse der Nationalität, des Klimas, der Jahreszeiten,
des Geschlechts, Lebensalters, der allgemeinen Standesunterschiede
zu betrachten und deren Bedeutung für die Entstehung dieser Krankheiten zu würdigen. Andererseits ist, neben dieser allgemeinen,
auch die individuelle Prädisposition, und zwar die angeborene
und die erworbene, zu analysiren, wie sich solche in Bezug auf
Erblichkeit, Erziehung, auf Constitution, Charaktereigenthüm-
lichkeit, schädliche Gewohnheiten etc. nachweisen lässt. — Kein
Zweifel, dass die Dispositionen viel wichtigere, stärker und öfter
wirkende Momente zur Bildung des Irreseins sind, als die occasio-
nellen Ursachen. Wer eine starke individuelle Prädisposition, besonders gewisser bestimmter Art hat, ist durch die leichtesten occa-
sionellen Ursachen stark gefährdet; wem jene ganz fehlt, der
geht meist auch aus schweren Conflicten sonstiger Ursachen geistig
wohlbehalten hervor.

ERSTES CAPITEL.

Die allgemeine Prädisposition.

§. 83.

1) Nationalität. Der Begriff der Nationalität enthält in
sich eingeschlossen eine Menge der mannigfaltigsten Verhältnisse.
Das Klima, die Fruchtbarkeit des Landes, die vorzugsweise Beschäftigung seiner Bewohner, das vorherrschende religiöse Bekennt-
niss, der Grad der Civilisation, des Wohlstands und der öffentlichen Sittlichkeit, die früheren Schicksale des Volkes und die
Regierungsformen, dies Alles wirkt zusammen auf die Bildung
gewisser Nationaleigenthümlichkeiten, die sich dann als stehender
Typus von Geschlecht zu Geschlecht fortpflanzen. Eben weil alle
diese Momente nur in ihrem Zusammensein und ihrer allseitigen
Verkettung wirksam sind, ist es auch nicht möglich, von den einzelnen derselben ihren Einfluss auf die Entstehung des Irreseins zu
bestimmen; es können vielmehr nur statistisch die Angaben über
die Häufigkeit oder Seltenheit des Irreseins unter den einzelnen
Nationen verglichen werden. Und auch dieses Geschäft führt zu
nur wenig befriedigenden Resultaten. Denn beinahe von keinem
Lande der Welt besitzen wir ganz zuverlässige Zählungen; wo genauere Angaben vorhanden sind, werden sie oft durch die verschiedenen Methoden der Erhebung und namentlich — eine Hauptquelle der grossen Zahlendifferenzen — durch die Vermischung
zweier, ihrer Natur nach zu trennender Zustände, des eigentlichen

Irreseins und des angeborenen Blödsinns und Cretinismus, ganz unsicher gemacht, und man ist für viele Gegenden auf eine durchschnittliche Schätzung der Irrenzahl nach den für die einzelnen Länder so sehr wechselnden Zahlen der in den Anstalten verpflegten Irren beschränkt. Wie unzuverlässig diese Schätzung sein muss, springt in die Augen. — Noch eine mögliche Quelle beträchtlicher Irrthümer, nämlich die wahrscheinlich verschiedene Lebensdauer der Irren in verschiedenen Ländern (wodurch da, wo sie länger ist, die Irrenzahl vermehrt erscheint), lässt sich auch nicht eliminiren. Es ist also gut, die folgenden Angaben * mit manchem Vorbehalte aufzunehmen.

§. 84.

Aus den deutschen Ländern haben wir sehr viele Zählungen von verschiedenen Zeiten und von sehr verschiedenem Werth. Wir wollen nur einige der interessantesten mittheilen.

In der preussischen Rheinprovinz war das Verhältniss der Irren zur Bevölkerung a. 1828 = 1 : 1027, später nahm es Jakobi zu 1 : 666 an; in Westphalen a. 1836 = 1 : 1590, mit Einschluss der von Geburt an Blödsinnigen = 1 : 846; in Schlesien a. 1832 = 1 : 1160; a. 1852 fanden sich in Schlesien 2147 Irre, darunter 969 von Geburt oder frühester Kindheit an Blödsinnige; in der Provinz Sachsen a. 1836 = 1 : 968; in Altpommern a. 1847 = 1 : 931.

Von Oesterreich haben wir wenige Angaben. A. 1849 befanden sich in 12 Kronländern der Monarchie mit 22,643,000 Einwohnern 6254 Irre in Anstalten (8 Kronländer hatten noch gar keine Anstalten); in Mähren und Oesterreichisch-Schlesien gab es a. 1857 = 1740 Irre, worunter aber 1275 mit angeborener Seelenstörung behaftet, so dass (einschliesslich der letzteren) auf 10,000 Einw. nur 7,8 Seelengestörte überhaupt kämen.

Besser annehmbare Resultate haben die neueren Zählungen in mehren der kleineren deutschen Länder und Provinzen ergeben. In Württemberg, wo a. 1832 1 Geisteskranker (mit Ausschluss der Blödsinnigen) auf 1500 Einwohner kam, gab es a. 1853 = 1917 Irre und 3740 von Geburt an Blödsinnige; von ersteren kam jetzt 1 auf 943 Einwohner. — In Hannover ergab eine Zählung von a. 1856 = 3084 Irre (1 : 590 Einwohner); in Baden gab es a. 1850 im Ganzen etwa 3000 Irre mit Einschluss der Cretinen,

---

* Es sind für das Folgende die besten Quellen bis zum Jahr 1859 benützt; sehr häufig war ich aber ganz auf ältere Angaben beschränkt, weil zuverlässige neue fehlten. Citate, die ausserordentlich hätten gehäuft werden müssen, sind nur bei einzelnen, besonders auffallenden Zahlen beigesetzt worden.

im Ganzen 1 : 454 Einwohner; in der bayrischen Pfalz (nach
Dick) a. 1856 = 418 Irre (1 : 1374 Einwohner) und 563 von
Geburt an Blödsinnige (1 : 1020 Einwohner); im bayrischen Kreis
Oberfranken (nach Stahl) a. 1850 — 53 ungefähr 450 Irre
(1 : 1046 Einwohner); in Oldenburg kam a. 1845 1 Irrer (mit
Einschluss der Blödsinnigen) auf 636 Einwohner; in Braun-
schweig (ebenso) 1 : 539 Einwohner; in den 3 Anhalt'schen
Herzogthümern a. 1849 fast 1 : 450 Einwohner; in Nassau
a. 1840 = 1 : 607, a. 1856 = 1 : 378 Einwohner. — Die Haupt-
differenzen in allen diesen Zahlen beruhen sicher nicht auf wirklichen grossen Unterschieden in der Zahl der wahren Irren, sondern hauptsächlich auf differenter Häufigkeit des Idiotismus und
Cretinismus und besonders darauf, dass die Zählungen nach verschiedenen Principien unternommen und in verschiedener Weise
ausgeführt wurden. Jedenfalls geht aus den neueren Zählungen
das allgemeine Resultat hervor, dass die früher auch für Deutschland, wie für die meisten mitteleuropäischen Staaten angenommene
Durchschnittszahl von circa 1 Irren auf 1000 Einwohner viel zu
niedrig ist, dass man vielmehr (mit Einschluss der Idioten) für
Deutschland eher ein Durchschnittsverhältniss von = 1 : 500 Einwohner wird annehmen dürfen. In den Irrenanstalten in ganz
Deutschland wurden a. 1852 verpflegt 11,622 Kranke (Lähr).

In Frankreich lauteten die älteren Angaben auf 1 Irren auf
1900, oder nach wahrscheinlich richtigerer Schätzung (Piérquin
und Brierre) auf 1 : 1000; eine neue Zählung von a. 1852 ergab 1 : 800 (795) Einwohner. — In Belgien bestand a. 1835
das Verhältniss von 1,22 : 1000; Guislain hielt die Zahl für viel
zu klein, da er sie aber in den Leçons orales (1852) selbst wiederholt, so scheint bis dahin keine neuere Zählung existirt zu haben.
Uebrigens variirt die Zahl der Irren sehr nach den Provinzen; im
östlichen Flandern ist das Verhältniss = 1,73, im westlichen nur 1,33
(in Luxemburg nur 0,51) : 1000 Einwohner; in Gent soll 1 Irrer auf
302, in der Provinz 1 auf 1473 Einwohner kommen (Guislain
1852); a. 1853 soll die ganze Irrenzahl annähernd 5,500 betragen
haben. — In Holland fanden sich a. 1850 3056 Geisteskranke
(1 : 1000 Einwohner); Schröder van der Kolk hält die gefun-
dene Zahl für zu klein und 1 : 800 für richtiger.

In England, Schottland und Irland fanden sich a. 1847
41,810 Kranke in Anstalten; das Verhältniss der Irren zur Population wurde von Piérquin auf 1 : 783, von Hitch für Wales
allein = 1 : 500, von Tuke (1858) für England und Wales mit
Einschluss der Idioten auf 1 : 300 geschätzt, in Schottland war es
a. 1855 mit Einschluss der Idioten) 1 : 390, in Irland = 1 : 569.

Für **Dänemark** (mit Ausschluss der Herzogthümer und der Colonien) ergab eine Zählung von 1847 1761 Irre und 1995 Idioten und Cretinen. Auf den Färöer Inseln soll 1 Irrer auf 114 Einwohner kommen; fast ⅓ davon sind aber Cretinen. — In **Norwegen** kam a. 1835 1 Geisteskranker auf 334 Einwohner; a. 1845 sollte 1 : 309, a. 1855 1 : 239 Einwohner kommen; in der letzten Irrenzahl von 6240 befinden sich aber 4911 Schwachsinnige, von denen fast ⅔ angeboren schwachsinnig.

Ueber **Italien** und die **pyrenäische Halbinsel** sind mir keine umfassenderen oder zuverlässigen Berichte bekannt.

Für die **orientalischen Länder** ist eine richtige Schätzung bis jetzt nicht möglich, mit einigen wenigen Ausnahmen, z. B. für **Malta**, wo a. 1836 1 Fall auf 7—800 Einwohner, oder die griechische Bevölkerung von Smyrna, wo 1 : 1000 kam (Moreau). Dieses Verhältniss ist nicht ohne Interesse, insofern es trotz der grossen Verschiedenheit des Climas, doch an Orten, wo europäische Civilisation herrscht, dieselben Proportionen zeigt, wie man sie zu der gleichen Zeit in den europäischen Ländern bekam. — Es wird allgemein angenommen, dass die Zahl der eigentlich Geisteskranken im Orient jedenfalls geringer sei, als im civilisirten Europa; ich will es nicht läugnen, doch konnte ich mich überzeugen, dass in den Städten nicht wenige Irre als Bettler, Heilige u. dgl. figuriren; in Cairo wimmelt es von solchen, zum mindesten halb-, oft ganz verrückten Individuen und wer nach der kleinen Irrenzahl in der Anstalt von Boulak bei Cairo urtheilen wollte, würde sich sehr täuschen, wie überhaupt die meisten Bemerkungen der Reisenden in halb oder gar nicht civilisirten Ländern über die Irrenzahl vollkommen werthlos sind. *

Unter den **Vereinigten Staaten Amerikas** betrug a. 1825 die Irrenzahl im Staate New-York 1 : 7—800, in Massachussets a. 1854 (mit Einschluss der Idioten) 1 : 302; a. 1849 rechnete man überhaupt in der Union 1 : 500 Einwohner; neuere Berichte gaben zum Theil noch viel grössere Zahlen; nach **Brigham** in Boston soll in Nordamerika das Verhältniss der Irren zur Bevölkerung fast dreimal so gross sein als in England, — als Folge der ungeheuern commerciellen, politischen und religiösen Aufregung. **

— In den **La Platastaaten** sollen Geisteskrankheiten sehr häufig sein (Saurel). In **Ostindien** sind sie nicht selten, doch angeb-

---

* Es mag z. B. dem Leser überlassen bleiben, wie viel Werth er auf die Angabe von Dr. Butler legen will, der 25 Jahre unter den Cherokee-Indianern zubrachte und in dieser Zeit nie einen wohlcharakterisirten Fall von Wahnsinn sah. Bucknill a. Tuke, Psychological medicine. Lond. 1858. p. 46.

** Holland, Chapters on mental physiology. p. 77.

lich nicht so zahlreich als in Europa (Wise, Arzt einer Irrenanstalt in Bengalen).

§. 85.

Aus den Widersprüchen und der Dürftigkeit dieser Statistiken erhellt von selbst, wie es zur Lösung der vielfach besprochenen und vieldeutigen Frage, ob der Fortschritt der Civilisation die Zahl solcher Erkrankungen vermehre, fast an den ersten Elementen fehle. . Wir haben keine glaubwürdigen Zahlen aus uncivilisirten Ländern, um sie mit denen der civilisirten vergleichen zu können, und wir haben ebenfalls keine aus vergangenen Jahrhunderten, die eine Vergleichung mit den heutigen Zuständen ermöglichten. Hätten wir aber auch solche, so könnte die Statistik doch nie ganz in die Tiefe dieser complexen Frage eindringen; die Frage über den Einfluss der modernen Civilisation müsste vielmehr zunächst in eine Reihe gesonderter Probleme aufgelöst werden, z. B. über den Einfluss der zunehmenden Menschenanhäufung in den grossen Städten, über den Einfluss der unter manchen Landbevölkerungen herrschend gewordenen Fabrikarbeit, über den Einfluss des verbreiteteren Schulunterrichts, der verbreiteteren Presse etc. — Bis jetzt muss man es für möglich halten, dass das in neuester Zeit fast überall bemerkte stete Wachsthum der Irrenzahl nur ein scheinbares sei, dass es von der vergrösserten Bevölkerung, von der viel grösseren Aufmerksamkeit auf die Geisteskrankheiten, von der exacteren Ermittlung, so wie von dem Umstande herrühre, dass alle Verbesserungen des Anstaltswesens die Lebensdauer der Irren verlängern, desshalb die Todesfälle weit durch die Aufnahmen in die Anstalten überwogen werden und so die Irren sich anhäufen. Es ist wie gesagt möglich, dass es sich so verhält, aber es ist sehr wenig wahrscheinlich; auch ich möchte mich vielmehr der Meinung der meisten heutigen Irrenärzte anschliessen, dass die Zunahme der Geisteskrankheiten in neuerer Zeit eine wirkliche sei und dass sie mit den Verhältnissen der modernen Gesellschaft zusammenhänge, indem gewisse Ursachen, denen erfahrungsgemäss eine grosse Wirksamkeit zukommt, wenn sich solches auch nicht ganz in Zahlen ausdrücken lässt, in denselben stärker und verbreiteter geworden sind. Die Steigerung der Industrie, der Künste und Wissenschaften setzt auch eine allgemeine Steigerung der cerebralen Thätigkeiten voraus; die immer weitere Entfernung von einfachen Sitten, die Verbreitung der feineren, geistigen und leiblichen Genüsse bringt früher unbekannte Neigungen und Leidenschaften mit sich; die allgemeine liberale Erziehung weckt unter der Masse einen höher strebenden Ehrgeiz, den nur die Wenigsten befriedigen können, der den meisten bittere Täuschungen bringt; industrielle, politische und sociale Schwindeleien wirken erschütternd auf die Einzelnen, wie auf das Ganze. Alles lebt rascher; ein fieberhaftes Jagen nach Erwerb und Genuss und die ungeheuer ausgedehnte Discussion aller politischen und socialen Fragen hält die Welt in steter Aufregung. Man kann mit Guislain sagen, dass schon diese Verhältnisse in der modernen Gesellschaft Europa's und Amerika's einen allgemeinen, halbrauschartigen Zustand von Gehirnreizung unterhalten, der sehr weit vom natürlichen und normalen Verhalten entfernt ist und der zu psychischen Störungen disponiren muss. So manches Einzelne kommt dazu. Die demoralisirenden Einflüsse der grossen Städte — man rechnet in Paris 63,000 Menschen, welche sich auf unehrliche Weise auf Kosten der Gesellschaft fortbringen, und in London gibt es Tausende von Kindern, die sich schon dem Verbrechen und der Prostitution ergeben, — die häufigere Ehelosigkeit, das vielfach veränderte Verhalten zur Religion dürfen als mitwirkende Momente anerkannt werden. Man darf aber andererseits nicht übersehen, dass die grössere Verbreitung von Wohlstand und Kenntnissen und eine bessere Hygieine jenen Schädlichkeiten entgegenwirkt, dass die Trunksucht wahrscheinlich überall, sicher aber in den Ländern, wo sie früher für eine der wirksamsten Ursachen zu halten war, wie in England, in steter Abnahme begriffen ist, dass in den Irrenanstalten die moderne Gesellschaft in den civilisirten Ländern Mittel und Wege der Wiedergenesung eröffnet hat, welche den früheren Jahrhunderten und den ungesitteten Ländern fremd sind und dass diese Umstände wenigstens einigermassen jenen Schädlichkeiten compensirend entgegenwirken.

Man gibt an, dass sich die Zahl der Irren in England innerhalb 20 Jahren verneunfacht habe. * In diesem Verhältnisse hat natürlich weder die Bevölkerung, noch viel weniger die Civilisation zugenommen, und dasselbe kann man schon von viel kleineren Zunahmen sagen, z. B. in Würtemberg innerhalb 21 Jahren von 1 : 1500 auf 1 : 943. Es ist aber überhaupt ganz unzulässig, immer das, was spätere Jahrzehnte von früheren unterscheidet, sogleich dem „Fortschritt der Civilisation" zuzuschreiben. Nach diesem Verfahren müsste man auch die stets steigende Vervollkommnung der Mordwaffen für den Krieg der immer höheren Civilisation zuschreiben! Die angeführte Abnahme der Trunksucht ist ein Stück wirklicher Civilisation, das im Ernst diesen Namen verdient; diese führt nicht zu Krankheiten, sondern erhält Leben, Kraft und Gesundheit der Generationen.

---

* Bucknill a. Tuke, Psychol. med. p. 32.

Grosse Städte liefern ganz entschieden weit mehr Irre, als das platte Land. Ob aber Manufaktur- oder Ackerbaubeschäftigung erheblichen Einfluss auf die Häufigkeit des Irreseins habe, ob den handeltreibenden Nationen als solchen hier ein trauriger Vorzug zukomme, ob Katholicismus oder Protestantismus das Irresein mehr begünstige und manche dergleichen Fragen müssen zur Zeit aus Mangel an Material und wegen der untrennbaren Complication der einwirkenden Umstände unbeantwortet bleiben; es führt zu nichts, mit Gründen für oder wider der Statistik vorauseilen und unentwirrbare Fragen einseitig lösen zu wollen.

Von Interesse ist es, wie die grossen politischen Erschütterungen einen weniger bedeutenden Einfluss auf die Frequenz der Geisteskrankheiten zu haben scheinen, als man wohl a priori erwartet hätte. Esquirol bemerkte dies schon für die erste französische Revolution; die revolutionären Bewegungen von 1830 und besonders von 1848 lieferten nach vielfachen Zeugnissen aus Frankreich und Deutschland (denen nur etwa die Angabe von Brierre entgegensteht) gar keine oder keine irgend erhebliche Zunahme der Erkrankungen. Dem Laien erscheint der Einfluss der Revolutionen gross, weil in solchen Zeiten die Politik dem Delirium vieler Kranker Inhalt und Färbung gibt — ein, wie schon p. 74 bemerkt wurde, meist sehr zufälliges und äusserliches Verhältniss.

§. 86.

2) Geschlecht. Die Untersuchung, ob eines der beiden Geschlechter vor dem andern zu Irresein disponirt sei, stösst gleichfalls auf statistische Mängel, welche eine genügende Lösung unmöglich machen. Auch hier ist die Literatur reich an Notizen und Zahlen, denen nur die Bürgschaften für ihre Richtigkeit abgehen, und auch hier sind alle Berechnungen, die auf der blossen Statistik der Irrenanstalten basiren, unzureichend und trügerisch. Es liegt in der Natur der Sache, dass weibliche Kranke, namentlich vor der neueren Vervollkommnung des Anstaltswesens, die Minderzahl der Bewohner der Irrenhäuser ausmachten, weil die Familien mehr Bedenken tragen, sie aus ihrem Kreise wegzugeben, und weil sie leichter zu bändigen und in Privatverhältnissen zu verpflegen sind. In der That haben die älteren Zusammenstellungen von Fuchs * nach den Zählungen in sehr vielen Anstalten ein Verhältniss der Männer zu den Weibern = 100 : 75 ergeben; und nur Frankreich und die Niederlande machten mit einer grösseren Anzahl weiblicher als männlicher Kranker eine Ausnahme. Auch in den neuesten Zeiten scheinen die deutschen Anstalten um ein Ziemliches mehr Männer als Weiber aufzunehmen; es haben z. B. die Anstalten zu Siegburg ** und Winnenthal, *** erstere

---

     * Im Jahr 1833 angestellt. l. c. p. 96.
     ** Jakobi, Die Hauptformen der Seelenstörungen. I. 1844. p. 573.
     *** Zeller, Bericht über d. Wirksamkeit der Heilanstalt Winnenthal. Journal für Psychiatrie von Damerow und Roller. 1844. l. 1. p. 73.

in 18 Jahren 900 Männer, 566 Weiber, letztere in 10 Jahren 396 Männer, 251 Weiber verpflegt, während z. B. das französische Etablissement St. Yon innerhalb der 8 Jahre von 1835—43, genau die gleiche Zahl von beiden Geschlechtern aufnahm. *

Aus allen solchen Zahlen folgt aber nichts für die wirkliche grössere Häufigkeit des Irreseins bei einem oder dem andern Geschlecht. Die Schätzung Esquirols, die sich auf 70,000 Kranke aller Länder erstreckte, freilich ohne desshalb an Festigkeit der Basis zu gewinnen, wies eine ganz unbedeutende Mehrzahl auf Seiten des weiblichen Geschlechtes aus. Für England, Norwegen, Dänemark, Russland und Nordamerika, ebenso für die preussischen Provinzen Westphalen und Sachsen, für die südlichen Departements von Frankreich ergaben die bisherigen Zählungen im Ganzen mehr Männer als Weiber, während dagegen in den nördlichen französischen Provinzen und in den Niederlanden die Zahl der Weiber vorherrschen soll und auch die ältere und neuere (1832 und 1853) Zählung in Würtemberg, ebenso eine neuere Zählung in der bayerischen Pfalz und eine solche in Holland ein Vorherrschen des weiblichen Geschlechts nachwiesen. Alle diese Angaben scheinen weiterer Bestätigung zu bedürfen; sie lassen keinenfalls einen allgemeinen Schluss zu, sondern weisen darauf hin, dass an verschiedenen Orten hierin verschiedene Verhältnisse bestehen.

Gleich unzulässig wäre ein Versuch, aus der Häufigkeit und Bedeutsamkeit einiger, dem weiblichen Geschlechte speciell zukommender Ursachen apriorische Folgerungen zu ziehen; denn die Menstruationsstörungen, die Schwangerschaft, das Wochenbett gehören zwar unzweifelhaft unter die Verhältnisse, welche häufig zu Ursachen des Irreseins werden, aber es stehen ihnen auf Seiten des männlichen Geschlechts eine Reihe anderer diesen besonders eigenthümlicher Momente, vor allem die hier weit häufigere Trunksucht, die geistigen Anstrengungen, die Kämpfe des Ehrgeizes, die Gemüthsbewegungen und Erschöpfungen, welche das Geschäftsleben mit sich bringt, entgegen — ursächliche Verhältnisse, durch welche gewiss jener eigenthümliche Einfluss der sexuellen Processe auf die Entstehung des Irreseins im Grossen und Ganzen genugsam aufgewogen wird. Beim weiblichen Geschlechte sind häufig solche leichtere Formen, welche wohl gestatten, dass das Leiden verborgen werde und die Kranken in den Familien behalten werden können, während solche, in gleicher Weise bei den Männern bestehend, diesen die Fortsetzung ihres Berufes und die Aufrechthaltung ihrer Lebensstellung unmöglich machen würden.

Was den Einfluss der Ehe oder des ehelosen Lebens betrifft, so stimmen die verschiedenen Angaben ** darin überein, dass unter den unverheiratheten Männern die Erkrankungen häufiger

---

* Parchappe, Annal. med. psych. 1843. II. p. 367.
** Fuchs, l. c. p. 103. Köstlin, l. c. p. 9.

seien, dass dagegen unter den Weibern mehr verehelichte Personen
erkranken, eine Thatsache, welche sich wohl allein aus dem Heirathen des weiblichen Geschlechts in einem früheren Lebensalter
erklären lässt. Auch unter den verwittweten Kranken prädominirt
das weibliche Geschlecht, vielleicht wegen seiner hülf- und schutz-
loseren Lage unter diesen Umständen; einzelne Zählungen, wie die
von Rheinbayern 1856, geben sogar für die Wittwen ganz auffallend hohe Zahlen. — Mit Recht macht übrigens Zeller[*] in Betreff des Einflusses des ehelichen Lebens überhaupt darauf aufmerksam, dass, wenn zwar der ehelose Stand mehr Veranlassung zu
Seelenstörung darzubieten scheine, doch in nicht wenigen Fällen
gerade in der ehelichen Verbindung und den daraus erwachsenden
Missständen die Hauptquelle der Erkrankung gesucht werden muss.

§. 87.

3) Lebensalter. Keine Lebensepoche gewährt eine absolute Immunität gegen Geisteskrankheiten, aber sämtliche Statistiken stimmen darin überein, dass gewisse Altersstufen besonders
und sehr überwiegend disponiren.

Im Kindesalter (vor der Pubertät) ist das Irresein zwar nicht
häufig, aber es kommen bereits fast alle Formen desselben vor.

Am gewöhnlichsten sind die verschiedenen Arten von psychischer Schwäche, mangelnder geistiger Entwicklung bis zum tiefsten
Blödsinn; sie werden im dritten Buch (Idiotismus) ausführliche Erörterung finden.

Nächstdem an Häufigkeit kommen maniacalische Zustände in
den allerverschiedensten Abstufungen und Erscheinungsweisen vor.
Sie erscheinen bald als andauernde, ja habituelle mässige gemüthliche Aufregung mit leidenschaftlichem, störrigem und streitsüchtigem,
boshaftem, zum Unheilstiften aufgelegtem Wesen; eine Art folie
raisonnante oder moral insanity, ganz der der Erwachsenen entsprechend (s. später) und sehr leicht als blosse üble Charakter-
eigenschaft missdeutet. — Bald ist es ein Zustand auch langdauern-
der, aber höher gestiegener grosser Unruhe, mit völliger Unstetheit, stetem zwecklosem Herumtreiben, Verwirrtheit der Intelligenz,
Verkehrtheit des Gemüths mit Aufregung, die (bei der grossen
Beeinträchtigung der psychischen Entwicklung) bald in tiefere
Schwäche übergeht. Keine scharfe Trennung ist hier möglich von
der versatilen Form des kindlichen Blödsinns; es sind dies Kinder, welche keinen Augenblick Ruhe halten, viel und verworren
schwatzen, gar keine Aufmerksamkeit zeigen, stets herumirren,

[*] l. c. p. 18.

lachen, schreien etc.; eine Form, die übrigens nach Séguin * bei
zweckmässiger Behandlung eine nicht ganz ungünstige Prognose
gibt. — Bald endlich sind es längere oder kürzere Anfälle wirklicher ausgebildeter Tobsucht.

Romberg (Deutsche Clinik. 1851. p. 178) sah den Fall eines sechsjährigen Kindes mit Anfällen von blindem Zerstörungstrieb, wobei das
Kind alles zerschlug, mit einem Messer auf die Strasse stürzte und kaum
zu bändigen war (später Heilung); ja man sieht zuweilen bei noch jüngeren, 3—4jährigen Kindern Anfälle von Schreien, wildem Trotz, Umsichschlagen, Beissen, Zerstörungssucht, die nur zeitweise kommen und
schon als wahre Tobsucht bezeichnet werden dürfen. Solche wechseln
zuweilen mit epileptischen Anfällen, mit Chorea, mit Stupor, mit extatisch-
cataleptischen Zuständen, wo die Kranken Stunden und Tage lang, wie
ganz versunken, mit offenen Augen, mit starrem Blick und in sonderbaren Stellungen verharren, hier und da plötzlich in lautes Schreien ausbrechen etc.; wie es denn überhaupt hier die vielfältigsten Mittelzustände
zwischen epileptischen, veitstanzartigen, somnambülen und geisteskranken
Zuständen gibt. — In der gewöhnlichen Chorea kommen gar nicht selten
psychische Störungen vor, bald bloss leichterer Art, unmotivirtes Weinen
oder Lachen, Eigensinn, Heftigkeit, Vergesslichkeit, Hallucinationen, bald
eine zunehmende allgemeine psychische Aufregung, die in maniacalisches
Delirium übergeht, das auf der Höhe der Aufregung tödtlich endigen,
aber auch in Genesung oder in chronisches Irresein übergehen kann.
(Marcé, De l'état mental dans la chorée. Mém. de l'acad. de méd. XXIV.
1. 1860. p. 1.)

Auch die melancholischen Formen kommen, obschon entschieden seltener, im Kindesalter in allen ihren Varietäten, vor. —
Hypochondrie wird man bei genauer Aufmerksamkeit öfters bei
Kindern finden, besonders unter dem Einflusse übertriebener Besorgniss der Umgebung um die Gesundheit des Kindes; solche
Kinder übertreiben ihre kleinsten Leiden, hängen ihnen mit Besorgniss nach und verlieren nach und nach das Interesse für Anderes, wie die erwachsenen Hypochondristen; bemerken die Kinder, dass sie durch Kranksein alle ihre Launen befriedigen können,
so steigern sie sich halb absichtlich weiter hinein. — Sodann kommen einfach melancholische Zustände mit der Grundlage allgemeiner Angst-Empfindung vor und die in neuerer Zeit, wie es
scheint, zunehmenden Selbstmorde im kindlichen Alter (s. drittes
Buch, 4. Cap.) dürften auch zu bei weitem grössten Theile auf
dem Boden einer melancholischen Verstimmung wurzeln. Auch die
Form des Besessenseins kommt vor. — Die partielle Verrücktheit
dagegen ist im kindlichen Alter ungemein selten, vielleicht fehlt
sie ganz. Es hat sich noch kein allseitig festes Ich gebildet, so
dass es sich von einer dauernden, radicalen Umänderung´ eines

---

* Traitement moral, hygiène et éducation des idiots. Paris 1846. p. 95.

solchen handeln könnte, die Flüchtigkeit dieses Alters lässt noch
nicht so vorwiegend wie später einzelne Wahnvorstellungen festhalten und systematisiren, besonders aber führen die verschiedenen
primären Geisteskrankheiten mit dem Charakter der Reizung beim
Kinde bei einiger Andauer fast sicher zu einem Zustande von allgemeiner Verworrenheit und Blödsinn; es bilden sich bei der noch
nicht gefestigten Intelligenz des Kindes rasch die letzteren Zustände
als Entwicklungshemmungen aus, wo es bei Erwachsenen eher zu
partieller Verrücktheit hätte kommen können.

Denn es ist ein allgemeiner, wesentlicher Charakter der psychischen Störungen des kindlichen Alters, dass sie die psychische
Weiter-Entwicklung hemmen. Man ist dann in den concreten
Fällen öfters im Zweifel, ob die dem Blödsinn vorausgehenden
irritativen, namentlich die Exaltationsformen eben in dieser Weise
hemmend, vielleicht erschöpfend wirkten, oder ob sie der Ausdruck
des Stadiums einer Gehirn-Erkrankung waren, die von vornherein
zu bleibender Gewebsveränderung und Degeneration tendirte und
nur im Beginn eine kurze Zeit lang Reizungssymptome gab. —
Hallucinationen sind bei Kindern viel seltener als bei Erwachsenen, ebenso fixe Wahnvorstellungen; die irritativen Formen spielen
fast ganz auf dem Boden der Gefühle und Triebe.

Was die nähere Begründung der psychischen Erkrankungen
im Kindesalter betrifft, so scheinen sie theils auf einer originären
(oft hereditären) oder durch zweckwidrige Behandlung (Einschüchterung, Gemüthsmisshandlung, intellectuelle Ueberanstrengung, Ver-
zärtelung) geweckter und unterhaltener Reizbarkeit des Gehirns,
theils auf tieferen, organischen spontan oder auch nach Kopfverletzung u. dgl. entstandenen Erkrankungen (besonders die Fälle,
welche rasch zum Blödsinn führen), oft auf consensueller Gehirnreizung von den Genitalien aus (Onanie, Annäherung und Eintritt
der Pubertät) zu beruhen; nächstdem sieht man anämisch-chloro-
tische Zustände aus verschiedenen Ursachen, schnellem Wachsthum,
vorausgegangenen acuten Krankheiten (Typhus, Masern u. dgl.) zu
ursächlichen Momenten werden. — Auch bei erfolgender Heilung
kommen bei solchen Kindern gerne Recidiven und solche Individuen bleiben für ihr späteres Leben psychisch gefährdet oder werden zuweilen auch ohne Irresein wegen einer ungünstigen Umänderung ihres ganzen Charakters für die Welt unbrauchbar.

Thurnam zählt unter einer Statistik von 21,333 Fällen von Irresein
acht Fälle bei Kindern bis zu 10 Jahren auf. Haslam, Perfect, Esquirol, Spurzheim, Guislain, Zeller, ich selbst habe Fälle von
Kindern, die an ausgesprochener Manie in einem Alter von 6, 7, 9, 10,
12, 13 Jahren litten, beobachtet; Foville (Art. Aliénation Dict. de méd.

I. p. 516) erzählt zwei derartige Fälle; Jördens berichtet (Hufeland, Journal, Bd. IV. p. 224) den merkwürdigen Fall eines Knaben, der durch kleine Glassplitter, die in seine Fusssohlen gedrungen waren, tobsüchtig ward und es bis zur Entfernung der Splitter blieb. Pignocco (Osserv. sulle alien. ment. Palermo 1841. p. 34) erwähnt einen von ihm beobachteten 8jährigen Maniacus; Morel (Traité des maladies mentales. Par. 1860. p. 101) ein 11jähriges Mädchen mit Wuthanfällen und Mordversuchen auf Mutter und Schwester; Stoltz (Med. Jahrb. des österr. Staats. März 1844. p. 257) erzählt einen sehr interessanten Fall von Manie eines 7jährigen Kindes mit Sprachlosigkeit (und schwerer Degeneration der vorderen Gehirnlappen). In den in neuerer Zeit mannigfach entstandenen Anstalten für schwachsinnige Kinder finden sich meistens auch mehr oder weniger eigentlich Geisteskranke; in der Anstalt Mariaberg in Würtemberg fand ich namentlich die leichteren maniacalischen Zustände (versatile Form der geistigen Schwäche) vertreten; wovon Näheres im Capitel vom Idiotismus. Neuerlich kam mir ein Fall von Tobsucht neben Epilepsie bei einem fünfjährigen Kinde, ein Fall von krankhafter Angst und Hallucinationen mit Epilepsie bei einem sehr kleinen 14jährigen Mädchen und ein Fall von psychischer Störung nach Typhus bei einem 10jährigen Knaben vor.

Weitere Beiträge, zur Lehre von den Geisteskrankheiten der Kinder finden sich bei West, Journal der Kinderkrankheiten. 1854. XII. 7. 8. p. 1. Rösch, Beob. über den Cretinismus. II. 1851. p. 81. Delasiauve, Ann. méd. psych. VII. 1855. p. 527. Paulmier, Sur les aff. mentales des enfants. Thèse. Paris. Brierre, Acad. d. Sciences. 7. Juni 1858.

§. 88.

Schon weit häufiger als im Kindesalter werden die Geisteskrankheiten vom 16ten bis 25sten Lebensjahr. Aber die ausserordentliche Mehrzahl aller Fälle fällt in die Periode der höchsten Reife, in die Zeit der leiblichen Fortpflanzung und der geistigen Productivität, der Ehe und des eigentlich bürgerlichen Lebens, zwischen 25 und 50 Jahre. Auch hier sind die vorliegenden Angaben nicht ganz genügend zu einer präciseren Entscheidung der Frage, indem die grösseren Berechnungen * nach dem Lebensalter der in die Irrenanstalten aufgenommenen Kranken angestellt wurden, mit dem das Alter der wirklichen Erkrankung natürlich gar nicht übereinzustimmen braucht, oder indem man öfters nur zählte, wie viele Geisteskranke einzelner Altersclassen überhaupt in einem Lande vorhanden sind, ohne doch die Zahl der einer Altersclasse überhaupt angehörigen Individuen zu kennen.** Wäre es erlaubt, eine verhältnissmässig sehr kleine, aber sehr sorgfältig behandelte Statistik zu Grunde zu legen,*** so

---

* S. Fuchs, l. c. p. 97. Quetelet, p. 443 ff.

** Z. B. Köstlin, l. c. p. 8. Ruer, p. 9 und viele andere Statistiker.

*** Zeller, 2ter Bericht über die Wirksamkeit der Heilanstalt Winnenthal. Medic. Correspondenzblatt. 1840. p. 143.

würde das häufigste Alter der Erkrankung zwischen 20 bis 30 Jahre, dann zunächst zwischen 30 bis 40, und schon in sehr verminderter Proportion zwischen 40 bis 50 fallen. Namentlich für das männliche Geschlecht gibt Zeller * den Zeitraum von 20 bis 30, für das weibliche den von 30 bis 40 als die Epochen der häufigsten Erkrankung an, und erklärt die Differenz daraus, dass in der letzteren Periode für das weibliche Geschlecht die welkende Blüthe und die mit ihr schwindenden Hoffnungen auf Lebensglück an der grösseren Zahl der Erkrankungen Schuld sei. Die weiter beobachtete, auch aus Parchappes Schätzungen resultirende Mehrheit der Erkrankung unter den Weibern vom 40sten bis 50sten Lebensjahre möchte mit den Vorgängen der Involution zusammenhängen; auch nach dem 50sten Jahre fällt noch die Mehrzahl der Erkrankung auf Seite der Weiber. Im Allgemeinen nimmt wohl die Disposition vom 50sten Jahre an ab; aber bis an die letzten Grenzen der menschlichen Lebensdauer währt eine, gegen das mittlere Alter nicht eben ausserordentlich verminderte Geneigtheit zu psychischer Erkrankung fort, ja der senile Blödsinn möchte bei einer genaueren Statistik ein wieder stark vermehrtes Verhältniss für die letzten möglichen Lebensjahre hervorbringen.

Doch ist der senile Blödsinn keineswegs die einzige Form des Irreseins in diesen Jahren. Esquirol sah zwei Weiber, eine 80, die andere 84 Jahre alt, von Tobsucht genesen; Burrows erzählt einen Fall von Schwermuth und Selbstmord bei einem Vierundachtziger; ich selbst habe einen frischen Fall von Schwermuth im 80ten Jahre behandelt und könnte noch mehrere andere dergleichen Fälle anführen.

§. 89.

4) Ob die Standesunterschiede einen wesentlichen Einfluss auf die Entstehung von Geisteskrankheiten haben, lässt sich, wie Fuchs (l. c. p. 102) mit Recht bemerkt, wieder nicht durch Berechnungen nach den Aufnahmen in den öffentlichen Anstalten bestimmen, da in diese natürlich weit mehr Kranke aus niederen Ständen eintreten. Als einzige, hier etwa brauchbare Notiz ist uns die Angabe von Julius ** bekannt, dass sich in England und Wales 8500 arme und nur 12 bis 1300 bemittelte Geisteskranke in den öffentlichen und Privatanstalten befinden. Bedenkt man, dass es weit mehr arme als wohlhabende Menschen gibt, so könnte man hiernach die beiderseitige Erkrankungsfähigkeit etwa gleich

---

* Journ. für Psychiatrie. I. 1. p. 18. Umgekehrt fällt bei der Wiener Irrenanstalt das Maximum der Männer auf 30 bis 40, das der Weiber auf 20 bis 30 Jahre (Bericht, Wien 1858).
** Beiträge zur britt. Irrenheilkunde. p. 8.

schätzen; doch ist es die gewöhnliche Annahme, dass in den besseren Classen der Gesellschaft — oder vielmehr in den reicheren, — Geisteskrankheiten seltener vorkommen, als in den ärmeren. Es scheint eben, dass das Moment, das auf der einen Seite durch grössere directe Excitation der cerebralen Thätigkeiten vergrössernd wirkt, auf der andern überwogen wird durch Elend, Hunger und Trunksucht, während die mächtigen Leidenschaften, Liebe, Ehrgeiz, Eifersucht etc., in allen Schichten der Gesellschaft gleich häufig und ursprünglich gleich mächtig, auch bei geringerer Bildung der Intelligenz unaufgehaltener und zerstörender wirken.

Ueber eine besondere Disposition, die durch einzelne Berufs- und Beschäftigungsarten gegeben wäre, ist lediglich nichts zu sagen, als was die obigen Bemerkungen schon enthalten, dass wahrscheinlich die Menschenklassen, die in harter manueller Arbeit ein mühsames und bedrängtes Leben hinbringen, von dieser, wie wohl von jeder andern Krankheit, öfter befallen werden, als diejenigen, welche die weniger erschöpfenden geistigen oder gar keine Arbeiten verrichten. Sollten sich dann in einzelnen Berufsarten hier oder dort, unter Matrosen, Taglöhnern, Bauern etc. oder unter Kaufleuten, Beamten, Officieren etc. noch weitere merkliche Uebergewichte zeigen, * so wären diese erst mit den Verhältnisszahlen dieser Gewerbe und Berufsarten zur Masse der Population überhaupt zu vergleichen und auch von da wäre noch weit zu dem Schlusse, dass es gerade das Gewerbe selbst sei, was die Disposition begründe. Denn einzelne Berufsarten bringen gewisse Classen von Schädlichkeiten nicht mit Nothwendigkeit und als solche, sondern mehr gelegenheitlich und für das Individuum willkürlich mit sich; z. B. die Küfer und Matrosen sind durch Neigung zum Trunk dem Delirium tremens ungewöhnlich häufig unterworfen. Die Angabe von Ferrus, dass diejenigen Gewerbe die grösste Irrenzahl geben, die den geringsten körperlichen Kraftaufwand erfordern, ist noch nicht durch eine grössere Statistik bestätigt.

§. 90.

Einzelne bestimmte Lebenslagen scheinen freilich eine sonderbare Immunität, andere eine sicher beträchtlich vermehrte Disposition zu geben. — Bettler von Profession sollen nach Guislain** nicht geisteskrank werden; er schreibt dies der Gleichgültigkeit dieser Leute zu. — Weibliche Prostituirte in den grossen Städten verfallen sehr oft in Seelenstörung; Elend, Verlassenheit, Trunk, empörte Leidenschaften, siphilitische Contagion etc. wirken hier gewöhnlich zusammen. — Traurig gross ist, wenigstens in England, die Zahl der Erkrankungen unter den jungen weiblichen Lehrerinnen, Gouvernanten etc. Bedlam nahm in den 10 Jahren

---

* Fuchs l. c. p. 106.
** Leçons orales II. p. 22. Joret (Mém. de l'acad. de méd. XIV. p. 346) führt dagegen die weiblichen Bettlerinnen von Profession mit einem zahlreichen Contingent von Irresein auf.

1846—55 110 solcher Mädchen auf. Widrige Schicksale, Nachtwachen, geistige Ueberarbeitung, unbefriedigtes Leben mögen hier die Hauptmomente sein.

In der Gefangenschaft kommen viele der psychischen Gesundheit gefährliche Einflüsse zu gleichzeitiger Wirksamkeit, Gewissensbisse, Sehnsucht, Concentration auf wenige Gedankenkreise, oft schlechte Nahrung und Luft, Mangel an Bewegung etc. Und in der That ist wohl in allen Strafgefängnissen die Zahl der psychischen Erkrankungen relativ grösser, als in der freien Bevölkerung derselben Alterclassen. Aber die Mehrzahl dieser Erkrankungen darf sicher nicht dem Gefangensein allein zugeschrieben werden; ganz gewöhnlich sind dieselben schon sehr stark angelegt, ja öfters schon mehr als halb ausgebildet, ehe der Verbrecher ins Strafgefängniss kommt, indem derselbe eben schon in seinem bisherigen Leben den Einfluss aller möglichen Ursachen des Irreseins erlitten hat. — Immer noch ungelöst, und wahrscheinlich mit den bisherigen Daten nicht ganz zu lösen, ist die Frage nach der Wirkung der verschiedenen neueren Gefängsnisssysteme auf die psychische Gesundheit der Verbrecher. Es scheint sicher, dass die gänzliche, strenge Zellenhaft, ohne Unterschied durchgeführt, die Zahl der psychischen Erkrankungen erhöht, dass manche Individuen solche gar nicht ertragen, und dass besonders sehr reizbare und schon halb psychisch gestörte Menschen hiebei leicht in Hallucinationen, Aufregung und Irresein verfallen, und dann oft bei alsbaldiger Versetzung in gemeinsame Haft rasch wieder genesen; es scheint auch, dass Weiber und ganz ungebildete Individuen die Einzelhaft weniger ertragen. Wo indessen alle Massregeln für die leibliche und geistige Gesundheit der Sträflinge in völlig zweckentsprechender Weise getroffen sind, die Zeit der Einzelhaft nicht zu lange fortgesetzt, reichliche Bewegung im Freien gewährt, Gemüth und Intelligenz der Gefangenen in geeigneter Weise angeregt und gehoben wird, wo man zugleich stets alle Achtsamkeit auf die Erscheinungen einer tiefern Gemüthsverstimmung und die ersten Zeichen der beginnenden Seelenstörung verwendet und der Individualität der Gefangenen so weit als möglich Rechnung trägt, da dürfte die psychische Gefährdung durch die Einzelhaft doch nicht mehr bedeutend sein.

Erfahrungen über beträchtliche Vermehrung der psychischen Erkrankungen, als in bisher gemeinsamen Gefängnissen die strenge Zellenhaft eingeführt wurde, machte man besonders in Lausanne (Verdeil 1842), auch in Toscana. Dagegen liess sich in dem vortrefflich geleiteten Zellengefängnisse von Bruchsal nach den Mittheilungen von Füsslin ein schlimmer Einfluss auf die geistige Gesundheit der Sträflinge nicht erkennen. In dem gleichfalls musterhaften Pentonville (London) kommen — nach

Parrish — auf 1000 Gefangene nur 13 Fälle psychischer Erkrankung; die Zellenhaft dauert aber dort nie über 18 Monate. — Die Einzelhaft soll besonders zu Gehörshallucinationen disponiren; sie scheinen sich aus Selbstgesprächen und lebhaft gedachten Zwiegesprächen zu entwickeln. —

Aus den sehr interessanten Mittheilungen von Delbrück geht hervor, dass psychische Erkrankungen in den Gefängnissen mehr bei Verbrechern aus leidenschaftlichen Motiven, als bei Eigenthumsverbrechern, und zwar bei weitem am häufigsten nach Mord, Todtschlag, sodann nach Nothzucht und Brandstiftung vorkommen. Es lassen sich aber zwei Hauptcategorieen von Verbrecherwahnsinn unterscheiden: 1) Fälle, wo ein vereinzeltes, grosses Verbrechen, wie Mord u. dgl., mit seinen Folgen später eine Seelenstörung erzeugt; 2) wo Gewohnheitsverbrecher bei vorhandener Disposition mit der Zeit irre werden. Im ersteren Fall tritt die einzelne verbrecherische That deutlich als wesentliche Ursache des Wahnsinns auf, bestimmt die Artung der Krankheit und den Inhalt des Deliriums; im zweiten gibt mehr die ganze Verbrecherpraxis mit den Zuchthausgewohnheiten dem Krankheitsbilde ein eigenthümliches Gepräge. Das Irresein entwickelt sich vorzüglich in den ersten Jahren der Haft, in der Zellenhaft bei schon entschieden Disponirten oft schon in den ersten Monaten. In den Wahnvorstellungen zeigt sich oft die Tendenz, das Verbrechen zu beschönigen oder ganz zu negiren, oder sich die baldige Freiheit vorzuspiegeln; die Erwähnung des Verbrechens ruft bei den Irren erster Categorie gewöhnlich leidenschaftliche Erregung oder Angst, mit Zunahme der verrückten Reden hervor; Arbeitsverweigerung, Excesse, Widersetzlichkeit sind natürlich bei diesen irren Gefangenen an der Tagesordnung.

Ferrus hat (1850) den Versuch gemacht, die verschiedenen Gefängnisssysteme den Hauptarten von Verbrechern anzupassen. Er theilt diese in drei Categorieen: 1) intelligente, energische und total verdorbene Individuen — unverbesserliche Bösewichte; 2) solche von mittlerer Intelligenz, sehr gering entwickeltem Pflichtgefühl, die sich gegen Gut und Bös, gegen Schande und Laster gleichgültig verhalten, gegen schlechte Neigungen keinen Widerstand aufzuwenden haben; 3) eigentlich stumpfsinnige Individuen, die die Bedeutung ihrer Thaten, oft selbst die der Verurtheilung gar nicht zu würdigen im Stande sind. Die erste Categorie soll durchaus der anhaltenden Zellenhaft, die zweite mehr des Auburn'schen Systems mit Schweigen und nächtlicher Zellenhaft bedürfen; die dritte soll die Zellenhaft in keiner Weise ertragen. — Die Durchführung einer solchen Classification dürfte in Praxi sehr schwierig sein. Vgl. über diese Fragen: Würth, Die neuesten Fortschritte des Gefängnisswesens. Wien 1844. Lélut, De l'emprisonnement cellulaire etc. Moreau Christophe, Annal. méd. psychol. 1843. T. II. Joret, De la folie dans le régime pénitentiaire. Mém. de l'acad. de méd. XIV. 1849. p. 319. (Enthält mancherlei nicht uninteressante Notizen bloss über weibliche Gefangene und ihr Irresein, und Thatsachen gegen das Schweigsystem.) Ferrus, Des prisonniers, de l'emprisonnement etc. Par. 1850. Füsslin, Die Einzelhaft etc. Heidelberg 1855. Delbrück, Zeitschr. f. Psychiatrie. 1854. XI. p. 57. XIV. p. 375. Pietra Santa, Acad. de médecine. 23. Janv. und 17. Avril 1855. Scholz, Zeitschr. der k. k. Gesells. der Aerzte zu Wien. 1856. XII. p. 635. Die Berichte von Mittermaier im Archiv des Criminalrechts.

§. 91.

5) Den auch vielfach besprochenen Einfluss der Jahreszeiten
auf die Entstehung des Irreseins erwähnen wir nur, um wieder auf
die Trüglichkeit mancher statistischer Angaben aufmerksam zu
machen. Daraus, dass nach Esquirols Tabellen in den Sommermonaten (Mai bis Juli) am meisten, im Frühling und Herbst weniger und im Winter die wenigsten Aufnahmen in einige Irrenanstalten stattfanden, hat man auf die häufigere Entstehung des Irreseins im Sommer geschlossen. Mit grösstem Unrecht; denn welche
Irrenanstalt der Welt wäre so glücklich, eine Mehrzahl von Fällen,
die erst 2, höchstens 3 Monate alt sind, zu bekommen? * — Zwischen Erkrankung und Zeit der Aufnahme gibt es auch nicht das
geringste beständigere Verhältniss und es bleibt der subjectivsten
Vermuthung freigestellt, wann diese in den Sommermonaten mehr-
aufgenommenen Fälle entstanden sein mögen, ob nicht das unbe-
quemere Reisen im Winter die Aufnahmen verringere u. dgl. m.
Auch von einem Einfluss der Jahreszeiten auf die einzelnen Formen
des Irreseins sprechen die Statistiker; Esquirol behauptet und
Jakobi** erweist an 181 Fällen, dass in den Wintermonaten der
Ausbruch der Tobsucht am seltensten geschieht, und dass der
Sommer und besonders der Frühling eine Mehrzahl von Er-
krankungen in dieser Form darbieten.

Was endlich den Einfluss des Mondes, wenn auch nicht auf
Erzeugung, doch auf Steigerung und Abänderung des Irreseins in
seinem Verlaufe betrifft, so wird derselbe von der grossen Mehrzahl der Irrenärzte geläugnet, und es hiesse jeder pathologischen
Untersuchung Hohn sprechen, wenn z. B. die periodische Wiederkehr von Tobsuchtanfällen, desswegen weil sie mit gewissen regelmässigen Veränderungen am Himmel zusammentrifft, dem Einfluss
der Gestirne zugeschrieben würde. Desshalb soll aber eine Einwirkung des Mondlichts auf die Geisteskranken nicht geläugnet
werden. Schon die Gedankenbewegung des Gesunden kann durch
dasselbe eigenthümlich afficirt werden, z. B. in der Form jener
sehnsüchtigen, elegischen Stimmungen, welche den geläufigen Vorwurf
einer empfindsamen Poesie bilden; bei Geisteskranken, die von so
manchen sinnlichen Eindrücken stärker und anders erregt werden, als
Gesunde, mag bei mangelndem Schlaf der Anblick des vollen, glänzenden Mondes, der unbestimmten Beleuchtung, der vorüber-

---

* Winnenthal, eine reine Heilanstalt, nahm in 6 Jahren 133 Fälle von
sechsmonatlichem Bestehen, und 150 schon länger dauernde auf. Zeller,
Medic. Correspondenzbl. Juli 1840. p. 143.
** l. c. p, 568.

huschenden Wolkenschatten, verbunden mit der Stille der Nacht oder den confusen Tönen, welche Nachts durch die Irrenanstalten ziehen, wohl noch grössere Eindrücke, lebhaftere Gemüthsbewegungen, Anlässe zu mancherlei Hallucinationen u. dgl. setzen. In der That hat der kluge Esquirol die Unruhe, die man bei mehren Kranken regelmässig zur Zeit des Vollmonds bemerkte, durch herabgelassene Gardinen beseitigt.

ZWEITES CAPITEL.

Die individuelle Prädisposition.

§. 92.

1) Erblichkeit. Die statistischen Untersuchungen bekräftigen aufs entschiedenste die allgemeine Ansicht der Laien und Aerzte, dass dem Irrewerden in einer grossen Zahl von Fällen eine angeborne Anlage zu Grunde liege und ich glaube, man darf ohne Anstand behaupten, dass in der That kein Moment mächtiger ist als dieses. Man hat neuestens bezweifelt, dass der Erblichkeitsfactor beim Irresein eine grössere Rolle spiele, als bei allen übrigen Krankheiten, indem er eben dort am meisten gesucht werde und desshalb am bekanntesten sei. * Es ist allerdings möglich, dass weitere Forschungen auch für viele andere Krankheiten einen ebenso grossen Einfluss der Heredität zeigen werden, besonders wenn einmal positivere Thatsachen über die Transformation der pathologischen Zustände bei ihrer Vererbung gewonnen sein werden. Bis jetzt kann man nur etwa für die Tuberculose eine gleiche Wirksamkeit des hereditären Moments wie für die Geisteskrankheiten behaupten.

Im Einzelnen differiren aber die Angaben nach den individuellen Erfahrungen, zum Theil auch nach den Menschenklassen und den Orten, auf die sich die Untersuchung bezog, sehr bedeutend. Das enorme Verhältniss, das Burrows angibt (Erblichkeit in $\frac{6}{7}$ der Fälle) oder die Schätzung von Moreau, dass in $\frac{9}{10}$ der Fälle Erblichkeit im Spiele sei, werden durch keine Statistik erwiesen. In Folgendem haben wir eine grössere Reihe von Angaben aus deutschen, französischen und englischen Anstalten zusammengestellt.

---

* Neumann, Psychiatrie. 1859. p. 141.

Jakobi fand unter 220 Fällen (von Tobsucht) Erblichkeit nur in etwa $1/9$, Bergmann (1838) nach der kleineren Statistik eines Jahres directe Erblichkeit in $1/5$, directe und indirecte zusammen in $1/3$ der Fälle, Hagen unter 187 Fällen in $1/3$ Familiendisposition, in $1/8 — 1/7$ directe Erblichkeit (Vater oder Mutter geisteskrank); Flemming bekam in Sachsenberg das Verhältniss von über $1/5$; Damerow in Halle unter 773 Aufgenommenen $1/4$; Martini in Leubus hatte in 25 Jahren unter den höheren Ständen fast $1/3$ ($3/10$), unter den mittleren und arbeitenden Classen etwas über $1/4$ „actenmässig constatirte erbliche Fälle;" in Colditz fanden sich unter 77 Aufnahmen $2/5$ erwiesene Fälle von Seelenstörung in aufsteigender Linie. Mit ganz auffallend niederen Zahlen (wenigen Procenten) erscheint dagegen die Erblichkeit in den Berichten der Wiener Irrenanstalt (1853—56).

In Bicêtre und der Salpetrière wurden bei einer älteren Zusammenstellung (8272 Fälle) nur in $1/11$, von Lautard im Marseiller Irrenhaus nur in etwa $1/15$ der Fälle Erblichkeit constatirt; Esquirol fand solche bei den Armen in mehr als $1/4$, bei den Reichen in etwa $3/5$, Parchappe in etwas über $1/7$, Guislain in über $1/4$, Brierre in fast der Hälfte, Dagonet in Stephansfeld (in 3 Statistiken zusammen) in circa $1/4$.

Webster fand in Bedlam (1848) unter 1798 Kranken in fast $1/3$ erbliche Disposition, etwas häufiger bei den Weibern; Skae in Edinburg (1851 und 52) unter 248 Aufnahmen etwas über $1/3$; bei einer grossen Zusammenstellung aus englischen und irischen Anstalten von Jarvis (1850) wurde unter 44,717 Männern nur bei $1/25$, unter 43,091 Weibern bei $1/23$ Erblichkeit constatirt. — Im Bloomingdale-Asylum (New-York) kamen a. 1849 auf 1841 Kranke 118 Männer, deren Väter geisteskrank gewesen, und 33, deren andere Verwandte geisteskrank waren, 89 Weiber mit geisteskranken Vätern und 67 mit andern geisteskranken Verwandten (im Ganzen $1/6$).

Bini in Florenz fand Erblichkeit in circa $1/4$ der Fälle.

Man wird bemerken, wie die sehr grossen Statistiken (Bicêtre, Jarvis), die sehr wahrscheinlich nur mit weniger sorgfältig gesichtetem Material gemacht werden konnten, kleine Proportionen geben, die aus beschränkten, aber wohl ausgenützten Beobachtungskreisen herstammenden viel grössere.

Die noch bedeutenden Differenzen unter diesen mögen von dem Vorherrschen einzelner Umstände herrühren, die als überhaupt wichtige Punkte näher zu beachten sind.

1) Die angeborne Anlage ist da häufiger, wo die Heirathen immer unter einem kleineren Kreise von Familien oder gar in den Familien selbst geschehen; dagegen erlischt die Transmission eher bei fortgesetzter

Kreuzung mit fremdem Blut. Der erstere Umstand zeigt sich deutlich unter den höheren Ständen einzelner Länder, auch unter der israelitischen Bevölkerung, besonders auffallend unter den englischen Quäkern. In dem Irrenhause bei York, das für diese religiöse Secte bestimmt ist, liess sich directe Erblichkeit bei einem Drittel der Kranken, indirecte (Geisteskrankheit von Seitenverwandten) bei einem weiteren Sechstheil, also beides zusammen in der Hälfte der Fälle nachweisen. * — Die stets progressive Uebertragung führt endlich zu den eigentlichen degenerativen Formen (Morel), zu Imbecillität und Idiotismus, und mit der geringen Fortpflanzungsfähigkeit der Individuen letzterer Art erlischt endlich ein solches Geschlecht ganz. **

2) Es entstehen weitere bedeutende Differenzen der Angaben dadurch, dass das einemal nur die Fälle gezählt wurden, wo die Eltern oder Grosseltern geisteskrank waren, anderemal die Annahme einer Familienanlage auch auf das Irresein der näheren Seitenverwandten (Oheime, blutsverwandten Vettern) sich gründete. Das Letztere erscheint als das Richtigere, wenn man bedenkt, wie es fast immer, ausser der erblichen Disposition, noch weiterer Ursachen zum Ausbruch des Irreseins bedarf, wie daher die vorhandene Anlage, aus Mangel solcher weiterer Momente, gerade bei den nächsten Anverwandten ruhend bleiben, ihr Vorhandensein aber sich an nahen Seitenverwandten deutlich erweisen kann.

3) Man thut Recht, die Familienanlage zu Geisteskrankheiten nicht abgesondert für sich allein, sondern als Anlage zu schweren Gehirn- und Nervenkrankheiten überhaupt aufzufassen. Man sieht nicht ganz selten, dass in einer Familie einzelne Mitglieder an Irresein, andere an Epilepsie, an schwerer Spinalirritation, Hysterie, Neuralgieen u. dgl. leiden. Rush*** z. B. erzählt den Fall eines Mechanikers, der zweimal Anfälle von Irresein hatte, wovon der letzte sein Leben endigte. Alle seine 6 Kinder litten an Kopfweh, allein keines zeigte je eine Spur von Verrücktheit. In solchen und ähnlichen, gar nicht seltenen Fällen scheint sich die Disposition in verschiedenen Formen äussern zu können, und zuweilen sieht man mehre Generationen hindurch pathologische Zustände des Nervensystems, welche sich erst allmählig steigernd in eigentliches Irresein übergehen.

4) Auch in denjenigen Fällen ist eine ursprüngliche anomale Disposition nicht zu läugnen, wo die Eltern oder eines derselben zwar auch nicht an Irresein litten, aber eine auffallende Ueberspanntheit oder Bizarrerie des Charakters und der Neigungen, eine besondere Heftigkeit oder Leidenschaftlichkeit zeigten, die sich dem Irresein stark näherte; ebenso da, wo in einer Familie mehre Selbstmorde unter den nächsten Blutsverwandten vorfielen. Denn der Selbstmord, in so vielen Fällen Erscheinung der ausgebrochenen tieferen Geisteskrankheit, ist in vielen anderen wenigstens das Ergebniss eines organisch bedingten Lebensüberdrusses, der den primitiven Formen des Irreseins, der Schwermuth, beizuzählen ist, und die Erfahrungen sind nicht selten, dass die Geneigtheit zur Autochirie, oft bei allen Familiengliedern in denselben Lebensjahren ausbrechend, sich forterbt. Auch das wird man leicht begreiflich finden,

---

* Julius, Beitr. z. britt. Irrenheilk. p. 281. ff.

** Morel, Des caractères de l'hérédité dans les maladies nerveuses. Archives général. de méd. 1859. Septbr.

*** Med. Unters. über d. Seelenkrankh., übers. v. König. Leipz. 1825. p. 36.

dass Charakterschwäche und eine excessive Leidenschaftlichkeit, durch welche so häufig diese Forterbung vermittelt wird, bei einzelnen damit Behafteten unter einem Zusammenwirken unglücklicher Umstände verbrecherische Handlungen erzeugen kann, und so sehen wir zuweilen in solchen Familien Irresein, Selbstmord, Verbrechen, durch den innern Zusammenhang gewisser Charakteranlagen mit einander verbunden, auf eine tief beklagenswerthe Weise wechseln.

Lautard (Oppenheim Zeitschr. Bd. XXI. p. 16) erzählt folgenden Fall. Mann und Frau, ersterer 42, letzere 36 Jahre alt, werden geisteskrank und endigen durch Selbstmord, jener durch den Strang, diese im Wasser. Sie hinterlassen 3 Kinder. Die älteste Tochter vergiftet sich im 24sten Jahre, nachdem sie längere Zeit in Prostitution gelebt; der Sohn erwürgt sich im 21sten Jahre, eines Meuchelmords angeklagt; die jüngste Tochter stürzt sich, im 6ten Monat schwanger, von einem Dache herab; sie hinterliess einen Sohn, der schon sehr jung öfters ins Gefängniss gesteckt wurde und dann als Abentheurer nach Egypten ging.

Fräulein M. von Orotava, 30 Jahre alt, aus einer alt-spanischen, adeligen, nie durch eine Mésalliance verunreinigten Familie, ist geisteskrank in der Form eines periodischen Wechsels von Melancholie und Manie mit Neigung zum Selbstmord. Ihr Grossvater starb durch Selbstmord im 50sten Lebensjahr. Von seinen 3 Söhnen endigten zwei schon in jugendlichem Alter, aus Liebeskummer, selbst ihr Leben. Der dritte, der Vater des Fräuleins M., zeigt solche Bizarrerieen und Launen, dass man ihn für nahezu geisteskrank halten muss. Sein Sohn, der einzige Bruder der M., stürzte sich im 20sten Jahre ins Meer, aus Verzweiflung über die Untreue einer Geliebten; ihre Schwester zeigt, in den glücklichsten Lebensverhältnissen, einen so düstern Charakter, dass man ihr dasselbe Schicksal prophezeit. *

Zuweilen aber begegnet man auch in solchen Familien, wo einzelne Mitglieder an Irresein leiden, anderen von ausgezeichneter, hervorragender Intelligenz mit oder ohne Excentricitäten. Wir könnten zwei solche Beispiele grosser wissenschaftlicher Celebritäten aus unsern Tagen anführen; es ist nicht unwahrscheinlich, dass eine grössere Erregbarkeit der cerebralen Processe und eben jene geistigen Eigenthümlichkeiten, welche dort zur Ueberspanntheit und Bizarrerie werden, hier, bei günstigen äusseren Umständen und ungetrübter körperlicher Gesundheit, sich als erhöhte Activität und Energie der Intelligenz und als Originalität des Denkens aussprechen. Moreau (Psychologie morbide. Paris 1859) hat diesen Punkt neuerlich bis zur Uebertreibung hervorgehoben.

Die ganze Annahme, dass die erbliche Disposition überhaupt eine bedeutende Rolle in der Aetiologie des Irreseins spiele, ist von Schlager in einer früheren und einer soeben erschienenen Publication (Zeitschr. der k. k. Gesells. der Aerzte zu Wien. 1860. Nro. 34. 35) als unrichtig bekämpft worden. Er macht (dies mit Recht) auf die zuweilen leichtfertige Art aufmerksam, wie hier und da die Erblichkeit constatirt werden soll; er selbst hält sich an die Bedeutung des „Erblichen" im strengsten Wortsinn und lässt nur solche Fälle als hereditär gelten, wo vor der Erzeugung oder zur Zeit der Erzeugung eines der Eltern geisteskrank war. Nach diesem Grundsatze fand er Erblichkeit nur in 4 Procent der Fälle. — Wie diese Critik über ihr Ziel hinausschiesst, erhellt sogleich,

---

* Annal. med. psychol. Mai. 1844. p. 389.

wenn man die Frage statt nach „Erblichkeit," nach Familiendisposition stellt; auf p. 94 des Wiener Berichts (Wien 1858) finden sich übrigens schon hinreichend wahrscheinliche Gründe für die geringe Zahl hereditärer Fälle, die man in der dortigen Irrenanstalt bekam.

§. 93.

Esquirol nahm an, und Baillarger * hat durch eine 453 Fälle umfassende Statistik gezeigt, dass sich das Irresein öfter — und zwar um $^1/_3$ häufiger — von der Mutter, als vom Vater, auf die Kinder forterbt; er fand zugleich, dass bei geisteskranker Mutter eher mehre Kinder befallen werden, dass die Forterbung der Disposition auf die Söhne von der Mutter und vom Vater fast gleich oft geschieht, dass dagegen die Töchter ihre Anlage noch einmal so oft von der Mutter als vom Vater erben. Hieraus geht hervor, dass durch Irresein der Mutter die Kinder überhaupt mehr gefährdet sind, als durch Irresein des Vaters, und dass es die Kinder weiblichen Geschlechts sind, welche jener ungünstige Einfluss vorzugsweise trifft.

Viele Erfahrungen zeigen weiter, dass Kinder, welche geboren wurden, ehe bei ihren Eltern die Geisteskrankheit zum Ausbruch kam, seltener erkranken, als solche, welche erst nach dem Ausbruche des Irreseins gezeugt wurden. Zuweilen indessen kommen auch Fälle vor, wo die Kinder zuerst, vor den Eltern erkranken, indem eben eine Menge den Ausbruch begünstigender Ursachen bei jenen zusammentrifft, während diese durch ein glücklicheres Geschick bis in ein höheres Alter solchen weiteren ursächlichen Einflüssen entgingen.

Hie und da haben die hereditären Seelenstörungen bei den Eltern und Nachkommen und zuweilen bei einer ganzen Reihe von Geschwistern im Wesentlichen denselben Charakter, brechen zu derselben Zeit des Lebens aus, und endigen in derselben Art, z. B. durch Selbstmord. Oefter aber ist dies nicht der Fall, die psychische Störung äussert sich in differenten Weisen, zum Theil von den äusseren Umständen abhängig. — Morel, der die Verhältnisse der Erblichkeit neuestens von umfassendem Standpunkte und mit sinnigem Verständniss untersucht hat, ** unterscheidet folgende Haupterscheinungsweisen der erblichen Seelenstörungen: 1) Solche, die sich vorzüglich als extreme Steigerungen des nervösen Temperaments der Eltern aussprechen. 2) Solche, wo sich die Störung überwiegend

---

* Rech. statist. sur l'hérédité de la Folie. Annal. med. psych. Mai 1844. p. 330. seqq.

** Traité des dégénérescences de l'éspèce humaine. Par. 1853. Traité des maladies mentales. Paris 1860. p. 513 ff., und die oben citirte Arbeit in den Archives 1859.

in schlimmen Neigungen, Excentricitäten, Verkehrtheiten aller Art
bei mehr erhaltener Intelligenz, weit mehr in irren Handlungen,
als in Irredenken und Irrereden äussert. 3) Solche, wo schon
mehr und mehr Beschränktheit im intellectuellen Leben, geistige
Trägheit und Schwäche besteht, sehr gewöhnlich auch mit grosser
Schwierigkeit, seine Handlungen nach nützlichen und sittlich werthvollen Zwecken einzurichten; öfters finden sich daneben alle Arten
schlimmer Neigungen, zuweilen auch schon Kleinheit des Schädels und
Sterilität. Endlich 4) der eigentliche von Hause aus bestehende Blödsinn, die Imbecillität bis zu den höchsten Graden des Idiotismus
und Cretinismus; oft mit Rudimentärbleiben der Genitalien, mit
Taubstummheit, Klumpfuss etc. Alle diese verschiedenen pathologischen Zustände sind (nach Morel) Zweige eines Stammes in einzelnen Familien; sie werden beseitigt durch stete Erneuerung des
Bluts aus ganz gesunden Familien, gesteigert und zu den äussersten degenerativen Formen fortentwickelt durch Weiter-Heirathen in
derselben Familie, durch hinzutretende Trunksucht einzelner Erzeuger etc. — In dieser Darstellung liegt unendlich viel Wahres;
jeder Arzt, der auf diese Verhältnisse schon sein Augenmerk gerichtet, wird Beispiele davon nicht nur aus den Irrenanstalten, sondern weit mehr aus dem gewöhnlichen Leben in Menge gefunden
haben, Beispiele, die sich freilich durchaus nicht immer streng
statistisch beweisen lassen. — Die Verschlechterung der ganzen
Race und die eigentlichen Entartungs-Zustände der Betroffenen
bilden sich allerdings gewöhnlich erst allmählig und progressiv;
man kann lange den hereditären Einfluss nur in einzelnen Familien-
mitgliedern finden, neben denen sich oft andere durch ungewöhnliche Geistesgaben auszeichnen und jene Befallenen zeigen noch
nicht den wirklich degenerativen Charakter der Erkrankung. Doch
können die hereditären Einflüsse, wie es scheint, durch Trunksucht, Krankheit, kurz durch verschiedene, intercurrente Störungen der Erzeuger zur Zeit der Zeugung, vielleicht auch durch
äussere Einflüsse, namentlich endemischer Art, rasch und hoch
gesteigert werden und hiermit sogleich die schweren Formen entstehen und mehre, oder alle Erzeugten erkranken. —
    Als allgemeine diagnostische Charactere der hereditär ange-
legten Geisteskrankheiten können (nach Morel) hauptsächlich folgende Umstände betrachtet werden. Ein solches Irresein bricht
meistens schnell auf geringfügige äussere Ursachen aus, es besteht
häufig in überwiegendem Gemüthswahnsinn mit relativ intacter Intelligenz, es kommen bedeutende Remissionen und Exacerbationen;
starke Hallucinationen und paralytischer Blödsinn sind ziemlich
selten, dagegen ist viel Neigung zu verrückter Ausbildung der

Wahnvorstellungen vorhanden; in noch relativ gesundem Zustand zeichnen sich solche Individuen durch ihre grosse gemüthliche Reizbarkeit und damit ihre grössere Abhängigkeit von den Einflüssen der Aussenwelt, oft durch allerlei Originalitäten und Excentricitäten, zuweilen neben intellectueller und gemüthlicher Verschrobenheit durch einzelne und einseitige ausserordentliche Gaben oder Fertigkeiten aus.

§. 94.

2) Erziehung. Die Richtungen, die im zarten Alter das Vorstellen und Wollen des Individuums annimmt, sind entscheidend für sein ganzes Leben, und hier ist als ein erstes, wichtiges, an die Heredität zunächst sich anschliessendes Moment der Einfluss des Beispiels der Eltern auf das Kind zu erwähnen. Mit Ideler sind auch wir der Ansicht, dass es Fälle s. g. erblichen Irreseins gibt, die es weniger durch Uebertragung einer organischen Disposition, als durch eine spätere psychische Fortpflanzung von Charaktereigenthümlichkeiten geworden sind, indem der Nachahmung des Kindes das Beispiel gewisser Excentricitäten, gewisser bizarrer und verkehrter Lebensansichten und Richtungen geboten wird, welche von Anbeginn der Entwicklung eines gesunden, mit der Aussenwelt harmonirenden Seelenlebens hinderlich werden. Wie es auf diesem Wege eine Uebertragung der Hysterie von der Mutter auf die Tochter gibt, so gehen auch von närrischen oder halbnärrischen Eltern psychische Verzerrtheiten auf die Kinder über und Leidenschaftlichkeit und üble Neigungen prägen sich der jungen Seele ein. Dazu kommt noch, dass durch einen solchen Zustand der Eltern so häufig das Familienleben zerrüttet und dadurch das Zusammenwirken jener günstigen Umstände zerstört wird, welche für eine harmonische Entwicklung des kindlichen Charakters wesentliche Erfordernisse sind.

Die eigentlichen Erziehungsfehler betreffen einmal eine allzufrühe intellectuelle Anstrengung, bei welcher, mit Präcocität aller geistigen Processe, die gesunde körperliche Entwicklung gehemmt, das Gehirn überreizt und der Keim späterer Kränklichkeit und Schwächlichkeit gelegt wird. Noch wichtiger aber sind ungünstige und verkehrte Einflüsse auf die Empfindungsweise und die Willensrichtungen des Kindes. So gibt es Fälle, wo durch übermässige Härte, durch ein kaltes, abstossendes Verhalten der Eltern zu den Kindern, durch anhaltende Kränkung, Demüthigung und Gemüthsmisshandlung die Entwicklung der natürlichen wohlwollenden Neigungen gehemmt und die zartere Empfindung erdrückt wird. Damit wird schon frühe ein schmerzlicher Widerspruch mit der Aussen-

welt in dem Individuum gesetzt; und namentlich scheint bei einzelnen Naturen, indem sie mit ihren nicht sobald bezwingbaren,
wohlwollenden Neigungen, mit ihrem Liebebedürfniss zur Flucht in
eine imaginäre Welt genöthigt werden, ein verderblicher Hang zur
Phantasterei geweckt und genährt zu werden. Fast noch verderblicher auf das Kind wirkt endlich jene allzugrosse Nachgiebigkeit von
Seiten der Eltern, welche die eigensinnige und zügellose Entwicklung
aller Neigungen und Lüste zulässt, wo das Individuum keinen Schmerz
ertragen lernt, jeder Selbstbeherrschung und Entsagung unfähig wird
und nur ein weicher, schwacher Charakter zu Stande kommen kann;
früher oder später ist dann ein schroffer Zusammenstoss mit dem
Leben unvermeidlich, und heftige Leidenschaften und Affecte mit
ihren gesundheitstörenden Einwirkungen können nicht ausbleiben.

Vgl. den im folgenden Buche erwähnten, von Pinel erzählten Fall.
(Traité de l'aliénation mentale. p. 159.)

§. 95.

3) **Psychische und somatische Constitution.** Das Urtheil über die leibliche Constitution gründet sich gewöhnlich auf
einige auffallender wahrnehmbare, anatomische Verschiedenheiten
unter den Individuen, namentlich in Bezug auf Entwicklung des
Muskelsystems. Wir müssen darauf verzichten, in Verschiedenheiten dieser Verhältnisse etwas zu Geisteskrankheiten Disponirendes aufzufinden, denn die tägliche Beobachtung zeigt, dass muskelstarke und schwächliche, ebenso wieder trockene und feuchte Constitutionen so ziemlich in gleicher Anzahl von Irresein befallen
werden.

Dagegen gibt es eine andere, anatomisch durchaus nicht, sondern nur physiologisch erkennbare, primitive oder erworbene Constitution, welche wesentlich zu Geisteskrankheiten disponirt. Es
ist dies die sogenannte nervöse Constitution, jenes Verhalten
der Central-Organe, welches man im Allgemeinen als ein Missverhältniss der Reaction zu den einwirkenden Reizen bezeichnen kann.
Dieses Verhalten kann sich nun in einzelnen Abtheilungen des
Central-Nervensystems, entweder mehr im Rückenmark oder mehr
im Gehirn äussern, sehr häufig thut es sich in allen nervösen Acten
zugleich kund. Im sensitiven Nervensystem bemerkt man Hyperästhesieen verschiedener Art, grosse Empfindlichkeit für Temperatureindrücke, spontanen Wechsel der Kälte- und Hitzesensation,
besonders aber das Auftreten zahlreicher Mitempfindungen und ein
sehr leichtes Entstehen von Schmerz. Die motorisch-nervösen Acte
zeichnen sich aus durch Abnahme der ganzen Kraftgrösse, leichte
Erschöpfbarkeit, durch Neigung zu rascheren, ausgebreiteteren,

aber weniger energischen Bewegungen, durch erhöhte Convulsibilität. Auf geistigem Gebiete bemerken wir entsprechend den beiden analogen Zuständen der Empfindung und Bewegung, einerseits
die grössere psychische Empfindlichkeit, die leichtere Neigung zum
psychischen Schmerz, den Zustand, wo jeder Gedanke auch zu
einer Gemüthsbewegung wird, daher den raschen und leichten
Wechsel der Selbstempfindung und der Stimmungen, andrerseits
Schwäche und Inconsequenz des Wollens, Energielosigkeit des
ganzen Strebens mit hastigen und wechselnden Begehrungen. Die
Intelligenz selbst zeigt dann oft die gleiche Beschaffenheit; es sind
dies jene schon als Kinder geistig sehr erregbaren, dann sich un-
gleichmässig entwickelnden und stets etwas Haltloses darbietenden
Naturen, jene zuweilen lebhaften, schillernden Köpfe, denen es
aber an Tiefe und Ausdauer fehlt, die nichts geistig durchführen,
weil sie sich zu Allem als Dilettanten verhalten, bei lebhafter
Phantasie jene mittelmässigen, aber baroken Musiker und Poeten
oder jene missrathenen Universalgenies, die bei einer gewissen
Raschheit und Vielfältigkeit des Denkens nie Sammlung und Ruhe
zu etwas Tüchtigem finden konnten. Erkranken solche Menschen
am Ende an Irresein, so findet man darin eine Bestätigung des
Satzes, dass, nur wer einen rechten Verstand gehabt habe, ihn
verlieren könne, während in der That eine wirklich kräftige Entwicklung und Durchbildung der Intelligenz das Irrewerden keineswegs begünstigt, sondern ihm entschieden hinderlich ist.

Auf psychischem Gebiete nun sind die nächsten Folgen, die äusseren
Erscheinungsweisen der zu hohen Reizbarkeit, der reizbaren Schwäche
(vgl. p. 55), — sehr verschieden; viele dieser Erscheinungen lassen sich
aber zunächst auf eine grössere Geneigtheit zu psychischem Schmerz zurückführen; bei der grösseren Ausbreitung der Erschütterungskreise wird
das psychische Gleichgewicht eher gestört, das Ich leichter afficirt, daher
überhaupt die leichtere Angegriffenheit und grössere Kränkbarkeit solcher
Individuen, welche sich nun bald ungeduldig aufbrausend, unduldsam
gegen Widerspruch, aggressiv gegen Andere verhalten, bald, den psychischen Eindrücken ausweichend, sich spröde in sich selbst zurückziehen,
und unfähig, ihre Gemüthsinteressen durch die That zu befriedigen, die
Wolke der Phantasie umarmen, in deren Besitz ihnen dann die Welt
gemein erscheint und sie sich zu gut und edel für dieselbe dünken. So
kommen verschiedene Aeusserungsweisen derselben Grundzustände heraus,
die indessen im Allgemeinen darin übereinstimmen, dass das Missverhältniss der Reaction zu den Einwirkungen bei höherem Grade als Ueberspanntheit und Uebertriebenheit erscheint, durch die das Individuum mit
seinen Launen und oft unerwartet wechselnden Reactionsweisen aus der
Linie tritt und in der Welt für ein Original, einen Sonderling gilt.
Solche Menschen zeigen zuweilen ängstliche Scrupulositäten und klein-
liche Pedanterie (nicht ganz selten mit mechanischem Talent verbunden);
anderemale Leichtsinn, Unordnungen, Unbestimmtheiten des Denkens und

Handelns, bald Kälte und Apathie, bald excentrische Heiterkeit, bald Unentschlossenheit, bald Verwegenheit, höchsten Eigensinn oder stete Veränderlichkeit, Niedergeschlagenheit oder Enthusiasmus, immer aber bei aller Mannigfaltigkeit der Charaktere und der Bildungsstufen allzuheftige, andersartige und wegen des Widerspruchs mit dem Verhalten des Durchschnitts-Menschen, grillenhaft erscheinende Reactionsweisen. Körperliche Störungen aller Art können diesen leidenschaftlichen, excentrischen, oft innerlich uneinigen und gespaltenen Naturen sehr gefährlich werden; sie bringen oft rasch die bestehenden Keime der psychischen Krankheit zur Entwicklung.

§. 96.

Solche psychische Dispositionen kommen unzweifelhaft angeboren, und namentlich angeerbt, sozusagen häufig eben als Träger der Heredität des Irreseins, vor, und geben sich dann schon frühe, im Kreise des kindlichen Seelenlebens, durch sonderbare Geschmacksrichtungen, heftige Empfindlichkeit, durch Flüchtigkeit der Neigungen und des Lernens kund, so dass solche Individuen nicht selten von Anbeginn an zu Gegenständen der Verlegenheit und Betrübniss ihrer Eltern und Lehrer, zuweilen freilich auch zu Gegenständen einer unverständigen Bewunderung werden. Manche unsrer, auf Selbstgeständnissen Kranker und Genesener beruhenden Beobachtungen stimmen mit der Angabe von Fodéré[*] überein, dass mit solchen Dispositionen häufig eine zu frühzeitige Entwicklung des Geschlechtstriebs und daraus spontan entwickelte Onanie, auch frühe Hämorrhoidalkrankheit (letztere wahrscheinlich als Folge der Genitalienreizung) zusammentreffen.

So zweifelhaft es sein mag, ob diese Momente sich gerade als ursächliche zu jenen psychischen Eigenthümlichkeiten verhalten, so ist es immerhin der grössten Beachtung werth, dass man auch, wo solche angeborene Dispositionen fehlen, im späteren Alter im Gefolge örtlicher Genitalienkrankheiten ausserordentlich häufig sich dieselben psychischen Anomalieen entwickeln sieht, [**] und es braucht kaum daran erinnert zu werden, wie die Hysterie, welche jenes Verhalten der nervösen Processe zunächst im Spinal-, ausserordentlich häufig aber auch im Cerebral-System zeigt, so häufig auf Unordnungen der sexuellen Processe beruht.

Auch andere Erkrankungen, namentlich alle bedeutenden Säfteverluste, und die daraus folgenden anämischen und Erschöpfungszustände sind oft als Ursachen der erworbenen nervösen Constitution erkennbar; anderemale scheint es, dass aus localen Hyperästhesieen, indem hier dieser, dort jener Nerv lange Reizungen

---

[*] Essai médico-légal sur les diverses espèces de folie etc. Strasb. 1832.

[**] Man vergleiche die 115 Krankengeschichten Lallemands (Des pertes séminales. Paris 1836—42). Man erstaunt, wie fast ohne Ausnahme die Kranken eine Aenderung ihres psychischen Verhaltens in der erwähnten Richtung angeben.

auszuhalten hatte,* sich solche chronische Reizungszustände der
Centralorgane — wie im Tetanus acute — entwickeln. Es mögen
dann locale Heerde und Ausgangspunkte des Leidens in den Centralorganen bestehen, die freilich niemals anatomisch nachweisbar
sein werden, vielleicht aber durch die Spinalempfindlichkeit einzelner Stellen, durch Kopfschmerzen (Affectionen des Quintus) und
dergl. annäherungsweise ihren Sitz verrathen.

In ähnlicher Weise mögen die widrigen psychischen Eindrücke,
Schrecken, Kummer etc., denen wir so häufig als Ursachen der
nervösen Constitution begegnen, durch aufgedrungene, plötzliche
oder anhaltende Reizung grösserer oder kleinerer Abschnitte des
Gehirns wirken, sofern sie nicht (s. unten §. 99) erst durch Umwege deuteropathische Gehirnaffectionen veranlassen.

Die Fälle sind verhältnissmässig selten, aber nicht zu läugnen,
wo in ganz langsamer, allmähliger Entwicklung solche psychische
Anomalieen ohne weiter nachweisbare schädliche Einflüsse in entschiedenes Irresein übergehen; weit gewöhnlicher bildet die nervöse
Constitution nur eine Disposition, zu der noch etwas anderes, eine
wirkliche Ursache, sei es eine weitere körperliche Erkrankung oder
ein psychisches Moment hinzutreten muss, damit die leichte Stör-
barkeit zur wirklichen Störung, die mässigeren psychischen Abweichungen zu tieferem Irresein, zu einer wirklichen Gehirnkrankheit werden.

Nach dem in diesen beiden §§. Gesagten können wir von einer weiteren Besprechung der sogenannten Temperamente, insofern sie etwa
zu Geisteskrankheiten disponiren sollen, abstehen. Wir so wenig als
manche andere geschätzte Forscher (Gall, Georget, Lotze u. A.) vermögen diesen vier Categorieen, aus der schwerlich festzuhaltenden, an-
tiken Humoralpathologie hervorgegangen und niemals zu empirischem
Nachweis oder nur der mindesten praktischen Brauchbarkeit gebracht,
irgend einen Werth beizulegen.

Ausser den angeführten Umständen muss man nun eine Menge
schwererer, chronischer Krankheiten als somatisch prädisponirende Momente betrachten. Wie bemerkt, entstehen die Geisteskrankheiten gewöhnlich unter dem Einflusse mehrfacher, zusammenwirkender ungünstiger
Verhältnisse; dass im einzelnen Falle gerade hier, unter gewissen gegebenen Umständen eine solche Gehirnkrankheit ausbricht, darauf kann
eine früher vorhandene Beeinträchtigung des allgemeinen Gesundheits-
zustandes durch eine chronische anderweitige Krankheit nicht ohne Einfluss sein. Nur davor muss gewarnt werden, nicht ohne den nöthigen
pathologischen Erweis auf einzelne leichte oder missdeutete Symptome
hin, schwere, chronische Allgemeinkrankheiten zu supponiren, weil solche
Annahmen so häufig zu überflüssigen und gewaltthätigen Arzneikuren
führen. Es wäre eine Wiederholung der ganzen speciellen Pathologie,

---

* Lotze, allgem. Pathologie.

wenn 'hier alle diese Erkrankungen aufgezählt werden sollten; die hauptsächlichsten werden unter den somatischen Ursachen mit näherer Besprechung ihrer Wirkungsweise bei Erzeugung des Irreseins erwähnt werden; hier soll nur nochmals an die innere Untrennbarkeit der disponirenden
und der im engeren Sinne ursächlichen Momente erinnert werden.

Dass ein früher schon einmal bestandenes, aber geheiltes Irresein
zu einem neuen Erkranken disponire, wird keiner weiteren Erörterung
bedürfen. Ueber Rückfälle siehe das Capitel von der Prognose.

DRITTER ABSCHNITT.

Die Ursachen der psychischen Krankheiten.

ERSTES CAPITEL.

Wirkungsweisen der Ursachen.

§. 97.

Obwohl die Geisteskrankheiten in der Mehrzahl der Fälle aus
einem Zusammenwirken mehrer, zum Theil vieler ungünstiger
Umstände entstehen, so erscheinen doch gewöhnlich einige unter
diesen Momenten so besonders wichtig und wirksam, dass man sie
näher als die besondere Ursache bezeichnen muss, oder es kommen
Fälle von Erkrankung vor, die man nur der Einwirkung eines
einzigen ungünstigen Verhältnisses zuschreiben kann. Bei der Besprechung dieser näheren Ursachen haben wir theils gewisse
äussere Schädlichkeiten, theils die widrigen Einflüsse gesundheits-
zerstörender Gewohnheiten, theils gewisse abnorme organische Zustände selbst zu würdigen, welche zunächst solche Erkrankungen
des Gehirns einleiten können. Es dürfte geradezu unmöglich sein,
mit auch nur einiger Sicherheit die Wege anzugeben, auf denen
alle diese Ursachen wirken. Erwägt man indessen einerseits die
'Natur der Ursachen, wie solche unten aufgezählt werden, andererseits das ziemlich Wenige, was wir von der eigentlichen Erkrankung
des Gehirns beim Irresein wissen, vergleicht man endlich mit diesen
beiden Reihen von Thatsachen das, was die Beobachtung der
Kranken in der Zeit ergibt, wo die Ursachen auf sie wirken, so
wird man beim heutigen Standpunkt unserer Kenntnisse und Begriffe ungefähr zu folgenden Sätzen gelangen. — Die Gehirnaffection beim Irresein ist in vielen Fällen eine nicht palpable, die entweder auf blosser nervöser Irritation, oder auf leichteren Ernährungsveränderungen, die bis jetzt nicht näher anzugeben sind,

beruht. Oft müssen also die Ursachen auf denjenigen Wegen wirken, auf denen gerade solche impalpable Störungen sich ergeben. — In vielen andern Fällen ist das Irresein Symptom einer Gehirnerkrankung, deren erste Stadien wir noch nicht genau anatomisch kennen, die aber später zur Atrophie des Gehirns, zum chronischen Hydrocephalus etc. führt; es müssen dies Ernährungsstörungen sein, deren entzündliche Natur zum mindesten zweifelhaft ist. — In noch anderen aber beruht das Irresein in der That auf fixen entzündlichen Prozessen in der Schädelhöhle, die wir sowohl in ihren früheren Stadien, als noch mehr in ihren Residuen kennen. — Endlich scheinen Abweichungen vom normalen Blutgehalte in der Schädelhöhle eine nicht unbedeutende Rolle bei Erzeugung des Irreseins zu spielen, einestheils Anämie des Gehirns (mit verschiedenem Entstehungs-Mechanismus, s. später), anderntheils Hyperämieen, und letztere wieder als Theil-Erscheinungen und wesentliche Elemente von entzündlichen Processen, sowie als für sich bestehende, mit keinerlei Entzündungsvorgang verknüpfte Zustände. — Auf die Erzeugung dieser verschiedenen Categorieen krankhafter Vorgänge wird man die Wirkung der Ursachen im Allgemeinen zurückführen dürfen, aber man wird sich sagen müssen, dass hiermit in den eigentlichen Wirkungsmechanismus der Ursachen überhaupt nur geringer Einblick gegeben ist, und dass wir nur von wenigen der einzelnen Ursachen mit einiger Sicherheit wissen, nach welcher der verschiedenen oben angegebenen Richtungen hin sie das Gehirn in Erkrankung versetzen. Es verhält sich hier nicht anders, als in der übrigen Pathologie, wo überhaupt die Mittelglieder zwischen den Ursachen einer- und den gesetzten Processen andererseits immer das Unbekannteste sind.

Auf die Hyperämieen in der Schädelhöhle kann ich nicht mehr so vielen Werth legen, als in der ersten Ausgabe dieser Schrift, wiewohl meiner damaligen Auffassung seither erfahrene Irrenärzte beigetreten sind. Aber ebensowenig darf die Hyperämie als pathogenetisches Moment unterschätzt werden, wozu im gegenwärtigen Augenblicke Neigung in der deutschen Medicin besteht. Active Hirncongestionen als einleitende und die Paroxismen, z. B. der Tobsucht, der Schwermuth, des hysterischen Raptus, begleitende Vorgänge sind in vielen Fällen ganz evident; sie können natürlich auch bei total anämischen Individuen vorkommen. Hirnhyperämie, die schwerlich allein dem Sterbensacte zuzuschreiben, bildet auch einen keineswegs seltenen anatomischen Befund nach frischen Fällen von Irresein; Stagnation, zu langsame Bewegung des Bluts mit daraus hervorgehender, mehr venöser Beschaffenheit kann aus verminderter Herzkraft, aus organischen Veränderungen der Hirnarterien hervorgehen; mechanische Stauung in den Venen zeigt sich in ziemlich vielen Fällen frischer Erkrankung wenigstens im Gesichte als allgemeine leichte cyanotische, livide Färbung, dunkles Colorit der Umgebung der Augen und der Nasenspitze, Röthung, hier und da selbst Ecchymosirung der Conjunctiva, vorspringende Temporal- und Halsvenen. Das Moment der Ueberfüllung des venösen Kreislaufes kann in Herzfehlern, in functioneller Schwäche des linken Herzens, in Ueberfüllung des rechten Herzens durch verlangsamte, unvollständige Respiration liegen. Die länger dauernden niederschlagenden Affecte, Gram, Kummer scheinen in dieser Weise Herabsetzung der Respiration und hierdurch Trägheit im kleinen Kreislauf und venöse Stauung bewirken zu können. Hierauf weisen die dabei gefühlte Oppression der Brust (Seufzen), die Kleinheit des Pulses, das leichte Erkalten der Extremitäten, das dunkle Aussehen des Antlitzes, die grauen Ringe um die Augen bei so afficirten Individuen hin. Aber diese Affecte haben noch wesentlich andere, nicht minder wichtige Wirkungen, unter denen die Untergrabung der gesamten Ernährung, die Schlaflosigkeit und die herabgesetzte Blutbildung obenan stehen, und wir glauben überhaupt nicht, dass blosse Hirnhyperämie für sich allein ohne Mitwirkung anderer wesentlicher, vor allem disponirender Momente, eine psychische Krankheit bewirken sollte, müssen dagegen, bei Vorhandensein solcher Momente, die grosse Mitwirkung dieses Zustandes für vollkommen thatsächlich begründet halten.

Wo sie lebhaft ausgesprochen sind und eine allgemeine Plethora besteht, können die Congestivzustände in den Zeiten des ersten Beginns oder bei mehr flüchtigen psychischen Anomalieen den Aderlass rechtfertigen. Ein vollblütiger, junger Mann hatte mit den besten Hoffnungen eine Dienstprüfung angetreten, die indessen nicht den gewünschten Erfolg hatte. Er erfuhr dies am Abend; bis dahin ganz wohl und heiter, verfiel er sogleich in grosse Depression, die Nacht war gänzlich schlaflos, er konnte nicht im Bette bleiben, sondern brachte den grössten Theil der Nacht am offenen Fenster zu, wobei ihm leichte Delirien, eine Bilderjagd vorkamen; bald stellte sich heftiger Kopfschmerz und Uebelsein ein. Am andern Morgen war der Kopf ganz dunkelroth und sehr heiss, die Augen injicirt, der Puls klein, schnell und sehr ungleich; dabei starkes Kopfweh, Agitation, Zungenbeleg und Brechneigung. Aderlass von 1 Pfd. Auf denselben schnelle Besserung aller Symptome, der Kranke gab gleich als ihm selbst auffallend an, wie ihm jetzt nach dem Aderlasse plötzlich Alles durchaus nicht mehr so schwer und traurig erscheine, wie vorher, und war jetzt erst für Zuspruch empfänglich. Nachmittags spontanes Nasenbluten, darauf völlige Herstellung.

ZWEITES CAPITEL.

Psychische Ursachen.

§. 98.

Wir haben nun die hauptsächlichsten näheren Ursachen der Geisteskrankheiten einzeln zu besprechen. Bei ihrer grossen Mannigfaltigkeit, bei der Verschiedenheit ihrer, dazu oft wenig bekannten Wirkungsweisen entziehen sie sich einer logisch scharfen Anordnung, und wir wollen sie gruppenweise, nach ihrer Wichtigkeit und Bedeutung geordnet, neben einanderstellen.

Die psychischen Ursachen halten wir für die häufigsten und ergiebigsten Quellen des Irreseins, sowohl was die Vorbereitung als namentlich und hauptsächlich die unmittelbare Erregung der Krankheit betrifft; bekennen indessen, dass sich diese Ansicht nicht sowohl auf Zählungen,* sondern auf den Gesamteindruck vieler Beobachtungen stützt; würde man die psychischen Ursachen vollständig erfahren — sie werden sehr oft in ihren wichtigsten Theilen verborgen, — so würde dieser Eindruck wahrscheinlich noch ein viel stärkerer werden.

Unter den psychischen Ursachen sind vor allem die vorausgegangenen leidenschaftlichen und affectartigen Zustände zu verstehen, denn es ist eine entschiedene Thatsache, dass die rein intellectuelle Ueberanstrengung, ohne begleitende Gemüthsaffection und ohne anderweitige starke Ursachen, (z. B. allerlei Excesse, durch Excitantia künstlich erregte Schlaflosigkeit) nur in den seltensten Fällen zum Irrewerden führt. Solches ist dagegen von den anhaltenderen oder heftigeren Gemüthsbewegungen unzweifelhaft, und es kommen unter ihnen ganz besonders die unangenehmen, widrigen und depressiven Gemüthszustände in Betracht, während die übermässige Freude allein den Irrenhäusern noch ausserordentlich wenige, vielleicht gar keine Kranke übergeben hat. Pinel, das Muster eines Irrenarztes für alle Zeiten, war so sehr von dieser Wahrheit überzeugt, dass er immer an einen neuen Kranken zuerst die Frage richtete: haben Sie Verdruss, Kummer, Widerwärtigkeiten erlitten?** — und heute noch so selten als damals bekommt man auf diese Frage eine negative Antwort. Im Einzelnen können diese schmerzhaften Gemüthszustände nach ihrer Art und nach ihren äusserlich gegebenen Motiven die allerverschiedensten sein; bald ist es ein plötzlich erregter Zorn, Schrecken*** oder Kummer über eine Beleidigung, einen Vermögensverlust, eine rohe Beeinträchtigung der Schamhaftigkeit, einen schnellen Todes-

---

* Wir könnten sehr viele Zahlen für obigen Satz anführen, namentlich die seiner Zeit von Parchappe und Brierre de Boismont den Berechnungen Moreau's entgegengestellten Angaben (Comptes rendus XVII. 1843. p. 134. p. 279). Wir halten aber eine rein statistische Lösung der Frage für ganz unmöglich aus den §. 63, 64 angegebenen Gründen; doch sei bemerkt, dass auch Guislain (Leçons orales. II. 1852. p. 41) auf 100 Fälle 66mal psychische Ursachen fand, was ganz mit Parchappe's (67) und Hare's (66°/o) Zahlen zusammentrifft.

** Georget, De la Folie. Par. 1820. p. 160.

*** S. zwei Beispiele von Irresein durch heftigen Schrecken entstanden, bei Ellis, Traité etc. trad. p. Archambault. Par. 1840. p. 108. 109. Ellis schreibt hier die Wirkung der veränderten Herzthätigkeit zu. Guislain fand unter 100 Kranken, die im Lauf eines Jahrs aufgenommen wurden, bei neun Schrecken oder Angst als Ursache.

fall u. dgl., bald sind es die langsam an der Seele nagenden Folgen des zurückgewiesenen Ehrgeizes, der Reue über eigene unrechtmässige Handlungen, des Hauskreuzes, der unglücklichen Liebe, der Eifersucht, der Verkennung, des gezwungenen Verweilens in inadäquaten Verhältnissen oder jedes anderen verletzten Gemüthsinteresses; immer sind es Einwirkungen, welche durch eine intensive Störung der Vorstellungscomplexe des Ich einen traurigen Zwiespalt im Bewusstsein setzen, und immer sehen wir da die stärksten Wirkungen, wo eine lange Concentration der Wünsche und Hoffnungen auf einen Gegenstand stattgefunden, wo sich der Mensch in gewisse Zustände ganz hineingelebt hatte und wo nun mit gewaltsamer Hemmung dieser Interessen, den Vorstellungen ihr Uebergang in Strebungen abgeschnitten wird, und damit ein Riss in das Ich und ein heftiger innerer Kampf entsteht.

Der Effect solcher Gemüthsbewegungen für Erzeugung des Irreseins ist nach der Stärke des ersten Stosses, der längeren oder kürzeren Dauer, ganz besonders aber nach der vorhandenen individuellen Disposition zu beurtheilen; denn auch die grössere oder mindere Heftigkeit des ersten Eindrucks, das schnellere Wiederaufhören oder der längere Nachhall des Affects hängt zum grossen Theile von jener Disposition ab. In manchen Fällen ist es aber schon ein Zeichen dieser (im §. 95 näher geschilderten) psychischen Eigenthümlichkeit, dass überhaupt solche lange und heftige Zustände von Leidenschaft oder Verstimmung aufkommen konnten und die eigene originäre Reizbarkeit und Leidenschaftlichkeit des Individuums, die schon vorhandene Disposition zu Affecten und zu einer baldigen Trübung der Besonnenheit war es denn selbst, die sich in seiner Vergangenheit oft als Quelle eines bis in die zarte Kindheit zurückreichenden psychischen Siechthums, oft als der Grund der späteren Handlungsweisen und Erlebnisse des Kranken nachweisen lässt, die sich ebenso gut in unordentlichem Lebenswandel, in Müssiggang, Lust an Modethorheiten und Genusssucht, in politischer Ueberspannung, wie in religiöser Schwärmerei und ascetischer Selbstquälerei oder in misslichen Lösungen von Freundschafts- oder Liebesverhältnissen, und endlich in dem moralischen Banquerott eines in Thorheiten vergeudeten Lebens kund thun konnte. Denn auf den näheren Inhalt, den die Gemüthsbewegung durch ihre äusseren Ursachen erhält, kommt am Ende wenig an; jedes Geschlecht, jeder Stand, jedes Individuum holt sich seine geistigen Wunden auf dem Kampfplatze, den ihm die Natur und die äussern Umstände angewiesen haben, und Jeder hat wieder einen andern Punkt, auf dem er am verletzlichsten ist, eine andere Sphäre, von der am leichtesten heftige Erschütterungen ausgehen, der eine sein Geld, der andere seine äussere Werthschätzung, der dritte seine Gefühle, seinen Glauben, sein Wissen, seine Familie u. dgl. m. — Nicht nur aber Gemüthsaffecte und Leidenschaften, sondern namentlich auch die ihnen folgenden Erschöpfungszustände des Gefühls sehen wir häufig dem Irresein vorangehen. Wo nicht eine starke Intelligenz die Blasirtheit, die erworbene geistige Kälte und Interesselosigkeit zu beherrschen vermag, da endigen jene Seelenzustände, wo Alles kalt und schaal, das Herz erstorben, die Welt leer geworden ist, gar nicht selten in Melancholie, Selbstmord oder tieferem Irresein.

Wenn im Allgemeinen vorzüglich die lange anhaltende Gemüths-
unruhe den starken Effect auf psychisches Erkranken hat, so gibt es
doch auch Fälle, wo einem einmaligen heftigen Aerger oder Zorn ein
Ausbruch von psychischer Störung, namentlich ein Tobsuchtsanfall, unmittelbar folgt; besonders kommen solche, auch forensisch sehr interessante Fälle vor, wo dies noch unter dem mitwirkenden Einflusse eines
geistigen Getränkes, zuweilen in sehr kleiner, sonst unwirksamer Menge
der Fall ist. Nicht leicht wird solches anders, als bei Menschen mit
starker Prädisposition vorkommen.

§. 99.

Die Wirkungsweise dieser psychischen Ursachen ist nun
entweder eine directe oder indirecte.

Im ersten Falle werden die Gemüthsbewegungen, überhaupt
die vorausgegangenen psychischen Ereignisse unmittelbar zum
Ausgangspunkte der Geisteskrankheit, indem sie einen intensiven
Irritationszustand des Gehirns setzen, der nun andauert. So kann
z. B. der Schrecken, der namentlich der weiblichen Organisation
gefährlich ist, unmittelbar zu einem Irresein Anlass geben, das
denn auch die Hauptcharaktere der physiologischen Effecte des
Schreckens, jenen halb krampfhaften, halb paralytischen Zustand
von Erstarrung des Denkens und Wollens, Jahre lang beibehalten
kann. * Anderemale werden lange fortdauernde mässigere psychische Verstimmungen, fortgesetzter Aerger, Gram, Kummer
durch directe Ueberreizung des Gehirns stationär und gehen, allmählig gesteigert, unmittelbar in das erste Stadium des Irreseins
über, wobei dieses auch häufig den Einzelncharakter dieser Arten
des psychischen Schmerzes beibehält. Da nun auch, (nach dem
vorigen §.) eben die frühere geistige Prädisposition im concreten
Falle sich häufig nicht von den näheren psychischen Ursachen
scheiden lässt, so sind auch die Fälle hieherzuzählen, wo längst
vorhandene geistige Bizarrereien, die dem Individuum schon lange
das Prädicat eines halbnärrischen, eines grillenhaften Candidaten
des Irrenhauses zugezogen, nach und nach ohne erkennbare weitere Ursache in ein wirkliches Irresein übergehen.

Häufiger aber entsteht das Irresein indirect, mittelbar, auf einem
pathologischen Umwege aus den psychischen Ursachen, so nemlich,
dass diese zuerst anderweitige Abweichungen von den normalen
organischen Processen zu Wege bringen, aus denen dann erst die

---

* Man erinnere sich der ähnlichen plötzlichen Wirkungen des Schreckens
auf Erzeugung epileptischer Anfälle. Ebenso plötzlich kann der Zorn wirken.
Es finden hier sehr rasche und intensive Wechsel in den Gesammtthätigkeiten
des Hirns statt, die äusserst nachtheilig auf das Organ zu wirken scheinen.

Gehirnkrankheit als ein secundäres Resultat hervorgeht. Man bedenke den oben (p. 57) auseinandergesetzten Punkt, dass es eben
im Wesen der Gemüthsbewegungen liegt, die Thätigkeiten der
Circulations-, der Respirations-, der Verdauungsorgane, der Blutbildung in Mitleidenschaft zu ziehen und man wird alsbald erkennen, wie sich bei Fortdauer, bei grosser Heftigkeit der Verstimmungen und Affecte leicht bedeutendere Störungen dieser Functionen
ergeben müssen, denen eben diejenigen Individuen am ehesten
ausgesetzt sind, welche (vermöge angeborener oder erworbener Disposition) zu Gemüthsbewegungen auf verhältnissmässig geringe Anlässe am geneigtesten sind. Sehr häufig nun entsteht die Gehirnkrankheit erst dann, wenn sich nach längeren Schwankungen eine
anderweitige tiefere pathologische Veränderung allmählig ausgebildet und consolidirt hat; wir sehen gar nicht selten, wie z. B.
nach einem widrigen Ereigniss, das zunächst allerdings die cerebralen Processe in Unordnung brachte, der Mensch geistig wieder
beruhigter wird, aber nun zu kränkeln, an verschiedenen andern
Organen zu leiden anfängt, und nun erst nach Jahren, mit der
immer zunehmenden Verschlechterung der ganzen Constitution, mit
der Ausbildung anämischer Zustände oder anderweitiger chronischer
Krankheiten, sich Seelenstörung einstellt. Besonders deutlich sind
diese Wirkungen bei fortdauernden, aber innerlich verschlossenen
psychischen Schmerzzuständen; jene verschluckten Thränen, jene
inneren Wunden, die äusserlich lange mit Lächeln, mit Hochmuth
und Lüge bedeckt geblieben sind, geben sich fast unfehlbar und
meistens bald in der Ausbildung chronischer Krankheitszustände
kund, denen dann erst secundär die Gehirnaffection folgt. Wir
sehen, wie unter' solchen Umständen der Mensch anfängt, abzumagern, wie die Verdauung schlecht, die Darmfunction geschwächt
wird, wie sich Schlaflosigkeit, Palpitation, Hüsteln, allerlei Sensi-
bilitätsanomalieen, mässige Kopfcongestionen, ein mürrisches, hypochondrisches Wesen einstellen; wir sehen namentlich beim weiblichen
Geschlecht Menostasie oder Unregelmässigkeit der Periode, Anämie,
Neuralgieen und den Symptomencomplex der Hysterie auftreten;
wir sehen, wie Krankheitsanlagen, die bisher geschlummert hatten,
Tuberculose, chronische Herzkrankheiten und dergl. nun geweckt
oder rasch gesteigert werden, und wie erst aus diesen pathologischen Mittelgliedern zwischen erster Ursache und letztem Resultat
sich als solches endlich Geisteskrankheiten ergeben. — Ein besonders wichtiges und häufiges solches Mittelglied für die psychische
Erkrankung ist die anhaltende Schlaflosigkeit, welche die
depressiven Affecte so oft mit sich bringen, welche das Gehirn
überreizt und die Ernährung herabsetzt. Sie bietet daher auch in

vorbereitenden Stadien des Irreseins oft einen so wirksamen Angriffspunkt der Therapie.

Es erklären sich die meisten, in diesem §. besprochenen Verhältnisse aus dem Einflusse der Nerven-Centra auf die ganze Oeconomie, und es ist begreiflich, dass derartige Folgen der Gemüthsbewegungen in den Lebensperioden am häufigsten und gefährlichsten sind, wo gerade der Organismus den meisten Aufwand zu seiner normalen Entwicklung und Weiterbildung zu machen hat und wo er überhaupt am erkrankungsfähigsten ist, in der Pubertätszeit, in der Schwangerschaft, dem Wochenbett, der climacterischen Periode etc.

Der Anlass des depressiven Affects, die Vorstellungsgruppe, um die er sich bewegte, üben öfters (doch nicht immer, vielmehr entschieden in der Minderzahl der Fälle) einen bestimmenden Einfluss auf den Inhalt der Wahnvorstellungen aus; z. B. nach dem Verluste eines geliebten Angehörigen wird lange in Vorstellungen delirirt, welche auf diesen Verlust Bezug haben — ein Verhältniss, das zu gewissem Theile mit dem zu p. 74 bemerkten zusammenfällt. In jenem Falle ist die Grenze zwischen dem physiologischen Zustand des Affects und dem Irresein oft schwer zu finden, wenigstens für eine weniger tiefe Betrachtung; letzteres kann sich als unmittelbare Fortsetzung eines physiologischen Zustands, des begründeten Affects darstellen. Der wesentliche Unterschied zwischen beiden, also namentlich zwischen der Melancholie und der trüben Stimmung, besteht darin, dass bei ersterer der Kranke sich der Verstimmung gar nicht mehr entziehen kann, weil sie sich durch Vermittlung anomaler organischer Vorgänge fixirt hat; diese letzteren können hier unter Umständen sehr wichtig für die Diagnose werden.

Ausser diesem bestimmenden Einfluss des Anlasses des depressiven Affects auf den Inhalt des Deliriums bemerkt man auch sonst gewisse, wenn auch nicht constante, doch oft sich findende Charaktere des Irreseins nach einzelnen bestimmten psychischen Ursachen. So charakterisirt sich das Irresein des weiblichen Geschlechts nach unglücklicher Liebe gewöhnlich durch eine tiefe, zuweilen in Stupor übergehende melancholische Depression, durch Neigung zum Selbstmord, hysterische Complicationen, grosse körperliche Entkräftung, häufigen Ausgang in Tuberculose. Das Irresein aus Schrecken zeigt am gewöhnlichsten den Charakter der Melancholie mit Stupor, mit oder ohne darauf folgende Tobsucht etc.

DRITTES CAPITEL.

Gemischte Ursachen.

§. 100.

1) Die Trunksucht steht zwischen den psychischen und somatischen Ursachen in der Mitte; ihre Wirkungen gehören, wie zu den mächtigsten, so auch zu den complicirtesten. Einestheils nemlich und hauptsächlich wirkt das Uebermaas der Spirituosa

rein somatisch theils direct, durch Ueberreizung und Ernährungs-Veränderung des Gehirns, durch Entwicklung chronischer Stasen in der Schädelhöhle, theils indirect, durch Ausbildung des Säufer-scorbuts, der fettigen Entartung der Leber, der schwereren Magen-krankheiten, damit durch völlige Zerrüttung der Constitution. An-derntheils aber führt die Trunksucht auch wichtige psychische Ursachen herbei, theils in jenen Aufregungen, tollen Streichen, Händeln, Raufereien, denen der Trunkenbold sich leicht aussetzt, theils in den traurigen psychischen Eindrücken, die ihm die ge-wöhnlichen Folgen der Trunksucht, häuslicher Unfriede, Ruin der Geschäfte, Untergang des Familienlebens, äussere Geringschätzung allmählig aufdringen müssen. Als ein drittes Moment endlich ist der Umstand wohl zu beachten, dass in vielen Fällen die Trunk-sucht selbst schon die Folge solcher Eindrücke, des häuslichen Kummers, des Grams, des Aergers und Verdrusses ist, für die eben in der Flasche Ersatz und Erleichterung gesucht wird, wo es denn, beim gemeinsamen Fortwirken zweier so wichtigen Ur-sachen, gewöhnlich am schnellsten zur Ausbildung des Irreseins kommt.

Dass jeder höhere Grad von Berauschung, als ein traumartiger Zu-stand mit zahlreichen Illusionen und Hallucinationen, schon an und für sich ein wirkliches Irresein darstellt, versteht sich von selbst; zuweilen sieht man, wie einzelne Individuen, · schon nach verhältnissmässig ge-ringem Genuss der Spirituosa, jedesmal nicht gerade in tiefe Berauschung, sondern bei wohl erhaltenem Bewusstsein, in grosse Neigung zu ganz extravaganten, tollen und närrischen Streichen gerathen: ein Umstand, der wohl als ein Zeichen von Prädisposition zu Geisteskrankheit zu be-trachten ist. Mitunter brechen bei Betrunkenen plötzliche convulsivische Zustände, ähnlich epileptischen Anfällen aus, denen bald ein Zustand von Gedankenlosigkeit und ruhigem Delirium, bald Ausbrüche heftiger Raserei folgen, was man die convulsivische Form des Rausches genannt hat. *

Der Gewohnheitssäufer, bei dem es schon weit gekommen ist, zeigt übrigens auch, wenn er gerade nicht betrunken ist, viele Merkmale, die auf ein fortdauerndes chronisches Gehirnleiden hinweisen und die ihn den Geisteskranken sehr nähern, wie denn auch sein Zustand ganz all-mählig in Irresein, namentlich Blödsinn übergehen kann und im Gehirne des habituellen Säufers sich, wie bei vielen Irren die Resultate passiver Stasen, die chronisch entstandenen Trübungen und Verdickungen der zarten Hirnhäute, constant vorfinden. Der durch Gewohnheit unterhal-tene Trieb ist im Säufer so mächtig, die Vorstellungen, die ihm ent-gegentreten könnten, sind so schwach und damit der Wille so lahm ge-worden, dass er, obwohl er weiss, wie er sich entehrt und verächtlich macht, wie er seine Gesundheit untergräbt, seinen häuslichen Frieden

---

* S. Marc, Die Geisteskrankhtn. II. p. 431. Drake in Nasses Zeitschr. für Anthropologie. 1824. p. 224. seqq.

zerstört, sein Geschäft zerrüttet, doch jeden Tag wieder den vielleicht gefassten guten Vorsatz hintansetzt. Die Eingenommenheit, der Schwindel, die Stumpfheit der Sinne, die Muskelschwäche, die Magenbeschwerden, an denen er leidet, werden durch den jedesmaligen Genuss momentan beschwichtigt, und gerade dadurch, dass jeden Tag wieder solchen Leiden abzuhelfen ist, scheint sich die Trunksucht häufig zu befestigen.

Tiefere psychische Störungen treten bei Trinkern in mehren Weisen ein. Das Delirium tremens entsteht bei Gewohnheitstrinkern, zuweilen auch bei solchen, wo es nicht gerade so oft zu wirklicher Berauschung gekommen ist. Zuweilen bricht es schnell aus, gewöhnlich geht ihm Schlaflosigkeit oder Störung des Schlafes durch wüste Träume voraus. Affecte, Schmerzen, acute Krankheiten (besonders Pneumonie), Blutungen, schwächende Einflüsse aller Art, schnelles Aussetzen aller alcoholischen Getränke determiniren öfters den Ausbruch. Die charakteristischen Erscheinungen bestehen in Schlaflosigkeit, Tremor, Neigung zu Schweissen, Hallucinationen; der psychische Zustand ist gewöhnlich der einer grossen Unruhe und Agitation, hauptsächlich beruhend auf den Hallucinationen, wobei unter Umständen der Kranke seiner Umgebung gefährlich werden kann.

Unter den Formen des chronischen Irreseins scheint die Trunksucht besonders vielen Antheil am paralytischen Blödsinn zu haben. Sonst sind unvollständig entwickelte Formen, welche in gerichtlichmedicinischer Beziehung oft äusserst schwierig zu beurtheilen sind, sehr gewöhnlich. Diese milderen, chronischen psychischen Anomalieen der Schnapstrinker zeichnen sich aus durch sehr hervortretende Gemüthsabstumpfung, Erlöschen des Pflichtgefühls und überhaupt aller höheren Empfindungen, der Gewissensregungen, des Sinnes für Wahrheit, durch allgemeine intellectuelle Gesunkenheit, namentlich auch in Beziehung auf das Gedächtniss; öfters kommen zeitweise, leichtere oder ausgesprochenere Hallucinationen dabei vor. Zahlreiche weitere Anomalieen in den Nervenfunctionen, Zittern der Hände und der Zunge, Abstumpfung des Tastsinns und des Sehvermögens, Schwäche der Genitalien, Formication und Krämpfe in den Beinen, Schwindel, hier und da epileptische Anfälle finden sich daneben in verschiedener Intensität und früher oder später kann es zu Marasmus und Hydrops mit den bekannten Localerkrankungen (Magenleiden, Emphysem, Lebercirrhose, Brightscher Nierenerkrankung etc.) kommen. — Unter den Nachkommen der Trunkenbolde sind früher Tod an Convulsionen, Imbecillität und Blödsinn, Microcephalie, oder im späteren Leben wieder Hang zum Trinken, Geisteskrankheit, Verbrechen häufig.

Ueber den Umfang, in dem die Trunksucht auf Entstehung der gewöhnlichen, den Irrenanstalten übergebenen Geisteskrankheiten wirkt, lässt sich nichts Allgemeines sagen; die einzelnen Länder zeigen hierin die grössten Differenzen und die vorliegenden Statistiken sind dadurch wenig vergleichbar, dass bald Delirium tremens mitgezählt ist, bald nicht. Halloran fand unter 747 Fällen bei mehr als $^1/_5$ das ätiologische Moment der Trunksucht, Prichard und Esquirol schreiben sogar die Hälfte der Erkrankungen in England dieser Ursache zu; schon a. 1848 fand Webster dasselbe unter den Kranken von Bedlam (704 Fälle) nur bei $^1/_8 — ^1/_9$, ebenso Morison in Bedlam (1428 Fälle) bei kaum $^1/_8$, und es sind hierunter gewiss nicht wenige Fälle von Delirium tremens. Es ist überhaupt bekannt, dass der Missbrauch der Spirituosen in den letzten Zeiten in England sehr abgenommen hat und dem entsprechend vermindert sich dieses Moment in den ätiologischen Listen der Irrenanstalten. Dass dieses erfreuliche Resultat nicht den Mässigkeitsvereinen, sondern der Wirkung der Korngesetze zuzuschreiben sei, wurde mir von sehr competenter Seite in England versichert. — Nirgends scheint gegenwärtig die Trunksucht eine so mächtige Ursache der Geisteskrankheiten zu bilden, als in America. Schon Rush gab dieses Moment als Ursache bei $^1/_3$ des Pennsylvania-Hospitals an und die neueren Statistiken einzelner americanischer Anstalten gehen noch weiter. Aus Deutschland haben wir bedeutende Zahlen von Jacobi, Bergmann (für Hannover $^1/_6$); Dagonet gibt (1856) für Stephansfeld (Elsass) das Moment für $^1/_8 — ^1/_9$ der Fälle an.

Die Trunksucht ist natürlich beim männlichen Geschlechte eine viel wichtigere und häufigere Ursache des Irreseins, als bei den Weibern; doch kommen auch hier, nicht nur unter dem Pöbel oder in der Classe der Prostituirten — wo ohnediess der Säuferwahnsinn nicht eben selten ist, — sondern auch in den höheren Ständen bei hysterischen Weibern, namentlich in den climacterischen Jahren, Beispiele von Trunksucht und daraus entstandenem Irresein vor. Sutton erzählt einen Fall, wo bei einer Frau nach einem übermässigen Gebrauch von Lavendeltinctur gegen Schlaflosigkeit das Delirium tremens ausbrach.

Die eigentliche sogenannte Dipsomanie oder periodische, intermittirende Trunksucht, gehört nicht zu den Ursachen, sondern ist vielmehr selbst Symptom eines periodischen Irreseins. Man hat nämlich einzelne Fälle beobachtet — und auch wir kennen solche — wo von Zeit zu Zeit anfangs unter allerlei nervösen Symptomen, Kopfschmerz, grosser Abgeschlagenheit, Schlaflosigkeit, Ekel, nagenden Empfindungen in der Magengegend sich grosse, geistige Verstimmung, allgemeines Missbehagen, ein Zustand mässiger Schwermuth einstellen, wo dann nach kurzer Zeit der Kranke unruhig wird, anfängt in Wirthshäusern herumzulaufen, und sich, meist mehre Tage anhaltend fort, stark betrinkt. Der Rausch steigert sich nun gewöhnlich zu einem maniacalischen Anfall, aus dem dann der Kranke bald schnell, bald erst später in tiefer Apathie erwacht und nun oft lange einen wahren Abscheu gegen Spirituosa zeigt. Gewöhnlich wiederholen sich solche Anfälle. Bei ihrer Beurtheilung ist namentlich auf die An- oder Abwesenheit eines vorausgegangenen Stadium melancholicum, auf etwaige erbliche Disposition und auf den Umstand zu achten, ob der Kranke sonst durchaus mässig lebt oder auch Neigung zum Trunke zeigt. Im letztern Falle ist die Entstehung des Sauf-Raptus aus Krankheit immer im höchsten Grade problematisch. *

In America sollen auch ziemlich, und auch in England manche Fälle in die Irrenhäuser kommen, wo Missbrauch des Opiums anzuschuldigen ist. Man wird hier auf die gleichzeitigen Erscheinungen der chronischen Opiumvergiftung zu achten haben. — Auch der Tabak, das übertriebene und bei einzelnen Individuen schon das mässige Rauchen kann die Functionen des gesamten Nervensystems beträchtlich afficiren. Wiewohl keine Fälle vorzuliegen scheinen, wo man dieses Moment als das einzige beschuldigen könnte, so ist an der Mitwirkung desselben in manchen Fällen von Schwächung und Zerrüttung der Hirnfunctionen nicht zu zweifeln. — Das Hirnleiden durch chronische Bleivergiftung soll in manchen Fällen dem Delirium tremens sehr ähnlich sein, besonders durch das gleichfalls aufgeregte, schwatzhafte Delirium mit Zittern; aber die psychisch aufgeregten Zustände wechseln hier mehr mit Betäubungsformen, es finden sich oft auch Krämpfe und Paralysen; die vorausgegangene Bleicolik und der graue Rand des Zahnfleisches können diagnostisch benützt werden. Moreau (Annal. méd. psychol. VII. 1855., p. 639) berichtet einen Fall von Stupor, wechselnd mit maniacalischer Aufregung, nach starkem Gebrauch einer Pommade, die sehr viel Bleiglätte enthielt; die Krankheit brach erst aus, als die Pommade 14 Tage ausgesetzt war; es fand sich auch hier Colik und grauer Rand des Zahnfleisches.

§. 101.

2) Eine in ähnlicher Weise complicirte, zugleich direct psychische und somatische Wirkung, wie die Trunksucht, übt überhaupt das in äusserer Unruhe und Sturm, in Unordnung und Liederlichkeit hingebrachte Leben aus, und Elend und Entbehrungen schliessen sich hieran als höchst wichtige und häufig allein nachweisbare Ursachen an. Wie häufig ergibt sich bei Betrachtung der Antecedentien der Irren ein regelloses, in wechselnden Abentheuern, unstetem Treiben und sonderbaren Verwicklungen hingegangenes Leben, voll Glückswechsel, Strapazen, Elend und Ausschweifungen, voll von Verhältnissen, die eine reiche Quelle von Conflicten mit der Welt, von Gemüthsaufregungen und inneren Bedrängnissen werden mussten. Wie häufig sind es die Entbehrungen, die die Armuth mit sich bringt, die zu Seelenschmerz und Verzweiflung führen, in denen der Mensch das Elend der Verhältnisse kaum mehr zu überschauen, dem Jammer nicht mehr Stand zu halten vermag, und nun in Melancholie, Selbstmord, oder tie-

---

* Vgl. Brühl-Cramer, Ueber die Trunksucht etc. 1819. Hohnbaum, Ueber die psych Behandlung der Trunksüchtigen. Nasses Zeitschr. f. psych. Aerzte. 1820. Marc-Ideler II. 1. c. Huss, Alcoholismus chronicus.

feres Irresein versinkt. Wie aber alsdann nicht nur diese psychischen Einflüsse, sondern auch die gleichzeitige schlechte Ernährung, der Hunger, die Kälte, die körperliche Ueberanstrengung
als direct somatische Krankheitsursachen hoch anzuschlagen sind,
so treffen auch gewöhnlich bei dem unordentlichen und regellosen
Leben, sei es ein selbstverschuldetes, oder (wie z. B. bei den Anstrengungen der Feldzüge, den Kriegsstrapazen) ein gezwungenes,
diese beiderlei schädlichen Einflüsse zusammen.

3) Eine ähnliche, doppelt verderbliche Wirkung haben die
sexuellen Excesse durch die häufig damit verbundene psychische Aufregung und durch die körperliche Erschöpfung, und ebenso
verhält es sich mit der Onanie, die gleichfalls eine wichtige und
frequente Ursache des Irreseins, wie jeder andern physischen und
psychischen Degradation abgibt. Ohne die Säfteentziehung und
die directe Einwirkung dieser häufig fast permanenten Genitalienreizung auf das Rückenmark und Gehirn nieder zu taxiren, muss
man doch gewiss den traurigen, psychischen Folgen der Onanie
einen noch weit schädlicheren und auf das Irrewerden directeren
Einfluss zuerkennen. Jenes Kämpfen gegen einen Trieb, der schon
übermächtig geworden, jenes stete Unterliegen, jener verborgen
gehaltene Zwiespalt zwischen Scham, Reue, gutem Vorsatz und
zwischen dem gebieterischen Reize halten wir, nach nicht wenigen
Geständnissen von Onanisten, für unbedingt wichtiger, als das
erste, direct somatische Moment. Der Antheil, den beide Wirkungsweisen haben, lässt sich im einzelnen Falle nicht ausscheiden;
der Effect der Onanie scheint aber überhaupt um so grösser, in
je früherem Lebensalter durch sie die Constitution verschlechtert
und der Kranke in erheblichem Grade anämisch wird, je mehr
sie von jenen schmerzlichen Gemüthsbewegungen begleitet ist und
je mehr sie zur Ursache localer Erkrankung der Genitalien (§. 108)
wird. Wo diese drei Momente fehlen, hat die Masturbation meist
keine schwereren Folgen.

Ellis (Traité de l'aliénation. trad. p. Archambault. Par. 1840. p. 133)
schreibt der Onanie die Mehrzahl aller in den öffentlichen Anstalten behandelten Fälle zu. Andere, wie Guislain und Parchappe, führen
sie nur mit geringen Zahlen in ihren ätiologischen Tabellen auf. Vgl.
den Aufsatz von Flemming über das Causalverhältniss der Selbstbefleckung zur Geistesverwirrung, in Jakobi und Nasse, Zeitschrift I.
1835. p. 205. Ellinger (Zeitschr. f. Psychiatrie. II. 1845. p. 22) nimmt
nach seinen sorgfältigen Untersuchungen in Winnenthal die Onanie bei
etwa 1/5 der Kranken als mitwirkendes Moment an. Vgl. noch Nasse,
Zeitschr. f. Psychiatrie. 1849. p. 369 ff. Claude, Revue médicale. 1849.
Mai. p. 252.
     Auch bei dieser Reihe von Ursachen ist vor einer Verwechslung zu
warnen. Es ist nicht ganz selten, dass im Beginn des Irreseins (oder

vielmehr beim Uebergang eines mässigen Stadium melancholicum in das Stadium maniacum) der Kranke einen gesteigerten Geschlechtstrieb äussert, der zu schamlos getriebener Onanie oder zum Herumtreiben in Bordellen Anlass werden kann. Man muss hierin schon ein Symptom, nicht eine Ursache des Irreseins sehen. In manchen Fällen wird man auch da, wo die sexuellen Excesse wirklich der Zeit nach als Ursache des Irreseins erscheinen, jene selbst nur als nächste Folgen eines krankhaften Reizes, einer schon länger bestehenden Irritation der betreffenden Parthieen des Nervensystems anzusehen haben; namentlich aber lässt die im frühen Lebensalter, schon lange vor der Pubertät, von selbst, ohne Unterweisung entstandene Onanie fast mit Sicherheit auf eine krankhafte Reizbarkeit der Genitalien schliessen, die (p. 164) mit der ganzen nervösen Constitution und mit einer primitiven Anlage zu Geisteskrankheiten zusammentrifft.

Die Seelenstörungen, welche unter Mitwirkung der Onanie entstehen, haben zwar keinen constanten specifischen Charakter, zeichnen sich aber in vielen Fällen durch starke Gemüthsabstumpfung und Gemüthserschöpfung, durch viele Gehörshallucinationen, durch eine religiöse Färbung der Delirien, durch baldigen Uebergang in Verrücktheit und daher häufige Unheilbarkeit aus.

VIERTES CAPITEL.

Somatische Ursachen.

§. 102.

Da wir (nach §. 79 und 98) eine rein statistische Lösung der Frage, ob das Irresein häufiger aus psychischen oder somatischen Ursachen entstehe, nicht für zulässig halten, so kann die Besprechung der hierher gehörigen Zählungen (von Pinel bis heute) unterbleiben, indem der Leser in Betreff der Untersuchungen hierüber auf den älteren, zwischen Moreau de Jonnès einerseits und Parchappe und Brierre andrerseits* geführten Streit mit der Erinnerung verwiesen wird, dass alle solche Tabellen um so unzuverlässigere und nichtigere Resultate geben, je unbestimmter und abstracter gehalten die einzelnen Rubriken sind** und je unsorgfältiger der Idiotismus von den übrigen Geisteskrankheiten getrennt wird. *** — Es ist keine Frage, dass das Irresein in vielen Fällen durch rein körperliche Ursachen entstehen kann, dass andrerseits unter ihrer Mitwirkung die psychischen Causalmomente weit

---

* Comptes-rendus de l'académie des sciences XVII. 1843.
** Moreau hat z. B. eine ganz unverständliche und nichtssagende Categorie „Irritation excessive" mit einer grossen Zahl.
*** Derselbe Autor führt den Idiotismus mit einer enormen Zahl, als eine der körperlichen Ursachen (!) der Geisteskrankheiten auf.

cher und ganz vorzüglich zur Entstehung der Geisteskrankheiten
führen. Eine erbliche oder erworbene Disposition lässt sich dann
häufig, doch nicht gerade immer, nachweisen; sie kündigt sich oft,
ausser den oben aufgeführten Erscheinungen, durch leichtes Entstehen von Delirien schon bei mässigen acuten Erkrankungen an.
Bei dergleichen Individuen kann denn nun auch, entschiedener-
massen, jede bedeutendere körperliche Erkrankung durch secundäre Gehirnaffection Anlass zum Irresein werden; umgekehrt aber
wirken die somatischen Ursachen nicht nur in dieser Weise Krank-
heits-erregend bei schon anderweitig Disponirten, sondern durch
sie selbst werden auch wieder Dispositionen erzeugt, die dann oft
erst durch psychische Ursachen in die Krankheit selbst übergehen.

Diese somatischen Ursachen bestehen theils in noch physiologischen Zuständen, welche überhaupt eine leichtere Erkrankbarkeit
setzen (z. B. Wochenbett), theils schon ausgebildeten, acuten oder
mehr noch chronischen Krankheitszuständen (z. B. Tuberculose),
theils in gewissen äusseren Beeinträchtigungen und Schädlichkeiten
(z. B. Kopfverletzung). Wir beginnen ihre Aufzählung mit denen,
welche direct vom Nervensystem aus wirken.

§. 103.

1) **Entstehung des Irreseins durch andere Nerven-**
krankheiten. Die meisten Erkrankungen des Gehirns, auch
wenn sie anfangs durchaus nicht den Charakter der Geisteskrankheiten haben, können im weiteren Verlaufe zu solchen werden.
Die acute Meningitis darf sich nur als sog. chronische, d. h. in
dem Liegenbleiben, den Metamorphosen und weiteren Folgen ihrer
Exsudate, festsetzen, um unmittelbar als Geisteskrankheit zu erscheinen. Die verschiedenen Erkrankungen des Gehirns, welche
der Epilepsie zu Grunde liegen, sind theils von Anbeginn an
mit entschiedenster Geistesstörung verbunden — intermittirende
Anfälle der letzteren können sogar den intermittirenden Convulsionen vorangehen — theils kann das Fortschreiten jener Krankheitsprocesse (entweder so, dass sich die ursprünglich im Innern
gelegene Affection, z. B. die chronische Entzündung, nach den
Oberflächen ausdehnt, oder durch consecutive Atrophie des Gehirns etc.) ein, erst nach langem Bestehen der Epilepsie beginnen-
des Irresein erzeugen. * Aehnlich verhält es sich mit den apoplectischen Heerden: sie können neben den Lähmungen etc.
ein Irresein (fast immer in der Form des Blödsinns, doch auch der
Manie) theils primär, von Anbeginn an, theils erst durch jene

---

* Vgl. unten die besondere Erörterung der Epilepsie als Complication.

secundären Degenerationen, die das Gehirn durch ihre Anwesenheit erleidet, zur Folge haben; mitunter ist die geistige Störung eine sehr begrenzte, betrifft z. B. nur die Reproduction einzelner Vorstellungsreihen, kann sich aber von hier aus zu allgemeiner tieferer Geistesschwäche ausbreiten.

Von grosser Wichtigkeit sind anerkanntermassen alle s c h w e r e n Kopfverletzungen, mögen sie nun in Knochenbrüchen, Blutextravasaten, Verlust an Gehirnsubstanz etc., oder in blosser Erschütterung bestehen. Während die schwersten unter ihnen meistens schon im Beginn und mit der Erholung des Kranken ihre geisteszerrüttenden Folgen (Blödsinn, Blödsinn mit Manie u. dgl.) erkennen lassen, stellen sich diese in andern Fällen oft erst viel später, 1, 2, 6, sogar 10 Jahre nach der Verletzung ein. Gewöhnlich mögen es hier kleine, liegengebliebene, in eingedicktem Zustand lange unschädlich getragene Eiterheerde, oder kleine apoplectische Cysten, chronische Processe an der Dura u. dgl. sein, um welche sich später, aus irgend einer Ursache, eine nun allmählig um sich greifende Entzündung der zarten Häute oder der Gehirnsubstanz einstellt; anderemale ist es die langsame Bildung einer Exostose, einer Geschwulst, oder eine schleichende Caries des Schädels, von der aus sich Hyperämicen und exudative Processe weiter verbreiten. Zuweilen aber lässt sich auch nichts Solches wahrnehmen; ohne anatomische Entartungen scheinen einzelne Fälle von Erschütterung im Gehirne solche Folgen zurücklassen zu können, dass es noch nach Jahren eine leichte Erkrankungsfähigkeit behält, aus welcher dann nach den mässigsten weiteren (z. B. psychischen) Ursachen sich das Irresein ergibt.

Es ist wenigstens durchaus nicht selten, dass man von den Angehörigen der Kranken bei näherem Nachfragen frühere, oft wieder in Vergessenheit gerathene, derartige Ereignisse erfährt, einen schweren Sturz vom Pferde, einen Fall oder Stoss an den Kopf, dem längere Betäubung folgte u. dgl.; * zuweilen fällt es nun erst der Umgebung auf, dass sich von dort an sogleich leise Veränderungen des Charakters an dem Kranken zeigten, leichte Aergerlichkeit, Neigung zum Zorn, allerlei Verkehrtheiten etc., die aber wenig beachtet wurden und in ihrer wahren Bedeutung, als Vorläufer eines Irreseins, kaum mit dessen Ausbruche anerkannt werden.

Aus der interessanten Arbeit von S c h l a g e r über die in Folge von Hirnerschütterung sich entwickelnden psychischen Störungen (Zeitschr. der k. k. Gesells. der Aerzte zu Wien. XIII. 1857. p. 454 ff.) wollen wir

---

* In gleicher Weise sieht man auch schwere Spinalneurosen zuweilen erst längere Zeit nach der Beeinträchtigung auftreten. J a k u b o w s k y (Choreae St. Viti traumaticae exemplum. Krak. 1838. Gratulationsschrift) erzählt einen solchen Fall von Veitstanz, der mehre Monate nach einem Stoss auf die Rückengegend auftrat, übrigens geheilt wurde.

Folgendes hervorheben. — Unter 500 Irren ermittelte der Verf. 49, bei denen die Entwicklung der psychischen Störung in directer Abhängigkeit von den Folgen stattgehabter Gehirnerschütterung stand (42 M., 7 W.). In 21 Fällen war vollständige Bewusstlosigkeit, in 16 blosse Unbesinnlichkeit, Ideenverwirrung, in 12 bloss dumpfer Kopfschmerz unmittelbar auf das Trauma gefolgt. In 19 Fällen begann die psychische Krankheit im Lauf eines Jahrs nach der Verletzung, aber in sehr vielen andern viel später, in 4 Fällen nach mehr als 10 Jahren. Meistens zeigten die Individuen vom Zeitpunkt des Trauma's an Neigung zu Hircongestionen auf geringe Mengen von Spirituosen, Gemüthsbewegungen etc., sodann mehrfach Hyperästhesieen des Auges (subjective Licht- und Farbenerscheinung, Photophobie), öfters Amblyopie; in 15 Fällen kamen kurze Zeit vor und während des Bestandes der psychischen Störung schwarze Scotome, welche auf den Charakter der Delirien bestimmenden Einfluss äusserten. Sehr häufig kamen auch Ohrenklingen und Sausen, 18mal Schwerhörigkeit, 3mal abnorme subjective Geruchswahrnehmungen, Veränderungen in den Pupillen. Sehr gewöhnlich änderte sich Stimmung, Gemüthszustand, Charakter der Verletzten (Podromalerscheinungen der eigentlichen psychischen Krankheit), in 20 Fällen wurde Zornmüthigkeit, ein ärgerliches, aufbrausendes Wesen bis zu den wildesten Ausbrüchen bemerkt, seltener Selbstüberschätzung, Verschwendungssucht, Unstetheit und Unruhe, in 14 Fällen mit Selbstmordversuchen, öfters Gedächtnissschwäche, Verworrenheit. — Die Prognose war fast durchaus ungünstig, 7mal kam der Ausgang in Blödsinn mit Paralyse vor. — 10 Fälle kamen zur Obduction. Es fanden sich hier und da Knochennarben, Verwachsung der Dura, Trübung und seröse Infiltration der zarten Häute, mehr oder weniger Hydrocephalus chronicus, Granulirung des Ependyma, einmal eine Hirnschwiele mit Atrophie des Gehirns und chronischen Entzündungsprocessen an den zarten Häuten. — Verletzung der Schädelknochen macht die Wahrscheinlichkeit nachfolgender psychischer Störung viel grösser als blosse Verletzung der Weichtheile. — Sehr interessante Beispiele von Irresein in Folge von Kopfverletzungen finden sich in dem Bericht der Wiener Irrenanstalt (Wien 1858) p. 47.

An die durch langsame Knochenkrankheiten in Folge von Verletzung entstandenen Fälle schliesst sich das Irresein durch Caries des Schädels aus inneren Ursachen, namentlich durch Caries des Felsenbeins, innere Ohrentzündung mit ihren Folgen, Thrombose, Meningitis etc. an. Jakobi* hat 7 Fälle der letzteren Art beobachtet; sie lassen wohl niemals Heilung, selten Besserung zu. In der Irrenanstalt von New-York sollen in einem Jahr 7 Fälle vorgekommen sein, wo psychische Störungen aus Krankheiten des innern Ohres entstanden (Hanbury Smith, Annal. med. psychol. 1854. VI. p. 450). — Einzelne Beobachtungen hat man, wo mit Aufhören des eitrigen Ausflusses aus dem Ohr heftige Tobsucht eintrat, die mit Wiederkehr des Ausflusses sich wieder sehr ermässigte oder aufhörte (L. Meyer, Deutsche Clinik. 1855. Nro. 6).

Neben den Kopfverletzungen mag auch als eine, indessen seltene Ursache die Insolation erwähnt werden, die vielleicht durch Entstehung starker Gehirnhyperämie (und Oedem?), vielleicht mit Beihülfe der nervösen Ueberreizung des Gehirns durch lange ausgehaltenes, grelles Sonnenlicht

---

* Die Hauptformen etc. p. 662.

wirkt. Ellis* erzählt 2 Fälle von Geisteskrankheit durch Insolation, deren einer mit Genesung, der andere mit Blödsinn endigte.

Von ausgezeichnetem pathologischem Interesse sind die Fälle, wo das Irresein nach (und ohne Zweifel in Folge) einer, verhältnissmässig unbedeutenden peripherischen Nervenverletzung (überhaupt Verletzung der Weichtheile) oder peripherisch entstandener Erkrankung der (Sinnes-) Nerven, z. B. peripherischer Taubheit, entstand. So haben wir bei einer hysterischen Frau nach einer, ganz ungefährlichen Verletzung des Augs durch einen hingeflogenen Holzsplitter, tiefe Melancholie entstehen sehen; so hat man (Herzog) einen Fall von Irresein nach der Operation des Strabismus** beobachtet; so berichtet Foville*** von zahlreichen Fällen oberflächlicher Erkrankung des cerebellum bei Irren, entstanden nach peripherischen Störungen im Quintus und Acusticus; es gehört ferner hierher der (schon p. 149) angeführte Fall von Jördens,† wo ein Knabe durch kleine, in die Fusssohle eingedrungene Glassplitter tobsüchtig ward und es bis zu ihrer Entfernung blieb, und es sind sehr wahrscheinlich die von Zeller†† erwähnten Erkrankungen nach bloss äusserlichen Kopfwunden zu dieser pathogenetischen Categorie zu rechnen. ††† Indem diese Fälle allerdings an das Delirium nervosum nach und während der Operationen lebhaft erinnern, schliessen sie sich als identisch entstandenes Gehirnleiden, dem traumatisch-tetanischen Rückenmarksleiden an, ihrerseits die Gleichheit der Wege der Erkrankung für die verschiedenen, eben in ihrer eigenthümlichen Energie reagirenden Abschnitte des Central-Nervensystems beurkundend.

Zunächst hierher gehören verschiedene andere heftige oder anhaltend fortdauernde Nervenreizungen von der Peripherie des Organismus; in ersterer Beziehung z. B. jener merkwürdige Fall von Esquirol (die Geisteskrankheiten, v. Bernhard. I. p. 153), wo nach einem starken Geruchseindrucke die Manie ausbrach; in zweiter Reihe vielleicht z. B. die Irritation von den Gedärmen aus durch Tänia und andere Entozoen, oder auch der Pruritus chronicus. Auch heftige Schmerzen überhaupt können bei Disponirten Geistesstörung hervorrufen. Der Bericht der Wiener Anstalt (Wien 1858 p. 60) enthält einen

---

* Traité de l'aliénation etc. p. Archambault. 1840. p. 81.
** Oppenheims Zeitschr. XXI. 1842. p. 101. Aus den Petersburger Abhandlungen, wo ich leider den Fall nicht im Originale vergleichen konnte.
*** Note an die Académie. l'Institut. 16. Janv. 1843.
† Hufelands Journal Bd. IV. p. 224.
†† Zeitschr. f. Psychiatrie. I. 1. p. 49.
††† Vgl. weiter die von Hirsch (Spinalneurosen. p. 131 seqq.) angeführten Fälle.

solchen Fall in Folge von ausserordentlichen Schmerzen durch eine Sehnenscheiden-Entzündung in der Hohlhand.

§. 104.

Früher bestandene Spinalneurosen können zu wichtigen Ursachen des Irreseins werden, mögen sie in Zuständen ausgebildeter Hysterie oder nur in beschränkteren Krampf- oder neuralgischen Leiden bestehen. Geisteskrankheiten scheinen hier ebenso durch allmählige Ausbreitung über grössere Parthieen der Nervencentra, — ein Fall, in dem sich manche Hysterische befinden — als durch rasches Umspringen von einer Stelle zur andern entstehen zu können; im letzteren Falle können Irresein und andere nervöse Beschwerden oft, sogar periodisch, miteinander wechseln. So erzählt Brodie* von einer Dame, die ein Jahr lang an anhaltendem Krampf des M. sternocleidomastoideus litt; plötzlich hörte er auf und sie verfiel in Schwermuth; dieser Zustand dauerte wieder ein Jahr lang; worauf sie sich psychisch erholte und der Krampf des Muskels zurückkehrte, der nun mehre Jahre anhielt; in einem andern Falle von Brodie wechselte ein neuralgischer Zustand der Wirbelsäule mit wahrem Irresein.

Was speciell die eigentliche Hysterie betrifft, so äussert sich dieses allgemeine Leiden des Nervensystems bald mehr in dieser, bald mehr in jener Parthie der Nervenapparate, nur sehr selten aber bleiben die psychischen Thätigkeiten ganz frei von aller Störung. — In den gewöhnlichen, leichteren, noch nicht als psychische Krankheit anzuerkennenden Fällen zeigt sich, bald neben ausgesprochenen motorisch-sensitiven Anomalieen, bald ohne solche als prädominirende Affection die eigenthümliche hysterische Gemüthsbeschaffenheit, nemlich übermässige gemüthliche Empfindlichkeit, namentlich für den leisesten Tadel, Neigung, alles auf sich zu beziehen, leichte Erregung der gesamten Individualität, starker Wechsel der Stimmung auf unbedeutende oder gar keine äussern Anlässe (Launen, Capricen), wobei über diesen Wechsel nicht die mindeste Rechenschaft gegeben werden kann, dabei öfters zeitweise zärtliche Sympathie für andere weibliche Individuen, einzelne Excentricitäten, ziemlich, selbst sehr aufgeweckte Intelligenz (bei jungen Mädchen Freude am Lernen etc.); mehr individuelle Charakter-Eigenschaften mischen jener allgemeinen Eigenthümlichkeit oft noch andere Züge, Neigung zu Täuschungen und Lügen, zu allerlei Unfug, Züge von ausgesprochenem Neid, von kleineren oder grösseren Bosheiten bei.

---

* Lectures on certain local nervous affections. Lond. 1837. p. 8.

Tiefere hysterische Seelenstörungen äussern sich hauptsächlich in zwei verschiedenen Formen. Einmal als acute Anfälle von Delirium und Aufregung bis zur vollendeten Tobsucht. Diese entwickeln sich hier und da aus gewöhnlichen hysterischen Krampfanfällen, die aber sehr leicht sein können, hier und da scheinen sie ganz an deren Stelle treten zu können, so dass alle spastischen Phänomene fehlen (beides wie bei der Epilepsie). Solche maniacalische Anfälle kommen zuweilen schon bei sehr jungen Mädchen vor, bestehen in Vociferationen, Singen, Schelten, sinnlosem Herumtreiben, zuweilen förmlicher Wuth, Selbstmordversuchen, ausgesprochener nymphomanischer Aufregung, zuweilen religiös oder dämonisch gefärbten Delirien; oder es sind Anfälle von allerlei tollen und verkehrten, aber noch zusammenhängenderen Handlungen; in beiden Fällen bleibt wenig Erinnerung aus der Zeit der Störung zurück. *

Das chronische Irresein der Hysterischen kann in der Form der Melancholie oder Manie erscheinen; es entwickelt sich zuweilen als langsame, allmählige Steigerung der habituellen hysterischen Gemüthsbeschaffenheit, so dass nach und nach deren Aeusserungen immer schrankenloser und störender hervortreten, die Selbstbeherrschung immer mehr unmöglich wird; oder es beginnt in acuterer Weise unter dem Einflusse von Gemüthsbewegungen, von Menstruationsstörungen, von Schwächung durch die verschiedensten acuten Krankheiten, nach einzelnen wenigen, vielleicht selbst unvollständigen hysterischen Anfällen. Aus Anfangs mässigen, leicht verkannten Charakterveränderungen, trüber Stimmung, früher unbekanntem Egoismus, grosser Besorgniss für die eigene Gesundheit, grosser Unentschlossenheit und Willenlosigkeit, Ungeduld, Heftigkeit, Neigung zum Zorn, wobei wohl stets auch die Kranken abmagern, anämisch, ja zuweilen ganz marastisch werden, an Stuhlverstopfung, Verdauungs- und Menstruationsanomalieen leiden, entwickeln sich hier die tiefer melancholischen oder maniacalischen chronischen Irreseinsformen; die zeitweisen Steigerungen erfolgen oft unter ausgesprochener Kopfcongestion, Anschwellung der Oberlippe, heftigen Kopfschmerzen, Erscheinungen von acutem Darmcatarrh; die Zeit der Menses bringt fast immer Verschlimmerung. Ein erotisches Element ist in den Stimmungen und Delirien dieser Kranken wohl manchmal unverkennbar, wenn gleich oft nur leise angedeutet; aber es fehlt gar nicht selten auch ganz. Extatische Zustände kommen wohl hier und da in den höheren Graden vor;

---

* Vgl. L. Meyer, Ueber acute tödtliche Hysterie. Virchow, Archiv. IX. 1856. p. 98).

Uebergang in Blödsinn ist nicht so selten, als man a priori glauben könnte.

Man wird die Diagnose des hysterischen Irreseins vorzüglich auf die früheren Charaktereigenthümlichkeiten, auf das Mitbestehen oder Vorausgegangensein von Globus, Weinkrämpfen, Meteorismus, ausgebildeten Krampfanfällen, stellenweisen Anästhesieen und Hyperästhesieen, paralytischen Erscheinungen gründen. Wir finden sehr häufig bei diesen Individuen ausgesprochene erbliche Disposition zu Nervenkrankheiten, chlorotische Erscheinungen, Menstruationsanomalieen (die aber oft ohne alle Besserung der Hysterie wieder verschwinden), und — für Prognose und Therapie äusserst wichtige — Localkrankheiten der Genitalien. Der Einfluss der sexuellen Nicht-Befriedigung ist für einzelne Fälle zuzugeben, wird aber im Allgemeinen sehr überschätzt, wie das Vorkommen der Hysterie bei Mädchen vor der Pubertät, ihre grössere Häufigkeit bei Verheiratheten, der oft so schlimme Erfolg der Ehe, der Schwangerschaft und des Wochenbetts, die grosse Frequenz des Leidens bei öffentlichen Mädchen zeigt.

Die Hysterie kommt, obschon seltener, in völlig ausgesprochener Weise auch bei jungen Männern vor (neben einer Anzahl anderer Fälle, habe ich neuerlich einen solchen mit ausgesprochenem Globus und Krämpfen bei einem jungen, verheiratheten, sehr anämischen Manne, dessen Frau gravida war, beobachtet); es ist mir indessen nicht bekannt, dass man auch bei Männern Eigenthümlichkeiten eines hysterischen Irreseins angeben könnte.

§. 105.

2) Acute, fieberhafte Krankheiten verschiedener Art geben zuweilen den Anlass zum Ausbruch des Irreseins; die durch sie im Organismus gesetzten Störungen scheinen selbst die einzige Ursache eines solchen werden zu können. Der Typhus, das Wechselfieber, die Cholera, die acuten Exantheme, die Pneumonie, der acute Rheumatismus sind die häufigsten Krankheiten, wo Solches vorkömmt; in Betreff der letzteren sind die Thatsachen noch wenig bekannt und studirt, wir werden dieser merkwürdigen Entstehung von Seelenstörungen hier die Beachtung zukommen lassen, die sie verdient.

Nach Typhus, und zwar nach schwerem, wie nach leichtem Verlauf desselben kommen gar nicht selten leichte Fälle psychischer Störung vor, die man den verschiedenen leichten Affectionen in anderen Gebieten des Nervensystems, der incompleten Anästhesie, den vorübergehenden Paralysen an den Extremitäten etc. an die Seite stellen kann. Der schon fieberlose, oder schon ganz in Reconvalescenz eingetretene Kranke behält entweder noch einzelne Fragmente

seines früheren Fieberdeliriums bei oder er äussert, unabhängig von
diesem, allerlei Verkehrtheiten, irrige Ansichten über dies und
jenes, hier und da selbst über die eigene Persöulichkeit, wohl auch
Hallucinationen neben geistiger Ermattung und Schwäche, ohne
besonders tiefgehende Erregung des Gemüthes. Diese Form von
Seelenstörung, eine Art mehr fragmentären Deliriums, gibt eine
durchaus günstige Prognose und verliert sich fast immer rasch mit
dem Fortschritt der Ernährung und der Kräfte, wenn sich auch,
wie es hier und da vorkommen soll, einige maniacalische Aufregung damit verbunden hat. Es sind dies mehr Fälle von langsamer Rückkehr normaler Gehirnfunctionen und sie kommen nicht
in die Irrenanstalten. Es gibt aber auch viel schwerere Fälle wirklichen chronischen Irreseins, das in der Reconvalescenz von Typhus
beginnt oder sich wenigstens mit seinen leisen Anfängen auf solchen zurückführen lässt. Melancholie, die sich allmählig steigert,
zuweilen mit Stumpfsinn, zuweilen mit Vergiftungswahn, Abstinenz,
frühzeitiger Einmischung von Erscheinungen psychischer Schwäche,
auch Uebergang in Manie und in tieferen Blödsinn — dies ist die
gewöhnliche Verlaufsweise dieser Fälle, in denen es zu einer Erholung der Gehirnfunctionen nicht mehr kommt, die vielleicht auf
bleibenden Ernährungsstörungen des Gehirns beruhen, jedenfalls
aber erfahrungsgemäss eine ungünstige Prognose geben.

Die Schriftsteller über Typhus, z. B. Chomel, Louis (II. p. 33. 2 éd.),
sodann Simon (Journal des connaiss. méd. chir. Août 1844. p. 53),
Sauvet (Annal. méd. psychol. 1845. VI. p. 223), Leudet (ibid. 1850.
p. 148), Thore (ibid. p. 596), Schlager (österr. Zeitschr. für prakt.
Heilk. 1857. 33—35), Tüngel (Clinische Mittheilungen. Hamburg. 1860.
p. 18 ff.) haben hierhergehörige Fälle mitgetheilt. — Jakobi schreibt
bei 1/8 seiner Tobsüchtigen die Erkrankung den Folgen des Zustände
typhöser Fieber zu, wobei es mir aber sehr zweifelhaft scheint, ob dies
stets wirklicher Typhus gewesen. Schlager fand unter 500 Geisteskranken 22 Fälle, die sich von Typhus herleiten liessen. Der Ansicht,
dass die Begründung dieser Fälle in nach dem Typhus zurückgebliebener
Gehirnhyperämie zu suchen sei, vermag ich mich nicht anzuschliessen;
alles weist vielmehr auf Zustände von Anämie und Erschöpfung, zuweilen
noch mit Resten von Fieberbewegungen, hin; ausnahmsweise mögen Blut-
coagulationen in den Sinus der Dura mater, vielleicht Pachymeningitis,
auch acute Atrophie des Gehirns diesen Krankheiten zu Grunde liegen.

Der Zusammenhang einzelner Fälle psychischer Erkrankung
mit dem Wechselfieber-Processe ist seit Sydenham beobachtet worden. Auch hier ist ein sehr verschiedenes Verhältniss
beider Affectionen zu einander zu unterscheiden. In der einen —
vielleicht kleinsten — Reihe von Fällen verhält sich die Sache so,
dass an Orten, wo Wechselfieber endemisch sind, einzelne Individuen statt von dem gewöhnlichen Intermittens-Anfall, gleich von

vorn herein von einem intermittirenden Gehirnleiden befallen werden, das sich in regelmässigen (tertianen, quartanen) Anfällen von
Irresein ausspricht, (sogen. Intermittens larvata). Hierbei sind gewöhnlich noch einzelne Andeutungen der Stadien des Anfalles,
Gähnen, Frösteln, Hitze zu bemerken, und vorzüglich das Hitze-
stadium ist es, das gerne mit starken, bis zur Tobsucht gehenden Gehirncongestionen sich complicirt. Hier ist also nicht ein bestandenes
Wechselfieber, sondern die endemische Wechselfieber-Ursache,
auch die Ursache des Irreseins. Das Rhythmische in der Wiederkehr
der Anfälle, besonders aber ein starkes Steigen der thermometrisch
gemessenen Körperwärme während derselben sind, nebst der En-
demicität der Intermittens, hier die diagnostischen Anhaltspunkte.

    Beispiele. J. — Ein junger Mann erlitt fünf Anfälle von Seelen-
störung, einen um den andern Tag. Der Anfall begann nach kaum merklichen Horripilationen mit einem nicht zu beschreibenden Wehgefühl in
der Herzgrube, verbunden mit Herzklopfen, welches sich schnell zur heftigsten Angst steigerte. Diese bildete den Ausgangspunkt der Delirien,
aus denen der Kranke erst nach einem tiefen Schlaf, in Schweiss ge-
badet, zu sich kam. Er genas bald unter Behandlung des Wechselfiebers.
                                   (Flemming, Psychosen. p. 87.)

    II. — Ein kräftiger Bauer, 30 Jahre alt, der nie an Intermittens
gelitten, aber wohnhaft in einem der vielen Fieberheerde der Umgegend
Siegburgs, ward plötzlich von Tobsucht befallen, hielt sich für Christus
und die ihm Nahenden für Hexen, misshandelte seinen Herrn etc. Der
Kopf war heiss, die Augen geröthet, wild rollend, die Zunge weiss, das
Epigastrium aufgetrieben, der Puls etwas beschleunigt, nicht fiebernd,
die Füsse kalt. Auf Eisumschläge, Schröpfköpfe etc. trat Ruhe ein und
Patient erschien in den nächsten zwei Tagen geistesgesund. Am vierten
Tage wiederholte sich genau um dieselbe Tageszeit die nämliche Scene
(Salmiak, Extr. Trifol. fibr. und Brechweinstein). Im Quartantypus zeigte
sich noch ein dritter Anfall, aber gelinder, von kürzerer Dauer und mit
nachfolgendem Schweiss, worauf durch Chinin die Neurose beseitigt wurde.
Trotz noch längeren Fortgebrauchs der China trat doch nach fünf Wochen
ein Rückfall dieses typischen Irreseins ein, der aber, wie ein späterer,
endlich dauernd durch China und Chinin verscheucht wurde.
                               (Focke, Zeitschr. f. Psych. V. p. 376.)

    Anderemale treten nach längerem oder kürzerem Verlauf
eines gewöhnlichen Wechselfiebers, statt der bisherigen Frost- und
Hitzeparoxismen, nun — gleichsam durch einen Umsprung der
Affection — intermittirende Paroxismen von Irresein auf (heftige
Anfälle von Tobsucht mit Wuth, auch rasche Selbstmorde im Anfall), Zustände, welche mit Rücktreten der entschiedenen Periodicität,
nicht selten den remittirenden und anhaltenden Typus annehmen
und in chronische Geisteskrankheiten übergehen. — Endlich drittens, und zwar am häufigsten, tritt das Irresein als Nachkrankheit
eines beseitigten Wechselfiebers, entweder früher in der Recon-

valescenzperiode, oder erst Monate lang nach dem Aufhören der Intermittens, auf. Namentlich sind es sehr lange dauernde, und schwere (besonders Quartan-) Fieber, von denen Störungen zurückbleiben, welche Irresein erzeugen können.

Die psychische Krankheit dauert alsdann häufig als gleichmässig anhaltendes, chronisches Leiden fort und von der Intermittens ist nichts mehr zu bemerken. Oder es bleiben Reste von dieser noch erkennbar, Milz und Leber sind geschwollen, es besteht Cachexie, es kommen (während der psychischen Krankheit) von Zeit zu Zeit irreguläre Wechselfieber-Paroxismen. In Fällen letzterer Art besonders hört zuweilen mit Wiederkehr einer acuten Reihe starker Intermittensanfälle, aber auch mit Hebung der gesamten Intermittens-Erkrankung durch Chinin das Irresein schneller oder langsamer wieder auf. Für die Entstehung aller Fälle der dritten Categorie dürfte gewiss einestheils der anämisch-cachectische Zustand überhaupt, den das Wechselfieber zurücklässt, anderntheils besonders die Melanämie und der Absatz des körnigen Pigments in die Gehirngefässe (s. hierüber meine Schrift über Infectionskrankheiten, Virchow's Pathologie II.) wichtig sein, wie letzterer auch sehr wahrscheinlich schwere acute Cerebral-Erscheinungen (Coma, apoplectiforme Zufälle etc.) im Wechselfieber-Anfall selbst (einzelne Fälle erster und zweiter Categorie) hervorrufen kann. Doch gibt es Sectionsberichte, wo keine Pigmentirungen des Gehirns vorzuliegen scheinen. *

Jakobi hat 3 Fälle mitgetheilt, wo statt eines bestehenden (chronischen) Irreseins Anfälle von Intermittens kamen, und mit diesen die Krankheit aufhörte (sogenannte critische Bedeutung der Wechselfieber). Koster beobachtete unter 24 Irren in Siegburg, die Intermittens bekamen, 7mal Genesung, 7mal Besserung, 10mal keinen Einfluss; unter den letzteren Fällen waren aber viele chronische, unheilbare, unter den ersteren auch einzelne solche, welche eine sehr schlechte Prognose gegeben hatten. — Gaye in der Schleswiger Anstalt beobachtete in drei Jahren 56 Fälle von Wechselfieber bei Irren, hat aber „nur ausnahmsweise günstige Resultate gesehen."

Vgl. Sebastian, Bemerkungen über die Melancholie und Manie als Nachkrankheiten der Wechselfieber; Hufeland, Journal 1823. LVI. p. 3 seqq. Mongellaz, Monographie des irritations intermittentes. Paris 1839. I. p. 638. seqq. Lippich, Beiträge zur Psychiatrie. Oesterr. Jahrbücher. Juni 1842. p. 282. seqq. Baillarger, Sur la Folie à la suite des fièvres intermittentes. Annal. méd. psychol. 1843. II. p. 372. Focke, Ueber typisches Irresein. Zeitschr. f. Psych. V. 1848. p. 375. Koster, Diss. Bonn. 1848. Bericht der Wiener Irrenanstalt (Wien 1858) p. 51.

---

* Hoffmann (Günsburg Zeitschr. IV. p. 365). Das Irresein war nach Wechselfieber entstanden. Bei der Section fand sich Hirnatrophie, „Corticalschicht blass, blässer als die grauen Centralmassen."

Auch nach abgelaufener Cholera (asiatica) kommen zuweilen
acute psychische Störungen vor, bald als mehr flüchtiges Delirium,
Geistesabwesenheit, verkchrtes Treiben, bald als tobsüchtiger
Paroxismus von meist kurzer Dauer (einige Tage bis einige Wochen), der mit Abspannung und Schlaf endigt, hier und da auch
etwas länger dauernde Melancholie mit Wahnvorstellungen, mehr
oder weniger auch mit Erscheinungen psychischer Schwäche. Die
Prognose ist im Allgemeinen günstig und die meisten dieser
Kranken kommen nicht in die Irrenhäuser; Todesfälle der durch
die vorausgegangene schwere Krankheit geschwächten Individuen
kommen in der maniacalischen Aufregung vor, zuweilen auch
Uebergang in unheilbare Formen.

> Beispiele siehe u. a. bei Fischel, Prager Vierteljahrschrift. Bd. 32.
> 1851. p. 85. Delasiauve, Annal. méd. psychol. 1849. II. Ser. Tom 1.
> Neumann, Lehrb. d. Psychiatrie. 1859. p. 164.

Von grossem Interesse sind die Fälle von Irresein (meist acute
Manieen), welche im Verlaufe der Pneumonie, selten im Anfang und auf der Höhe, häufiger in der Zeit des Fieberabfalles
oder selbst erst gegen die Reconvalescenz hin, ausbrechen, und in
keiner Weise mit dem gewöhnlichen Delirium, das die schwereren
Fälle oft begleitet, zu verwechseln sind. Sie sind meist von kurzer
Dauer, gingen aber auch schon in chronisches Irresein über, so
dass solche Kranke einer Irrenanstalt übergeben werden mussten.
Es sind nicht selten gerade leichte und wenig umfängliche Pneumonieen, denen die Geistesstörung folgt; erbliche Disposition oder
vorausgegangenes Trinken sind zuweilen als vorbereitende Momente
erkennbar. Die psychische Störung geht manchmal so rasch vorüber, dass eine palpable Gehirnerkrankung äusserst unwahrscheinlich und die Störung am ehesten auf acute Gehirnanaemie zu beziehen ist; in andern seltenen Fällen (s. den 2ten unten) dauert das
psychische Leiden länger, nähert sich dem Blödsinn, ist mit einzelnen paralytischen Erscheinungen in den Muskeln combinirt;
Blutcoagulation in den Sinus, encephalitische oder beschränkte
meningitische Processe werden dann wahrscheinlich, deren allmählige Rückbildung vollständig oder unvollständig gelingen kann.

> Fälle von Entstehung von Geisteskrankheiten aus Pneumonieen finden
> sich bei Jakobi (Tobsuchtfall 29); Thore (Annal. méd. psychol. Mai
> 1844. p. 389. u. ibid. 1850. II. p. 586) hat einige sehr interessante Fälle;
> einer dieser Kranken verfiel nach zwei successiven Pneumonieen jedes-
> mal in Geistesstörung. Ein anderer mit 9jähriger, auf Pneumonie folgen-
> der Tobsucht wird nur erwähnt bei Snell, Zeitschr. für Psychiatrie. XIII.
> 1856. p. 540. — Mir selbst kamen in der Tübinger Clinik in demselben
> Winter zwei dieser seltenen Fälle und in Zürich neuestens wieder ein

Fall vor; zwei davon gehörten der ersten, der eine Fall in Tübingen der zweiten der obigen Categorieen an.

III. — Pneumonie. Mit dem Fieberabfall vorübergehende Geistesstörung. — C. G., 21 Jahre alt, sehr kräftig, ist am 26. Febr. 1859 schnell mit starkem Frost, Nasenbluten, Schwindel erkrankt; wird am 28. Febr. in meine Clinik aufgenommen. Die Untersuchung gibt Pneumonie des rechten unteren Lappens von geringer Ausdehnung, schweres, typhusähnliches Krankheitsbild mit Prostration und viel ruhigen Delirien, Respiration 32—40, Puls 100—104, Temperatur 40,3—41,0° C. Am dritten Krankheitstag erscheint ein Herpes labialis, der sich schlecht entwickelt. Am vierten Krankheitstag sinkt die Temperatur von Morgens 40,3° auf Abends 39,2° C., der Puls auf 92; Patient zeigt dabei mehr Verwirrtheit und Geistesabwesenheit. Am fünften Krankheitstag zeigen die physicalischen Zeichen schon den vollen Rückgang des örtlichen Processes, die Temperatur ist Morgens und Abends 38,1 und 38,2° C., Puls 66—72, zeitweise aussetzend. Das Aussehen ist bleich, Patient total von Sinnen, er weiss gar nicht wo er ist, erinnert sich der einfachsten Dinge nicht, schwatzt anhaltend delirirend fort und wird Nachts höchst unruhig und ungeberdig (Morphium). Nach der heftigsten Unruhe kam gegen Morgen ein ruhiger, langer Schlaf bei blassem, zuweilen leise zuckendem Gesichte, langsamem Athem, irregulärem, 60—66mal schlagendem Puls, Temperatur 37,3° C. — Der Kranke bleibt von jetzt an fieberlos; die Verwirrung nebst Ohrensausen und etwas Schwindel dauern Anfangs noch fort, verlieren sich aber im Lauf von zwei Tagen, während der Puls fortdauernd grosse Irregularität zeigt und am achten bis zehnten Krankheitstag auf 56—48 fällt. Die Lösung der Pneumonie ist am 13ten Krankheitstag vollendet, das psychische Verhalten vollkommen normal. — Der Fall ist in keiner Weise als Fieberdelirium zu betrachten; die psychische Störung war eine ganz andere, als das anfängliche Delirium und entwickelte sich erst mit der Abnahme des Fiebers,[*] dem starken Sinken der Körperwärme, dem Langsamwerden und Intermittiren des Pulses (von Medicamenten war bis dahin nur Nitrum gebraucht worden). — Diesem sehr ähnlich war der neulich hier in Zürich von mir beobachtete Fall. Wesentlich anders gestaltete sich die Sache in folgendem Falle.   (Eigene Beobachtung.)

IV. — Pneumonie. Tobsucht. Leichte Hemiplegie. Consecutive Geistesschwäche. — J. H., 24 Jahre alt, Bauer, wurde am 21. Januar 1859 in meine Clinik aufgenommen. Der Vater des Kranken war in seinem 52sten Jahre an einem chronischen Brustleiden mit Hydrops gestorben; seine Mutter lebte noch, starb aber, während Patient in der Clinik lag, an Selbstmord. — Patient war im Ganzen immer gesund gewesen; vor 5—6 Jahren hatte er einmal einen plötzlichen Anfall von Schwäche und Bewusstlosigkeit, angeblich mit Steifheit der Glieder, gehabt, der nach einer Stunde sich verlor; Trinker war er durchaus nicht. Vor 3 Jahren soll er von einem Baum gefallen sein, sich aber nach kurzer Bewusstlosigkeit rasch wieder erholt haben. Patient war am 16. Januar, Mittags, schnell an Pneumonie erkrankt; es war ihm eine Venäsection gemacht worden und er hatte zu Hause nie delirirt, nur den Tag vor

---

[*] Metzger (Henle und Pfeufer Zeitschr. 1858. IV. p. 220) hat auch vier Beispiele vorübergehender Manie in der Pneumonie beigebracht, die aber meist auf der Höhe der Krankheit und des Fiebers entstanden zu sein scheinen und dadurch eine ganz andere Bedeutung haben.

seinem Eintritt eine verkehrte Aeusserung gethan; in der Nacht vom
20—21. hatte er viel lebhafter als sonst gesprochen, und als er am
21. Morgens zwei Stunden weit nach dem Krankenhause gefahren wurde,
fing er auf einmal unterwegs an, zu deliriren; er schrie zum Wagen
heraus: es brenne, und seine Aufregung stieg, je näher er der Stadt
kam; bei seinem Eintritt in die Clinik war er ganz von Sinnen, er lag
wirren Blickes da, streckte beide Arme starr vor sich aus, in jeder Faust
ein Tuch festhaltend, und antwortete gar nichts oder völlig verkehrt.
Nach einigen Stunden kam er zu sich und konnte nun erst näher untersucht werden.   Sein Gesicht war mehr geröthet, als während des Deliriums, Puls 76, voll, die linke Pupille weiter als die rechte, in der linken
Gesichtshälfte eine Spur von Lähmung.   Die physikalische Untersuchung
ergibt eine mässig ausgedehnte Pneumonie des rechten unteren Lappens
mit nicht vollständiger Luftleere, die übrigen Organe ohne Veränderung,
Urin ohne Eiweiss oder Gallenfarbstoff, Temperatur Abends 38,4 (starke
Fieberremission am fünften Tage der Pneumonie). — Am folgenden Tage
war die Temperatur Morgens auf 39,7, Abends auf 40,7 gestiegen, reichliches Knistern rechts, weitere Ausdehnung der Pneumonie nicht nachweisbar.   Puls Morgens 82, Abends 108.   Respiration 36—44.   Patient
befindet sich in einem Zustande anhaltender heftiger Aufregung, verlangt
stets dieses oder jenes, verfällt in Zornausbrüche, verneint Alles und
gibt nur selten dazwischen richtige Antworten. Abends steigert sich sein
Zustand zu völliger Tobsucht, so dass er in die Zwangsjacke gebracht
und in einer Tobzelle verwahrt werden muss; er zeigt hierbei eine grosse
Schärfe der Sinne.

     Am Morgen des 23. war die Körpertemperatur wieder auf 38 ge-
fallen und fiel Abends noch auf 37,8, der Percussionsschall hatte sich etwas
aufgehellt, das Knistern vermindert, Puls 80—100, Patient delirirte noch
viel, aber stiller, gibt öfter richtige Antworten, schläft dazwischen und
erscheint sehr matt.   Allein in den nächsten Tagen, während die Pneumonie sich rasch vollständig löst, zeigt der Kranke totale Verwirrtheit,
ist beständig ganz geistesabwesend, läuft in der Nacht meistens herum,
sein Hemd aus- und anziehend, gibt gar keine oder total verwirrte Antworten. Die Temperatur konnte bei diesem Zustande nicht mehr gemes-
sen werden. Der Puls war langsam, 68, das Aussehen des Kranken sehr
blass und collabirt, die linke Pupille immer etwas weiter und die Züge
um den linken Mundwinkel verstrichener, an den Extremitäten keine
Spur von Lähmung (wahrscheinlichste Annahme: Encephalitischer Herd;
durch Sinusthrombose?). — Am 26., Morgens, nachdem Patient fast die
ganze Nacht stehend zugebracht hatte, fanden sich starke Oedeme der
untern Extremitäten bis zur Mitte der Oberschenkel (Thrombose der
Schenkelvenen?), Temperatur war minder hoch, Puls 124, der Herzstoss
stark und hebend.   Patient sieht, hört und fühlt, es ist aber, als ob die
Sinneseindrücke gar nicht verarbeitet würden; er blickt beständig mit
staunendem Ausdrucke um sich und ist ganz von Sinnen (Infusum
Sennae, Vesicans).

     Von jetzt an sank in den nächsten acht Tagen die Temperatur unter
mässigen Schwankungen ganz allmählig aufs Normal, das Oedem der
unteren Extremitäten verlor sich wieder, hier und da kamen Schweisse,
der Puls hielt sich zwischen 64 und 80. Die örtlichen Zeichen der Pneumonie waren ganz verschwunden. Die geistige Störung dauerte anhaltend
fort, wechselte aber an Intensität. Bald war Patient fast bis zur gänzlichen Besinnungslosigkeit stumpfsinnig und verworren, bald schien er

das Gesprochene eher zu verstehen, äusserte sich auch selbst zusammen-
hängender, aber ganz irre, bald war er aufgeregter, wollte fort etc., hier
und da gingen aus seinen Aeusserungen Hallucinationen hervor, er sah
Gestalten, hörte schiessen etc. Sein Aussehen war das eines schwer Ge-
hirnkranken, das Auge stier und injicirt, der linke Bulbus etwas pro-
minirender, links etwas Strabismus internus, während die Mydriasis sehr
abnimmt; die Zunge weicht einige Tage lang ganz wenig nach links ab.
Patient geht allmählig wieder, wobei er aber taumelt und nun, ohne
irgend eine paralytische Erscheinung an den Extremitäten, doch bemerkt
wird, dass er die ganze linke Seite etwas hängen lässt. — Patient
blieb nun noch bis zum 10. Mai 1859 in der Clinik. Er war in dieser
Zeit immer vollkommen fieberlos. Sein psychischer Zustand war ein anfangs tiefer, später abnehmender Blödsinn. In der ersten Zeit war er
noch ganz stupid, sehr schwer besinnlich, sprach fast gar nicht oder
wie im Traum, und gewöhnlich von nichts als vom Essen; mitunter
zeigte er auch ein ängstliches Verhalten. Aeusserst langsam wurde er
besser besinnlich, auch wieder reinlich, gab an manchen Tagen richtigere,
an andern aber noch ganz verkehrte Antworten. Sein Benehmen blieb sehr
kindisch, wurde jedoch allmählig etwas munterer. — Ebenso langsam
und unvollständig, wie die psychische Störung, besserten sich die Schwäche-
erscheinungen in der linken Körperhälfte; die linke Pupille zeigte immer
noch bis zur Entlassung des Kranken eine sehr geringe Erweiterung, auch
eine Spur von Abweichung der Zunge nach links blieb bestehen, und beim
Gehen liess er immer noch die ganze linke Körperhälfte ein klein wenig
hängen. Er klagte oft über Mattigkeit und über Stirnkopfschmerz, zuweilen kam auch Nasenbluten. Sehr merkwürdig war eine mit vollständigem Aufhören des Fiebers eintretende, mehre Wochen fortdauernde
Polyurie; der blasse, zuweilen bis zu 4000 C. C. M. in 24 Stunden entleerte Urin hatte ein specifisches Gewicht von 1006—1008; die gewöhnlichen Zuckerproben gaben ein negatives Resultat; genaue Untersuchungen im chemischen Laboratorium ergaben, dass er auch keinen Inosit
enthielt; Zuckerkali nach Brücke's Angabe liess sich darstellen, aber
die Reaction seiner Auflösung auf Zucker war nicht stärker als im normalen Harn; in beiden Nierengegenden bestanden zuweilen leichte Schmerzen. Diese Hyperdiurese verlor sich wieder in den letzten Wochen seines
Hospitalaufenthaltes, wo die Körperernährung auch ganz normal wurde
und Patient sich ganz wohl fühlte. Bei seinem Austritte am 10. Mai
verstand er Alles und sprach sich über die meisten Dinge zwar dürftig
und sehr beschränkt, aber richtig aus. Er kam nach ungefähr 14 Tagen
zum Besuch wieder herein, wo er denselben geistigen Zustand darbot.

(Eigene Beobachtung.)

Eben so selten, wie die Pneumonie, gibt der acute Rheumatismus den Anlass zur Entwicklung einer Geisteskrankheit
und man wird das Verhältniss der letzteren zu der acuten Krankheit hier wahrscheinlich etwas anders aufzufassen haben. Es scheint
nemlich, dass diese psychischen Störungen nicht als Nachkrankheiten und schlimme Ereignisse der Reconvalescenzperiode zu betrachten, sondern dass sie hier nur eine protrahirte Form des in
verschiedenen Gestaltungen erscheinenden und in seiner acuten

Entwicklung oft so ungemein gefährlichen Gehirnleidens selbst seien,
das bald im einfachen, bald in dem mit Herzentzündungen complicirten acuten Rheumatismus öfters auftritt, keine bestimmten anatomischen Veränderungen zurücklässt und desshalb am einfachsten als
„rheumatische Hirnaffection" bezeichnet wird. Die acuten Cerebral-
Erscheinungen bestehen ja hier auch in einigen Fällen in acuter
Verwirrtheit und maniacalischer Aufregung, welche bis zum Tode
andauern oder bald wieder schwinden (in anderen, noch übleren
Fällen sind es überwiegend soporöse Symptome); zuweilen — und
dies eben sind die hierher gehörigen Fälle — kommt es, durch
allerlei Mittelstufen hindurch, zur Ausbildung einer länger andauernden Melancholie mit Stupor, der Manie, der geistigen Schwäche etc.,
kurz zur Ausbildung einer wahren Geisteskrankheit in verschiedenen protrahirten Formen, hier und da gemischt mit choreaartigen
Krampfzufällen. Auch hier, wie bei den acuten Cerebralsymptomen
des Rheumatismus sehen wir öfters mit dem Eintritte der Gehirnstörung sich die Gelenksaffection sehr mässigen, ja verschwinden,
und in einzelnen Fällen kommt ein Wechsel von Besserung und
Verschlimmerung zwischen Gelenksaffection und psychischer Störung,
zuweilen ein entschiedener Rückgang der letzteren mit Wieder-
Eintritt der ersteren vor. *

Beispiele. V. — Entstehung des Irreseins im acuten
Rheumatismus mit Verschwinden der Gelenksaffectionen.
Besserung mit Wiederkehr derselben. Schwankender Zustand. Genesung nach circa 3monatlicher Dauer. — E. D.,
eine 50jährige, sehr arme, unverheirathete Weibsperson wurde am 10. März
1857 in die Tübinger Klinik aufgenommen. Man erfuhr über sie Folgendes: — Sie war vor 20 Jahren in ihrem zweiten Wochenbette geisteskrank geworden, nach einem Vierteljahr aber vollständig genesen
und hatte später noch ein Mal, ohne Störung, geboren. In den letzten
10 Jahren war sie immer gesund gewesen. Vor 4—5 Wochen war sie
acut erkrankt; sie hatte Anfangs viel Zahnschmerzen, fieberte und es
bildete sich eine sehr schmerzhafte Anschwellung vieler Gelenke der
obern und untern Extremitäten, ein unzweifelhafter acuter Rheumatismus.
Etwa 10 Tage nach Beginn desselben verlor sich die Gelenksaffection
ziemlich rasch und zu gleicher Zeit zeigte sich Patientin geistig gestört;
sie war verwirrt, nahm nichts mehr an, stiess nach ihrer Umgebung,
sprach bald gar nichts, bald sehr viel, lief Nachts vociferirend herum,
durchsuchte ihre Effecten und warf sie durcheinander, kurz sie benahm
sich in allen Beziehungen verkehrt und wie von Sinnen; sie schlief und
ass dabei sehr wenig, trank viel und äusserte hier und da auf Befragen,
Alles im ganzen Körper thue ihr weh.

Bei der Aufnahme zeigte die für ihr Alter kräftige, ziemlich blasse
Kranke gar kein Fieber, keine Affection des Herzens und nirgends eine

---

* Vgl. die Arbeit des Verfassers über die protrahirte Form der rheu-
matischen Hirnaffection. Archiv der Heilkunde. I. 3. 1860. p. 235.

Affection der Gelenke. Sie bot jetzt und in den 2 ersten Tagen ihres Aufenthaltes in der Klinik den Zustand ausgesprochener Melancholie mit Stupor (Melancholia attonita) dar; ihr Blick war scheu und ängstlich, sie war ganz in sich versunken und offenbar in anhaltendem Traumzustande, sprach nur ganz selten und dann vollkommen verwirrt. Am 2. Tage nach der Aufnahme (12. März) wurde sie unruhiger, sprach die Nacht durch unaufhörlich fort; Morgens sprach sie meistens in Reimen, z. B. Gott er sieht mein Trachten — und mein Schmachten — und er hört mein Flehen — will ich zu ihm gehen etc., oder: und es machte lachen — will es krachen etc.; während der Klinik brach sie in lautes Schelten aus, wobei sie unter vielen verwirrten Reden häufig die Anwesenden beschuldigte, ihre Kinder umgebracht zu haben; sie musste in die Tobzelle gebracht werden. Am 14. März zeigte sich Oedem der untern Extremitäten, die Kranke war fieberlos, der Puls ruhig, der Stuhl retardirt, der Urin frei von Eiweiss; sie hielt sich den Tag über ruhiger, aus ihren Aeusserungen ging das Bestehen vielfacher Hallucinationen von düsterem Charakter hervor; die Nacht war wieder aufgeregter. — In den nächsten Tagen nahm das Oedem der Füsse etwas zu und zeigte sich jetzt auch an den Händen, und am 19. fanden sich neben diesem Oedem noch die Fingergelenke besonders geschwollen, geröthet und für Druck sehr empfindlich (was nur durch Geberden geäussert wurde), auch das rechte Fussgelenk zeigte grosse Empfindlichkeit für Druck. Dabei lässt die Percussion und Auscultation des Herzens und der Respirationsorgane nicht die geringste Veränderung erkennen, Puls 84, ziemlich voll, Haut trocken und warm, sehr geringe Neigung etwas zu geniessen, ein spontaner Stuhl. Pat. liegt dabei im Bett, verhält sich ruhig, auf Anreden antwortet sie gewöhnlich gar nicht, höchstens zuweilen und zögernd Ja oder Nein; ihre Physiognomie zeigt Indifferenz und Apathie, hier und da sucht sie an der Wand um ihr Bette herum und ist offenbar noch ganz im Traum (Nitrum ʒij). — Am folgenden Tage hatten Schmerz und Schwellung der Gelenke sich wieder fast verloren, Pat. war wieder viel unruhiger, sehr geschwätzig, äusserte, ihre Kinder seien aussen und sollen geköpft werden u. dgl. — Von jetzt (20. März) dauerte mehre Wochen lang ein Zustand an, der nicht Tag für Tag angegeben zu werden braucht. Das rheumatische Gelenkleiden entwickelte sich nie vollständig und stark, zeigte sich aber oft in mässigen, lebhaft schmerzenden Anschwellungen einzelner Gelenke der Finger und des Fusses, und oft klagte Pat. über verbreitete Glieder- und Gelenkschmerzen und Steifigkeit des ganzen Körpers. Sie war desshalb fast immer bettlägerig, aber fieberlos, am Herzen zeigte sich nie eine Störung, der Urin blieb eiweissfrei; langsam kehrte der Appetit und Schlaf zurück (Colchic. c. Laudan.). Dabei wurde die Kranke, mit mannigfachen Unterbrechungen durch grössere Unruhe, Verworrenheit und Geschwätzigkeit, doch allmählig klarer und besonnener, zeigte eine heiterere Stimmung und fing nach und nach an sich zu beschäftigen; aus den ersten Zeiten ihres Aufenthalts in der Klinik hatte sie gar keine Erinnerung. — In der Mitte April konnte die Kranke als geistig ganz genesen betrachtet werden; über öfteres Zusammenfahren, Schwindel und Ohrensausen klagte sie noch längere Zeit und Spuren von Anschwellung und Schmerzhaftigkeit einzelner Gelenke dauerten noch bis Anfang Mai fort, wo dann mit sehr guter Wirkung Bäder gegeben wurden. Am 12. Mai wurde Pat. genesen entlassen.

(Eigene Beobachtung.)

VI. — Eine zart gebaute Dame, 30 und einige Jahre alt, bisher
gesund, war aus ihrem letzten Wochenbette etwas entkräftet hervorgegangen und erholte sich langsam, als sie von einem Gelenksrheumatismus
der oberen und unteren Extremitäten befallen wurde. Es wurde eine
modificirte Kaltwassercur, kalte Fomentationen der ergriffenen Theile angewendet. Schmerz und Geschwulst waren hierauf rasch verschwunden, die
Glieder frei und gelenk. Alsbald aber machten sich ziehende Schmerzen
längs des Rückgraths, Unruhe und dehnende, reckende, zuweilen zuckende
Bewegungen in den Extremitäten bemerklich. Zugleich trat innerhalb
weniger Tage eine rasch zunehmende psychische Depression in der Form
von Apathie ein, welche sich fast bis zur Unempfindlichkeit steigerte.
Pat. verliess nicht mehr das Bett, mochte sich nicht bewegen, nicht ankleiden, nicht essen, war stumm, gleichgiltig, nur gegen stärkeres Eindringen und Zureden widerstrebend und stellte binnen kürzester Zeit das
ausgeprägte Bild der Melancholia attonita dar. Der ganze Ausdruck schien
weniger psychischen Schmerz zu verrathen als Gleichgültigkeit (selbst
gegen das Bedürfniss gewohnter Reinlichkeit), jedoch mit Abneigung
gegen jede Art von Erregung, welche sich wohl in heftigeren Aeusserungen des Missmuthes (durch Stossen, Schlagen) kund gab. — Der Verlauf
war günstig, es erfolgte Genesung unter dem Gebrauch von Malzbädern
mit Salz, Exutorium im Nacken, fliegenden Vesicatoren im Rücken, Aconit
mit Guajac und als Nachcur kalte Seebäder.

(Flemming, Psychosen. p. 88.)

Auch nach Pocken, Masern und Erysipel, ja selbst nach acuten Anginen sind schon seltene Fälle rasch entstehender Geisteskrankheiten beobachtet worden, welche sich an die Fälle nach
Typhus und Pneumonie anschliessen; Gehirnanämie, zuweilen aber
auch Thrombose der Sinus dürften eine wesentliche Rolle bei allen
diesen Störungen spielen.

§. 106.

3) Vielfach stehen chronische constitutionelle Leiden
in einem ursächlichen Verhältniss zur Entstehung von Irresein.
Unter ihnen stehen oben an alle Zustände von Inanition und
Anämie, wie sich solche nach einmaligen grossen Blutverlusten
(z. B. bei der Geburt), nach langem Hunger und Elend, nach
selbsterzwungenem Fasten (religiöser Ascese in früheren Zeiten),
nach zu lange fortgesetztem Säugen, endlich in Folge der verschiedensten allgemeinen und localen Leiden, die die Verdauung,
Blutbildung und Ernährung herabsetzen, ausbilden. Dieselbe wichtige Rolle spielt ja die Anämie bei der Entstehung vieler andern
Neurosen und wir sehen noch innerhalb der physiologischen Grenzen, wie ein Körperzustand, wo die Ernährung herabgesetzt ist,
viel leichter einen gereizten Zustand in den Nerventhätigkeiten,
mehr oder weniger Störung des Schlafes etc. mit sich bringt. Unter
allen rein somatischen Ursachen möchte ich diesen sehr verschieden
modificirten anämischen Zuständen beinahe den grössten Werth

beilegen; der gute Erfolg einer ernährenden und restaurativen, der schlechte einer entziehenden Behandlung in der grossen Mehrzahl der Fälle bestätigt diese Ansicht; die ältere Medicin meinte dasselbe, wenn sie von der „asthenischen Natur" sehr vieler Geisteskrankheiten sprach.

Das Irresein nach acuten Krankheiten fällt wie bemerkt zu grossem Theil unter diese Categorie; ebenso sehr viele Fälle hysterischer Geisteskrankheit; die Sonderbarkeiten und Grillen der ausgesprochen Chlorotischen entwickeln sich manchmal allmählig zu wirklicher psychischer Störung. — Es ist übrigens ganz ungewiss, ob in allen diesen Fällen gerade Anämie des Gehirns als der das Irresein zunächst vermittelnde Zustand anzunehmen ist; mit der allgemeinen Anämie können sich vorübergehende und vielleicht auch hartnäckige Congestivzustände zum Gehirn verbinden, und ersteres sehen wir gar nicht selten bei Zunahme der nervösen und psychischen Aufregung.

Die constitutionelle Siphilis wird nicht leicht anders als durch palpable Ernährungskrankheiten des Schädels, des Gehirns und seiner Häute zu Irresein führen, ist aber in dieser Beziehung aufs ernstlichste zu berücksichtigen. Periostiten mit leichten Entzündungsprocessen an der Dura und den zarten Häuten, schwerere chronische Meningitis und Encephalitis sind diese Processe; man will auch schon wirkliche Exostosen der Basis cranii nach Dementia paralytica gefunden haben. Längere Zeit vorausgegangene, nächtlich exacerbirende Kopfschmerzen, Affectionen der Nasenknochen, äussere Tophi am Schädel, dann die bekannten Erscheinungen der constitutionellen Lues an anderen Theilen sind für die Diagnose zu verwerthen.

Vgl. die Arbeit des Vf. Diagnost. Bemerkungen über Hirnkrankheiten, Archiv der Heilk. 1860, 1., wo ein seltener Fall wahrer siphilitischer Meningitis mit Blödsinn mitgetheilt ist. — Neuerlich wurde die Vermuthung aufgestellt, dass die ganze allgemeine Paralyse der Irren auf Siphilis zurückzuführen sei — eine sehr unwahrscheinliche Annahme, die aber doch vielleicht das Gute hat, dass diesem wichtigen ätiologischen Moment in der nächsten Zeit mehr als bisher Aufmerksamkeit geschenkt wird.

Die tuberculöse Constitutions-Erkrankung scheint gleichfalls gar nicht selten Anlass zur Entwicklung psychischer Krankheiten zu geben.* — Einzelne Fälle passiren noch als „Geisteskrankheiten," kommen sogar noch in Irrenanstalten, wo tuberculöse Processe in der Schädelhöhle selbst psychische Störungen (nicht leicht ohne gleichzeitig mehr oder wenig motorische Affectionen, oft auch Erbrechen etc.) erregen — Meningeal-, selbst Hirntuberculose, oder

---

* Von dem Vorkommen der Tuberculose in den Irrenanstalten, bei schon Geisteskranken, ist später, im vierten Buche die Rede.

sogar basilare Meningitis leichteren und etwas protrahirteren Verlaufs (vgl. p. 129). * Fälle frischer Erkrankung, die Andeutungen von Nackencontractur bieten, wo die Untersuchung Lungentuberculose ergibt oder selbst nur eine erloschene Tuberculose sehr wahrscheinlich ist, verdienen in dieser Beziehung die sorgfältigste Beachtung. Alle diese Fälle endigen innerhalb kurzer Zeit tödtlich. — Gewöhnlich aber stehen Tuberculose und Irresein in einem anderen Verhältniss zu einander und das Irresein stellt sich unter seinen gewöhnlichen chronischen Formen dar. Zuweilen bilden sich psychische Störungen aus im Beginn oder doch in den ersten Stadien der Lungentuberculose, welche dann oft noch nicht erkannt wird und auch später sich für den weniger aufmerksamen Beobachter von den Symptomen der Geisteskrankheit überdeckt, kaum durch den zunehmenden Marasmus und das hectische Fieber kundgibt. Und sehr interessant sind besonders die Fälle, wo unter Erscheinung von Kopfcongestion Schwermuth oder Tobsucht ausbricht bei Individuen, die noch keine ganz sichere Zeichen von Lungentuberculose darbieten, aber nach kurzem Bestehen der psychischen Störung deutlich entwickelte Tuberculose erkennen lassen und wo nun die Stimmung freier, klarer wird und die Kranken sich geistig bessern oder genesen. Meistens macht dann bei diesen geistig Genesenen die Tuberculose einen rasch tödtlichen Verlauf, doch kommen auch hier endliche völlige Stillstände (Genesungen) von der Tuberculose vor.** — Der Mechanismus der Entstehung der Geisteskrankheiten in diesen Fällen lässt sich nicht angeben. Die Erklärungen aus der „Crase" sind mit Recht verlassen. — In noch anderen Fällen aber bricht das Irresein erst in der späteren Periode der Phtisis confirmata, als Schwermuth, häufiger in der Form von maniacalischen Paroxismen aus; diese gehen zuweilen erst kurz dem Tode vorher. In derlei mehr chronischen Fällen kommt es vor, dass mit dem Ausbruch der Geisteskrankheit die Hauptsymptome der Phtise, Husten, Auswurf etc. nachlassen, selbst die Ernährung sich wieder in etwas hebt.

Es hat sich nicht bestätigt, dass das Irresein mit oder aus Tuberculose einen eigenthümlichen Charakter zeige; Jakobi schrieb ihm eine besondere Grillenhaftigkeit, ein launenhaftes Schwanken zwischen Extremen zu; Neumann*** gibt an, dass von Anfang an Depression, Einkehr in sich selbst, grosse gemüthliche Reizbarkeit und Unzufriedenheit, mürrisches Wesen, Neigung zum Schelten vorhanden sei, später sich eher eine mildere Stimmung entwickle;

---

* Vgl. L. Meyer, Zeitschr. f. Psych. 15. 1858. p. 713.
** Vgl. Wiener Bericht (Wien 1858) p. 55.
*** Psychiatrie. p. 162.

doch sind dies inconstante Charaktere. Diagnostisch brauchbar sind nur die physikalischen Zeichen, in Verbindung mit etwaiger hereditärer Disposition, der Anamnese etc.

In einem Falle meiner Beobachtung beruhte das schwere Gehirnleiden mit vorwiegenden psychischen Symptomen bei einem Phtisiker im letzten Stadium auf sehr ausgedehnter Blutcoagulation in den Sinus (s. Diagnost. Bemerkungen über Hirnkrankheiten p. 84). — Das chronische Irresein, welches in vorhin geschilderter Weise ohne bekannte palpable Gehirn-Erkrankung bei Tuberculösen zur Entwicklung kömmt, scheint vorzüglich mit der constitutionellen Allgemein-Erkrankung, welche eine grössere nervöse Reizbarkeit bei Disponirten setzt, vielleicht auch mit Kreislaufsstörungen in der Schädelhöhle zusammenzuhängen.

Auch das pellagröse Irresein, welches besonders in Oberitalien, nach neueren Beobachtern auch in einigen Gegenden Frankreichs (Rennes, Angers etc.) vorkommt, scheint auf einem Leiden der Constitution zu beruhen, dessen eigentliche Ursache noch unbekannt ist, das sich aber besonders durch ein erythematöses Exanthem, durch chronische Diarrhoeen, Anaemie und Marasmus äussert.

Es ist vielleicht erlaubt, an der specifischen Natur des Pellagra zu zweifeln; aber ich glaube, nach den nur flüchtigen eigenen Anschauungen in den oberitalienischen Irrenanstalten mich einer Discussion in dieser Richtung enthalten zu müssen. Das pellagröse Irresein stellt sich nach Clerici (1855) in der Hauptsache dar als ein „unbestimmtes, verwirrtes Delirium, begleitet von Stupor, von Vergesslichkeit, von Geschwätzigkeit, ohne specielle Verstandesirrung und heftige Aufregung"; der doch lange überwiegende melancholische Zustand geht immer mehr in einen Torpor aller Geisteskräfte, mit einer, der allgemeinen Paralyse sehr ähnlichen Muskelschwäche über.

Ueber eine Entstehung von Seelenstörungen unter dem bestimmenden Einflusse der Gicht lässt sich nichts Positives beibringen. — Die Cholämie scheint zwar von bedeutendem Einfluss auf die Stimmung und beim acuten Icterus gravis sehen wir heftige Delirien ohne entsprechende Gehirnveränderung eintreten; von einem Einflusse cholaemischer Zustände auf die Entstehung von chronischem Irresein aber liegen keine bestimmte Beobachtungen vor.

§. 107.

4) Unter den chronischen Localleiden einzelner Organe ist den Krankheiten des Herzens jedenfalls einiger Einfluss zuzuschreiben, wenn auch dies Moment nicht gerade besonders häufig wirksam ist. In der älteren psychiatrischen Literatur wurde dieser Einfluss der Herzleiden offenbar mannigfach überschätzt (Nasse 1818 u. A.). Die Beobachtung zeigt in den deutschen Irrenanstalten keineswegs viele Individuen mit den gewöhnlichen Herzfehlern, Insufficienzen, Stenosen etc., wie sie sich z. B. aus acutem Rheumatismus bilden. Einzelne Ausnahmen sind wohl mehr scheinbar. In den werthvollen

Mittheilungen von Voppel über die Obductionen in der Anstalt
von Colditz * erscheinen z. B. die Herzkrankheiten mit ziemlich hohen
Zahlen; aber es waren darunter sehr viele bejahrtere Kranke,
welche sehr lange in dieser Pflegeanstalt verweilt hatten, und es
sind hier mit Genauigkeit auch kleinere Veränderungen notirt; es mag
sein, dass einzelne, auch der schwereren dieser Herzkrankheiten von
lange her datirten und mit der Genese des Irreseins zusammen
hiengen; für die grosse Mehrzahl wird aber gewiss anzunehmen
sein, dass sie sie erst bei bestehendem Irresein bildeten.

Die gleichen Bemerkungen werden sich auf die Angaben von Tyer-
man, der in Colney Hatch bei ¹/₇ der geisteskranken Frauen Leiden des
Herzens oder seiner Klappen fand, anwenden lassen. — Leichte gemüthliche Erregtheit ist allerdings vielen Herzkranken eigen, aber es darf hieraus für die Ausbildung von Geisteskrankheiten nicht mehr geschlossen
werden, als die wirkliche Beobachtung an die Hand gibt. — Die Diagnose
der Herzkrankheiten während des Lebens wird bei den Geisteskranken
dadurch erschwert (also die Statistik unsicherer gemacht), dass Geräusche
im Herzen, besonders über den Aortenklappen bei Exaltationszuständen
ungemein häufig sind ohne Klappenfehler (Wiener Bericht 1858. p. 58).
Ueber die Frequenz der Herzleiden vgl. noch die im vierten Buche gegebene Statistik.

Ein grösserer Einfluss wird der Erkrankung der Arterien in
Form der sogenannten Arteritis chronica (Sclerose, Verfettung,
Atherom, Verkreidung) zuzuschreiben und auch ein Theil der Wirkung der Herzkrankheiten wird auf diese mit ihnen so oft gleichzeitig vorhandene Arterienveränderung zu beziehen sein. Letztere
setzt Circulationsstörungen der verschiedensten Art, örtliche Anämie aus zunehmender Verengerung des Arterienlumens, encephalitische Processe und wie es scheint verschiedenartige, noch nicht
ganz in vollem Detail gekannte Ernährungsveränderungen der Gehirnsubstanz. Es kann übrigens auch der allgemeine Marasmus,
das oft verfrühte Altern der ganzen Constitution, das ein höherer
Grad von Atherom der Körperarterien nach sich zieht, einen erheblichen Beitrag zur Ausbildung psychischer Störungen geben. —
Das Atherom findet sich häufig an den Hirnarterien der Geisteskranken, und auch wenn die grossen Gefässe nicht erheblich verändert sind, kann doch die feine Verzweigung stark entartet sein;
eine Statistik der Arterienerkrankung im Gehirn kann indessen nicht
gegeben werden.

----

* In einem dieser Berichte über 75 Sectionen 12 Fälle (16 Proc.); in
einem anderen (Zeitschrift für Psychiatrie. 1855. XII. p. 392 ff.) bei ³/₅ der
Obducirten leichtere Affectionen der Klappen, aber nur in ¹/₃₃ bedeutende Herzfehler; in einem dritten (Günsburg, Zeitschr. VII. 1856. p. 179) auch ziemlich
grosse Zahlen.

Von Lungenkrankheiten ist vielleicht dem Emphysem noch eine gewisse pathogenetische Wirkung zuzuschreiben; mir schien es in einzelnen Fällen, dass Angstgefühl und Melancholie an die Oppression, die dieses Lungenleiden mit seiner Entwicklung verursachen kann, geknüpft gewesen seien; doch kann bei der enormen Häufigkeit des Emphysems dieser jedenfalls selten sich äussernde Einfluss nicht hoch angeschlagen werden, und auch hier könnte es sein, dass das Emphysem als Theilerscheinung eines allgemeinen Marasmus auftrat und letzterer das wichtigere Element für Entstehung des Irreseins bildete.

Was die Krankheiten des Unterleibs betrifft, so soll in keiner Weise bestritten werden, dass in Folge ihrer Irresein entstehen könne; nur ist hier mit jenen, meist in erster Reihe aufgeführten, höchst unbestimmten Diagnosen der alten Medicin von Verstimmung der Unterleibsnerven, Stockungen im Pfortadersystem, Infarctus, gestörtem Hämorrhoidalprocesse etc. nichts geholfen. Es muss vielmehr davor gewarnt werden, dass nicht — wie es selbst jetzt noch zuweilen geschieht — aus mässigen Störungen der Verdauung und des Stuhls, aus den Empfindungen, die das längere Verweilen des Darminhalts im Colon verursacht, aus der dunkleren Farbe des Fäces etc. ohne Grund pathologische Zustände combinirt werden, von denen eine positive Pathologie gar nichts weiss. Man läugnet nicht, dass Leberkrankheiten die Circulation behindern können, eben so wenig, dass auch jene leichteren Störungen der Verdauung mitunter Durchgangsmedien der Erkrankung bilden, mittelst deren namentlich die schädlichen Folgen der psychischen Ursachen wieder secundär auf das Gehirn rückwirken, und man kann Broussais so gut als den deutschen Vertheidigern der Infarctuslehre zugeben, dass Darmstörungen,* besonders Darmcatarrhe in einzelnen Fällen sogar zum Ausgangspunkt der Gehirnerkrankung, und demgemäss auch zum Angriffspunkt der Therapie werden können. Nur ist hier einerseits auf eine genaue Trennung derjenigen Intestinalstörungen, welche als Folgen der schon vorhandenen Gehirnerkrankung auftreten, von den wirklich causalen, andrerseits und hauptsächlich auf eine präcise, anatomische Auffassung und Diagnostik jener chronischen Krankheiten zu dringen. Die verschie-

---

* Willis erzählt den merkwürdigen Fall einer jungen Dame, deren Gesundheit durch langen, schweren Kummer tief gelitten hatte: nachdem sie ein schwerverdauliches Backwerk genossen, ward sie plötzlich von einem Gefühle brennender Hitze in der Herzgrube ergriffen, glaubte, der obere Theil ihres Körpers stehe in Flammen, lief auf die Strasse hinaus, hatte die Vorstellung, sie sei höchst gottlos und werde in die Flammen der Hölle geschleppt, Vorstellungen, die immer wiederkehrten, so oft sich das Gefühl von Brennen erneuerte etc. Jakobi l. c. p. 667.

densten Texturerkrankungen der Leber, der Milz, des Pancreas,
der dünnen und dicken Gedärme dürfen nicht promiscue unter
Galenische Categorieen gebracht werden, man muss sich erinnern,
dass, so lange die genauere anatomische Diagnose im einzelnen
Falle nicht gemacht ist, sowohl dem ätiologischen Urtheile, als
einer rationellen Therapie jeder sichere Anhaltspunkt entgeht, und
man muss auch den nachweisbaren, aber leichteren pathologischen
Zuständen am Darmcanal, z. B. den Hämorrhoiden, keine übertriebene Bedeutung beilegen, welche nur macht, dass andere,
wichtigere Momente übersehen werden. In Bezug auf die Casuistik
von Fällen nun, wo bei Irren nach dem Tode Alterationen der
Unterleibseingeweide gefunden wurden, müssen wir auf die reichhaltige, besonders ältere Literatur über diesen Gegenstand (z. B. die
Schrift von Buzorini und die Reihe Bonner, unter Nasses Präsidium
ausgearbeiteter Dissertationen) verweisen, noch einmal daran er-
innernd, dass ein bloss gleichzeitiges Vorkommen ohne alle Einsicht in den Mechanismus der reciproquen Wirkung nicht genügt,
jene Alterationen als Ursachen des Irreseins zu betrachten.

Die Copro-Psychiatrie, die sich als eigenthümliche Blüthe auf
dem Stamm der „somatischen Schule" entwickelt hatte, ist — wohl zum
Theil durch die erste Ausgabe dieser Schrift — ausser Curs gekommen,
hat aber doch vielleicht noch einzelne Verehrer unter den Nachzüglern
der Diagnostik.

Sehr interessant und praktisch werthvoll wären die Mittheilungen über Fälle, wo Geisteskrankheiten durch Eingeweide-
würmer, besonders Tänien im Darmcanal veranlasst, resp. durch
deren Abtreibung geheilt worden sein sollen, wenn nur diese Mittheilungen — einer ernsthaften Critik besser Stand hielten. Manche
dieser Fälle scheinen ganz apocryph, bei andern scheint es sich
mehr um eine durch Anämie unterhaltene Nervenaufregung, als
um wirkliches Irresein gehandelt zu haben, wo dann nach Abgang
der Parasiten die Ernährung sich besserte und die Nervenfunctionen sich regulirten.

So möchte ich den von Morel, Etudes cliniques I. p. 293 mitgetheilten Fall ansehen. — Esquirol wollte zwei Fälle beobachtet haben.
Andere Fälle wurden mitgetheilt von Girardin, Ferrus (Académie de
médecine 23. Septbr. 1834), Wood (Lancet, Jan. 1851) u. A. — Sogar
angeborener Blödsinn soll durch Abtreiben von Würmern geheilt worden sein!

Die Nierenkrankheiten und die bis jetzt bekannten Anomalieen der Urinsecretion scheinen für die Aetiologie der Geisteskrankheiten nicht hoch anzuschlagen. Es mag einzelne Fälle *

---

* Rayer, Malad. des reins. I. 1839. p. 523. Friedreich, Allgemeine
Pathologie etc. p. 402.

geben, wo das Irresein wahrscheinlich in einem gewissen Zusammenhange mit einem Nierenleiden stand; aber es müssen dies grosse Seltenheiten sein, die für eine allgemeinere Auffassung ganz verschwinden. Die Gehirnsymptome des Morbus Brightii wird Niemand unter die Geisteskrankheiten rechnen; Bright'sche Erkrankung, der irgend welche ätiologische Beziehung zum Irresein zugeschrieben werden könnte, ist bei Irren ungemein selten, wenn auch jene leichteren und mittleren Grade von Nierenerkrankung, wie sie bei Marastischen sich so oft finden, auch in den Irrenanstalten bei den Paralytikern, an tabescirenden Krankheiten Gestorbenen etc. sich ebenso oft als sonst finden.

Eines Falls von Irresein, der neben Diabetes bestand, erwähnt Neumann (Psychiatrie p. 163). — Bei der Addison'schen Krankheit besteht in der Regel grosse gemüthliche Depression, aber Fälle eigentlicher Geisteskrankheit sind nicht bekannt.

Ein pathogenetischer Einfluss von Hautkrankheiten auf psychische Störungen ist zum mindesten sehr problematisch. Gegen die älteren Berichte von Entstehung solcher nach der raschen Heilung von Exanthemen oder Hautulcerationen ist man heutzutage mit Recht sehr ungläubig geworden. — Die allgemeine Paralyse soll in einzelnen Fällen mit einem Erysipel des Kopfes beginnen, dessen Verhältniss zur folgenden Krankheit aber sehr zweifelhaft ist.

§. 103.

5) Von erheblichem Einflusse dagegen sind bei beiden Geschlechtern gewisse Erkrankungen der Genitalien und überhaupt pathologische Einflüsse, welche von diesen ausgehen. — In der Zeit der Sexualentwicklung, besonders bei Störungen derselben, kommt öfters ein Irresein vor, welches noch die Hauptcharaktere der kindlichen Seelenstörung an sich trägt; namentlich finden sich hier nicht selten Complicationen mit Epilepsie- oder Chorea-artigen Formen oder somnambülen Zuständen, grillenhafte Schwermuth, auch Angstanfälle mit Tobsucht.

Nur ausnahmsweise kommen Fälle vor, wo sexuelle Nichtbefriedigung und Abstinenz als Hauptursache betrachtet werden muss; eine gewisse Mitwirkung dieses Verhältnisses ist aber, namentlich beim weiblichen Geschlecht, nicht selten und namentlich vermag dasselbe dem aus irgend welchem Grunde ausgebrochenen Irresein einen gewissen besonderen Anstrich zu geben, indem der lange zurückgedrängte Trieb sich nun gerne in der Form des verliebten und sexuellen Wahnsinns, bald im idealen Gewande, bald in unverhüllterer Weise äussert.

Beim männlichen Geschlechte sind alle jene sexuellen Störungen, welche man unter dem Namen der unwillkührlichen Samenverluste, der Pollutio diurna etc. begreift, von grosser Wichtigkeit. Diese Anomalieen, bei denen offenbar in den wenigsten Fällen der Verlust der Samenflüssigkeit die Hauptsache ist, beruhen, wie von Lallemand gezeigt wurde, häufig auf localen Erkrankungen der Urethralschleimhaut, der Samenbläschen etc., in andern Fällen geht die Störung vielmehr vom Nervensystem aus; gewöhnlich geht ihnen längere Zeit gesteigerter Sexualreiz (übermässige Pollutionen), weniger als ihre Ursache, denn als Zeichen der schon bestehenden Irritation voran; einmal ausgebildet, äussern sie sich in bedeutender Herabsetzung der sexuellen Empfindungen, Abnahme der Erection, Impotenz, verbunden mit allen möglichen sensitiven und psychischen Dysästhesieen, deren Gruppe theils eine wahre männliche Hysterie, theils einen tief hypochondrischen Zustand darstellt.

Durch die Schrift von Lallemand * veranlasst, habe ich schon vor Jahren bei einer Anzahl männlicher Geisteskranken meine Aufmerksamkeit auf diesen Punkt gerichtet — eine kitzliche Untersuchung, da die Kranken in dieser Beziehung gewöhnlich misstrauisch und ihre Angaben unzuverlässig sind und es grosser Vorsicht bedarf, um ihre Aufmerksamkeit nicht zu sehr auf diese Verhältnisse zu determiniren. Nur bei Einem Kranken gelang es mir, entschiedene Pollutio diurna (bei der Stuhlentleerung) microscopisch festzustellen; aber so viel hat sich mir mit Sicherheit ergeben, dass bei einer unerwartet grossen Anzahl eine, dem Kranken meist sehr fühlbare, Abnahme der sexuellen Empfindungen und des Geschlechtstriebs, zuweilen auch wirkliche Impotenz der Ausbildung des Irreseins längere Zeit vorausging, wobei es sich freilich fast niemals näher entscheiden liess, ob solche die Folgen oft vorausgegangener sexueller Excesse und Missbräuche, oder derjenigen widrigen Gemüthsaffecte, die eben auch zu Ursachen des Irreseins wurden, ob sie die ersten Symptome des melancholischen Stadiums selbst waren oder von localen Erkrankungen der Genitalien herrührten. In zwei Fällen, wo das letztere entschieden schien, habe ich die von Lallemand empfohlene Cauterisation der pars prostatica urethrae vorgenommen, in dem einen Falle ohne irgend bemerkbaren Einfluss auf die Krankheit, in dem andern beseitigte die Operation verschiedene unangenehme Empfindungen in den Genitalien, worüber der Kranke sehr geklagt hatte ** (Gefühle von be-

---

* Des pertes séminales. Vgl. seine Krankheitsgeschichten und sein Resumé III. p. 127—200. Lallemands Angaben und Ansichten über diese Punkte haben sehr viele Gegner gefunden und bieten in der That viele sehr schwache Seiten. Aber das, worauf es gerade hier ankommt, nämlich der Nachweis, dass manche hypochondrische und melancholische Zustände mit Localstörungen der männlichen Genitalien zusammenhängen, ist ihm in verdienstlicher Weise gelungen.

** Cooper erzählt in seinen Vorlesungen einen Fall, wo durch die Operation eine ungeheure Menge von Prostatasteinen entleert wurde. Diese Steine hatten nicht nur Schmerz, sondern auch eine anhaltende, an Wahnsinn grenzende Aufregung des Gemüths zur Folge gehabt.

ständigem Aus- und Einströmen, von Hitze etc.), ohne auf das Irresein einen schnellen günstigen Erfolg zu äussern.

Lisle (Académie de méd. Mars 1851 und in einer späteren Arbeit) hat eine Anzahl Beobachtungen beigebracht, wo psychische Krankheit aus Spermatorrhoe entstanden zu sein schien. Folgende Erscheinungen sollen dieses Irresein speciell charakterisiren: allerlei chronische, sonderbare und in ihrer Aeusserung unregelmässige körperliche Beschwerden, melancholische Verstimmung, Neigung zum Selbstmord, Abschwächung der Intelligenz und noch mehr des Gemüths und Willens, grosse Unentschlossenheit etc.; ferner bedeutende Empfindlichkeit, Misstrauen, Neigung sich für verspottet zu halten. Erst die microskopische Untersuchung lässt die Diagnose feststellen, und es ist alles vergebens, bis die Spermatorrhoe gehoben ist, womit dann meist die psychische Krankheit schnell heilt.

Beim weiblichen Geschlechte übt die Menstruation und jede Art ihrer Störung grossen Einfluss auf die Ausbildung und den Verlauf der Geisteskrankheiten aus. — Die einfachsten, aber auch seltensten Fälle sind die, wo bei zuvor gesunden Personen nach einer schnellen Cessation oder Unterdrückung der Periode acute lebhafte Hirnhyperämie entsteht und unmittelbar damit Geistesverwirrung, meist Tobsucht mit heftiger Gehirncongestion ausbricht. — Viel häufiger geht zwar allerdings eine Stockung der Menses dem Irresein voraus, steht aber mit diesem in keinem so directen Verhältnisse, sondern ist selbst als Folge der anhaltenden Gemüthsdepression, als Theilerscheinung eines bestehenden anämischen Zustands, einer andern chronischen Krankheit oder überhaupt einer Verschlechterung der Constitution zu betrachten, und diese Verhältnisse stellen an sich schon wichtigere Ursachen dar, als die Menostasie. — Weiter kann der zu profuse Monatsfluss durch Anämie und allgemeine Herabsetzung der Ernährung zur Ursache des Irreseins, wie jeder andern Neurose werden. — Häufig aber zeigen sich Unregelmässigkeiten der Menstruation erst mit dem Beginn der Geisteskrankheit, so gut als sie in jeder andern chronischen Krankheit eintreten können, wie man denn auch bei der Genesung vom Irresein so oft beobachten kann, dass dieselbe nicht auf den Wiedereintritt der Periode, sondern dass umgekehrt die Rückkehr der Menstruation auf die bereits zustandegekommene Beseitigung des Gehirnleidens folgt. — Dauert die Menstruation während der Geisteskrankheit fort, was oft ohne die geringste Störung der Fall ist, so wird nicht selten bei ihrem jedesmaligen Eintritt vermehrte Exaltation, überhaupt allseitige Steigerung der Geistesstörung beobachtet. In seltenen Fällen hat man selbst nur periodisches Irresein während der Menstruation, jedesmal mit mehrwöchentlichem vollständigem lucidum intervallum beobachtet.

Schon die Zeit der ersten Entwicklung der Menses bringt oft, neben Kopfschmerzen und allerlei Nervenleiden, Störungen in der Stimmung und in den Gefühlen mit sich, die sich zum Delirium und zur Tobsucht steigern können; noch häufiger geschieht letzteres oder kommt es auch zu anderen Formen von Irresein (z. B. Melancholie mit Stupor, Selbstmord), wo nun die Menstruation lange krankhaft retardirt bleibt oder gar nicht zu Stande kommt; einzelne Fälle dieser Art gehen in unheilbare Verrücktheit oder Blödsinn über. — Die grössere Empfindlichkeit, Verdriesslichkeit, nervöse Erregtheit der meisten weiblichen Individuen zur Zeit der Menses ist bekannt; alle Krankheitsursachen, namentlich auch die psychischen wirken zu dieser Zeit stärker, und bei manchen, in der Zwischenzeit völlig normalen Individuen ist während der Periode eine an Gemüthskrankheit grenzende Verstimmung, Traurigkeit, Hypochondrie oder Grillenhaftigkeit zu bemerken. Bei vielen Irren steigert sich denn auch in dieser Zeit das psychische Leiden, öfters zu Tobsucht, zu nymphomanischen Formen, begleitet von Kopfcongestion, und die zu Selbstmord geneigten Kranken sind besonders in dieser Zeit wohl zu überwachen. Man muss diese Zustände wohl als nervöse Hirnreizung von den Genitalien aus betrachten; ist der Blutverlust profus, so sehen wir dieselbe meistens gesteigert. — Am engsten erscheint der Zusammenhang zwischen der Menstruationsstörung und dem Irresein in dem oben zuerst angeführten Falle der Menstruatio suppressa; hier erfolgt auch die Genesung erst mit Wiederkehr und Regulirung der Menses, und hier allein ist ein consequentes emmenagoges Verfahren am Platze und nothwendig; in diese Categorie allein gehören auch die seltenen Fälle, wo mit der Wiederkehr des Menses unmittelbar die Genesung vom Irresein eintritt. — Die dysmenorrhoischen Zustände bringen sehr gewöhnlich die nervösen Affectionen, die unter dem Namen der Hysterie begriffen werden, mit sich und diese wird öfters überwiegend cerebral (s. p. 184). — Die Zeit der aufhörenden Menses übt zuweilen einen sehr bessernden, selbst hier und da einmal heilenden Einfluss auf die bestehende psychische Krankheit aus, öfter noch einen verschlimmernden, so dass die bisher mehr wandelbaren und irritativen Formen fix werden und in Verrücktheit und Blödsinn übergehen. Auch die erst in dieser Lebenszeit sich entwickelnden Fälle, häufig Melancholie, haben meistens einen ungünstigen Charakter.

Der Einfluss der Menstruation ist in zwei guten neueren Arbeiten monographisch behandelt: Brierre, Annales méd. psychol. 1851. III. p. 574 und Schlager, Zeitschr. f. Psychiatrie XV. 1858. p. 457 (dieselbe Arbeit in dem Bericht der Wiener Irrenanstalt, Wien 1858. p. 140 ff.).

Die Localkrankheiten des Uterus, der Ovarien, der Vagina (Ovariencysten, Knickungen und andere Lageveränderungen des Uterus, Uterincatarrh, Erosionen der Vaginal-Portion etc.) haben gewöhnlich erst in Folge ausgebildeter Hysterie ein aus dieser allmählig entwickeltes Irresein zur Folge, das oft in seinem allgemeinen, eben hysterischen Charakter oder in einzelnen falschen Gedankenbildungen (z. B. dem Wahn, schwanger zu sein) deutlich auf seinen Ursprung hinweist.

Mag Solches der Fall sein oder nicht, immer ist beim weiblichen Geschlechte die Möglichkeit solcher Erkrankungen im Auge zu behalten und beim Verdacht hierauf genau zu untersuchen. Sicher nur zu grossem Schaden der Kranken besteht gegenwärtig noch unter den Irrenärzten eine wahrhaft kindliche Scheu vor Genitalienuntersuchungen und besonders vor dem Speculum. In Deutschland, Frankreich und England habe ich dieselbe Scheu gefunden; man fürchtet, die Kranken aufzuregen, einzelne Wahnvorstellungen zu nähren oder zu verschlimmern, wie man sich früher aus ähnlichen Gründen fürchtete, sie zu auscultiren; jene untergeordnete Rücksicht verdient keine Beachtung, wo es sich um eine nur auf diesem Wege zu gewinnende Diagnose und um eine richtige Therapie handelt. Das Licht, das durch das Speculum fällt, wird, wie es die Hysterie so wohl beleuchtet, auch vieles der Hysterie nahestehendes Irresein allein zu erhellen vermögen! — Ich selbst habe in der Privatpraxis einzelne, überaus glückliche Heilungsfälle hysterischen Irreseins durch locale Behandlung von Genitalienleiden, nachdem bis dahin Alles vergeblich gewesen, beobachtet. Brosius (Med. Centralzeitung 1858. 27) erzählt zwei Fälle von Heilung einfacher acuter Melancholie in Folge örtlicher Behandlung von Genitalienkrankheiten. Flemming (Psychosen p. 194) sah zwei Fälle, wo bei Prolapsus uteri mit häufigen Blutungen zank- und tobsüchtige Exaltation bestand, welche erst dann nachhaltig wich, als der Prolapsus durch ein Pessarium dauernd zurückgehalten wurde; in einem Fall führte die unzeitige Beseitigung des Pessariums die psychische Störung zurück. — Ueber Lageveränderungen des Uterus als Ursache von Seelenstörung vgl. die Bemerkung von L. Meyer, Virchow's Archiv IX. p. 108.

§. 109.

Die Schwangerschaft, noch mehr der Puerperalzustand und die Lactation geben aber unter allen Einflüssen aus dem weiblichen Geschlechtssysteme die wichtigsten Ursachen des Irreseins ab. Unter ihnen hat die Schwangerschaft am seltensten ausgebildetes Irresein in der Form tiefer Schwermuth oder Manie, häufiger einen nur milden und mässigen psychischen Depressionszustand, der sich mitunter sichtlich als erstes Stadium zu der späteren Puerperalmanie verhält, zur Folge. Die directen psychischen Einflüsse, namentlich die gemischten Gemüthsbewegungen, die eine erstmalige Schwangerschaft begleiten, können von Bedeutung bei vorher Disponirten sein; nicht geringer Einfluss muss in anderen Fällen den Congestivzuständen und der Anämie, wie sich solche so oft in der Schwangerschaft entwickelt, zugeschrieben werden.

Leichtere psychische Störungen, hysterische Launen, übertriebene Gelüste, närrische Eifersucht, auch Stehlsucht finden sich in der Schwangerschaft öfter, als ganz entwickeltes Irresein. Es kommen Fälle vor, wo die Seelenstörung in dieser oder jener Form in jeder Schwangerschaft sich einstellt, andererseits solche — ich selbst kenne einen solchen und Guislain, Leçons orales II. p. 275, bringt einen solchen bei — wo ein bestehendes, leichteres oder schwereres psychisches Leiden jedesmal in der Schwangerschaft zurücktritt, wo die Betreffenden nur so lange vernünftig und zu ertragen sind, als sie schwanger sind. Man wird vermuthen dürfen, dass es sich hier von einem sympathischen Gehirnleiden, von einer (leichteren) wahrscheinlich mechanischen Genitalienerkrankung aus handelt, und dass letztere und damit der üble Einfluss auf die cerebralen Thätigkeiten jedesmal mit der Conception schwindet. — Irresein kann übrigens schon in den ersten Monaten der Gravidität eintreten, häufiger ist es erst in einer späteren Periode; es hört hier und da mit der Entbindung oder erst später, mit Wiederregulirung der Menses auf, aber es ist hierauf durchaus nicht sicher zu rechnen, es kann auch andauern und unheilbar werden. — Wenn bereits Geisteskranke schwanger werden, so ist nur ganz ausnahmsweise der Einfluss ein günstiger und Solches nur bei frischeren und im Genitalapparate selbst ätiologisch begründeten Fällen zu erwarten; hier und da wird das bestehende Irresein mit der Conception sistirt, kehrt aber nach der Entbindung zurück; gewöhnlich wird das psychische Leiden nur verschlimmert und die Unheilbarkeit beschleunigt. Vgl. Marcé, de la folie des femmes enceintes etc. Par. 1858.

Schon während der Geburt und von da an im ganzen Verlauf des Puerperiums können schwere psychische Störungen auftreten, deren Zusammenfassung als Puerperalwahnsinn wohl der Form nach nicht besonders zweckmässig erscheint, da sie in Bezug auf die Erscheinungen weder etwas vom sonstigen Irresein auf ganz charakteristische Weise Distinktes, noch unter sich gemeinschaftlich Eigenthümliches haben, doch mit Rücksicht auf die Eigenthümlichkeit der Entstehung wohl berechtigt ist. In praktischer Beziehung ist immerhin eine genauere Scheidung dieser Fälle erforderlich.

Während des Geburtsactes selbst kommen zuweilen schon Zustände von grosser Aufregung und Tobsucht, ja es ist schon beobachtet worden, dass mit jeder Wehe ein heftiger Wuthausbruch eintrat. Der Schmerz, die heftige allgemeine Nervenerregung, auch deutliche Congestivzustände liegen diesen Störungen zu Grunde; sie äussern sich zuweilen noch in grosser Feindseligkeit gegen das Kind (Tödtung desselben), dauern nicht länger als einige Stunden oder einen Tag und sind besonders in gerichtlicher Beziehung sehr beachtenswerth.

Unter den später, aber immer noch am liebsten in den ersten 14 Tagen nach der Geburt, ausbrechenden Seelenstörungen sind nun die einen als das symptomatische Delirium anderer, schwerer Puerperalkrankheiten, namentlich der Endometritis, der Phlebitis und Pyämie, der consecutiven Endocarditis (? Kiwisch) etc. zu betrachten — Fälle, bei denen die Gehirnaffection theils dem übeln Einflusse des citriginficirten Blutes, theils deutlicher Kopfcongestion zugeschrieben werden muss, wo die Seelenstörung zwar zunächst die (bedenkliche) Prognose der Hauptkrankheit theilt, im Ganzen mit dieser steht oder fällt, aber doch in einzelnen Fällen, bei erfolgender Genesung von dem Kindbettfieber längere Zeit fortdauern kann.

In einer weiteren Reihe von Fällen dagegen entwickelt sich ein Irresein ohne anderweitige, schwere Puerperalkrankheit, ein von Anfang an selbständiges Gehirnleiden, entweder in Form der Schwermuth, namentlich des Raptus melancholicus, oder, besonders wenn schon in der Schwangerschaft ein psychischer Depressionszustand vorausgegangen, sogleich in der Form der heitern Aufregung und häufig der nymphomanischen Ausgelassenheit. Dies hauptsächlich sind die Fälle, die später zu einem dauernden Irresein von übrigens im Ganzen nicht ungünstiger Prognose werden. Sie kommen vorzugsweise bei schon prädisponirten Individuen vor, unter dem Einflusse aller möglichen determinirender Ursachen, von denen die widrigen Gemüthsaffecte * einerseits, die Anämie durch starke Säfteverluste bei der Geburt, durch Operationen etc. andrerseits offenbar die wichtigsten sind.

Die ersten Erscheinungen der psychischen Störung bei den Fällen letzterer Art stellen sich bald sehr frühe nach der Geburt, oder am 3—5ten Tag mit dem Milchfieber, am öftesten jedenfalls in der ersten, sodann in der zweiten Woche, bis höchstens vier Wochen nach der Geburt ein. Starke Blutverluste, auch Gemüthsbewegungen geben oft den näheren Anlass; Erblichkeit, grosse nervöse Reizbarkeit, grosse gemüthliche Angegriffenheit während der Schwangerschaft bilden wichtige prädisponirende Momente (Reid in Bedlam — 1848 — fand unter 111 Fällen von puerperalem Irresein 45mal hereditäre Anlage). — Die häufigsten Formen sind tobsüchtige Aufregung, sodann Melancholie, öfters als attonita; Neigung zum Selbstmord zeigte sich unter 131 Fällen in Bedlam (Webster) 41mal (31%); die reinen Manieen sollen prognostisch günstiger sein als die Melancholie. Im Ganzen gilt die Prognose des puerperalen Irreseins mit Recht für relativ günstig, doch wird die Heilbarkeit zuweilen auch überschätzt; in Bedlam wurden von 181 Fällen 81 (41,83%) geheilt, während für sämtliche Fälle von Irresein dort in 20 Jahren die Heilungen 53,67% betrugen (Webster); die Genesung erfolgte am öftesten innerhalb drei Monaten; zuweilen verläuft eine schon bestandene Tuberculose nach der Geburt unter den Erscheinungen der Puerperalmanie rasch tödtlich ab. — Simpson glaubte (1853) eine prophylactische Wirkung der Chloroformanwendung bei der Geburt gegen das puerperale Irresein annehmen zu können. Dies hat sich nicht nur nicht bestätigt, sondern es liegen Fälle vor, wo gerade die Chloroforminhalation den Ausbruch der Geisteskrankheit zu determiniren schien (Webster).

Vgl. Esquirol, Die Geisteskrankheiten. I. cap. 5. Schneider, Ueber Mania lactea, in Nasses Zeitschr. für Anthrop. 1823. p. 163. Neumann, Krankheiten des Vorstellungsvermögens. 1822. cap. 14. Kiwisch v. Rotterau, Die Krankheiten der Wöchnerinnen. II. 1841. p. 228. Helm, Monographie der Puerperalkrankheiten. 1840. §. 28. 46. 53. 75. Sinogowitz, Die Geistesstörungen. 1843. §. 25. Leubuscher, Verhandl. der Gesells. für Geburtshülfe. Berlin. 1846. p. 94. Macdonald, American journal of insanity. IV. 1847. p. 113. Tonckens, De Mania puerperali. Diss. Gron. 1847. Webster, Journal of psychological medicine. 1849. Ideler, Die Vesania puerperalis. Charité-Annalen. II. 1. 1851. p. 122. Weill, Consid. sur la folie puérpérale. Diss. Strasb. 1851. Marcé, Traité de la folie des femmes enceintes etc. Paris 1858.

---

* Vgl. Esquirol, I. p. 141—142.

Was endlich die Lactation betrifft, so ist die Schwächung der Constitution durch ein zu langes Säugen als Ursache der verschiedensten schweren Neurosen in allen möglichen Formen anerkannt, und es sind nun namentlich tiefere oder anhaltende Gemüthsbewegungen, psychische Prädisposition etc., unter deren Zutritt gerade diese Form von Gehirnaffection, das Irresein unter solchen Umständen entsteht.

Und so mögen sich im Einzelnen dieser Aufzählungen die allgemeinen Sätze erwiesen haben, dass alle Herabsetzungen der Ernährung, alle wahren Schwächezustände, dass ferner alle Umstände, durch welche das Nervensystem überreizt wird, alle, welche Congestionen nach den Centralorganen begünstigen, alle, welche die Ausbildung und Fixirung der nervösen Constitution zur Folge haben, zu Ursachen des Irreseins werden können. Wir werden diese Sätze bei der Therapie der Geisteskrankheiten wiederfinden.

DRITTES BUCH.

Die Formen der psychischen Krankheiten.

---

§. 110.

Eine Eintheilung der psychischen Krankheiten nach ihrem Wesen, d. h. nach den ihnen zu Grunde liegenden anatomischen Veränderungen des Gehirns ist derzeit nicht möglich (§. 6); sondern, wie die ganze Classe der Geisteskrankheiten nur eine symptomatologisch gebildete ist, so lassen sich als ihre verschiedenen Arten zunächst nur verschiedene Symptomencomplexe, verschiedene Formen des Irreseins angeben. Statt des anatomischen Eintheilungsprincips müssen wir das functionelle, physiologische festhalten, und dieses wird hier, da die Störungen des Vorstellens und Strebens die hauptsächlichsten und auffallendsten sind, zum psychologischen. Nach der Art und Weise der psychischen Anomalie ist also das Irresein einzutheilen; während es nun aber die Aufgabe des clinischen Unterrichts ist, die Mannigfaltigkeit der psychischen Störungen in den concreten Erkrankungsfällen hervorzuheben und zu analysiren, muss sich die Nosologie mit der Aufstellung weniger Hauptgruppen psychischer Störungen, weniger psychisch-anomaler Grundzustände begnügen, die sich aus der Uebereinstimmung sehr vieler Fälle in gewissen charakteristischen Merkmalen ergeben und auf die sich daher alle Mannigfaltigkeit des einzelnen Erkrankens zurückführen lässt. Diese Grundzustände und ihre äussere Erscheinung haben wir hauptsächlich hier zu schildern, und wenn dabei die Varietäten und die Uebergänge der einzelnen Formen in einander freilich wohl beachtet werden müssen, so kann dies doch niemals in erschöpfendem Detail geschehen;

eben jenes Flüssige der (normalen und anomalen) psychischen
Erscheinungen, auf welchem die Varietäten, Mittelzustände und
Uebergänge beruhen, bildet den interessantesten Vorwurf clinischer
Erörterung, lässt sich aber in den kurzen Expositionen eines Lehr-
buchs nicht fixiren.

Zwei grosse Gruppen psychisch-anomaler Grundzustände ergeben sich aus der Analyse der Beobachtungen als die beiden
wesentlichsten Verschiedenheiten des Irreseins. Einmal nemlich
beruht dasselbe auf dem krankhaften Entstehen, Herrschen, Fixirt-
bleiben von Affecten und affectartigen Zuständen, unter
deren Einflusse nun das ganze psychische Leben die der Art und
Weise des Affects adäquaten Modificationen erleidet. Das anderemal besteht das Irresein in Störungen des Vorstellens und Wollens, die nicht (nicht mehr) von dem Herrschen eines affectartigen
Zustandes herrühren, sondern ein, ohne tiefere Gemüthserregt-
heit selbständiges, beruhigtes falsches Denken und Wollen
(meist mit dem herrschenden Charakter psychischer Schwäche) darstellen. Die Beobachtung ergibt nun weiter, dass die Zustände, die
in der ersten Hauptgruppe enthalten sind, in der ausserordentlichen Mehrzhhl der Fälle den Zuständen zweiter Reihe vorangehen, dass die letzteren gewöhnlich nur als Folgen und Ausgänge der ersteren, bei nicht geheilter Gehirnkrankheit auftreten.
Es zeigt sich ferner innerhalb der ersten Gruppe, bei einer grösseren Durchschnittsbetrachtung, wieder eine gewisse bestimmte Aufeinanderfolge der einzelnen Arten affectartiger Zustände, und
so ergibt sich eine Betrachtungsweise des Irreseins, welche in dessen
verschiedenen Formen verschiedene Stadien eines Krankheits-
processes erkennt, welcher zwar durch die mannigfachsten intercurrirenden pathologischen Ereignisse modificirt, unterbrochen, umgeändert werden kann, im Ganzen aber einen steten successiven Verlauf einhält, der bis zum gänzlichen Zerfall des psychischen Lebens
gehen kann. Mittelst dieser — von Zeller *) am deutlichsten
ausgesprochenen — Erkenntniss ist es uns denn möglich, von dem
Wege der Symptomatologie her auch den, immer in den Vordergrund zu stellenden, Aufgaben der anatomisch-pathologischen Auffassung und Diagnostik der Geisteskrankheiten näher als bisher zu
rücken.

Denn die pathologische Anatomie zeigt uns bis jetzt, dass in
der ersten Gruppe oder den ersten Stadien selten sich bedeutende
palpable Veränderungen, oder doch nur solche finden, welche einer
gänzlichen Rückbildung fähig sind; dass dagegen in der zweiten

---

* Zweiter Bericht etc. Med. Correspondezbl. Juli.1840.

Gruppe oder den Endstadien sehr oft palpable und keiner Heilung fähige Veränderungen, namentlich mehr weniger Gehirnatrophie mit Oedem der Gehirnhäute und chronischem Hydrocephalus vorhanden sind. Man kann also sagen, dass die ihrer Art nach sicher nicht immer identischen Processe am Gehirn, welche den ersten Stadien zu Grunde liegen, und welche wir bis jetzt anatomisch nicht allgemein charakterisiren können (§. 97), das Gemeinsame haben, dass sie in sehr vielen Fällen mit den bezeichneten Consecutivveränderungen am Gehirn, mit einem Stadium stationärer anatomischer Veränderungen endigen.

So treffen endlich der einfach symptomatologische, der psychologisch-analytische und der anatomische Weg der Untersuchung auch in dem praktisch-bedeutsamen Resultate zusammen, dass das Irresein fast nur innerhalb jener ersten Gruppe primitiver (affectartiger) geistiger Anomalieen eine heilbare, mit der Ausbildung der der zweiten Reihe angehörigen, secundären Störungen aber eine unheilbare Krankheit ist. Jene erste Reihe enthält die Formen der Schwermuth, der Tobsucht und des Wahnsinns; die zweite Reihe die Formen der Verrücktheit und des Blödsinns.

ERSTER ABSCHNITT.

Die psychischen Depressionszustände. — Die Schwermuth oder Melancholie.

§. 111.

Das Grundleiden bei allen diesen Krankheitsformen besteht in dem krankhaften (§. 37) Herrschen eines peinlichen, depressiven, negativen Affects, in einem psychisch-schmerzhaften Zustande. Dieser kann Anfangs, in der reinsten, primitivsten Form der Schwermuth, in der Art der objectlosen Gefühle von Beklemmung, Angst, Niedergeschlagenheit, Traurigkeit andauern, meistens aber geht solche dunkle, abstracte Gefühlsbelästigung bald in ein einzelnes, concretes, schmerzliches Vorstellen aus einander, es erheben sich der Stimmung entsprechende, äusserlich unmotivirte (falsche) Vorstellungen und Urtheile, wahre Delirien von peinlichem, schmerzlichem Inhalt, während gleichzeitig das Vorstellen auch formal-abnorm, in seinem freien Flusse gehemmt, verlangsamt, träge, das Denken monotoner und leerer wird. Die psychische Reaction gegen die Aussenwelt ist entweder geschwächt und abgestumpft (psychische

Anästhesie, Gleichgültigkeit bis zum Stumpfsinn), oder in der Weise gesteigert, dass alle psychischen Impressionen schmerzhaft werden (psychische Hyperästhesie), und sehr häufig kommen Mischungen und Wechsel dieser beiden Reactionsweisen vor. Vielfache Störungen auf der motorischen Seite des Seelenlebens schliessen sich weiter hieran; ihre Verschiedenheiten begründen namentlich die Unterscheidung mehrer Hauptformen melancholischer Zustände: bald ist das Streben direct herabgesetzt und geschwächt, bald krampfhaft gehemmt (Energielosigkeit, Willenlosigkeit), bald treten einzelne Triebe und Willensimpulse, denen Stoff und Inhalt durch die negative Stimmung gegeben ist, auf, bald endlich erregt ein höheres Mass des psychischen Schmerzes ausgebreitete, motorische Impulse von unzweckmässigem convulsivischem Charakter, die sich als höchste Unruhe äussern, mit deren Andauern und weiterer Steigerung indessen die melancholischen Zustände einen ganz andern Charakter annehmen und in eine andere Form — die Tobsucht — übergehen.

Mit dem Ausdruck „psychische Depressionszustände" wollte nicht gesagt werden, dass das Wesen dieser Zustände in Unthätigkeit und Schwäche, in Unterdrückung der psychischen oder der sie begleitenden cerebralen Vorgänge beruhe. Wir haben vielmehr Grund zu der Annahme, dass sehr lebhafte Reizungszustände des Gehirns und Aufregungen in den psychischen Vorgängen hier sehr häufig zu Grunde liegen; aber das Gesamtresultat dieser (cerebralen und psychischen) Vorgänge für die Stimmung ist ein depressiver oder Schmerzzustand. Es genügt an die Analogie mit dem körperlichen Schmerz zu erinnern, und nur denjenigen, welche „Depression" und „Exaltation" durch Gehirntorpor und Gehirnreizung zu verbessern glaubten, kann man mit Recht die Einwendung machen, in der Melancholie bestehe auch ein Reizzustand.

Die Beobachtung zeigt, dass die ungemeine Mehrzahl aller psychischen Erkrankungen mit solchen Zuständen tiefer Gemüthsverstimmung in der Weise eines depressiven, traurigen Affects anfängt. Guislain hat diese im höchsten Grade interessante Thatsache zuerst sorgfältig erhoben und zur Geltung gebracht. An ihrer Richtigkeit im Allgemeinen ist nicht zu zweifeln und man darf daher keinen Anstand nehmen, von einem Stadium melancholicum als der ersten Periode der Geisteskrankheiten zu sprechen. Ausnahmen kommen allerdings vor; * beim Irrewerden der Greise, bei der periodischen Tobsucht, bei der Meningitis, bei den psychischen Erkrankungen nach Typhus, Pneumonie, Cholera, Sonnenstich u. dgl. wird noch am meisten der Ausbruch der Manie ohne

---

* Guislain (Leç. orales. II. p. 162) erkennt selbst solche Ausnahmsfälle an; er vergleicht sie Fällen von Intermittens, wo nicht gerade die gewöhnliche Reihenfolge von Frost, Hitze und Schweiss sich zeigt.

vorausgehende Melancholie beobachtet; aber noch viel häufiger sind die Fälle, wo das Stadium melancholicum nur zu fehlen scheint, weil es mässig war und noch nicht für einen Zustand psychischer Erkrankung gehalten wurde.

Das einleitende Stadium melancholicum wird auch von einzelnen Irrenärzten noch als „Incubations-" oder „Prodromalstadium" des Irreseins bezeichnet und es wird wohl dann der eigentliche Ausbruch der Krankheit erst von da an datirt, wo sich der Kranke gar nicht mehr äusserlich beherrschen kann. Die Grenze ist bis zu einem gewissen Grade willkührlich; aber gerade der Umstand, dass das „Incubationsstadium" fast immer den depressiven Charakter hat, ist interessant und soll zum Ausdruck kommen.

Die Melancholie, die das Irresein einleitet, erscheint zuweilen äusserlich als die unmittelbare Fortsetzung objectiv begründeter schmerzlicher Affecte (psychischer Ursachen des Irreseins), z. B. des Kummers, der Eifersucht, wo sie sich denn vom Seelenschmerze des Gesunden eben durch ihr Uebermass und ihr ungewöhnlich langes, von äusseren Einwirkungen immer unabhängiger und selbständiger gewordenes Bestehen, und durch die hinzutretenden anderweitigen Störungen (s. unten) unterscheidet. — In anderen Fällen entsteht die Melancholie ohne alle psychische Anlässe, am häufigsten aber zwar aus solchen, aber nicht als ihre directe Fortsetzung, sondern erst nachdem dieselben nachweisbare Störungen in den Nerventhätigkeiten und in der Ernährung veranlasst oder die ganze Constitution untergraben haben.

ERSTES CAPITEL.

Die Hypochondrie.

§. 112.

Die hypochondrischen Zustände stellen die mildeste, mässigste Form des Irreseins dar und haben manche Eigenthümlichkeiten, die sie von den anderen Formen der Schwermuth wesentlich unterscheiden. Denn während sie allerdings mit diesen den Classencharakter der niedergeschlagenen, traurigen, depressiven Gemüthsverstimmung, der verminderten Energie des Willens und eines jener Stimmung entsprechenden Deliriums theilen, so differiren sie auf charakteristische Weise dadurch, dass hier die Gemüthsdepression aus einem starken, körperlichen Krankheitsgefühle hervorgeht, das die Aufmerksamkeit beständig lebhaft in Anspruch nimmt,

dass sich desshalb die falschen Urtheile fast ausschliesslich auf den
Gesundheitszustand des Subjects beziehen, und dasselbe nun
in Besorgnissen eigener schwerer Erkrankung, in ungegründeten
und bizarren Ansichten über die Art und Weise und die Gefährlichkeit dieser seiner Krankheit delirirt. Jenes körperliche Gefühl
des Krankseins ist bald ein dunkles und allgemeines, bald ist es
in einzelne, anomale Sensationen auseinandergegangen; es beruht
häufig auf Irritation der Nervencentra von peripherischen, oft sehr
versteckten und dunkeln Erkrankungen der Eingeweide aus, aber
es wird auch central, durch direct psychische Ursachen hervorgerufen (Lesen medicinischer Schriften, ansteckender Umgang mit
Hypochondristen). Immer werden diese krankhaften Empfindungen
durch die Richtung der Aufmerksamkeit auf sie gesteigert, und
bei einigermassen ausgebildetem Zustande können solche durch die
Richtung des Vorstellens auf dieses oder jenes Organ geweckt,
deplacirt und in jedem Theile des Organismus neu hervorgerufen
werden. — Was den geistigen Antheil an der Krankheit betrifft,
so ist, ungeachtet der Gemüthsverstimmung und der falschen Vorstellungen, doch die äussere Besonnenheit gewöhnlich lange erhalten, die anomalen Empfindungen und Vorstellungen werden
logisch zusammenhängend und consequent verarbeitet, und mit
Gründen, welche doch innerhalb des Bereichs der Möglichkeit
liegen, gerechtfertigt. Eben durch diesen Mangel eigentlicher
Verstandesverwirrung erscheint die Hypochondrie wesentlich als
schwermüthige folie raisonnante, * deren entsprechenden
Gegensatz — die gewöhnlich sogenannte (wahnsinnige) folie raisonnante — wir bei den psychischen Exaltationszuständen finden
werden.

Dem denkenden und kundigen Leser wird die eigene Einzeldurch-
führung dieser Analogie, welche eine das Verständniss fördernde Parallele
zwischen beiden Grundformen krankhafter Gemüthszustände an die Hand
gibt, empfohlen. — Dass übrigens der Hypochondrie ihre Stelle wirklich
nirgends anders als unter den psychischen Krankheiten, zu denen sie
schon von Sauvages und Cullen, wie von Pinel, Georget und
Falret gezählt wurden, gebührt, wird sich aus der folgenden Symptomatologie von selbst ergeben. Sie ist eine Gemüthsverstimmung, die von
den leichtesten bis zu den extremsten Graden, ohne noch ihren Charakter
wesentlich zu ändern, gehen kann; dass die Kranken dabei richtig — nur
von falschen Prämissen aus — raisonniren können, spricht natürlich im
Geringsten nicht gegen eine psychische Störung, so wenig als der Umstand,
dass die Hypochondrie oft als Complication und Begleiterin verschiedener
anderweitiger chronischer Leiden auftritt, veranlassen darf, sie mit diesen
Leiden selbst zu identificiren und zu verwechseln.

---

* Es gibt kein erschöpfend-entsprechendes deutsches Wort.

§. 113.

Symptome. Die Stimmung der Kranken fängt an, sich ohne äussere Motive zu verändern; sie werden niedergeschlagen, verdrossen, besorgt, mürrisch, zeigen grössere Empfindlichkeit, die Neigung, Alles auf sich zu beziehen, und fühlen sich leicht von Allem belästigt und ermüdet. Anfangs wechselt dieser Zustand mit Remissionen und die Paroxismen erscheinen als ärgerliche, unruhige, misstrauische Laune oder als psychische Kälte, die sich bis zum Lebensüberdrusse, als Angst, die sich zur Verzweiflung mit Unmöglichkeit, sich äusserlich zu beherrschen, steigern kann. — Von einem unbestimmten, aber lebhaften Krankheitsgefühle wird der Kranke auf dunkle Weise belästigt und beunruhigt; alle Provinzen des sensitiven Nervensystems können zum Sitze krankhafter, oft sehr schmerzlicher Empfindungen (Formication, Kälte und Hitze, Fortkriechen eines fremden Körpers, Zerspringen des Kopfes, Leerheit, Abgestorbensein, Stechen, Zerreissen etc.) werden, und auch die höheren Sinne zeigen oft vermehrte Empfindlichkeit oder grössere Stumpfheit und wirkliche Hallucinationen. Alle diese anomalen Empfindungen drängen sich stets lebhaft ins Bewusstsein, wecken und unterhalten beständig ein Vorstellen, das sich auf die Erkrankung, auf ihre verschiedenen möglichen Arten und auf die Heilung bezieht; alle Sensationen werden belauscht und im Sinne der herrschenden trüben und ängstlichen Stimmung ernsthaft commentirt und analysirt; es wird aus ihnen auf das Vorhandensein schwerer, gefährlicher Krankheiten geschlossen, und häufig werden solche Vermuthungen in einer Uebertriebenheit, deren sich der Kranke halb bewusst ist, und in möglichst drastischen und pittoresken Worten geäussert. Der Kranke, der dabei ganz unbedeutende objective Symptome darbieten kann, spricht von Apoplexie, von Halbtod, von Vertrocknung oder Versteinerung des Herzens; seine Nerven sind glühende Kohlen, sein Blut ist siedendes Oel etc., und gerne werden die schwersten, oder ganz neue, noch nie dagewesene Krankheiten angenommen, indem eben die Schwere und Gefährlichkeit der Krankheit im Verhältniss zur Grösse der Gefühlsbelästigung stehen soll. Mit der Orts- und Qualitätsveränderung der krankhaften Sensationen wechseln denn auch die Vorstellungen über den Sitz und die Art der Krankheit und der Kranke glaubt successiv mit allen Leiden, die seine Pathologie kennt, behaftet zu sein. So sehr diese Vorstellungen wahre Delirien, so falsch und bloss eingebildet sie sind, so wenig sind dies die Empfindungen, die die Basis jener Urtheile bilden und zu denen sich diese selbst wesentlich nur als Erklärungsversuche verhalten.

Wir finden also hier gleich denselben Ursprung, dieselbe objective Grundlosigkeit und subjective Begründung der irrigen Vorstellungen, wie bei den anderen Formen der Schwermuth und eines noch tieferen Irreseins. Man nehme dem Hypochonder seine krankhaften Sensationen, so wird er keine imaginäre Krankheiten mehr haben wollen; man nehme aber auch dem in anderer Weise Schwermüthigen seine Angstgefühle, so wird er sich z. B. nicht mehr von Feinden verfolgt glauben. Auch hier sind die abnormen Gefühle, aus denen erst das Delirium hervorgeht, ebenso reell, und auch hier findet sich, wenigstens Anfangs, dieselbe geringe Haltbarkeit und derselbe schnelle Wechsel der irrigen Vorstellungen, wie bei der Hypochondrie.

§. 114.

Diesen seinen Leiden, mit denen sich der Hypochonder immer lebhaft beschäftigt, sucht er auf jede mögliche Weise beizukommen. Er untersucht gerne seinen Puls, seine Zunge, seine Excretionen, und findet oft bei diesen Untersuchungen Motive der Furcht oder der Hoffnung, von denen er zuweilen, auch wenn es das Unsauberste betrifft, mit einer Art Wollust Jedermann unterhält. Der heftige Wunsch, zu genesen, lässt ihn häufig mit den Aerzten und den eigenen Heilplanen wechseln, er erholt sich Rath in medicinischen Schriften, und ändert nun oft die bisherigen Ansichten über seine Krankheit, indem er Alles, was er liest oder hört, auf sich anwendet; die Erwähnung einer Krankheit genügt, um ihm die Vorstellung, dass er selbst daran leide, hervorzurufen und er erhält nun, durch diese Vorstellungen angeregt, neue secundär entstehende anomale Empfindungen aus den betreffenden Organen. *

Nicht immer aber sind es bloss gewöhnliche, körperliche Krankheiten, mit denen, als Gegenständen seiner Besorgniss, der Hypochonder sich beschäftigt; häufig entgeht ihm selbst der grosse psychische Antheil an seinem Leiden nicht, und die Veränderung seiner ganzen Persönlichkeit, das Befangensein in den kranken Empfindungen und Vorstellungen, namentlich aber eine gewisse (§. 50 schon erwähnte) Anomalie, besonders im geistigen Antheil an der Sinnesempfindung, wobei diese, obwohl wie sonst percipirt, doch nicht mehr dieselben Eindrücke erregt — machen oft den Hauptgegenstand seiner Klage aus.

Dieses letztere, sehr merkwürdige Verhalten, das die Kranken selbst Mühe haben zu beschreiben, das auch wir in mehren Fällen als das hervorstechendste und lästigste Symptom beobachtet haben, ist in folgendem Brief einer Kranken Esquirols, so gut es sein kann, ausgedrückt:

---

* Man bemerke die Identität dieses Processes mit der Entstehung der Hallucinationen überhaupt. Vgl. p. 84 ff.

„Noch immer leide ich beständig und habe keine Minute von Wohlbefinden und keine menschliche Empfindung; umgeben von Allem, was
das Leben glücklich und angenehm macht, fehlt mir jede Fähigkeit des
Genusses und der Empfindung; beide sind physisch unmöglich für mich
geworden... In allem, in den zärtlichsten Liebkosungen meiner Kinder,
finde ich nur Bitterkeit, ich bedecke sie mit Küssen, aber es ist etwas
zwischen ihnen und meinen Lippen und dieses grässliche Etwas ist zwischen mir und allen Genüssen des Lebens. Meine Existenz ist unvollständig, die Thätigkeiten, die Handlungen des gewöhnlichen Lebens sind
mir geblieben, aber bei jeder fehlt etwas, nemlich die Empfindung, welche
ihnen angehörte — und die Freude, die ihnen folgt... j e d e r m e i n e r
S i n n e , j e d e r T h e i l m e i n e r s e l b s t i s t w i e v o n m i r s e l b s t g e -
t r e n n t u n d k a n n m i r k e i n e E m p f i n d u n g m e h r v e r s c h a f f e n ;
d i e U n m ö g l i c h k e i t s c h e i n t v o n e i n e r L e e r h e i t a b z u h ä n g e n , w e l c h e i c h
v o r n i m K o p f e f ü h l e , u n d v o n d e r V e r m i n d e r u n g d e r E m p f i n -
d u n g a u f d e r g a n z e n K ö r p e r o b e r f l ä c h e ; d e n n e s s c h e i n t m i r ,
a l s e r r e i c h e i c h n i e m a l s e i g e n t l i c h d i e G e g e n s t ä n d e , d i e
i c h b e r ü h r e . . . . i c h f ü h l e w o h l d i e V e r ä n d e r u n g d e r T e m -
p e r a t u r a u f d e r H a u t , a b e r d i e i n n e r e E m p f i n d u n g d e r L u f t b e i m
A t h m e n h a b e i c h n i c h t m e h r . . . . M e i n e A u g e n s e h e n , m e i n G e i s t
n i m m t e s a u f , a b e r d i e E m p f i n d u n g v o n d e m , w a s i c h s e h e ,
i s t n i c h t v o r h a n d e n e t c . "

Auch die psychische Veränderung nach der Seite des Willens ist in den meisten Fällen auffallend genug; die Kranken
werden muthlos, bedenklich, unentschlossen, in den höheren Graden völlig willenlos. „Ich möchte mich wohl entschliessen, ich
möchte wohl ausdauern, aber es hängt nicht mehr von mir ab, es
zu wollen; ich fühle, wenn ich wollen könnte, so könnte ich mich
dieser verzweifelten Lage entziehen, aber ich muss mich meinen
Wehgefühlen überlassen, ich fühle mich unfähig zu Allem, der
kleinste Widerstand scheint mir unüberwindlich etc." Dies sind
Aeusserungen, die man in den höheren Graden der Hypochondrie, wie
in allen übrigen Formen der Schwermuth häufig genug hören kann.*
Auch die Intelligenz leidet bei weiter vorgeschrittener Krankheit nicht nur in der Weise jenes irrigen Vorstellens, sondern die
anhaltende Gedankenrichtung auf den eigenen Zustand und die
möglichen Mittel, ihm abzuhelfen, gibt auch dem Vorstellen eine
gewisse Monotonie, und bei der herrschenden Präoccupation des
Bewusstseins wird Alles, was nicht zu jenem Kreise von Vorstellungen gehört, interesselos, gleichgültig und erlischt bald aus der
Erinnerung, daher sich solche Kranke oft höchst zerstreut und ver-
gesslich zeigen. Bei grosser Redseligkeit über das Thema der
eigenen Krankheit vermindert sich in anderer Beziehung die Neigung zur Mittheilung, und das sind niemals schwere Fälle von

---

* Vgl. ein ausgezeichnetes Beispiel hypochondrischer Willenlosigkeit, be
L e u r e t , Fragmens. p. 382. seqq.

Hypochondrie, wo die Kranken noch liebenswürdige und unter-
haltende Gesellschafter sein können. Wohl aber kann Verstand
und Schärfsinn, der sich wirklich oft schon in feinen Combinationen über das Lieblingsthema der Erkrankung zeigt, auch in Bezug auf objective Verhältnisse bestehen bleiben, und erst in den
äussersten Graden der Hypochondrie zeigt sich eine wirkliche Abnahme der Intelligenz, eine Art finsteren und grämlichen Blödsinns, wobei die Kranken fast zu jeder geistigen Thätigkeit unfähig
geworden sind.

Mit der Summe dieser psychischen Störungen, die sämtlich den
Charakter der Depression haben, weist sich die Hypochondrie eben als
eine Form der Schwermuth aus. Und wenn auch die hypochondrischen
Zustände durchschnittlich in dem eigenthümlichen Stoffe des irrigen Vorstellens und in der bei weitem grösseren Möglichkeit der Selbstbeherrschung eine gewisse Specifität an sich haben, so ist doch schon jene
herrschende Neigung, Alles in Beziehung, in Vergleichung mit sich zu
bringen, die Beschränkung des Vorstellens auf das eigene Ich, jener krankhafte Egoismus ein wesentlicher, das Insichgekehrtsein der melancholischen
Zustände überhaupt bezeichnender Zug und es ist zuweilen im Beginn der
melancholischen Verstimmung mehr in Zufälligkeiten begründet, dass so
ganz der eigene Körper und keine Aussendinge zum Object der krankhaften Vorstellungsprocesse werden. Die höheren Grade der Hypochondrie
gehen auch ganz allmählig, theils durch Steigerung der Angstgefühle,
theils durch das Fixiren einzelner Erklärungsversuche, nicht nur in wahre
Melancholie, sondern sogar in melancholische Verrücktheit (Wahn, unter
geheimen Einflüssen zu stehen, durch feindliche Machinationen beeinträchtigt, magnetisirt zu werden etc.) über. Auch jenes grössere Mass
von Selbstbeherrschung innerhalb der Hypochondrie schwindet oft schon
während jeder Exacerbation; könnten die Aerzte diese Paroxismen so frei
beobachten, wie man dies bei den schweren Fällen in den Irrenanstalten
zu jeder Zeit thun kann, so würde ihnen jeder Zweifel über die psychisch-
krankhafte Natur der Hypochondrie schwinden.

§. 115.

Ausser diesen psychischen Störungen und den angegebenen
Empfindungsanomalieen können bei den Hypochondern die mannigfaltigsten Krankheitssymptome in allen Organen vorkommen, und
es ist jene alte Vergleichung der Hypochondrie als einer chronischen, das ganze Nervensystem betreffenden Störung mit dem
Fieber als dem allgemeinsten acuten Krankheitszustand (Hoffmann)
nicht unpassend. Namentlich häufig leidet die Verdauung, die
Zunge wird belegt, der Appetit übermässig oder vermindert, der
Stuhl angehalten und die Verdauung ist oft von stärkerer Gasent-
wicklung begleitet, wodurch Spannung in den Hypochondrien,
und mit dem Heraufdrängen des Zwerchfells Beengung entsteht.
Hämorrhoiden sind häufig, ebenso Abdominalpulsation, Herzklopfen,

Kopfcongestionen, Kopfschmerz, unruhiger Schlaf; sehr häufig ist eine schleimige Expectoration aus dem Larynx und Schlund. In vielen Fällen lässt es sich nicht entscheiden, ob und in wie weit die höchst verschiedenen Symptome solchen primären Störungen der Eingeweide angehören, unter deren Einfluss sich die Hypochondrie gebildet hat, in wie weit sie dagegen centralen Ursprungs im Nervensysteme sind. Immer hat der Arzt eine genaue Untersuchung aller zugänglichen Organe vorzunehmen; nicht selten stellen sich erst im Verlauf der Krankheit allmählig erkennbare Erkrankungen eines Eingeweides heraus, die sich schon in ihren dunkeln Anfängen als Ursachen zu der Hypochondrie verhalten haben mögen.

Die Hypochondrie entsteht nemlich offenbar auf zweierlei Wegen. Einmal als secundäre Cerebrospinalreizung in Folge von inneren, aber allerdings oft leichten Erkrankungen (des Darms, der Leber, der Genitalien; vielleicht der Nieren), die mehr ein intensives Krankheitsgefühl, als localisirte Schmerzen setzen; besonders sind es einestheils die leichteren mechanischen Hindernisse für die Fortbewegung des Darminhalts, die Blähungsbeschwerden und besonders die eigentlichen gastro-intestinalen Catarrhe, die bei empfindlichen Individuen nicht selten, und zwar zuweilen in sehr merkwürdiger Weise ganz acut, Hypochondrie erzeugen; andrerseits wieder die Sexual- und Nervenleiden nach Onanie, Trippern oder starken Ausschweifungen, und endlich alle Zustände von Blutarmuth. Auf diese drei Reihen von Affectionen ist in praxi vorzüglich die Aufmerksamkeit zu richten.

Sodann aber kann die Hypochondrie unzweifelhaft auch auf direct psychischem Wege entstehen, indem durch äussere Veranlassung das Vorstellen anhaltend auf den eigenen Gesundheitszustand im Allgemeinen oder speciell auf einzelne Organe determinirt wird und dadurch erst krankhafte Empfindungen geweckt werden. Solches beobachtet man beim Lesen medicinischer Bücher, beim steten Umgang mit Hypochondristen, in Zeiten grosser Epidemieen, wie der Cholera etc. Diese Fälle sind indessen die leichteren, und auch selten gegen die, sehr frequente Entstehung der Hypochondrie aus indirecten psychischen Anlässen, so nemlich, dass depressive Affecte, übertriebene geistige Anstrengung etc. erst Störungen der Verdauung, der Circulation, der Blutbildung hervorrufen, welche zur Quelle der Krankheitsgefühle werden.

Hypochondrische Zustände kommen hier und da schon in der Kindheit, noch öfter in der Pubertätsperiode vor; sie sind ausserordentlich häufig bei jungen Leuten und entstehen wieder seltener im vorgerückten Alter. Sie sind bei Männern häufiger als bei

Weibern; doch kann man auch bei letzterem Geschlecht nicht selten charakteristische und weit gediehene Fälle beobachten. — Der Verlauf ist im Allgemeinen sehr langwierig; doch kommen Remissionen vor. Wir haben die Hypochondrie, wie die intermittirende Manie, in fast regelmässigen Zeitepochen mit mehrjährigen freien Zwischenräumen auftreten sehen. Ein andermal haben wir in einem schweren Fall (weiblichen Geschlechts) eine fast vollständige Remission mit dem Eintritt einer spontanen heftigen, mit Reissen in der ganzen Wirbelsäule verbundenen Diarrhoe beobachtet.

Während des sehr chronischen Verlaufs der Hypochondrie kann die Ernährung und das Aussehen des Kranken oft lange gut bleiben; mit der Ausbildung einer organischen Erkrankung der Eingeweide tritt der Kranke in eine Periode eines meist längeren, körperlichen Siechthums (mit Abmagerung, Verfärbung der Haut, grösserer Schwäche etc.), womit denn zuweilen gerade die hypochondrische Verstimmung zurücktritt. Zuweilen stellen sich auch apoplectische, paralytische Zustände ein, oder es bildet sich allmählig eine andere Form von Irresein, namentlich Verrücktheit mit dem Charakter der Depression, aus.

Die Genesung kommt nicht ganz selten auf psychischem Wege zu Stande, aber auch durch Beseitigung körperlicher Ursachen; auch mit dem Auftreten von Gichtanfällen und Wechselfieber hat man ein Aufhören der hypochondrischen Verstimmung beobachtet.

Beispiele einfacherer und complicirter Fälle von Hypochondrie von verschiedener Entstehung, Aeusserungsweise und Ausgängen.

VII. — Einfachster Fall von Hypochondrie mit (psychischer) Heilung. Mlle. H., 21 Jahre alt, von sehr starker Constitution, regelmässig, aber sparsam menstruirt, an habitueller Obstipation leidend, verliert auf einmal ihre gewöhnliche Heiterkeit, und zieht sich in völlige Einsamkeit zurück. Umsonst wird sie um die Ursachen gefragt ein ganzes Jahr lang. Endlich gesteht die Kranke von selbst unter Erröthen ihrem Arzte den Grund ihrer Traurigkeit; sie hat in der rechten Hüfte beständig eine lästige Empfindung, auf welche ihre Gedanken anhaltend gerichtet sind. In dieser Gegend findet sich bei der Untersuchung Nichts; die Kranke äussert, unter vielen Thränen, bald werde sie sterben, sie fühle mit Bestimmtheit, wie ihre Eingeweide durch die halboffene Bauchdecke heraustreten wollen. Der Arzt bekämpft diese Idee nicht direct, er erklärt, die Musculatur sei hier allerdings etwas gewichen, dies sei nichts seltenes, und es genüge völlig, die Schwäche der Bauchdecken durch einen passenden Gürtel zu unterstützen. Mit dem Tragen dieses Gürtels verschwanden alle diese Beängstigungen, und merkwürdigerweise zugleich die Verstopfung, die lange hartnäckig bestanden hatte.

(Bulletin de Thérapeutique. 1842. p. 201. seqq.)

VIII. — Nervöses Temperament. Hepatitis. Hypochondrie. Tod. „Hr. M. war von erregbarem, nervösem Temperament. Gutmüthig, lebhaft, von regsamer Phantasie, betrieb er eifrig seine Handelsgeschäfte. Er heirathete im 31sten Jahre: Alles war ihm bisher förderlich und glücklich gegangen; Schmerzliches hatte er bald mit Kraft und Muth ertragen, bald aber hatten ihn auch Kleinigkeiten lebhaft afficirt und er konnte dann des Geringsten nicht los werden.

Ein Jahr nach seiner Heirath ward er von einer heftigen acuten Leberentzündung befallen. Die Leber ragte vier Querfinger unter den falschen Rippen vor (18 Blutegel ad anum). Die Entzündung zertheilte sich, aber mit Abnehmen der Lebergeschwulst wuchs die Empfindlichkeit des Kranken, ein Nichts brachte ihn in Ungeduld und Alles war ihm nur ein Gegenstand der Unruhe und des Leidens. Finstere Besorgnisse über seine Krankheit, Vorstellungen von Obstructionen und Krebs und einer Zukunft voll Leiden nahmen ihn ein. Dennoch war die Genesung vollständig, nur eine grosse nervöse Empfindlichkeit, ein Hang zur Uebertreibung und zu Veränderlichkeit der Stimmung blieb zurück; Heiterkeit wechselte mit Zorn und Aerger ohne Motive. Der Einfluss der Temperatur schien bedeutend; in den düstern Stimmungen hatte er Schmerzen in fast allen Theilen des Körpers, je nachdem er seine Aufmerksamkeit dahinrichtete, im rechten Hypochondrium war ein fast permanenter Schmerz, die Verdauung wurde oft gestört und es zeigte sich Pulsation im Epigastrium; dann glaubte er sich von einer tödtlichen Gastritis befallen. Ein Kitzel im Schlund mit trockenem Hüsteln oder dem Aufräuspern von etwas Schleim erweckte ihm den Gedanken an Lungenschwindsucht und veranlasste ihn, medicinische Schriften zu lesen, und er fühlte sich nun von jeder Krankheit befallen, über welche er las. Dennoch liess er sich nicht selten von der Ungegründetheit seiner Ansichten überzeugen und hatte oft Monate lang Zeiten grösserer Ruhe.

Im Jahr 1831 überstand der Kranke ein schweres Schleimfieber mit grosser nervöser Aufregung und heftigen Schmerzen in der rechten Schulter; schon genesen, gab er stärkere und häufigere Schmerzen an. Darauf Badecuren und Reisen. Einige Besserung, von neuen Leiden und Befürchtungen stets unterbrochen; die Abmagerung nahm zu.

Schmerzen in der Lendengegend, Brennen in der Urethra und Blase erweckte ihm die Idee eines Blasencatarrhs oder Blasensteins; in der That wurden griesige Concremente entleert. Von jetzt an beruhigte sich seine Phantasie nicht mehr. Stets beschäftigt mit seinen Leiden, steigerte er sie durch Aufmerksamkeit und Analyse; seine Stimmung wurde immer reizbarer, er war fast keinen Augenblick ruhig, bald überliess er sich einer Art von Wuth und Verzweiflung, bald gab er sich finsterer Niedergeschlagenheit hin, und malte sich sein nahes Ende durch eine der fünf Krankheiten, die er abwechselnd zu haben meinte, aus. Sein Charakter wurde bizarr und phantastisch, Nichts behagte ihm, alles empörte ihn, die eifrigste Pflege nahm er übel auf und konnte dann wieder sein Unglück beweinen, also zu sein; er bat dann seine Frau um Verzeihung für sein Unrecht, schloss, dass sie ihn nicht mehr lieben könne und zog neuen Kummer aus diesem Gedanken.

Nun zog er sich von seinen Geschäften zurück. In steter Beobachtung seiner Leiden steigerte er die nervöse Reizbarkeit, durch die sie entstanden, immer höher. Er consultirte alle Aerzte, deren er habhaft werden konnte; der Wunsch, zu genesen, machte, dass er begierig nach jeder Verordnung griff; die bald erkannte Wirkungslosigkeit der Mittel erregte ihm neuen Schmerz; mit dem Schwinden solcher Hoffnungen,

mit diesen Täuschungen seiner Einbildungskraft steigerte sich die nervöse Exaltation, und Kräfte und Ernährung nahmen ab. Von einem
neuen Schleimfieber, das ihn a. 1834 befiel, und während dessen seine
Stimmung unerträglich war, erholte er sich ohne Besserung des nervösen
Leidens. Von allen seinen Ideen grausam gequält, setzte er sich ernsthaft in den Kopf, einen Blasenstein zu haben, und vergeblich waren die
Demonstrationen des Gegentheils. Er blieb dabei und liess einen berühmten Lithotriteur aus Paris kommen; mehre Untersuchungen brachten
die heftigste Reizung der Urethra, mit starker Entzündung, hervor, und
Hr. M. starb nach wenigen Tagen. Die Section wurde nicht gemacht."
(Brachet, De l'hypochondrie. Paris 1844. p. 29 seqq.)

IX. — Zerrüttung der Constitution und Hypochondrie
aus psychischen Ursachen. Heilung durch Befriedigung
einer Leidenschaft. „Frau ***, 26 Jahre alt, physisch und psychisch
von gleich lebhafter Empfindung, war Mutter von drei Kindern. Ihre
Gesundheit war gut, als die Bemühungen und Aufmerksamkeiten eines
Hausfreundes Zugang zu ihrem Herzen fanden. Von dem Gedanken an
ihre Pflichten erfüllt, leistete sie der Verführung Widerstand und hielt
das Geheimniss einer heftigen Neigung tief in sich verborgen. Dieser
Zwang störte allmählig ihre Gesundheit; sie fing an, an Herzklopfen,
einer Empfindung von Völle der Brust und unbestimmten krankhaften
Erscheinungen zu leiden. Der Appetit verlor sich, die Magengegend ward
empfindlich und es zeigten sich Stiche auf der Brust. Zu diesen wirklichen Empfindungen gesellten sich die sonderbarsten und traurigsten Vorstellungen über ihre Gesundheit. Sie glaubte bald an einem Aneurisma,
bald einem Magenkrebse, bald, und am häufigsten, an Lungenschwindsucht zu leiden. In der That stellten sich Beengung, Husten mit reichlichem Auswurf, beständigen Fieberbewegungen, nächtlichem Schweisse
ein; die Aerzte glaubten an Tuberculose und schickten die Kranke nach
dem Süden. Auf dieser Reise consultirte sie mich; ich fand ihren psychischen Zustand ebenso tief heruntergekommen, als ihre Einbildungskraft
ernstlich erkrankt. Ihre Leiden waren, nach ihrer Angabe, fürchterlich;
spitzige, rothglühende Eisen drangen ihr ins Fleisch, eine Faser um die
andere wurde wie mit Zangen zerrissen, während die Kranke auf der
andern Seite über die Brustorgane selbst nur wenig klagte. — Nach
einem sechsmonatlichen Aufenthalte im südlichen Frankreich war sie weder
körperlich noch geistig gebessert. Die Lungenaffection schien nicht vorgeschritten zu sein, aber ihre Stimmung und Phantasie war noch weit
mehr verdüstert; sie zeigte noch weit grössere Neigung, Alles in schlim-
mem Sinne auszulegen, und bei ihrer Rückkehr nach Paris verschlimmerte
sich ihr Zustand noch mehr. — Dort sieht sie den Gegenstand ihrer
Neigung wieder — sie unterliegt, verlässt ihre Familie und entflieht mit
ihrem Verführer.

Sechs Monate darauf sah ich sie wieder. Sie war nicht mehr zu
erkennen. Schönheit, Jugendfrische und Fülle waren an die Stelle eines
dem Marasmus nahen Zustandes getreten, weder Husten, noch Auswurf,
noch Herzklopfen, noch Magenleiden, noch Schmerzen, noch eingebildete
Krankheiten waren mehr vorhanden. Die Befriedigung der Leidenschaft
hatte die Gesundheit hergestellt und die schwarzen Gedanken der Hypochondrie zerstreut."
(Brachet, Traité de l'hypochondrie. Paris 1844. p. 69 seqq.)

X. — Hypochondrisches Irresein auf psychischem Wege entstanden, und durch Aberglauben genährt. Heilung auf psychischem Wege. A. M. Kraft, eine fleissige und thätige, aber sehr einfältige Frau, beschädigte sich durch einen Fall den Arm; ein consultirter Hirte erklärte: „die Adern des Arms seien zu sehr in Unordnung gerathen, als dass er sie gänzlich heilen könne;" als nun auch die Hülfe eines Arztes fruchtlos blieb, kam die Kranke auf die Idee, es möchte ihr im Arm eine Ader gebrochen sein und sie würde wegen der ihr nun fehlenden Ader nie wieder etwas verrichten können.

Dieser traurige Gedanke verfolgte sie beständig; in der unglücklichsten Stimmung klagte sie ihren Freunden ihr Schicksal, man gab ihr den Rath, auf die Stelle, wo die Ader gelitten habe, einen Froschschenkel zu legen und diesen später in den Strom zu werfen. Als sie aber dies gethan, spürte sie von der Stunde an das Rauschen des Stroms im Kopfe. Ihre traurige und missmuthige Stimmung erreichte jetzt den höchsten Grad; sie glaubte, alle ihre Leiden seien eine Strafe Gottes, weil sie in ihrer Kindheit nicht genug gebetet habe, und verfluchte ihren Vater, dass er sie nicht genug und strenger dazu angehalten habe; um aber ihren Fehler gut zu machen, betete sie Tag und Nacht.

Ihr 23jähriger Sohn, ein Leser ascetischer Schriften und von musterhaftem Lebenswandel, unterstützte und pflegte seine Mutter so eifrig, dass seine Freunde, um seine eigene Gesundheit besorgt, ihn zur Erholung in heitere Gesellschaft zu bringen suchten. Aeusserst schüchtern, wurde er daselbst von einem muntern Mädchen mit Gewalt am Arm gefasst, um ihn zum Sitzen zu nöthigen. Der Arm schmerzte ihn, als er nach Hause kam, und die Mutter brachte ihm unter Wehklagen den Gedanken bei, es werde ihm gegangen sein wie ihr, auch er werde eine Ader zerbrochen haben. Wirklich war an andern Morgen der Schmerz viel stärker, der junge Mann glaubte den Arm weniger gebrauchen zu können; dies war von Tag zu Tag schlimmer, er hörte auf zu arbeiten und versicherte, es müsse ihm eine Ader im Arm fehlen; denn es sei ihm unmöglich, das Geringste damit zu verrichten. Das ganze Geschäft von Mutter und Sohn bestand nun in Beten.

Bei fortdauerndem Grübeln über seinen Zustand fiel letzterem ein, wegen des Zusammenhangs der Adern beider Arme, werde wohl auch der andere Arm mitleiden — augenblicklich konnte er nun auch diesen Arm nicht mehr bewegen, und innerhalb eines Jahrs verfiel er nun in solche Apathie, dass man ihn an- und auskleiden und füttern musste. Auch bei der Mutter steigerte sich der Zustand von Melancholie mit religiösen Ideen, sie glaubte, so oft sie Feuer anzünde, zünde sie sich selbst die Hölle an etc., und ihr Missmuth nahm so überhand, dass sie sich das Leben nehmen wollte. Der Sohn liess sich von dem Vorsatze, zu verhungern, nur durch Zuspruch eines Geistlichen abbringen.

Ich fand beide Leute bei ihrem einzigen Geschäfte, dem Beten; der junge Mensch hielt beide Arme mit steif gestreckten Händen und Fingern gerade herab und von einander. Er klagte, dass er mir seine Hand nicht geben könne, weil ihm eine Ader am Arm fehle. Er gab nun die Stelle näher an, und nach genauer Untersuchung sagte ich ihm, dass allerdings daselbst eine Ader fehle, gab ihm aber das zuversichtliche Versprechen, ihm zu helfen.

Ich lief nun mit den Fingern mehremale in der angegebenen Richtung schnell auf und ab, hielt an dem langen Nagel des Daumens plötzlich stille und schnitt in Eile den Nagel mit einer Portion Fleisch ab, so dass es blutete, und fing nun an mit beiden Händen den Arm heftig zu streichen, indem ich laut rief: Mit Gottes Hülfe, es ist gelungen, die Ader ist wieder da! — Zu seiner Ueberzeugung, dass die Ader schon in Thätigkeit sei, wurde ihm das fliessende Blut gezeigt. Er musste sogleich einige Bewegungen machen.

Da aber seine Mutter einwendete, die Heilung ihres Sohnes sei noch nicht möglich, da er noch das Zeichen der Verdammniss trage (nämlich schwarzen Schmutz auf der Brust), so wurde dieser alsbald abgerieben und die Haut gereinigt. Der Sohn gab jetzt, nach weiterem religiösen Zuspruch, den Umstehenden die Hände, kleidete sich selbst aus und an und fing am folgenden Tage mit Korndreschen seine Arbeit wieder an. Auch die Mutter, als sie sich von dem wirklichen Bestand der Heilung überzeugte, fing wieder an in alter Weise fleissig zu sein, und beide sind körperlich und geistig genesen.

(Berlyn, in Nasse, Zeitschrift für psych. Aerzte. II. 1819. p. 363. seqq.)

XI. — Herzkrankheit. Hypochondrisches Irresein. Mehre fingirte Operationen ohne entscheidenden Erfolg. Fieberhafter Zustand. Heilung. Rückfall. „Lucie M., 50 Jahre alt, ohne erbliche Disposition zum Irresein, im 14ten Jahre chlorotisch, im 22sten Jahr verheirathet (zwei Abortus und acht regelmässige Geburten); während der zweiten Schwangerschaft heftige Kopfschmerzen mit Schwindel und Delirien, die erst mit der Geburt ganz aufhören; seit 20 Monaten nicht mehr menstruirt. — Im December 1839 wird sie von allgemeinem Uebelbefinden befallen, mit Stichen in der Magengegend, Klopfen im ganzen Körper und Nervenzufällen. Während ihres Aufenthalts im Hospital erinnerte sich die Kranke plötzlich, aus einem Brunnen getrunken zu haben, in dem drei Spinnen waren. Von dort an ist sie überzeugt, diese verschluckt zu haben, und sie verfällt in die heftigste Agitation, wesshalb sie am 11. Februar 1840 in die Irrenanstalt von Tours gebracht wird.

Sie gibt Formication und Beissen in allen Theilen an, Stiche und Klopfen in der Brust, dem Magen und Unterleib, den Gliedern; Ohrensausen, Schlaflosigkeit, Schwindel, sonderbare Träume. Ihr Gedankengang ist geordnet, ihre Antworten richtig; sobald sie sich aber dem Gegenstand ihres Delirium überlässt, wird sie aufgeregt, und spricht dann nicht nur von Spinnen, welche sie innerlich verzehren, sondern vom Teufel, von Schlangen und Thieren aller Art, welche an ihr nagen. Leichte Hypertrophie des Herzens mit Blasen beim ersten Ton; harter Puls (calmirende Mittel, Digitalis). Beständige Unruhe und Verzweiflung an der Möglichkeit der Heilung (Gummigutt). In die dadurch erregten Stühle werden heimlich drei Spinnen gebracht, welche die Kranke selbst entdeckt, aber sogleich einwendet, dies seien die Alten, sie haben aber Junge zurückgelassen, welche sie im Bauche fühle. Derselbe Kunstgriff wurde zweimal wiederholt, aber die Kranke versicherte, die Spinnen vermehren sich unaufhörlich, sie seien jetzt vom Kopf bis zu den Füssen in ihr. Jeder Versuch, sie von dem Ungrund des Wahns zu überzeugen, wird mit Schelten und Drohungen erwiedert.

Nun wird ihr der Vorschlag einer Operation gemacht, durch welche alle Spinnen unfehlbar entfernt werden müssen. Sie nimmt ihn mit Freuden an, seufzt nach der Stunde der Operation und spricht von ihrer Heilung mit Hoffnung und Vertrauen. Die Operation wird mit einiger

Feierlichkeit, um auf die Phantasie der Kranken einen Eindruck zu machen, in Gegenwart vieler Aerzte vorgenommen, und besteht in einer leichten Incision in die Haut des Rückens; man lässt einige in Bereitschaft gehaltene Spinnen über das Bett laufen und gibt an, solche ausgezogen zu haben; sie sagt, sie fühle das Ausziehen wohl und freut sich sehr über dieses Resultat. Diese kleinen Einschnitte werden nun sehr häufig in allen Gegenden des Körpers wiederholt; während dieses Zeitraums bekommt die Kranke ein intermittirendes Fieber (Chinin, Antispasmodica), ist immer sehr aufgeregt, fühlt unerträgliche Schmerzen im ganzen Körper, verfolgt den Arzt mit steten Bitten neuer Operationen; einmal stürzt sie sich, ohne Schaden zu nehmen, zum Fenster hinaus, ein anderesmal machte sie Strangulationsversuche. Endlich wird ihr erklärt, dass jetzt keine Spinnen mehr vorhanden seien, und um sie davon zu überzeugen, werden zwei neue Incisionen, die Schlundsonde und Laxanzen angewandt. Am 9. September noch wollte sie aus der Anwesenheit der Spinnen mehre physiologische Phänomene, das Heben und Sinken des Larynx, den Arterienschlag etc. erklären, liess sich aber alsbald überzeugen, dass diese Erscheinungen bei allen Menschen vorkommen. Nun trat ein fieberhafter Zustand ein mit Kopfschmerzen und Ohrensausen, und am 18. September waren alle Symptome verschwunden. Die Kranke ist völlig ruhig, heiter, dankbar, und wird in der Küche beschäftigt. Die unvorsichtig gegebene Nachricht vom Tode ihres Mannes betrübt sie sehr, stört aber ihre geistige Gesundheit in keiner Weise. — Allein in dem nächsten, sehr harten Winter, in den dürftigsten Umständen lebend, mit Kälte und Nahrungsorgen kämpfend, erlitt sie einen Rückfall, mit heftigen Palpitationen, Agitation, Tobsucht und Selbstmordversuchen. Die Kranke wurde nun nicht mehr nach ihren Wahnideen behandelt, sondern genas allmählig unter einsamer Pflege, Begiessungen, Douchen, narcotischen und auf den Darm ableitenden Mitteln."

(Charcellay, Annales médico-psychologiques. II. 1843. p. 485. seqq.)

ZWEITES CAPITEL.

Die Melancholie im engeren Sinne.

§. 116.

Anomalieen der Selbstempfindung, der Triebe und des Wollens. Nachdem in manchen Fällen längere oder kürzere Zeit ein Zustand geistigen und körperlichen unbestimmten Uebelbefindens, oft mit hypochondrischer Verstimmung, mit Niedergeschlagenheit und Unruhe, manchmal mit Empfindung der Gefahr, irre zu werden, vorausgegangen ist, wird immer mehr ein psychischschmerzhafter Zustand herrschend, welcher an sich andauert, aber noch durch jeden psychischen Eindruck von aussen verstärkt wird. Dies ist die wesentliche Seelenstörung in der Melancholie, und dieses psychische Wehethun besteht für die Kranken selbst in einem

Gefühl von tiefem geistigem Unwohlsein, von Unfähigkeit zum
Handeln, von Unterdrückung aller Kraft, von Niedergeschlagenheit
und Traurigkeit, in einer totalen Herabstimmung des Selbstgefühls.
Sobald dieser Zustand des Sensoriums einen gewissen Grad erreicht hat, ergeben sich aus ihm die wichtigsten und ausgedehn-
testen Folgen für das ganze Verhalten des Kranken.

Die Stimmung nimmt einen durchaus negativen Charakter (des
Verabscheuens) an. Indem jeder, auch der leichteste und früher
adäquateste Eindruck Schmerz erregt, können sich die Kranken
über Nichts, auch das Angenehmste nicht mehr freuen, sondern
werden von Allem unangenehm afficirt und finden in allem Aeusseren stets neue Motive des Schmerzes. Alles ist ihnen widerwärtig geworden, sie zeigen sich reizbar, ärgerlich, verstimmt durch
jede Kleinigkeit, und reagiren dagegen entweder mit steten Aeusserungen der Unzufriedenheit, oder, und dies ist der häufigere
Fall, sie suchen jedem psychischen Eindrucke von Aussen zu entgehen, indem sie sich scheu aus der Gesellschaft der Menschen
zurückziehen, und völlig geschäftlos und müssig die Einsamkeit
aufsuchen. Die Stimmung des allgemeinen Widerwillens und Ne-
girens spricht sich meistens zunächst aus als Abneigung gegen die
Umgebung, gegen Familie, Freunde, Angehörige, welche oft zu
wahrem Hasse sich steigert, als eine totale, unangenehme Veränderung des Charakters.

Ein solcher, aber ganz chronischer Zustand habitueller Gemüthsverstimmung und übler Laune mit Hang zu allgemeiner
Negation, Argwohn etc. findet sich nicht ganz selten unter den
scheinbar Gesunden (namentlich weiblichen Geschlechts) und wird
sehr selten als ein krankhafter erkannt, obwohl er sich von anderweitig entstandenen üblen Charaktereigenschaften des Gesunden
durch die nicht seltene Entstehung aus nachzuweisenden Krankheiten, durch mannigfache psychisch nicht begründete Remissionen
und durch ein dem Kranken selbst zuweilen sich aufdrängendes
Gefühl, wider besseres Wissen und Wollen feindlich, negativ sich
verhalten zu müssen und zu der bleibenden Missstimmung eigentlich nicht berechtigt zu sein, unterscheidet.

Nicht selten findet sich in der einfachen Melancholie ein Zustand des Sensoriums, durchaus analog dem bei der Hypochondrie
geschilderten (p. 220), wobei die Gegenstände der Aussenwelt, sofern sie durch die Sinneseindrücke zum Bewusstsein kommen, zwar
richtig aufgefasst und unterschieden werden, aber einen von dem
sonst gewohnten wesentlich anderen Eindruck hervorbringen, von
dem nur verständigere und gebildetere Kranke Rechenschaft geben.
„Es scheint freilich," sagen solche Melancholische, „dass Alles um

mich noch ebenso ist, wie früher, aber es muss doch auch anders
geworden sein; es hat noch die alten Formen, es sieht wohl Alles
noch eben so aus, aber es ist doch wieder mit Allem eine grosse
Veränderung vor sich gegangen etc." Diese Verwechslung des
subjectiv veränderten Verhältnisses des Kranken zur Welt mit deren
objectivem Anderssein ist der Anfang eines Traumzustandes, in
dessen höchsten Graden es dem Kranken zu Muthe ist, als sei die
reale Welt ganz versunken, untergegangen oder ausgestorben und
nur eine Schein- und Schattenwelt übrig geblieben, in der er zur
eigenen Qual fortzuexistiren habe.

Im Anfange fühlt der Kranke sehr wohl die Veränderung seines
psychischen Seins, aller seiner Neigungen und Affecte; er sucht
sie zuweilen noch zu verbergen und die Fragen über den Grund
seines sonderbaren Verhaltens ermüden und ärgern ihn dann. Er
fühlt, wie sein früherer Antheil an dem sonst Werthen und Hoch-
gehaltenen in Gleichgültigkeit und tiefer Abneigung allmählig unter-
geht, er klagt selbst über die Unnatürlichkeit und Verkehrtheit
seiner Empfindungen und wenn sein Pessimismus sich an den Aussendingen im Aufsuchen schlimmer Seiten erschöpft hat, wird ihm das
eben zum Gegenstand neuer Schmerzen und Klagen, dass er sich
über Nichts mehr freuen kann, sondern Alles negiren muss. Die
ungewohnten Eindrücke von der Aussenwelt erregen ihm Staunen,
Kummer, Entsetzen; er fühlt sich herausgetreten aus der früheren
Gemeinschaft mit den Menschen, und dies Gefühl der Isolirtheit
und der exceptionellen Stellung, in der er sich befindet, begünstigt
einerseits noch die Beschränkung aller Ideen auf die Verhältnisse
der eigenen Person und die Beziehung von Allem auf sich, andererseits geht aus diesem Gefühle der Isolation Misstrauen gegen Alles,
Argwohn, Angst und Besorgniss vor allen möglichen Unfällen, zuweilen eine feindliche, angreifende Stimmung gegen die Welt,
häufiger ein wehrloses, ohnmächtiges Zurückziehen und Versinken
in sich selbst hervor.

Die Empfindung der veränderten eigenen Persönlichkeit, das
Dunkle und Unklare der unbestimmten Gefühlsbelästigung ist Anfangs für den Kranken das Drückendste. Wohl steht er zuweilen
im Beginn durch das Geständniss, dass seine Furcht absurd, dass
einzelne ängstliche Vorstellungen, die sich aufdringen, falsch seien,
eben mit dem Bewusstsein seines Zustandes innerlich über demselben; aber da er fühlt, wie es ihm unmöglich ist, anders zu
fühlen, zu denken, zu handeln, wie er des Widerstandes unfähig
und dieser unnütz ist, so erhält er von dieser Ueberwältigung des
Ich (§. 22) die Empfindung des Beherrschtwerdens, des widerstand-
losen Hingegebenseins an fremdartige Einflüsse, dem später die

Vorstellungen des Heimfalls an finstre Mächte, einer geheimen
Leitung der Gedanken, des Besessenseins etc. entsprechen.

Die Hemmung der Strebung, welche mit zur Grundstörung
der Melancholie gehört, äussert sich als Unthätigkeit, Verlassen
jeden Geschäfts, steter Zweifel und Schwanken, Unentschlossenheit, Willenlosigkeit. In den höheren Graden spricht sich dies als
eine wahre Erstarrung und Stumpfheit, indem kein Eindruck mehr
Willensreaktion hervorruft, in den mässigeren Graden als Langsamkeit, Einförmigkeit, Zaudern in Bewegung und Handlung, Gefühl von Unfähigkeit zur kleinsten geistigen Arbeit, sobald sie
wirklich nach aussen treten soll, Liegenbleiben im Bette etc. aus.

Häufig sind Gefühle von Beängstigung, welche oft vom Epigastrium und der Herzgegend auszugehen und nach oben zu steigen
scheinen. „Hier,“ so sagen viele dieser Kranken und deuten dabei auf die Magengrube, „hier sitzt es wie ein Stein, wäre es doch
hier weg!“ etc. Diese Angstgefühle steigern sich mitunter zu einem
unerträglichen Zustand, einer Verzweiflung, welche dann meistens
in Tobsuchtausbrüche übergeht. Ausserdem erscheinen diese Zustände äusserlich in mannigfacher Gestalt je nach dem früheren
Charakter des Kranken, nach den psychischen Ursachen, nach begleitenden körperlichen Anomalieen etc., bald unter der Mimik des
Grams und Kummers, als stummer Trübsinn, in sich gekehrtes,
finstres, passives, verschlossenes Wesen, bald als laute Selbstan-
klage, mit Weinen, Händeringen und höchster Unruhe, bald als
krankhafter Eigensinn und hartnäckige Widerspenstigkeit, bald als
gegen sich gerichteter Zerstörungstrieb.

Einmal äussert sich der Melancholische mit Allem unzufrieden,
findet Alles schlecht und mangelhaft, dann ist ihm wieder alles
Aeussere gleichgültig, da er von seinem Gefühle des eigenen Unglücks und Leidens ganz in Anspruch genommen ist, oder er äussert wohl auch, „dass für ihn Alles zu gut sei und dass einem so
schlechten Geschöpfe, wie er es sei, nicht verächtlich und gering-
schätzend genug begegnet werden könne.“

Alle diese Veränderungen in der Stimmung der Melancholischen sind im ersten Anfang meist objectlos und beruhen nicht auf
einzelnen bestimmten irrigen Vorstellungen, daher ist der Kranke
im Beginn auch nicht fähig, Rechenschaft über den Grund seines
Affects zu geben. „Ich fürchte mich.“ — Warum? — „Ich weiss
es nicht, aber ich fürchte mich.“ (Esquirol), so sprechen solche
Kranke, und es lässt sich damit gleich erwarten, was die Beobachtung vollkommen bestätigt, wie Zuspruch, Zärtlichkeit, Raisonnement keinen Einfluss auf den durch die Gehirnkrankheit gesetzten depressiven Affect haben können und wie die Vorstellungen,

welche aus diesen Affecten heraus entstehen, eine innere subjective Begründung und damit einen Charakter von Unwiderleglich-
keit haben müssen, der sie für Vernunftgründe unzugänglich macht
und höchstens den Wechsel einer traurigen Vorstellung mit einer
andern gestattet.

§. 117.

Anomalieen des Vorstellens. Die schmerzliche Concentration unterdrückt die Lebhaftigkeit und den gesunden Wechsel
des Vorstellens. Wenige Gedanken beschäftigen den Kranken anhaltend, und er äussert fast nur monotone Klagen über sich selbst,
die mit ihm vorgegangene Veränderung, über einzelne Ereignisse
aus der Zeit der beginnenden Erkrankung etc. Die Neigung zu
geistiger Mittheilung ist meist sehr vermindert; der Kranke verstummt oft vollständig oder seine Rede wird schüchtern, stockend,
leise, abgebrochen. Ein von uns beobachteter Melancholischer
brachte mehre Jahre in absolutem Stillschweigen zu und äusserte
die herrschende Stimmung nur in seiner Angst und Trauer aus-
drückenden Physionomie und in zeitweisem heftigem Weinen und
Händeringen. In andern Fällen geht Wehklagen, Stöhnen, Bitten,
Flehen in lautem, ununterbrochenem Strome, aber stets desselben
Inhalts fort; trotz der ausserordentlichen Monotomie des ganzen
geistigen Lebens empfindet der Kranke nie Langeweile.

Neben dieser formalen Störung treten nun der Stimmung entsprechende falsche Gedankeninhalte und Urtheile auf. Der Kranke
fühlt sich z. B. in einem Zustande von Seelenangst, wie ihn der
Verbrecher nach einer schweren That empfinden muss, es ist ihm
zu Muthe, wie wenn er selbst ein Verbrechen begangen hätte und
er kann dieses Gedankens nicht mehr Herr werden. Da er aber
in seiner Erinnerung kein wirkliches Verbrechen findet, so hält er
sich an irgend ein unbedeutendes Ereigniss, wo er einen kleinen
Fehler, eine kleine Unvorsichtigkeit begangen oder auch nicht einmal begangen hat, und macht so irgend welchen Vorfall zum
Mittelpunkt des Deliriums, indem er in ihm allen Grund seines
jetzigen Zustandes und fernerer Befürchtungen findet. Oder er
fühlt sich ruhelos, von unbestimmter Qual herumgetrieben, es ist
ihm, wie einem von Feinden Verfolgten; bald hält er sich wirklich
für verfolgt, von Feinden, geheimen Complotten, Spionen umgeben,
und da er Alles auf sich bezieht, findet dies Delirium in jedem
geringfügigen Umstande Nahrung.

Oder der Kranke, der früher religiöse Vorstellungen nährte,
fühlt, wie auch zu diesem Kreise von Anschauungen sein ganzes
Verhalten sich geändert hat, wie ihm der Zustand von Angst und

Unruhe jede Gemüthssammlung unmöglich macht, wie er daher
nicht mehr beten kann oder wenn er es versucht, auch hier von
finstern, negativen Vorstellungen belästigt wird, wie er von der
Kirche so gut als von allem Uebrigen nur widrige Eindrücke erhält; so erscheint er sich in seiner Ausnahmsstellung als ein Ver-
worfener, unmittelbar von Gott Verstossener, dem Teufel und der
ewigen Verdammniss Uebergebener, und bald erheben sich die
Vorstellungen eigener Verschuldung, vielfacher Sünden, vernach-
lässigter Pflichten etc., wo es dann vom Zufalle abhängt, auf
welchem Gedanken gerade der Kranke ruhen bleibt, um ihn als
halb oder ganz fixirten stets zu wiederholen.

Einen wesentlichen Charakter haben eben alle diese melancholischen Delirien, den der Passivität, des Leidens, des Beherrscht-
und Ueberwältigtwerdens. Aber man sieht leicht ein, wie mannigfaltig ihr specieller Inhalt nach der Bildungsstufe und dem Charakter,
nach früheren Erlebnissen und nach zufälligen Eindrücken bei den
einzelnen Kranken sein muss. Dasselbe Gefühl des Sich-selbst-
verlorenhabens, des Hingegebenseins an fremdartige, bizarre Empfindungen und Vorstellungen, das dem abergläubischen Bauer die
Vorstellung des Behextseins erweckt, kann beim Gebildeteren z. B.
die Idee hervorrufen, unter geheimen Einflüssen anderer Menschen,
unter Beeinträchtigungen durch Electricität, Magnetismus, Chemie etc.
zu leiden. Dem Einen ist es, als seien seine liebsten Güter, Kinder, Verwandte, oder sein Vermögen für ihn zu Grunde gegangen;
er glaubt es und fürchtet nun mit seiner ganzen Familie aus vollständigem Mangel verhungern zu müssen. Ein Anderer hält sich
für ruinirt in seinen Geschäften, für abgesetzt von seinem Amte,
für verwickelt in die schwersten Criminal-Untersuchungen, klagt
sich an, seine Familie an den Bettelstab gebracht, dem Elend preisgegeben zu haben etc. Ein Andermal ist es dem Kranken, wenn
er so die Umwandlung seiner ganzen Empfindungsweise und die
Unmöglichkeit fühlt, das gewohnte Mass humanen Antheils an der
Welt und menschlicher Beschäftigung festzuhalten, als könne er
selbst gar kein Mensch mehr sein, als müsse er zum Thier geworden, ja in ein Thier verwandelt sein. Wie der Wechsel der
Lebensanschauungen und der Sitten überhaupt dem Irresein verschiedene Ausdrücke und Färbungen gibt, während die Empfin-
dungsweisen an sich natürlich immer dieselben sind und die allgemeinen Beziehungen der Liebe, der Familien-Anhänglichkeit, der
Freundschaft etc. für alle Zeitalter als gleich bedeutende Stoffe der
Gemüthsinteressen bestehen bleiben, so hat auch das Delirium der
Melancholischen zu verschiedenen Zeiten verschiedene Ausdrücke
gehabt. Es sind aber immer dieselben Grundstörungen der Selbst-

empfindung, ob der Schwermüthige im Alterthume die Furcht äusserte, Atlas möchte, seiner Last müde, das Himmelsgewölbe herunter fallen lassen, ob er im Mittelalter mit Hexen, Gespenstern und Wehrwölfen zu thun hatte, ob er in der Gegenwart sich vor der Polizei fürchtet, oder sich mit dem Wahne grosser verunglückter Speculationen und beeinträchtigter Geldinteressen beschäftigen mag.

Die Entstehungsweise dieser Delirien ist also die bereits mehrfach erwähnte. Der Kranke fühlt seine traurige Verstimmung; er ist gewohnt, dass Traurigkeit nur auf widrige Anlässe in ihm entsteht; das Causalitätsgesetz heischt auch hier Grund und Ursache, und ehe er sich nach solchen ausdrücklich gefragt hat, tauchen schon als Antwort allerlei finstre Gedanken, trübe Ahnungen und Befürchtungen auf, über denen er so lange brütet und grübelt, bis einzelne Vorstellungen stark und bleibend genug geworden sind, um sich, wenigstens zeitenweise, zu fixiren. So haben diese Delirien wieder den wesentlichen Charakter von Erklärungsversuchen für den eigenen Zustand.

Im Beginn, und in manchen Fällen sogar während der ganzen Dauer der Melancholie kann eigentliches Delirium ganz fehlen; die Kranken beurtheilen ihre eigene Lage und die Aussenwelt ganz richtig, analysiren ihre Empfindungen mit Schärfe, wünschen lebhaft sich ihnen entziehen zu können, sind aber hiezu unfähig.

Unter den Fällen ausgesprochener Melancholie besteht ein wichtiger Unterschied darin, ob sich die Kranken in einem tieferen Traumzustande befinden, oder ob ihr Rapport mit der Aussenwelt ein ganz wacher ist. Erstere Fälle sind gewöhnlich weit mehr acuter Entstehung, nähern sich der „Melancholie mit Stumpfsinn" und geben im Allgemeinen eine bessere Prognose als die zweite Art, welche meist langsam sich ausbildet und eine weit mehr chronische Dauer hat. Die ersteren sind einer schnellen Beendigung, wie mit einmaligem Erwachen, fähig, die letzteren nie.

§. 118.

Anomalieen der Sinnesempfindung und Bewegung begleiten häufig diese geistigen Störungen, theils die §. 49 erwähnten Empfindungen von Leerheit, Abgestorbensein des Kopfs, der Glieder, ja des ganzen Körpers, theils widrige Empfindungen auf der ganzen Hautoberfläche, die den Wahn des Electrisirtwerdens erregen, theils Hyperästhesie des Gesichts und Gehörs (Zittern, Zusammenfahren beim kleinsten Geräusche, vielleicht eine Grundlage der sog. Panphobie).

Das eigentliche Irresein der Sinne, die Hallucinationen und Illusionen haben ganz den Charakter und das Gepräge der schmerzlichen Gemüthsverstimmung. Der Kranke sieht die Zurüstungen zu seiner Hinrichtung, er hört die Gerichtsdiener, die

ihn abholen wollen; er sieht sich von den Flammen der Hölle umgeben; Abgründe scheinen sich vor seinen Füssen zu öffnen; Gespenster kommen, ihm das Gericht anzukündigen; Stimmen verfolgen ihn, die ihn verspotten und beschimpfen etc. etc. Eine junge
Melancholische, die wir beobachteten, sah sich aus dem Spiegel
einen Schweinskopf entgegenstarren, und glaubte sich von da an
eine Zeit lang in ein solches Thier verwandelt. Am häufigsten
und mannigfaltigsten sind die Hallucinationen in derjenigen schwereren Form der Melancholie, welche mit völliger Insich-versunken-
heit und theilweisen Schwinden des Bewusstseins der Aussenwelt
verbunden ist (s. unten Melancholie mit Stupor). Auch im Ge-
ruchs- und Geschmackssinn kommen Hallucinationen ziemlich häufig
vor; die letzteren, namentlich als widrige, metallische Geschmäcke
liegen oft dem Wahn, vergiftet oder durch eine gewisse Speise
verhext worden zu sein, zu Grunde. Die subjectiven widrigen Gerüche erwecken die Vorstellung, von Leichnamen umgeben zu
sein, selbst in Verwesung überzugehen etc.

Mit dem Auftreten und Zunehmen der Hallucinationen reagirt
der Kranke erst vollends auf imaginäre Verhältnisse und wird dadurch der realen Welt immer mehr entfremdet. Oft werden die
Hallucinationen zum Gegenstand neuer Erklärungen, und die trüb-
sten und abgeschmacktesten Ideen von einer Gespensterwelt, von
unter der Erde angebrachten Maschinen, die auf den Kranken
einwirken etc., haben ihren Ursprung in diesen, oft lange oder
während der ganzen Krankheit gar nicht geäusserten Sinnesano-
malieen.

Die Bewegungen der Melancholischen tragen durch-
aus das Gepräge des herrschenden schmerzlichen Affects. Meistens
sind sie träge, langsam, unterdrückt, der Kranke bleibt gerne im
Bette liegen, steht oder sitzt Tage lang in einem Winkel, ohne
von seiner Umgebung Notiz zu nehmen. Oft ist die ganze Stellung und Haltung des Kranken starr, unbeweglich, bis zur statuen-
artigen Fixität. Die Glieder sind dabei entweder steif und leisten
den Versuchen, ihnen eine andere Lage zu geben, ziemlichen Widerstand, oder sie sind biegsam, beweglich und behalten oft die ihnen
gegebene Stellung bei (cataleptische Zustände). Die Gesichtsmuskeln sind oft in anhaltender einseitiger Contractur, die Züge un-
veränderlich, gespannt, die Stirne gerunzelt, die Mundwinkel her-
abgezogen; dies, noch verbunden mit der meist graueren, livideren
Hautfärbung, gibt den Melancholischen fast immer ein älteres Aussehen. Der Blick ist oft zur Erde gesenkt, anderemale das Auge
starr geöffnet, mit dem Ausdruck des Schmerzes, der peinigenden
Spannung oder des Staunens.

Ein wesentlich anderes Verhalten zeigen die Bewegungen in der Form der Melancholie, wo sich die innere Angst auch in körperlicher Unruhe äussert (Melancholia agitans); auch innerlich besteht hier oft ein wirres Durcheinanderjagen der Gedanken, diese bleiben aber im Wesentlichen ohne Wechsel, monoton, durch welchen Mangel an Productivität sich der Zustand von der Manie unterscheidet. * Die Kranken treiben sich dann unstet umher, oft weinend und händeringend; oft zeigen sie Neigung im Freien herumzuirren, an entfernte Orte, zu Verwandten, Freunden zu laufen (Melancholia errabunda). Dabei werden oft die Hände gerungen, auch wohl die Arme in drehenden und zappelnden Bewegungen hin- und hergeworfen. Mit Recht findet man in diesen beiden Aeusserungsweisen des krankhaften psychischen Schmerzes die Analoga zu den Erscheinungen des peinlichen Affects bei Gesunden, einerseits zu dem Starrwerden vor Schrecken und Bestürzung, andrerseits zu der körperlichen Unruhe und Aufregung (Herumlaufen, Gänge ins Freie etc.), welche man in solchen Gemüthslagen beobachtet.

Die ausserdem vorhandenen Störungen des körperlichen Befindens sind begreiflich ohne allen Werth für die Diagnose des „Irreseins" überhaupt oder einer bestimmten Form desselben, von um so grösserem dagegen für die Aetiologie und Therapie. Sie sind nicht constant, und stehen zu dem Irresein in einem verschiedenen Verhältnisse. Bald sind sie Symptome schon früher bestandener Krankheiten, welche das Ihrige zur Entstehung der Gehirnkrankheit beitrugen (z. B. Arterien-Affectionen), bald zufällige Complicationen, bald — und dieses sind die wichtigsten — Symptome der Gehirnkrankheit selbst. Zu den letzteren gehört namentlich:

1) Der Mangel oder die Verminderung des Schlafes, so dass die Kranken entweder ganz schlaflos bleiben, oder sich von ihrem Schlummer so wenig erquickt fühlen, dass sie behaupten, wach geblieben zu sein (eine Art inneres Fortwachen bei eingeschlafener Sinnesthätigkeit). Schwere, widrige Träume sind häufig und die Hallucinationen entstehen nicht selten in den Zeiten des Uebergangs von Schlaf zum Wachen.

2) Schmerzhafte Empfindungen im Kopfe, Hitze, Druck, Schwere, Schwindel, Gefühl von Leere, von Wasser etc. im Schädel, eine rauschartige Benommenheit, Ohrensausen, auraartige Empfindungen, leichte Muskelzuckungen, wandernde Schmerzen in verschiedenen Theilen, der Brust, der Wirbelsäule, der Magengrube etc., Unempfindlichkeit einzelner Hautstellen, Gefühle, als ob ihnen einzelne Glieder nicht mehr angehörten, eine wesentliche Herabsetzung der sexuellen Empfindungen sind die Hauptsymptome einer veränderten Action der Nervenapparate. Oefters stehen diese Sensationen im directesten Bezug zu der psychischen Störung. Z. B. Eine a. 1857 beobachtete 32jährige melancholische Magd hat viele neuralgische Stirnkopfschmerzen rechts und lebhafte Empfindlichkeit am rechten Supraorbitalnerven. Alle Tage kommen Anfälle, welche mit einem

---

* Vgl. Richarz, Zeitschr. f. Psychiatrie. XV. 1858. p. 28.

„Herumfahren" über dem rechten Auge beginnen, worauf sogleich der ganze Kopf ergriffen wird, die schwermüthige Stimmung sich ungemein steigert und die Kranke ganz verwirrt wird.

3) Sehr häufig leidet die Verdauung und wie bei fast allen Gehirnkrankheiten, tritt gerne Verstopfung ein. Hieraus können sich einige Missgriffe in der Aetiologie, die Annahme hypothetischer Stockungen und Infarkten ergeben, während schon die so ganz gewöhnliche Beobachtung, wie bei den traurigen Affecten des Gesunden so leicht secundäre Störungen in der Function des Darmcanals auftreten, auf das richtige Verhältniss hinweist. — Zuweilen allerdings, namentlich im Anfang, finden sich die ausgesprochenen Zeichen eines gastro-intestinalen Catarrhs; öfter findet man nur die Zunge belegt und den Appetit abnorm, entweder mangelnd, oder — und zwar gar nicht selten — vermehrt, indem das Gefühl der Sättigung zu fehlen scheint. Eine auffallende Gefrässigkeit und Naschhaftigkeit der Kranken bildet oft einen sonderbaren, beinahe lächerlichen Contrast mit ihrer traurigen Verstimmung; man sieht sie z. B. grosse Stücke Kuchen mit Hast hinunterschlingen, dabei aber stets über ihre vielen Sünden, den Verlust ihrer Seligkeit oder alles zeitliche Unglück fortjammern. — Der bei so vielen dieser Kranken sich findende Druck in der Herzgrube scheint vom Zwerchfell oder den Bauchmuskeln herzurühren. Er ist übrigens noch nicht ganz erklärt, was zu bedauern, denn er scheint oft die Angstempfindungen zu unterhalten und man dürfte hoffen, durch seine Beseitigung den Kranken wesentlich zu erleichtern. — Bei einer a. 1857 beobachteten jungen Frau, welche nach einer reichlichen Tartarus-emeticus-Behandlung (wegen Pneumonie) an langwierigen und schweren Erscheinungen von Ulcus ventriculi chron. litt, standen die öfters eintretenden Anfälle acuter Melancholie mit Angstempfindungen und Palpitationen, in Verbindung mit Füllung des Magens, leichten Diätfehlern, Säurebildung u. dgl.

Die Verweigerung der Nahrung, welche bei den Melancholischen nicht selten vorkommt und bei längerer Dauer und Hartnäckigkeit wegen der anzuwendenden Zwangsmittel und der dennoch höchst mangelhaften Ernährung eine unangenehme Complication bildet, geht häufig aus der Furcht vor Vergiftung, anderemale aus verschiedenen anomalen Empfindungen im Unterleib, als ob alles verschlossen, gar kein Raum für Speise mehr da sei u. dgl., aus gänzlich mangelndem Gefühl des Appetits hervor; noch anderemal ist es ein Versuch des Selbstmords durch Verhungern oder es liegen dieser Enthaltsamkeit die Vorstellungen einer Art von Sühne durch Hungern, von Versündigung durch den Genuss von Nahrung, Hallucinationen, Stimmen, welche den Kranken geboten haben zu fasten etc. zu Grunde. Schwerere Erkrankungen der Darmschleimhaut, namentlich die acuten ausgebreiteten Catarrhe, scheinen zuweilen jene Vorstellungen zu wecken und zu unterhalten. Die Nahrungsverweigerung ist aber auch, wie Guislain (Leç. or. p. 265) richtig bemerkt, öfters nur eine Art überhaupt Opposition zu machen, wie die willkürliche Stummheit; sie kann endlich auch blos auf Nachahmung beruhen. — Die nächsten Folgen der Abstinenz sind gemeinhin rasche Abmagerung, trockene Haut, verlangsamte Respiration, träger Stuhl, sparsamer Harn.

4) Die Ernährung des Körpers leidet häufig Noth. Die Kranken magern ab, die Haut verliert ihren Turgor und ihre Frische, wird bleich, welk und häufig trocken. Ein ähnliches Verhalten zeigt sich in Folge trauriger Affecte bei Gesunden; doch hat man mit Recht darauf aufmerk-

sam gemacht, wie die Gemüthsverstimmung der Schwermüthigen durchaus nicht eine so tiefe Zerrüttung des ganzen Organismus zur Folge hat, wie sie durch gleich schwere und langwierige Affecte bei Gesunden sicher eintreten würde. Es wird dies besonders dem Umstande zuzuschreiben sein, dass diese Kranken doch in der Mehrzahl der Fälle weit mehr Nahrung zu sich nehmen und besser verdauen, als dies bei tiefen Gemüthsaffecten des gesunden Lebens der Fall ist; sobald sie dagegen, z. B. bei Verweigerung freiwilliger Speise-Aufnahme nur nothdürftig genährt werden, so tritt schnell ein acuter Marasmus, oft mit schweren, tödtlichen Localleiden (lobulärer Pneumonie, Brand der Lungen) auf.

5) Die Respiration ist häufig verlangsamt, unvollständig und schwer; der Brustbeklemmung sucht der Kranke durch Seufzen Luft zu machen. Palpitationen sind sehr häufig und die Angstempfindungen des Kranken gehen oft vom Herzen aus. Schon oben ist dieser Circulationsstörungen und ihrer für die Entwicklung und Unterhaltung der Gehirnkrankheit sehr wichtigen Bedeutung gedacht worden. Der Puls kann von der verschiedensten Beschaffenheit sein; oft ist er klein und selten; Hände und Füsse sind oft anhaltend kalt, namentlich bei den ganz unbeweglichen Kranken, und cyanotisch bis zur Bleifarbe.

6) Störungen der Menstruation, Fehlen, Unregelmässigkeit derselben sind häufig genug; in manchen Fällen sieht man mit ihrem Wiedereintritt die Krankheit aufhören, in anderen bleibt sie ungestört, oder der Zustand verschlimmert sich sogar (vgl. oben §. 108).

7) Anomalieen der Harnabsonderung mögen häufiger sein, als man gewöhnlich vermuthet. Leider fehlt es an umfassenden und zuverlässigen Untersuchungen hierüber. — Die Thränensecretion ist, trotz des herrschenden schmerzlichen Affectes, doch nur sehr selten gesteigert. Chronische Krankheiten der Eingeweide, Lungentuberculose, Hautkrankheiten, chronische Darmcatarrhe etc. bilden sich oft während der Schwermuth aus oder machen schleichend ihren Verlauf weiter. Wenn der Tod erfolgt, so ist es gewöhnlich durch eine dieser Krankheiten; nicht allzuselten kommen tödtliche Ausgänge durch Nahrungsverweigerung, bei der Melancholie mit Stumpfsinn solche auch ohne dieses Moment, unter den Erscheinungen des zunehmenden Gehirntorpors und der Gehirnparalyse (wo denn zuweilen reichliches Gehirnödem gefunden wird) vor.

§. 119.

Der Verlauf der einfacheren Formen der Melancholie ist oft sehr acut, da z. B., wo ein ganz kurzes Stadium schmerzlicher Gemüthsverstimmung mit tiefer Angst der Entwicklung der Manie, namentlich auch der intermittirenden, vorausgeht. In der Regel aber ist der Verlauf der Schwermuth chronisch, mit Remissionen, seltener mit vollständigen Intermissionen von verschiedener Dauer. Einmal haben wir bei einer tief Melancholischen (Vorstellungen gänzlichen Vermögensverlustes, verhungern zu müssen etc.) ein vollständiges lucidum intervallum, kaum eine Viertelstunde andauernd, ohne alle bemerkbare äussere Veranlassung entstehen, und ebenso plötzlich wieder verschwinden sehen. Die Remissionen sind natürlich im Beginn der Schwermuth und wieder bei Annäherung an die Reconvalescenz am häufigsten.

Uebergänge in Manie und Wechsel dieser Form mit der Schwermuth sind sehr gewöhnlich; nicht selten besteht die ganze Krankheit aus einem Cyclus beider Formen, welche oft ganz regelmässig abwechseln (als „Folie circulaire" von französischen Irrenärzten in neuerer Zeit mehrfach discutirt). Andere Beobachter und wir selbst haben Fälle gesehen, wo regelmässig zu einer gewissen Jahreszeit, z. B. im Winter, tiefe Schwermuth sich einstellt, und diese im Frühling in Manie übergeht, welche im Herbst allmählig wieder zur Melancholie herabsinkt.

Die Bezeichnung „folie circulaire" rührt von Falret (1851) her, der auch die sehr schlechte Prognose dieser Form mit Recht hervorhob. Baillarger (Ann. med. psychol. 1854. VI. p. 369) bemühte sich zu zeigen, dass hierbei nicht zwei verschiedene Anfälle, einer von Melancholie, einer von Manie bestehen, sondern beides zwei Perioden eines und desselben Anfalls seien (hauptsächlich weil zwischen Melancholie und Manie keine ganz reine Intermission vorhanden ist); er nannte sie folie á double forme. — In einzelnen Fällen soll sogar mehre Jahre lang ein täglicher oder regelmässig mehrtägiger Wechsel von Manie und Melancholie beobachtet worden sein.

Ein sehr mässiger Grad von Melancholie mit bedeutenden Remissionen kann viele Jahre lang bestehen; solche Kranke kommen selten und nur bei Exacerbationen oder intercurrirenden Anfällen von Tobsucht in die Irrenanstalten; sie können sich meist in ihren gewohnten Verhältnissen erhalten und sind die Qual ihrer Umgebung und der Gegenstand vielseitiger schiefer Beurtheilung von Seiten der Aerzte und Laien.

Die anhaltende Form der Schwermuth von noch mässiger Intensität dauert gewöhnlich bei einer, nur nicht positiv unzweckmässigen Behandlung, ein halbes Jahr bis zu einem Jahr. Es ist durch eine grosse Zahl von Beobachtungen als unzweifelhaft zu betrachten, dass intercurrirende acute, wie auch neu sich entwickelnde chronische Krankheiten öfters von günstigem Einflusse auf die Melancholie sind, so dass diese mit dem Auftreten jener aufhört. Zu jenen gehört z. B. die Salivation, die Entwicklung von Exanthemen, von intermittirenden Fiebern, zu diesen die Tuberculose. Um so weniger aber wollen sich diese Thatsachen den Begriffen der alten Crisenlehre fügen, als es eben nicht selten Neurosen ohne palpable Ausscheidungen sind (Spinalaffectionen, heftige Zahnschmerzen etc.), mit deren Eintritt die Gehirnkrankheit sich mässigt oder aufhört. *

---

* Vgl. die oben citirten Fälle von Brodie.

Gewiss ebenso häufig aber, als das Verschwinden der Melancholie beim Eintritt anderer Krankheiten, beobachtet man dabei ihr Fortbestehen und sogar ihre Steigerung; oder das Irresein nimmt mit dem Zurücktreten der Schwermuth nur eine andere Form an. So sahen wir z. B. bei einem jungen Manne, der mehre Jahre in tiefer Schwermuth mit nur schwachen Remissionen zugebracht hatte, wie mit dem Eintritt eines heftigen Catarrhs mit Lungenblutungen, den ersten Zeichen einer dann rasch verlaufenden Lungentuberculose, mit gleichzeitiger bedeutender Schmerzhaftigkeit der Wirbelsäule, die Schwermuth nachliess und sich dafür eine ebenso krankhafte Begehrlichkeit und unruhige Heiterkeit einstellte. Analoge Fälle sind gar nicht selten.

Die Genesung erfolgt meist allmählig, unter successiver Abnahme der Verstimmung, Eintritt immer längerer Zeiten von Ruhe und immer vollkommenerer lichter Zwischenräume, Rückkehr früherer Neigungen und Eigenthümlichkeiten, oft unter gleichzeitiger oder vorausgehender Zunahme des Körpervolums.

Ausser dem häufigen Uebergange in eine der maniacalischen Formen kann bei längerer Dauer sowohl die einfache, als namentlich die mit Stupor verbundene Melancholie auch in einen psychischen Schwächezustand, einen mässigeren oder höheren Grad von wahrem Blödsinn übergehen, wahrscheinlich immer unter Entwicklung organischer Alterationen in der Schädelhöhle. Während alsdann die Körperernährung wieder zunimmt, in der Physionomie aber meist ein Ausdruck plumper Verzerrung stehend wird, erlöschen allmählig die traurigen Affecte, während sämtliche psychische Thätigkeiten ihre Energie bleibend verloren haben. Nicht selten entwickeln sich auch Zustände annähernder oder ausgebildeter Verrücktheit, wobei einzelne fixirte, traurige Wahnvorstellungen, namentlich jene Hallucinationen, durch welche bei dem Kranken der Wahn der Vergiftung, der Complotte, des Electrisirtwerdens etc. entstanden und unterhalten worden ist, in fürderhin unheilbarer Weise fortdauern. Solche Kranke, an Verrücktheit, psychischen Schwächezuständen mit Residuen der Melancholie (und Manie) und Hallucinationen leidend, meist mit mannigfachen Exacerbationen in Form eines oder des andern primären Zustandes (Apathie wechselnd mit Turbulenz, oberflächliche Traurigkeit wechselnd mit gleich wenig tiefer Freude etc.) bilden die Mehrzahl der chronischen Formen in den Irrenhäusern; wir werden sie bei der Verrücktheit und dem Blödsinn näher betrachten. Anfangs bleibt oft der Zustand lange stationär in der Form der Schwermuth und zeigt leichte Schwankungen der Besserung und Verschlimmerung; in diesem Zeitraum ist das Urtheil über die Heilbarkeit ausserordentlich schwierig; hat aber ein solcher Zustand von Apathie mit dem Ausdrucke der Schwermuth einmal 3 bis 4 Jahre ohne Intermission gedauert, so sind Genesungen nur noch selten.

Beispiele der einfacheren Formen der Schwermuth mit Ausgang in Genesung.

XII. — Hypochondrie. Tiefe Schwermuth. Febris intermittens. Genesung. N. N., Pfarrer, 43 Jahre alt, von kräftiger Constitution, wird im August 1825 in Siegburg aufgenommen, nachdem er im März d. J. erkrankt war. Die Hauptsymptome hatten bisher in einem Ausdrucke grosser Angst und Unruhe, stierem misstrauischem Blick, blasser Gesichtsfarbe, kurzer Respiration, kleinem und schnellem Pulse bestanden. Er hatte sich einer scheusslichen Lebensweise und grober Vergehungen angeklagt, in einzelnen lichten Augenblicken übrigens seinen Zustand richtiger beurtheilt (Aderlässe, Vesicatore, Nitrum, Brechmittel, Gebrauch eines Stahlbrunnens).

Bei der Aufnahme scheuer unstäter Blick, Ausdruck von Angst und Verzweiflung, voller Bauch, träger Stuhl, erdfahle Gesichtsfarbe, Aeusserungen, dass er sogleich zerrissen, zermalmt, in Stücken gehauen werden würde (Weinsteinsalze mit Schwefel, leichte geistige Beschäftigung).

Im September war der Kranke allmählig ruhiger geworden und zeigte sich weniger geneigt, seine traurigen Gefühle zu äussern. Bald klagte er über Mattigkeit, Kopfschmerzen und es traten nun Anfälle von intermittirendem Fieber in tertianem Typus auf. An den Fiebertagen glaubte er jedesmal bis zum Eintritt des Schweisses, er werde nun sterben und wiederholte dies jeden Augenblick mit dem schrecklichsten Ausdruck von Angst in Blick und Gebärden. Jede Vorstellung, dass er an den vorhergehenden Fiebertagen dasselbe gesagt und geglaubt, wies er mit den Worten zurück: Heute ist es ganz anders, ich muss heute sterben. (Brechweinstein mit Salmiak.) Später kamen die Fieberanfälle täglich und die Todesfurcht wurde geringer. Endlich hörten jene von selbst ganz auf und damit verloren sich auch die zwar früher schon etwas geminderten, aber bis dahin immer noch häufig wiederholten Aeusserungen, die sich auf begangene unversöhnbare Missethaten und die zeitlichen und ewigen Strafgerichte, die ihm desshalb bevorstünden, bezogen, und nur eine hypochondrische Selbstquälerei und übermässige Aengstlichkeit in Bezug auf den körperlichen Gesundheitszustand blieb einige Zeit noch zurück; der Puls wurde regelmässig; ein mit den letzten Anfällen des Wechselfiebers entstandenes Oedem der Beine und das fahle Ansehen der Haut verloren sich; er beschäftigte sich freiwillig und empfänglich mit geistigen Arbeiten, wurde heiter und froh und verliess im Januar 1826 völlig genesen die Anstalt.

Folgende Aeusserungen über die Entstehung seiner Krankheit schrieb der Wiedergenesene nieder: „Von früher Jugend an war bei mir ein hypochondrischer Zustand vorhanden; schon ehe ich die Universität bezog, glaubte ich, ich hätte die Auszehrung und Versicherungen der Aerzte vom Gegentheil waren fruchtlos. Manche widrige Vorfälle flössten mir Misstrauen gegen die Menschen ein und als ich im Jahr 1820 durch ein Augenleiden zu äusserer Unthätigkeit verurtheilt war, so bestand meine meiste Unterhaltung in Gedanken, die oft sehr trauriger Art waren, und nothwendig bei mir einen üblen Eindruck zurücklassen mussten. Anno 1822 machte ein Brand und eine dabei stattfindende Durchnässung, während ich eben Reconvalescent von einer mehrwöchentlichen Unpässlichkeit war, den schlimmsten Eindruck. Von jener Zeit an wurde der Stuhl seltener und trat Schwerhörigkeit ein; zu Ueberladung mit Arbeit und sehr gebeugter Stimmung, bei mangelnder Körperbewegung kamen im Jahr 1824 häusliche Sorgen und der Tod eines neugeborenen Kindes. Von dort an verlor sich die Lust zur Arbeit und die Heiterkeit. Nach der Predigt war ich sehr ermüdet und abgespannt, Beängstigung und traurige Ahnungen wandelten mich an, der Schlaf war kurz und von schrecklichen Träumen gequält und nach demselben zog mir ein starker Frost durch alle Glieder. Ich hielt mich indessen für gesünder als je, denn Schwerhörigkeit, Glieder-schmerzen, Blähungen, an denen ich bisher gelitten, hörten auf und ich fühlte keine Unannehmlichkeit nach dem Essen mehr. So kam es mir gar nicht in den Sinn, den Grund meines traurigen Zustandes in meinem Körper zu suchen, sondern vielmehr in meinem ganzen Leben, das sich mir denn zu einem ungeheuren Verbrechen bildete. Dieser Gedanke entstand bei mir nicht nach und nach, sondern kam, so viel ich mich erinnere, auf einmal in meine Seele wie ein Traum. So erklärte ich meinen ganzen Zustand. Nun war es um alle Klarheit der Gedanken, um alles Zutrauen zu Andern und zu mir selbst geschehen, die ganze Menschheit musste gegen mich aufstehen, mich durch die schrecklichsten Qualen aus ihrer Mitte verstossen und ich selbst war mein grösster Feind. Ich machte meiner Frau die Entdeckung, ich hätte das grösste Verbrechen begangen, das je verübt worden sei und würde von meiner Gemeinde in Stücke zerrissen werden, sobald sie davon Kenntniss erhielte. Die Amtsgeschäfte wurden unmöglich, die Angst immer grösser. Als mir der Kirchenvorstand die besten Versicherungen und An-erbietungen machte, hielt ich doch Alles für verloren und als ich in einer Versammlung zusammensank, kam es mir selbst vor, als ob ich dies aus Verstellung thäte. Ein Geräusch im Ofen hielt ich für Trommeln und glaubte Soldaten im Anzuge, um mich abzuholen; später glaubte ich ein Schaffot vor mir zu sehen, wo ich in kleine Stückchen zerfleischt werden sollte und die Furcht vor der Hinrichtung dauerte beständig fort. Die Dinge um mich erschienen mir schöner und glänzender als sonst, die Menschen weiser und klüger, mich selbst erblickte ich in der tiefsten Tiefe und glaubte zu gar nichts mehr fähig zu sein. Nur für Augenblicke glaubte ich, dass ich doch wohl noch gerettet werden könnte und dann folgte gewöhnlich nur grössere Traurigkeit — — Meinen Zustand gegen Ende der Krankheit kann ich nicht besser beschreiben, als den eines aus einem schweren Traume Erwachenden, der sich nicht sogleich über-zeugen kann, dass es ein Traum gewesen ist. — —"

(Sehr abgekürzt aus Jakobi, Beobachtungen über die Pathologie und Therapie der mit Irresein verbundenen Krankheiten. I. Elberfeld. 1830. p. 141 seqq.)

XIII. — Schwermuth. Heilung mit der Rückkehr der Menstruation. Ein 19jähriges Mädchen, deren Mutter in einem Anfalle tiefer Schwermuth durch Selbstmord starb, gesund und fröhlichen Ge-müths, vom 15ten Jahre an regelmässig menstruirt, vom 16ten an fluor albus leidend, später durch ein von den Umständen nicht begünstigtes Liebesverhältniss und andere Ereignisse gemüthlich afficirt, erkrankte plötzlich im August 1825. Man nahm eine gewisse Albernheit an ihr wahr; sie lachte öfter ohne Anlass, machte allerlei kurzweilige Streiche und zeigte Verwirrtheit in Reden und Handlungen. Blick, Gesichtszüge und Bewegungen waren lebhaft und hastig, der Unterleib aufgetrieben, der Stuhlgang träge, die Menstruation sparsam. Nach einigen Monaten trat in Bezug auf die Seelenstörung eine vollkommene Intermission ein, aber nach sechs Wochen zeigte sich das Irresein von Neuem unter einer andern Gestalt.

Die Kranke schien schwermüthig beängstigt, sass entweder in Gedanken verloren, stumm und bewegungslos da, oder weinte und seufzte, indem sie oft dazwischen ausrief: welch ein Unglück, was habe ich denn gethan! Sie verweigerte die Nahrung, ihre Gestalt verfiel, die früher blühende Farbe wurde erdfahl, die Gesichtszüge verzerrt und die Kräfte schwanden. Der Unterleib war hart und aufgetrieben, der Stuhl sparsam und trocken, die Menstruation hörte ganz auf und der Fluor albus war anhaltend. Nach einiger Zeit kehrte einige Esslust wieder, die Kranke ging an die Hühnertröge, oder suchte sich sonst rohe und unreine Nahrung zusammen, die sie heimlich verzehrte, sie nahm dabei etwas an Kräften und Masse zu, hatte aber ein gedunsenes livides Aussehen. Nachdem seit dem Wiedereintritt der Seelenstörung ohne ärztliche Hülfe acht Monate verflossen waren, ward das Mädchen im August 1826 in Siegburg aufgenommen. Ausser etwas scrophulösem Habitus und dem längst bestandenen Fluor albus war kein Symptom körperlicher Krankheit zu bemerken. Ihre Bewegungen sind ohne Energie, ihre Haltung hängend, dabei weint sie den ganzen Tag über unablässig und zwar mit so heftigem Schluchzen und eigentlichem Heulen, dass man jeden Augenblick glauben sollte, es wäre ihr etwas Ungeheures begegnet. Während der Nächte schläft sie meistens ruhig; zur Annahme der Nahrungsmittel lässt sie sich etwas nöthigen. Die Seelenstörung bei der Kranken gibt sich jetzt hauptsächlich durch die sie ausschliessend beherrschende Gemüthsstimmung kund, welche alle ihre Vorstellungen beherrscht und ihre Willensthätigkeit lähmt, ohne dass sich hievon abgesehen Verstandesverwirrung oder eine bestimmte krankhafte Richtung des Begehrungsvermögens offenbart. Die gestörte Verdauung, die Auftreibung und Festigkeit des Unterleibs nebst der Amenorrhöe und dem Fluor albus schienen die wichtigsten therapeutischen Indicationen zu geben. (Milde, regelmässige Kost, Bäder, Beschäftigung.) Eine Reconvalescentin nimmt sich der Kranken mit mütterlicher Sorgfalt an und diese gewinnt Zutrauen zu ihr und wird folgsam.

Zu Ende September tritt die Menstruation sparsam ein, der Unterleib bleibt aber aufgetrieben und fest. (Tart. borax. c. flor. sulph..Fontanelle an beide Oberarme.) Die Kranke wird allmählig ruhiger, weint weniger, isst ungenöthigt. Nach drei Wochen kehrt die Menstruation zurück, der Unterleib verliert seine Aufgetriebenheit und Härte, der Stuhl wird regelmässig, die Verzerrtheit der Züge schwindet, der Gesichtsausdruck wird heiterer und nach nochmals wiedergekehrter Menstruation am 10. Nov. war alle Traurigkeit und alles Weinen wie weggezaubert. Beschäftigung war ihr eine Lust; der Fluor albus war allmählig ganz verschwunden, ihre Gesundheit befestigte sich immer mehr und sie ward im April 1827 glücklich wieder genesen entlassen.

(Jakobi, Beobachtungen über die mit Irresein verbundenen
Krankheiten. 1830. p. 198 seqq.)

XIV. — Melancholie mit Neigung zum Selbstmord und Hallucinationen. Wahrscheinlich Pollutio diurna. Heilung durch Cauterisation der Urethra. Emil G., 23 Jahre alt, zeigte früher schöne Geistesanlagen und war im 21sten Jahre Advocat geworden. Seine Haltung ist gebeugt, der Körper mager, die Muskeln schlaff, die Haut ohne Colorit, das Gesicht ausdruckslos, der Blick matt, zur Erde gesenkt, die Stimme schwach, das Benehmen sehr schüchtern, die untern Extremitäten in beständiger Bewegung. — Während seine mündliche Unterredung höchst dürftig und linkisch ist, gibt der Kranke schriftlich folgende klare Bemerkungen über seinen Zustand:

„Nachdem der Kranke vom 12ten Jahre an Onanie getrieben, trat im 19ten die Veränderung seines Charakters ein: zuerst allmählig ein psychischer Ekel vor Allem, eine tiefe, allgemeine Langeweile; während er bis dahin nur die lichte Seite des Lebens bemerkt hatte, sah er von jetzt an Alles von der trüben Seite an. Bald trat der Gedanke des Selbstmords auf. Nach einem Jahre trat dieser zurück, dafür hielt sich jetzt der Kranke für den Gegenstand des Spottes bei Andern. Er glaubte, man mache sich überall über seine Physionomie und seine Manieren lustig, und mehrmals hörte er, sowohl auf der Strasse, als im Zimmer bei Verwandten und Freunden, an ihn gerichtete Schimpfworte. Endlich glaubte er, dass Jedermann ihn beleidige; wenn Jemand hustet, räuspert, lacht, die Hand zum Munde oder ein Sacktuch vor das Gesicht bringt, so macht ihm dies die peinlichsten Empfindungen, bald zornigen Affect, bald eine tiefe Niedergeschlagenheit mit unwillkührlichem Thränenerguss. Er ist für Alles gleichgültig und immer auf diese seine Ideen concentrirt; er sucht die Einsamkeit und die Gesellschaft thut ihm wehe. Er gibt zu, dass er vielleicht Hallueinationen hatte, aber er ist doch überzeugt, dass diese Ideen nicht ohne Grund sind, dass sein Gesichtsausdruck etwas Befremdendes habe, dass man in ihm seine Furcht, die Gedanken, die ihn beunruhigen, lesen könne.

Er fühlt Schwere des Kopfes, eine Art Druck auf das Gehirn; er ist schwach, muthlos, beständig schläfrig und stumpf; jede Bewegung ermüdet ihn und er hat doch beständig Bedürfniss, seine Stelle zu verändern. Er fühlt sich gealtert; seit einigen Monaten nimmt die Niedergeschlagenheit zu: seit fünf Jahren macht ihm nichts mehr Freude, Alles drückt und belästigt ihn, er ist ängstlich, schüchtern, verlegen, unfähig zu handeln und zu sprechen. „Der Geist des Lebens hat sich aus mir zurückgezogen."

Seit 9 Monaten hat der Kranke völlig der Onanie entsagt, und dennoch verschlimmerte sich sein Zustand von Tag zu Tag.

Dabei hartnäckige Verstopfung, völliger Mangel aller Erectionen und alles Geschlechtstriebs; etwa 1—2 Pollutionen in einem Monat. Im Urin beständig ein reichlicher, flockiger, einer dicken Gerstenabkochung ähnlicher Bodensatz; schnelle Zersetzung des Urins. Nach jedem Stuhl an der Mündung der Harnröhre eine klebrige Flüssigkeit, wie dickes Gummiwasser. Häufige Urinentleerung, Empfindlichkeit der Samenstränge, der Hoden und besonders der Urethralschleimhaut, Röthe der Urethramündung. Cauterisation des Blasenhalses und der Pars prostatica Urethrae; allmählige Besserung nach 4 Wochen, durch laue und langdauernde Bäder sehr unterstützt. Kurz darauf völlige Heilung mit der Herstellung der Potenz.

(Lallemand, Des pertes séminales. I. p. 357.)

§. 120.

Die Aeusserungsweisen des psychischen Schmerzes in der Schwermuth sind so verschiedenartig und mannigfaltig, dass man von jeher aus den Hauptunterschieden hierin einzelne Arten und Varietäten der Melancholie bildete.

Insoferne sich die Differenz nur auf die Art und den Gegenstand des Deliriums, welcher häufig mit den hervorstechendsten psychischen Krankheitsursachen zusammenfällt, bezieht, ist die Aufstellung solcher Varietäten von nur mässigem Werth; in dieser Hinsicht sind hauptsächlich folgende Unterformen zu erwähnen.

1) Melancholia religiosa wurde die Aeusserungsweise der Schwermuth genannt, wo sich das Delirium vorzugweise um religiöse Vorstellungen, den Wahn schwerer Versündigung, die Furcht vor Höllenstrafen, das Verworfensein vor Gott etc. drehte. Es ist häufig ganz in äusseren zufälligen Einwirkungen begründet, dass die innere Angstempfindung gerade als Sündenangst sich äussert, oder dass der Kranke in seiner traurigen Verstimmung den Trost der Religion sucht, der hier freilich nicht die erwartete Wirkung, sondern häufig nur die Steigerung der Angst zur Folge hat, und es ist hier die Wirkung nicht mit der Ursache zu verwechseln. Denn so wenig geläugnet wird, dass das stete Hervorrufen von Zerknirschung und Furcht vor Höllenstrafen, überhaupt eine stete Bearbeitung im Sinne einer trübsinnigen und ascetisch-eifernden Weltanschauung die geistige Energie lähmen, das Vorherrschen trauriger Vorstellungen begünstigen, und schwache Köpfe in inneren Zwiespalt und traurige Affecte versetzen, damit aber auch zur Entstehung der Schwermuth wesentlich beitragen kann, so sind doch in der grossen Mehrzahl der Fälle die von den Melancholischen geäusserten religiösen Anfechtungen als Symptome der schon bestehenden Krankheit, nicht als deren Ursachen zu betrachten.

Diese Form der religiösen Schwermuth ist sorgfältig zu unterscheiden von jenem, auch in religiösen Vorstellungen sich bewegenden, aber freudigen, kühnen, mit Exaltation verbundenen Irresein, wobei die Kranken entweder Gott selbst zu sein oder in iniger Verbindung mit Gott, den Engeln, dem Himmel zu stehen behaupten. Wir werden diese, dem psychologischen Hergange nach von der Schwermuth total verschiedenen Zustände unter den Exaltationsformen des Näheren besprechen.

Ebenso verhält es sich natürlich auch bei der interessanten Form der Schwermuth, wo sich das Gefühl des Beherrscht- und Ueberwältigtseins (p. 232), in der Vorstellung des Besessenseins von Dämonen ausspricht, die sogenannte Dämono-Melancholie,

welche in allen Ländern (namentlich auch in Frankreich nicht selten) *
vorkommt, deren sich aber noch in neuerer Zeit in unserm Vaterlande theils ein baroker Humor, theils der krasseste Aberglaube
zu vielfachem Missbrauche bemächtigt haben.

Bei dieser Form nimmt die von dem Kranken hypostasirte
fremde, feindliche Macht, durch welche er sich beherrscht glaubt,
nach dem in Ort und Zeit liegenden Aberglauben verschiedene
dämonische Gestalten an (Teufel, Gespenster etc.), denen wohl
auch bei gleichzeitigen aus einzelnen Körpertheilen entstehenden
anomalen Sensationen, von dem Kranken zuweilen ein beschränkter Sitz, bald in einer ganzen Körperhälfte, bald im Kopf, der
Brust, dem Rücken etc. angewiesen wird. Nicht selten sind dabei Convulsionen der willkührlichen Muskeln, Krämpfe des Larynx,
wodurch die Stimme auffallend verändert wird, Anästhesieen einzelner Hautparthieen und Hallucinationen des Gesichts und Gehörs vorhanden. Zuweilen begleitet dieses Delirium intermittirende
Paroxismen heftiger Krämpfe (offenbar Analoga epileptischer oder
noch häufiger hysterischer Anfälle), die durch vollständig freie lucida intervalla geschieden werden.

Die ausgeprägte Form des eigentlichen Besessenseins scheint nur bei
Weibern (und zwar fast immer hysterischen) und Kindern vorzukommen.
— Die noch leichteste Andeutung dieses psychologischen· Vorgangs ist
in den nicht besonders seltenen Fällen zu erkennen, wo die eben ab-
laufenden Gedankenreihen immer von einem, sich ganz unwillkührlich
daran knüpfenden i n n e r e n W i d e r s p r u c h e begleitet werden, was denn
schon eine fatale Theilung, Spaltung der Persönlichkeit zur Folge hat.
— In den ausgebildetsten Fällen bekommt dieser Kreis der das eben
Gedachte mit Widerspruch begleitenden Vorstellungen eine grosse Selbständigkeit, setzt von sich aus den Sprachmechanismus in Bewegung,
äussert sich, verkörpert sich in Reden, welche also nicht dem (gewöhnlichen) Ich des Individuums angehören. Dieser Vorstellungscomplex,
welcher selbständig in die Sprachorgane wirkt, wird vor dem Aussprechen dem Individuum selbst nicht bewusst, wird nicht von dem Ich
appercipirt, er kommt aus einer Gegend der Seele, welche für das Ich
nicht beleuchtet ist; er erscheint also wie ein der Individualität fremder,
einen Zwang auf sie ausübender Eindringling. Ungebildete Leute sehen
in ihm ein fremdes W e s e n. — In einzelnen Fällen spricht aus den
tollen Reden dieser Weiber und Kinder der versteckte Poet ihres Innern
oder eine Ironie, die sich gegen die sonst am höchsten gehaltenen Vorstellungskreise kehrt; gewöhnlich aber ist der Dämon ein ganz matter
und trivialer Geselle.

---

* M. Macario, Etudes cliniques sur la démonomanie. Annal. méd. psy-
chol. I. 1843. p. 440 seqq. Esquirol, übers. v. Bernhard. I. p. 280 seqq.
Man vgl. ferner über die Form des Besessenseins: Calmeil, De la folie. Paris
1845. I. p. 85. Albers, Archiv f. physiol. Heilk. XIII. 1854. p. 224. Portal,
Mém. sur plusieures maladies. II. p. 110. Moreau, du hachich etc. p. 336. 354.
B a i l l a r g e r, Annal. méd. psych. VI. p. 152. S c h ü t z e n b e r g e r, ib. VIII. p. 261.

Seit dem Erscheinen der ersten Ausgabe sind mir mehre hierhergehörige Fälle von verschiedenen Entwicklungsgraden vorgekommen,
wovon hier zwei Beispiele folgen; der erste, relativ einfache wird den
zweiten, schon weiter gediehenen erläutern.

XV. — Alle paar Tage kommende Anfälle psychischer
Störung mit dem Hauptphänomen eines protestirenden Vor-
stellungskreises. — M. S., 54jährige Bauernfrau, hat im 22sten Jahr
ein Vierteljahr lang alle Nacht Anfälle von heftigem Alpdrücken und
Gehörshallucinationen gehabt; sie gebar im 30sten Lebensjahr, die Menses
blieben von dort für immer aus, es entwickelte sich eine starke Hämor-
rhoidal-Erkrankung des Rectum. Das Aussehen ist gut, die objective
Untersuchung ergibt nichts als einen sehr kleinen, anteflectirten Uterus.
— Zwischen 30 und 40 Jahren entwickelte sich allmählig ein anfallsweise kommendes Leiden, das sich immer mehr fixirte. Die Anfälle
kommen, mit vollkommen freien Zwischenzeiten, alle 2—3 Tage; sie
beginnen mit Kopf-, Kreuz- und Nackenschmerzen, Herzklopfen, Bangig-
keit, grosser Ermattung, zuweilen Andeutungen von Globus und hysterischen Krämpfen. Sie muss sich legen, verfällt in vollständige Apathie,
ihre Sinne sind nicht mehr recht beisammen und es zeigt sich nun als
psychische Anomalie ein innerer Widerspruch gegen ihre eigenen Gedanken und Entschlüsse, eine stete unmittelbare Opposition gegen alles
eben Gedachte und Gethane. Eine innere „Stimme," die sie aber nicht
im Ohre hört, lehnt sich gegen Alles, was sie selbst will, auf (z. B. schon
gegen das blosse, doch durch den Zustand ganz nothwendige Bettliegen),
namentlich aber gegen alle Gemüthserhebungen, Beten u. dergl.; die
Stimme will immer Böses, wenn die Kranke selbst Gutes will, und rief
ihr auch einmal, aber nicht äusserlich hörbar, zu: Nimm das Messer und
erstich dich! — Die Kranke, eine verständige Person, spricht sich dahin
aus, dass sie doch kaum glaube, dass ein fremdes Wesen, ein Dämon
in ihr sei, so gewiss es sei, dass nicht „sie selbst" das eben Beschriebene bewirke. — Ich nahm die Kranke in die Tübinger Clinik auf und
hatte dort oft Gelegenheit, die Anfälle zu beobachten; sie sah dabei stark
erhitzt, congestionirt aus, hatte einen finstern und verzerrten Gesichtsausdruck, fieberte nicht (Temperatur normal), der Anfall dauerte 24—48
Stunden. — Einmal wurde im Beginn, bei starker Kopfcongestion, eine
kleine Venaesection gemacht, welche nur vorübergehend erleichterte; das
Hämorrhoidalleiden ward unter Gebrauch von Pfefferlatwerge sehr gebessert, die Anfälle blieben unverändert.   (Eigene Beobachtung.)

XVI. — Chronisches Besessensein. — C. S., unverheirathete,
48jährige Bäurin, suchte selbst Hülfe in der Clinik, weil sie von Geistern
besessen sei. — Ihr Vater war im höheren Alter etwas irre, ihre Schwester und deren Sohn sind geisteskrank. Pat. gebar vor 19 Jahren, säugte
drei Jahre lang und verfiel nun in einen Zustand von Anämie mit verbreiteten Gliederschmerzen und zeitweisen Krämpfen; längere Zeit zeigte
sie ein convulsivisches Schnappen mit dem Munde. Drei Jahre nach dem
ersten Beginn der Krankheit (also vor etwa 13 Jahren) fing es an „aus
ihr herauszusprechen." Von dort an nemlich kamen allerlei Gedanken
oder Worte, von der Kranken selbst unbeabsichtigt und bald mit einer
anderen Stimme als der gewöhnlichen der Kranken, zum
Ausdruck. Anfangs scheinen es noch weniger widersprechende, als ganz
gleichgültige, zum Theil selbst sachgemässe Bemerkungen gewesen zu
sein, von deren Aeusserung das Denken und Reden der Kranken beglei-

tet war, z. B. „es" sagte: geh zum Doctor, geh zum Pfarrer! oder: so, so musst du es machen etc.; zu diesen gleichgültigen Bemerkungen kamen nach und nach mehr negative, und gegenwärtig verhält sich die Stimme bald wie einfach constatirend, gleichsam protocollirend, bald tadelnd und verhöhnend zu dem eben Gesagten; z. B. wenn die Kranke irgend etwas Richtiges sagt, spricht die Stimme nach: du, das ist erlogen! du, das musst du nicht wissen lassen etc. — Der Ton der Stimme bei diesen Reden „des Geistes" ist immer ein etwas, zuweilen ein ganz anderer, als die gewöhnliche Stimme der Kranken, und Pat. selbst führt es als einen Hauptbeweis der Realität des Geistes an, dass er ja eine andere Stimme habe; öfters beginnt „der Geist" mit einer tiefen Bassstimme, geht dann in eine höhere oder tiefere Stimmlage über, als die gewöhnliche der Kranken; hier und da erfolgt ein scharfer, gellender Schrei, dem ein kurzes, höhnisches Gelächter folgt. — Ich habe dies oft selbst beobachtet. — Ausser jenen selbstgesprochenen Worten „des Geistes" vernimmt Pat. noch bloss innerlich fast unablässig das Sprechen sehr zahlreicher Geister; hier und da kommen vollständige Gehörshallucinationen, solche des Gesichts niemals vor. Beten verschlimmert den oben beschriebenen Zustand, es kommt mehr Unruhe; in der Kirche aber vermag sie aus Scheu vor den Leuten und vor dem Geistlichen der Stimme des Geistes Einhalt zu thun; auch konnte man sie aus dem Gebetbuch laut ohne alle Störung vorlesen lassen. Hier und da haben ihre Reden einen leicht nymphomanischen Anstrich; sie sagt, die Geister machen ihr obscöne Gedanken und sprechen solche aus; Pat. leidet an Pruritus pudendi. — Pat. weiss nie vorher, was „der Geist" sagt, bis es ausgesprochen ist. Zuweilen versagt ihr plötzlich alle Sprache für eine gewisse Zeit. In allen beschriebenen Vorgängen herrscht die grösste, unveränderliche Einförmigkeit, und der längst fixirte und stationär gewordene Zustand blieb sich während der kurzen Behandlungszeit immer gleich. (Eigene Beobachtung.)

XVII. — Krampfanfälle mit Wahn der Besitznahme und Vervielfachung der Persönlichkeit, bei einem Kinde, von kurzer Dauer.* — Margarethe B., 11 Jahre alt, von etwas heftiger Gemüthsart, aber ein christliches, frommes Kind, wurde den 19. Jan. 1829 ohne vorher unwohl gewesen zu sein, von krampfhaften Zufällen ergriffen, die sich mit wenigen und kurzen Unterbrechungen zwei Tage lang wiederholten. So lange die Krampfanfälle dauerten, war das Kind nicht beim Bewusstsein, sie verdrehte die Augen, machte Grimassen und allerlei sonderbare Bewegungen mit den Armen, und von Montag, den 21. Jan. an liess sich auch wiederholt eine tiefe Bassstimme vernehmen, mit den Worten: „für dich betet man recht!" Sobald das Mädchen wieder zu sich kam, war sie müde und erschöpft, wusste aber von allem Vorgefallenen Nichts und sagte nur, sie habe geträumt. — Am 22. Jan. Abends fing eine andere, von der obigen Bassstimme sich deutlich unterscheidende Stimme an, sich hören zu lassen. Diese Stimme redete fast unaufhörlich so lange die Crisis dauerte, d. h. halbe, ganze und auch mehre Stunden und wurde nur zuweilen von jener Bassstimme, die ihr voriges Recitativ standhaft wiederholte, unterbrochen. Augenscheinlich wollte diese Stimme eine von der Persönlichkeit des Mädchens verschiedene Per-

---

* Wir geben diese Krankheitsgeschichte wörtlich, zugleich als Probe von der Naivität dieser Erzählungen. Vgl. dazu das unten über den psychischen Zustand in epileptischen Anfällen Bemerkte.

sönlichkeit darstellen, und unterschied sich auch von demselben aufs Genaueste, sich dasselbe objectivirend und in der dritten Person von ihr redend. In den Aeussorungen dieser Stimme war durchaus nicht die mindeste Verwirrtheit und Verrücktheit zu bemerken, sondern ganz strenge Consequenz, die alle Fragen folgerecht beantwortete, oder mit Schalkheit von sich wies. Was aber diesen Aeusserungen ihr Unterscheidendes gab, war der moralische, oder vielmehr unmoralische Charakter derselben; Stolz, Arroganz, Spott, Hass gegen die Wahrheit, gegen Gott und Christus, thaten sich in derselben kund. — „Ich bin der Sohn Gottes, der Welt Heiland, mich müsst ihr anbeten," hörte man jene Stimme zuerst sagen, und nachher oft wiederholen. Spott über alles Heilige, Lästerung gegen Gott und Christus und gegen die Bibel, heftiger Unwille gegen Alle, die das Gute lieben, die abscheulichsten Flüche, tausendfach wiederholtes, grimmiges Wüthen und Toben beim Anblick eines Betenden, oder auch nur bei gefalteten Händen — das Alles konnte man als Symptome einer fremden Einwirkung betrachten, wenn auch jene Stimme nicht selbst, wie es wirklich geschah, den Namen des Redenden verrathen hätte, sich einen Teufel nennend. Sobald dieser Dämon sich hören liess, veränderten sich auch die Gesichtszüge des Mädchens sogleich höchst auffallend und es trat jedesmal ein wahrhaft dämonischer Blick ein, von dem man in der Messiade, auf dem Bilde, wo der Teufel Jesu einen Stein bietet, eine Idee bekommt.

Am 26. Januar, Mittags 11 Uhr, zu derselben Stunde, welche das Mädchen im wachen Zustand, nach ihrer Behauptung von einem Engel belehrt, schon vor einigen Tagen als ihre Erlösungsstunde angekündigt hatte, erfolgte das Aufhören dieser Zufälle. Das Letzte, was gehört wurde, war eine Stimme aus dem Munde des Mädchens: „Fahre aus, du unsauberer Geist, aus diesem Kinde! Weisst du nicht, dass dieses Kind mein Liebstes ist?" dann erwachte sie zum Bewusstsein. Am 31. Januar stellte sich derselbe Zustand mit denselben Symptomen wieder ein. Doch kamen nach und nach mehre neue Stimmen hinzu, bis die Zahl dieser, von einander theils im Ton, theils in der Sprache, theils nach dem Inhalt augenscheinlich verschiedenen Stimmen auf sechs gestiegen war, von denen sich jede als die Stimme eines besondern Individuums geltend machte, und auch als solche von jener vorher so oft gehörten Stimme angekündigt wurde. Die Heftigkeit des Tobens, Fluchens, Lästerns, Scheltens u. s. w. erreichte in dieser Periode der Krankheit den höchsten Grad, und die Zwischenzeiten des Bewusstseins, in welchen übrigens das Mädchen durchaus keine Erinnerung an die Vorfälle im Paroxismus hatte, sondern still und fromm betete und las, wurden seltener und kürzer. Der 9. Februar, der ebenfalls schon am 31. Januar als Befreiungstag bezeichnet wurde; machte auch diesem Jammer ein Ende, und ähnlich dem ersten Male, liessen sich den 9. Februar Mittags 11 Uhr, nachdem jene Stimme wiederholt ihren Abschied angekündigt hatte, aus dem Munde des Mädchens die Worte hören: „Fahre aus, du unsauberer Geist! das ist ein Zeichen der letzten Zeit!" Das Mädchen erwachte und ist seither gesund geblieben.

(Kerner, Geschichten Besessener. Stuttg. 1834. p. 104.)

§. 121.

2) Nicht eben selten kommt bei den Schwermüthigen der Wahn vor, der eigenen Persönlichkeit verlustig geworden und verwandelt

zu sein — Melancholia metamorphosis. Schon oben ist der
auf allgemeinen und partialen Dys- oder Anästhesieen beruhenden
Vorstellungen, gestorben zu sein, Glieder aus Holz etc. zu haben,
und ebenso des aus Hallucinationen hervorgehenden Wahns einer
Verwandlung in ein hässliches Thier etc. Erwähnung geschehen.
Von fast noch grösserem psychologischem und pathologischem Interesse sind die Fälle, wo die Kranken ihr Geschlecht verwandelt
glauben, Männer sich für Weiber, Weiber für Männer halten. Es
gehört dieser Wahn allerdings nicht specifisch der Schwermuth an,
kann sich aber während ihres Bestehens ausbilden, und scheint in
manchen Fällen durch Erkrankung der Genitalien selbst, mit der
die sexuellen Empfindungen untergehen, hervorgerufen zu werden.

So erzählt Lallemand von einem Kranken, der sich für ein Weib
hielt und Briefe an einen imaginären Liebhaber schrieb; die Section wies
Vergrösserung und Verhärtung der Prostata, Abscesse in derselben, Obli-
teration der Ductus ejaculatorii mit Erweiterung des Samenbläschen und
des Vas deferens nach (Des pertes séminales. I. p. 64).

Einige Fälle von Wahn der Geschlechtsumänderung erzählt Leuret
(Fragmens, p. 114 seqq.). Diese Fälle sind im Ganzen nicht häufig; um
so häufiger findet man in den französischen Anstalten, z. B. in der Salpetrière den Wahn, dass die umgebenden weiblichen Kranken Männer
seien.

3) Eine weitere Unterart ist die Melancholie, welche sich durch
Sehnsucht nach der Heimath und durch das Vorherrschen der auf
die Rückkehr nach Hause bezüglichen Vorstellungen charakterisirt,
— das Heimweh. Eine ähnliche Affection bildet sich auch in
den Gefängnissen bei mangelnder Beschäftigung, oft unter Mitwirkung von schlechter Nahrung, Feuchtigkeit und Onanie aus. Die
nostalgische Melancholie soll zuweilen mit auffallender Kopfcongestion, ja wirklicher Gehirnentzündung vorkommen (Larrey); auch
in dieser Form treten entsprechende Hallucinationen (Gesichte der
Heimathgegenden etc.) auf. Nicht selten werden von Menschen,
welche an mässigeren oder höheren Graden von Heimweh leiden,
gewaltthätige Handlungen begangen (namentlich Tödtung kleiner
Kinder und Brandstiftung durch Dienstboten), die noch öfter aus
evident selbstsüchtigen Motiven, namentlich dem Bestreben, aus
einer aufgedrungenen unangenehmen Lage wegzukommen, als aus
dem, auch sonst unwillkührlich auftretenden Drange der Melancholischen, sich durch die Verübung einer auffallenden Unthat eine
Art von Erleichterung zu verschaffen, hervorgehen.

Natürlich ist — dies sei hier ausdrücklich für die forensische Auffassung bemerkt — nicht jedes Heimweh eine Geisteskrankheit. Dasselbe
ist an sich eine äusserlich wohl motivirte, traurige Stimmung; es wird
aber zur Geisteskrankheit, wenn diese Stimmung übermächtig das ganze

Seelenleben des Individuums beherrscht, so dass neben ihr gar nichts anderes mehr aufkommen kann, wenn Wahnvorstellungen, Hallucinationen sich entwickeln, wobei gleichzeitige körperliche Störungen, Appetitmangel, Abmagerung etc. selten fehlen dürften. Kurz, das Heimweh darf in foro nur dann als psychische Krankheit aufgefasst werden, wenn eben die allgemeinen Merkmale einer solchen (vgl. p. 116 ff.) vorhanden sind. Die Aufhebung der Besonnenheit, der wichtigste Punkt im concreten Falle, wird da nicht wohl anzunehmen sein, wo ein Individuum ganz gut im Stande war, allen seinen Geschäften und Pflichten nachzukommen, wie es bei vielen der jugendlichen Brandstifter aus Heimweh der Fall ist.

Von grösserer Wichtigkeit ist die Aufstellung von verschiedenen Arten der Melancholie, nach dem verschiedenen Verhalten der motorischen Seite des Seelenlebens, des Wollens und Handelns. Die bisher betrachteten Zustände können nemlich nach zwei verschiedenen, zum Theil entgegengesetzten Seiten hin wichtige Modificationen erleiden; einerseits können sie sich zu einem Zustande noch tieferen Insichversunkenseins mit völliger Willenlosigkeit oder vielmehr krampfhaft festgehaltener Strebung fortentwickeln; andrerseits treten in ihnen neue, der negativen Allgemeinstimmung entsprechende Triebe und Willenserregungen auf, die entweder nur in einzelnen, sporadischen Gewaltthaten oder in einer anhaltenden äusseren Unruhe und Aufregung explodiren, wo dann wieder mit dem letzteren Verhalten die Schwermuth in die Form der Tobsucht übergeht.

Wir können demgemäss als Hauptarten der Schwermuth folgende Formen aufstellen:

1) Die in sich versunkene Schwermuth, die Melancholie mit Stumpfsinn (von den französischen Schriftstellern Georget, Etoc-Demazy, Baillarger etc. meist mit dem wenig passenden Namen der Stupidité bezeichnet, von letzterem aber ihrem Wesen nach richtig erkannt). *

2) Die Schwermuth mit Aeusserung negativer zerstörender Triebe, namentlich mit einzelnen Gewaltthaten, theils gegen sich selbst (die sog. Selbstmordmonomanie), theils gegen andere Personen und leblose Objecte (Mordtrieb, Zerstörungstrieb, soweit eben diese Fälle der Melancholie angehören).

3) Die Schwermuth mit anhaltender Willensaufregung, im Uebergange zur Tobsucht.

---

* Baillarger, De l'état, désigné chez les aliénés sous le nom de Stupidité. Annal. méd. psychol. I. 1843. p. 76 seqq. p. 256 seqq. — Eine spätere Arbeit desselben Arztes (Annal. méd. psychol. 1853. V. p. 251) führt den Titel: De la melancholie avec stupeur. — Guislain begriff diesen Zustand zum Theil unter der „Extase."

DRITTES CAPITEL.

Die Schwermuth mit Stumpfsinn.

§. 123.

Die Form der Schwermuth, wo sich der höchste Grad des Insichversunkenseins, unter der äusseren Form des Stumpfsinns darstellt, hat nicht nur wegen der ausgezeichneten psychischen Symptome und der in einzelnen Fällen vorhandenen charakteristischen anatomischen Störungen des Gehirns ein hohes theoretisches, sondern auch wegen der häufigen und leichten Verwechslung mit dem Blödsinn, welche zu bedeutenden prognostischen und therapeutischen Irrthümern führen kann, eben so viel practisches Interesse.

Wirklich stellen in den höheren Graden dieser Zustände die Kranken äusserlich ein Bild des Blödsinns dar. Sie sind gänzlich verstummt, vollkommen unthätig, ohne stärkere äussere Anlässe fast unbeweglich, ihr Aussehen ist stupid, ihr Gesichtsausdruck der einer allgemeinen tiefen psychischen Oppression, einer wahren Vernichtung; nur der Blick solcher Kranken zeigt nicht die dem Blödsinn angehörige Nullität, sondern den Ausdruck eines schmerzlichen Affects, der Traurigkeit, Angst, oder ein insichgekehrtes Staunen. In den höchsten Graden ist meist eine bald partielle, * bald allgemeine Anästhesie der Hautoberfläche und ebenso ein Zustand der höheren Sinnorgane vorhanden, wobei die Gesichts- und Gehör-Eindrücke ganz undeutlich, confus, oft nur wie aus der Ferne percipirt werden; vielleicht eine Steigerung jener oben (§. 50, §. 114) mehrfach erwähnten cerebralen Parese der Empfindung.

Die willkührlichen Muskeln fühlen sich bald gespannter, rigider, bald schlaff an; gar nicht selten bilden sich vollkommen cataleptische Zustände aus, mit Beibehaltung der gegebenen Stellungen, und manche Beobachtungen über sogenannte Catalepsie gehören in der That ganz dieser Form an; immer ist die Beweglichkeit der Glieder durch den Willen sehr vermindert, zuweilen fast aufgehoben; es besteht ein Zustand wie von Gebundenheit der ganzen motorischen Seite der Gehirnprocesse.

Dabei haben die Kranken meistens ebenso das Bewusstsein von Zeit und Ort, als das Gefühl ihrer körperlichen Bedürfnisse verloren; sie sind höchst unreinlich, man muss sie füttern, ankleiden, zu Bette bringen etc. Gewöhnlich magern sie dabei sehr ab, es bildet sich schnell Marasmus aus und der Tod ist in dieser Form der Schwermuth nicht eben selten.

---

* Sc. Pinel, Traité de pathol. cérébrale. Par. 1844. p. 250. Abh. VIII.

Wie verhält sich nun aber das innere psychische Leben bei
solchen Kranken? — Die Genesenen geben in den exquisiten Fällen hierüber die merkwürdigsten Aufschlüsse. Weit entfernt von
der psychischen Leerheit des Blödsinns, hört in der Mehrzahl der
Fälle das Vorstellen nicht auf, lebhaft thätig zu sein. Aber der
durch die erwähnte Anomalie der Sinnesperception seiner realen
Umgebung entrückte Kranke lebt in einer imaginären Welt. Die
Wirklichkeit ist ihm untergegangen, wie vor ihm versunken, Alles
um ihn her ist verwandelt. Eine schreckliche innere Angst ist der
Grundzustand, der ihn zum Ersticken quält, und aus ihm gehen
die Vorstellungen alles in jedem Augenblicke drohenden Unglücks,
des Einstürzens der Häuser, des Untergangs der Welt, einer allgemeinen Vernichtung eben sowohl, als einzelne Wahnideen schwerster, eigener Verschuldung, Verworfenheit etc. hervor.

Der Kranke kann nicht wollen, und fühlt desshalb die Unmöglichkeit, sich dem Schrecklichen, was von allen Seiten auf ihn
eindringt, zu entziehen. Er kann später meistens nicht sagen,
warum er zu dem geringsten Willensakte unfähig war, warum er
nicht antwortete, nicht einmal schreien konnte; Esquirol* hat
uns jedoch den interessanten Ausspruch eines solchen Genesenen
aufbewahrt: „Dieser Mangel an Activität kommt daher, weil meine
Empfindungen zu schwach sind, um auf meinen Willen einen Einfluss auszuüben." — Es zeigt sich aber die Willenlosigkeit am
deutlichsten in der vollständigen Passivität, Unthätigkeit und Unbeweglichkeit der Kranken, wiewohl auch hier intercurrirende Zustände grösserer Activität zuweilen vorkommen, in derselben Weise
wie manche Kranke auch zwischendurch ein kurzes Bewusstsein,
einen Schimmer der wirklichen Welt bekommen können.

Meistens verbinden sich mit dieser äusseren Unempfindlichkeit,
der Aufhebung des Strebens und dem exclusiven traurigen Delirium
Hallucinationen und Illusionen von demselben Charakter. Der
Kranke hört Stimmen, die ihm Vorwürfe machen, ihn beschimpfen,
ihn mit dem Tode bedrohen, oder einen confusen Lärm von Glocken,
Trommeln, Kanonen etc.; er sieht Gespenster, Leichenzüge, unter-
irdische Gewölbe, Vulcancrater, die sich vor seinen Füssen öffnen,
er sieht zu, wie man seine liebsten Angehörigen martert etc. Er
glaubt sich in einer Wüste, in der Hölle, auf den Galeeren zu
befinden etc.; kurz, der völlig veränderte subjective Antheil an
der Sinnesperception und die daraus hervorgehende Umgestaltung
aller Eindrücke lässt ihm alles Aeussere, was er noch percipirt,
nur in Formen und Bildern erscheinen, die dem herrschenden

---

* Geisteskrankheiten, von Bernhard. II. p. 125.

Affecte adäquat sind (vgl. die Beispiele), wobei zugleich ein bedeutender Grad von Verworrenheit des Vorstellungslebens charakteristisch ist.

In vielen Beziehungen hat dieser Zustand die grösste Aehnlichkeit mit einem Halbschlaf- und Traumzustande. Die Entstehung der schmerzlichen, widrigen Affecte, Vorstellungen und Bilder im Gehirn findet dabei ihre vollkommene Analogie in dem Auftreten sonderbarer, neuer, widerwärtiger Empfindungen (Formication, Stechen, Kälte etc.) in dem abgestumpften (eingeschlafenen) sensitiven Nerven, und wir werden diese Vergleichung um so passender finden, da in einer gewissen Anzahl hierher gehöriger Fälle ein offenbarer Gehirndruck sich nachweisen lässt. Die Kranken selbst, wenn sie wieder anfangen, lebhafter zu werden, selbst zu essen, sich zu beschäftigen, kurz sich zu erholen, sind erstaunt wie Erwachende, fragen oft, wo sie denn seien, finden sich erst allmählig zurecht und vergleichen ihren Zustand einem schweren Traum, ihre Genesung einem Erwachen.

§. 124.

Doch ist nicht immer während der Dauer dieser Form der Schwermuth eine solche Mannigfaltigkeit widriger Empfindungen, Vorstellungen und Bilder, wie kaum erwähnt wurde, vorhanden; manchmal ist es mehr ein Halbschlaf ohne deutliche Träume, ohne jene lebhaften Hallucinationen etc., ein der Aussenwelt entfremdetes Insichversinken, dem wenig geblieben ist, als das Gefühl tiefer innerer Verstörtheit und Willenlosigkeit, wo die psychischen Processe allerdings eine Art von Suspension erleiden, der Kranke aber doch ein Bewusstsein dieses seines Zustandes hat. Vielleicht scheint es zuweilen auch nur so, wenn die Kranken später ungenügende Rechenschaft von ihrem Zustand zu geben, oder sich desselben nur so schwach zu erinnern vermögen, dass keine so auffallende psychische Anomalieen zu Tage kommen.

Daher konnte es auch ausgezeichneten Beobachtern (Esquirol, Georget, Ellis)[*] begegnen, diese Zustände als Blödsinn aufzufassen, und die von Etoc-Demazy (1833) angegebene, von Sc. Pinel (1840, 1844) ganz mit Unrecht verallgemeinerte Thatsache, dass bei Einzelnen dieser Kranken ein Gehirn-Oedem, also Gehirndruck, sich findet, war dieser Betrachtungsweise nicht ungünstig. Doch ist einerseits dieses Gehirn-Oedem im geringsten nicht constant, andrerseits werden die obigen, den Berichten der Genesenen selbst entnommenen Angaben hinreichen, den innern

---

[*] Ellis, Traité etc. par Archambault. Par. 1840. p. 199.

Unterschied dieser Form von Melancholie von dem Blödsinn ins Licht zu setzen. Jene verhält sich zu diesem wie in den sensitiven Nerven vorübergehend verminderte Empfindung der äussern Eindrücke mit Schmerz und neuen anomalen Empfindungen zur dauernden völligen Anästhesie. Wie aber jener Zustand theils auf derselben Ursache (Druck) beruhen kann, wie dieser, theils nicht selten nur diesem voran und bald in ihn übergeht, so kann auch diese Form der Schwermuth als melancholischer Stumpfsinn bei längerer Dauer in wirkliche dauernde Schwäche des psychischen Lebens mit Aufhören des schmerzlichen Affects, in Blödsinn übergehen, in Zustände also, wo die geistige Activität nicht bloss gebunden, sondern dauernd und aufs Tiefste wirklich herabgesetzt ist.

Zur äusseren Unterscheidung beider Zustände dienen, ausser der schon erwähnten Rücksicht auf den Gesichtsausdruck und namentlich den Blick der Kranken, theils eine in manchen Fällen primitive und sehr rasche Entstehung, theils die häufige Abmagerung mit schmutziger Gesichtsfarbe und unordentlichen Secretionen, der seltene Schlaf, der grössere Widerstand gegen passive Bewegung, das nicht selten vorkommende Verweigern der Nahrung und die zuweilen gemachten Selbstmordversuche, welche beide bei Blödsinnigen nicht leicht vorkommen.

Wenn diese Zustände nicht in Blödsinn übergehen, so währen sie in der angegebenen Weise selten länger als einige Monate; viele Kranke genesen, und zwar meistens schnell, in der Form eines Erwachens aus Träumen; Drastica und Vesicatore zeigen oft einen evidenten Nutzen. Der Tod erfolgt manchmal unter Zunahme der Erscheinungen des Gehirndrucks (sehr langsamem Puls etc.), manchmal als Ausgang eines allmählig gesteigerten, auf intensem Darmcatarrh oder Lungenphtise beruhenden Marasmus; einmal sahen wir ihn durch Selbstmord erfolgen.

Die Form der Melancholie mit Stumpfsinn entwickelt sich zuweilen primär, besonders bei jüngeren weiblichen Kranken, nach heftigen Gemüthserschütterungen; sie kommt aber auch zuweilen nach epileptischen Anfällen, nach Tobsucht und im Wechsel mit solcher vor.

Beispiele:

XVIII. — Schwermuth mit Stumpfsinn nach F. intermittens. Genesung. — B., 25 Jahre, Beamter, kommt nach Charenton am 12. August 1833. — Früher ein Anfall von Wahnsinn im 15ten, ein anderer im 22ten Jahre, der erste von sechs Wochen, letzterer von 14 Tagen. — B. litt sechs Wochen an einem intermittirenden Fieber, in dessen Reconvalescenz plötzlich, ohne bekannte Ursache, nach mehrtägigem heftigem Kopfweh, dieser Anfall ausbrach. Symptome einer Gehirnentzündung, mehrmals im Verlauf von drei Wochen Convulsionen; mehre Selbstmordversuche. — Blasse Gesichtsfarbe, starre, weit offene, meist zur Erde gerichtete Augen, ausdruckslose, stumpfe Physionomie; B. bleibt den ganzen Tag auf demselben Fleck sitzen und scheint aller seiner Umgebung ganz fremd. Auf mehrmalige laute Fragen antwortet er langsam und leise einzelne Sylben. Beim Gehen hält er sich an der Wand, an den Menschen und geht sehr langsam; er widerstrebt, wenn er ins Bad geführt werden soll. Das Gedächtniss scheint ganz erloschen; man muss den Kranken füttern; er ist höchst unreinlich. Die Empfindung ist stumpf, der Schlaf lang, der Appetit sehr stark. — Esquirol lässt ein Vesicator in Nacken setzen. B. klagt über den Schmerz desselben und fängt jetzt an sich zu bessern. Seine Antworten sind länger und lauter, er gibt an, er könne seine Ideen nicht entwickeln, es hindere ihn etwas daran. Physionomie und Unreinlichkeit bleiben wie zuvor. Manchmal bricht er in lautes Lachen aus beim Anblick eines mit einer leinenen Blouse bekleideten Kranken. Am 15. Oct. wird die Besserung deutlicher. B. ist reinlich und fängt nun an zu musiciren. Im Decbr. völlige Herstellung, lebhafte Physionomie, er zeigt eine schön entwickelte Intelligenz. — B. vergleicht den Zustand, in dem er drei Monate lang war, mit einem langen Traum. Alles um ihn hatte sich verändert; er glaubte an eine Art allgemeiner Vernichtung; die Erde zitterte und that sich unter seinen Schritten auf, er war jeden Augenblick in Gefahr in einen Abgrund zu stürzen. Er hielt sich an den umgebenden Personen, um diese vor dem Sturz in Abgründe zu bewahren, welche ihm wie Vulcancrater erschienen. Das Badezimmer hielt er für die Hölle und die Badewannen für Barken. Das Vesicator hielt er für das Brandmal der Galeerensclaven, und sich dadurch für auf immer entehrt. Die umgebenden Personen hielt er für wiedererstandene Todte. Er sah seinen Bruder mitten in Qualen, er hörte den Hülferuf seiner Verwandten, die man erwürgte, und jeder Schrei war wie ein Dolchstich für ihn. Von allen Seiten ging Gewehrfeuer los, Kugeln durchbohrten seinen Leib, ohne ihn zu verwunden. Alles in seinem Kopf war Chaos, Confusion, Verwirrung. Er unterschied nicht mehr Tag und Nacht, die Monate schienen ihm Jahre etc. All dieses Unheils klagte er sich selbst an und deshalb suchte er sich zu tödten. Je mehr er litt, um so zufriedener war er, denn er hielt sein Leiden für die gerechte Strafe seiner Verbrechen. Im Beginn seiner Besserung trug ein Brief seines Bruders viel dazu bei, ihm richtige Ansichten über seine Lage zu verschaffen. (Baillarger, l. c.)

XIX. — **Intermittirende Schwermuth während der Periode. Anhaltende Schwermuth mit Stumpfsinn. Genesung.** Frau M., 44 Jahre, tritt am 24. October 1842 in die Salpetrière. Selbstmordversuch während der Menstruation; schnelle Rückkehr der Besinnung und völliges Wohlbefinden zu Anfang des Novembers; die Kranke tritt aus, kurz darauf neues Delirium, am 25. November Rückkehr in die Salpetrière. Neuer Selbstmordversuch während der Menstruation. — Die Kranke ist ruhig, unbeschäftigt; traurige, etwas stumpfe Physionomie, unstäter Blick. Langsame, kurze Antworten, sie kann sich nicht zurecht finden, weder Tage noch Monate mehr zählen, nichts klar denken; schwerer, müder Kopf. Traurigkeit, ohne dass sie angeben kann, warum; sie glaubt, viel Unheil angerichtet zu haben, weiss aber nicht, welches. Alles um sie her ist verändert. Ohrensausen, Gehörshallucinationen, beim Einschlafen sieht sie Schatten, Gesichter etc.; plötzliches Aufschrecken; Verstopfung, ziemlich Appetit. Puls 100, Haut nicht heiss. — Laxanzen, Ermunterung zur Arbeit, Zwang zum Spaziergang und Gesellschaft, Bäder,

Besserung. — Am 27. Decbr. Wiederkehr der Regeln ohne Selbstmordversuch und ohne Verschlimmerung. Nach ihrem Aufhören schnelle Besserung, freiwilliger Antheil an häuslichen Geschäften, Gesprächigkeit. Am 6. Jan. wird sie ganz verständig gefunden, und gibt Folgendes an: Während der Delirien sah sie Feuer um sich und brannte selbst, ohne Schmerz zu empfinden, sie roch hässliche Gerüche, die Speisen hatten keinen Geschmack für sie. Die Nächte schienen ihr doppelt so lang als gewöhnlich. Sie hörte Stimmen um sich her, ohne die Worte unterscheiden zu können. Zuerst glaubte sie sich in einem Gefängniss, und hielt die Kranken (Weiber) für verkleidete Männer. Des Morgens sah sie die Gegenstände klarer, als Abends. Ganz im Anfang glaubte sie, man werde sie in Kessel voll siedenden Wassers werfen, sie hörte es sieden und glaubte zu hören, wie man Kohlen nachlegte. Ursache des Selbstmords war die völlige Umkehrung aller Dinge um sie, für deren Ursache sie sich hielt; sie hielt sich für Schuld an allen Beschwerden und Klagen der Kranken um sie herum, und hielt es desshalb für das Beste, zu sterben.   (Baillarger, l. c.)

--- —

VIERTES CAPITEL.

Die Schwermuth mit Aeusserung von Zerstörungstrieben.

§. 125.

In diesen Zuständen erheben sich aus dem affectartigen Grundzustande der Verstimmung, der Angst, überhaupt des psychischen Schmerzes, gewisse Triebe und Willensrichtungen, welche in äusseren Handlungen realisirt werden, sämtlich von negativem, finsterm, feindlichem, zerstörendem Charakter. Die negirenden Vorstellungen und Gefühle, die hier zu Bestrebungen werden, die Thaten, die aus ihnen hervorgehen, können theils gegen die eigene Person, theils gegen andere Menschen, theils gegen leblose Gegenstände gerichtet sein; je nach der Verschiedenheit der äusseren Handlung hat man diese Fälle als verschiedene Monomanieen (Mord-, Selbstmord-, Brandstiftungs-Monomanie etc.) beschrieben. (Vgl. p. 77.)

A. Der Selbstmord.

Nicht die ganze psychologische und ätiologische Geschichte des Selbstmords gehört der Psychiatrie an; denn — was auch einzelne Autoritäten sagen mögen * — er ist durchaus nicht immer

---

* Esquirol (l. c. p. 183): „Ich glaube bewiesen zu haben, dass der Mensch nur dann sein Leben verkürzen will, wenn er delirirt, und dass die Selbstmörder geisteskrank sind." Falret, De l'hypoch. et du suicide 1822. p. 137. — Esquirol drückt sich übrigens an andern Stellen seiner Schrift minder absolut aus. Bourdin Bull. de la soc. méd. prat. de Paris 1845.

das Symptom oder Ergebniss einer psychischen Krankheit. Da ist
er es nicht, wo die Stimmung des Lebensüberdrusses in einem gewissen richtigen Verhältnisse zu den gegebenen Umständen, zu
den äusserlich nachweisbaren psychischen Ursachen steht (§. 37),
wo der Entschluss frei gefasst und nach Umständen wieder aufgegeben werden konnte und kein anderweitiges Zeichen psychischer
Erkrankung sich findet. Wenn ein feinfühlender Mensch sich tödtet,
um den Verlust seiner Ehre oder eines anderen, mit seinem geistigen Sein aufs Innigste verwachsenen, hohen Gutes nicht zu über-
leben, wenn Jemand den Tod einem in tiefem Elend, in Schande,
in stets sich erneuerndem geistigem und körperlichem Leiden hin-
zubringenden Leben vorzieht, so ist vielleicht seine Berechtigung
hiezu von Seiten der Moral anzufechten, aber es liegt kein Grund
vor, einen solchen für geisteskrank zu halten — der Widerwille
gegen das Leben und der Vorsatz der Selbstvernichtung entspricht
der Stärke der widrigen Eindrücke, und die That wird mit Besonnenheit beschlossen und vollführt.

Die Fälle dieser Categorie sind indessen doch die selteneren;
meistens beruht der Trieb zum Selbstmorde entweder auf ausgebildeter Melancholie mit allen Zeichen derselben oder (noch häufiger) auf einem der Schwermuth wenigstens nahe stehenden Zustande mässiger, aber allgemeiner schmerzlicher Verstimmung, der
auf der Grenze zwischen geistiger Gesundheit und Krankheit liegt;
eine äusserlich besonnene, kaltblütige Ausführung der That kann
hier für sich allein, so wenig wie sonst bei Geisteskranken, die
psychische Krankheit widerlegen. Die Disposition zum leichten
Eintritt solcher psychischen Schmerzzustände, die meist mit Erschöpfung, Kälte und Abstumpfung der Gemüths-Reaction zusammenfallen, ist ganz dieselbe, wie die Disposition zu Geisteskrankheiten. Sind jene einmal eingetreten, so haften und herrschen sie
freilich am ehesten da, wo ein schwaches Ich der Stimmung nur
geringen Widerstand leistet (p. 51), erscheinen also oft wesentlich als Ergebnisse bestehender Charakterschwäche; aber sie unterscheiden sich durch ihre Entstehung von innen heraus (§. 37),
durch den Mangel genügender psychischer Anlässe zu der That,
oft durch deutliches Auftreten im Gefolge körperlicher Krankheit,
durch periodische, psychisch unmotivirte Exacerbationen, zuweilen

Nro. 41. p. 28) hat in einer ausführlichen Arbeit den Satz, dass der Selbstmord stets eine „Monomanie" sei, zu beweisen gesucht. Brierre ist neuerlich der Ansicht von der stets krankhaften Natur des Selbstmords entgegengetreten, u. a. durch die interessante Sammlung der letzten Scripturen sehr
vieler Selbstmörder, auf deren gewöhnliche Klarheit und Kaltblütigkeit er aufmerksam macht.

durch nachweisbare Erblichkeit, ganz wesentlich von dem Lebensüberdrusse, der das directe Ergebniss genügender psychischer Ursachen ist. Wo solche Verstimmungen das ganze psychische Leben beherrschen, da treten dem von selbst entstandenen oder äusserlich dargebotenen * Gedanken des Selbstmords entweder gar keine hemmende oder beschränkende Vorstellungen und Triebe entgegen, oder solche werden doch bald an jenem abgenützt und erschöpft, der in steter Wiederholung und mit der Hartnäckigkeit aller andern derartigen melancholischen Stimmungen sich immer wieder dem Ich aufdringt. Je unbedeutender also die äusseren Motive der That sind, je mehr sich im früheren Leben Ursachen oder schon einzelne Symptome beginnender Seelenstörung nachweisen lassen, je ungewöhnlicher ferner und je grausamer die angewandten Mittel der Ausführung sind, ** um so eher hat man Grund, die That als Ergebniss einer krankhaften Verstimmung zu betrachten.

Zuweilen sieht man ganz plötzlich bei bisher Gesunden den Trieb zum Selbstmord, als eine Form des Raptus melancholicus, mit Umneblung des Bewusstseins und allen Zeichen grosser Exaltation auftreten (Fall XX) — Fälle, wo z. B. die Person plötzlich vom Mittagessen, bei dem man ihr nichts anmerkte, aufspringt und sich zum Fenster hinausstürzen will (Forbes Winslow); man rettet sie und es bricht sogleich Tobsucht aus; wäre der Selbstmord gelungen, so hätte er sich als vollkommen räthselhafter Raptus eines Gesunden dargestellt. — Bei manchen der schnellen Entschlüsse zum freiwilligen Tod, denen unmittelbar die Ausführung folgt und wo sich gar kein eigentliches Delirium erkennen lässt, findet man dann bei näherer Untersuchung, dass schon längere Zeit ein Zustand von Hypochondrie, von steter Reflexion auf den eigenen Gesundheitszustand vorausging, dass sich die Kranken über eine Unmöglichkeit, wie früher zu denken und zu wollen, über allgemeine Ermattung mit vagen Symptomen körperlichen Uebelbefindens, namentlich einiger Verdauungsstörung beklagten. — Mehr chronisch ist gewöhnlich der Lebensüberdruss, der als Spleen aus Blasirtheit auftritt, jene allgemeine Erschöpfung und Verödung des psychischen Lebens, die sich aus verschiedenen Ursachen, unter Anderem in Folge von Liederlichkeit, von Onanie, von sexueller Erschöpfung einstellt; hier und da scheint es fast, als ob schon leichtere Störungen in der Geschlechtsentwicklung nicht nur jene sehnsüchtig-hypochondrischen Seelenzustände, die nicht selten in

---

* Nachahmung des Selbstmords.

** Vgl. den schrecklichen Fall von Verhungern in Hufeland Journal 1819, den Fall des Matthieu Lovat, der sich selbst kreuzigte etc.

der Pubertätsepoche auftreten, sondern bei einzelnen Individuen alsbald den Trieb zur Selbstentleibung wecken könnten.

Der Selbstmord kommt in allen Lebensaltern, von ziemlich früher Kindheit an, vor. Seine Erblichkeit und sein Alterniren mit anderen Formen des Irreseins in verschiedenen Generationen ist bereits (§. 92) erwähnt. Er ist unter Männern etwa 3mal häufiger, als beim weiblichen Geschlecht. Die genaueren Statistiken der neuesten Zeit scheinen für seine auffallende, bis zu einem gewissen Grade stetig progressive Vermehrung zu sprechen. Für Berlin hat dies früher Casper nachgewiesen; für Frankreich ergab die officielle Statistik des Justizministeriums in den 10 Jahren von 1827 bis 1837 die ausserordentliche Zunahme um ein ganzes Viertheil; * von 1838 bis 1852 setzte sich die Zunahme fort, so dass a. 1838 und 1839 ein Selbstmord auf 12,489, a. 1852 einer auf 9340 Einwohner kam (Lisle); a. 1827 waren es noch 1 : 20,660, a. 1836 1 : 14,338 Einwohner gewesen. — Bekannt ist die nicht seltene Verbreitung des Selbstmords durch Nachahmung, für welche von den milesischen Jungfrauen an, von denen Plutarch erzählt, bis zu dem bekannten Vorfalle im Pariser Invalidenhause und bis zur neuesten Zeit zahlreiche Beispiele vorliegen. In allen Zeiten kamen auch die Doppelselbstmorde von Personen zweierlei Geschlechts und die mit vorausgegangenen Gewaltthaten an Anderen complicirten Fälle vor.

Es ist nicht die Absicht, hier in weitere Erörterungen über die Ursachen und die sociale Bedeutung des Selbstmords und über die Statistik desselben in den einzelnen Ländern einzugehen. Was letztere betrifft, so liessen sich für die oben bemerkte Vermehrung der Selbstmorde in neuerer Zeit Hunderte von Zahlen beibringen, mit deren Deutung es aber gerade so steht, wie mit den Zahlen über Vermehrung der Geisteskranken (§. 85); die ältere Statistik ist unsicher und mangelhaft und es wäre möglich, dass die Zunahme bloss scheinbar wäre, weil die neueren Listen immer genauer und vollständiger geworden sind. Archambault hatte, wie ich in der ersten Ausgabe anführte, schon a. 1843 versichert (Ann. med. psychol. I. p. 174), dass jene Zunahmen des Selbstmordes für Frankreich scheinbar seien und von der zunehmenden Sorgfalt der Statistik herrühren. Man wird dies, gerade wie für die Geisteskranken (§. 85) für möglich, aber für keineswegs wahrscheinlich halten können, man wird eine reelle Vermehrung, nur nicht in diesen ungeheuren Progressionen, anzunehmen haben. Salomon (Welches sind die Ursachen etc. Bromberg 1861. p. 126—129) hat übrigens einige interessante Tabellen beigebracht, aus denen erhellt, dass von 1846 — 1855 die Zahl der Selbstmorde in Belgien, in Schweden und selbst in Paris gar nicht in constant stetiger Progression zugenommen, sondern innerhalb gewisser, nicht sehr ausgedehnter Grenzen sich hin und her bewegt habe. — In den mitteleuropäischen Ländern scheint gegenwärtig durchschnittlich ein Selbstmörder etwa auf 12—15,000 Einwohner zu kommen; im Orient war und ist der Selbstmord selten. —

* Dufau, Traité de statistique. Par. 1840. p. 298 ff.

Wenigstens ⅕, vielleicht fast ¼ der Selbstmörder sind Trinker. — In Frankreich ist die häufigste Todesart Ertränken, in England und Deutschland Erhängen. — Eine eigenthümlich traurige Erscheinung ist der Selbstmord bei Kindern. Auch hier scheint er in neuerer Zeit zugenommen zu haben. In England waren in den fünf Jahren 1852—1856 unter 5415 Fällen von Selbstmord 33 Kinder von 10 Jahren (Buckle). Durand-Fardel (Ann. med. psychol. 1855. VII. p. 61) hat 26 Beispiele gesammelt vom 5.—14. Jahr. Die Motive sind in der Regel erbärmliche vom Standpunkt des Erwachsenen, Furcht vor Strafen u. dgl. Ein 9jähriger Knabe gab sich den Tod, weil er einen Vogel verloren hatte; ein 11jähriger Knabe, welchen Fall Schlager erwähnt, aus verschmähter Liebe; ein 5jähriges Kind sprang ins Wasser, weil es von seiner Mutter übel behandelt wurde. Es ist bekannt, wie der Tod für die Kinder noch nicht das Schreckliche hat, wie für die meisten älteren Personen, und das schwache Ich wird leicht von dem Einfall überwältigt. An solchen Kindern ist übrigens oft schon längere Zeit etwas Anomales, eine gewisse Perversität der Gefühle, z. B. Grausamkeit gegen Thiere, bemerkt worden (Beispiele bei Forbes Winslow, obscure diseases of the Brain. London 1859. p. 186).

§. 126.

Bei den eigentlich Geisteskranken muss man (mit Guislain)* die Fälle unterscheiden, wo der Trieb zum Selbstmord die wesentlichste Aeusserung des Leidens, die Hauptkrankheit ist, von denjenigen, wo er als Epiphänomen im Laufe verschiedener, anders sich äussernder psychischer Leiden eintritt. — Die meisten Geisteskranken, bei denen der Trieb zum Selbstmord vorkommt, leiden an einer ausgesprochenen Form von Schwermuth. Die nähere psychologische Begründung des Triebs ist dann aber nicht immer dieselbe. Häufig ist es der unerträgliche Excess einer allgemeinen, unbestimmten Angstempfindung, dem der Kranke durch jedes Mittel zu entgehen strebt; ein anderesmal verfällt er, indem er die Veränderung aller seiner Gefühle ins Widrige und Schreckliche, seine Ueberwältigung von traurigen und argen Vorstellungen fühlt, in Verzweiflung über eine solche Unterjochung und hält sich eines vermeintlich ganz schlecht, verworfen und ruchlos gewordenen Lebens für fernerhin unwerth. Oder es kommt zu jenen dunkeln Vorstellungen allgemeiner Nichtexistenz, Vernichtung der Welt und damit auch der Nothwendigkeit der Selbstvernichtung. Vielleicht am häufigsten aber sind es Hallucinationen, in denen sich die tiefe Verstimmung und die noch dunkeln Vorstellungen der Selbstzerstörung sinnlich projiciren und nun dem Kranken, scheinbar von aussen, mit der Stärke und Wahrheit objectiver Anschauungen zukommen (Stimmen „tödte dich! tödte dich!", unmittelbare Befehle Gottes durch Gesichtshallucinationen etc.). Solche Antriebe

---

* Leçons orales I, p. 244.

kommen bei Melancholischen manchmal plötzlich und vorübergehend, (einige Stunden, einige Tage dauernd) vor; mitunter tritt mit der — missglückten — Ausführung eine wesentliche Erleichterung und Remission ein, wie man in anderen Fällen nach krankhaft motivirten Verletzungen und Unthaten an anderen Personen, die intensive Gefühlsbelästigung, die vorausging, aufhören und den Thäter sich vollständig beruhigen sieht. Einzelne Melancholische ergreifen listig den passenden Moment, um ihren längst feststehenden, aber wohl verborgenen Entschluss auszuführen; andere äussern offen, man möchte fast sagen schamlos, ihren Hang, sich zu ermorden, und suchen ihn Wochen, Monate lang, durch jedes Mittel, mit Gewalt, oft vor den Augen der Anwesenden zu befriedigen.

Schlager (Prager Vierteljahrsschr. Bd. 64. 1859. p. 1) beobachtete unter 1000 Geisteskranken 91 Fälle von Selbstmord oder Selbstmordversuch; fast alle waren melancholisch. Als die wichtigsten disponirenden Momente in diesen Fällen erschienen Gehirncongestionen, erschöpfende Krankheiten, unglückliche Liebe, Trinken in Verbindung mit Gemüthsaufregung (hier öfters plötzlich auftretende, zum Selbstmord drängende Gefühle und wenn Rettung gelang, keine deutliche Erinnerung des Vorfalls); einmal Schrecken. Erschöpfungs- und anämische Zustände, chronische Gehirnhyperämie, Menostasie, Chlorose, Climacterium, Herzleiden waren von grossem Einfluss. Die am häufigsten gewählte Todesart war Erhängen.

Auch in anderen Formen des Irreseins, ausser der Melancholie, kommen Antriebe zu freiwilligem Tode vor; sie beruhen dann seltener auf Lebensüberdruss, als vielmehr auf allerlei, im engern Sinn wahnsinnigen Ideen, den Märtyrertod für die Menschheit zu sterben, das Paradies, das in glänzenden Visionen vor ihnen offen liegt, zu betreten etc.; doch treten zuweilen auch bei Verrückten noch intercurrente Anfälle von Neigung zur Selbstzerstörung aus intensivstem Lebensüberdruss als eine Form des Raptus melancholicus oder maniacus auf. Die Anstalt Winnenthal enthielt lange einen schwachsinnig-verrückten Kranken (Ideen, Kaiser von China zu sein u. dgl.), der von Zeit zu Zeit plötzlich, unter bedeutender Kopfcongestion, vom tiefsten Lebensüberdrusse befallen ward und nur durch anhaltende äussere Beschränkung von dem beständig intendirten Vorhaben des Selbstmords gerettet werden konnte; ein solcher Anfall dauerte 5 bis 6 Tage, verlor sich dann vollständig und Blutentziehungen am Kopfe schienen jedesmal wesentlich zu seiner Abkürzung und Milderung beizutragen. — Vom Selbstmorde auszuschliessen sind die Fälle, wo Geisteskranke sich unabsichtlich, ohne sterben zu wollen, den Tod geben, wenn z. B. ein Maniacus im Delirium das Fenster für die Thüre hält und hinausgehen will, wenn ein Anderer aus dem Fenster springt, weil „ihm

Gott gesagt hatte, geh' zum Fenster, du wirst wie ein Vogel fliegen," * .oder wenn ein Wahnsinniger die Mission der allgemeinen Menschenbekehrung haben will, und sich zum Beweise für die Wirklichkeit seiner Sendung und für seine Unverwundbarkeit von einer Brücke herabstürzt und ertrinkt. ** Dies sind keine Selbstmorde; diese Kranken wollten sich nicht tödten. — Zur Categorie krankhafter Selbstzerstörungen gehören aber noch die Fälle der Selbstverstümmlung, meist aus melancholischen Stimmungen oder Wahnvorstellungen, wo sich die Kranken die Finger abschneiden, die Augen ausreissen, sich castriren etc.; zuweilen lässt sich in diesen Fällen eine entschiedene Verminderung der Sensibilität dieser Theile constatiren.

Es gibt auch Fälle, wo wirklich Geisteskranke einen Selbstmordversuch simuliren, und Solches darf daher noch nicht nothwendig auch für einen Beweis der Simulation der Geisteskrankheit gehalten werden. Morel, Ann. med. psychol. VI. 1854. p. 84, führt einen solchen Fall an.

XX. — Plötzlich auftretender Raptus zum Selbstmord mit Umnebelung des Bewusstseins und ohne Rückerinnerung. Eine noch lebende Frau, jetzt (1821) drei und vierzig Jahre alt, hatte bisher in glücklichen Verhältnissen und ausser einigem hysterischen Kopfschmerz und Dysmenorrhoe gesund gelebt. Bis zum Jahre 1804 wurde sie von keinem Unfalle betroffen. Ihr Mann liebte sie zärtlich, ihre Kinder, die sie zum Theil selber genährt hatte, wuchsen kräftig auf und ihre Vermögensumstände waren sehr gut. Am 24. Juli dieses Jahres aber, nachdem sie einige Tage zuvor an ihrem gewöhnlichen Kopfschmerz gelitten hatte, der jetzt aber schon ganz verschwunden war, sitzt sie Nachmittags 3½ Uhr anscheinend heiter auf dem Flur ihres Hauses und beschäftigt sich mit Nähen. Plötzlich und ohne die geringste Veranlassung springt sie auf und ruft: „Ich muss mich ersäufen, ich muss mich ersäufen", rennt darauf fort und gerade zu dem nicht weit von ihrer Wohnung entfernten Wallgraben der Stadt, in den sie sich auch ohne Zögerung hineinstürzt. Sie wurde sogleich wieder aus dem Wasser gezogen und, dem Scheine nach schon todt, in ihr Haus getragen. Ein schnell herbeigeeilter Arzt rief sie zwar bald wieder in das Leben zurück, doch blieb sie stumm und starrte mit offenen, fest auf einen Punkt gerichteten Augen vor sich hin, ohne auf das, was um sie vorging, weiter zu achten. Ich sah sie erst am 27. Juli Abends. Sie hatte während dieser seit dem Anfalle verflossenen Tage zwar Alles ruhig mit sich vornehmen lassen, auch Arzneien niedergeschluckt, dennoch aber kein Wort gesprochen, weder gegessen noch getrunken, nicht geschlafen und keine Theilnahme an irgend etwas bewiesen. Als ich spät Abends zu ihr kam, lag sie im Bette und seufzte beständig. Auf meine Anrede fuhr sie zusammen und rief meinen Namen aus. Es wurde Licht gebracht und da sie mich erblickte, fragte sie: „Mein Gott, wo bin ich, und was ist mit mir vorgefallen?" worauf sie heftig zu weinen anfing. Ich

---

* Leuret, Fragments p. 290.
** Falret, Hypoc. et suic. p. 139.

beruhigte sie; nachdem sie ihren Mann noch wieder erkannt und mit ihm gesprochen und nach ihren Kindern gefragt hatte, schlief sie ein und ruhte ungestört bis zum Morgen.

Nach dem Erwachen hatte sie sogleich heiter nach allem gefragt und mit Erstaunen von ihrem Versuch sich zu ertränken und von der Gefahr, in die sie dadurch gekommen war, gehört. Bei meinem Eintritte Morgens fragte sie mich lachend, was ich wohl von ihr gedacht und gesagt habe und begehrte zu wissen, wie sie zu dem thörichten Einfalle sich ertränken zu wollen habe kommen können, ohne selbst weiter etwas davon zu wissen, oder irgend einen Grund dafür angeben zu können. — Sie ist seither ungeachtet mehrer Wochenbetten, manchen Unruhen und Schrecken niemals wieder von einem ähnlichen Gedanken befallen worden, und abgerechnet ihre hysterischen Beschwerden und den beschwerlichen Monatsfluss, immer gesund, heiter und lebenslustig geblieben.

(Mende in Henke Zeitschrift für die Staatsarzneikunde. 1821.)

XXI. — Trieb zum Selbstmord aus verborgen gehaltenen Hallucinationen. Ein junger Mann, der ein sehr grosses Vermögen besass, hatte sich der Onanie ergeben, befand sich jedoch vollkommen wohl. Er hatte keine andere Ursache zum Kummer, als die Rückerinnerung an die Revolution, deren Principien er missbilligte, und hatte schon mehrmals versucht sich das Leben zu nehmen und zwar mit Pistolen, da er sich durch nichts Anderes tödten wollte. Er befand sich zwei Jahre lang unter meiner Aufsicht, hatte während dieser Zeit nicht einen Augenblick irre gesprochen, sondern war heiter, liebenswürdig, sehr unterrichtet und sagte mir manchmal: „Geben Sie mir eine Pistole!“ Warum wollen Sie sich denn tödten? „Weil ich mich langweile.“ Erst nach zwei Jahren gestand er mir, dass er seit langer Zeit Hallucinationen des Gehörs und Gesichts habe. Er glaubte von Polizeiagenten verfolgt zu sein, die er immer hörte und sah, selbst mitten durch die Mauern seines Zimmers, die, wie er hinzufügte, aus zwei doppelten verschiebbaren Brettwänden bestanden, damit man Alles sehen und hören könne, was er thue und was er sage. (Esquirol, übersetzt von Bernhard. I. p. 322.)

XXII. — Vager Trieb zum Selbstmord, entstanden durch heftige Furcht bei körperlicher Erschöpfung. N., ein Schneider, 31 Jahre alt, verfiel durch Onanie in tiefe Entkräftung und musste sich später wiederholten Mercurialcuren unterwerfen. Beim Ausbruch der Cholera im Jahre 1831 wurde er durch das Gerücht, dass man die Kranken mit Zangen aus ihren Wohnungen ziehe und sie auch ausserdem äusserst grausam behandle, dergestalt mit Entsetzen erfüllt, dass er in Ohnmacht fiel und mit der Cholera behaftet zu sein glaubte. Er konnte Anfangs vor Angst nicht arbeiten, des Nachts nicht schlafen und gerieth bei der Vorstellung, dass auch er einer so schrecklichen Behandlung sich werde unterwerfen müssen, ganz ausser sich; ja er brachte die Nächte bei Bekannten zu, weil er fürchtete in ein Choleralazareth abgeholt zu werden. Bei der Arbeit wurde er aus Angst von Gliederzittern befallen, welches er für einen Vorläufer der Cholera um so mehr hielt, da er hörte, dass die Furcht dazu disponire. Der Appetit verging ihm und er scheute sich viel zu essen, weil die Menge der Speisen und die meisten Arten derselben ihm schädlich seien, ja er schwächte durch vieles Hungern seine Verdauung sehr. Unaufhörlich von Furcht gequält schlief er wenig, träumte viel von Ermordungen, Leichenzügen; bei Tage wagte er nicht auszugehen aus

Furcht vor der Krankheit und vor der Polizei. Diese Pein versetzte ihn in eine so reizbare Gemüthsstimmung, dass er durch den Anblick des Schlachtviehes sehr gerührt wurde, weil er sich vorstellte, wie demselben das Messer an die Kehle gesetzt werde. Als er sich endlich etwas von dieser Angst erholt hatte, hörte er eines Tags einen Schuss fallen, worüber er heftig erschrak, weil er glaubte, dass sich jemand entleibt habe. An dem nämlichen Abend erfuhr er, dass in der Nachbarschaft jemand sich den Hals abgeschnitten habe. Seine Angst erreichte nun wieder einen hohen Grad, so dass er des Nachts nicht schlafen konnte, indem er stets daran dachte, wie der Selbstmörder zu seiner That gekommen sei, welche Theile des Körpers er durchschnitten habe. Vergeblich bemühte er sich, diese Vorstellungen zu verbannen, welche durch die entfernteste Veranlassung aufs Neue hervorgerufen wurden, z. B. durch einige kopflose Bildsäulen im königlichen Museum, welche ihm das Bild von Enthaupteten vorspiegelten. Wenn er ein Messer liegen sah, war es ihm, als müsse er sich den Hals abschneiden, trotz seines Abscheues davor und seiner Liebe zum Leben. Hatte er ein Messer in der Hand, so zitterte er, warf es weg, oder legte es unter den Teller, um es nicht zu sehen. Unaufhörlich dachte er an gewaltsame Todesarten; sah er einen Strick, so kam ihm der Gedanke des Erhängens in den Sinn; ging er über eine Brücke, so war es ihm, als müsste er ins Wasser springen, daher er sie nie am Geländer, sondern in der Mitte mit schnellem Laufe passirte, um nicht bei langsamem Gehen wider Willen fortgerissen zu werden; stand er an einem Fenster, so fühlte er einen Antrieb hinauszuspringen und wich voll Entsetzen zurück. Man rieth ihm Messer und Pistolen zu ergreifen, um sich an den Anblick zu gewöhnen, aber er konnte es vor Angst nicht über sich gewinnen. Nachdem die Angst ihn lange gefoltert hatte und zuletzt auf den höchsten Grad gestiegen war, willigte er selbst gerne ein, sich in die Charité aufnehmen zu lassen. Auch hier dauerte sein Zustand noch lange Zeit; endlich gelang aber seine vollständige Heilung durch anhaltende körperliche Arbeit und durch Sturzbäder.

(Ideler. Marc, übersetzt von Ideler. I. p. 196.)

XXIII. — Selbstmord aus Angst und Hallucinationen. Ein früherer Militär, 38 Jahre alt, bricht beide Beine, welche ihm beide amputirt werden; er wird finster und verfällt in einen Anfall von Manie; er hört Stimmen, die ihn ohne Unterlass beleidigen, verfolgen, mit dem Tode durch Erschiessen bedrohen; darauf erfolgen Antworten, die er an die Stimmen richtet. Dieser Zustand von Hallucinationen und Angst dauert 10 Monate, ungeachtet aller möglichen Mittel; der Kranke concentrirt sich immer mehr auf seine falschen Empfindungen... er verweigert hartnäckig die Nahrung, um sich diesen Qualen zu entziehen ... die Stimmen fordern ihn auf nicht mehr zu essen .... Man muss ihn mit Gewalt ernähren ... je elender er wird, um so stärker scheinen die Stimmen zu werden, endlich stirbt er an Erschöpfung.

(Sc. Pinel, pathol. cérébr. Par. 1844. p. 212.

XXIV. — „Ich behandle gegenwärtig ein Mädchen, die durch einen heftigen Sturz auf das os sacrum einen Vorfall der Gebärmutter erlitt und plötzlich von einer tiefen Traurigkeit, mit den sonderbarsten Verirrungen der Vorstellungen und einer Neigung zum Selbstmord befallen wurde, so oft durch irgend eine Anstrengung der Hals des uterus an der Mündung der vagina sich zeigte, oder durch sie heraustrat. Der Gebrauch eines Pessariums liess diese merkwürdigen Anomalieen verschwinden." (Guislain, Phrenopathien, übersetzt von Wunderlich. 1838. p. 282.)

B. Melancholische Zustände mit Trieben zur Zerstörung und Verletzung Anderer.

§. 127.

Direct und unmittelbar an die schwermüthigen Antriebe zur Selbstvernichtung schliessen sich die krankhaft entstandenen Triebe zur Zerstörung und Verletzung anderer Menschen oder lebloser Objecte an. Nicht nur kommen beide häufig zusammen vor, nicht nur haben die hierhergehörigen Gewaltthaten gegen Andere, insoferne sie häufig gerade an dem dem Kranken Liebsten und Theuersten begangen werden, alsdann ihrer inneren Begründung nach die wesentliche Bedeutung einer Selbstverletzung und Selbstverstümmlung; beide beruhen auch überhaupt auf demselben Grundzustande der krankhaften negativen Affecte, und bei beiden wiederholen sich die einzelnen Verschiedenheiten der näheren, krankhaften Motivirung.

Was zuerst die psychische Begründung solcher Gewaltthaten bei früher schon entschieden Schwermüthigen betrifft, so gehen solche Antriebe zum Theil aus einem wirklichen Delirium des Vorstellens oder der Sinnesperception hervor. Hierher gehören die Fälle, wo die Kranken sich von Anderen verfolgt oder überhaupt beeinträchtigt glauben, * wo sie vorhandene Gehörshallucinationen von angreifendem, beschimpfendem Inhalt gewissen Personen zuschreiben, und an solchen dann wirkliche Rachehandlungen begehen. Diesen stehen jene Gewaltthaten sehr nahe, die auf der entschieden melancholischen Vorstellung beruhen, dass Alles in der Welt durchaus schlecht, verworfen und verloren sei, dass z. B. die unschuldigen Kinder dem Elend dieser Welt am Besten durch einen frühen (gewaltsamen) Tod entzogen würden, oder dass — ungeachtet kein Grund zu solcher Besorgniss vorliegt — alle Mittel zur weiteren Existenz erschöpft seien, und Alles demnächst in Hunger und Elend zu Grunde gehen müsse etc. Derlei dunklere oder bewusstere Vorstellungen projiciren sich nicht selten in Hallucinationen, die direct zum Mord (von Kindern, Gatten etc.) auffordern, und es schliessen sich an sie jene Gehörshallucinationen fanatisch-religiösen Inhalts (Stimmen Gottes, vom Himmel etc.) an,

---

* So z. B. die mehrfach vorgekommenen Fälle, wo Hypochondrisch-Verrückte Mordangriffe auf ihre Aerzte machten. Vgl. Marc, übers. v. Ideler II. p. 9. — Ueberhaupt wollen wir auf die reichliche Sammlung von Fällen, die diese Schrift enthält, für dieses ganze Capitel verweisen.

welche dem Kranken eine Nachahmung des Opfers Abrahams u. dgl. befehlen. Solchen liegt der dunkle Gedanke der Nothwendigkeit eines fremden, den Kranken selbst aber wesentlich mitbetreffenden Sühnopfers für — imaginäre — eigene, schwere Verbrechen zu Grunde, während in anderen Fällen eine solche Unthat von dem Kranken, der sich selbst für einen verworfenen Bösewicht hält, in der Absicht begangen wird, sich die vermeintlich wohlverdiente Todesstrafe zuzuziehen.

Für sehr viele dieser und der zum folgenden §. gehörigen Fälle ist ein, schon beim Selbstmord (p. 261) erwähnter Umstand sehr wichtig und charakteristisch, nemlich die Befreiung des Individuums von seinem schmerzlichen Affect und seinen schrecklichen Vorstellungen dadurch, dass die That vollbracht, ihm objectiv geworden ist (p. 33), jene Erleichterung und Beruhigung, welche der Kranke durch die Entäusserung seiner Stimmung mit dem Vollbringen der That gewinnt, das, was man auch schon die critische Bedeutung solcher Thaten genannt hat. In folgenden, noch sehr einfachen Fällen sind verschiedene Modificationen einer derartigen Erleichterung krankhafter, schlimmer Neigungen zu erkennen; ganz Aehnliches kommt oft nach der wirklichen Ausführung von Mordthaten aus melancholischen Motiven vor.

XXV. — Ein Fall von Melancholie zeigte einen Charakter, der nicht ungewöhnlich ist und der in höheren Graden und bei voller Ausbildung eine Form „moralischer Manie" abgibt. Die Patientin, eine verheirathete Frau, 45 Jahre alt, war in Folge von ängstlicher Gemüthsart in einen Zustand tiefer Schwermuth mit beständiger Angst verfallen. Sie gab an, wo sie immer von einem Verbrechen höre oder lese, fühle sie eine heftige Versuchung, es auch zu begehen, aber zugleich auch eine ebenso heftige Furcht vor der Ausführung; unmöglich könne sie alle die grässlichen Dinge angeben, die ihr durch den Kopf gehen. Sie setzte bei, dass jede Gewaltthätigkeit, in Rede oder That, die sie an ihren Kindern oder ihrer Umgebung verübe, ihr eine bedeutende Erleichterung verschaffe, und dass sie nun die grösste Mühe habe, sich zu beherrschen. Die Kranke genas unter dem Gebrauch verdünnter Schwefelsäure, Opiumtinctur, Digitalis, Quassia-Infus und eröffnenden Mitteln.

(Guy; Kings-College annual reports. 1841. Loud. Med. Gaz. Septr. 1842.)

XXVI. — Ein Kranker, der an Fissura ani und Spermatorrhoe mit vorübergehenden Kopfcongestionen leidet, verfällt nach und nach in Melancholie. „Er verabscheute den Selbstmord und ein böser Genius schien ihn beständig dazu zu treiben; der Anblick von spitzigen Körpern oder Schiessgewehren machte ihn zittern und erweckte in ihm einen Trieb zu tödten, von dem er sich nur befreien konnte, indem er sich einen heftigen Schmerz erregte, z. B. einen Theil seines Körpers heftig kneipte." Die Zuvorkommenheit seiner Umgebung erwiederte er mit Grobheit. „Er verabscheute das Böse und fühlte sich wider Willen dazu getrieben: so fand er einen Genuss darin, eine Frau, die er sehr liebte, zu quälen und dann weinen zu sehen." (Lallemand, Des pertes seminales. I, p. 251.)

§. 128.

Aehnlich einem der mitgetheilten Fälle von Selbstmordtrieb (Nro. XX), kommen auch bei bisher wirklich oder scheinbar Gesunden plötzliche, mit Umneblung des Bewusstseins verbundene Anfälle heftigster Angst mit schrecklichen Hallucinationen vor, in denen der Kranke in jähe blinde Wuth gerathen und Alles, was ihm in den Weg kommt, niederhauen und zerstören kann. Diese Fälle, ihrer Aeusserung nach freilich zur Form der Tobsucht gehörig, in ihrer psychologischen Begründung aber heftige Ausbrüche melancholischer Angst, überhaupt krankhaft entstandener negativer Affecte darstellend, finden in ihrem Mangel an reeller psychischer Motivirung nächste Analogieen an den plötzlichen Anfällen der tiefsten Angst, und des heftigsten Seelenschmerzes, die man zuweilen als Vorläufer epileptischer Anfälle beobachtet hat. *

Fast ebenso dunkel in Bezug auf ihre innerliche Begründung, und doch von höchster Wichtigkeit für die Rechtspflege sind jene Fälle, wo bisher psychisch Gesunde bei vollem Bewusstsein, oft ganz schnell und ohne äussere Anlässe, von ängstlichen, schmerzlichen Affecten und einem, ihnen selbst unerklärlichen Gelüste nach Mord befallen werden. Hier sind indessen zwei Categorieen von Fällen zu unterscheiden.

Einmal diejenigen, wo solcher Trieb zum Blutvergiessen in bisher heitern, frohen und liebenden Gemüthern plötzlich, ohne allen Anlass aufsteigt und sich zähe anhaltend immer und immer in alle Gedankenkreise eindrängt. Hier entsteht nun meist ein tiefer, trauriger Zwiespalt des Bewusstseins, ein Kampf und Sturm der peinlichsten Affecte um die neuen, schrecklichen Vorstellungen, gegen welche der ganze bisherige Gehalt des Ich mit all der, bei verschiedenen Menschen freilich sehr verschiedenen Kraft, die ihm zu Gebote steht, sich zur Wehre setzt. Der Niederlage des Ich in diesem Kampfe kann sich dann der Mensch oft nur durch Flucht in die Einsamkeit, wo der Trieb kein Object mehr findet, entziehen; nach einiger Zeit können dann jene Vorstellungen ebenso schnell, als sie aufstiegen, wieder versinken, und der Mensch ist wieder ganz der Alte; er weiss kaum, wie ihm geschehen ist, was für ein schwerer, grässlicher Traum ihn gedrückt hat, und er athmet

---

* S. das Capitel von der Epilepsie.

tief auf, dass es so glücklich vorüberging. Andermale aber — zum Glück hier seltener — unterliegt das Ich, und der Unglückliche begeht das Verbrechen, ohne den mindesten Gewinn, mit der sichern Aussicht auf Schande und Elend, ja in der gewissen Erwartung eines schimpflichen Todes durch Hinrichtung, der ihm aber gegen die jetzige Angst und Seelenqual, welche um jeden Preis aufhören muss, als ein Leichtes und als eine Wohlthat erscheint.

XXVII. — M. R., ein ausgezeichneter Chemiker und liebenswürdiger Dichter, von einem an sich sanften und geselligen Charakter, meldete sich selbst als Gefangener in einem Krankenhause des Faubourg St. Antoine. Von dem Antriebe zum Morden gequält, warf er sich oft vor den Altären nieder, und flehte Gott um Befreiung von dieser scheusslichen Neigung an, über deren Ursprung er sich niemals Rechenschaft ablegen konnte. Wenn der Kranke spürte, dass sein Wille auf dem Punkte stand, jenem Antriebe nachzugeben, eilte er zu dem Vorsteher der Anstalt, und liess sich beide Daumen mit einem Bande zusammenbinden. Dies schwache Band reichte hin, den unglücklichen R. zu beruhigen, welcher dennoch zuletzt einen meuchelmörderischen Angriff auf seinen Wächter machte, und hierauf in einem Anfalle der heftigsten Wuth starb. R. hinterliess eine Reihe von Briefen, in denen er sich bemühte, seine inneren Empfindungen zu schildern. Sie thun dar, dass der Antrieb zum Morden sich bei ihm auf kein Motiv, auf kein Raisonnement gründete, und daher völlig instinktartig war. Diese sehr interessanten Briefe, welche ich zu einem grossen Theil gelesen habe, kamen in die Hände des Dr. Gall, und sind unglücklicherweise verloren gegangen. (Marc, übersetzt von Ideler. I. p. 169.)

XXVIII. — Catharine Olhaver, auf einem Dorfe als das dritte eheliche Kind armer Eltern, im Jahr 1788 geboren, hatte frühe von der Brust genommen werden müssen, weil die Mutter, wie der Säugling eben erst in die sechste Woche seines Alters getreten war, von einem heftigen hitzigen Fieber befallen worden. Diese Krankheit begann, ehe noch andere Erscheinungen derselben eingetreten waren, mit dem Vorsatz, den Säugling zu ermorden. Um dies ins Werk zu setzen, trennte sie eine Seite ihres Oberbettes auf, und gedachte das Kind in dieses hinein zu stecken, damit es in den Federn ersticke und zugleich darin verborgen bleibe. Sie wurde an der Ausführung dieses Vorsatzes gehindert, worauf sich sogleich das Fieber in seiner ganzen Heftigkeit äusserte und mehre Wochen hindurch anhielt. Nach der Genesung wusste diese Frau sich ihrer bösen Absicht nicht mehr zu erinnern, und verpflegte das Kind mit mütterlicher Sorgfalt. Sie lebte noch und hat nie wieder ähnliche Anfälle gehabt.

Ohngeachtet einer ärmlichen Erziehung, wuchs Catharine gesund heran; sie soll zuweilen an Würmern gelitten haben. Der Monatsfluss stellte sich erst spät ein, war jedoch hernach beständig regelmässig. Ihr erster Umgang mit einem Manne hatte Schwangerschaft zur Folge. Am 21. Januar 1821 gebar sie leicht und glücklich einen gesunden Knaben, den sie anfangs selber nährte. Bald nach ihrer Entbindung traf sie nach heftigem Aerger ein Anfall von Epilepsie, der sich hernach aber nicht wieder einstellte. Als ihr Kind sechs Wochen alt war, übernahm sie einen Ammendienst, in dem sie sich sehr wohl betrug, sich stets ruhigen Gemüths, heiter und verträglich zeigte; auch das Kind, das sie zärtlich liebte, gedich sehr wohl bei ihr, nur einmal wurde sie von einem heftigen Aerger und Schmerz ergriffen, als sie sechs Wochen nach dem Antritte ihres Dienstes den Tod ihres Kindes erfuhr. Doch erloschen diese Eindrücke bald wieder, ihre gleichmüthige Heiterkeit kehrte zurück und sie wandte ihre ganze mütterliche Zärtlichkeit nun noch in höherem Grade auf den Säugling, den sie nährte. Am Ende der 32sten Woche nach ihrer Entbindung stellte sich der Monatsfluss wieder bei ihr ein, dem ein kurzes Uebelbefinden voranging. Beide kehrten hernach regelmässig um die vierte Woche wieder. Von jetzt an griff sie die Ernährung des Kindes sichtlich an, sie wurde bleicher und magerer, auch das Kind fing an zu erkranken, anfangs an Intermittens, später an krampfhaftem Husten.

Freitag und Sonnabend, den 20. und 21. October, litt die Amme an heftigen Leibschmerzen, die auch am Sonntag, wiewohl schwächer fortdauerten. Dabei fühlte sie öfters ein gewisses Wühlen im Magen und eine Beängstigung, die indessen vorübergehend waren. Am Sonntag Abend, da sie mit den beiden jüngsten Kindern allein im Zimmer ist, steigt ihr mit Einemmale, indem sie ein Messer auf dem Tische liegen sieht, der Gedanke auf, sie müsse mit diesem Messer dem Säugling, den sie auf dem Schoose hat, den Hals abschneiden. Ihrer Angabe nach fühlte sie im Magen ein besonderes Gewühl, oder wie sie sich ausdrückte, ein Kluckern; vom Magen aus steigt es ihr heiss zum Kopf; es ist, als ob ihr eine Stimme zuriefe, sie müsse das Kind ermorden. Sie entsetzt sich selbst vor diesem Gedanken, legt schnell das Kind aufs Bett, läuft mit dem Messer in die Küche, wo sie es wegwirft und die Köchin bittet mit ihr hinauszukommen und bei ihr zu bleiben, weil sie böse Gedanken hätte. Da aber diese ihr antwortet, dass sie ihre Arbeit nicht verlassen könne und bald darauf ausgeht, so bleibt sie wieder mit den Kindern allein. Immer noch steigt ihr derselbe Gedanke wieder auf, und um sich von ihm los zu machen, fängt sie laut an zu singen, tanzt mit den Kindern im Zimmer umher und bringt sie endlich zu Bette. Als darauf die Köchin wieder nach Hause kommt, fordert sie diese auf, bei den Kindern zu bleiben und sie, die Amme, an ihrer Stelle ausgehen zu lassen. Da aber diese nichts davon wissen will und bald darauf wirklich fortgeht, legt sie sich zu Bette, schläft ein wenig ein, erwacht aber plötzlich mit einer neuen, fast unwiderstehlichen Anwandlung, das Kind, dessen Wiege vor ihrem Bette steht, zu ermorden. Zum Glück öffnet sich in diesem Augenblick die Thür und ihre Dienstherrschaft kommt nach Hause; das beruhigt sie wieder etwas, weil die Mutter des Kinds und deren Schwägerin in demselben Zimmer schlafen; aber sie schläft die ganze Nacht wenig und sehr unruhig, bis etwa um drei Uhr jener Mordgedanke so heftig wird, dass sie laut anfängt zu rufen, um die Anwesenden zu wecken. Sie klagt nun, dass sie sich sehr unwohl fühle und von bösen Gedanken geplagt werde, ohne jedoch darüber näher sich auszulassen. Dabei spricht sie zuweilen wie in Geistesabwesenheit zu sich selbst; bald ruft sie laut: „O Gott, welche schreckliche, scheussliche Gedanken," bald — „Das ist ja lächerlich, abscheulich, entsetzlich," bald fragt sie ängstlich nach dem Kinde, ob es auch bei der Mutter sei und ruft ihm liebkosend und zärtlich zu, bis sie endlich, nachdem ihr Chamillenthee gegeben worden, sich etwas beruhigt und gegen sechs Uhr einschläft. Am folgenden Tag fühlt sie sich matt und angegriffen und immer noch wird sie von denselben Anwandlungen geplagt. Dabei sitzt sie immer stumm, in sich gekehrt, oft mit stierem und wildem Blick und mit ungewöhnlicher Röthe im Gesichte, ohne sich, wie sie sonst immer pflegte, mit dem Kinde besonders abzugeben, es umherzutragen, es zu liebkosen und ihm zu schmeicheln. Endlich um fünf Uhr Nachmittags, nachdem sie dreimal von der unterdessen verordneten Arznei eingenommen hatte, fühlt sie Beruhigung und Erleichterung. Nur einmal noch, in der Nacht vom Montag auf den Dienstag, wandelt sie jene Mordlust wieder an; sie springt aber schnell aus dem Bette und nimmt Arznei, wonach sie sich beruhigt fühlt. Seitdem ist sie von allen ähnlichen Anwandlungen frei geblieben. Am Dienstag gestand sie Alles unter vielen Thränen.

Der Anfall traf nicht mit der Menstruation zusammen, nicht die kleinste veranlassende Ursache konnte aufgefunden werden. Die Arzneien bestanden aus Potio Riveri, Brechmittel, Valeriana etc. Das Kind starb im November, die Amme hatte es während seiner letzten Lebenszeit mit dem stillen Ausdruck des tiefsten Schmerzes in den Armen gehalten und verfiel, als es endlich gestorben war, in die grösste Verzweiflung, die indessen bald vorüberging und einer ruhigeren Trauer Platz machte.

(Mende, in Henke Zeitschrift für die Staatsarzneikunde. 1821. 2tes Vierteljahrsheft. p. 274.)

XXIX. Die Frau eines Schuhmachers besuchte mich eines Tages wegen eines Leidens, über das sie verzweifeln will; sie zeigt alle Merkmale geistiger und körperlicher Gesundheit, aber sie klagt unaufhörlich durch den Gedanken belästigt zu werden, ihre vier Kinder umzubringen, welche sie doch, wie sie sagt, mehr liebt als sich selbst. Sie fürchtet einen schlimmen Streich zu machen, sie ist in Verzweiflung, sie will sich zum Fenster hinausstürzen; sie fühlt einen unwiderstehlichen Drang ohne Gründe dazu zu haben und verfällt dadurch in ein allgemeines Zittern. Gegen andere Kinder fühlt sie keine solche schlimme Gelüste, nur ihre eigenen muss sie fliehen und aus Furcht zu unterliegen, verbirgt sie sorgfältig alle Werkzeuge, die ihr in die Hände fallen können. Sie steigt beständig Treppen auf und ab, um durch Bewegung und Ermüdung jene Gedanken zu vertreiben; dieser Mordtrieb währt etwa ein Vierteljahr und hört dann von selbst wieder auf mit der Rückkehr der Menses.

(Georget, Discussion médico-légale sur la folie. 1826.)

Ein weiterer, sehr charakteristischer Fall findet sich bei Gratiolet, anat. comp. du syst. nerv. p. 578; vgl. auch Guislain, leç. or. I. p. 234, p. 240; Ellinger, Zeitschr. f. Psychiatrie. 1854. XI. p. 466.

Für die blutdürstigen Grillen dieser Art mag allerdings * die Gedankenentstehung nach dem Gesetze des Contrastes (§. 19) fast den einzigen Anknüpfungspunkt an die Vorgänge des gesunden Seelenlebens bieten, wiewohl es von der Thatsache, dass in dem Glücklichen der Gedanke der Noth und des Elends, in dem Liebenden der Gedanke der Untreue, in dem auf steiler Höhe Stehenden der Gedanke eines tiefen Sturzes leicht entstehen kann, noch weit ist zu diesen, das Handeln provocirenden, fix und anhaltend nach Aussen drängenden Vorstellungen.

Etwas deutlicher in ihrer psychologischen Motivirung sind die Fälle zweiter Reihe, wo solche Impulse in schon längst verdüster-

---

* Vgl. die Zusätze Idelers zum 4. und 9. Abschnitt der Schrift von Marc.

ten, innerlich vereinsamten, menschenfeindlichen Seelen entstehen.
Je mehr ein krankhafter Zustand von Insichgekehrtsein mit negativem Affect habituell wird und sich fixirt, um so mehr tritt der
Mensch innerlich heraus aus der Gemeinschaft freundlicher und
wohlwollender Regungen, die die Menschen untereinander verbindet und er kann fortschreitend zu einem Standpunkt kommen, der
fast ausserhalb der Menschlichkeit und ihrer Interessen liegt. Gegen
die Welt, die durchaus widerwärtig, finster und gräulich geworden
ist, mag sich hier wohl die Stimmung des bittersten Grolles entwickeln, es mögen hier wohl Antriebe zu dunkeln Thaten auftauchen, in denen der Mensch gleichsam alle die eingebildeten
Kränkungen und Leiden, die Widerwärtigkeit aller Eindrücke,
deren Quelle er statt in sich, immer in der Aussenwelt sucht,
dieser in Einer eclatanten Unthat heimgibt. Auch hier werden oft
nahestehende Personen, die momentan einen verstärkten Hass des
Kranken auf sich zogen, zu Opfern solcher Antriebe; häufiger aber
sind es hier gleichgültige Menschen, als ob es dem feindlichen
Sinne des Kranken überhaupt um einen Repräsentanten der ver-
hassten Gattung zu thun wäre, und die unschuldigen Reize eines
Kindes, die Schönheit einer Frau können hier manchmal zu Her-
ausforderungen für jene blutgierige Stimmung werden.

Der vielbesprochene Fall der Henriette Cornier schien lange in diese
Categorie zu gehören (S. Marc. II. p. 48. 41). Bonnet (de la monomanie
du meurtre, Bordeaux 1852) gab den Aufschluss, dass die Cornier gegen
ihre Mitgefangenen sich dahin geäussert, sie habe nur aus Rache gegen
den Vater des Kindes, mit dem sie früher in vertrautem Verhältnisse ge-
standen, das Kind ermordet, und zwar in lang prämeditirter Weise. — Beispiele hierhergehöriger Zustände, schon im frühen Kindesalter entwickelt,
s. bei Marc. I. p. 66. Esquirol, l. c. II. p. 61. Ebenso vgl. die zwei Fälle
von Lallemand, l. c. III. p. 185—186. — In vielen dieser Fälle lassen
sich mannigfache körperliche Störungen, theils von erfahrungsmässigem
Einflusse auf die Erzeugung einer Gehirnaffection, theils schon weitere
Symptome einer solchen, nachweisen, anhaltende oder vorübergehende
Kopfcongestion, Störungen der Menstruation, Onanie und Krankheiten der
Sexualorgane, Angstempfindungen, die von der Herzgrube aufsteigen, Umneblung der Gesichtsobjecte, allgemeines Unwohlsein, Mattigkeit, Stuhlverstopfung etc. Eine Anweisung zur forensischen Beurtheilung solcher Fälle
gehört nicht hierher; es versteht sich, dass sich solche nur auf wissenschaftliche Gründe, hervorgehend aus der genauesten Ermittlung der
psychologischen und organischen Genesis solcher Antriebe, stützen darf.
So jämmerlich es ist, wenn häufig die Lehre von den krankhaften Antrieben zum letzten Auskunftmittel in der Vertheidigung schlechter Sachen
gemacht wird, so wenig die ärztlichen Gutachten — nach Idelers Ausdrucke — jenen italiänischen Kirchen gleichen dürfen, in denen jeder
Bandit ein sicheres Asyl findet, so sehr muss die Medicin in diesen Dingen
ihre Rechte wahren; nie soll sie, im Conflict mit den gangbaren Meinun-
gen und mit Ansichten, die nur auf vollständiger Unkenntniss des kranken
Seelenlebens beruhen, die Waffen ihrer wissenschaftlichen Gründe strecken,

nie aber auch, wo sie aus ihrer Wissenschaft keine Entscheidung
geben kann, solche aus andern Motiven schöpfen.

Eine ganz eigene, forensisch meistens schwierig zu beurtheilende
Categorie bilden die Mörder ihrer eigenen Kinder. Viele derselben
sind Schnapstrinker oder sonst demoralisirte, aber demungeachtet
sehr oft geisteskranke Individuen; sie geben gewöhnlich an, dass
sie die Kinder einem Leben in Elend durch den Tod entziehen wollten —
ein für die Mehrzahl dieser Fälle schon an sich ganz unvernünftiges Motiv.
Oefters machen sie nachher Selbstmordversuche oder sie haben sich Selbstmord vorgenommen, sind aber dann zu feig dazu, und in nicht wenigen
dieser Fälle hat die That allerdings die Bedeutung einer Selbstverstüm-
melung, gleichsam eines Selbstmordes durch den Mord Anderer, indem der
unglückliche Vater mit grosser Zärtlichkeit an diesen Kindern hing und
ebenso sehr in ihnen sich selbst treffen wollte. Die psychologischen
Räthsel dieser Fälle, auf die ich übrigens an einem andern Orte zurückzukommen gedenke, werden durch die Angaben der Individuen selbst,
die, meist ganz ungebildete Leute, sich wenig über ihre Seelenzustände
klar zu machen wissen, meistens wenig aufgehellt. In foro muss man sich
vorzüglich an die objectiven Hergänge, an nachweisbar vorausgegangene
beträchtliche Aenderungen der ganzen psychischen Individualität, an
etwaige Hallucinationen, an das Verhalten des Individuums bei und nach
der That halten. In dem p. 66 erwähnten Falle (Seitz) kam das Un-
glaubliche vor, dass der Mensch, nach dem entsetzlichsten Morde seiner
drei Kinder die Hände wusch, sich ins Gras legte und — zwei Stunden
lang schlief! Er war auch jeder Reue über die That unfähig. — Man
muss bei solchen Fällen bedenken, dass auf die Handlungen eines Menschen mindestens ebenso viel Werth für die Beurtheilung seines Seelen-
zustandes zu legen ist, wie auf seine Worte.

Eine andere Categorie von Fällen ist die, wo ein Verbrechen begangen
wird, um auf dem Schaffot zu sterben. Die Thäter ziehen dies dem Selbstmord vor, weil sie nicht den Muth zu diesem haben, oder weil sie ihn
für eine zu grosse Sünde halten, nicht mehr vorher beichten könnten
u. dgl. Kaum dürfte einer dieser Fälle sich als geistesgesund ausweisen.
Eine Zusammenstellung von 6 derselben hat Brierre (Ann. med. psych.
1851. III. p. 626) gegeben.

§. 129.

An die eben besprochenen Antriebe reihen sich die krankhaften Neigungen zur Zerstörung lebloser Objecte bei Schwermüthigen an, die sich an Allem, was den Kranken umgibt, äussern
können. So gibt es z. B. Kranke mit anhaltender Neigung, ihre
Kleider, Betten etc. stets zu zerschneiden, zu zerfasern u. dergl.
Am interessantesten aber sind die Fälle, wo die That in Brandstiftung besteht, welche auch als eine eigene Monomanie, die sog.
Pyromanie beschrieben und erörtert wurden — eine äusserliche
Art der Zusammenstellung (vgl. p. 77), die wenigstens den Vortheil einer vorläufigen Fixirung des Gegenstandes hatte. *

---

* Vgl. die reichhaltige deutsche Literatur über diesen Gegenstand, von
Osiander, Henke, Meckel, Masius, Flemming, Mayer, Hettich etc.
neuestens Willers-Jessen.

Wenn man unter den bekannt gewordenen Beobachtungen hierüber alle die, unstreitig die Mehrzahl bildenden Fälle ausschliesst, wo offenbar egoistische Motive * die Hand des Brandstifters leiteten, so bleibt allerdings noch eine Anzahl anderer übrig, wo die That des Feueranlegens in entschieden schwermüthigem (namentlich bis zum Irresein gehendem nostalgischem) Zustande, oft unter Begleitung auffallender und wichtiger körperlicher Störungen — besonders Störungen der sexuellen Entwicklung — begangen ward. Der krankhafte Antrieb entwickelt sich hier ebenso, wie bei den im vorigen §. betrachteten Mordimpulsen. Die innere Angst, die allgemeine Verstörung durch den krankhaft gesetzten Affect treibt dazu, nicht etwa, wie schon gesagt wurde (Masius), durch den Anblick einer grossen Flamme jene Angst zu dämpfen, sondern nur überhaupt durch irgend eine äussere That von negativem, zerstörenden Charakter, sich der Verstimmung zu entäussern und damit zur Ruhe zu gelangen. Die specielle Richtung dieses Triebs auf Brandlegung kommt eben daher, dass sich den Individuen, bei denen er bisher ausschliesslich beobachtet wurde, nemlich jungen Leuten, namentlich jungen, weiblichen Dienstboten, das Feuer, mit dem sie auch sonst viel umzugehen haben, als nächstes Mittel zur Befriedigung jenes Antriebs darbietet, als ein Mittel, das leicht anzuwenden ist und weder Thatkraft noch Entschlossenheit bedarf.

Also keine Pyromanie! sondern Untersuchung jedes einzelnen Falles nach seiner eigenthümlichen psychologischen Grundlage. Die Hauptfrage in foro ist wieder die, ob ein Krankheitszustand bestand, der die Freiheit beschränkte oder beschränken konnte. Zuweilen können die Symptome einer unzweifelhaften psychischen Störung nachgewiesen werden, überwältigende Angstgefühle, Hallucinationen, hysterisch-exaltirte Zustände, in anderen Fällen kann aus dem Bestehen einer Nervenkrankheit (Epilepsie, Chorea) mehr oder weniger Wahrscheinlichkeit für eine solche vorübergehende Störung entnommen werden. Es ist dabei zu bedenken, dass es bei diesen Individuen gewöhnlich sehr wenig bedarf, um die Freiheit ihres Handelns zu beeinträchtigen (§. 26); es sind ja meistens junge, ganz oder halbkindische, oft moralisch und intellectuell haltlose, alberne, launenhafte Individuen. Die Brandstiftung erscheint zuweilen ganz unmotivirt — das schwache Ich hat dem zufällig auftauchenden Gedanken der That gar keinen Widerstand geleistet.

Es gibt natürlich auch Fälle von Brandstiftung durch Geisteskranke, der ganz andere krankhafte Motive zu Grund liegen. Jonathan Martin, der die Cathedrale von York anzündete, war kein Schwermüthiger, sondern offenbar ein chronisch Verrückter, der durch Hallucinationen veran-

---

* Theils Rache, theils bübische Lust an Unfug, theils und zwar am häufigsten, die Absicht, durch Zerstörung einer Wohnung ein widerwillig ertragenes Dienstverhältniss aufzulösen und wieder nach Hause zu kommen.

lasst, „das Haus des Herrn von unwürdigen Priestern reinigen" wollte. Es ist eine nothwendige, üble Folge jenes äusserlichen Zusammenstellens, wenn dieser Fall eben auch (z. B. noch von Sc. Pinel, pathol. cérébr. p. 328) unter der „Pyromanie" aufgeführt wird.

XXX. — Schwermuth mit ruhiger Neigung zum Zerstören. Marie Z., etwa 30 Jahre alt, von einem von Natur eigensinnigen Charakter, wurde in Folge von häuslichem Kummer geisteskrank. Sie glaubte sich verloren und zu Höllenstrafen verdammt. Nachdem sie Selbstmord versucht hatte, kam sie in unsere Anstalt mit bläulicher Haut am Halse und noch die Spuren des Stricks an sich tragend, mit dem sie sich hatte hängen wollen. Während ihres Aufenthaltes im Spital überliess sie sich stets der grössten Verzweiflung; sie sass vom Morgen bis zum Abend an ihrem Bette, den Kopf auf ihre Hand gestützt und antwortete nur mit einzelnen Sylben. Zuweilen unterhielt sie sich ziemlich lange über eine fürchterliche Strafe, die ihrer warte. Eines Tags verschaffte sie sich eine Scheere und durchlöcherte eine Matraze und ihre Haube mit einer Menge kleiner Einschnitte, und dies ohne die geringste Spur von Verdruss oder Zorn; sie versicherte mich ganz treuherzig, diese Begierde in ihre Kleider hineinzuschneiden, sei ein Trieb, dem sie nicht widerstehen könne. — Nach zwei Jahren genas sie vollständig.

(Guislain, Phrenopathieen. Uebersetzt von Wunderlich. 1838. p. 279.)

FÜNFTES CAPITEL.

Schwermuth mit anhaltender Willensaufregung.

In den beiden letzten Abtheilungen sind Zustände erörtert worden, wo der krankhafte Affect sich in einzelnen Impulsen zu Werken der Zerstörung äussert. Je allgemeiner, ausgebreiteter und je anhaltender nun die motorische Seite des Seelenlebens von dem psychischen Schmerze miterregt wird, je vager und permanenter die krankhafte Willensaufregung wird, um so weniger rechnet man diese Zustände mehr zur Schwermuth — um so mehr gehören sie der Form der Tobsucht an. Es ist unnöthig und unmöglich, alle Mittelformen zu schildern, durch die solcher Uebergang der Schwermuth in die maniacalische Aufregung geschieht; die ausgeprägtere Form wird eben in dem nächsten Abschnitte dargestellt werden.

Wichtig aber ist es zu wissen, dass es solche Zustände von negativem Affect und anhaltender Willenserregung von mässiger Intensität und sehr chronischem Verlaufe gibt, welche als habituelle Charaktereigenthümlichkeiten fortbestehen und sich an die oben (p. 228) erörterten Zustände milder chronischer Schwermuth als deren active Form anschliessen. Einzelne dieser Fälle sind als Gemüthswahnsinn, als Mania sine delirio, als folie raisonnante, moral insanity (Prichard) von den Schriftstellern angeführt. — Diese Zustände kommen als angeborene und erworbene vor; sie bestehen in einer anhaltenden oder auf jeden leichten Anlass eintretenden Stimmung von Unzufriedenheit und Bitterkeit, in einem beständig negativen Verhalten zur Aussenwelt, deren Eindrücke immer oder doch sehr leicht als widrige empfunden werden, und in anhaltender Willensreaction im Sinne der feindlichen zornigen Stimmung. Sie werden meist nicht oder doch sehr lange nicht als krankhafte Zustände erkannt, wenn der Kranke sein feindseliges und unbesonnenes Thun mit logisch richtigen Reden zu rechtfertigen und sich zu verstellen weiss, bis endlich einmal der Zustand sich zu einem heftigeren Manie-Anfalle steigert und damit über seine Natur der Umgebung die Augen aufgehen.

XXXI. — **Habitueller negativer Affect mit Neigung zu Gewaltthätigkeit, ohne Störung des Verstandes.** Ein einziger Sohn, der unter den Augen einer schwachen und nachsichtigen Mutter erzogen ward, gewöhnte sich allen seinen Launen, allen Regungen eines unruhigen und heftigen Temperaments nachzugeben. Mit den Jahren nahm die Gewaltthätigkeit seiner Neigungen zu, und das Geld, das man ihm verschwenderisch zu Gebot stellte, schien ihm jedes Hinderniss seiner höchsten Willensmeinungen wegzuräumen. Findet er wirklichen Widerstand, so wird er heftig und aufgeregt; er greift keck an, sucht mit Gewalt zu herrschen und lebt beständig in Streit und Händeln. Aergert er sich über irgend ein Thier, einen Hund, ein Schaf, ein Pferd, so bringt er es auf der Stelle um; nimmt er an einer Gesellschaft, einem Feste Antheil, so erzürnt er sich und fängt eine Schlägerei an. Andererseits ganz vernünftig, wenn er ruhig ist, und Besitzer eines bedeutenden Gutes, verwaltet er dieses mit richtigem Verstand, erfüllt seine sonstigen Pflichten in der Gesellschaft und erweist den Armen manche Wohlthaten. Seine unglückliche Händelsucht hatte ihm bisher nur Wunden, Processe, Geldstrafen eingetragen, bis ein öffentlich gewordener Unfall seinem gewaltthätigen Treiben ein Ende machte: er gerieth eines Tags in Zorn gegen eine Frau, welche ihn mit Worten angriff, und warf sie in einen Brunnen. Die Sache kam vor Gericht, und auf eine Menge von Zeugenaussagen, welche die Verirrungen seiner Zornsucht schilderten, ward eine Einsperrung im Irrenhause von Bicêtre über ihn verhängt.

(Pinel, Traité de l'alienation. p. 159.)

ZWEITER ABSCHNITT.

Die psychischen Exaltationszustände.
Die Manie.

§. 130.

Während die reinsten und exquisitesten Formen der Melancholie sich als Zustände von Depression der Selbstempfindung und des Selbstvertrauens, von Concentration auf einen traurigen Affect, von **krankhaftem Insichsein**, in den höchsten Graden sogar mit Unfähigkeit zu jeder Kraftäusserung darstellen, haben wir gesehen, wie in den zuletzt betrachteten Formen immer mehr und mehr krankhafte Antriebe zu Willensäusserungen die affectvolle Stimmung begleiteten. Die Möglichkeit, den Affect durch Handlungen zu äussern und sich seiner damit zu entäussern, zeigte schon das Freierwerden der motorischen Seite des Seelenlebens, der Strebung an; je stärker und anhaltender solche Impulse werden, in je grösserem Umfange und in je selbständigerer Weise das Streben wieder frei wird, um so mehr ergeben sich Zustände **anhaltender Aufgeregtheit und Exaltation des Wollens**, mit der sich dann auch leicht **Erhöhung der Selbstempfindung und des Selbstvertrauens** verbindet.

Wir begreifen diese Zustände, welche man (**Jessen**) mit Recht im Gegensatze zur Melancholie als ein **krankhaftes Aussersichsein** bezeichnet hat, unter dem Namen der **Manie** (Tollheit), und sie zerfallen für uns wieder in zwei verschiedene, übrigens enge mit einander zusammenhängende, nicht selten in einander übergehende, noch häufiger wie fragmentarisch unter sich gemischte Zustände oder Formen, die **Tobsucht** und den **Wahnsinn** (sensu strictiori).

Das Grundleiden in den maniacalischen Zuständen besteht nemlich in einer Störung der motorischen Seite des Seelenlebens, der Strebung, und zwar von der Art, dass dieselbe frei, losgelassen, ungebunden gesteigert sich zeigt, und dass eben damit das Individuum das Bedürfniss erhöhter Kraftäusserung empfindet. Aus diesem Trieb zu vermehrter psychischer Bewegung von innen nach aussen, aus dieser vermehrten Energie und dem erweiterten Umfang der Strebungen, aus dieser Ausschweifung des Wollens, welche den Mittelpunkt der maniacalischen Störungen ausmachen, ergeben sich als von einem gemeinsamen Ursprunge diese beiden, in ihrem Wesen und in ihrer reinen Aeusserungsweise bald sehr verschiedenen Formen. Einmal nemlich kann sich dieses Bedürfniss grosser psychischer Kraftäusserung unmittelbar durch fortlaufenden Impuls in die motorischen Organe nach aussen werfen, gleichsam dahin explodiren, wodurch denn ein Zustand grosser äusserer Unruhe, anhaltender Muskelbewegung (Sprache, Mimik, Bewegung des Körpers im Ganzen) in Sprechen, Schreien, Lärmen, Tanzen, Springen, Toben etc. und damit die Form der sogenannten Tobsucht gesetzt wird.

Oder es kann, indem mit der freieren Entwicklung der Kraft des Wollens als deren unmittelbares Ergebniss eine übermüthige Stimmung, eine erhöhte Selbstempfindung und daraus eine anhaltende Selbstüberschätzung sich entwickelt, zu Erklärungsversuchen dieser Stimmung, zu Wahnideen kommen, welche nun das geistige Leben beherrschen, und die erhöhte Willensthätigkeit in ihren Dienst nehmen. Dann ist es dem Kranken nicht mehr nur überhaupt um Kraftäusserung zu thun, sondern die Aufgeregtheit der motorischen Seite des Seelenlebens wird dann zum ausschweifenden Wollen im Sinne bestimmter Wahnvorstellungen, meist mit viel grösserer äusserer Ruhe. — Sobald sich ein solcher Zustand, mit bestehenden aus übermüthiger Selbstüberschätzung hervorgegangenen Wahnideen nur irgend etwas fixirt hat, so begründet er eine unendlich viel tiefere psychische Störung, als die blosse Tobsucht. Denn während bei der letzteren der Kranke einestheils mit der Aeusserung seiner erhöhten Triebe sich derselben auch entäussert, anderntheils überhaupt, wie alsbald gezeigt werden wird, in der reinen Form der Tobsucht der ganze krankhafte Process auf einem relativ äusseren Gebiete des Seelenlebens, ohne Beeinträchtigung des Innersten der Individualität, abgespielt wird, gehört es wesentlich zum Charakter dieser zweiten Form der Manie, die wir Wahnsinn nennen, dass Wahnideen, falsche Gedankenbildungen, welche aus Selbstüberschätzung entsprungen sind, und sich daher nur auf das eigene Selbst des Kranken beziehen, auftreten und andauern, mit deren An- und Aufnahme unmittelbar das Ich selbst, das Innerste der Individualität alienirt und verfälscht wird.

§. 131.

So verschieden sich aber diese beiden Zustände in ihren Extremen gegen einander ausnehmen, so ergibt doch die Beobachtung, dass sehr häufig in der Tobsucht selbst solche Wahnvorstellungen der Selbstüberhebung vorkommen, die alsdann freilich nicht in ontologischer Anschauungsweise als „Bruchstücke von Wahnsinn," einer vermeintlich ganz andern Krankheit, dort einfach vorgemerkt, sondern die in dem Processe ihres Zustandekommens aus dem

psychischen Grundzustande begriffen sein wollen. Es ist nemlich
an sich klar, wie sich auch während des unmittelbaren Nach-Aussen-
werfens der krankhaften Willensimpulse durch Muskelbewegung
unendlich häufig die übermüthige Verstimmung, der Zustand der
Selbstüberschätzung ergeben muss, und wie es demgemäss auch
leicht zum darauf gegründeten Aufbau erklärender Wahnvorstellungen kommen kann, und man kann denn in der Beobachtung
der Tobsüchtigen täglich sehen, wie bei ihnen solche grossartige
Vorstellungen bald bloss durchblicken, bald auch mit grosser Energie
geäussert werden. Allein glücklicherweise liegt in den ausgebildeten Zuständen von Tobsucht etwas, was das Fixirtwerden solcher
Wahnideen hindert. Die Vorstellungen nehmen nemlich an dem
Tumulte und der Präcipitation, in welche von der motorischen
Seite her das Seelenleben gesetzt worden ist, Antheil, sie werden
durch Hastigkeit verworren und jagen so schnell vorüber, dass
keine bleiben und dauern kann. Wo dagegen kein solch hastiges
Vorüberfliehen ist, wo dabei schon die gehobene Stimmung, noch
mehr die Wahnvorstellungen selbst sich dem Ich in einer Weise
aufdrängen, dass sie zu wesentlichen, ja zu Hauptbestandtheilen
desselben, nicht nur subjective Wahrheit für die Kranken, sondern
die beherrschenden Elemente seines ganzen Seelenlebens werden,
da nennt man dies Wahnsinn.

Der Unterschied der Tobsucht von dem Wahnsinn, wie er sich
in reinen, exquisiten Fällen darbietet, besteht also hauptsächlich
in der verschiedenen Richtung, welche die ursprüngliche Störung
nimmt, in der verschiedenen Art, wie das Vorstellen überhaupt
krankhaft verändert, und wie das Ich afficirt wird. Bei der Tobsucht geht der verstärkte Impuls des Wollens unmittelbar als Trieb
durch Muskelbewegung nach aussen; im Wahnsinn ist es nur
ein innerlich ausschweifendes Wollen, wobei die Selbstempfindung
freierer Thatkraft durch eine Rückwirkung zu exaltirten falschen
Vorstellungen wird, und wo es dann jenem Wollen, wenn es sich
äussert, nicht um blosse Bewegung und Entladung durch diese
Bewegung, sondern vielmehr um die Realisirung gewisser Plane
zu thun ist, welche aus jenen falschen Vorstellungen hervorgehen.
Dieser Irrthum in den Vorstellungen besteht eben in festen, aus
Selbstüberschätzung entsprungenen Wahnideen in Bezug auf die
eigene Persönlichkeit, während die Störung des Vorstellens in der
Tobsucht hauptsächlich in delirienartiger Verwirrung in Folge der
Präcipitation aller psychischen Processe besteht.

Endlich werden wir denn noch einen dritten Zustand mehr
scheinbarer als wirklicher psychischer Exaltation zu betrachten
haben, welcher immer nur aus dem Wahnsinne sich herausbildet

und darin besteht, dass die Anomalie der psychischen Selbstempfindung, der übermüthige Affect, welcher zu den irrigen Gedankenbildungen als zu seinen Erklärungsversuchen ursprünglich Anlass gab, zwar zurücktritt oder völlig erlischt, dass aber die falschen Gedankenbildungen selbst, die exaltirten Ideen über den Werth der eigenen Persönlichkeit, losgelöst von dem Boden, auf dem sie entstanden, fortdauern, und nun als für immer bleibende Verstandesirrthümer, das ganze psychische Leben der Kranken beherrschen. Wir werden indessen diese Zustände als die der exaltirten Verrücktheit am passendsten erst im dritten Abschnitte erörtern.

Auch bei der Manie, wie bei der Melancholie, besteht ein wichtiger Unterschied der Fälle darin, ob sich die Kranken in einem nur oberflächlichen, oder in einem tieferen Traumzustande befinden, ob sie in einem hellen Rapporte mit der Aussenwelt stehen oder ob ihnen diese verdämmert, verworren, verdunkelt ist; hiermit hängt zum Theil der Grad der aus dem Zustande zurückbleibenden Erinnerung zusammen.

§. 132.

Es ist schon mehrmals darauf aufmerksam gemacht worden, wie in der Mehrzahl der Fälle melancholische Zustände den maniacalischen voraus und diese aus jenen hervorgehen. Man kann auch häufig in mehr chronischen Fällen dem Entwicklungsgange der Krankheit in der Weise folgen, dass man bei Schwermüthigen von Tag zu Tag eine Steigerung des schmerzlichen Affects und der Angst wahrnimmt, welche zuerst nur in grosse äussere Unruhe und nun immer zulegend in die vollendetste Tobsucht übergeht. Hier hat offenbar der vorhandene Schmerzzustand den convulsivischen Zustand hervorgerufen, und man kann dies auf die passendste Weise theils mit den wirklichen Convulsionen, die einer sehr lebhaften körperlich unangenehmen Empfindung folgen, theils mit jenen Muskelcontractionen, welche instinctiv als Reactionen gegen heftige Schmerzen aufgeboten werden (Beissen, Fäusteballen ect.), vergleichen.

Man darf nicht glauben, dass desshalb das Wesen der Tobsucht nur in der ungezügelt freigewordenen Aeusserung des negativen Affects der Schwermuth bestünde. Denn obwohl sich dieser nicht selten in einzelnen convulsivischen Tobanfällen und einzelnen Werken der Zerstörung nach aussen Bahn bricht — Zustände, die wir oben als Raptus melancholicus erwähnt haben — wiewohl ferner häufig genug die Schwermuth während der ganzen maniacalischen Periode wie ein dunkler Hintergrund durch die ausgelassenste Selbstüberhebung durchblickt und namentlich zeitenweise

wieder vorherrschend werden kann, so gewinnt doch mit der einmal
freigewordenen motorischen Exaltation die Tobsucht bei auch nur
einiger Dauer eine von der früheren Schwermuth unabhängige
Selbständigkeit, und das Explodiren der Strebung geht dann in
Einem fort, ohne dass es durch schwermüthigen Affect immer neu
angeregt zu werden brauchte, ja die Stimmung selbst ändert sich
häufig in ihr Gegentheil um, und wird heiter, lustig und über-
müthig.

Auch die Zerstörungswerke, die wilden Angriffe und lärmend
vollzogenen Unthaten der Tobsüchtigen sind durchaus nicht immer
in wahrem, negativem Affect, in einer auch nur momentan feindseligen Absicht begründet; das Thun dieser Kranken ist vielmehr
grösstentheils das Ergebniss eines blind sich äussernden Triebes zu
handeln, eines Bedürfnisses, durch Wollen die Aussenwelt zu verändern. Im Zerstören findet der Trieb die beste Gelegenheit sich
zu äussern, weil es leichter ist als das Schaffen und weil zum
Schaffen Besonnenheit und Sorgfalt gehören, von denen beim Tobsüchtigen nicht die Rede sein kann. Der Trieb will schnell befriedigt sein, dem langsameren Einflusse ordnender Vorstellungen
eilt er convulsivisch voraus; da seine Wirkung eine sichtbare sein
soll, so greift er demolirend ein, und es kann sich dann das Ziel,
welches nur das Ende der Thätigkeit bezeichnen sollte, als der
Zweck des Thuns darstellen. Man sieht etwas ähnliches beim Kinde,
das sein Spielwerk zerstört, um sein Bedürfniss, es durch Wollen
zu verändern, zu befriedigen, oder bei den Knaben, welche den
Trieb zu Kraftäusserung durch Angriffe auf einander und Balge-
reien bethätigen. Gerade so demolirt und verwüstet der Tobsüchtige oft unter lautem Lachen und in der ausgelassensten Laune.
Vollends ganz entschieden und deutlich aber erhellt der Unterschied des Thuns in der Manie von dem Thun des Schwermüthigen
in der Form des Wahnsinns, die ihrem innern Grunde nach mit
der Tobsucht so eng zusammenhängt. Hier nemlich will der Kranke
meistens wirklich schaffen und zwar Ungeheures leisten, gestalten,
hervorbringen, und er kann hiezu sogar mit einer gewissen Besonnenheit Anstalt treffen, weil hier die psychischen Processe nicht
mit der Hast, Unruhe und Verworrenheit der Tobsucht vor sich
gehen, sondern es Zeit dazu gibt, dass der Trieb zu Kraftäusserung von einer festen, grossen, ordnenden, aber freilich falschen
Vorstellung beherrscht werden kann, in deren Dienste er nun wirken muss.

Wenn die Manie und namentlich die Tobsucht aus der Schwermuth
in angegebener Weise hervorgeht, so ist hierbei an eine absichtliche psychische That von Seiten des Kranken nicht zu denken, das Ganze ist,

wie aus dem bisherigen erhellen mag, überhaupt nicht als ein psychologischer Process, der auf dem innersten Gebiete des Seelenlebens spielt, zu betrachten. Es ist vielmehr eine Aenderung der krankhaft gesetzten Stimmung, die mit dem Kranken ohne sein Zuthun vorgeht, und die man sich nur aus einer Aenderung in der Art und Weise der Gehirnerkrankung erklären kann. So lange es noch bei dieser blossen Aenderung der Stimmung bleibt, spielt der Process auf einem relativ äusseren, peripherischen Gebiete des Seelenlebens, wobei der Kranke oft das Bewusstsein der ihm, d. h. seinem noch unbetheiligten Ich aufgedrungenen, ihm zugemutheten, von ihm nicht zu hindernden, psychischen Anomalieen hat, ein Bewusstsein, mit dem er gleichsam gegen die einbrechende Tobsucht protestirt.

Ueberhaupt bedarf es zum Zustandekommen der Tobsucht gar nicht immer eines leidenschaftlichen oder affectiven (schwermüthigen) Anstosses. Abgesehen von den durch acute Meningitis hervorgerufenen maniacalischen Zuständen, sieht man auch in andern Delirien, z. B. der Typhuskranken, mit der weiterschreitenden Gehirnstörung die äussere Unruhe, das Fort- und Hinauswollen, die motorischen Impulse zuweilen allerdings aus zu Grunde liegender Angst oder aus Hallucinationen, anderemale aber ohne alle affective Anlässe auftreten, als ob mit dem tieferen Zerfall des psychischen Lebens die Bewegungsantriebe anfingen, von selbst abzulaufen.

Aehnlich scheint es sich in manchen Fällen chronischer Tobsucht zu verhalten. Doch zeigt die Beobachtung deutlich, wie in dem vorausgegangenen Befallensein des Gehirns in der Weise eines psychischen Schmerzzustandes, ein zur Manie im höchsten Grade disponirendes Moment liegen muss. Das Entstehen der Manie aus der Schwermuth ist die Regel; es kommen selbst Fälle vor, wo nach längst erfolgter Genesung von Schwermuth der zweite Anfall von Irresein sogleich in der Form der Manie ausbricht. *

ERSTES CAPITEL.

Die Tobsucht.

§. 133.

Wie eben bemerkt, ist es selten, dass die Tobsucht ohne alle vorhergegangene Erscheinungen andern Irreseins auftritt. Längst sind in der Mehrzahl der Fälle die Neigungen, die Affecte, die Gewohnheiten des Kranken verändert, und zwar gewöhnlich in der bei der Schwermuth erörterten Weise. Dieses vorausgehende Stadium melancholicum, das übrigens zuweilen sehr kurzdauernd und mässig sein kann, ist es, welches man auch schon die Incubationsperiode der Tobsucht genannt hat. Der Schwermüthige zeigt allmählig grössere äussere Unruhe, es ist ihm nirgends wohl, er läuft herum, irrt wohl im Freien, auf dem Felde umher, oder er

---

* S. z. B. den neunten Fall von Jakobi (Hauptformen etc.); Zeller und ich selbst haben dergleichen Fälle beobachtet.

geht bei Freunden und Bekannten, oft an weit entfernten Orten,
herum, mit der dunkeln Empfindung, Hülfe zu suchen. Er äussert
sein trauriges Delirium, wo solches vorhanden, lauter und red-
seliger, seine Stimme wird wieder kräftiger, er wird im Ganzen
lebhafter. Besonders zeigt er gewöhnlich einen noch gefrässigeren
Appetit, klagt auch nicht selten über unangenehme Empfindungen
in der Magengrube, über Beklemmung, welche ihn eben so beunruhigen und herumtreiben. Kranke, die schon einmal einen Anfall
gehabt haben, sagen jetzt manchmal selbst, sie werden einen Rückfall erleiden, und bitten, für sie zu sorgen und sie aus ihrer gewohnten Umgebung zu entfernen. Die Neigung zu geistigen Getränken zeigt sich häufig, und indem sie der Kranke im Uebermasse
befriedigt, hat es häufig das Ansehen, als wolle er durch die al-
coholische Steigerung seinen aufgeregten Zustand festhalten und
noch höher schrauben, was ihm denn auch nur allzubald gelingt.
Mit der gesteigerten Beweglichkeit und dem Triebe nach aussen
stellen sich neue Vorstellungen und Empfindungen ein, welche den
Kranken anfangs in Erstaunen und Schrecken setzen, aber bald
völlig die Oberherrschaft bekommen. Anfangs konnte er sie noch
verbergen, bald entschlüpfen sie ihm und treten in Rede und That
heraus.

Zugleich mit solchen psychischen Symptomen treten in dieser
ersten Periode gewöhnlich entschiedene Zeichen von Störungen der
Circulation, Verdauung und Ernährung auf. Anfangs Krankheits-
gefühl, grosse Abgeschlagenheit, Kopf-, Zahn-, Bauchschmerzen;
Schlaflosigkeit, aufregende Träume, Hallucinationen der Sinne,
Schwindel, rothes oder ganz blasses Gesicht; Abmagerung, gelbe
Hautfarbe; grosse Gefrässigkeit, Zungenbeleg, Stuhlverstopfung;
Palpitationen, vermehrte Pulsfrequenz, überhaupt ein fieberhafter
Zustand; Aufhören der Menstruation, nicht selten Erhöhung des
Geschlechtstriebs. Die Züge werden entstellt, oft zeigt sich leich-
tes Zittern des Körpers, die Empfindung für Temperaturunterschiede
und körperlichen Schmerz wird stumpfer. Bei vollständig ausge-
brochener Tobsucht tritt auch das Krankheitsgefühl ganz zurück
und der Kranke behauptet sich ganz wohl zu befinden.

Wir wollen nun den Zustand in seiner ausgebildeten Form
näher betrachten, müssen aber zuvor bemerken, dass bei der grossen Mannigfaltigkeit und der verschiedenen Aeusserungsweise der
Tobsucht hier Reihen von Erscheinungen angegeben werden müssen, welche man nicht alle bei einem und demselben Individuum
beisammen erwarten darf.

§. 134.

1) **Anomalieen der Stimmung, der Triebe und des Wollens.** Die Grundstörung der Tobsucht, die Irritation auf der motorischen Seite des Seelenlebens äussert sich zunächst in dieser Sphäre als ein hoher Grad von psychischer Aufgeregtheit mit unruhigem, rastlosem, ungestümem Thun und Treiben. Der Trieb zu anhaltender Bewegung und Handlung, die Nothwendigkeit, allen Inhalt der psychischen Vorgänge augenblicklich und hastig nach aussen zu werfen, treibt bald bloss zu harmlosem Herumtreiben, Tanzen, Sprechen, Singen, Schreien, Lachen, Weinen etc., bald zu rastloser, unzweckmässiger Geschäftigkeit, welche nach momentanen Einfällen plötzlich und ungeduldig alles Aeussere verändern will, bald zu der Neigung, alles Lebendige und Leblose zu verletzen, welche zu Ausbrüchen des blindesten Wüthens und Rasens steigen kann. Während aber dieses dreiste und gewaltthätige Streben sich an Alles wagt, mit Heftigkeit gegen jedes Hinderniss anstürmt und ohne Erwägung der Folgen sich in zwecklosen und ausschweifenden Handlungen Luft macht, zeigt sich doch bei vielen Kranken eine gewisse Feigheit bei energischem und bestimmtem Entgegentreten, oder richtiger ein Zustand von Angst, der zuweilen aus der früheren Periode zurückgeblieben ist, und wie er zur Tobsucht Anlass gab, sie dann auch noch fortzuerhalten scheint. Dabei keinerlei gesunde Handlungen, kein Verfolgen vernünftiger Lebenszwecke, keine Sorge für die Familie oder für die eigene Existenz, keine Möglichkeit, sich äusserlich für verständige Zwecke bestimmen zu lassen; Gleichgültigkeit gegen Alles, was nicht gerade mit der leidenschaftlichen Erregtheit in Conflict kommt; völlige Vernachlässigung des Aeusseren, Aufhören aller Rücksichten der Decenz, der Schamhaftigkeit und Reinlichkeit.

Der concrete psychische Inhalt, welcher sich mit solchem Ungestüm äussert, besteht entweder nur in gewissen, nicht selten schnell wechselnden Stimmungen oder in gewissen stehender gewordenen Gefühlen und dunkeln Vorstellungsmassen, welche sich als einzelne gesonderte Triebe darstellen. So kann durch krankhafte Steigerung der sexuellen Empfindungen und Gefühle, die wieder auf einem Localleiden, einem Pruritus Pudendi, einer Krankheit des Ovariums etc. beruhen kann, eine krankhafte Lascivität mit schamloser Nacktheit hervortreten und in brutaler Weise Befriedigung suchen. Es kann die Lust am Besitze als eine anhaltende Neigung, alles mögliche zu sammeln und aufzuhäufen, als krankhafte Stehlsucht sich äussern. Es kann die Lust am lauten Sprechen, an der rhythmischen Gestaltung der Rede, am Lärm, an geistigen Getränken, an Befriedigung des Speisebedürfnisses, eine besondere Lust an Blutvergiessen etc. sich in jener ungestümen und gewaltthätigen Weise äussern wollen, und es ergeben sich demnach fixere oder wandelbarere Zustände, die man nach dem Vorherrschen der einzelnen Triebe Nymphomanie, Stehlsucht, Sprechsucht, Versesucht, Saufsucht, Fresssucht, Mordsucht etc. genannt hat.

Ebenso verschieden sind die allgemeineren Anomalieen der Selbstempfindung, die krankhaften Stimmungen, welche sich in dem exaltirten Thun des Kranken äussern. Bald ist die Stimmung traurig, ängstlich, bitter, zornig, trotzig und wild, und der Kranke zeigt beständig Lust zu schaden, zu beleidigen, ein anspruchvolles verletzendes Benehmen oder wirkliche Bosheit und Tücke, bald wieder — und dies ebenso häufig als das vorige — ist die Stimmung heiter, launig, lustig, muthwillig, ausgelassen: die krankhafte Steigerung der Selbstempfindung äussert sich als eine überspannte Fröhlichkeit, als Gefühl von Freiheit und Glück, als ungewöhnliche Zufriedenheit mit Allem und aufdringliche Zuneigung zu den Menschen.

Diese verschiedenen Stimmungen, Aufregung und Abspannung, Erfülltheit und Entleerung, wechseln häufig mit einander ab; unmotivirte Uebergänge von Lustigkeit zu Trauer, von Trotz zu Verzagtheit, von Gleichgültigkeit zu heftiger Reaction und grimmiger Ereiferung, von Begehrlichkeit zu Zufriedenheit, von Angst zu blinder Zuversicht und Frechheit kommen bei Tobsüchtigen unendlich häufig vor, und nur selten und niemals auf lange Zeit gelingt es durch äussere psychische Anregung in diese wechselvolle Bewegtheit einige Ruhe und Stillstand zu bringen.

Zuweilen, namentlich im Beginn, klagt der Kranke selbst über die Nöthigung zu seinem ungestümen Thun und Treiben, und kann dann wohl auch vorübergehend durch Anreden oder einen stärkeren psychischen Eindruck in demselben gehemmt und zu momentaner Besonnenheit gebracht werden; anderemale hat es den Anschein, als ob er mit einem dunkeln Halbbewusstsein sich der einmal eingeleiteten Exaltation preisgebe und den Inhalt seines Seelenlebens in ihr aufgehen lassen wolle; es ist dann, wie wenn er sich in der jetzigen Freiheit und Schrankenlosigkeit seines Wollens für dessen peinliche Hemmung während der Schwermuthsperiode schadlos halten wollte.

Mit Recht macht J a k o b i auf das durchaus T r i e b a r t i g e aufmerksam, was dieses Verhalten der Tobsüchtigen an sich hat. Nicht ein eigentliches Wollen, d. h. ein Uebergang herrschender, voll bewusster Vorstellungen in Strebung mit Bewusstsein gewisser Zwecke und Mittel, und eben so wenig ein Zustand tieferer Leidenschaft ist es, was dieses Thun in Bewegung setzt; sondern das geräuschvoll ablaufende Rad der losgebundenen psychischen Bewegung nimmt nur Empfindungen, die dunkeln Bewegungen im Vorstellen, die man Gefühle nennt, oberflächliche Affecte, excedirende Stimmungen und die unzähligen, momentanen, zufälligen Sinneserregungen als Treibendes und nach aussen zu Werfendes mit sich. Der Kranke steht anfangs innerlich noch über dem Tumulte, und merkwürdiger Weise sagen einzelne derartige Kranke zuweilen, wenn man ihrer Ungebür entgegentritt, nicht ohne einige Ironie: es sei ihnen Alles erlaubt, da sie ja Narren seien. Auch die Wuth des Tobsüchtigen steht zwar dem Affecte des Zornes ausserordentlich nahe, aber sie ist anders psychisch motivirt; nicht eine regelmässige Folge von Gemüthseindrücken, Vorstellungen, Urtheilen hat sie hervorgerufen; sie kann ganz spontan entstehen oder durch zufällige Eindrücke auf die Sinnorgane, durch das Mondlicht, das durch das Fenster fällt, durch Töne, Farben, den Anblick von Menschen und Dingen, die gar keine Beziehung zu dem Kranken haben, geweckt werden.

Kaum braucht bemerkt zu werden, dass man aus den Aeusserungen gewisser Triebe und Stimmungen in der Tobsucht durchaus nicht auf ähnliche Neigungen und ein ähnliches psychisches Verhalten des Individuums im gesunden Zustande schliessen darf. Denn wiewohl man zuweilen gewisse psychische Eigenheiten des gesunden Lebens auch in dem Benehmen und Handeln der Tobsucht sich wieder darstellen sieht (z. B. Starrköpfigkeit, Eigensinn etc.), so ist es doch eine ausgemachte Thatsache, dass unendlich oft in diesen Zuständen der ganze Charakter des Kranken in sein Gegentheil sich umändert, dass der früher Ernste ausgelassen, der Heitere ernst, der Keusche obscön, der Nüchterne ein Säufer wird etc. Doch geht aus den Aeusserungen der Tobsüchtigen zuweilen wenigstens eine unerwartete frühere Bekanntschaft mit den Objecten einzelner Triebe hervor, z. B. wenn ein äusserlich sittsames Mädchen schmutzige Zoten ausspricht, die nicht erst während der Tobsucht zu ihrer Kenntniss gekommen sein können.

Es gibt schwächere Grade von Tobsucht, wo das Hervortreten solcher einzelner Triebe und ihre rücksichtslose Befriedigung, wegen der gleichzeitigen ·sehr mässigen Störung der Intelligenz, noch als ein physiologischer, in freiwilliger Hingabe an unsittliche Neigungen begründeter Zustand fälschlich betrachtet werden kann (Stehlsucht, Nymphomanie, Saufsucht etc.). Ihre krankhafte Natur zeigt sich indessen in der Unwillkührlichkeit, worüber der Kranke oft selbst klagt und dem Triebartigen in ihrer Aeusserung, ferner in dem anfallsweisen Vorkommen, den zuweilen eintretenden lucidis intervallis, in den zugleich mit dem Anfalle sich einstellenden körperlichen Störungen, nebstdem in dem zuweilen vorausgegangenen Depressionsstadium. Häufig steigern sich übrigens solche Zustände bald weiter zu vollendeter, unzweifelhafter Tobsucht.

§. 135.

2) **Anomalieen des Vorstellens.** Die erste und hauptsächlichste Veränderung im Vorstellen bei der Tobsucht besteht in einer den Anomalieen der Stimmung und des Strebens analogen Gereiztheit und quantitativen Exaltation, einem rascheren Flusse der Gedanken. In seinen mässigsten Graden erscheint dies Verhältniss

als eine Steigerung der gesunden Denkfähigkeit. Die vermehrte Bildung und rasche Aufeinanderfolge führt einen Strom längst eingeschlafener Erinnerungen wieder neu und lebhaft herauf, — eine Erhöhung des Gedächtnisses, die man z. B. in der Weise beobachtet hat, dass Tobsüchtige während der Krankheit lange Lieder vollständig hersagen konnten, während sie vorher und nach ihrer Genesung hiezu nicht mehr fähig waren. Auch ergeben sich nun zuweilen Gedanken, Combinationen und Urtheile, die über den gesunden Horizont des Kranken hinausgehen, er äussert oft, je nach der Stimmung und nach äusseren Anlässen, launige Vergleichungen, * beissenden Witz, eine ungewöhnliche Beredtsamkeit und fällt mit grosser Sicherheit kecke Urtheile, welche mit scharfer Beobachtung der dazu gehörigen Momente gebildet sind.

Doch geschieht solches nur in der Minderzahl der Fälle. Meistens ist von Anfang an oder doch sehr bald die quantitative Steigerung und Exaltation dieser Seite des Seelenlebens so gross, dass daraus eine rastlos sich drängende Aufeinanderfolge vereinzelter Vorstellungen sich ergibt, welche dann in keinem inneren Zusammenhange unter sich stehen, sondern höchstens durch äussere zufällige Veranlassungen an einander gereiht sind, und indem sie rasch und im grössten Wechsel das Bewusstsein passiren, nur zu höchst lockeren und oberflächlichen Combinationen zusammentreten oder einen ganz fragmentarischen Charakter behalten. Diese wegen der wilden Hast, mit welcher der Process vollzogen wird, ganz unvollständig ausgebildeten Vorstellungen tragen die Färbung des Affects, von dem der Kranke eben beherrscht wird, und sind bald heiteren, übermüthigen, ausgelassenen, bald finstern, drohenden Inhalts. Sie werden theils durch die eben percipirten Sinneseindrücke angeregt und in ihrem besondern Stoffe bestimmt und diese Eindrücke selbst werden oft durch Hallucinationen und Illusionen verfälscht, oder, ähnlich wie in manchen Delirien, durch eine nur theilweise Auffassung und Beachtung, unvollständig und unrichtig percipirt. Anderntheils bietet sich dem Vorstellen aus dem innern im Einzelnen unfassbaren Triebwerke der Ideen-Association ein unermesslicher Stoff von Bildern, Worten, Zahlen, Phrasen, welche oft isolirt, verbindungslos auftauchen, oft in ihrer Vereinzelung unablässig wiederholt, geschrieen, gesungen, anderemale zu Sentenzen, Phrasen und Reden zusammengeflickt werden, die der Kranke mit dem Ausdrucke des eben herrschenden Affects vorträgt. In einzelnen Fällen tritt das musikalische Element der Sprache in

---

* Wir haben z. B. eine Tobsüchtige beobachtet, welche gewisse ganz leise Thierähnlichkeiten menschlicher Physionomieen treffend hervorhob.

einer Neigung zu rhythmischem Ausdruck, zu Assonanzen und zum
Reim hervor, der Kranke spricht dann anhaltend in Versen,* bei
denen es sich freilich nicht um Poesie, sondern nur von planlos
zusammengeronnenen Bildern und Klängen, von „gereimten Delirien" handelt.

So stellt sich als die hauptsächlichste Anomalie des Vorstellens
in der ausgeprägten Tobsucht eine Verworrenheit der Vorstellungen heraus, welche sich als nothwendige Folge aus der Ueber-
eilung aller geistigen Processe, aus der Unmöglichkeit einer vollständigen Ausbildung der einzelnen Vorstellungen, aus dem schnellen
Wechsel der Stimmungen und aus dem Phantasiren in den Sinnorganen ergibt. Weder fixe, bleibende Wahnbildungen sind
diesen Zuständen eigen, noch werden sie durch ein leidenschaft-
liches Vorstellen, das aus dem gesunden Leben herübergenommen wäre, beherrscht, obgleich es manchmal so scheinen
mag, wenn sich dem Kranken Trümmer psychischer Eindrücke,
z. B. aus der ersten Zeit seines Erkrankens, häufig aufdrängen,
und er dann anhaltend mit gewissen psychischen Ursachen seines
Irreseins leidenschaftlich beschäftigt scheint. Auch hier zeigt die
Möglichkeit des schnellen Wechsels und der oberflächliche Charakter der ganzen Alienation, dass nicht von stetigen, dominirenden
Vorstellungen, wie sie einem tief leidenschaftlichen Zustande eigen
sind, die Rede ist.

Damit aber soll nicht gesagt werden, dass nicht vorübergehende Wahnvorstellungen und falsche Gedankenbildungen in
der Tobsucht vorkommen können. Solche sind vielmehr sehr häufig.
Sie bestehen einmal in Reihen falscher Urtheile über die Aussenwelt, wie solche aus den verworrenen, halb ausgebildet sich drängenden und bei ihrem raschen Ablaufe oft gleichsam Bruchstücke
zurücklassenden Vorstellungen und falschen Sinneseindrücken sich
nothwendig ergeben müssen. Dann aber und schon von viel wich-
tigerer Bedeutung kommen Wahnvorstellungen vor, welche auch hier
wieder wesentlich die Bedeutung von Erklärungsversuchen
für die krankhafte Stimmung haben und sich daher nur auf das

---

* Zwei Proben davon:
    Und es ist des Himmels Pflicht,
    Dass man Gott ins Herze sicht.

    So komm in den Garten.
    Ei lass mich nicht warten.
    Der Wein schmekt mir bitter.
    Schon naht das Gewitter etc.

Bergmann, Nasses Zeitschr. 1823. II. p. 419. Jakobi, Hauptformen, p. 540.

eigene Ich beziehen. Die übermüthige, freche, lustige, ausgelassene,
gesteigerte Stimmung, das Gefühl der Freiheit im Streben, die
Fülle im Vorstellen ruft nach dem Denkgesetze der Causalität Vorstellungen von Grösse, Erhabenheit, von grossem Reichthum, einer
grossen psychischen oder geistigen Macht etc. hervor, welcher ja
unter solchen Umständen allein in dieser Weise das Denken und
Streben frei gegeben ist. Die exaltirte Stimmung der Freiheit und
Kraft muss doch einen Grund haben; es muss ihr etwas im Ich
entsprechen, das Ich muss momentan ein Anderes geworden sein,
und dieses Anderssein kann nur mit einem Bilde, zu dem jeder
augenblickliche Einfall sich brauchen lässt, ausgedrückt werden.
Der Kranke kann sich nun Napoleon, Messias, Gott, kurz überhaupt etwas Grosses nennen; er kann behaupten, alle Wissenschaften zu verstehen, über alle Schätze der Welt zu gebieten etc.;
er kann auch ganz sinnlose Bezeichnungen wählen, er kann z. B.
in einem Athem sagen: Ich bin Napoleon, ich bin dieser Stuhl,
ich bin Sie u. dgl.; entweder fühlt er hier eine Unvollständigkeit,
auszudrücken, wie es ihm eigentlich wirklich zu Muthe ist und
sucht dieser durch Häufung von Bildern abzuhelfen, oder er sucht
damit dunkel eine grossartige Allgegenwart, eine Art Sein in
Allem geltend zu machen, wie solches seiner exaltirten Stimmung
wohl ansteht.

Aber — und dies unterscheidet eben diese locker verbundenen, desultorischen Wahnvorstellungen von denen der folgenden
Form — keine derselben bleibt fix; jede momentane Erregung
bringt wieder neue Bilder und Vorstellungen, mit deren Auftreten
die alten vergessen werden, die Stimmung selbst ist wechselnd,
mit dem Aufhören der einen wird auch ihre Erklärung unnöthig,
die Wahnideen haben gar keine Zeit, sich durch Anziehen ver-
wandter Vorstellungen auszubreiten und zu befestigen. Der Kranke
äussert auch oft diese Ideen zwar laut und lärmend genug, aber
doch nicht im Tone tiefer Ueberzeugung, ja er kann wohl selbst
darüber lachen. Es verhält sich dabei ungefähr wie bei Kindern,
die Comödie spielen, und indem sie sich in der geforderten Stimmung ganz aufgehen lassen, sich für Augenblicke wirklich für den
Helden halten, dabei aber immerhin wissen, dass sie dies von den
Zuschauern doch nicht ganz im Ernste verlangen können.

Es ist einer besonderen Beachtung werth, wie sich in vielen Fällen
von Tobsucht, abgesehen von den erwähnten Störungen, die Intelligenz in
grossem Umfange wenig verschrt zeigt, wie sich namentlich keine wirkliche Schwäche und Abnahme derselben kund thut. Oft ist ungeachtet
einer grossen Verworrenheit nicht nur das Gedächtniss für die Vergangenheit treu, sondern auch wird in manchen Fällen Alles aus der kranken
Periode selbst wohl behalten. Nicht selten kann der Kranke durch eine

erinnernde Ansprache momentan aus der Faselei herausgezogen und zu richtigen Antworten über Dinge seines früheren Lebens, zum Erzählen von Geschichten etc. vermocht werden; er versteht oft alles Aeussere so wohl, hat auch zuweilen noch so viel Gewalt über sich, dass er durch eine freundliche Anrede, durch eine Drohung oder einen Scherz, ja durch eine Aeusserung von Vertrauen in ihn veranlasst werden kann, sich momentan zu beruhigen. Die Verkehrtheiten des Urtheils rühren, wo sie nicht gerade in den erwähnten Erklärungsversuchen für die Stimmung bestehen, nur von einer Unterdrückung, gleichsam von Mangel an Zeit, die flüchtig vorübereilenden incohärenten Vorstellungen gehörig zu verbinden, zuweilen auch von dem beharrlichen Aufsteigen gewisser einzelner Vorstellungsreihen, welche für den Kranken als bestimmte Thatsachen sich geltend machen, her. So haben wir für die Tobsucht auch auf der Seite des krankhaft veränderten Vorstellens, wie auf der Seite des Strebens, denselben allgemeinen Charakter eines nicht sehr tiefen, mehr oberflächlichen geistigen Leidens, und es zeigt sich dies noch ganz besonders in der Möglichkeit plötzlich eintretender lucida intervalla, ja einer ganz schnellen vollständigen Genesung nach Jahrelanger Dauer, wobei der Kranke zwar noch geistig sehr ermüdet, aber doch sogleich ganz im Besitze des früheren Umfangs seiner Intelligenz, in jeder Beziehung geistig ganz der Alte sein kann. Er kann dann oft genau Rechenschaft über sein Verhalten während der Tobsucht geben, und man kann dann manchmal Aeusserungen hören, wie die eines Kranken bei Jakobi „es sei aber auch schrecklich, wenn einem die Gedanken so im Kopfe zusammenlaufen." *

§. 136.

3) **Anomalieen der Sinnesthätigkeit und der Bewegung.** Hallucinationen des Gesichts, des Gehörs, auch des Haut- und Geruchsinns kommen häufig vor und zuweilen wird durch sie eine Steigerung der Tobsucht veranlasst; doch sind sie gewöhnlich von nur untergeordneter Bedeutung, weil auch diese Phantasmen meist bald wieder in der flüchtigen Eile der psychischen Processe untergehen und der Kranke ihnen keine dauernde Aufmerksamkeit schenken kann. Noch viel häufiger sind Illusionen der Sinne, falsche Auslegungen der Ergebnisse der Sinnesperception, so dass der Kranke z. B. einen Fremden für einen alten Bekannten oder eine andere bestimmte Person fälschlich hält, dass er bei einem gleichgültigen Geräusche meint, sich rufen zu hören etc. — falsche Urtheile, welche hier gewöhnlich aus dem Nichtbeachten einzelner Theile der Sinneseindrücke und dem Verweilen auf andern Bruchstücken derselben, auf oberflächlichen Aehnlichkeiten, wie in vielen Fieberdelirien sich ergeben.

Auch eine zu grosse Empfindlichkeit für Gehör- und Gesichtseindrücke wird zuweilen beobachtet, und die Pupille wird hier und da erweitert oder verengert getroffen.

---

* l. c. p. 122.

Was die Bewegungsorgane betrifft, so ist meist während der Tobsucht ein anhaltender Impuls zu Contractionen vieler Muskeln zu erkennen; die Körperbewegungen und namentlich die Sprachwerkzeuge nehmen an der psychischen Exaltation Antheil; jene sind lebhaft, schnell, energisch, indem in Rede, Geschrei, Gesticulation und Handlung Alles sogleich nach aussen treten muss; Blick und Mienen sind oft lebhaft, gespannt, verzerrt. Viel ist von der ausserordentlichen Stärke, von einer wirklichen Erhöhung der Muskelkraft bei den Tobsüchtigen gesagt worden (Esquirol, Pinel, Ideler etc.). In der grossen Mehrzahl der Fälle findet sich nichts Solches, die Kranken zeigen sich so wenig stärker als im gesunden Zustande, dass ein einziger geschickter Wärter sie wohl bändigen kann, und es entsteht der Anschein von Steigerung der Körperkraft gewöhnlich nur aus der Rücksichtslosigkeit, mit der der Kranke in den einzelnen Ausbrüchen seine Muskeln wirken lässt. Dagegen ist es richtig und allerdings auffallend, wie die Kranken oft in Einem fort einen sehr lange andauernden Aufwand von Muskelkraft machen, dessen der Gesunde nicht fähig wäre. Man sieht solche zuweilen Wochen und Monate lang bei spärlichem Schlafe anhaltend aufs Gewaltsamste forttoben, und es scheint hier die Möglichkeit einer so enormen Muskelanstrengung nur dadurch erklärt werden zu können, dass dem Kranken durch eine Anomalie der Muskelempfindung das Gefühl der Ermüdung fehlt. Man sieht nemlich, wie die Kranken auch bei sehr gesunkener Ernährung sich immer für sehr kräftig halten und erklären und ihrem Körper Alles zutrauen, während doch eben die häufige starke Abmagerung und die mit dem Ende des Anfalls eintretende grosse Ermattung hinlänglich zeigen, wie der Organismus diese Anstrengungen nicht ungestraft erträgt.

Auch wirkliche Convulsionen kommen in den Bewegungsorganen mitunter vor, Zähneknirschen, Zuckungen des Gesichts oder verbreitete Convulsionen, letztere theils im Wachen, theils in hin und wieder beobachteten, vorübergehenden ohnmachtähnlichen und extatischen Zuständen. Seltener noch sind partielle Lähmungen im Zusammenhange mit der Tobsucht; dagegen gibt sich nicht selten der Beginn der allgemeinen Paralyse während einer mässig und schwach verlaufenden Tobsucht schon in den unsichern Bewegungen der Zunge kund.

Von weiteren Symptomen ist bei Tobsüchtigen eine Störung des Schlafes sehr gewöhnlich, in manchen Fällen lange andauernde vollständige Schlaflosigkeit; von einem ruhigen Schlafe darf übrigens für den Verlauf der Tobsucht nicht zu viel erwartet werden, da man zuweilen eben nach den ruhigsten Nächten die heftigsten Exacerbationen eintreten, andererseits aber auch die Reconvalescenten zuweilen noch geraume Zeit an Schlaflosigkeit leiden sieht.

Empfindungsanomalieen der verschiedensten Art können bei Tobsüchtigen vorkommen, Kopfschmerz, Schwindel, Hitze, Auraartige Empfindungen, welche von der Brust aufsteigen, anomale Hautsensationen, Schmerzen in den Gliedern, wirkliche oder scheinbare (durch Gleichgültigkeit erzeugte) Unempfindlichkeit für Kälte und Wärme, wirkliche Anästhesie weit seltener, als man früher glaubte (§. 50).

Auffallend tritt in vielen Fällen eine Steigerung des Appetits hervor und diese Gefrässigkeit richtet sich oft auf nicht essbare und unverdauliche Dinge. Es scheint dieser Gefrässigkeit ein Mangel des Gefühls der Sättigung zu Grunde zu liegen, da sie sich keineswegs nach dem Grade des körperlichen Kraftaufwandes richtet. Gar nicht selten wird aber auch das Nahrungsbedürfniss gar nicht beachtet, die Kranken vergessen das Essen ganz. — Eine tiefere Perversität des Geschmacks und den Mangel der Ekelempfindung scheint das zuweilen beobachtete Fressen der eigenen Excremente anzudeuten.

Eine Steigerung des Geschlechtstriebs bildet in einzelnen Fällen den Mittelpunkt der krankhaften Vorstellungen und Bestrebungen, in anderen beobachtet man solche nur accessorisch und mässig, sehr oft fehlt sie ganz. Sie äussert sich in obscönen Reden und Schreibereien, in Angriffen, Entblössungen, Onanie etc. und scheint im Ganzen häufiger bei weiblichen Kranken vorzukommen. Störung und Ausbleiben der Menstruation findet sich in der grossen Mehrzahl der Fälle; ihr Wiedereintritt hat oft gar keinen, oft einen steigernden Einfluss auf die psychischen Symptome; anderemale trifft er mit der Genesung zusammen.

Veränderungen in den Circulations- und Verdauungsorganen sind nicht constant. So wichtig, wo sich solche finden, deren genaue Berücksichtigung für die Stellung der Indicationen im einzelnen Falle ist, so wenig können sie für die Tobsucht selbst diagnostischen Werth haben. Denn man findet den Puls bald von normaler Frequenz und Völle, selten verlangsamt, am häufigsten etwas beschleunigt und eher klein als voll; nervöse Palpitationen und die bekannten Zeichen der chronischen organischen Herzkrankheiten kommen hier, wie überhaupt bei den Geisteskranken nur in mässiger Frequenz vor. Nach Beobachtungen in der Wiener Anstalt werden die Herztöne bei grösserer Aufregung öfters unrein, nach eingetretener Beruhigung wieder rein. — Auch auffallende, mitunter sehr starke Kopfcongestionen, mit lebhafter Röthe und Hitze des Kopfes sind nicht selten; nur ausnahmsweise ist das Gesicht blass, zuweilen bläulich gefärbt, und das Auge zeigt sich zuweilen injicirt.

In der sehr grossen Mehrzahl der Fälle ist kein Fieber vorhanden, die thermometrisch bestimmte Körpertemperatur normal oder etwas erniedrigt; nur bei der tobsüchtigen Aufregung in der progressiven allgemeinen Paralyse (s. später) soll die Körperwärme erhöht sein (L. Meyer, Charité-Annalen VIII. 2).

Oft ist die Zunge belegt und die Speichelsecretion übermässig stark; über Durst klagt der Kranke selten, ausser wenn er bei vorwaltender Neigung zu geistigen Getränken solche fordert. Sehr häufig ist der Stuhlgang unregelmässig, angehalten und fest, wie dies bei Gehirnkrankheiten überhaupt sehr gewöhnlich vorkommt.

Die meisten Tobsüchtigen erscheinen abgemagert, ungeachtet des vermehrten Appetits; hierdurch und durch die Spannung der Züge erscheint

das Gesicht älter. Das Sinken der Ernährung ist sehr häufig schon vorausgegangenen krankhaften Zuständen, Anämie, fieberhaften Krankheiten,
der Schwermuth selbst zuzuschreiben; unzweifelhaft aber kann solche Abmagerung auch durch den gesteigerten Verbrauch und die Schlaflosigkeit
in der Tobsucht selbst eintreten; zuweilen ist sie auch die Folge einer
Tuberculose oder einer andern derartigen tieferen Erkrankung, wie denn
überhaupt in allen diesen accessorischen Symptomen unzählige Verschiedenheiten beobachtet werden nach vorausgegangenen oder gleichzeitigen
anderweitigen Erkrankungen, welche nicht immer und nothwendig in einem
nahen Nexus mit der Gehirnkrankheit stehen müssen.

§. 137.

Was das Vorkommen und den Verlauf der tobsüchtigen
Zustände betrifft, so beobachtet man solche theils als reine für
sich bestehende Form, wie wir sie bisher betrachtet haben, als
Entwicklungsglied in der successiven Reihe der Seelenstörungen,
theils sieht man Anfälle von Tobsucht, oder richtiger Wuth, vorübergehend bei Individuen auftreten, welche schon früher in tieferer
Weise psychisch erkrankt waren, namentlich in allen den verschiedenen Formen der Schwächezustände. Letztere Anfälle entstehen
oft durch äussere Ursachen, z. B. dass die Kranken erzürnt werden,
oft auch durch Hallucinationen. * Es mischen sich hier immer
die Charaktere dieser chronischeren Affectionen, namentlich die
Schwäche der Intelligenz, mit den Symptomen der acut verlaufenden Paroxismen; solche haben die Bedeutung convulsivischer Zustände, welche sich zuweilen während des Verlaufs von Lähmungen
einstellen.

Auch bei Epileptischen sind Anfälle von Tobsucht nicht selten
und zeichnen sich hier oft durch einen hohen Grad von blinder
Wuth und Wildheit aus. Sie folgen mitunter unmittelbar auf den
epileptischen Anfall, als ob der Reiz zu stürmischer motorischer
Entladung nur auf andere Theile des Gehirns umgesprungen wäre.

Zum Ausbruch der Tobsucht scheinen mehr die anämischen
als die plethorischen Zustände zu disponiren; übermässige Blutverluste (z. B. im Wochenbette, durch profuse Menses, durch unzweckmässig gehäufte Venäsectionen), Erschöpfungszustände nach Typhus,
nach einem rasch geschehenen Tuberkelabsatze, nach weit getrie-
benen Excessen sind in vielen Fällen als evidente, nähere oder
entferntere Ursachen, zu erkennen. Die acute Meningitis der Erwachsenen ist oft von einem Delirium begleitet, das in allen Be-

---

* Neumann (Psychiatrie, p. 74) macht die aus dem Leben gegriffene
Bemerkung, dass diese Wuthanfälle beim Anblick von Menschen sich steigern,
während die einfach Tobsüchtigen meistens mit Eintritt des Arztes oder Wärters ruhiger werden, sich zusammennehmen.

ziehungen der Tobsucht gleich ist, und es entwickelt sich zuweilen aus dieser Krankheit später Manie in langwierigerer Form.

Im Verlaufe der Tobsucht wird gewöhnlich ein Wechsel von Remission und Exacerbation, nicht selten werden sogar völlig freie Intermissionen beobachtet. So hat man Fälle, wo die Kranken Monate lang nur in andertägigem Rythmus, mit völlig freien Zwischentagen, tobsüchtig waren — ein anderen rythmischen Neurosen durchaus analoges Verhalten der Gehirnkrankheit. — Sehr oft sieht man zur Zeit der Menstruation eine Exacerbation eintreten, anderemale zeigen sich heftigere Paroxismen und Remissionen ohne alle bekannte Veranlassung, vielleicht durch Veränderungen, welche in anderweitigen chronischen Krankheitszuständen, welche die Tobsucht begleiten, vorgehen; namentlich kommen auch völlig freie lucida intervalla bisweilen ganz plötzlich und unerwartet zum Vorschein.

Mit den Anfällen von Tobsucht wechseln oft Zustände von Melancholie; zuweilen findet sich ein regelmässiger (z. B. in bestimmten Jahreszeiten eintretender) Wechsel von Reaction und Depression (Cyklische Geistesstörung, s. oben p. 238). In diesen Fällen ist meistens das melancholische Stadium etwas länger als das maniacalische und letzteres besteht mehr in einer allgemeinen Aufregung und Rastlosigkeit als in wirklichem Toben. — Anderemale sieht man Anfälle von Tobsucht nach regelmässigen oder unregelmässigen völlig freien Zwischenräumen, alle 1, 2, 3 Jahre etc. eintreten — periodische Tobsucht, eine üble Form wahrer psychischer Epilepsie, die mit der gewöhnlichen habituell gewordenen Epilepsie die schlimme Prognose theilt.

Mildner (Psychiatr. Corresp.-Bl. 1857. Nro. 17) theilt einen interessanten Fall mit, wo ein Individuum von beschränkten Verstandeskräften, mit Insufficienz und Stenose der Aortenklappen, nach heftigem Schreck in eine Tobsucht verfiel, die nur 1½ Stunden dauerte und 2—3mal im Jahr wiederkehrte. — Die ganz vorübergehenden Tobsuchten (Mania transitoria von sehr kurzer Dauer, auftretend mitten in scheinbar vollkommener Gesundheit) lassen sich dem epileptischen Anfall um so eher vergleichen, da ja zuweilen dieser selbst in Tobsucht endet. Für die gerichtliche Beurtheilung ist es natürlich gleichgültig, ob der tobsüchtige Zustand, in dem eine That begangen wurde, kurz oder lange dauerte. Am wichtigsten ist, zu wissen, dass es solche ganz vorübergehende Anfälle unzweifelhaft wirklich gibt.

Die einzelnen Paroxismen der Tobsucht dauern bald nur einige Stunden, bald Monate lang; häufig zeigt sich nach den ersten Wochen eine auffallende Remission. Es scheint manchmal, als ob der Paroxismus der Tobsucht eine Art Ausgleichung und Lösung für den vorher vorhandenen Schwermuthszustand bilde, in dersel-

ben Weise, wie man bei Epileptischen und Hysterischen mannigfache lästige, schmerzhafte Empfindungen, die dem Anfalle vorausgehen, mit diesem verschwinden sieht. Die schwächeren und durch
Remissionen gemässigten Grade können viele Jahre lang fortdauern.

Es ist vielfach constatirt, dass während· des Verlaufs der Tobsucht die Symptome anderweitiger schwerer Erkrankungen oft auffallend zurücktreten, namentlich der Kranke nur sehr wenig oder
gar nicht über Schmerz klagt, bei Lungentuberculose wenig hustet,
viel sprechen und schreien kann etc. Es ist dies nicht als ein
wahres Sistirtwerden solcher organischer Erkrankungen zu betrachten; diese machen vielmehr ihren Verlauf mit Zerstörung der
Organe weiter, wie dies die objectiven Symptome zeigen; allein
eine ähnliche Empfindungsanomalie, wie die Abnahme des Er-
müdungs- und des Sättigungsgefühls, verbunden mit der Absorb-
tion der Aufmerksamkeit in den Delirien, lässt den Kranken subjectiv nur wenig afficirt werden.

Tobsüchtige können plötzlich genesen, oder· dieser günstige
Ausgang erfolgt unter allmähliger, langsamer Abnahme der Symptome. Der Sturm lässt nach, die lichteren Zeiten werden häufiger
und länger, das Verhalten wird allmählig geordneter, der Kranke
frägt wieder nach Dem und Jenem, bekommt Langeweile und sucht
sich zurechtzufinden. Auch hier sieht man zuweilen, wie das Aufhören der ·Tobsucht mit dem Eintritt eines anderweitigen, neuen
Erkrankens zusammenfällt, z. B. mit Anfällen von intermittirendem
Fieber, mit Darmblutungen, mit Durchfällen, Hautkrankheiten,
Entwicklung vieler Furunkel etc. Auch wir haben in einzelnen
Fällen solche sogenannte critische Erscheinungen beobachtet; meistens aber fehlen sie und wir können den Ausspruch Esquirols,
der an dem Bestande der Heilung da zweifeln will, wo dieselbe
nicht von merklichen Crisen begleitet sei, durchaus nicht begründet
finden. Auch hier ist die Rückkehr der früheren Neigungen und
Gewohnheiten des Kranken und seines unbefangenen Benehmens
nebst der Anerkennung der überstandenen Krankheit als solcher
das zuverlässigste Zeichen der Genesung. Die Bemerkung Jessens,
dass da Rückfälle sehr zu besorgen seien, wo der (äusserlich beruhigte) Kranke sich ungewöhnlich wohl fühlt und mit lauter Freude
von seiner völligen Genesung spricht, haben wir auffallend bestätigt
gefunden. — Auch die völlig Genesenen bleiben indessen immer
in hohem Grade dem Wiedereintritte von Tobsucht-Anfällen ausgesetzt. —

Das Urtheil über die Heilbarkeit der einzelnen Fälle
richtet sich hauptsächlich nach den Zeichen einer mehr oder weniger zu muthmassenden organischen Erkrankung des Gehirns. Die-

jenigen sind als absolut unheilbar zu betrachten, wo schon die
ersten, wenn auch noch so leisen Symptome der allgemeinen Paralyse (s. diese) bemerklich sind, und ebenso sind alle Erscheinungen von anhaltendem Krampf oder Lähmung in den Extremitäten,
im Bereiche des N. facialis und an der Pupille sehr verdächtig;
solche Symptome, wenn sie anders nicht bloss ganz vorübergehend,
z. B. bei einer transitorischen, aber heftigen Kopfcongestion auftreten, scheinen eine permanentere Ausbreitung der krankhaften
Processe auf die an der Basis oder im Centrum des Gehirns gelegenen Theile anzuzeigen. Es ist nemlich eben durch die in der
Tobsucht besonders häufigen Gehirnhyperämieen * Veranlassung
zu Bildung von Exsudaten und deren weiteren Metamorphosen gegeben; je länger die Krankheit währt, je weniger sie durch lucida
intervalla und Remissionen unterbrochen wird, je stärker die Hyperämie ist, um so mehr hat man solches zu befürchten. Auch hier
erfolgen die bei weitem meisten Genesungen innerhalb Jahresfrist
vom Anfang der Krankheit; es kommen indessen Fälle vor, wo
nach 6 bis 7jähriger Dauer mit durchgreifenden, constitutionellen
Aenderungen im Organismus der Kranke noch von der Tobsucht
genest. Eine grosse Heftigkeit und Wildheit in den einzelnen Anfällen hat an sich so wenig eine schlimme Bedeutung für die Heilung der ganzen Krankheit, als z. B. ein heftiger hysterischer Anfall eine schlimme Prognose für die Heilbarkeit des Leidens überhaupt gibt. Die periodisch intermittirende Tobsucht ist nach den
übereinstimmenden bisherigen Erfahrungen als durchschnittlich unheilbar zu betrachten.

Dass übrigens die Prognose in vielen Fällen weit weniger
von der Gehirnkrankheit selbst, als von gleichzeitig vorhandenen
sonstigen localen oder Allgemeinleiden, z. B. einer vorhandenen
Tuberculose, einem hohen Grade von Anämie, einer hydropischen
oder scorbutischen Blutbeschaffenheit etc. abhängt, bedarf keiner
weiteren Auseinandersetzung. Nicht selten verfallen die Reconvalescenten von der Tobsucht in einen Zustand tiefer körperlicher
und psychischer Ermattung, welcher sich erst im weiteren Verlaufe
von dem Uebergang in Blödsinn mit Sicherheit unterscheiden lässt,
oder die Krankheit geht wieder mit einem kurzen Stadium melancholicum zu Ende.

Wenn der Kranke nicht genest, so kann sich mit der grösseren äusseren Beruhigung die Form des Wahnsinns ausbilden oder
er verfällt in einen chronischen, secundären psychischen Schwäche-

---

* Vgl. das Capitel von der pathol. Anatomie.

zustand, eine der verschiedenen Formen blödsinniger Abstumpfung mit oder ohne zeitweise Agitation.

Der Tod kann in Folge des Gehirnleidens in der Tobsucht selbst, durch heftige Gehirnhyperämie, seltener durch Extravasat, apoplectisch erfolgen; häufiger sterben die Kranken an einem Erschöpfungszustande mit den Erscheinungen des Collapsus (wie manche Epileptische), an acuten oder chronischen Erkrankungen anderer Organe, an Pneumonie, Pleuritis, Carbunkel, heftigen Darmcatarrhen, Phtisis etc. Unglücksfälle, das Hinausspringen des Kranken aus dem Fenster etc. werden in dieser Form des Irreseins auch nicht selten Ursachen des Todes.

XXXII. — Einfache Tobsucht mit geschlechtlicher Aufregung und Stehlsucht. Genesung. Gottfried Demons, 22 Jahre alt, etwas schwächlich, in der Kindheit häufig mit Kopfausschlägen behaftet, von eigensinnigem Charakter und geringer Geistesbildung, dessen Grossmutter, mütterlicher Seite, sieben Jahre lang an Seelenstörung gelitten hatte, wurde im 19ten Jahre von melancholischer Verstimmung befallen, welche nach drei Monaten unter dem Gebrauche ärztlicher Mittel wieder verschwand. Im 21ten Jahre hatte er kurze Zeit an hartnäckiger Stuhlverhaltung mit Erbrechen gelitten. Im Mai 1811 zeigte er sich eines Tags bei der Erzählung eines Reisenden von den Leiden, welche derselbe erduldet, auffallend wehmüthig ergriffen. Am folgenden Tage klagte er über Unwohlsein und Uebelkeit, wesshalb er ein Brechmittel erhielt und zwei Tage später verfiel er in eine Seelenstörung mit anhaltendem Rasen und sinnlosen Reden. (Grosse Gaben Brechweinstein und Abführmittel.) In den nächsten 14 Tagen traten wiederholt mehrstündige lucida intervalla ein, worauf aber immer wieder neue heftige Anfälle von Raserei folgten. Indessen milderten sich diese allmählig und gegen die Mitte Juni trat ein Zustand ein, in welchem der Kranke bei immer seltener werdenden Tobsuchtanfällen, vom Morgen bis zum Abend ununterbrochen sinnlos schwatzte, während der Nächte aber eines mehrstündigen ruhigen Schlafes genoss. Der Puls war ruhig, das Gesicht eingefallen, die Esslust vermehrt und die Oeffnung träge; mitunter wurden schwache zuckende Bewegungen an den Gliedmassen wahrgenommen.

Vier Wochen nach dem Eintritte der Seelenstörung wird der Kranke nach Siegburg gebracht und zeigt sich dort in den ersten zehn Tagen anhaltend tobend und durchaus verwirrt, auch zu gefährlichen Angriffen auf seine Umgebung geneigt. Doch tobte er gewöhnlich nur bei Tage, während er die Nächte mehrentheils ruhig schlafend zubrachte. Ungeachtet der anhaltend heftigen Bewegung während der maniacalischen Aufregung stieg der Puls nie über 75 bis 80 Schläge. Die Temperatur war durchgehends von normaler Beschaffenheit, die Zunge bei häufigem Spucken rein und feucht, der Stuhlgang träge und fest. Gegen Ende Juli nahm die Heftigkeit der maniacalischen Zufälle wieder ab, obwohl der Kranke noch anhaltend in einem gewissen Zustande von Aufregung und ausserordentlicher Verwirrtheit beharrte, den ganzen Tag lang unaufhaltsam, ohne allen Zusammenhang der Vorstellungen und ohne Aeusserung irgend eines obherrschenden Wahnes faselte, jetzt auch höchst unreinlich war, mit thierischer Gier die ihm vorgesetzten Speisen verschlang u. s. w. Dennoch wurden die Nächte mehrentheils ruhig schlafend zugebracht, und

Puls und Temperatur behielten die angegebene Beschaffenheit. (Aq. Amygdal. conc. Extract. Belladonn. vier Wochen lang, dann Digitalis mit Sal amarum vom Anfang October bis Ende December). Die Frequenz des Pulses sank während dieser Mittel mitunter bis zu 50 Schlägen, er wurde an den Carotiden oft voller und gespannter als früher, während sich zugleich eine Neigung zu Nasenblutung zeigte. Daneben verrieth der Kranke eine bedeutende, früher nicht bemerkte geschlechtliche Aufregung, so dass er jedem Frauenzimmer, dessen er ansichtig wurde, nachlief und sich nicht minder auf das Schamloseste der Selbstbefleckung hingab. Uebrigens war sein Zustand in psychischer Beziehung fast unverändert, nur dass er von dem Ende des Octobers an etwas weniger Verstandesverwirrtheit, auf der andern Seite aber mehr Gemüthsverkehrtheit und zumal eine ihm in seinem gesunden Zustande durchaus fremde Neigung zum Stehlen zeigte. Dann trat zuweilen wieder eine lebhaftere, tobsüchtige Aufregung hervor, welche von Neuem die Anwendung der Zwangsjacke und ähnlicher Beschränkungsmittel zur Verhütung gewaltthätiger Handlungen erheischte.

Es ward nun der Gebrauch aller jener Arzneien bei Seite gesetzt und der Kranke erhielt vom Ende Januar an andertägig Sturzbäder von 20 Eimern kalten Wassers auf den Kopf und von acht zu acht Tagen drei Blutegel an die Nase. Nun besserte sich sein Zustand auffallend; schon Ende Februar gab er besonnene Antworten auf einfache Fragen, die Anfälle tobsüchtiger Aufregung schwanden ganz, nicht minder die oben erwähnte Ausartung des Geschlechtstriebs und die Neigung zum Stehlen; sehr bald trat ein durchaus verständiges und gesittetes Betragen ein, mit völligem Normalwerden aller körperlichen Functionen. Entlassung zu Ende Juli, ein Jahr nach seiner Aufnahme.

(Jakobi, die Hauptformen der Seelenstörungen. I. 1844. p. 81.)

XXXIII. — Psychische Ursachen. Tobsucht mit Spottsucht und Nymphomanie (Prurigo pudendi). Genesung. Katharine T., 39 Jahre alt, ohne erbliche Disposition zum Irresein, bisher gesund, hatte als Mädchen einen tief religiösen Sinn und ein verliebtes Temperament gezeigt. Sie hatte einen nahen Verwandten nach vorhergegangener Schwängerung durch denselben geheirathet; dieser ihr Mann starb vor 1½ Jahren. Bei einem grossen Vermögen hatte er viel Geld auf Güter geliehen und diese oft durch öffentlichen Zwangsverkauf an sich gebracht. Hierdurch ward er sehr verhasst und die Leute erzählten nach seinem Tode, sie hätten ihn auf den angekauften Aeckern in glühender Gestalt herumspazieren sehen. Die K. T. erschrack heftig, als sie dies hörte, sie glaubte fest an die Erzählung, verfiel zuerst in Unruhe und Angst, beschäftigte sich mit dem ihr einmal beigebrachten Gedanken, ihre Ehe sei wegen der nahen Verwandtschaft nur ein Concubinat gewesen, und die jetzige Geistererscheinung sei die Strafe dafür, sowie mit Vorstellungen von unrechtlich erworbenem Eigenthum und dem Plane, dasselbe zurückzugeben; sie prüfte selbst die Papiere, und das ganze Vermögen ihres Mannes nach der Art, wie es erworben war, vor dem Richterstuhle ihres Gewissens; sie fand alle Beweise des rechtlichen Erwerbes, aber dennoch keine Beruhigung; die Anschauung ihres in glühender Gestalt aus dem Grabe zurückgekehrten Mannes blieb ihr andauernd und lebhaft, sie wurde still, stumm und kalt gegen alle Menschen, blieb den stieren Blick auf einen Punct geheftet sitzen und hörte und sah nichts als ihr von Angst gequältes Inneres. So blieb sie ungefähr zwei Monate lang, als man plötzlich an ihr ein unruhiges Herumrennen, womit sie das

Haus durchlief, bemerkte, und sie eine Reise zu ihren Freunden nach Riedelheim zu machen begehrte. Dort angekommen, ergoss sie sich in einen Strom höflicher Bewillkommnungsreden in rein deutscher ihr ungewöhnlicher Mundart; in der ersten Nacht aber fing sie an Feuerlärm zu machen, verfiel in die fürchterlichste Wuth, zerriss ihre Kleider und schrie heftig. (Kalte Umschläge, Blutegel, Klystiere etc.)

Ich ward nun zu Rathe gezogen. Als ich mit ihrem Nachbar, einem beschränkten Komplimentenmacher, der eine sehr grosse Nase hatte, zu ihr ins Zimmer trat, kam sie freundlich auf mich zu und fragte nach meinem Befinden, indem sie sich tief verneigte. Hierauf drehte sie sich einigemal schnell auf dem linken Fusse um und lachte aus voller Kehle. Der Nachbar machte ihr bemerklich, es sei unschicklich, in Gegenwart des Doctors sich so zu benehmen. Flegel, erwiederte sie, bitte den Doctor, dass er dir zum Verstand helfe; dann erst wirst du mit deiner langen Nase riechen können, wo Bartel den Most holt. Sie schrie, schimpfte, kratzte und biss nach ihm; als er sich entfernt, sprang sie mit grosser Fertigkeit auf den Ofen, von dort auf das abgerundete Fussstück des Bettes und tanzte darauf, gleich einer Seiltänzerin. Sie sang, weinte und lachte abwechselnd; ihr fast beständiges Geschwätz bestand aus unzusammenhängenden zerrissenen Gedanken, die sich nur im Feuer der Wuth zum Sinne gestalteten und als passende Satyre hervortraten. In ihrer Zimmerthüre hatte sie eine Ritze, wodurch sie auf die Strasse sehen konnte. Ueber alle, die vorbei gingen, machte sie böse, aber wahre Bemerkungen, indem sie von denselben entweder die schlimmste Seite ihres Charakters oder irgend ein lächerliches Moment ihrer Lebensgeschichte mit beissendem Spotte hervorhob. — Zuweilen lief sie aus einer Ecke des Zimmers in die andere, als fürchtete sie sich vor etwas; zuweilen machte sie schnelle und kräftige Bewegungen mit dem rechten Arme, als fechte sie mit Gespenstern und war überhaupt keinen Augenblick ruhig. Ihr Gesicht war blass, aber wann sie wüthete, ward es roth. Die Stirnader schwoll langsam in der Dicke eines Federkiels auf, Blut drang in die weisse Augenhaut, die Lippen rötheten sich, ihre Mienen wurden drohend, alle Muskeln spannten sich an, sie zerriss ihre Kleider, zerschlug die Fenster, zerkratzte die Wände und ihre Sprache eilte, um den wilden Flug der Gedanken zu verkürzen. Sie zeigte grosse Essbegierde und verschlang gleichsam blind, was man ihr gab; das Bedürfniss der Stuhl- und Urinausleerung verrichtete sie ohne einen Begriff von Schamhaftigkeit.

In der Nacht schlief sie nur einige Stunden, mit dem ersten Sonnenstrahl aber war sie wieder in heftiger Bewegung. Die Periode war regelmässig; vor derselben waren die Wuthanfälle heftiger.

Man bemerkte an ihr eine unruhige lauschende Neugierde und ein bewundernswürdiges Gelingen in der Zusammenstellung des Mannigfaltigen an den Gegenständen zu Bildern von ästhetischer Deutlichkeit und Zweckmässigkeit. Alles was Einheit der Association der Vorstellungen hatte, war beissender Spott; ihren Aufwärter nannte sie Monsieur Robespierre, und setzte hinzu: heisst im deutschen, Herr Henkersknecht. Von zusammenhängenden Gedanken sprang sie schnell zur chaotischen Aufeinanderhäufung von Wörtern ohne Sinn über; aus der allgemeinen Verwirrung sprühete zuweilen noch ein schwacher, schnell vergänglicher Funke der Kinderliebe empor.

So blieb sie mehrere Monate, bis ich ihre Behandlung wieder übernahm. Ich fand sie jetzt in folgendem Zustande: Ausser dem Gesicht und Gehör waren die übrigen Sinnesthätigkeiten erloschen; sie litt in hohem Grade am Nymphomanie. Reibungen an den Genitalien, Fluchen über den nicht befriedigten Trieb, Suchen der Männer und ein geiler Blick bildeten eine widerliche Gruppe von Erscheinungen, die man ohne Abscheu nicht betrachten konnte.

Ich liess sie auf einsamen Wegen Spaziergänge machen und gab ihr in einem starken Anfalle der Wuth 50 Tropfen der Aqua Amygd. amar. concentr. Das Toben liess auf der Stelle nach, sie sank auf einen hinter ihr liegenden Strohsack und wurde ganz still. Zwei Stunden nachher aber begann der Furor uterinus wieder, wobei sie in jedem Manne einen alten Liebhaber zu erblicken glaubte. (Aqu. Amygd. 3mal täglich 50 Tropfen bis auf 3mal 150 Tropfen gestiegen.) Der Tastsinn und der Geschmack schien zurückzukehren, sie äusserte wieder eine, obwohl unvollkommene Vorstellung von ihren Kindern, während jeder alte Liebhaber ihrer Einbildungskraft immer lebendig gegenwärtig war. Die Wuthanfälle wurden kürzer und seltener, sie schlief mehr und verhielt sich ruhiger im Bette. Erinnerungen an interessante Punkte ihres Lebens liessen sich erwecken. Noch immer zeigte das Suchen lächerlicher Widersprüche in Persönlichkeiten einen bevorstehenden Wuthanfall bei ihr an, und man konnte sicher auf einen rechnen, wenn sie witzig wurde. Sie zerriss nichts mehr, sondern liebte es, sich hübsch anzuziehen, fing an auf Reinlichkeit und Anstand zu sehen und liess sich in diesen Beziehungen durch Zuspruch und leichte Drohung leiten. Wie beim Kinde, so musste hier die geistige Entwicklung von der tiefsten Stufe an in empirischen Progressionen wiedergeboren werden.

Indessen hörten die Anfälle des wüthenden Wahnsinns noch nicht ganz auf. Zwischen den Gaben des Aqu. Amygd. und gewöhnlich zwei Stunden nach jeder Gabe, erschien ein Anfall mit heftigem Drange zum Beischlaf. Nun wurden 14 Tage nach jeder monatlichen Periode Aderlässe von 10 Unzen gemacht; die Wuthanfälle wurden damit seltener und sie fing an über das Jucken und Brennen der Geschlechtstheile, die sie garstig nannte, zu klagen. Nun wurde die Kranke zur Arbeit allmählig angehalten. Die religiösen Empfindungen kehrten durch Beispiel geweckt wieder und die Kranke genas nach einjähriger Dauer des Wahnsinns.

(Velten in Nasse, Zeitschr. f. psychische Aerzte. 1820. p. 709.)

XXXIV. — Zwei Anfälle von Tobsucht, jedesmal nach starken Geruchseindrücken, während des Wochenbetts und des Stillens. Ein dritter Anfall nach einer Frühgeburt. Genesung. R., 34 Jahre alt, wurde am 10. Novbr. 1813 ins Hospital aufgenommen. Sie ist von sanftem sehr lebhaftem Charakter, von hohem Wuchs, ihre Haare sind kastanienbraun, ihre Augen gross und braun, ihre Physionomie bewegt. Im 16ten Jahre stellte sich ohne Beschwerde die Menstruation ein. Im 24ten Jahre verheirathete sich R.

Im 26ten Jahre kommt am dritten Tage nach ihrer ersten Entbindung eine Frau zu ihr, die sich mit Moschus parfümirt hatte; sogleich fängt sie an zu deliriren, indessen fährt sie fort, ihr Kind, das im dritten Jahre starb, zu nähren. Dieser erste Anfall charakterisirte sich durch Manie mit Wuth, dauerte nur zwei Monate und hörte plötzlich nach einem lebhaften Schrecken auf. Seit diesem Anfall blieb die Frau sehr reizbar, alle Frühling wird sie ohne Delirium exaltirt und die Exaltation vergeht nur durch den Gebrauch der Antispasmodica.

Im 30ten Jahre geht R., während sie ihr einjähriges Kind stillt, in den Laden eines Mannes, wo sich Malerfarben befanden; der Geruch derselben bringt sogleich das Delirium hervor, welches sich während fünf Tagen vermehrt, und welchem Manie mit Wuth folgt. Am 4. August 1809 wurde sie in die Salpetrière aufgenommen. Die Remission ist sehr merklich. R. ist ruhig und scheint verständig, ihr Mann wünscht ihren Austritt und sie wird am folgenden 12. October entlassen. Am zweiten Tage nach ihrem Austritt kehrt das Delirium, die Wuth zurück. Die Menstruation wird unterdrückt, der Leib aufgetrieben. Sie kehrt ins Hospital zurück und beruhigt sich gegen den Winter. Im December erscheint die Menstruation wieder und R. verlässt das Hospital im Juni 1811.

Im 34ten Jahre, am 1. November 1813, eine frühzeitige Entbindung; Blutverlust aus dem Uterus, am andern Morgen grosse Gesprächigkeit. Am 3. Novbr. Manie, Wuth. Die Kranke wird nach dem Hospital geführt. Bei ihrer Ankunft sind ihre Augen umherirrend, das Gesicht ist bleich, allgemeines Delirium, Manie, Wuth. Drei Tage darauf ist sie ruhig und erkennt, dass sie im Hospitale ist.

Am 16. November. Die Menstruation fehlt, die Kranke sieht ihren Mann mit Interesse; sie ist traurig, aber ihre Antworten sind richtig. (Warme Bäder.) Am 28. Fieber, gastrische Beschwerden (Brechmittel), reichliche Ausleerung. Seit dieser Zeit sind die Ideen folgerechter; R. ist ruhig, arbeitet, kehrt allmählig zur Vernunft zurück.

Am 21. December geht R. gänzlich geheilt aus dem Hospital, obwohl die Menstruation noch nicht wiedergekehrt ist.

(Esquirol, die Geisteskrankheiten, übersetzt von Bernhard. I. 1838. p. 152.)

XXXV. — Statt früherer epileptischer Anfälle Paroxismen von Wuth mit Mordversuchen. Ein Bauer, in Krumbach in Schwaben geboren, von Eltern abstammend, die sich nicht der besten Gesundheit erfreuten, 27 Jahre alt, unverheirathet, litt seit seinem achten Jahre häufig an epileptischen Anfällen. Seit zwei Jahren hatte seine Krankheit ihren Charakter verändert, ohne dass man den Grund dieser Veränderung ermitteln konnte; statt der epileptischen Anfälle wurde dieser Mensch von dem unwiderstehlichen Hang zum Morden befallen. Er fühlt die Annäherung seines Anfalls mehrere Stunden, zuweilen schon einen Tag vor seinem Eintritt. Im Augenblick dieses Vorgefühls verlangt er heftig gebunden, in Ketten gelegt zu werden, um ihn zu verhindern, ein Verbrechen zu begehen. „Wenn mich dies erfasst," sagt er, „so muss ich tödten, erwürgen, und wäre es auch nur ein Kind." Seine Mutter und sein Vater, die er übrigens zärtlich liebt, würden in diesen Anfällen die ersten Opfer seiner Mordsucht sein. „Meine Mutter," ruft er mit einer schrecklichen Stimme, „rette dich, oder ich bringe dich um!"

Vor dem Anfalle klagt er über grosse Müdigkeit, kann jedoch nicht schlafen; er fühlt sich sehr niedergeschlagen und empfindet leichte convulsivische Bewegungen in den Gliedern. Während der Anfälle bewahrt er die Empfindung seiner eigenen Existenz; er weiss vollständig, dass, indem er einen Mord begeht, er sich eines Verbrechens schuldig macht. Hat man ihn ausser Stand gesetzt zu schaden, so verzerrt er sein Gesicht, singt, spricht in Versen. Der Anfall dauert einen bis zwei Tage; endet er, so ruft er aus: „Bindet mich los! Ach, ich habe sehr gelitten, aber ich bin glücklich durchgekommen, da ich Niemanden getödtet habe."

(Esquirol von Bernhard. II. p. 371.)

§. 138.

Die von den Schriftstellern aufgeführten **verschiedenen Arten der Tobsucht** näher zu beschreiben, wäre von keinem besonderen Interesse. Sie sind, wie wir zum Theil schon oben erwähnten, theils nach den verschiedenen Trieben und Neigungen, welche sich in exaltirter Weise äussern (Nymphomanie, Mania saltans, Furor poëticus etc.), theils nach verschiedenen Anlässen und Ursachen der Krankheit (Mania puerperalis, parturientium, potatorum etc.) aufgestellt. Was namentlich die letztere Form, das **Delirium tremens**, betrifft, so besteht es in allen ausgebildeten Fällen aus einem gewöhnlich mässigeren Grade von Tobsucht, dem gleichfalls fast immer ein kurzes Stadium melancholicum vorausgeht und wobei etwas Stupor, Zittern der Extremitäten, anhaltende Schlaflosigkeit, und copiose Schweisse gewöhnlich zugleich vorhanden sind. Ein Zustand von Angst dauert häufig während der ganzen tobsüchtigen Periode fort und unterhält die Aufregung; sehr gewöhnlich sind dabei Hallucinationen des Gesichtssinns der verschiedensten Art, namentlich häufig bestehen sie in Phantasmen von Thiergestalten, Mäusen, Pferden, Vögeln etc.; doch bewegt sich das Delirium auch in vielfältigen anderen Illusionen und Phantasmen von vorherrschend traurigem, ängstlichem Inhalt.

Das **Delirium tremens** sollte hier nicht ausführlich geschildert werden. Es wird gewöhnlich nicht unter den „Geisteskrankheiten" abgehandelt und gehört auch, schon seiner kurzen Dauer wegen, nicht in die Irrenanstalten. Die Anstalten grosser Städte sind indessen doch immer in der Lage, mehr oder weniger dieser Fälle aufnehmen zu müssen; ihre Statistik wird dadurch, gegenüber anderen Anstalten, wesentlich modificirt (im Ganzen günstiger). Von 322 Delirium-tremens-Kranken des Bloomingdale-Asylum bei New-York starben 20, genasen 286 (16 waren noch in Behandlung); das tödtliche Ende erfolgte meist in der ersten Woche (P. Earle).

Die **nymphomanischen**, d. h. mit erhöhter sexueller Erregung beim weiblichen Geschlechte verbundenen Zustände äussern sich durchaus nicht immer in offenem Ausdruck dieser Erregung (p. 291), sondern sehr häufig in milderer Form, als leichte Coketterie, Neigung zum Putz, freieren Ton und grössere Vertraulichkeit gegen den Arzt, vieles Sprechen von Heirathsgeschichten, kleine Zweideutigkeiten u. dgl. — Bei eigentlich tobsüchtigen Kranken dieser Art bemerkt man öfters eine stete Neigung zum Waschen des Körpers, zum Frisiren der Haare, zum Zerreissen der Kleider, viel Ausspucken, Schimpfreden gegen die weibliche Bedienung, Verdächtigung anderer Frauenzimmer in sexueller Hinsicht (vgl. Neumann, Psychiatrie p. 79); diese Zustände sind oft sehr langwierig. — Endlich aber erscheint die Tobsucht mit nymphomanischem Charakter zuweilen als acutes, sehr schnell zur Erschöpfung führendes und tödtliches Leiden, wo sich dann acute entzündliche Processe an den inneren Genitalien finden können (L. Meyer, Virchows Archiv. IX. 1856. p. 98).

Eine Auszeichnung als besondere Form von Tobsucht und weitere genaue Untersuchung scheinen die Fälle zu verdienen, welche einzelne französische Beobachter (besonders Brierre) unter dem Namen des Delirium acutum (délire aigu) beschrieben haben. Diese Zustände sollen sich charakterisiren durch die Raschheit ihres Ausbruchs, durch ein Delirium furibundum mit unaufhörlichem incohärentem sinnlosem Schwatzen, aber dem stets wieder auftauchenden Ausdrucke grosser Angst, namentlich auch öfters merklichem Vergiftungswahn, durch Schwindel, ungeschickte, zitternde Bewegungen, wie in halbem Rausche, öfters leichte Muskelzuckungen, Schlaflosigkeit, bleiches Gesicht, trockene Zunge, rasche Erschöpfung; nach Brierre sollen diese Zustände oft von Fieber begleitet sein. Sie dauern von einigen Tagen bis 6—8 Wochen, werden oft tödtlich, nachdem die Kranken plötzlich collabirten; man findet Hyperämie der Meningen oder Nichts.

Schon Cruveilhier und Abercrombie haben solche Fälle beschrieben. Vgl. Brierre, Union médicale 1849 und Mémoires de l'académie de médecine. Tom. XI. Luther Bell, amer. journ. of insanity. 1849 (Zeitschr. f. Psych. VIII. 1851. p. 107), Jensen, Zeitschr. f. Psych. XI. 1854. p. 616.

§. 139.

Von grosser practischer Wichtigkeit sind die häufigen Zustände unvollständig ausgebildeter Tobsucht, welche zwar in der Mehrzahl der Fälle nur ein dieser letzteren oder dem Wahnsinne vorausgehendes erstes Exaltationsstadium oder eine Remissionszeit zwischen zwei Tobsuchtanfällen oder auch ein Ausgangsstadium der Manie darstellen, zuweilen aber auch lange für sich, in gleicher Weise stehen bleiben und dann mit Recht als eine besondere Form des Irreseins mit dem Charakter der Exaltation angesehen werden. Wir haben ihrer zum Theil schon oben erwähnt als der verhältnissmässig milden Aeusserungsweise bestimmter Neigungen und Triebe, während der Kranke noch keine auffallende Störung der Intelligenz zeigt. Häufig zeigt sich aber auch eine allgemeine, nicht auf eine bestimmte Reihe von Objecten concentrirte Steigerung des Wollens, und solche äussert sich als eine ungewöhnliche und unstete Thätigkeit und Geschäftigkeit, als ein grosser Eifer, immer etwas Neues anzufangen, als ein Bedürfniss, die Aussenwelt nach excentrischen Projecten zu verändern und umzugestalten. Solche Kranke haben immer etwas zu thun, Speculationen zu machen, zu kaufen oder zu verkaufen, zu verschenken, zu bauen etc.; Alles, was sie sehen oder was ihnen einfällt, wollen sie auch haben und besitzen, und sie verschleudern damit oft in kurzer Zeit bedeutende Summen. Ihr Benehmen zeigt gewöhnlich Eitelkeit, die Sucht sich geltend zu machen und Aufsehen zu erregen, Zuversicht und Arroganz. Die Stimmung wechselt meist schnell zwischen fröhlicher, ausgelassener Laune, zwischen Depression und wieder heftigem, zornigem Aufbrausen, letzteres besonders, wenn ihrem Thun entgegengetreten und· ihre Eitelkeit verletzt wird. Einzelne zeigen Neigung zu List und Intriguen, andere Stehlsucht, Trunksucht, erotische Tendenzen, expansive religiöse Stimmungen. — Die Kranken sprechen meist viel, laut und hastig, doch ohne eigentliches Delirium. Der Inhalt der Reden zeigt eine übertriebene Meinung von der eigenen Person, keineswegs noch etwa den Wahn einer andern ausgezeichneten Persönlichkeit, sondern nur die Neigung, sich selbst, den eigenen Fähigkeiten und Leistungen, seinem Vermögen, seinen körperlichen Kräften, seiner Gesundheit oder Wohlgestalt möglichst viel zuzutrauen. Die hohe Meinung, die der Kranke von sich hat, überträgt er nicht selten auf Alles, was ihm gehört, und es genügt ihm, dass etwas in seinen Besitz gekommen ist, um ihm ausserordentliche Eigenschaften zuzuschreiben.

Man erkennt in dieser, nach eigenen Beobachtungen in Uebereinstimmung mit Jessen * gegebenen Schilderung einen Zustand mässiger Exaltation, der bei einer nach aussen gerichteten Explosion des Strebens zur Tobsucht, bei mehr innerlicher Steigerung und Bildung fixer Wahnvorstellungen zum ausgebildeten Wahnsinn wird. Je entfernter der Zustand noch von einer dieser deutlich charakterisirten Formen ist, je weniger namentlich der Kranke delirirt, je eher er noch sein krankhaftes Treiben mit Gründen zu rechtfertigen vermag, welche noch im Bereiche der Möglichkeit liegen und sich noch nicht als entschieden wahnwitzig darstellen, um so leichter wird der Zustand als ein krankhafter verkannt und mit der Hingabe des Gesunden an Launen und thörichte Neigungen verwechselt. Er fällt alsdann unter den Begriff der Folie raisonnante und constituirt deren maniacalische Form.

Bleibt der Zustand auf der beschriebenen Stufe der Entwicklung stehen, so kann er entweder mit Genesung (nach kürzerer Dauer) endigen oder er kann in einen psychischen Schwächezustand übergehen, in welchem die vorherrschende fröhliche, selbstzufriedene und selbstgefällige Laune sich fixirt hat und sich in schwächlichem, thörichtem Thun und Treiben, Lachen, Tanzen etc., in kindischen Spielen, in Aufbewahren werthloser Dinge, denen aber der Delirirende einen übertriebenen Werth beilegt u. dgl.

---

* Art. Moria. Berl. Encycl. Wörterbuch. Bd. XXIV. p. 127. seqq.

äussert. **Für diese Form des Blödsinns dürfte es am zweckmässigsten sein, den Namen der Moria, Narrheit, beizubehalten.**

Der folgende Fall bietet ein Beispiel eines solchen anfallsweise eintretenden, einfachen und schwachen Exaltationszustandes ohne Weiterentwicklung zu ausgebildeter Tobsucht oder zu Wahnsinn.

XXXVI. — Johann Reiberg, 37 Jahre alt, kräftig, ohne erbliche Disposition zum Irresein, hatte als guter Landwirth in glücklichen äusseren Umständen gelebt. Im 20ten Jahre hatte er zum ersten Mal einen Anfall von Seelenstörung erlitten, der sechs Wochen anhielt; diesem ähnliche Anfälle wiederholten sich in der Folge noch sieben Mal nach einer zwei- bis dreijährigen Zwischenzeit.

Der Hergang war dabei jedesmal im Allgemeinen folgender: Erst ward der Kranke für eine kurze Zeit trübsinnig und niedergeschlagen, worauf bald eine immer wachsende Aufregung folgte, die sich aber auch bei den höchsten Graden, die sie erreichte, nur durch eine Steigerung der Lebhaftigkeit in seinem gewöhnlichen Treiben offenbarte. Seine Pferde- und Hundeliebhaberei und seine Lust an der Jagd trat noch weit lebhafter als sonst hervor und zugleich war seine Thätigkeit in der Landwirthschaft übermässig. Er war dann im höchsten Grade unternehmend, vielgeschäftig, rastlos in Allem, was er ergriff, vom frühsten Morgen bis zum späten Abend die schwersten Feldarbeiten selbst betreibend, legte dabei aber auch ein übermässiges Selbstvertrauen, eine Neigung zu Zornausbrüchen und zugleich eine in etwas geschwächte Urtheilskraft an den Tag, war übrigens abgeschlossen, mied die Gemeinschaft mit seinen Hausgenossen und erwies sich gegen sie ungewöhnlich abstossend und unartig. Die Nächte brachte er in diesen Zeiten meist schlaflos zu, ohne doch desshalb für seine überspannte Thätigkeit über Tage weniger rüstig zu sein. Die Esslust war ebenfalls gesteigert und während er ausser diesen Anfällen im Genusse von geistigen Getränken sehr mässig war, zeigte er jetzt eine grosse Neigung zu denselben, ohne sich indessen darin zu berauschen. Nie kam in diesen Krankheitsanfällen eigentliche Verstandeszerrüttung vor, wenn sich auch vorübergehend einige Mal flüchtige Wahnvorstellungen bemerklich machten. In sämmtlichen Anfällen offenbarte sich das Irresein vorzugsweise nur durch eine Gereiztheit aller Seelenverrichtungen, und vor Allem durch etwas entschieden Triebartiges in den Aeusserungen der Willensthätigkeit und des Begehrungsvermögens. Hatte dieser Zustand im Verlaufe von vier bis fünf Wochen dann seine Höhe erreicht, so sank die Aufregung bald wieder, machte aber ihren Uebergang zu der normalen psychischen Stimmung stets nur mittelst einer mehrtägigen Periode von Niedergeschlagenheit und Abspannung, ähnlich derjenigen, womit der Krankheitsanfall einzutreten pflegte.

Der Befallene selbst hatte von diesen Zuständen, auch schon während ihres Verlaufs, das Gefühl, als von etwas durchaus Krankhaftem, und zeigte sich nach deren Entfernung, zumal als sie oft wiederkehrten, jedesmals niedergeschlagen und besorgt, äusserte auch mehrmals den Wunsch, in der hiesigen Anstalt einer Kur desshalb unterworfen zu werden und sprach endlich, nachdem der vorletzte Anfall stärker und hartnäckiger als die früheren gewesen, gegen die Seinigen das bestimmte Begehren aus, dass man ihn beim Wiedereintritt der Krankheit, sei es auch dann wider seinen Willen, hieher bringen sollte, was denn auch im Sept. 1829 stattfand. Bei seiner Hierherkunft hatte übrigens der Anfall seinen Höhepunkt beinahe erreicht, und es währte nicht lange, bis das Stadium der Abnahme und sofort auch die gewöhnliche Niedergeschlagenheit eintrat, und dann der gesunde Zustand sich wieder herstellte.

Welche ursächlichen Momente solcher stets vorhandenen, von Zeit zu Zeit aber einen ungewöhnlichen Grad erreichenden krankhaften Erhöhung und Verstimmung der Reizbarkeit des Gehirns und des gesamten Nervensystems zu Grunde lagen, hierüber schien eine genügende Aufklärung kaum zu hoffen. Wider Erwarten fand es sich, dass dieser so kräftige und in der angestrengtesten Thätigkeit lebende Mann von seinen Knabenjahren bis zu seinem gegenwärtigen vollen Mannesalter der Selbstbefleckung anhaltend im höchsten Grade ergeben gewesen war. Stets dabei von Gewissensbissen gefoltert, selbst durch die Sorge geängstigt, dass die Anfälle von Geisteskrankheit, der er unterlag, in diesem Laster ihren Ursprung haben möchten, immer neue Vorsätze fassend, demselben zu entsagen, und nach kurzen Perioden einer standhaften Behauptung dieser Vorsätze immer wieder zu neuem Treubruch verleitet, immer durch seine Schwäche zur Verzweiflung getrieben und immer gleich unvermögend die Kraft zu andauernder Entsagung in sich aufzubieten, immer im Bestreben diesem grauenvollen Abgrund zu entfliehen und immer von Neuem sich an denselben gebannt fühlend, litt seine Seele nicht minder wie sein Körper von diesen zerrüttenden Einflüssen, und der bleibende, bald mehr, bald weniger gesteigerte krankhafte Zustand seines Gehirns und das vermöge der individuellen Beschaffenheit seines Organismus dadurch bedingte periodische Auftreten der oben geschilderten tobsüchtigen Aufregung war ohne Zweifel die Folge davon.

Die Behandlung bestand in spärlicher Kost, kühlen Bädern mit kalter Douche, in psychischen und beschränkenden Mitteln, welche der Kranke durch eigenen Willen unterstützte. So gelang es, ihn wenigstens mehrere Monate von der Selbstbefleckung frei zu halten.

(Jakobi, die Hauptformen der Seelenstörungen. I. 1844. Nro. 1.)

§. 140.

Es übrigt noch hier am Schlusse der Betrachtung der Tobsucht die sogenannte Mania sine delirio kurz zu besprechen, eine pathologische Categorie, welche von Pinel — man darf sagen, zum Unglück der Wissenschaft — aufgestellt wurde. Denn so wahr und verdienstlich die Bemerkung war, welche Pinel aus seinen Beobachtungen abstrahirte, dass die gewaltthätigen Triebe und Handlungen der Tobsüchtigen nicht immer in verkehrten Vorstellungen begründet seien — heutzutage ist man der Ansicht, dass dies ursprünglich überhaupt nicht der Fall sei —, so verwirrend war es schon, dass er die von ihm geschaffene Benennung zwei verschiedenen psychischkrankhaften Zuständen beilegte, nemlich einerseits periodischen, wahren Wuthanfällen mit wenig hervorstechendem Delirium, andrerseits und hauptsächlich jenen mässigen, im vorigen §. erwähnten psychischen Exaltationszuständen, wobei die Kranken thörichte Handlungen und ein verkehrtes Benehmen zeigen, dabei aber im Stande sind, durch ein noch inner-

halb der Grenzen der Möglichkeit liegendes, an sich cohärentes
Raisonnement dieselben zu rechtfertigen und zu erklären, d. h. der
Folie raisonnante. Von Pinels Nachfolgern wurden noch andere
Zustände, z. B. die oben von uns als mässige Grade von Schwer-
muth mit Gewaltthaten beschriebenen, ferner sogar gewaltthätige
Ausbrüche in Folge bisher verborgener fixer Ideen, letztere auch
nicht mit einem Schein von Recht, unter den einmal gegebenen
Namen subsummirt.

Erwägt man näher, welchen maniacalischen Zuständen die Bezeichnung Mania sine delirio überhaupt zukommen könne, so steht
vor Allem fest, dass in keinem einzigen Falle von Manie das bewusste Vorstellen, die Intelligenz gar keine Störung erleidet.
Auch in den allerschwächsten Graden der Manie nimmt das Vorstellen, wenn auch nur in der Weise einer Steigerung in der Lebhaftigkeit und Raschheit des Vorstellens, meist aber bald in der
Weise der Verworrenheit an der allgemeinen Exaltation Antheil;
in allen Wuthanfällen vollends ist von einem klaren, ruhigen Vorstellen, wie beim Gesunden, gar keine Rede. Es ist wahr, dass
Tobsüchtige zuweilen durch Anreden auf kurze Zeit zur Besinnung
gebracht und zu richtigen Antworten vermocht werden können,
allein dies zeigt nur, wie Jessen* bemerkt, die Möglichkeit momentaner Remissionen und Intermissionen, „denn der Kranke tobt
nicht, während er verständig spricht, und er spricht nicht verständig in demselben Augenblicke, in welchem er tobt." Von der Abwesenheit eines Deliriums kann auch bei jenen, oben geschilderten
krankhaften Antrieben zu Gewaltthaten nicht gesprochen werden;
denn jene, mit den äusseren psychischen Anlässen gar nicht con-
gruirenden, nur durch eine krankhafte Stimmung erweckten Mord-
gedanken sind an und für sich schon delirirende Vorstellungen,
wie eben auch in der Mania furibunda, wie schon in jedem heftigen Affect, z. B. Zorn, neue der krankhaften Stimmung entsprechende Vorstellungen, Urtheile und Vorsätze entstehen.

Diejenigen Zustände, in welchen noch am wenigsten Verworrenheit und Wahnvorstellungen auftreten, in welchen noch am
meisten formal logische Cohärenz im Vorstellen zu erkennen ist,
sind eben die im vorigen §. geschilderten, milden, meist aber nur
den Beginn heftigerer Manie einleitenden Exaltationszustände. Für
diese, die Folie raisonnante, könnte man denn, wie Pinel dies
zum Theil that, den Namen der Mania sine delirio gebrauchen.
Da es aber in den concreten Fällen nicht darauf ankommt, vorliegende Zustände unter gewisse Namen zu subsummiren, sondern

---

* Berl. Encycl. Wörterbuch, XXII. p. 420.

vielmehr eine psychologische Würdigung des psychisch-krankhaften Grundzustandes, der Momente, aus denen er sich entwickelt hat und seiner Folgen in ihrem nothwendigen inneren Zusammenhange, dem Arzte obliegt, so ist es jedenfalls am gerathensten, den dunkeln, die Neugierde der Rechtsgelehrten und sonstigen Laien herausfordernden Namen ganz fallen zu lassen.

In foro ist die Krankhaftigkeit dieser Zustände da am leichtesten nachzuweisen, wo die Störung innerhalb kürzerer Zeit sich gebildet hat oder sich von Zeit zu Zeit einstellt, also eine Vergleichung mit dem gesunden Zustande nahe liegt, und wo gleichzeitig anderweitige nervöse oder sonstige körperliche Symptome da sind. Schwierig dagegen ist der Nachweis, wenn der Zustand langsam und allmählig entstanden ist, habituell geworden und in fixirte Charakter-Eigenthümlichkeiten übergegangen ist. Immer halte man fest, dass man „ganz vernünftig" (!) sprechen, sich aber durch sein Thun und Handeln (und selbst seine Unterlassungen) genugsam als seelengestört zeigen kann. Vgl. p. 122.

ZWEITES CAPITEL.
Der Wahnsinn.

§. 141.

Wir begreifen unter diesem Namen Exaltationszustände, deren Charakter in affirmativem, expansivem Affect mit anhaltender Selbstüberschätzung und daraus hervorgehenden, ausschweifenden und fixeren Wahnvorstellungen besteht.

Es ist die Form, welche Heinroth zum grössten Theile als Ecstasis paranoica beschrieben, Jessen als Schwärmerei (und zum Theil Aberwitz) bezeichnet hat. Mit den von Jakobi als Wahnsinn bezeichneten Zuständen stimmt unsere Form nur zum Theil überein, da derselbe auch die Melancholie mit Wahnvorstellungen darunter versteht.* Die meisten französischen Irrenärzte nennen diese Zustände Monomanie (aigue) d'ambition, d'orgueil, de vanité, auch (nach Rush) Amenomanie. Sie sind allerdings vielen der Fälle eigen, die mit Blödsinn und Paralyse endigen, aber es wäre ganz irrig zu glauben, dass der Wahnsinn immer das erste Stadium dieser Form sei, er endigt oft in Genesung ohne alle paralytische Erscheinungen und das „wahnsinnige" Delirium der Paralytiker hat etwas eigenes, nemlich den frühe sich einmischenden Schwäche-Charakter.

Wir verweisen vor Allem auf das über die Exaltationszustände im Allgemeinen und das im §. 135 Gesagte, wodurch wir in Stand gesetzt sind, hier durch eine kürzere Schilderung und Erörterung der krankhaften Phänomene dem Bedürfnisse des Lesers zu genügen.

---

* An mehren Stellen seiner Schrift über die Tobsucht, z. B. bei der 18ten und 19ten Krankheitsgeschichte.

Die Anomalieen der Selbstempfindung, der Triebe
und des Wollens in dieser Form des Irreseins gruppiren sich
sämtlich um ein Centrum, das gesteigerte Selbstgefühl des
Kranken. Dasselbe ist psychisch begründet. Indem nemlich die
Fähigkeit zu wollen, welche während des melancholischen Stadiums
geschwächt oder ganz unterdrückt war, nicht nur wiedergekehrt
ist, sondern das Streben noch exaltirt (äusserlich in der Weise
einer übertriebenen Activität) sich geltend macht, indem zugleich
mit dieser Freiheit der Impulse zum Handeln eine grössere Leichtigkeit des Denkens, eine mühelose Abundanz in der Ideenbildung
dem Kranken fühlbar wird, ergibt sich ihm eine Stimmung hoher
Zufriedenheit mit sich selbst. Der Kranke erfreut sich eines grossen,
geistigen (und körperlichen) Wohlbefindens, er fühlt sich reicher
und freier; jede Anstrengung ist ihm leicht geworden, er hält sich
desshalb nicht nur für durchaus gesund und weist jeden Zweifel
daran mit Entrüstung ab, sondern er gibt häufig an, sich noch nie
in seinem Leben so wohl und so glücklich befunden zu haben.
Die exaltirte Selbstempfindung äussert sich als gehobene Stimmung,
als heitere Laune, zuweilen mit schwärmerischem Schwelgen in
sublimen Gefühlen, sie äussert sich ferner als ein grosses Selbstvertrauen in zuversichtlichem, dreistem, eitlem, übermüthigem Benehmen, wobei der Kranke bald mehr ein oberflächlich selbstge-
fälliges, affectirtes Betragen, bald mehr einen tiefsitzenden Hochmuth und Stolz und den Hang, sich auf jede Weise Geltung, zu
verschaffen zeigt. Dieser affirmative Affect ist anhaltend, wechselt
nicht so, wie in der Tobsucht, mit allen möglichen andern Stimmungen, ohne äussere Motive. Durch solche aber wird er allerdings momentan leicht unterbrochen; der Kranke zeigt sich reizbar und heftig und wenn der Bestimmtheit seiner Behauptungen
oder dem Ausschweifenden seines Thuns durch Einwendungen oder
äusseren Zwang entgegengetreten wird, so sucht er, alsbald ungeduldig, unwillig und zornig geworden, sein Thun und Meinen zu
vertheidigen und will nichts an sich herankommen lassen, was
seine gehobene Stimmung beeinträchtigen könnte.
Die gesteigerte Action des Strebens zeigt sich in dem Bedürfniss erhöhter excentrischer Thätigkeit, namentlich aber in zahlreichen ausschweifenden Planen und Projecten, deren Ausführung
dem Kranken, welcher sich selbst Alles zutraut, möglich und leicht
erscheint. Hierin liegt die grösste Aehnlichkeit, aber auch eine
grosse Verschiedenheit mit dem Verhalten des Tobsüchtigen. Denn
wie diesem, so kommt es auch dem Wahnsinnigen, zuerst und
hauptsächlich auf Kraftäusserung überhaupt an; allein in der Tobsucht gibt dies Bedürfniss einer Explosion auf der motorischen

Seite des Seelenlebens unmittelbar zu (häufig stürmischen) Muskelbewegungen Anlass, in denen es sich entladet — daher eben
das Triebartige, nur äusserlich Exaltirte dieser Zustände; je mehr
dagegen auf das exaltirte Wollen geordnete Reihen krankhafter
Vorstellungen und Urtheile einwirken können, je mehr jener Fluss
nach aussen nicht bloss von einem dunkeln stürmischen Bedürfnisse,
sondern von bewussten Gedanken bewegt wird, je mehr Plan-
mässiges desshalb in das kranke Wollen überhaupt kommt, um so
mehr hat man den Zustand als von der Tobsucht verschiedenen,
als Wahnsinn aufzufassen.

Am deutlichsten zeigt sich solcher Unterschied, wenn, wie auch hier
nicht selten vorkommt, gleichfalls einzelne Gruppen von Empfindungen
und dunklen Vorstellungen mit besonderer Lebhaftigkeit auftreten und
als Triebe nach aussen drängen, z. B. der Geschlechtstrieb. Der sexuell
exaltirte rein Tobsüchtige sucht seinen Trieb auf die nächste, beste Weise
zu befriedigen, er macht auf jedes weibliche Wesen, das ihm in den
Weg kommt, Angriffe, oder die Nymphomanische erlässt an jeden Besucher obscöne Forderungen. In diesen Zuständen dagegen wird der
gesteigerte Geschlechtstrieb erst, ehe er zu Handlungen determinirt,
durch neu dazu gekommene Vorstellungen und Urtheile (und zwar von
krankhaft exaltirter Beschaffenheit) bestimmt, der Kranke will ihn dann
nur im Sinne seiner Selbstüberschätzung und gewisser Wahnvorstellungen
befriedigen; er macht nur Prinzessinnen und vornehmen Damen seine
Anträge, * die weibliche Kranke spielt imaginäre Liebesabentheuer mit
Fürsten und Königen u. dergl.

Die Aufregung des Wahnsinnigen tritt also nicht so unmittelbar
nach aussen, das Streben wird von klar bewussten Vorstellungen und
Urtheilen geleitet, verliert dadurch das Triebartige und wird zum wirklichen kranken Wollen. Bei weit grösserer, zuweilen bei vollständiger,
äusserer Ruhe ist eine weit tiefere, innere Unvernunft vorhanden, als in
der Tobsucht, weil eben aus der allgemeinen Exaltation sich für die
Intelligenz hier bald Folgen ergeben, welche die letzten Prämissen eines
gesunden Seelenlebens aufheben.

Anomalieen des Vorstellens. Auch hier ist zunächst
eine rein formale Steigerung in der Lebendigkeit und Schnelligkeit dieser Processe zu bemerken, welche sich in dem Reichthume
an Vorstellungen, dessen sich der Kranke innerlich erfreut, in den
lebhaften Reden und in dem häufigen Wechsel der Objecte, auf
welche sich das kranke Wollen richtet, zu erkennen gibt. Doch
verhält es sich so gewöhnlich nur im Anfang, während später einzelne wenige Wahnvorstellungen ausschliesslich herrschen und ohne
lebendigen Wechsel mit andern, das Streben bestimmen.

Eine weitere Anomalie des Vorstellens ist eine innerliche Steigerung, eine Uebertriebenheit der Vorstellungen in Bezug auf ihren

---

* S. weiter unten einen Fall dieser Art.

Inhalt, sich kundgebend in der Neigung, in grossen hochtrabenden Worten, möglichst glänzenden Bildern, möglichst hohen Zahlen (Tausende, Millionen etc.) zu reden, und insofern solche übertriebene Vorstellungen als Bestrebungen sich geltend machen, gehören eben hieher, ihrem Inhalte nach, die so mannigfaltigen, excentrischen Plane solcher Kranken. Sie sind natürlich nach den früheren Erlebnissen, nach Stand und Beschäftigung, nach der Bildungsstufe des Kranken sehr verschieden. Der Handwerker will sein Geschäft ins Ungeheure vergrössern, der Militär will mit grossen Armeen operiren, Feldzüge anfangen, Eroberungen machen; ein Anderer macht Projecte zu unmöglichen mechanischen Erfindungen, z. B. dem Perpetuum mobile, Andere haben Plane zu Befahrung von Land und Meer auf neu erfundenen Eisenbahnen oder zu Dampfschiff-Entreprisen in petto, welche alle Meere der Welt beherrschen sollen, oder es sind grosse Reiseprojecte, grosse Bauplane (Schlösser, Städte etc.), welche den Kranken ganz erfüllen. Andere wollen auf dem Gebiete der Ideen wirken, umfassende wissenschaftliche Gedanken, grosse humanistische, religiöse und a. dgl. Zwecke realisiren, als Apostel auftreten, als Wohlthäter der ganzen Menschheit ihr allgemeines Glück und Frieden bringen etc., Alles das verschieden, theils nach zufälligen äusseren Einwirkungen, theils je nachdem der Kranke früher vorzugsweise realistische Tendenzen oder ideale Lebenszwecke verfolgte. Immer aber zeichnen sich diese Ideen einmal durch einen Charakter hoher Activität (gegenüber den auf der Idee des Beherrschtwerdens und Leidens beruhenden Vorstellungen der Schwermüthigen), zweitens durch ihre phantastische Uebertriebenheit aus.

Mit diesen Vorstellungen aufs engste zusammenhängend, gleich ihnen aus gesteigerter Selbstempfindung und Ueberschätzung der eigenen Kraft hervorgehend, ergeben sich nun weiter falsche Vorstellungen und Urtheile in Bezug auf das eigene Ich und dessen Stellung zur Welt. Ganz besonders häufig ist hier der Wahn einer ausgezeichneten Persönlichkeit, einer übermenschlichen Macht, eines unerschöpflichen Besitzes, hohen Standes, vornehmer Abkunft etc. Hierher gehören diese in den Irrenhäusern so häufigen Generale, Napoleons, Millionäre, Weltreformatoren, Götter und Heroen, die zahlreichen weiblichen Kranken, die von Königen geliebt werden, die Kranken, die sich eines besonderen Verhältnisses zu und eines nahen, innigen Umgangs mit dem Göttlichen rühmen u. s. w. Aber alle diese Kranken gehören hierher nur insoferne und solange, als diese Vorstellungen auf einer noch wirklich vorhandenen erhöhten Selbstempfindung beruhen, zu der sie sich auch hier wieder als Erklärungsversuche verhalten.

Denn eine solche Bedeutung haben ursprünglich diese falschen Urtheile; der Wahn, Napoleon zu sein z. B. will ursprünglich sagen, dass
sich der Kranke so thatkräftig fühlt, sich so sehr zutraut, alles Grosse
zu vollbringen, Allem mit gehobener geistiger und physischer Macht so
zu genügen, wie er es in seiner eigenen früheren Persönlichkeit niemals
auch nur von weitem vermocht hätte und wie solches nur den seltenen
grossen historischen Persönlichkeiten möglich ist.

Später wird häufig dieser affirmative Affect selbst schwächer, oder
er erlischt ganz und der Wahn bleibt doch zurück. Je mehr die gehobene Stimmung, das, was ursprünglich mit dem Wahne erklärt werden
sollte, schwindet, je mehr desshalb der noch vorhandene Wahn zu einem
blossen Worte wird, das für den Kranken selbst keinen tieferen Sinn
mehr hat, um so mehr tritt der Kranke in einen anderen Zustand, in
den der exaltirten Verrücktheit über.

So lange aber jene exaltirte Stimmung noch dauert und zu Erklärungsversuchen herausfordert, so lange kann man oft den Fortgang dieser
Steigerung in den Wahnvorstellungen sehr instructiv beobachten. Ein
Kranker z. B., der früher gemeiner Soldat war, äussert zuerst nur die
Idee, Offizier zu sein, nach einigen Tagen ist er General, bald der erste
Feldherr des Jahrhunderts, und wenn ihm dies noch nicht genügte,
wenn auch diese Worte noch nicht hinreichen, um die Kraft, Freiheit
und Wonne, die er in sich fühlt, zu bezeichnen, so wird er Herr der
ganzen Welt, Messias, Schöpfer, Gott, kurz er nimmt die höchsten und
letzten Ausdrücke seines Ideenkreises zur Bezeichnung seiner imaginären
Grösse zu Hülfe.

Auch hier aber wäre es im höchsten Grade irrig zu glauben, als
ob etwa der Kranke sich dieses Erklärens als solchen bewusst wäre, als
ob er etwa ruhig darüber nachdächte, was der Grund seiner Stimmung
sein möchte. Keineswegs; plötzlich, in dämonischer Weise, steigen die
Vorstellungen, durch die Stimmung hervorgerufen, in ihm auf, und
während er anfangs darüber, vielleicht freudig, erschrocken oder schüchtern und zaghaft mit ihrer Aeusserung zurückhalten kann, so dringen
sie sich ihm doch so fix und beharrlich auf, dass er bald an ihrer
Realität keinen Zweifel mehr haben kann und ihnen zu Liebe nun oft
auf seine ganze geistige Vergangenheit verzichten, sein früheres Ich aufgeben und dem Zeugniss der Sinne Trotz bieten muss

Nicht ganz selten stellt sich, sobald diese Zustände einmal einen
gewissen Höhepunkt der Ausbildung erreicht haben, schon eine gewisse
Schwäche der psychischen Processe (zuerst meist als Abnahme des Gedächtnisses und Zerstreutheit) ein. Damit aber hört der Kranke doch
nicht auf zu phantasiren, namentlich über sein hohes Wohlgefühl; es
ist aber dann oft, als ob er das hohe Ross der Prahlerei und die Stelzen
der Affectirtheit nur bestiege, um damit sich selbst (und Andere) über
die schon leise fühlbare, unaufhaltsam hereindringende Schwäche des
Blödsinns zu täuschen, um durch eine Art krankhafter Arroganz eine beginnende Leere und Blösse — freilich auch wieder nicht mit bewusster
Absichtlichkeit — zuzudecken. Während dann allmählig die erwähnte
Störung des Vorstellens zu verschwommenen, faselnden Phantasieen in
grossartigen Worten oder Zahlen wird, so ist es früher, bei noch energischer Activität der psychischen Processe, die Regel, dass einzelne
dieser Wahnvorstellungen sich vollständig fixiren. Einzelne feste, consequente, beharrliche Gedankenbildungen drängen sich dann anhaltend
in den Vordergrund des Bewusstseins, beherrschen das ganze Denken

und werden vorzugsweise in Rede und That geäussert, woraus denn der Anschein eines nur partiellen Befallenseins des Seelenlebens entstehen kann, während doch die eigentlichen Grundlagen eines vernünftigen Bewusstseins, die normale Selbstempfindung und die richtige Ansicht von der eigenen Persönlichkeit und deren Stellung zur Welt, durchgreifend alienirt und zerrüttet sind.

Von diesen fixen Ideen, welche den höchsten Grad subjectiver Gewissheit für den Kranken haben, lässt er sich natürlich weder durch äussern Augenschein, noch durch Gründe abbringen; nur Anfangs kommen zuweilen Remissionen vor, in denen der Kranke manchmal für einige Zeit das Irrige seines Wahns auf vorgelegte Gründe oder äussere Beweismittel hin zugibt, während er sich doch dabei innerlich durchaus nicht von der Falschheit desselben überzeugen kann.

§. 142.

Anomalieen der Sinnesthätigkeiten, der Bewegungen und des Benehmens. Hallucinationen und Illusionen, welche der herrschenden Stimmung entsprechen, sind hier nicht selten, und sie sind von viel schlimmerem Effect als in der Tobsucht. Dort werden sie bald wieder vergessen, hier haften sie und nähren und verstärken wesentlich die Wahnvorstellungen. Der Kranke sieht z. B. einen Engel, der ihm eine Botschaft vom Himmel bringt, er hört Stimmen, welche ihn zu bestimmten Thaten auffordern, oder ihm ganz unverständlichen Unsinn als göttliche Geheimnisse mittheilen; werthlose Besitzthümer erscheinen ihm als Pretiosen und dgl. m.

Die Bewegungen der Wahnsinnigen zeigen durchaus nicht die äussere Aufregung und stürmische Heftigkeit, wie die der rein Tobsüchtigen. Es ist weit mehr äussere Ruhe vorhanden und die Aufregung meist eine äusserlich motivirte. Eine Unsicherheit der Muskelactionen kommt auch hier als erstes, an ein trauriges Ende mahnendes Symptom einer beginnenden allgemeinen Paralyse nicht selten vor.

Entsprechend den bisher erörterten Störungen ist nun das Aeussere und das Benehmen dieser Kranken. Einige treten auf mit der Mimik des Stolzes, der Kraft, andere kommen dem Beobachter wie wortgeschwollene Theaterhelden vor, noch andere zeigen ein in feinerer Weise affectirtes, gnädiges, herablassendes Benehmen. Einzelne schmücken sich phantastisch, Andere, namentlich Weiber, kleiden sich nur mit ungewöhnlicher Eleganz, noch andere vernachlässigen ihr Aeusseres, über ihren ausschweifenden Planen Alles vergessend. Die Kranken befehlen gerne und wollen ungeduldig ihre Befehle schnell befolgt wissen, sie sind begehrlich, freigebig und verschwenderisch; je nach der Verschiedenheit der herrschenden Wahnvorstellungen machen sie verschiedene Anstalten zur Realisirung derselben, es werden Schreiben, Requisitionen, Proclamationen erlassen, grosse Einkäufe gemacht, gnädige Hand-billets ausgefertigt, Orden und Titel mit freigebiger Hand ausge-theilt, es wird an weitläufigen Rechnungen und Bauplanen, oder an Schriften und Brochüren zur Reform der Welt gearbeitet etc. Einzelne Kranke sind äusserlich ganz ruhig, ihre Reden und ihr Benehmen zeigen eine hohe, stille Freudigkeit, eine Art innerer, verzückter Schwelgerei in Gefühlen; es sind damit meist Vorstel-lungen einer innigen mystischen Verbindung mit dem Göttlichen, messianische Ideen u. dgl. mit (verborgen gehaltenen) Halluci-nationen — Engelsgestalten, Stimmen vom Himmel etc. — ver-bunden. Es ist dies die schwächlichere, sentimentale Form des Wahnsinns, wie solche namentlich bei Onanisten vorkommt. Auch hier aber kann die schwärmerische Freudigkeit, wenn man dem Kranken entgegentritt, durch heftige Zornausbrüche, oft mit Drohungen vor göttlichem Gericht und feierlichen Prophezeihun-gen demnächst eintretender schwerer Strafen, unterbrochen werden. Bei Weibern kommen ähnliche Zustände innerlicher Verzückung vor, deren Objecte sexuelle Empfindungen und ideale Liebesver-hältnisse sind, auch hier oft mit zahlreichen, aber wohl verborge-nen Hallucinationen.

Je nach dem Vorherrschen einzelner fixer Ideen oder auf Wahnvor-stellungen beruhender Bestrebungen hat man auch hier besondere Formen unterschieden und benannt, Theomanie, Erotomanie etc.

Die übrigen Symptome haben, wiewohl auch hier die Gehirnkrank-heit von den zahlreichsten und mannigfaltigsten Störungen des Befindens begleitet sein kann, doch nichts Charakteristisches und die grösste Aehn-lichkeit mit dem Verhalten bei Tobsüchtigen. Anfangs, bei acutem Auf-treten, werden nicht selten fieberhafte Zustände, später häufig Schlaf-losigkeit, Verstopfung, zeitweise Kopfcongestion beobachtet.

§. 143.

Die Form des Wahnsinns entwickelt sich ganz wie die Tob-sucht, vorzugsweise aus einem vorausgegangenen Stadium melan-cholicum. Anfangs ist der Exaltationszustand oft längere Zeit zwischen beiden Formen unbestimmt; mit dem Fixirtwerden ein-zelner Wahnvorstellungen tritt der Kranke in einen wesentlich neuen Zustand ein und es ist dieser, der confirmirte Wahnsinn, (aus oben gegebenen Gründen) als eine weit schwerere Affection zu betrachten, denn die Tobsucht. Je ruhiger der Kranke in sei-nem äusseren Benehmen allmählig wieder wird, je mehr der Wechsel falscher Vorstellungen zurücktritt und sich nur einzelne wenige, aber bleibende fixiren, je mehr in der früheren Individua-lität des Kranken schon Eigenthümlichkeiten lagen, welche eine baldige Durchdringung und Verfälschung des Ich von ihnen begünstigen, um so weniger ist eine Rückkehr aus dieser Traumwelt zu erwarten.

Im Verlaufe dieser Zustände treten mehr scheinbare, als wahre Remissionen ein, sie bestehen mehr in äusserer Beruhigung, als in innerem Nachlass, in einer stilleren Beschäftigung mit dem Delirium; völlige Intermissionen kommen nur da vor, wo der Zustand noch zwischen Tobsucht und Wahnsinn schwankt.

Der Kranke kann genesen; dann fällt es ihm oft wie Schuppen von den Augen, er erwacht wie aus einem Traum und kann dann nicht begreifen, warum ein einfaches Raisonnement in Bezug auf seinen Wahn, das ihm jetzt ganz klar ist, während der Krankheit durchaus keinen Eindruck auf ihn machen konnte. Jetzt ist er empfänglich für Gründe, und es ist hier wirklich oft nöthig, dem Verständniss des Reconvalescenten durch Erklärungen und demonstratio ad oculos nachzuhelfen, um die Wahnvorstellungen, die noch hier und da auftauchen, aber von dem Kranken schon als Irrthümer erkannt werden, ganz zu entkräften. Ein völlig fixer exaltirter Wahn, wenn er einmal über ein halbes Jahr gedauert hat, verschwindet nicht leicht wieder; doch kommen auch hier einzelne Fälle vor, wo nach mehrjähriger Dauer namentlich unter Entwicklung anderweitiger Krankheitsprocesse der Wahnsinn allmählig verschwindet. Alle Zeichen beginnender psychischer Schwäche, Abnahme des Gedächtnisses, neu auftretende Verworrenheit etc. zeigen Unheilbarkeit an.

Genest der Kranke nicht, so bleibt er niemals sein ganzes künftiges Leben in dem Zustande hoher gemüthlicher Exaltation, der dem Wahnsinn eigen ist; der affirmative Affect, die gehobene Stimmung selbst erlöschen vielmehr und es bleiben nur deren Producte, die fixen Wahnvorstellungen zurück, mit Wiederkehr äusserer Ruhe und eines besseren körperlichen Befindens. Oder der Kranke verfällt sogleich, indem sich tiefere anatomische Läsionen in der Schädelhöhle gebildet haben, in allmählig weiter schreitenden Blödsinn.

§. 144.

Von hohem Interesse ist die grosse Aehnlichkeit im Grundzustande, den Aeusserungen und Ausgängen der maniacalischen Formen mit den entsprechenden Verhältnissen der Alcoholnarcose, der Trunkenheit. Schon in den Vorläufern beginnt oft diese Aehnlichkeit. Es gibt Trinker, bei welchen der Wein zuerst die Wirkung hat, dass sie still, in sich gekehrt und verschlossen werden — ein übrigens schwaches Analogon des vorausgegangenen melancholischen Stadiums.

Die wesentliche Wirkung der alcoholischen Getränke aber ist eine Gereiztheit, eine Spannung aller psychischen Processe mit besonders erleichtertem und freierem Streben. Anfangs ist die Gedankenfolge rascher, die Farben der Phantasie sind lebendiger, die Rede gefällt sich in schlagenden und überraschenden Wendungen, die Ideen finden sich wie von selbst zusammen, das Sprechen geht leichter und die Muskelwirkung ist energischer — diesem Verhalten entspricht gewöhnlich die Stimmung der Heiterkeit, der psychischen Lust und Kraft. — Später lässt sich der Angetrunkene ganz gehen; in Rede und Handlung wird der Inhalt der präcipitirt vorüberlaufenden Vorstellungen unmittelbar und unmodificirt nach Aussen geworfen; früher verborgen gehaltene Gedanken entschlüpfen ihm unwillkührlich, oder er gefällt sich darin, Ideen von Selbstüberschätzung preiszugeben; er zeigt Furchtlosigkeit, Muth, ein erhöhtes Selbstvertrauen, das nicht selten zur Unverschämtheit wird, er renommirt gerne, er wird freigebig und verschwenderisch, indem er sich selbst reicher erscheint, als er ist, und häufig treten auch hier einzelne Neigungen und Triebe mit besonderer Stärke und Rücksichtslosigkeit auf, z. B. die Neigung zu metrischer Gestaltung der Rede, zum Sprechen in fremden Sprachen (namentlich französisch), zum Singen, Schreien, zu Raufereien etc. Er ist sehr reizbar, und wie der Wahnsinnige, nimmt er nichts übler auf, als für krank (betrunken) gehalten zu werden. Die Stimmung kann wechseln mit oder ohne äussere Motive; zuweilen drängen sich dem Betrunkenen unwillkührlich traurige Gedanken auf und er fängt an heftig zu weinen, bald ist er zärtlich und sentimental, bald drängt das Bedürfniss gesteigerter Kraftäusserung zu unbesonnenen, gefährlichen Thaten, zum Umsichschlagen und einem mässigen Toben. In diesem Zustande macht oft eine stärkere psychische Erregung noch so viel Eindruck auf ihn, dass er momentan zu sich kommen, ja dass der Rausch plötzlich durch eine solche abgeschnitten werden kann.

Später tritt eine immer grössere Verworrenheit ein, es kommen Hallucinationen und Illusionen vor, der Betrunkene wiederholt mechanisch das früher Gesagte, das Gedächtniss nimmt ab und er ist zu neuen Gedankenbildungen nicht mehr fähig, kurz er verfällt in einen blödsinnigen Zustand. Und nun — man bemerke die auffallende Aehnlichkeit mit dem Beginn der allgemeinen Paralyse — wird auch zuerst die Sprache lallend, die Zungenbewegung unregelmässig, dann nimmt die Energie der willkührlichen Muskeln gleichförmig ab, die Beine tragen den Körper nicht mehr und es tritt

ein Zustand von Adynamie ein, ähnlich dem Verhalten des Nervensystems in einem schweren Typhus oder in der allgemeinen Paralyse mit Blödsinn.

Denselben Gang im Grossen, nur viel langsamer nehmen die
Phänomene bei dem Irren, der aus einem anfänglichen Zustande
von Exaltation der Empfindungen und Affecte, der Gedanken und
des Willens mit dem Fortschritte der Gehirn-Erkrankung allmählig
in einen Zustand psychischer Schwäche mit Verlust der Herrschaft
über die Sprache und über sämtliche willkührliche Bewegungen
verfällt.

Beispiele von Wahnsinn.

XXXVII.—Kopfcongestionen. Schwermuth. Wahnsinn mit
dem Ausgange in Blödsinn. — O., Officier, war in seiner Jugend
gesund gewesen und eine kräftige Constitution hatte vielen jugendlichen
Ausschweifungen ohne bemerkliche üble Folgen Trotz geboten. Er war
immer reizbar, heftig, leichtsinnig, in seinen Reden unstet, so dass er,
wenn er z. B. Geschichten erzählte, leicht aus einer in eine andere über-
ging, ohne die angefangene zu vollenden. Lange Zeit lebte er sorglos
dahin, allmählig stellten sich hypochondrische Beschwerden, langwierige
Stuhlverhaltung, blinde Hämorrhoiden mit trüber Stimmung ein und
diese änderte sich nicht durch günstige und willkommene äussere Verhältnisse. Er erlitt einen Sturz mit dem Pferde mit starker Contusion
am Kopfe und Quetschung am Schenkel und musste drei Monate lang
in einer horizontalen Lage verharren. Die mit der Hämorrhoidalkrankheit verbundenen Congestionen nach dem Kopfe nahmen nun so zu, dass
er häufigen Anfällen von Schwindel und Betäubung unterworfen war und
Dienstgeschäfte nur mit Anstrengung versehen konnte. Dabei voller und
langsamer Puls, gespannter Unterleib, roth aufgedunsenes Gesicht, heftige
Rücken- und Kopfschmerzen, Müdigkeit, schmerzhaftes Urinlassen und
Verstopfung. Zugleich war er in steter ängstlicher Seelenspannung, rang
oft verzweiflungsvoll die Hände, verweigerte längere Zeit die Annahme
von Nahrungsmitteln und Getränk, fürchtete wegen Dienstvernachlässi-
gung und grossen Schulden, beide gleich imaginär, seines Dienstes entsetzt und gerichtlich verfolgt zu werden u. dergl. Nach zwei Monaten
besserte sich dies wieder, und nach zwei weiteren Monaten zeigten sich
die Seelenkräfte ganz frei.

Als ihn aber sein Arzt zu Anfang Novembers wieder besuchte, fand
er den sonst ängstlich genauen Mann in einer andern reich möblirten
Wohnung mit grossen neuen Anschaffungen beschäftigt, und bemerkte
an ihm eine ungewöhnliche Volubilität der Zunge und Agitation des
ganzen Körpers. Schon am andern Morgen folgte die höchste wahnsinnige Exaltation. Er stand eben im Begriff, die ihm beinahe unbekannte Tochter eines Offiziers vom höchsten Range zu besuchen, um ihr
Heirathsanträge zu machen. Schon hatte er einen neuen Wagen und
Pferde gekauft, um mit seiner Geliebten eine Reise durch ganz Europa
zu unternehmen; er war geadelt und eine Standeserhöhung folgte der
andern auf dem Fusse, er floss über von Wonnegefühl und von Begierde
die ganze Welt zu beglücken. Als dies Beginnen gehemmt wurde, kam
es zu Wuthausbrüchen.

Zu Ende November Aufnahme in Siegburg. Einige Verengerung der Pupille, Unreinlichkeit, Anschwellung der Mastdarmgefässe, Schmerzen in den Gelenken, Kopfcongestionen, frequenter Puls. Grosse Reizbarkeit und Zornmüthigkeit, Wahnvorstellungen vom Besitz ausserordentlichen Ansehens und hohen Standes, übernatürlicher Kräfte, unerschöpflicher Reichthümer. Jeden Augenblick verschenkt er die grössten Summen, tausend und zwanzig Millionen Louisd'or; später behauptet er, er sei Gott der Vater; fragt man ihn aber, wer sein Vater gewesen, so erwiedert er: Steuerrath, und es ist vergeblich, ihn auf das Abgeschmackte dieser Zusammensetzung aufmerksam zu machen. Ein andermal ist er im Himmel gewesen und hat dort eine wunderschöne Venus gesehen, und am folgenden Tage war es schon ein Kreis von vielen hundert Venus, in deren Mitte er sich daselbst befunden. Durch Gas wollte er alle Zimmer der Anstalt zu unermesslichen Räumen erweitern, die Menschen zu ungeheuren Riesen vergrössern, die Todten auferwecken, namentlich aber mittelst tausenden von Luftballons Armeen von tausend Millionen Regimentern durch die Luft transportiren. Dabei schrieb er Contributionen aus, erliess Briefe, worin er über angebliche Misshandlungen klagte und seinen General bat Siegburg zu stürmen u. dergl.

Nach zehnmonatlichem Aufenthalte in der Anstalt wiederholte Schwindelanfälle, allmählig die Symptome der allgemeinen Lähmung mit zunehmendem Blödsinn; Schlaganfälle; Tod.

(Jakobi, Beobachtungen etc. I. 1830. p. 372.)

XXXVIII. — Wahnsinn mit Endigung in Blödsinn. — J. U., 43 Jahre alt, früher Offizier, hatte in seinem Benehmen schon längere Zeit eine gewisse Hastigkeit, Unruhe und Reizbarkeit gezeigt. Im Winter 1824, während er noch pünktlich seine Geschäfte verrichtete, fing er an sich mehr auf sein Zimmer zurückzuziehen, diesem eine etwas phantastische Einrichtung zu geben und hier kleinen Druck bei stärkerm Lampenlichte durch ein grosses Brennglas zu lesen. Im Frühling deutlichere Aufregung des Gemüths, im Juli Vorstellungen von dem Besitze ungeheurer Reichthümer und grossen Ansehens. Bald hielt er sich für den Fürsten von Neufschatel, glaubte daneben ein grosser Maler zu sein, beschäftigte sich den ganzen Tag mit Zeichnen und Illuminiren von Landschaften, wie man solche von fünf- bis sechsjährigen Kindern verfertigen sieht und zeigte dieselben den Anwesenden als grosse Meisterwerke vor.

Wenige Tage darauf Aufnahme in Siegburg. Enge Pupille, tiefer Eindruck an der Nasenwurzel in Folge einer vor 25 Jahren erhaltenen schweren Verletzung durch einen Sturz im Wagen, hastig stotternde Sprache, täglich mehrere Stühle, der Puls weich, 95 bis 100 (Bad mit kaltem Regenbad), darauf starkes Zittern; Abends ein Epilepsie-ähnlicher Anfall, darauf grosse Unruhe, heftiges Herzklopfen und Beklemmung, starke Anschwellung der Hautvenen (Aderlass).

Am andern Morgen war er ruhiger, sehr heiter, spazierte unablässig umher; seine früheren Lebensverhältnisse waren ihm ganz aus dem Gedächtniss entschwunden. Später grössere Aufregung; er fängt an den Kopf mit seinem Urin zu waschen und entschuldigt dies mit dem Beispiel der Hottentoten; er begehrt oft, dass angespannt oder seine Reitpferde vorgeführt werden sollen und schlägt den Wärter, wenn es nicht geschieht. Zuweilen schreit und brüllt er vor Wuth, wenn man ihn an allerlei Unarten hindert. Gespanntere Züge, starrer Blick, rötherer heisserer Kopf, etwas Schlaf in der Nacht (Bäder, Sal amar. c. tart. stib. Aderlass, völlige Absonderung, sparsamere Kost, Tinct. digit., später Blutegel und Kalomel). Zuweilen reibt sich der Kranke den Kopf mit seinem Kothe ein, legt grossen Werth auf einen Haufen Kieselsteine, die er für Edelsteine ausgibt, hält sich für bestimmt, in einem prächtigen Aufzuge als Gesandter nach Mexico zu gehen u. dergl.

Allmählig wird er indessen ruhiger, der Puls wird langsam, die Temperatur normal, es bildet sich ein Abscess am After, der wieder heilt, er frägt, wie er hiehergekommen sei und kann sich seiner Herreise und Ankunft durchaus nicht erinnern. Er behauptet, dass seine Tochter, welche achtzehn Jahre alt sei, den Sohn des ersten Bankiers an seinem Wohnorte heirathen werde und scheint nur wenig betroffen, als man ihn zum Eingeständniss brachte, dass seine Tochter erst vier und ihr angeblicher Bräutigam fünf Jahre zählte. Er schreibt nach Hause, dass seine Frau, seine Schwäger und Schwiegereltern von dem Teufel in die Hölle geworfen seien, dass Gott ihm den Stand des Londoner Curses geoffenbart habe, dass seine Uhr und Uniform nach Mexico geschickt worden sei u. dergl.

Später äusserte er wieder, er sei der Fürst von Neufschatel und werde nächstens den Heiligengeistorden erhalten. Durch meine Bemühungen, ihn auf das Ungereimte dieses Vorgebens aufmerksam zu machen, liess er sich nicht stören. Als ich ihm aber später auf seine Bitte, dass ich ihn doch nächstens zu einem gemeinschaftlichen Freunde mit nach Bonn nehmen möchte, erwiederte, dass ich nicht Zeuge davon sein möchte, wenn er sich durch Aeusserungen, wie die vorhin erwähnten, vor jenem Manne comprommitire, sagte er mit Lebhaftigkeit, er werde sich wohl hüten, vor diesem dergleichen zu reden. Dann aber schrieb er am folgenden Tage heimlich an seinen Commis und bat ihn dringend, ihm doch zu sagen, ob er denn nicht der Fürst von Neufschatel sei, zugleich ihm aber das Zeitungsblatt zu senden, in welchem die Nachricht von seiner Ernennung stehe. Daneben gab er Auftrag, ihm ein neues Haus für 75,000 Gulden zu kaufen u. dergl.

Nach mannigfachem Wechsel grösserer Ruhe und Besonnenheit mit neuen Aeusserungen von Wahnsinn wurde der Kranke unter dem Gebrauch von Digitalis, Aq. amygd. am., Blutegeln etc. ein halbes Jahr lang anhaltend frei von auffallendem Irresein. Aber er verfiel in eine Herabstimmung und Erschlaffung der intellectuellen Kräfte und des Gemüths; acht Tage nach seiner Entlassung kehrte die Krankheit in ganz ähnlicher Weise wie zuerst zurück und U. musste später einer Pflegeanstalt übergeben werden.

(Jakobi, Beobachtungen etc. I. 1830. p. 295.)

XXXIX. — Schwermuth. Eine Gewaltthat in Folge einer melancholischen Wahnvorstellung. Später Wahnsinn. — A., 30 Jahre alt, von sehr lebhaftem Charakter, war stets sehr heiter, und hatte von der frühesten Jugend an immer seinen Willen gehabt. Er war sehr ehrgeizig, und wollte immer gern für eine ausgezeichnete Person gelten. Er liebt sehr die heftigen Bewegungen, wie die Jagd und Waffenübungen, und ist unglücklich, wenn er nicht grossen Luxus machen kann.

Von seiner Geburt bis zum fünften Jahre litt er an Convulsionen, in seinem sechsten Jahre an einer acuten Gehirnentzündung, die nach zehn Tagen geheilt wurde. In seinem zwölften Jahre zeigte sich ein

Leistenbruch, später litt er an Halsbräune, wozu sich Delirium gesellte. Während seiner Kinderjahre war er häufig dem Schrecken ausgesetzt, da er damals gerade in der Vendée lebte. Seit dieser Zeit wurde er häufig aufs fürchterlichste erschreckt, jedoch ward seine Constitution zur Zeit der Pubertät kräftiger.

Nachdem A. lange Zeit eifrig und besonders auch des Nachts studirt hatte, glaubt er, dass man ihm sein Leben verkürzen wolle, und fühlt schon die traurigen Wirkungen des Giftes. Er fürchtet Alle, die sich ihm nähern, mit Ausnahme seiner Eltern, die zu demselben Schicksale, wie er, verdammt sind. Er glaubt mit Dolchen und Pistolen Bewaffnete zu sehen, die ihn tödten wollen. Manchmal fängt er an, heftig zu lachen, und wenn man ihn nach der Ursache fragt, so antwortet er, dass er Stimmen höre, die ihn zum Lachen bringen. Er fürchtet, dass man ihn für einen Narren hält, denn er hört jeden Augenblick, wie die Stimmen um ihn: „Narr! Narr!" ausrufen, und er fragt seine Eltern oft, ob seine Augen nicht starr und verwirrt sind.

Eines Tages war er in einem Gasthofe zu D., wo er sich einen Barbier bestellt hatte, der ihn rasiren sollte. Dieser bückt sich, um etwas aufzuheben, A. hält ihn für einen Räuber, zieht die Pistole und schiesst ihn durch den Arm. In Folge dieses Wuthanfalls nimmt A. fünf Tage keine Nahrung zu sich und legt sich nicht zu Bette. Nach dieser Zeit kehrt der Schlaf wieder und der Kranke ist, obgleich er noch immer Furcht hat, dennoch ruhiger und verständiger.

Jetzt wird er meiner Behandlung anvertraut. Das Gesicht des Kranken ist sehr bewegt und belebt, sein Gang ist stolz, hochmüthig. In den ersten Tagen will er gar nichts essen, nicht haben, dass man ihn rasire; er schläft nicht und ist ungeachtet der lange fortgesetzten warmen Bäder sehr verstopft.

A. behauptet wegen seines Talents der erste Mensch der Welt zu sein, dass man desshalb Anschläge auf sein Leben mache, weil man fürchte, dass er das Weltall beherrschen wolle. Er ist Apollo und Cäsar und verlangt, dass alle Welt ihm gehorchen soll; er ist in Verzweiflung, dass man die höchste Vernunft mit der Narrheit verwechsle, und schreibt desshalb an alle Männer, die eine hohe Stellung in der Welt einnehmen und selbst an den König. Jeden Augenblick erwartet er die Befehle, die ihn in Freiheit setzen sollen, und droht mir mit allen Strafen, sobald er frei sein wird. Er antwortet mit Unwillen auf alle Fragen, die man an ihn richtet und sehr oft antwortet er gar nicht.

Es war nicht möglich, diesen Kranken zu überzeugen, dass er das Spielwerk seiner verwirrten Einbildungskraft sei, und dass sein Zustand der Hülfe des Arztes bedürfe. Man will, sagte er, mir den Kopf mit Arzneimitteln verdrehen, aber mein Kopf ist sehr stark und es wird nicht gelingen.

Mit Güte setzt man gar nichts bei ihm durch; will man irgend etwas anwenden, so muss man zum Zwange seine Zuflucht nehmen. Manche Augenblicke ist der Kranke ruhig, liebenswürdig, unterhält sich angenehm, und man bemerkt nicht die geringste Störung. Die Functionen des organischen Lebens sind nicht im Geringsten gestört.

(Esquirol, Geisteskrankheiten von Bernhard. II. p. 8.)

XI. — Selbstschilderung eines Wahnsinnigen von seinem Zustande. (Verschiedenartige exaltirte Stimmungen erregen den wechselnden Wahn ausgezeichneter Persönlichkeiten.) — Ein armer Pfarrer, den die allzustrenge Beobachtung seiner Gelübde geisteskrank gemacht, erzählt Folgendes von seiner Krankheit.

„Ich war in ein Haus gegangen, wohin mich meine Pflicht rief; beim Eintritt in den Saal fielen meine Blicke auf zwei weibliche Personen, und diese machten auf meine Augen und meine Phantasie einen so lebhaften Eindruck, dass sie wie erleuchtet und wie electrisirt erschienen: ich konnte den Grund eines so sonderbaren Eindrucks nicht, schrieb ihn dem bösen Geiste zu und entfernte mich.

Ich wurde etwas ruhiger; aber während des Tages, da ich noch mehreren Frauenzimmern begegnete, erfuhr ich dieselbe Verwirrung und dieselben Illusionen. Am andern Tag trat ich eine Reise an; mehrmals kam es mir vor, als ob der Wagen umschlagen wollte. Unterwegs erregten mir einige weibliche Personen wieder dieselbe Verwirrung und Illusion. Beim Mittagessen schien mir Alles, Wein und Speise, wie verwirrt, und wie wenn es sich herumdrehte.

Nun war ich überzeugt, dass der Geist der Verzauberung und der Illusion mir überall folge, stand plötzlich auf und machte dem Wirthe Vorwürfe, den ich auch mit im Spiele glaubte, und setzte mich schnell wieder in den Wagen.

Erinnerungen aus meiner früheren Lectüre bestärkten mich in meiner Ansicht, vom Teufel besessen zu sein, und ich beschloss, ihn durch Fasten, Beten und Exorcismen zu bekämpfen . . . Meine Lebhaftigkeit verwandelte sich in eine kriegerische Wuth, alle Erinnerungen an die Krieger, deren Geschichte mich in der Kindheit am lebhaftesten berührt hatte, stiegen in mir auf. Meine Phantasie trug mich in die Schlachten und Stürme, deren Geschichte ich gelesen; ich wollte diese verschiedenen Charaktere darstellen, bald Alexander, bald Achilles, bald Heinrich IV. Mit dem ersteren hatte ich mich so assimilirt, dass ich sein Gesicht, seinen Namen zu haben, es selbst zu sein glaubte; ich stritt am Kranikus, ich siegte bei Arbela, ich belagerte Tyrus, und erstieg stürmend seine Wälle.

Das Bild der Tyrier, welche der Sieger am Meeresufer an Kreuze schlagen lässt, stieg in meiner Phantasie auf. Bei diesem Anblick befiel mich Entrüstung und Entsetzen, ich verabscheute den Charakter des macedonischen Helden und wollte kein solches Ungeheuer mehr sein; über die traurigen Opfer seiner Grausamkeit befiel mich ein Mitleid und eine Wehmuth, wie wenn ich sie vor mir gehabt hätte.

In einem zweiten Anfall kriegerischer Wuth lieh mir meine Phantasie den Charakter des Achilles. Es schien mir, ich gürte seine Waffen um, seine Stimme, sein Muth waren mir gegeben, ich forderte die Trojaner mit Schimpfreden heraus. Dann wie es mir schien die Heere vor mir her treibend und vernichtend sah ich mich plötzlich vor Priams Palaste. Ich erschien mir nun als Pyrrhus, fasste und vereinigte die vier Säulen meines Bettes und warf sie gewaltsam gegen meine Zimmerthür, die aus ihren Angeln ging. In höchser Freude, von dem Stoss und dem Lärm begeistert, schrie ich: Troja ist gefallen! Priams Palast steht nicht mehr!

Nun ward ich gebunden und schreckliche Bilder drängten sich vor mir. Ein stinkender brenzlicher Geruch nach Eisen und Erz belästigte mich lange; ich schritt durch die Ruinen des alten Roms etc. etc.

Als ich ruhiger und nun in Freiheit gesetzt wurde, empfand ich ein unbeschreibliches Glück; mir schien die ganze Natur, bisher gefangen, ihre Bande gebrochen zu haben und nun mit mir der reizenden Freiheit zu geniessen . . .

Ich nahm den Charakter eines friedlichen Königs an; ich glaubte in meinen Staaten alle Künste und Wissenschaften gedeihen zu lassen und selbst Malerei, Sculptur, Architectur, Geometrie etc. zu verstehen. Mein Blick war so richtig, meine Hand so sicher, dass ich die Plane mit dem nächsten besten Instrument auf dem Boden oder die Wand mit merkwürdiger Genauigkeit zeichnen konnte.

Die Laune, die mich beherrschte, gab meinen Sinnen eine Lebendigkeit, meinem Geist eine Schärfe und meiner Seele eine Grösse und Erhabenheit, die etwas Ausserordentliches aus mir machten. Es war mir, als lese ich in den Herzen der Menschen, die mir nahten, ihr Charakter entwickelte sich mir mit überraschender Klarheit und da mich keine Rücksichten abhielten, so äusserte ich Alles scharf und richtig.

Man wird sich vielleicht wundern, dass ich mich so vieler Umstände so wohl erinnere, aber meine Phantasie war so thätig und lebhaft, dass alle Gegenstände sich mit Feuerzeichen darin malten oder vielmehr sich eingruben . . . (Leuret, Fragmens etc. Paris 1834. p. 282.)

XLI. — Anfälle von Wahnsinn, in der Art eines überspannten Geschlechtstriebes. Besonnene Selbstvertheidigung des Kranken (Folie raisonnante mit wahnsinnigem Anstrich). Ein gewisser D. wurde in Paris mehrmals verhaftet und achtmal in Irrenhäuser gebracht, jedesmal wegen derselben Veranlassung. Er wurde nämlich jedesmal betroffen, indem er den vornehmsten Damen Briefe schmutzigen Inhalts schrieb oder sich in deren Wagen oder in ihr Haus eindrängte. Briefe und Schriften voll empörender Obscönität, welche den Titel Heldengedichte führen und unzusammenhängende Vorstellungen, bizarre Ideen, Associationen, lächerliche Wortspiele enthalten, richtete er an Madame Bonaparte, an Mademoiselle Beauharnais, an viele andere Herzoginnen, Ladies und Prinzessinnen. Seine Liebeserklärungen bestanden in den Ausdrücken der ekelhaftesten Wollust und in der garstigsten Schilderung der Lust, welche er vorgeblich in den Armen jener Personen genossen habe.

Dabei benahm er sich äusserlich so ruhig und besonnen und schweifte so wenig von der Rede ab, dass über sein Irresein mehrmals die grössten Zweifel entstanden.. Marc, Esquirol, Ferrus erwiesen indessen in einem hierüber ausgestellten Gutachten die Realität des Irreseins. Jedesmal wusste er die ihm schuldgegebenen Vergehen mit der grössten Zuversichtlichkeit zu läugnen, sein Benehmen zu beschönigen, und sich als einen ganz unschuldigen und widerrechtlicher Weise Verhafteten darzustellen. Einmal machte er folgende Reclamation.

„Vor fünf Wochen wurde ich willkührlich verhaftet und bin noch in dem Gefängniss La Force eingesperrt, ohne alle Rücksicht auf die scandalöse Verletzung der Menschenrechte eines Ehrenmannes, welcher wegen seiner stets bewiesenen Loyalität und Vernunft und wegen seines unbescholtenen Lebenswandels in allen Verhältnissen wohl bekannt ist.

„Ich lustwandelte um jene Zeit an einem Mittwoche allein in den Elysäischen Feldern zwischen 2 und 3 Uhr, als es durch ein mit meinem Loose verknüpftes Missgeschick sich fügte, dass auch Madame ** daselbst sich ergieng, welches sie, wie ich glaube, ausserdem fast niemals zu thun pflegt. Sie war blos von einem Stallmeister, einem Officier und einer Dame begleitet. Kaum hatte ich sie bemerkt, als ich mich in eine sehr ehrerbietige Entfernung nach einer Seitenallee der Hauptallee zurückzog, in welcher sie sich befand. Daher war ich stets über 50 Schritte von ihr während ihrer Promenade entfernt, welche etwa eine Viertelstunde währte, obgleich die Vorübergehenden sie nicht zu belästigen schienen, als dieselben sie beim Spazieren umringten, und sich um sie beim Ein- steigen in den Wagen am Ende der Elysäischen Felder zur Seite des Platzes Ludwigs XVI. gruppirten. Was mich betrifft, so befand ich mich zuletzt über hundert Schritte von ihr entfernt.

„Wie sehr musste es mich daher befremden, dass der Stallmeister, anstatt in den Wagen zu steigen, in Begleitung des Officiers gerade auf mich zuging, auf mich, der ich ganz allein und weit entfernt mich be- fand! Ich konnte nicht glauben, dass er mir auf öffentlicher Strasse einen hinterlistigen Streich spielen werde, und dennoch that er es; er trat auf mich zu, in der Hand ein Papier haltend, welches einem noch versiegelten Briefe glich, und beschuldigte mich, dasselbe so eben in- mitten der den Wagen umringenden Menge der Madame ** überreicht zu haben, mit dem Hinzufügen, dass der Brief beleidigenden Inhalts und von meiner Hand unterzeichnet sei. Ich erwiderte ihm, dass ich nicht verstünde, was er mir sagte, dass ich den Herrn Officier zum Zeugen nehme, mich nicht in der Gruppe befunden zu haben, und dass ich demselben weder ein Papier noch einen Brief eingehändigt habe, welches dieser auch bestätigte. Daher erklärte ich ihm, dass ich ihn nur für einen Verläumder halten könne. — Dessenungeachtet forderte er den Officier auf, mich zu verhaften; letzterer verweigerte dies anfangs, und fügte sich erst seinem Ansinnen, nachdem zwischen ihnen ein Wort- wechsel stattgefunden hatte. Ich glaubte nicht, mich gegen eine so willkührliche und scandalöse Verhaftung zur Wehre setzen zu dürfen, es für meine Pflicht haltend, mich im Vertrauen auf die Loyalität der Re- gierung zu unterwerfen, um so mehr, als die von jeher bekannte Loyalität meines Charakters mir stets den Sieg über jedes Complott verschaffen muss, welches gegen meine Person geschmiedet werden könnte etc.“

Diese Zuversichtlichkeit, sagt Marc, kann entweder aus einem wirk- lichen Vergessen der Anfälle von Irresein entspringen; oder er findet das systematische Läugnen seinen Interessen dienlich.

(Marc, die Geisteskrankheiten etc. von Ideler. I. p. 23.)

DRITTER ABSCHNITT.

Die psychischen Schwächezustände.

§. 145.

Wir begreifen unter diesem Abschnitt eine Reihe krankhafter Seelenzustände, welche bei grossen Verschiedenheiten im Einzel- nen, doch zusammen eine natürliche Gruppe bilden. Schon da- durch stehen sie sich alle sehr nahe, dass sie (mit wenigen, bald

zu bezeichnenden Ausnahmen) kein primäres, sondern ein consecu-
tives Irresein bilden, dass sie als Reste und Residuen der bisher
betrachteten Formen, wenn diese nicht geheilt werden, zurückbleiben. Ferner dadurch, dass hier das psychische Grundleiden
nicht mehr, wie in der Schwermuth und Manie, in herrschenden
Affecten beruht, welche secundär das richtige Vorstellen beeinträchtigen, sondern die Störungen der Intelligenz an sich selbst,
bei zurückgetretenen oder ganz abwesenden Affecten, die Grund-
Anomalie bilden (§. 29). Diese Störung der Intelligenz trägt entweder ganz offen den entschiedenen Charakter der Schwäche an
sich, der sich beim eigentlichen Blödsinn in der Energielosigkeit des Vorstellens, dem Mangel der normalen Gedanken-Repro-
duction (Verlust des Gedächtnisses) und jeder gesunden Combination äussert und bis zum gänzlichen Auseinanderfallen des geistigen Lebens gehen kann, womit zugleich Schwäche auf der
motorischen Seite des Seelenlebens, Energielosigkeit oder völliger
Verlust des Willens und Gemüthsschwäche, ein stumpfes Beharren
des psychischen Tonus aus Mangel an Reactionsfähigkeit oder ein
Wechsel nur oberflächlicher Reactionen gegeben ist. Oder jener
Charakter psychischer Schwäche ist gewissermassen verdeckt durch
das Herrschen einzelner Wahn-Vorstellungen, in deren starrem
Festhalten der ganze Rest psychischer Kraft aufgeht, hinter denen
aber im Bewusstsein nur eine leere Oede liegt. Aus dieser Leere
erheben sich keine Vorstellungen mehr, die den Wahn anfechten
und umstossen könnten; ungeachtet er nicht mehr von einem herrschenden Affecte gehalten und getragen wird, bleibt der Wahn
hier fix wegen Lückenhaftigkeiten des Denkens, die dann gewöhnlich nicht bloss das eng umgrenzte Gebiet der fixen Wahn-Vorstellungen betreffen, sondern nur Theil-Erscheinungen einer allgemeinen Herabsetzung und Verödung aller psychischen Processe
sind. Insoferne glauben wir die partielle Verrücktheit zu
den psychischen Schwächezuständen zählen zu müssen.
    Alle diese Zustände zeigen nicht mehr die Wandelbarkeit der
bisherigen Formen und jene Activität des krankhaften Processes,
in der sich so sichtbar das Schema des thätigen, gesunden Seelenlebens, geistige Verarbeitung und Combination (namentlich nach
dem Causalitäts-Gesetze) erkennen liess. Die falschen Vorstellungen beruhen vielmehr hier, sofern sie nicht eben aus einer früheren Periode herüber genommen sind, zum grössten Theile auf Zu-
sammenhangslosigkeit und Schwäche des Denkens, oder in der partiellen Verrücktheit auf affectlosen Hallucinationen und auf einer
immer weiter durchdringenden Ausbreitung der früher gebildeten
Wahn-Vorstellungen über den ganzen möglichen Inhalt des Vor-

stellens. Alle diese krankhaften Zustände sind (wieder mit wenigen Ausnahmen), wo sie nicht durch den Tod abgekürzt werden,
von sehr chronischem Verlauf und gemeinhin nur nach einer Seite
hin noch einer Veränderung und eines Wechsels fähig, nemlich insoferne die psychische Schwäche immer tiefer wird. Doch bleiben
sie oft lange Reihen von Jahren gänzlich stationär; einer vollständigen Heilung sind sie nicht mehr fähig.

Dass ich schon in der ersten Ausgabe die Verrücktheit zu den
Schwächezuständen stellte, hat einzelne Anfechtungen erfahren. In der That
gehört sie nirgends anders hin. In der ausgebildeten Verrücktheit mit
vollkommen stereotyp gewordenen Wahnvorstellungen haben wir eine entschieden gesunkene Energie des Seelenlebens, eine psychische Decrepidität,
ein Wrack nach verbrauster Sturme. Dagegen liegt allerdings zwischen
diesem Endpunkte und zwischen den primären Stadien bei vielen Kranken
eine längere Uebergangsperiode, wo um einige, aus diesen Stadien fix
fortbestehende Gruppen von Wahnvorstellungen sich noch ein activer
geistiger Process entspinnt, wo das Delirium zum Theil ganz unwillkührlich weiter modificirt, zum Theil durch selbstthätiges Nachdenken
und Raisonement ausgearbeitet und systematisirt wird (p. 73). Erst
wenn dies ganz vollendet ist, beginnt die v o l l k o m m e n stationäre
Periode, in der es sich nur um Wiederholung der fixirten Residuen
handelt. Jene Uebergangszustände, die noch einen gewissen Wechsel
des psychisch-krankhaften Geschehens gestatten und die in allen Irrenhäusern zahlreich repräsentirt sind, bringen den Anfänger hinsichtlich
der Classification in Verlegenheit. Er kann sich unbedenklich an die
hier aufgestellten Hauptclassen halten, bedenke aber, dass zuweilen
eine sehr lange Beobachtung nöthig ist, um zu erkennen, wie viel
in einem concreten Falle noch Activität und fortschreitender Process,
wie vieles b l o s Residuum ist. — N e u m a n n (Lehrb. d. Psychiatrie.
1859. p. 70) bezeichnet das, was wir Verrücktheit nennen, als „Heilung
mit Defect." Wie weit hier von „Heilung" die Rede sein oder vielmehr
nicht sein kann, ist klar. Dem „Defect" liegt ungefähr dieselbe Anschauung
zu Grunde, die mich die Verrücktheit unter die Schwächezustände stellen liess.

§. 146.

Wir bekommen also hier zwei grössere Gruppen von Zustän-
den, die V e r r ü c k t h e i t und den B l ö d s i n n. In Bezug auf die
erstere verweisen wir auf die folgende nähere Schilderung derselben; in der Form des Blödsinns unterscheiden wir wieder zwei
Abtheilungen, die eine mit Verworrenheit, aber noch grösserer,
wenn gleich nur oberflächlicher Thätigkeit des Vorstellens, gewöhnlich auch mit einiger äusseren Agitation (die Verwirrtheit, Démence),
die andere mit höchster Trägheit des Vorstellens bis zu völligem
Aufhören desselben und mit äusserer, apathischer Ruhe (den apathischen Blödsinn). Ueberall haben wir dabei nur den e r w o r b e-
n e n Blödsinn im Auge, d. h. denjenigen, welcher bei Menschen
vorkommt, welche früher geistesgesund waren, und widmen dem

angeborenen oder in den ersten Lebens-Perioden entstandenen Blödsinn, den verschiedenen Graden des Idiotismus eine besondere Betrachtung (4. Capitel).

Solcher erworbene Blödsinn nun, als eigene Form des Irreseins betrachtet, kann allerdings primär, d. h. ohne dass ihm eine andere Form psychischer Krankheit oder eine anderweitige schwere Gehirnkrankheit vorausgegangen wäre, entstehen, z. B. als Geistesschwäche des hohen Alters oder einer frühzeitigen Decrepidität, bei primärer Gehirnatrophie, bei Entwicklung von Geschwülsten in der Schädelhöhle etc. Was indessen die Fälle betrifft, welche von vielen Schriftstellern als acut entstandener, heilbarer, primärer Blödsinn beschrieben werden, so gehört gewiss deren grosse Mehrzahl zur Melancholie mit Stupor, bei deren Beschreibung schon auf die leichte Verwechslung mit wirklicher psychischer Schwäche und auf die Unterscheidungsmerkmale beider aufmerksam gemacht wurde (§. 254). Doch kommen unzweifelhaft theils Mittelzustände zwischen melancholischem Stumpfsinn und wirklichem Blödsinn, theils entschiedene Fälle primären, acuten und heilbaren Blödsinns vor und wir wollen dies ausdrücklich durch Anführung eines interessanten Beispiels bekräftigen, eines Falles, wo der Blödsinn vielleicht durch Gehirn-Oedem in Folge eines Druckes auf die Hals-Venen entstand.

XLII. — Mehrwöchentlicher blödsinniger Zustand ohne Rückerinnerung desselben nach einem Strangulationsversuche. — Ein 25jähriger kräftiger Gefangener erhängt sich; fast unmittelbar nach Abnahme des Körpers zeigen sich Lebensäusserungen, das Bewusstsein kehrt zurück; Patient gibt, anscheinend ganz ruhig und vernünftig, die Geschichte seines Lebens und seine Motive (Lebensüberdruss) an. Am folgenden Tage ist er still und wortkarg, am dritten verstummt er. Stierer Blick, injicirte rollende Augen, Krämpfe der Schläfe, der Kaumuskeln und der Augen, Greifen nach dem Kopf, starres, lebloses Gesicht, wie eine Bildsäule. Kein sinnlicher Eindruck scheint percipirt zu werden, nur sehr starker Schall bewirkt leichte Zuckungen der Gesichtsmuskeln, er geht herum und isst, ohne Empfinden oder Begehren auszudrücken. Nach drei Wochen wird Patient in eine Heilanstalt gebracht, und nach einigen weiteren Wochen erwacht er. Er erinnert sich vollkommen der Zeit und Umstände, die dem Hängen vorangegangen waren, bis zum Eintritt der Bewusstlosigkeit, und beschreibt den lebhaften Kampf seiner Gefühle zwischen Entschluss und Ausführung, und die Empfindungen im Momente des Hängens, Ohrensingen und Augenfunkeln. Von diesem Augenblicke an ist alle Erinnerung seiner persönlichen Existenz bis zur Stunde seines Erwachens in der Heilanstalt verschwunden; auch die Wiederbelebung nach dem Hängen und der mehrstündige Besitz des Bewusstseins war ihm ganz unbewusst. Das zweite Wiedererwachen erfolgte plötzlich; eines Tages im Hofraume erwachte in ihm die Vorstellung von den ihn umgebenden Gebäuden, welche Erinnerungen anderer ähnlicher Gegenstände in ihm weckte.

Von jetzt an regelten sich schnell die Geistesthätigkeiten und die Gesundheit. —

(Meding. In Siebenhaar, Magazin für die Staatsarzneikunde. I. 1842.)

Unendlich viel häufiger entsteht der erworbene Blödsinn con-
cecutiv, d. h. nachdem ihm die Symptome einer andern schweren
Gehirn-Krankheit (Epilepsie, acute Meningitis, typhöses Gehirn-
Leiden etc.), und ganz besonders, nachdem ihm andere Formen
des Irreseins vorausgegangen sind. Er bildet den endlichen traurigen Ausgang aller ungeheilt gebliebenen Geisteskrankheiten, der
Melancholie, der Manie und der Verrücktheit, und merkwürdigerweise geht auch dem senilen Blödsinn nicht selten eine Periode
der Exaltation, ein kurzes Stadium maniacum voraus, das sich
durch grosse psychische Reizbarkeit, durch einen neu erwachenden
Hang zur Thätigkeit, durch wieder eintretenden Geschlechtstrieb
(Heirathenwollen etc.) und Neigung zu spirituosen Getränken
charakterisirt; diesem folgt dann entweder ein schneller psychischer
Collapsus oder solche kürzere Exaltations-Perioden wechseln meh-
reremale mit der eintretenden Schwäche. Auch in der Reconva-
lescenz-Periode namentlich von heftiger Tobsucht stellt sich nicht
selten ein Zustand tiefer psychischer Schwäche ein; er verhält
sich zum wahren Blödsinn, wie eine starke, lange dauernde Ermüdung zur wirklichen Paralyse.

Nicht ganz selten, wiewohl bis jetzt wenig beachtet, ist ein
Seelenzustand mit dem Charakter mässiger Schwäche, welcher zuweilen, nach scheinbarer Genesung aus anderen Formen, z. B. aus
der Manie eintritt und dann für immer zurückbleibt. Bei den so
Genesenen ist wieder völlige Gemüthsruhe eingetreten, sie können
auch wieder formal richtig denken und urtheilen, das Gedächtniss
ist kaum oder gar nicht versehrt, ihre Reden sind ganz zusammenhängend und verständig. Dennoch sind sie nicht mehr die früheren Menschen; es ist als ob von ihrer geistigen Individualität gerade das Beste und Werthvollste abgestreift wäre, das feinere
sittliche und ästhetische Gefühl, das sie früher hatten, das Interesse
für den höheren geistigen Gehalt des Lebens, die Schönheit und
der Adel der menschlichen Natur. Ihr Denken und Streben bewegt sich von nun an in einem beschränkten Kreis, und zwar in
der Sphäre der unmittelbaren Bedürfnisse und Sorgen des sinnlichen Daseins, und während sie in diesem Kreise verständig, mit
ziemlicher Lebhaftigkeit, vielleicht mit mässigem Witze schalten,
ist ihnen jeder geistige, ideale Gehalt des Lebens und jede darauf
zielende Betrachtung und Bestrebung fremd geworden. Man könnte
sie für ganz gesund halten, — da es ja Menschen genug gibt, die
solcher Art von Hause aus sind — wenn man nicht ihr früheres

Leben kennen, und wenn nicht in manchen Fällen eine auffallende Umänderung der Physionomie und des ganzen Habitus zum Stumpfen, Blöden, leise Thier-ähnlichen auf eine durchgreifende Umwandlung hindeuten würde. Sie sind nun ferner brauchbar zu einfachen, mechanischen Beschäftigungen, in denen sie Sorgfalt und Verstand zeigen können, sie selbst verlangen nichts weiter mehr, als das, was zur Befriedigung einfacher, sinnlicher Bedürfnisse genügt. Lässt man solche Genesene aus dem Irrenhause ins Leben zurückkehren, so sind sie in grosser Gefahr neuen, schwereren Irreseins oder eines allmähligen Fortschritts der geistigen Stumpfheit. In den Pflege-Anstalten führen sie oft viele Jahre lang ein relativ gesundes, ruhiges und arbeitsames Leben.

Man hat solche Zustände als die allermildeste Form des Blödsinns zu betrachten. In allen höheren Graden fällt natürlich jeder Schein von Reconvalescenz weg und die zunehmende Abstumpfung bleibt nicht auf die feineren und delicateren psychischen Gebiete beschränkt. Häufig nimmt nun das ganze geistige Leben den Charakter wieder an, den es in der Kindheit hatte, wobei am auffallendsten die Fähigkeit zu allem abstracten Denken verloren gegangen, in manchen Formen dagegen (namentlich der Verwirrtheit) eine gewisse oberflächliche und zusammenhangslose Lebendigkeit und Beweglichkeit des Vorstellens zurückgeblieben ist. Der Mangel aller Tiefe — weil eben nur relativ wenige und beschränkte Massen von Vorstellungen vorhanden sind, welche zu durchdringen wären — die Freude an Tand und Spielwerk, das zum Stoffe für ein oberflächliches Phantasiren wird, und das nackte, durch keine Reflexion gehinderte Hervortreten der eben vorhandenen Stimmung (Lachen, Herumhüpfen, Weinen etc.) haben viele dieser Zustände mit dem Kindes-Alter gemein. So sind auch viele dieser Kranken wie hülfsbedürftige Kinder zu behandeln und zu leiten, können noch durch Milde oder Strenge zu leichteren, mechanischen Arbeiten angehalten und durch methodische Ordnung und Zucht in den Aeusserungen ihrer Verworrenheit beschränkt und vor tieferem Versinken oft noch lange Zeit bewahrt werden.

Diese Kranken, die Verrückten und Blödsinnigen, bilden die grosse Majorität aller Irren, namentlich sind die Pflege-Anstalten für chronische Fälle fast ausschliesslich von ihnen bevölkert. Wenn nur die psychologische Kenntniss dieser Zustände in irgend annäherndem Verhältnisse stünde zu der vielfachen Gelegenheit sie zu beobachten! Aber die individuellen Verschiedenheiten sind hier noch grösser, als bei den vorigen Formen, sie sind nicht zu zäh-

len und nicht zu beschreiben. Man muss sich mit Aufstellung und
Schilderung einiger Haupttypen begnügen.

ERSTES CAPITEL.

Die partielle Verrücktheit.

§. 147.

Wir begreifen hierunter jene secundären Zustände von Irresein, wo auch mit bedeutender Abnahme und nach gänzlichem Erlöschen des ursprünglichen krankhaften Affects das Individuum
nicht genesen, sondern in der Weise erkrankt geblieben ist, dass
es nun am auffallendsten in einzelnen fixen Wahn-Vorstellungen,
die mit besonderer Vorliebe gepflegt und stets wiederholt geäussert
werden, delirirt, — immer also eine secundäre, aus der Melancholie
oder Manie herausgebildete Krankheit. Wir würden den von Esquirol eingeführten, von ihm aber in wesentlich anderem Sinne
gebrauchten Namen der Monomanie (§. 45), wenn er überhaupt
für eine besondere Form der Geisteskrankheiten beibehalten werden
sollte, für vorzugsweise geeignet zur Bezeichnung dieser Zustände
halten. Das Studium der psychischen Vorgänge bei diesen Kranken
scheint uns bis jetzt auffallend vernachlässigt und das Bild der
Krankheit durch anecdotenartige Auffassung vielfach getrübt und
verfälscht. Wir wollen versuchen, das zu schildern, was uns die
Beobachtung ergab.

Anomalieen der Selbstempfindung, der Triebe und
des Wollens. Der Uebergang der Melancholie und Manie mit
Wahn-Vorstellungen in diese Zustände geschieht immer allmählig.
Oft sehr langsam, mit Schwankungen von mehrjähriger Dauer tritt
der Zustand negativen oder affirmativen Affects, in dem sich die
Kranken befanden, zurück, ein ganz chronischer Zustand abgeschwächter melancholischer oder maniacalischer Gemüths-Erregung
bleibt aber oft lange bestehen, und erst spät erlischt auch dieser
gänzlich, mit Zurücklassung einzelner Wahn-Vorstellungen. Mit
dem Schwächerwerden des Affects stellt sich die äussere Besonnenheit allmählig wieder her; an die Stelle der oft früher vorhandenen Verworrenheit des Vorstellens, der gehemmten Spannung
oder der convulsivischen Erschütterung und Losgelassenheit des
Strebens tritt wieder ein gleichmässigerer Fluss der psychischen

Thätigkeit. Allmählig stellt sich ein äusseres Gleichgewicht ganz oder fast ganz wieder her, indem mit dem Erlöschen der Affecte das Gemüth sich vollständig beruhigt hat.

Aber dies ist nun nicht mehr das Gleichgewicht des früheren, gesunden Lebens. Es hat sich allmählig ein neuer mittlerer Stand des psychischen Tonus, ein neues Gemüth und ein neuer Charakter gebildet; die Kranken sind jetzt — nicht etwa die vorigen Menschen plus einige Irrthümer oder eine einzige Wahn-Vorstellung; sie sind durch und durch andere geworden. Diese durchgreifende Veränderung, welche natürlich da am deutlichsten sich zeigt, wo der allgemeine melancholische Schmerzzustand, die allgemeine maniacalische Exaltation nunmehr gänzlich erloschen ist, besteht wesentlich in Abstumpfung und Schwäche aller psychischen Reactionen, in Gemüthsleere, Gleichgültigkeit und verminderter Energie des Willens. Keiner dieser Kranken ist derselben Theilnahme an der Aussenwelt, derselben Liebe und desselben Hasses mehr fähig, wie früher; Freunde und Verwandte können sterben, das Liebste, was der Kranke früher hatte, kann zu Grunde gehen, das froheste Ereigniss kann seiner Familie widerfahren — er wird höchstens in ganz oberflächliche unangenehme oder angenehme Erregung gerathen, oder er wird über die Sache, wie über eine unwillkommene Störung, schnell hinweggehen oder er wird gar nicht darauf reagiren. Nur von Einer Seite kann der psychische Tonus noch immer schnell bestimmt und verändert, können Gemüths-Affecte und Willensreactionen noch immer schnell hervorgerufen werden: man berühre ernstlich den fixen Wahn, man trete seiner Aeusserung mit Raisonnement, seiner Geltendmachung mit Gewalt entgegen, sogleich wird der Kranke zornig, heftig werden; man schmeichle dem Wahne, und er wird sich freuen.

In einzelnen Fällen, die zu forensischer Beurtheilung kommen können, bildet die totale Gemüthsabgestorbenheit und dadurch verkehrte Gemüthsreaction ein ganz hervorstechendes Element dieser Zustände; sie stellen eine Art ganz chronisch gewordener, fixirter moral insanity dar, die man wohl Gemüthsverrücktheit nennen kann. Unter geisteskrank gewordenen Trinkern wird man die Haupt-, aber nicht die einzigen Exemplare dieses Zustands finden (vgl. §. 41.).

Die gemüthliche Abgestorbenheit der Verrückten zeigt sich recht charakteristisch in ihrem Verhältniss zu der Irrenanstalt. Sie finden sich fast ohne Ausnahme ganz leicht in ihren Aufenthalt daselbst, als ob er sich von selbst verstünde. Sie complottiren nie (wozu ihre Ueberzahl sie leicht befähigen würde), ein einziger Wärter leitet sie wie eine Heerde; wird einer gestraft oder abgeführt, so lässt dies die andern ganz gleichgültig.

§. 148.

Die Möglichkeit affectvoller Zustände ist also nicht aufgehoben, aber nur Eine Gruppe von Vorstellungen ist noch mächtig genug, um solche entstehen zu lassen. Die vorherrschende Stimmung ist zwar im Ganzen eine der Wahn-Vorstellung entsprechende, doch schon in abgeschwächtem Masse, und in den höheren Graden der Verrücktheit herrscht oft eine so völlige Gleichgültigkeit, dass der Kranke sich beharrlich fort, ohne alle Spur von Gemüthserhebung für den Beherrscher der Welt, den Besitzer aller irdischen und himmlischen Dinge, für Gott etc. zu erklären vermag. Die psychische Reaction auf alle andern Erregungen, als die mit dem Wahne in Connex stehenden, scheint desswegen überhaupt so schwach zu sein, weil einmal das Vorstellen, so weit es sich nicht auf den Wahn bezieht, im Ganzen seine Energie eingebüsst und eine tiefere Abstumpfung erlitten hat, sodann weil häufig viele Vorstellungsmassen, die dem früheren Leben des Kranken angehört hatten, nun völlig ausgelöscht, vergessen sind oder von dem Kranken gar nicht mehr als seine eigenen anerkannt werden. Es ist derselbe Umstand, der auch auf dem Gebiete der Intelligenz selbst dem Kranken nicht erlaubt, das Irrige seines Wahns einzusehen. Denn nicht so verhält es sich hier, wie im gesunden Leben, wenn eine herrschende Idee, ein treibender Gedanke die übrigen Vorstellungen momentan verdunkelt und niederhält. Hier ist immer noch die Möglichkeit der entgegengesetzten Vorstellungen, des Zweifels, des Schwankens vorhanden. Dem Verrückten aber, ungeachtet er nicht mehr im Zustande des Affects sich befindet, welcher früher die Erkenntniss des Irrthums unmöglich machte, ungeachtet er in der That mit dem ihm gebliebenen Reste zuweilen formal richtig raisonnirt, ist gar keine Möglichkeit des Zweifels an seinem Wahne mehr gegeben. Dass sich die fixen Vorstellungen in ihrem Zuge gar nicht mehr stören lassen, kommt jetzt daher, dass ihnen gar kein Gegengewicht, gar kein innerer Widerspruch mehr entgegentritt, und dies scheint ebenso sehr auf einer allgemeinen Abschwächung des früher möglichen Vorstellens, als auf der Auslöschung einzelner Reihen gesunder Vorstellungen zu beruhen. So mag der Grund der Unmöglichkeit, den Wahn als solchen einzusehen, und wieder die allgemeine Gleichgültigkeit und verminderte psychische Reaction auf denselben psychischen Mängeln begründet sein.

In ähnlicher Weise verhält sich die Sache auf der motorischen Seite des Seelenlebens. So lange noch leise melancholische und maniacalische Gemüths-Erregungen übrig sind, hat das Streben im

Allgemeinen den Charakter dieser Zustände, und es werden dann theils ein einseitiges Festgehaltensein in Einer negativen Richtung (z. B. anhaltende Neigung zu ruhigem Zerstören lebloser Dinge, Kleiderzerzupfen, Papierzerreissen etc.), theils eine unruhige Geschäftigkeit im Sinne der Wahn-Vorstellungen, theils vorübergehende tobsüchtige Anfälle beobachtet. Später aber tritt auch auf der Seite des Strebens ein mittlerer oder höherer Grad allgemeiner Schwäche ein; Einzelne können von früher her gewohnte, mechanische Beschäftigungen fortsetzen, wie z. B. Prof. Titel, der sich für den römischen Kaiser hielt, ein Collegienheft noch ablesen; oder sie können leichte, manuelle Arbeiten verrichten; aber es ist keine Rede mehr von einem Bedürfnisse gesunder Thätigkeit und sogar das der Wahn-Vorstellung entsprechende Treiben, das Briefe-Schreiben, Proclamationen-Erlassen etc. wird immer energieloser und seichter, und in den höchsten Graden bleibt nur noch die schwächlichste Geschäftigkeit, das Handthieren mit Kieselsteinen, Lumpen, Papier etc. übrig.

Allerlei grillenhafte Neigungen, wie solche auch innerhalb der früher abgehandelten Formen vorkommen, beobachtet man ganz besonders bei den partiell Verrückten, wo sie zu fixen Gewohnheiten werden. Einige suchen sich immer mit Wasser zu thun zu machen, andere wollen immer die Schuhe ausziehen, andere zeigen eine besondere Vorliebe für einzelne Orte oder Winkel, wo sie sich immer aufhalten; Einige wollen gar nicht sprechen, andere schreien, singen, declamiren gern oder wollen immer die Wand bemalen; Andere lieben es sich mit Stroh, mit Fetzen und Lumpen auffallend zu putzen, andere wollen die Nägel beständig wachsen lassen, noch andere verüben immer boshafte Streiche, machen immer sonderbare Geberden etc. Oft hat dieses Treiben einen besonderen, geheimen Sinn für den Kranken oder es geht überhaupt aus einzelnen mit dem Wahne zusammenhängenden Stimmungen hervor; anderemale ist es rein automatisch, der Verrückte weiss selbst keinen Grund dafür anzugeben und wird zornig, wenn man solchen wissen will, in derselben Weise, wie der Gesunde ärgerlich wird, wenn man ihn um den Grund von grillenhaften Gewohnheiten (Nägelkauen, allerlei unnöthigen Bewegungen mit den Händen etc.) fragt.

§. 149.

Unter den Anomalieen des Denkens bei den partiell Verrückten fällt zuerst eine formale Veränderung, nemlich eben ein bald mässiger, bald höherer Grad von Schwäche des Denkens auf, mit dem, wenigstens sehr häufig gleichzeitigen Verluste (Vergessen-

sein) grösserer Gedankenkreise, die früher dem gesunden Leben
angehörten. Schon aus diesen Gründen ist den Kranken kein
freies Erkennen, keine gesunde geistige Conception mehr vergönnt.
Einzelne können wohl noch ziemlich geordnete Gespräche führen,
doch gewöhnlich nur solche, die sich in geläufigen Phrasen ab-
machen lassen; sobald es an wirkliches, abstractes Denken gehen
soll, so zeigt sich bald die Unmöglichkeit, den Gegenstand zu
durchdringen. Wahrer Scharfsinn kommt niemals vor bei partiell
Verrückten, wenn man nicht jeweilige baroke Gedankenverbindun-
gen, die in ihrer abrupten Zufälligkeit wohl hin und wieder etwas
Ueberraschendes haben können, so nennen will. Meist kann der
Kranke keine Vorstellung, die nicht eng mit dem vorzugsweise
herrschenden Wahne verbunden ist, auch nur einigermassen fixiren; er schweift vom Thema ab und kehrt gewöhnlich beim Schreiben noch mehr als beim Sprechen offener oder versteckter zu
jenem Kreise des Denkens zurück, der für ihn allein noch der
wirkliche, reale ist. In den höheren Graden aber wird diese
Schwäche des Vorstellens zu wirklicher Verworrenheit, einem zufälligen, sinn- und zusammenhangslosen Aufsteigen von Bildern
und Gedanken, die nur locker durch die Einheit der fixen Ideen
zusammengehalten werden, womit übrigens die Form der partiellen
in die der allgemeinen Verrücktheit übergeht.

Wie die einzelnen Wahn-Vorstellungen in der Schwermuth oder Manie entstanden sind, haben wir oben gesehen und
ihr Inhalt ist der dort schon kennen gelernte. Immer beziehen
sie sich auf die eigene Persönlichkeit des Kranken, auf seine Stellung zur Welt oder zum Göttlichen. Aber in Bezug auf ihren
Inhalt zeigen sie eine wesentliche Verschiedenheit.

Einmal sind es exaltirte, maniacalische Vorstellungen von
activer Art, von Erhebung des Subjects und Beherrschung der
Objectivität: Götter, Personen der Drei-Einigkeit, Staatsreformato-
ren, Könige, grosse Gelehrte, Propheten, Abgesandte Gottes, Er-
finder des perpetuum mobile, Beherrscher der Natur, die das Sie-
gel aller Geheimnisse erbrochen und die Elemente aller Dinge
durchdrungen haben etc.

Oder die Wahn-Vorstellungen beziehen sich auf ein Leiden,
auf ein Beherrschtsein durch die Objectivität. Die Kranken glauben sich verfolgt, von Complotten umgeben, von geheimen Feinden
mittelst Electricität gequält, von den Freimaurern beeinträchtigt,
vom Teufel besessen, zu ewigen Qualen verdammt, ihrer liebsten
Güter beraubt etc. Oder sie hegen fixe Wahn-Vorstellungen über
den eigenen Körper, sie sind völlig leblos, todt, haben Beine von
Glas, von Butter, beherbergen fremde Wesen in ihrem Leibe etc.

Aus dem verschiedenen Charakter dieser Ideen ergibt sich der Unterschied einer partiellen Verrücktheit mit activem, exaltirtem (s. p. 279) und einer solchen mit passivem, deprimirtem Wahn.

Je beschränkter der Kreis dieser Wahn-Vorstellungen ist, um so mehr erscheinen sie bei oberflächlicher Betrachtung als blosse, oft nicht einmal sehr bedeutende Verstandes-Irrthümer. Allein wie sehr würde sich ein solcher Irrthum auch im besten Falle von dem aus mangelhafter Erkenntniss hervorgehenden Irrthume des Gesunden unterscheiden! — Eine lange Reihe psychischer Störungen musste ihm vorausgehen, aus Zuständen von Affect hat er sich innerlich herausgebildet, die ganze Persönlichkeit des Kranken ist mit ihm identificirt, er kann ihn weder freiwillig ablegen noch durch Raisonnement desselben entledigt werden, und damit der Wahn in dieser milden Form des Irrthums fortbestehen kann, musste nicht nur jene lange Reihe affectartiger Zustände ablaufen, in denen er sich bildete, es musste auch eine Lückenhaftigkeit des Denkens übrig bleiben, die sein Bestehen sichert.

Ueberhaupt aber besteht das partielle Delirium der Verrücktheit nicht sowohl darin, dass der Kranke nur über Einen Gegenstand falsch denkt, sondern vielmehr darin, dass er eine einzige falsche Haupt-Idee immer wieder vorzugsweise äussert, weil diese sich immer aufdrängt. Sein falsches Denken ist viel ausgedehnter, der Wahn, der sich auf dem practischen Gebiete affectartig erschütterter Gemüthsinteressen gebildet hat, durchdringt nicht nur das nächste Gebiet der Subjectivität, wo er die Taxirung der eigenen Persönlichkeit und ihrer Stellung zur Welt verwirrt, sondern er wirkt sich auch in alles theoretische Vorstellen des Kranken ein und verfälscht ihm allmählig alle Gedankenkreise. Denn zu dem Wahne bringt er unwillkührlich Alles in Beziehung, von ihm aus urtheilt er, und so kann es gar nicht fehlen, dass er im besten Falle (z. B. bei einem bloss hypochondrischen Wahn) wenigstens eine ihm früher ganz fremde Verschrobenheit der Gefühle und Lebens-Ansichten zeigt. Bei irgend wichtigeren Wahn-Vorstellungen über die eigene Persönlichkeit aber wird die ganze Welt-Anschauung des Kranken total verrückt; von einem falschen Centrum aus und mit falschen Prämissen wird Alles combinirt, und wo noch am meisten formal logische Ordnung und Methode in diesem Irresein ist, da kommt es sehr häufig zu einem umfassenden — übrigens zuweilen sorgfältig verborgen gehaltenen — Systeme von Unsinn, in welchem oft alle Verhältnisse des menschlichen Verkehrs, alle sittlichen Beziehungen, ja die ganze innere und äussere Einrichtung des Universums in geheimnissvollem Galimathias ihren Ausdruck finden sollen. Manchmal genügt dem Kranken die gewöhnliche Sprache gar nicht mehr und er bildet sich, wenigstens für die Wahn-Vorstellungen, eine ganz eigene Sprache, die er ebenso, wie die Somnambülen die ihrige, für die Ursprache, die Sprache des Himmels etc. erklärt, und je mehr dabei noch die Sinnesempfindung durch Hallucinationen verdorben und die innere Anschauung durch Verworrenheit und Schwäche undeutlich und verschoben wird, um so mehr gehen diese Zustände in die Form der allgemeinen Verrücktheit oder der Verwirrtheit über.

Jene vorstechenden Wahn-Vorstellungen lassen sich in ihrer Entstehung immer auf ein Stadium melancholicum oder maniacum, oft auf besondere Ereignisse während desselben zurückführen. Besteht die fixe Idee in dem Wahne einer neuen ausgezeichneten Persönlichkeit, so ist ihr Verhalten zu einem dagegen gerichteten Raisonnement sehr merkwürdig. Meist geben die Kranken noch Rechenschaft über ihr früheres Leben, zuweilen geben sie sogar an, sie seien geisteskrank gewesen (gewiss aber nur vom Hörensagen; und sie verstehen dann darunter nur das Stadium melancholicum), oft erzählen sie die näheren Umstände ihrer Verwandlung (namentlich Hallucinationen), aber gewöhnlich sehr undeutlich; bemerken sie, dass im Gespräche sich eine Anfechtung der fixen Ideen zusammenziehen will, so wenden sie sich gewöhnlich still und unwillig ab; werden wirklich Argumente gegen sie geäussert, so fangen sie an zu schelten und heftig zu werden, und man hat meist wieder für lange Zeit ihr Vertrauen verloren. Einigen dieser Kranken erscheint ihre wahre, frühere Persönlichkeit wie eine verstorbene (p. 81); sie reden von ihr wie von einer dritten Person, und oft reichen nur noch vage Erinnerungen herüber aus dem Dunkel, in dem das alte Ich verdämmert und versunken ist.

Man sieht aus dem Bisherigen, wie mannigfach die intellectuellen Störungen bei diesen Kranken sind, oder vielmehr wie ihrem innern Wesen nach verschiedene Residuen und Folgezustände melancholischer und maniacalischer Zustände unter dem Begriffe der Verrücktheit überhaupt zusammengefasst sind. Nur sorgfältige neue psychologische Krankheits-Geschichten und Analysen können hier weiteres Licht bringen.

Zahlreiche Beispiele unten werden übrigens zur Orientirung in dieser Form dienen.

§. 150.

Hallucinationen und Illusionen aller Sinnorgane sind in keiner Form des Irreseins so häufig, wie bei den Verrückten, und in sehr vielen Fällen nähren und unterhalten sie vorzüglich das Delirium. Oft conversirt der Kranke oder zankt anhaltend mit den gehörten Stimmen und geräth in zornige Aufregung; oft findet er in einer heiteren Gesichtsillusion sein ganzes Glück, wie jene verrückte Mutter, die in einem zerbrochenen, mit Lumpen bedeckten Kruge ihr geliebtes, verlorenes Kind sah und seiner viele Jahre lang mit der grössten Zärtlichkeit pflegte.

Die Bewegungen, das Aeussere und das Benehmen dieser
Kranken zeigt, auch in den mildesten Formen, immer eine gewisse
Verschrobenheit und Verzerrtheit. Die Physionomie erscheint meist
alt und verwittert, mit stumpferem oder von dem herrschenden
Wahne gefordertem Ausdruck. Die meisten zeigen besondere Bizarrerieen in ihrem Benehmen; Einige gestikuliren beständig oder
bewegen Hände und Kopf in pedantischem Gleichmass, Andere
stehen oft wie in Verzückung stille, um Hallucinationen zu lau-
schen, Andere gehen unablässig an einem bestimmten Lieblings-
platze auf und ab, wie Thiere in einem Käfig, und sprechen oder
brummen dabei Worte, Reime oder Melodieen. Einige halten sich
immer in den dunkelsten Räumen auf, die sie finden können,
wenden den Vorübergehenden sogleich den Rücken zu und werden
bei jeder Störung heftig. Andere beschäftigen sich anhaltend mit
Sammeln von Bruchstücken aller Art, Lumpen, Steinchen, Schnecken
etc., denen sie einen hohen Werth zuschreiben; noch Andere
schmücken sich phantastisch mit allem, was ihnen in die Hände
kommt.

Gewöhnlich stellt sich mit dem Ablauf der melancholischen
oder maniacalischen Periode wieder eine Vermehrung des Körpervolums und ein Zustand körperlichen Wohlbefindens ein, und jede
Irren-Pflege-Anstalt enthält solche Kranke, die schon viele Jahr-
zehende in mittlerem Wohlsein fortleben und ein hohes Alter erreichen.

Intermissionen oder Remissionen kommen hier nicht mehr vor
und es scheint nach den bisherigen Erfahrungen niemals mehr eine
vollständige Heilung dieser Zustände möglich zu sein. Dagegen
ist es nach den Mittheilungen Leuret's unzweifelhaft, dass
eine energische, methodische Behandlung Einzelne dieser Kranken
so zum Zurückhalten und zur Unterdrückung ihres Wahnes und
zur Ablegung bizarrer Gewohnheiten veranlassen kann, dass sie
wieder in höherem Masse zur Ausübung von Geschäften brauchbar werden können. Ueberlässt man diese Kranken sich selbst,
so befestigen sie sich immer mehr in ihren Wahn-Vorstellungen,
diese breiten sich allmählig über immer weitere Kreise des Denkens
aus, und die Kranken verfallen endlich in Verwirrtheit oder apathischen Blödsinn.

XLIII. — Ein Verrückter und ein Wahnsinniger. — Im
Jahre 1824 befand sich seit etwa 8 Jahren in der Charité-Irrenanstalt zu
Berlin ein junger Mann, mehr Gegenstand der Aufsicht und Pflege, als
ärztlicher Behandlung, der in den Gängen und Zimmern umherschritt, an
Allem Theil zu nehmen schien, aber eigentlich nichts beachtete, sondern
Alles mit stolzem Hohn und scheinbarer Zerstreutheit belächelte, über
Alles, wenn er gefragt wurde, mit der selbstgefälligsten Genügsamkeit

und schroffer Zuversichtlichkeit absprach, weil er, und das war eben
das unzerstörbare Bollwerk seines Egoismus, Alles war, wusste, konnte
und besass. Kein Stand überragte den seinigen, kein Wissen erlangte
das seine, sein Vermögen glich seinem Wissen und war seinem wahnsinnigen Stande angemessen. Dieses Bewusstsein der Hoheit, Weisheit,
Macht und des Vermögens regte sich in allen seinen Geberden und
brach sich Bahn in allen seinen Bewegungen. Es wäre einem talentvollen
und geübten Schauspieler schwerlich gelungen, eine stolzere, mächtiger
erscheinende Hoheit durch Geberden auszudrücken, wie sie diesem jungen
Manne in seinem Zwillichkleide, in seiner gewohnten Stellung neben
einem Holzkasten eigenthümlich war, und dies aus dem einfachen Grunde,
weil wohl nicht leicht ein Sterblicher in dem Masse von diesen Gefühlen
und diesem Bewusstsein erfasst und durchdrungen war, als eben dieser
unglückliche junge Mann. — Er soll vor seinem Eintritt in die Irrenanstalt, in Folge einer Prüfung, zu welcher er sich mit dem rastlosesten
Eifer vorbereitet und in derselben nicht genügt hatte, schweigsam geworden, in Trübsinn und darauf in den gegenwärtigen Geisteszustand verfallen sein. Eine häufige Entstehungsweise fixer Wahnvorstellungen.
Aehnliches begegnet demjenigen, der durch unglückliche Speculation in
die tiefste Armuth geräth, im Geiste durch jene Anstrengungen erschöpft,
diese nicht erträgt, zum Wahnsinn sich verwirrt, und plötzlich als ein
Crösus vor seinen bekümmerten Verwandten auftritt.

Diesem hier mit wenigen Zügen bezeichneten, mir genau bekannten
Kranken, führte ich einen andern zu, der vor einigen Tagen in die Heilanstalt aufgenommen war, und theile zuvor das Wenige mit, was mir
über ihn bekannt geworden ist. S., ein Mann, etwa 30 Jahre alt, wohl-
habend durch ein gewinnreiches Geschäft und angeerbtes Vermögen,
leichten Sinnes von Jugend auf, von beweglichem Gemüth, dem regellosen Leben seit einigen Jahren ergeben, durch Vergnügungen zerstreut,
durch Missbrauch geistiger Getränke häufig überreizt und geschwächt,
war geisteskrank geworden. Rasch auf einander folgende Genüsse aller
Art und rastlose Zerstreuungen schienen eine also schon vorgebildete
Disposition zum Geistesleiden zur andauernden Erscheinung gebracht zu
haben. S. gab auf die einleitenden Fragen nachstehende Antworten: „Ich
bin Oberst, General-Flügel-Adjutant, — ein ausgezeichneter Billardspieler
und ein ausserordentlich gewandter Kunstreiter, — bin neulich im Circus
mitgeritten, und habe durch meine Kunstfertigkeit, Gewandtheit, Stärke
und bewundernswürdigste Eleganz in der Führung der wildesten Pferde
Alle verdunkelt. Ich bin sehr reich — ich lade Sie zu mir ein, — will
mich hier etwas zerstreuen und aufheitern. Der Mensch, den Sie mir
hier gegeben haben, man nennt ihn hier Wärter, gefällt mir, er hat mich
auch im Circus reiten gesehen u. s. f." Auf diese Aeusserungen erwiderte ich: „Morgen werde ich Sie einem Manne, welcher hier lebt,
vorstellen, der gewiss Interesse für Sie hegen wird, dessen Bekanntschaft
Ihnen vielleicht auch nützlich werden kann." — S. erwiederte schnell:
„Das ist mir lieb, ich habe gern viele Freunde und bin allen Menschen
sehr gut."

H. stand im stolzen Selbstgefühl vertieft auf dem Flur am Holzkasten, als ich ihm den Herrn S. mit den Worten zuführte: „Es wird
Ihnen vielleicht interessant sein, dieses Herrn Bekanntschaft zu machen."
H. trat stolz gegen S. vor, nahm Stellung, mass ihn mit zurückgeworfe-
nem Kopfe einige Augenblicke, und fragte: „Wer sind Sie?" — S. „Ich

bin Kaiserl. Königl. Russischer Oberst und General-Flügel-Adjutant." —
H. „Es ist mir nicht unangenehm, Sie hier kennen zu lernen; gern will
ich mich nach Ihrer Qualität für Sie interessiren, versichere Sie unterdessen meiner Protection, da ich als Feldmarschall mit der Organisation
der Land- und Seemacht des russischen Reichs in meinen Mussestunden
mich zu zerstreuen suche." — S., niedergedrückt von dem gewaltigen
Hochmuth des Sprechers, blickte mit scheuer Verlegenheit umher, während ihn H. musternd überschaute, indem er im Vollgefühl seines mass-
losen Uebergewichts vor ihm stand. — „Haben Sie sonst noch eine Qua-
lification, die ich benutzen könnte?" — Ja, Herr Feldmarschall (rief S.
mit wiedererwachender Zuversichtlichkeit, sich vertraulich dem H. nähernd),
ich bin bei den Kunstreitern als erster, bewundernswürdigster Forçereiter
mitgeritten. — Da warf sich H. in die Brust, schien um Zolle grösser,
durchbohrte den harmlosen Menschen mit einem Blick concentrischer
Verachtung, rief, ihm den Rücken zuwendend: — Gemeiner Possenreisser,
bezahlter Geck, — verdorbenes Subject, in ein Narrenhaus gehörig", —
und ging mit scharfgemessenen Schritten davon, nahm wieder seine gewohnte Stellung am Holzkasten ein und beschoss unsern gemüthlichen S.
mit Blicken, welche diesen bis zur tiefsten Befangenheit niederschlugen.
— Ich führte den S. fort mit der halbleisen Aeusserung: „Aber wie
konnten Sie vor diesem Manne solchen Unsinn aussprechen?" — S. „Ich
bin ja eigentlich nicht mitgeritten, ich dachte nur so viel daran, wie es
gar herrlich wäre, so reiten zu können. Gerne möchte ich es dem Herrn
sagen, dass ich nicht mitgeritten bin; führen Sie mich doch gleich zu
ihm." — Ich erwiderte: Sie haben es damit für immer bei dem Herrn
verdorben, Sie haben sich, das fühlen Sie gewiss, mit solchen Aeusserungen in ein falsches Licht gestellt; unterlassen Sie dergleichen künftig,
da Sie nun wohl deutlich genug bemerkt haben, welche tiefe Verachtung
Ihnen eine so unüberlegte Prahlerei zugezogen hat. — S. „Aber ich bin
doch Oberst und Flügel-Adjutant." — Ich antwortete: das ist etwas
Anderes und wird sich später ermitteln, aber bei diesem Manne haben
Sie für immer diejenige Achtung verloren, mit der er einen jeden an-
ständigen, die Wahrheit liebenden Fremden zu behandeln pflegt. Hüten
Sie sich, dass es Ihnen mit den Andern hier nicht eben so ergeht. —
Der Wärter spazierte mit dem Kranken fort und theilte mir später mit,
wie S. in dem Sinne des mit mir gehaltenen Gesprächs fortfuhr, seine
Idee, Kunstreiter zu sein, aufgab, aber immer noch für einen Obersten
anerkannt sein wollte. — Der Kranke, seit ungefähr 4 Monaten in diesem Gemüthszustande, genas in einigen Monaten ganz, nachdem die eine
seiner wahnsinnigen Lieblings-Ideen bei dem erwähnten ersten Zusammentreffen mit H. sogleich tief erschüttert und in ihrer Fortbildung für
immer gestört war. — H. vermied ihn, stand ihm niemals Rede und begegnete ihm immer mit stummer Verachtung. — S. war bei einer solchen Begegnung sichtlich befangen, als schämte er sich noch immer seiner Aeusserungen gegen ihn; nur erst mit der Wiederkehr seiner freien
Persönlichkeit verlor sich diese Befangenheit. S. zeigte später allmählig
mehr Gemüthsruhe in der Nähe des H. und schien zuletzt ein tiefes
Mitleid, bei ersichtlicher Anhänglichkeit, für diesen Unglücklichen zu
fühlen. S. verliess genesend die Anstalt, vergeblich reichte er, wie in
dankbarer Erinnerung, dem H. die Hand, die dieser verächtlich zurück-
wies und sich wie gewöhnlich mit gemessenen Schritten entfernte, um
in den Regionen eines krankhaft gesteigerten Selbstgefühls fortzuschwär-

men. H. blieb ein unheilbares Mitglied der Irrengesellschaft, aber S.
verdankte offenbar seinem Einfluss während der beschriebenen Confron-
tation den ersten Schritt zu seiner Herstellung. —

(Sinogowitz, die Geistesstörungen etc. 1843. p. 22.)

XLIV. — Vieljährige Verrücktheit. Grillenhaft erscheinende, aber mit dem Hauptwahne innerlich verbundene Gewohnheiten.

— Die B. war zu der Zeit, als ich sie beobachtete,
etwa 65 Jahre alt und, so viel man wusste, seit ihrem 16ten Lebensjahre
in Irrenanstalten. In ihren Gesten zeigte diese Kranke noch immer
Spuren einer besseren Erziehung. Ob sie noch lebende Angehörige hatte,
blieb mir unbekannt, da sie Niemand besuchte und mir sonstige Nachrichten fehlten. Ihr früher dunkelblondes, noch immer reiches Haar
war meistens ergraut; ihre Stirn, etwas vorgewölbt, hatte viele Quer-
falten; ihr Auge, tief liegend, umschattet, von lichtblauer Farbe, war sehr
beweglich, im Affect lebhaft glänzend; ihr Gang war gewöhnlich langsam
und ohne bestimmte Richtung, da sie immer, so als suche sie etwas, sich
in bald grösseren, bald kleineren Halbkreisen bewegte. Sie begrüsste
Niemanden, erwiederte keinen Gruss, und es geschah nur sehr selten,
dass sie, von einer ihr noch nicht bekannten Person begrüsst, aufblickte,
den Grüssenden genau betrachtete, dann den Blick schnell wegwandte
und zuweilen einige unverständliche Worte murmelte. Sonst erwiederte
sie jede an sie gerichtete Anrede mit einigen gewichtigen Schimpfworten,
die sie gewöhnlich, sich allen weiteren Mittheilungen entziehend, mit dem
Todesurtheil: „Er soll verbrannt werden," beschloss. Sollte sie gehorchen, so gab es jedesmal heftigere Scenen, die nur die Umgebung störten.
Man überliess daher die alte unheilbare Kranke sich selbst, ohne auf ihr,
sonst unschädliches Treiben zu achten, da sie ungestört Niemand be-
leidigte, jede Annäherung sorgsam mied, nur mit sehr dringenden An-
gelegenheiten beschäftigt schien und sich aus verjährter Gewohnheit in
die lange bestehende Hausordnung fügte. Sie schrieb öfter Briefe, die
nur aus Anfangsbuchstaben bestanden, immer auf grossem Bogenformat,
und versah sie mit der Aufschrift an die mächtigsten Monarchen der
Welt und zugleich an deren Frauen. Einige Bogen recht grosses Papier-
format und ein Paar Schreibfedern nahm sie immer mit der Geberde
gütiger Herablassung an, obgleich sie niemals dafür dankte und den
Geber gewöhnlich sogleich verliess. Aus einem ziemlich starken Convolut
ihrer Briefe entnahm ich, nicht ohne Mühe, über ihre Vorstellungen Folgendes: Die alte B. hielt sich für eine Königin, Tochter der Sonne und
nahe Verwandte und Freundin aller Monarchen. Sie hoffte, in einer
goldenen Kutsche, mit sechs Pferden bespannt, abgeholt zu werden. An
den Beherrscher der hohen Pforte und seine Gemahlin waren die meisten Briefe gerichtet. Die Briefe an die Monarchen, die sie fast regelmässig drei bis viermal jährlich schrieb (denn ausserdem schrieb sie auch
an Strafbehörden der Erde und an die allgemeine Scharfrichterei der
Welt), erhielten gewöhnlich Gesuche und bestimmte Befehle, diejenigen
verbrennen zu lassen, die sie in ihren Beschäftigungen mehrmals, und
vielleicht mit Absicht, gestört hatten. War ihr der Name und Stand
eines also Verurtheilten unbekannt, so gab sie eine so genaue Beschreibung der erwähnten Person, nach ihrer Kleidung und ihren Gewohnheiten, dass der Bezeichnete wohl zu erkennen war, damit die hohen
Monarchen nur keinen Fehlgriff begehen sollten. War Jemand in einem

solchen Schreiben von ihr zum Verbrennen verurtheilt, so wiederholte
sie diesem jedesmal ihr Urtheil, wenn er sie ansah oder anredete. Be-
gnadigung war von ihr nicht mehr zu erlangen. Diese Kranke war, wie
schon erwähnt, eine Sammlerin von ungewöhnlicher Ausdauer. Nur an
strengen Winter- und Regentagen unterliess sie dieses Sammeln, wenn
aber die Sonne schien, war sie während der Erholungsstunden im Irrengarten am thätigsten. In ihr Geschäft ganz vertieft, sammelte sie kleine
bunte Steine, todte glänzende Käfer, Fliegen, einzelne kleine Blätter,
kleine Stückchen von Baumzweigen, bunte Federchen, bunte Läppchen,
glänzende Glasstückchen u. dgl. Hatte sie eine so reiche Sammlung gemacht, dann verliess sie, wenn die Freistunde endete, strahlenden Auges
den Platz, suchte rasch ihr Zimmer, um ihre Schätze zu verbergen. Mit
einiger List, auch mit offenem Widerstande, wenn man sie hindern wollte,
suchte sie sich den nächsten Spaziergängen im Freien zu entziehen, um
wo möglich in ihrem Zimmer allein sein zu können. In dieser Einsamkeit fand ich Gelegenheit, sie unbemerkt zu beobachten, und kann von
dem, was ich hier sah, nicht ohne Rührung erzählen. — Sie öffnete ein
Fenster an der Sonnenseite und sah einige Augenblicke in die Sonne,
dann holte sie aus allen Taschen ihrer Kleidung und aus den Verstecken
in ihrem Lager ihre Schätze hervor, breitete sie vor sich auf dem Fenster aus und betrachtete sie eine Zeit lang, in tiefes Nachdenken verloren, dann band sie diese bunten Kleinigkeiten an grünen, gelben, rothen
und weissen Fäden befestigt, zwischen den Eisenstangen vor dem Fenster
so an, dass sie in bunter Reihe sich schwebend erhielten. War dies
bunte Gewebe vollendet, dann öffnete sie die dem Fenster gegenüber-
stehende Thür und schaffte so einen Luftzug. Wenn nun durch diesen
die leicht befestigten Blättchen, Federchen, Läppchen und Fliegen in
Schwingung kamen, dann blickte die greisenhafte Gestalt mit freude-
glänzenden Augen bald in diese, bald in die Sonne, und bewegte sich,
vor Freude weinend, aber lautlos, bald einige Schritte zurück, bald wieder vortretend, einem Kinde ähnlich, das über sein Spielzeug entzückt
wird. Doch die Zeit verstrich, bald verkündete das zunehmende Lärmen
die Annäherung der vom Irrengarten Wiederkehrenden; schnell und vorsichtig, nichts störend, packte sie Alles wieder ein, und wenn ihre Stuben-
genossinnen wieder eintraten, war Alles spurlos verschwunden. Als ich
während meiner wiederholten Beobachtungen mich ihr näherte (denn sie
war so vertieft darin, dass sie meine Annäherung nicht bemerkte) und
schweigend neben ihr stand, duldete sie meine Nähe, ohne zu schimpfen,
und sah mich mit freudetrunkenen Augen an. Schweigend zog ich mich
zurück und konnte später noch einige Male Zeuge dieser Scene sein,
obgleich ich in ihren Briefen zum Verbrennen schon verurtheilt war.
Auf meine Veranlassung ward es untersagt, die Unglückliche in ihren
Feierstunden zu belästigen; denn es hat kein Mensch das Recht, seinen
Nebenmenschen ohne alle erweislich nützliche Absicht in seinem Glück
zu stören. Also zehrte diese alte Frau ungestört an dem dürftigen Spar-
pfennig ihrer Freude, bis zu ihrem nach einigen Jahren erfolgten Tode.
Sie war mehr als 50 Jahre im Irrenhause, Niemand hatte ihren Wahnsinn geheilt, aber oft war sie von ihrer wechselnden Umgebung aufgeregt worden. (Sinogowitz, die Geistesstörungen, Berl. 1843. p. 35.)

XLV. — Verrücktheit mit dem Charakter der Depression.
Gehörshallucinationen. — Eine Verrückte, Namens Clemence, glaubt

fremde Gedanken zu hören; sie glaubt auch, dass andere Menschen ihre Gedanken hören. Ich blieb in ihrer Nähe stehen; bald sah ich ihre Züge den Ausdruck der Unruhe und Angst annehmen, dann blieb sie wieder ruhig, wie wenn sie horchte und bald zeigte die Bewegung in ihren Zügen von Neuem eine innerliche Aufregung. Ich ging 100 Schritte weiter, ohne zu sprechen, scheinbar ohne sie zu beachten, sie folgte mir und setzte ihre Pantomime fort. Ich stand wieder stille und fixirte sie mit unbeweglichem Gesicht und ohne auch nur Neugierde zu verrathen. Sie fuhr in ihrer stummen Unterredung fort, denn ich sah wohl, dass sie mit mir sprach, und ungeachtet ich so ruhig als möglich blieb, so hörte sie Einwendungen und Vorwürfe, denen sie entgegnete. So sahen wir uns fast eine halbe Stunde lange gegenseitig an, als sie einige Worte murmelte, die ich nicht verstand; ich bot ihr mein Schreibheft an, auf das sie Folgendes schrieb.

„Clemence, in die Salpetrière geführt und unbekannt mit allem, was hier vorgegangen ist, denn ich habe keine solche Pein verdient dafür, dass ich nur so wenig Glück verdiente. Ich schwöre, dass ich nie Jemanden bestohlen oder beraubt habe, dass ich von Niemanden die Kostbarkeiten, das Geld, die in meinem Zimmer sind, entlehnt, dass ich nie in die Lotterie gesetzt habe, dass ich mit Vertrauen gekommen bin und überall hin mit Ehren gehen kann, dass ich sah, wie sich die Mühle drehte" . . . .

Sie gab mir mein Heft zurück und fuhr fort wie früher. Endlich sagte sie zu mir: „Aber, mein Herr, warum sprechen Sie nicht laut mit mir? — Ich weiss es nicht. — Gar nichts, mein Herr, wenn man nichts sagt. — Ich bin nie in einem schlechten Hause gewesen. — Ich weiss nicht, was Sie mir wieder sagen wollen. — Wenn man mich mit Physik eingeschläfert hat, so weiss ich nicht was das ist, ich habe doppelte Nächte zugebracht. — Nein, mein Herr, ach nie, nie bin ich ihm ungetreu gewesen. — Wenn Sie mir doch antworten wollten."

„Welchen Unterschied finden Sie in meinen Antworten, je nachdem ich die Lippe bewege oder nicht bewege?"

„Ich finde, dass Sie sich frei aussprechen und ich höre lieber reden. — Ich höre Ihre Gedanken und ich weiss nicht warum: — Nein, mein Herr, niemals habe ich meine Hände in Blut getaucht, ich habe nie einen Mord begangen. — Ja, mein Herr, ich liebe ihn noch."

„Wie geht es denn zu, dass Sie meine Gedanken hören?"

„Ich glaube, es geschieht durch die Physik, dass ich so sprechen höre. — Auch wenn Niemand da ist, höre ich ihn reden."

„Sagt man ihnen immer nur traurige Dinge?"

„Niemals höre ich etwas Angenehmes. — Sie sollen sehen, ob mein Benehmen nicht immer dasselbe sein wird."

„Seit wann sind Sie verheirathet?"

„Ich kann es nicht genau sagen."

„Erinnern Sie sich des Tags, des Monats, ob es im Sommer oder im Winter war?"

„Nein; ich habe es vergessen durch das Geschäft, das man mit mir macht, durch die Bäder und das Fasten. Ich glaube schwanger zu sein. Ich habe vielleicht Schlangen, aber mein Mann ist keine Schlange. — Ich fand mich entführt, der König von Frankreich ist gekommen, ich habe eine Krone gemacht, und gesagt: Wenn ich eine Dornenkrone verdient habe, so will ich sie wohl tragen. — Ich weiss nicht, wie ich

auf die Erde zurück kam, es war mir, wie wenn unter mir alles zu-
sammensänke."   (Leuret, fragmens psychol. p. 153.)

XLVI. — Verrücktheit. Untergang der Persönlichkeit.
Hallucinationen aller Sinne. — Eine Kranke auf Parisets Abtheilung, 56 Jahre alt und von anscheinend gutem Befinden, hat seit 1827
das Bewusstsein ihrer Individualität verloren und hält sich für eine ganz
andere Frau als sie früher war. Dieser Glaube scheint an eine Veränderung ihrer Empfindungsweise geknüpft und besonders an zahlreiche mannigfaltige und unaufhörliche Hallucinationen. Sie spricht von sich selbst
immer in der dritten Person und mit der Phrase „die Person von mir."
     Wenn man ihr nicht zu nahe kommt, ihr Bett, ihren Stuhl, ihre
Kleider etc. nicht berührt, so kann man leicht mit ihr conversiren. Sie
beantwortet dann alles sanft und höflich.
     „Wie befinden Sie sich, Madame?"
     „Die Person von mir ist keine Dame, heissen Sie mich Mademoiselle,
wenn's beliebt."
     „Ich weiss Ihren Namen nicht, sagen Sie ihn mir."
     „Die Person von mir hat keinen Namen: sie wünscht, dass Sie nicht
schreiben möchten."
     „Ich möchte doch wissen, wie Sie heissen, oder vielmehr, wie Sie
früher hiessen?"
     „Ich verstehe, was Sie fragen wollen. Ich hiess Catharina X., man
muss nicht mehr von dem Vergangenen reden. Die Person von mir hat
ihren Namen verloren, sie hat ihn hergegeben, als sie in das Hospital
eintrat."
     „Welches ist Ihr Alter?"
     „Die Person von mir hat kein Alter."
     „Aber diese Catharina X., von der Sie eben gesprochen haben, wie
alt ist sie?"
     „Ich weiss nicht. Sie ist geboren Anno 1779 von Marie . . . und
von Jacob . . ., wohnhaft . . ., getauft in Paris etc."
     „Wenn sie nicht die Person sind, von der Sie reden, so sind Sie
vielleicht zwei Personen in einer einzigen."
     „Nein, die Person von mir kennt diejenige nicht, die Anno 1779
geboren ist. Vielleicht ist es diese Frau dort unten."
     „Leben Ihre Verwandten noch?"
     „Die Person von mir ist allein und sehr allein, sie hat keine Ver-
wandte und hat niemals solche gehabt."
     „Und die Verwandten der Person, die Sie vorhin genannt haben?"
     „Man sagt, sie leben immer noch, sie nannten sich meinen Vater
und meine Mutter und ich glaubte es bis Anno 1827; ich habe immer meine Pflichten gegen sie erfüllt bis zu jener Zeit."
     „Sie sind also ihr Kind? Ihre Art zu sprechen zeigt, dass Sie es
glauben."
     „Die Person von mir ist Niemandes Kind. Der Ursprung der Per-
son von mir ist unbekannt: sie hat keine Erinnerung der Vergangenheit.
Die Frau, von der Sie reden, ist vielleicht die, für welche man dieses
Kleid gemacht hat (sie deutet auf das Kleid, das sie anhat), sie war verheirathet, sie hatte mehrere Kinder. (Nun erzählt sie weitläufige und
sehr genaue Details über ihr Leben, wobei sie immer am Jahr 1827
aufhört.)

„Was haben Sie gethan und was ist Ihnen begegnet, seit Sie die
Person von sich sind?"

„Die Person von mir wohnte in der Verpflegungs-Anstalt von . . .
Man machte und macht mit ihr physische und metaphysische Versuche.
Diese Arbeit war ihr unbekannt vor 1827. Hier kommt eine Unsichtbare herab und vermischt ihre Stimme mit der meinigen. Die Person
von mir will nichts davon und schickt sie sanft zurück."

„Wie sind die Unsichtbaren, von denen Sie sprechen?"

„Sie sind klein, unfassbar, wenig geformt."

„Wie sind sie gekleidet?"

„In Blousen."

„Was für eine Sprache sprechen sie?"

„Französisch: Wenn Sie eine andere Sprache sprächen, würde Sie
die Person von mir nicht verstehen."

„Ist es denn gewiss, dass Sie sie sehen?"

„Ganz sicher, die Person von mir sieht sie, aber metaphysisch, in
der Unsichtbarkeit, niemals materiell, denn sonst wären sie nicht un-
sichtbar."

„Haben Sie zuweilen Gerüche?"

„Eine weibliche Composition, eine Unsichtbare, hat mir schon üble
Gerüche geschickt."

„Fühlen Sie zuweilen die Unsichtbaren an Ihrem Körper?"

„Die Person von mir fühlt sie und ärgert sich sehr darüber; sie
haben ihr alle möglichen Unanständigkeiten angethan."

„Haben Sie guten Appetit?"

„Die Person von mir isst, sie hat Brod und Wasser; das Brod ist
so gut als man wünschen kann; sie verlangt nichts weiter etc."

„Beten Sie zuweilen?"

„Die Person von mir kannte die Religion vor 1827; sie kennt sie
jetzt nicht mehr."

„Was halten Sie von den Frauen, welche mit Ihnen diesen Saal be-
wohnen?"

„Die Person von mir glaubt, dass sie den Verstand verloren haben,
wenigstens die Mehrzahl."   (Leuret, Fragmens psychol. p. 121.)

XLVII. — Verrücktheit mit dem Charakter der Exal-
tation. — Eine Frau, die sich gegenwärtig in der Salpêtrière befindet,
ist zu gleicher Zeit Gott, Jesus Christus und die heilige Jungfrau. Mit
Bändern geputzt, auf dem Kopfe einen Federbusch und Papierblumen,
geht sie glücklich in den Höfen des Hospitals umher. Sie hat mir gesagt, wer ihre Eltern waren, und mir Dinge erzählt, von denen sie während ihrer ersten Lebensjahre Zeuge war. Wir hatten folgende Unterhaltung mit einander.

„Seit wann sind Sie Gott?"

„Drei Jahre nach meiner Hochzeit: eines Tages wollte ich zum Fenster hinausspringen, aber ich fühlte mich zurückgehalten."

„Von wem?"

„Von Gott."

„Sie sind Gott, Sie haben sich also selbst zurückgehalten."

„Ja wohl und am andern Tag bin ich zur Beichte gegangen."

„Sie waren also damals noch nicht Gott?"

„Nein, ich fühlte mich noch nicht als solcher."

„Jesus Christus war ein Mann und Sie sind eine Frau, Sie sind also wohl nicht Jesus Christus?"

„Ah! Aha! Mein Herr, das ist ein Geheimniss, ich weiss nicht mehr davon, ich bin die Jungfrau Maria."

„Es scheint mir, Sie haben keinen Grund sich für Gott zu halten."

„Ich werde alle diejenigen strafen, die mich beleidigt haben."

„Gott von seiner Höhe kann nicht herunter kommen, um mich zu rächen."

„Erzürnen Sie sich nicht: Sie sind Gott, nicht wahr?"

„Ja, mein Herr."

„Sind Sie freiwillig hier?"

„Nein, ich war auf einer Wallfahrt und man hat mich verhaftet und mich in dieses Hospital gebracht."

„Warum verlassen Sie es denn nicht, da Sie doch Gott sind?"

„Ich kann nicht: es steht mir nicht zu, gegen die Autoritäten auf-zutreten. Der Herr Staatsprocurator erlaubt mir nicht zu gehen. Wir werden einen grossen Krieg bekommen, einen Bürgerkrieg; ich habe an Louis Philipp geschrieben, dass er noch zwei Jahre König sein werde. Ich habe einen Bruder, der vier Söhne hat, welche Königslehrlinge sind."

(Leuret, fragmens psychologiques. 1834. p. 323.)

XLVIII. — Systematisch ausgearbeiteter und dramati-sirter Wahn körperlicher und geistiger Beeinträchtigung. Hallucinationen aller Sinne, besonders des Hautsinns. Mög-lichkeit, den Wahn vollständig zu verbergen. — Haslam er-zählt in seiner kleinen Schrift „Illustrations of madness. Lond. 1810" die Geschichte eines gewissen Matthews, der im J. 1797 zu Folge eines rich-terlichen Erkenntnisses in das Bedlamhospital aufgenommen, im J. 1798 in die Abtheilung der Unheilbaren versetzt wurde. Dort blieb er meh-rere Jahre, sich bald für das Automat gewisser auf ihn wirkender Per-sonen, bald für den Weltkaiser haltend. Im J. 1809 trugen seine Ver-wandten, welche seinem Aufenthalte in Bedlam entgegen waren, auf seine Entlassung an und veranlassten die DD. Clutterbuk und Birkbett seinen Seelenzustand näher zu prüfen. Diese bezeugten, nachdem sie den Kranken viermal besucht, mit einem Eide, Hr. Matthews sei bei völlig gesunden Geisteskräften. Nun ward eine neue Commission von acht Aerzten niedergesetzt, welche nach einer langen Prüfung das eben-falls eidlich erhärtete Zeugniss abgab, der Mensch sei in hohem Grade verrückt.

Und in der That, er war es. Er hegte nemlich den festen im Ein-zelnen höchst ausgearbeiteten und dramatisirten Wahn, dass eine Bande böser Menschen, von einem Zimmer in der Nähe der Stadtmauer aus, durch magnetische Strömnngen auf mancherlei Weise auf ihn einwirke. Er sieht und hört diese Personen, und kann sie dess-halb genau beschreiben. Es sind ihrer sieben, vier männliche und drei weibliche. Das Haupt darunter ist einer Namens Bill, auch der König genannt; er ist 64 bis 65 Jahre alt; seine Gedanken sind stets auf Böses gerichtet; nie sah man ihn lächeln. Der zweite heisst Jack, der Schul-meister, der sich jedoch auch selbst den Registrator nennt, etwa 60 Jahre alt, schlank von Körperbau. Die dritte Person ist Sir Archy, 55 Jahre alt, mit einem Rock von schmutziger Farbe und mit Beinkleidern, welche die Knöpfe nach alter Weise zwischen den Beinen haben; er führt stets schlüpfrige, höhnische Reden, und zwar in einem Provincialaccent. Der vierte heisst Middle-Man, 57 Jahre alt, mit einer Habichts-Physionomie ohne Blatternarben, trägt einen blauen Rock und eine schlichte Weste; er sitzt immer grinsend da. Die erste der weiblichen Personen ist Augusta, 36 Jahre alt, von mittlerer Grösse und durch die Schärfe ihrer Gesichtszüge ausgezeichnet. Sie trägt sich schwarz, wie eine Kaufmannsfrau vom Lande, mit ungepuderten Haaren. Die zweite weibliche Person, Charlotte, ist eine röthliche Brünette, vom Ansehen einer Französin. Die letzte weibliche Person ist sehr ungewöhnlicher Art; sie scheint keinen christlichen Namen zu haben; sondern die Uebrigen nennen sie bloss die Handschuhfrau, weil sie stets baumwollene Klapphandschuhe trägt, und zwar dies, wie Sir Archy trocken behauptet, damit man nicht sehe, dass sie die Krätze habe etc.

Die Einwirkungen, welche diese imaginären Personen mittelst einer complicirten, von dem Kranken ausführlich beschriebenen und abgebildeten Maschine auf ihn ausüben, sind nun verschiedener Art. Der Kranke führt eine Menge dieser verschiedenen Qualen (Hallucinationen) unter eigenen Benennungen auf.

Flüssigkeitshemmung — eine Zusammenschnürung an den Fasern der Zungenwurzel, wodurch die Sprache ins Stocken gebracht wird. Abschneiden der Seele vom Gefühl — eine Ausbreitung der magnetischen und dabei gerinnenden Strömung von der Nasenwurzel aus unter die Grundfläche des Gehirns, gleich einem über diese ausgebreiteten Schleier, so dass die Gefühle des Herzens ausser Zusammenhang mit den Operationen des Verstandes gesetzt werden. Drachensteigen — wie Knaben einen papiernen Drachen steigen lassen, so treiben jene Bösewichter, vermittelst ihrer Künste, irgend eine besondere Vorstellung in das Gehirn des von ihnen Angegriffenen, die sich daselbst dann Stunden lang hin und her bewegt. Wie dann auch der auf solche Weise Angegriffene von der ihm aufgedrungenen Vorstellung los zu werden und auf irgend eine andere überzugehen wünsche, er ist es nicht im Stande; er muss seine Aufmerksamkeit, mit Ausschluss aller andern Vorstellungen, auf die ihm zugeführte richten. Dabei ist er sich jedoch, während der ganzen Zeit, bewusst, dass die Vorstellung ihm fremd, ihm von Aussen aufgedrängt sei. Niederbinden — eine Fesselung des Urtheils der angegriffenen Personen in der Beurtheilung ihrer Gedanken. Bombenbersten — eine der schrecklichsten Einwirkungsarten. Die im Gehirn und in den Nerven vorhandene Lebensflüssigkeit, der in den Blutgefässen auf und niedersteigende Dunst, das Gas im Magen und in den Gedärmen werden höchst verdünnt und brennbar gemacht, was dann eine sehr schmerzhafte Ausdehnung durch den ganzen Körper verursacht. Während die angegriffene Person auf diese Weise leidet, lassen die Bösewichter eine kräftige Ladung der electrischen Batterie, deren sie sich zu dieser Einwirkungsweise bedienen, auf sie los, die dann eine schreckliche Erschütterung bewirkt und den ganzen Körper zerreisst. Im Kopfe tritt ein furchtbares Krachen ein, und es ist ein Wunder, wenn die starke Erschütterung nicht augenblicklich den Tod herbeiführt etc. etc. Selbst während des Schlafs wird M. durch Traumbereitungen gequält. Die Bösewichter haben seltsam gestaltete Puppen von verschiedener Art; wenn sie diese eine Zeit lang anhaltend ansehen, so können sie das Bild solcher Gestalten während des Traums in seine Seele werfen etc.

Die Stoffe, deren sich die Bande zu ihren Zubereitungen bedient, sind nach M. von verschiedener Art — Samenflüssigkeit von Männern und Frauen, Ausflüsse von Kupfer, Schwefel, die Dämpfe von Vitriol und Scheidewasser, von Nachtschatten und Niesswurz; Ausflüsse von Hunden, menschliches Gas, Krötengift, Dämpfe von Arsenik etc.

(S. die weiteren ausführlichen Mittheilungen des Kranken und die von ihm gegebene Abbildung der Maschine in Nasse, Zeitschrift f. psych. A. 1818. I.)

Zur Categorie des letzteren Falles gehören mehre in eigenen Schriften oder Brochüren zum Theil von den Kranken selbst publicirte Fälle, z. B. Nothschrei eines Magnetisch-Vergifteten. Stuttg. 1853. 912 S., ebenso der von Kieser als „Melancholia dämonomaniaca occulta" (Zeitschr. f. Psych. X. 1853. p. 423) beschriebene Fall von 40 Jahre dauernder, äusserlich verborgen gehaltener psychischer Störung mit dem Wahn, steter Gegenstand teuflischer Experimente zu sein, und überwiegenden Gehörshallucinationen. — Die sensitiven Anomalieen in den verschiedensten Körpertheilen, die in diesen Fällen so phantastisch verarbeitet werden, kommen auch zuweilen ohne alle geistige Störung vor. Diese Zustände sind noch viel zu wenig studirt, werden gewöhnlich in den allgemeinen Topf der „Hypochondrie" geworfen und ich denke auf sie anderswo zurückzukommen. Ein circa 50jähriger Kranker dieser Art aus meiner Praxis hat seit Jahren die fast unaufhörliche Empfindung eines steten „Hebens und Wogens" im ganzen Körper. Ein 21jähriger Mann, dessen Vater geisteskrank gewesen, hat seit dem 14. Jahre immer zunehmend die Empfindung, als ob Kopf und Gesicht mit Fäden bedeckt wären und immer an diesen gezerrt würde, mit steter Eingenommenheit des Kopfes, lancinirende Schmerzen in Knieen und Waden etc. Diese Kranken denken nicht daran, ihr Leiden Andern zuzuschreiben, aber ihre anomalen Empfindungen würden bei eintretender geistiger Störung augenblicklich das reichste Material für solche Auslegungen geben.

***

ZWEITES CAPITEL.

Die Verwirrtheit oder allgemeine Verrücktheit (Démence).

§. 151.

Unter den psychischen Schwächezuständen ohne das auffallende Herrschen eines Einzel-Wahns begreifen wir — im Gegensatz zum apathischen Blödsinn — diejenigen unter der Benennung der Verwirrtheit, wo die Kranken noch einige äussere Lebendigkeit und Beweglichkeit sowohl in Rede als Benehmen zeigen, welche dann eben auch auf einige noch vorhandene Mannigfaltigkeit und Activität des Vorstellens und Strebens hinweist. Auch hier gibt es unendliche Verschiedenheiten in der Aeusserungsweise der psychischen Schwäche; noch am meisten Charakteristisches haben die zahlreichen Fälle, welche in ihrem äusseren Verhalten noch eine sichtbare Aehnlichkeit mit der Manie darbieten. Diese Aehnlichkeit kann freilich immer nur eine äussere und oberflächliche sein. Denn in allen diesen Fällen besteht die Grundstörung in einer allgemeinen Schwäche der psychischen Thätigkeiten. Von Seiten des Gemüths äussert sich diese in der zunehmenden Unfähigkeit der Kranken zu jedem tieferen Affect mit unregelmässigem Wechsel ganz oberflächlicher Gemüthsbewegungen oder anhaltender völliger Gleichgültigkeit. Hass und wirkliche Liebe sind gleich unmöglich bei diesen Kranken; Entbehrungen kennen sie kaum oder gar nicht und über angenehme Ereignisse können sie sich kaum oder gar nicht mehr freuen. Kommt auch zuweilen eine augenblickliche, turbulente Aufwallung vor, so ist sie doch weder von starken Vorstellungen noch von einem energischen Gefühls- oder Willensacte getragen, die Gleichgültigkeit kehrt schnell zurück, und diese Gleichgültigkeit ist es auch, welche die Gefühlsreactionen auf die Aussenwelt qualitativ abnorm erscheinen lässt (Fortlachen, Fortspielen auch bei den traurigsten Anlässen etc.). Verschiedenheiten in der herrschenden Grundstimmung kommen immerhin vor. Einige dieser Kranken äussern anhaltend eine heitere Stimmung, Lachen, Tanzen, Singen und zeigen in Geberden und Rede Eitelkeit, Selbstgefälligkeit und dreiste Zuversicht (Moria vgl. p. 304). Andere zeigen ein ängstliches Wesen, weinen viel und bieten die Mimik der Trauer und Besorgniss dar. Noch andere zeigen eine Neigung zu boshaften Streichen, zu Schadenfreude etc. Aber diese Stimmungen sind weder äusserlich (wie beim Gesunden) noch innerlich (wie beim Maniacus und Melancholischen) psychisch motivirt, sind ganz oberflächlich, können ohne allen Grund mit einander wechseln und äussern sich durchaus in schwächlicher, kindischer, läppischer Weise. Bei aller Unbekümmertheit und bei der Abwesenheit jeder wirklichen Begierde kommen ebenso doch unordentliche psychische Bewegungen und ein zweckloses, zuweilen extravagantes Treiben vor, dessen Sinn der Kranke selbst nicht mehr versteht, und die Willensreaction, wo noch solche vorhanden ist, hat durchaus den Charakter des Flüchtigen und Schwankenden.

§. 152.

Während schon von dieser Seite Alles auf Schwäche, Ohnmacht und Erschlaffung hinweist, zeigt sich derselbe Charakter, fast in noch höherem Masse, auf dem Gebiete des Vorstellens, wie denn schon oben der Zusammenhang jener Gemüthsschwäche mit der Schwäche des Vorstellens besprochen wurde. Diese äussert sich vor Allem als Verlust des Gedächtnisses, und die Reproduction der Vorstellungen ist hauptsächlich in der Art beeinträchtigt, dass das näher Liegende, das jetzt, während des Blödsinns Vorgestellte immer augenblicklich wieder vergessen wird, während nicht selten frühere, an Ereignisse längst vergangener Lebens-Perioden geknüpfte Vorstellungen leichter reproducirt werden; doch haben Manche dieser Kranken auch ihr früheres Leben und ihren eigenen Namen ganz vergessen. Da alle Operationen des Vorstellens durchaus energielos vor sich gehen, so werden von dem jetzt Vorgestellten keine Eindrücke mehr festgehalten; damit aber ist die Fähigkeit, mehrere Vorstellungen mit einander zu vergleichen, ein Gemeinsames aus ihnen zu abstrahiren, zu urtheilen und zu schliessen, verloren gegangen, und alles Vorstellen zu einem zusammenhangslosen Spiele flüchtig auftauchender und wieder vergehender Bilder und Worte herabgesunken. Es ist eine unnütze und sterile Activität der Intelligenz, die sich in disparaten, isolirten und lückenhaften Vorstellungen ergeht, aber unfähig ist, sie zum Urtheil zu verbinden. Hieraus ergibt sich also einerseits die Unmöglichkeit jeder Abstraction, andererseits auch eine äusserliche Verworrenheit in den aus zufällig gegenwärtigen Sinneseindrücken hervorgegangenen oder nach dem ganz äusserlichen Zusammenhange zufälliger Aehnlichkeiten (namentlich z. B. der Assonnanz) associirten Bildern und Vorstellungen. Daher der Mangel aller Logik, der unregelmässige Wechsel unzusammenhängender Vorstellungen, das sinnlose, papageienartige Wiederholen von Worten und Phrasen aus Gewohnheit und nach zufälligen Aehnlichkeiten der Laute, die incohärenten und widersinnigen Antworten. Oft glaubt man noch bei solchen Kranken eine Anstrengung des Gedächtnisses, des Urtheils, der Aufmerksamkeit zu gewahren, die aber machtlos und vergeblich ist; oft bemerkt man im Einzelnen ihres Gesprächs, welche Mittelglieder zwischen den disparaten Vorstellungen fehlen und welches die Uebergänge sein sollten, über welche die Ideensprünge weghüpfen, ja man erhält zuweilen von dem mitleidswerthen Kranken den Eindruck, als fühle noch Etwas in ihm mit leisem Schmerze die Unmöglichkeit, sich in diesen auseinandergefallenen Trümmern des psychischen Lebens zurecht zu finden.

Eigentliche fixe Ideen, consequent ausgebildete Wahnvorstellungen treten hier nicht mehr neu auf, die von früher vorhandenen derartigen Gedankenbildungen werden mit der zunehmenden Schwäche lockerer, und der Kranke kann so wenig fest an sie glauben, als er überhaupt irgend etwas mit Energie festhalten kann. Doch hält gerade die Reproduction der in der maniacalischen Aufregung entstandenen Vorstellungen oft lange Stand, und

man findet eben die Uebertriebenheiten des Wahnsinns hier so
häufig wieder in dem sinnlosen Wiederholen grosser Zahlen, ungeheurer und abentheuerlicher Bilder der eigenen Grösse und des
eigenen Besitzes (Tausende von Millionen, Diamanten, Welten etc.),
was aber Alles für den Kranken zum blossen Spiel von Worten,
bei denen er sich nichts mehr denken kann, geworden ist.

§. 153.

Die Sinnorgane können normal functioniren, so dass die
Kranken zwar gut sehen, hören etc., aber die Verarbeitung und
Umänderung der Sinneseindrücke zu adäquaten Vorstellungen im
Gehirn nicht mehr recht von statten geht; oder — und zwar ge-
wöhnlich — es sind Hallucinationen vorhanden, welche mit den
Vorstellungen den Charakter der Verworrenheit, Zufälligkeit und
Abruptheit theilen.

Die Muskelbewegungen sind in sehr vielen Fällen durch beginnende oder weiterschreitende allgemeine Lähmung beschränkt.
Wo dies nicht der Fall ist, werden die Körperbewegungen oft unruhig und unstet, doch plump und ohne vielen Wechsel ausgeführt
und die Körperstellung wird oft schwerfällig und unbehülflich.
Die Kranken laufen zuweilen beständig umher, wie wenn sie etwas
suchen wollten, oder sie treiben sich, tanzend, hüpfend, mit den
Händen gestikulirend herum und machen bizarre, automatische
Bewegungen. Ihre Haltung und Geberden drücken entweder
vollständige Nullität oder nur die oberflächlichsten Affecte aus
und auch hier kommen mannigfaltige kindische und grillenhafte
Gewohnheiten vor, Kehrichtsammeln, beständiges Liegenbleiben im
Bette, Freude an Spielwerk und lächerlichem Putz etc. Zuweilen
kommt eine launische Weigerung zu essen, unter andern Aeusserungen kindischer Widersetzlichkeit vor; häufiger sieht man eine
behagliche Gefrässigkeit, oft ein sinnloses Hinunterschlingen der
ekelhaftesten Dinge. Sehr viele dieser, lange in den Irrenhäusern
eingeschlossenen Kranken treiben noch Onanie, und man erhält
zuweilen aus ihren Reden Andeutungen von bedeutenden Störungen der sexuellen Functionen, welche zu weiteren Untersuchungen über diesen Punkt veranlassen könnten.

Die Physionomie ist meist alt und plump, der Blick leer, und
das Aeussere der Kranken oft durch Vernachlässigung und Schmutz
abstossend geworden. Das körperliche Befinden kann gut, oder
es können die verschiedensten chronischen oder acuten Erkrankungen vorhanden sein; nicht selten ist Neigung zum Fettwerden zu-
gegen.

Von freien Intermissionen ist im Verlauf der Verwirrtheit keine Rede mehr. Remissionen kommen in der Weise vor, dass ruhigere und etwas besonnenere Zustände mit den Zeiten grösserer Turbulenz und Agitation abwechseln. Der Verlauf dieser Zustände ist ein zu immer tieferer Schwäche fortschreitender, am schnellsten bei der Complication mit Paralyse, sonst mit Jahre langen Stillständen. Heilung tritt niemals mehr ein.

XLIX. — Uebergang der Verrücktheit in völlige Verwirrtheit. — Julie hat nur noch einen Gedanken und noch dazu einen unsinnigen; sie hält sich für den Allmächtigen; sie spricht zwar auch von andern Dingen, aber ihre Reden sind ohne Folge und Zusammenhang, und sie hat fast keine Gewohnheit eines geordneten Lebens mehr behalten. Es ist noch kein vollständiger Verlust, sondern nur eine beträchtliche Schwäche aller geistigen Fähigkeiten, wie man aus dem folgenden Gespräche ersehen kann.

„Wie heissen Sie, Madame?"

„Ich heisse Ich, mein Name. Sie sind mir ein Feld schuldig. Ich bin wahrhaftig der Allmächtige. Mein Verstand ist zugeschnitten worden um eine Schürze daraus zu machen."

„Wie alt sind Sie?"

„Ich bin 14 Jahre alt." (Sie zählt wenigstens 30 Jahre.)

„Wie viel machen 45 und 3?"

„Das macht 48. Nun! mir hat man auch mein Gold und meinen Schmuck gestohlen."

„Wer hat sie Ihnen genommen?"

„Fragen Sie Ihre Gedanken: Ich mache nicht das Cürassierweib. Ich bin der Allmächtige."

„Seit wann sind Sie der Allmächtige?"

„Immer, immer. Ich bin immer der Allmächtige gewesen."

„Aber der Allmächtige hat einen Bart und Sie haben keinen?"

„Doch, hier ist er ja" (sie zeigt an ihre Haare).

Diese Kranke merkt selten auf etwas und ihre Aufmerksamkeit ist nie anhaltend; sie hat kein Gedächtniss für das Alte und sehr wenig für die Gegenwart, sie ist nur noch der einfachsten Verrichtungen fähig, ihr Bett zu machen, sich anzukleiden, ihr Essen zu holen. Sie weiss den Namen von keiner der Personen ihrer Umgebung, mit denen sie doch schon mehre Jahre zusammen lebt. In einem Momente geht sie von Lachen zu Zänkereien über etc. (Leuret, fragmens psych. Par. 1834. p. 34.)

DRITTES CAPITEL.

Der apathische Blödsinn.

§. 154.

Theils als Ausgänge der zuletzt betrachteten Form, theils ohne dass die lautere und agitirtere Aeusserungsweise des Blödsinns

vorausgegangen wäre, kommen als äusserste Grade psychischer
Verkommenheit noch tiefere und ausgebreitetere Zustände von
Seelen-Lähmung vor.

Die Unfähigkeit, mehrere Vorstellungen zusammen zu fassen
und zu vergleichen, nimmt hier immer mehr zu, und an die Stelle
der bei den vorigen Formen noch möglichen Mannigfaltigkeit ab-
rupter, unzusammenhängender Vorstellungen tritt allmählig eine
fast gänzliche Abwesenheit von Bildern und Gedanken. Die Sinneseindrücke werden nicht mehr verarbeitet, es wird nichts weiter
mehr aus ihnen gebildet; das Gedächtniss ist beinahe vollständig
erloschen, so dass nicht nur von einem Augenblicke zum andern
Alles vergessen wird, sondern auch aus dem früheren Leben der
eigenen Person fast keine Erinnerung geblieben ist. Auch die
Sprache ist oft zum grössten Theile vergessen, so dass die Kranken
im besten Falle noch einige geläufige, höchst beschränkte Ausdrücke halb zweckmässig anbringen können, häufiger die zurückgebliebenen Worte nur ganz automatisch wiederholen, oder, des
Wortes selbst gar nicht mehr mächtig, nur noch Bruchstücke früher
gewohnter Laute hervorbringen. Mit diesem höchsten Grade von
Stumpfheit der Phantasie und dieser Nullität der Intelligenz geht
gleichen Schritt die tiefste Schwäche des Willens. Nichts mehr
kann der Kranke aus eigenem Antriebe thun, er muss sich vielmehr völlig passiv durch fremde Impulse, kaum noch durch Reste
früherer Gewohnheiten bestimmen lassen; oft ist er nicht mehr
fähig, für seine einfachsten Bedürfnisse zu sorgen, er muss gefüttert werden, verirrt sich jeden Augenblick in seinem eigenen Zimmer und seine Unkenntniss jeder Gefahr legt Anderen die Pflicht
auf, ihn vor Unglücksfällen zu bewahren. Sein Benehmen ist unverändert, gleichförmig, bald scheinbar in sich gekehrt, schüchtern,
träge, lautlos und bewegungslos, bald werden automatische Bewegungen, Hin- und Herwiegen des Körpers, Händereiben, Murmeln,
Lallen etc. ohne Sinn und Zweck ausgeführt. Diese Geberden
sind leblos, die Gesichtszüge ganz erschlafft, oder staunend, oder
ohne Motiv scheinbar aufmerksam, und das leere Hinstarren oder
Lächeln zeigt, dass keine Vorstellungen mehr da sind, welche der
Kranke auszudrücken hätte. Doch kommen zuweilen noch schwache
Aeusserungen von Lust und Unlust und von Affecten vor, von gewohnter oder auch zuweilen von wenig motivirter, bizarrer Zuneigung zu einzelnen Personen, von Schamgefühl, von kindischer
Schadenfreude, von Aengstlichkeit (Verstecken) etc.; in einzelnen
besseren Stunden kehren wohl auch Anklänge aus dem früheren
Leben, mehr Empfänglichkeit und Theilnahme für die Aussenwelt
und ein lebhafteres Gefühl für freundliche Behandlung zurück, und

es liegt in dem Uebrigbleiben solcher Spuren von Selbstempfindung und Gefühl wohl Aufforderung genug dazu, die menschliche Natur auch in ihrer tiefsten Versunkenheit noch an diesen Unglücklichen zu achten, deren stumme, unverständliche Geberde so oft, ihnen selbst unbewusst, eine finstere Vergangenheit anklagt.

Tiefe Störungen in den motorischen und sensitiven Thätigkeiten des Gehirns begleiten ausserordentlich häufig diesen traurigen Seelenzustand, namentlich die allgemeine Paralyse der Bewegung und oft auch der Empfindung, so z. B. dass solche Kranke oft ohne alle Perception die tiefsten und ausgebreitetsten Verbrennungen erleiden können. Die Ernährung kann dabei oft längere Zeit unbeeinträchtigt sein, so dass die Kranken fett bleiben, mit gefrässigem Appetit essen etc.; auch der Schlaf ist oft wohlerhalten, fest und lang.

Der einzige, für diese Zustände mögliche Ausgang ist der Tod. Die Kranken erliegen zuweilen den apoplectiformen Anfällen, welche im Verlauf der allgemeinen Paralyse vorkommen, oder den wässrigen Ergüssen im Gehirn, der Atrophie desselben etc. oder anderweitigen chronischen oder acuten Krankheiten, Pneumonie, Lungenbrand, Tuberculose, Darmcatarrh. Einzelne sterben bei Mangel an genauer Aufsicht, an den Folgen einer Urinstagnation in der Blase oder der Fäcesanhäufung im Darm, oder an Unglücksfällen, Verbrennungen, Ersticken durch grosse Bissen u. dgl.

In der hier geschilderten extremen Weise endigt sowohl die senile Geistesschwäche, als manche ihr sehr analoge Zustände in früheren Lebensaltern, welche auch auf Gehirnatrophie, zum Theil mit Arteriendegeneration, zum Theil ohne solche beruhen. Diese traurigen Fälle eines primären, ganz langsam beginnenden, progressiven, oft bis zu gänzlicher geistiger Vernichtung gehenden Blödsinns im besten Mannesalter kommen in niederen und höheren Ständen vor, im letzteren Falle zuweilen bei bedeutenden Menschen, nach geistiger und körperlicher Ueberanstrengung und Ueberreizung. Der Beginn dieser Zustände ist oft äusserst schwer von der geistigen Mattigkeit, Zerstreutheit, Apathie zu unterscheiden, die aus einfacher Anämie entstehen können; leichtes Einschlafen der Extremitäten, Andeutungen von Muskelzuckungen können auch in letzteren Fällen vorhanden sein. Oft gibt erst die längere Beobachtung Aufschluss und die Behandlung muss vorsichtig stärkend, unter Entfernthaltung alles Reizenden sein. — Die Fälle, wo ein primärer psychischer Schwächezustand längere Zeit einem apoplectischen Anfall oder der Encephalitis vorausgeht, dürften doch meistens auf Erkrankung der Gehirn-Arterien beruhen.

VIERTES CAPITEL.

Idiotismus und Cretinismus.

§. 155.

Unter der Bezeichnung des Idiotismus werden die Zustände begriffen, wo von Geburt oder von früher Jugend an geistige Schwäche besteht und damit die psychische Entwicklung gehemmt oder doch gehindert wird; die betreffenden Individuen bleiben mehr oder weniger weit unter dem gewöhnlichen Durchschnittsmasse von Intelligenz zurück und können die ihrem Alter und ihren Lebensverhältnissen entsprechende Bildung und Erziehung nicht erreichen.

So allgemein dieser Begriff des Idiotismus feststeht, so wenig stimmt man in der Bedeutung überein, die der ursprünglich populäre Ausdruck „Cretinismus" in der Wissenschaft haben soll. Meistens heisst man Cretinen eine besondere Art von Idioten, nemlich diejenigen, welche eine erhebliche körperliche Missstaltung zeigen, und in diesem Sinne soll das Wort auch hier gebraucht werden. Diese Missstaltung muss zwar keineswegs immer eine und dieselbe, specifische sein; doch gibt es eine, bei weitem häufigste und bei weitem am besten bekannte, überall ziemlich übereinstimmend und charakteristisch erscheinende Art derselben, welche sich in verschiedenen Gegenden der Erde, namentlich in manchen Gebirgsgegenden als verbreitete local bedingte Krankheit findet; diese Form, für die auch das Wort zuerst gebraucht wurde und deren Prototyp der alpine Cretinismus ist, kann im engeren Sinne als Cretinismus bezeichnet werden; dieselbe wird unten beschrieben werden. Diese Form ist immer endemisch, einzelne Fälle der sporadischen Idiotie können sich aber in Bezug auf die Art der körperlichen Missbildung ihr mehr oder weniger nähern.

Innerhalb aller möglichen Formen des Idiotismus kann man, vom Standpunkt der geistigen Entwicklung aus betrachtet, mehre Grade des Leidens unterscheiden. Es ist unzweckmässig, viele solche fein von einander abzugrenzende Grade und Abstufungen aufzustellen; am besten unterscheidet man zunächst einfach: die schwereren Fälle geistiger Nullität — Blödsinn, Fatuität, und die leichteren Fälle blosser geistiger Schwäche — Schwachsinn, Imbecillität (ihre näheren Merkmale s. später). — Bei den Cretinen geht (im Allgemeinen und im Grossen betrachtet) der Grad der geistigen Störung mit der körperlichen Missstaltung so ziem-

lich parallel; man trifft daher hier in der Regel beide Verhältnisse
zugleich und richtig, indem man Cretinen und Halbcretinen unterscheidet; die letzteren Zustände verlaufen sich dann durch ausserordentlich viele Mittelstufen ohne alle Grenze unmerklich ins
Gesunde.

Nach dem Gesagten ist jeder Cretin ein Idiot, aber nicht jeder Idiot
ein Cretin; Idiotismus ist der weitere Begriff, Cretinismus eine besondere
Art von jenem. Diese Fassung der Begriffe ist gegenwärtig, wenn nicht
allgemein, doch am häufigsten angenommen; Einzelne bezeichnen noch
mit Cretinismus den höchsten Grad des angebornen Blödsinns; nur verwirrend sind Auffassungen, wie sich solche z. B. in dem neuesten Auf-
satze von Guggenbühl (Ztschr. der K. K. Ges. der Aerzte zu Wien.
1860. p. 87) finden: „Als geistesschwach und demnach als Candidaten
zum Cretinismus (!) müssen solche Kinder betrachtet werden, welche
weder in der Familie noch in der Schule mit den gewöhnlichen Mitteln
und Wegen gebildet und unterrichtet werden können."

Bei der sporadisch vorkommenden Idiotie kann die Körperbildung
vollkommen normal sein; man findet hier und da sogar wirklich schöne
und wohl entwickelte Kinder mit den höchsten Graden von Blödsinn.
In der Regel ist dies allerdings nicht der Fall, die körperliche Entwicklung ist doch beeinträchtigt, namentlich oft weit hinter dem Alter des
Individuums zurückgeblieben, die Formen sind, besonders am Kopf und
Gesicht, unvollkommen und unschön, aber niemals bei den sporadischen
Fällen findet sich in voller Ausbildung jene besondere, weitgreifende
Missstaltung des Körpers, wie im ausgeprägten endemischen (z. B. alpinen) Cretinismus, welcher eben wegen dieser verbreiteten Störungen in
mehren Organen (z. B. auch an der Schilddrüse) als ein Leiden der ganzen Constitution betrachtet wird. Der Versuch, jede qualitative Eigenthümlichkeit des endemischen und des nicht endemischen Idiotismus in
Abrede zu stellen, erscheint mir für jetzt nicht gerechtfertigt, wiewohl
er an Zillner einen Vertreter von Originalität und Sachkenntniss fand.

A. Der Idiotismus im Allgemeinen.

§. 156.

Der wesentliche Charakter aller idiotischen Zustände ist
Schwäche des Vorstellens, als der Grundseelenthätigkeit,
eine Schwäche, die in sehr vielen Fällen an allen Seiten des psychischen Lebens ganz gleichmässig erkennbar ist, während in anderen
dagegen einzelnen Seelenvorgängen, z. B. den Gemüthsbewegungen
noch eine grössere Regsamkeit gestattet ist, oder selbst einzelne
grössere Vorstellungskreise frei und einer ziemlichen Ausbildung
fähig geblieben sind (specielle Fertigkeiten, Talente einzelner Idioten).
— Dadurch, dass die Schwäche des Vorstellens selbst die wesentliche Störung ist, unterscheidet sich die Idiotie ganz von den psychischen Unvollkommenheiten, welche auf Sinnen-Mangel beruhen, wie die Taubstummheit. Dadurch, dass jene Schwäche in

einer frühen Lebenszeit eintritt, durch dieselbe also die psychische Entwicklung vernichtet oder doch sehr verzögert wird, unterscheidet sie sich von dem im späteren Leben erworbenen Blödsinn, wenn auch, wie dies in der That sehr oft der Fall ist, der Schwächezustand erst nach einem Anfangs normalen geistigen Zustand eintrat, oder selbst — was seltener vorkommt — durch ein vorausgegangenes Aufregungsstadium eingeleitet worden ist.

Es unterliegt keinem Zweifel, dass die Schwäche des Vorstellens, und damit die Hemmung der geistigen Entwicklung bei der Idiotie auf einer Gehirn-Anomalie beruht. Es ist dies im Allgemeinen noch viel mehr direct constatirbar und beweisbar, als bei den anderen psychischen Krankheiten: bei sehr vielen Idioten finden sich sehr beträchtliche pathologische Veränderungen am Gehirn oder seinen Hüllen, durchschnittlich viel beträchtlicher, als bei den psychischen Krankheiten im engeren Sinne (§. 159 ff.) und man kann im Allgemeinen, gestützt auf die grosse Mehrzahl der Fälle, sagen, dass jene mangelhafte geistige Entwicklung eben einer mangelhaften Gehirn-Entwicklung in der Kindheit als ihrer organischen Bedingung parallel gehe. — Indessen finden sich auch bei den Idioten nicht immer gröbere palpable Veränderungen am Gehirn oder seinen Hüllen und man ist durch mancherlei Thatsachen zu der Annahme gedrängt, dass es auch idiotische Zustände gibt, wo die Schwäche des Vorstellens nicht auf organischen Veränderungen, sondern ursprünglich bloss auf einer Functions-Anomalie des Gehirns beruht. Hierher dürften manche Fälle gehören, wo häufige epileptische Anfälle in sehr früher Kindheit oder wo sehr frühe begonnene Onanie eine frühe Erschöpfung der Gehirnthätigkeiten herbeiführten, andere, wo lange allgemeine Kränklichkeit eines Kindes mit der Ernährung aller Organe auch die des Gehirns, und damit auch seine richtige Functionirung herabsetzte, ferner Fälle, wo die geistige Entwicklung stehen bleibt aus Mangel an aller äusseren psychischen Anregung, bei äusserster Vernachlässigung und Verwahrlosung, Umgebensein von anderen Blödsinnigen etc., überhaupt durch sehr ungünstige Aussen-Verhältnisse, endlich einzelne Fälle, wo die geistige Entwicklung nicht zu Stande kommt, weil bei schwächlichen Kindern ein so excessiver Grad von Gemüthsreizbarkeit, von Scheue, Furcht, von leidenschaftlicher Aufregung bei jedem Versuche psychischer Einwirkung, selbst bei nur etwas lebhafteren Sinnes-Eindrücken besteht, dass es nicht zur Ausbildung der normalen Vorstellungs-Processe kommen kann; so wenig letztere Fälle ursprünglich zu den idiotischen Zuständen gehören, so treffen sie doch mit ihnen in der practisch wichtigsten, wenn gleich indirecten Folge, Hemmung der geistigen Entwicklung, überein. Alle diese Fälle bloss functioneller Gehirnstörung, welche im Anfang einen mehr scheinbaren Blödsinn constituiren, bilden übrigens die unendlich kleine Minderzahl gegenüber den Fällen mit organischer, anatomisch fixirter Grundlage dieser Seelenstörung.

Dagegen gehören die hier und da vorkommenden Fälle grosser, von frühester Jugend an bestehender Gemüthsstumpfheit oder Gemüthlosigkeit, welche sich als frühzeitige Verkehrtheit der Neigungen, oft als Rohheit, Bosheit, Grausamkeit u. dgl. äussern, durchaus nicht zur Idiotie, wenn sie gleich in gewissem Sinne einen psychischen Defect constituiren und wenn man gleich hier zuweilen von moralischer Idiotie, Gemüthsverkrüpplung u. dgl. spricht; diese Zustände können neben guten wie neben schlechten Anlagen sich finden und sind nicht nothwendig mit Entwicklungshemmung der geistigen Thätigkeiten verbunden.

§. 157.

Die Ursachen der verschiedenen Gehirn-Erkrankungen, welche die organische Grundlage der idiotischen Zustände bilden, stimmen zwar in vielen Beziehungen mit den Ursachen der sonstigen psychischen Krankheiten überein (vgl. das 2te Buch); doch kommt hier auch manches Eigenthümliche und Besondere vor.

Offenbar treffen in vielen Fällen mächtige Ursachen von den Erzeugern her schon den Keim des sich entwickelnden Wesens, das später ein Idiot werden wird. Wir sehen in Familien, wo Epilepsie, Geisteskrankheiten, paralytische Affectionen, Taubstummheit häufig sind, auch Idiotie häufiger vorkommen; wir sehen diese öfters nur als eine Theil-Erscheinung, als ein Fragment einer allgemeinen Verschlechterung einer Raçe, so dass unter einer Reihe von Geschwistern einzelne Idioten neben anderen körperlich unvortheilhaft entwickelten, hässlichen, sehr klein bleibenden, sterilen Individuen sich finden. Zu derartigen Degenerationen kommt es besonders bei Mangel an Kreuzung, stetem Heirathen in naher Verwandtschaft, aber auch bei höherem Alter oder noch halbreifer Jugend der Eltern und bei Trunksucht derselben. Zuweilen tragen alle Kinder einer solchen Ehe den deutlichen Stempel der Idiotie oder einer anderen Form von Entartung an sich, ja diese lässt sich in einzelnen Fällen als eine vom ersten bis letzten Kind zunehmende erkennen, so dass z. B. erst das letzte oder die beiden letzten ganz blödsinnig, die früheren im Wachsthum zurückgeblieben, hysterisch, nervös, gemüthsverkehrt, epileptisch, taubstumm sind. Anderemale kommen dazwischen ganz normale Individuen vor, ohne dass desshalb die Auffassung der Idiotie als einer Raçendegeneration in der betreffenden Familie unrichtig zu sein braucht; zur Zeit der Conception der verschiedenen Kinder können ja bei wechselndem Gesundheitszustande der Erzeuger die constanten (auf Degeneration hinwirkenden) Ursachen bald gesteigert, bald beträchtlich contrebalancirt gewesen sein.

Die flache Auffassung, die neuestens gelehrt wird, dass Geisteskrankheit, Trunksucht etc. der Eltern nicht sowohl auf den Keim, sondern dadurch auf Entstehung der Idiotie wirken sollen, dass unter solchen Verhältnissen Pflege und Erziehung der Kinder vernachlässigt werden müssen, widerlegt sich leicht aus den Beobachtungen über die Idiotie in den höheren und höchsten Ständen. Ueberhaupt führt das hypercritische Anzweifeln der hereditären Anlagen auch hier nur vom Wege der Wahrheit ab (vgl. p. 158—160) und die Heredität ist in demselben weiteren Sinne zu nehmen wie bei den anderen psychischen Krankheiten (p. 157). In einem Falle meiner Beobachtung litt der Vater des in schwerster Weise idiotischen Knaben an den heftigsten periodischen Kopfschmerzen, über denen er zeitweise die Besinnung verlor; auch den Brüdern des Vaters sind die häufigen Kopfschmerzen eigen (vgl. p. 157). In einem anderen Falle meiner Beobachtung zeigte der Vater eines ebenso blödsinnigen Knaben habituell etwas Aufgeregtes, wie stets Angetrunkenes; der Bruder dieses Vaters war völlig blödsinnig.

Eine andere, aber wenig gekannte Reihe von Ursachen wirkt während der Fötal-Periode. In dieser Zeit kommen verschiedene Entwicklungsfehler und Erkrankungen des Gehirns und seiner Hüllen vor, zu denen hier und da äussere Beeinträchtigungen den Anstoss geben mögen, für die aber viel öfter kein directes mechanisches Moment sich finden lässt. Ein hoher Grad von Anämie der Mutter, Trinken derselben, heftiger Schrecken und Kummer während der Schwangerschaft scheinen nicht ohne Einfluss zu sein; bei der Geburt können in seltenen Fällen Beeinträchtigungen des Kopfes schädlich werden.

Bei weitem am häufigsten aber beginnen die Erkrankungen, welche zu Idiotie führen (auch die hereditär angelegten), erst nach der Geburt, von der ersten Lebenszeit bis ins 3—4te, ausnahmsweise bis ins 5—7te Jahr; sie beginnen und verlaufen theils acut, theils schleichend, chronisch, und bestehen in congestiven, in entzündlichen oder sonstigen anomalen Ernährungsprocessen, seltener in Blutextravasationen am Gehirn und seinen Häuten, sehr häufig in Knochenaffectionen am Schädel. Eine schlechte, unzweckmässige Pflege der kleinen Kinder, ein zu heisses Verhalten des Kopfes, eine comprimirende Kopfbedeckung, der Gebrauch von Opiaten, Verletzungen und Erschütterungen des Kopfes und andere dergleichen zufällige Schädlichkeiten,* anderweitige Kinderkrankhei-

---

* Vgl. Köstl, der endemische Cretinismus etc. Wien 1855. p. 95. „Im Brucker Kreis sind 48 notorische Fälle von Kindern bekannt, deren Blödsinn einem Fall von einer Anhöhe auf den Kopf zugeschrieben wird." In dieser Schrift finden sich eine Menge Beiträge zu demjenigen Theil der Aetiologie, der auf Unverstand der Eltern oder Pfleger, oder auf populären Vorurtheilen beruht.

ten, wie acute Exantheme, Erschöpfungen des kindlichen Organismus durch die verschiedensten Ursachen, hier und da Siphilis, * scheinen in dieser Zeit am meisten Einfluss auf die Entstehung jener Gehirnaffectionen auszuüben; der Einfluss einer früh entstandenen Epilepsie oder frühen Sexualreizes mit seinen weiteren Folgen, endlich der Einfluss einer totalen geistigen Vernachlässigung und des Umganges mit anderen blödsinnigen Kindern ist gleichfalls nicht gering anzuschlagen.

Endlich gibt es eine gewisse Reihe mächtiger, localer, an gewisse Oertlichkeiten geknüpfter Ursachen, die wir bis jetzt als miasmatische bezeichnen müssen, die eine spätere Zeit vielleicht in ihre einzelnen Momente zu zerlegen wissen wird. Sie liegen vorzugsweise dem, mehr im Grossen endemisch verbreiteten Cretinismus zu Grunde und werden insofern weiter unten nähere Besprechung finden; aber ganz analog scheinen auch beschränkter sich bildende Haus - und selbst Stubenmiasmen, bei Feuchtigkeit, dumpfer, ungenügend erneuter Luft, Unreinlichkeit wirken zu können, wo denn besonders der lange, anhaltende Aufenthalt der kleinen Kinder in solchen Räumen schädlich ist. Der „Cretinismus grosser Städte" unter den Bewohnern niedrig gelegener, überfüllter, dumpfer, kalter Räume ist gewiss zum Theil auf dieses miasmatische Moment zurückzuführen, wenn gleich hier noch so viele andere Schädlichkeiten mitwirken. Die miasmatischen Ursachen wirken weit mehr auf Entstehung von Schädel-Erkrankungen, als von Affectionen des Gehirns selbst oder seiner Häute; sie wirken zum Theil schon auf den Fötus, zum Theil erst auf das geborene Kind.

§. 158.

Da nun die sehr grosse Mehrzahl der Fälle von Idiotie auf palpabeln Anomalieen am Gehirn und seinen Hüllen beruht, so handelt es sich zunächst davon zu bestimmen, welche Anomalieen dies sind. Sind diese einmal gekannt, so würde es ferner das äusserste Interesse darbieten, diese einzelnen anatomischen Veränderungen nach ihrer Art, ihrem Sitze etc. mit den einzelnen

---

* Erlenmeier hat neulich den Fall eines idiotischen Kindes mitgetheilt, wo der Schädel viele Knochenauftreibungen zeigte und eine Jodcaliumcur Heilung bewirkt haben soll. — Der Fall von Guislain (Leç. or. II. p. 93), wo das während einer Mercurialcur (wegen Siphilis) erzeugte Kind eines kräftigen Mannes, dessen frühere und spätere Kinder ganz gesund waren, blödsinnig wurde, ist begreiflich nicht für den Einfluss der Siphilis beweisend, aber sonst von Interesse.

Arten der psychischen Defecte zu vergleichen. Man könnte hoffen, auf diesem Wege den Beziehungen gewisser Gehirnparthieen zu gewissen Seiten der Seelenvorgänge näher zu kommen und in practischer Beziehung zu den Elementen einer, so sehr wünschenswerthen anatomischen Diagnose während des Lebens zu gelangen. Indessen überzeugt man sich sehr bald, dass mit dem bisherigen Material zwar in der That einige, und zwar keineswegs unwichtige Resultate in den genannten Beziehungen zu erhalten sind (vgl. unten p. 385), aber der Haupttheil dieser Arbeit für jetzt noch nicht zu machen ist. Denn für eine grosse Menge der bis jetzt vorliegenden Fälle ist die psychologische Analyse so mangelhaft, die Mittheilungen über das Seelenleben sind, besonders bei frühzeitig gestorbenen idiotischen Kindern, so äusserst dürftig, die Gehirnbefunde oft so ungenau angegeben, namentlich aber sind so oft mehrfache Gehirn-Veränderungen vorhanden, dass man in theoretischer Beziehung für jetzt auf näher eingehende Deutungen verzichten * und sich mit Sammlung und einiger Ordnung des Materials begnügen, für die practisch-anatomische Diagnostik aber sich weit mehr an die Resultate der directen Untersuchung des Kopfes an die Aetiologie und an gewisse motorische Störungen, als an die specielle Gestaltung des psychischen Schwächezustandes halten muss.

Im Allgemeinen findet man als organische Grundlagen der Idiotie am Gehirn nicht leicht frische, noch im Fortschritt begriffene Krankheits-Processe, sondern entweder wirkliche Bildungshemmungen, oder Folgezustände und Residuen früherer Krankheitsprocesse; wie bemerkt, können beide schon im Fötalzustande oder nach der Geburt, vom ersten bis ins 5. und 6. Lebensjahr, und in einzelnen Fällen selbst noch später entstanden sein. Im Besonderen muss man unterscheiden zwischen Anomalieen, welche ursprünglich und primär schon das Gehirn betrafen, und solchen, wo sich zuerst eine Schädelanomalie bildete und durch diese erst die richtige Entwicklung und Gestaltung des Gehirns beeinträchtigt wurde. Man kann hierüber allerdings in manchen vorkommenden Fällen zweifelhaft bleiben, aber es lässt sich erwarten, dass die Merkmale für diesen Unterschied allmählig immer bestimmter und sicherer werden und er ist, als ein gerade den Grundprocess treffender, jedenfalls so weit als möglich festzuhalten. In der folgenden Aufzählung der erfahrungsgemäss bei den Idioten vorkommenden Anomalieen wird dieser Unterschied so weit als möglich berücksichtigt.

---

* Erst von den Idiotenanstalten sind in dieser Beziehung allmählig Resultate zu erwarten, wie man auch über Geisteskrankheiten richtige Aufschlüsse erst aus den Irrenanstalten bekam.

§. 159.

Obenan unter diesen Anomalieen steht die Gehirnarmuth in ihren verschiedenen Modificationen. — Die abnorme Kleinheit des ganzen Gehirns (meist überwiegend ausgesprochen an den Windungen), mit Microcephalie, ist zu betrachten als ein Stillstand des Wachsthums, welcher theils im Gehirn selbst, theils im Schädel begründet sein kann. Letzterer Fall scheint der häufigere und es ist vorzüglich die frühzeitige Verknöcherung des ganzen Schädels, welche das Gehirn beengt und seiner normalen Ausdehnung entgegensteht. Eine sehr frühzeitige, mitunter schon bei der Geburt fertige Verschliessung der Fontanellen, eine sehr frühe Verschmelzung sehr vieler Schädelnähte hemmen jenes rasche Wachsthum in den ersten Lebenszeiten, wodurch sich gerade das Gehirn des Menschen vor dem aller Thiere auszeichnet (die lange offenen Fontanellen kommen keiner Thierspecies zu), und haben diese schädliche Wirkung auf die Gehirn-Entwicklung um so mehr, je weniger durch Ausdehnung anderer Stellen eine Compensation zu Stande kommt. — Bei der anderen, etwas selteneren Reihe von Microcephalen sind sämtliche Schädelnähte bis ins erwachsene Alter wohl erhalten (wobei der Schädel wohl proportionirt oder asymmetrisch sein kann) und die Bedingungen der mangelhaften Entwicklung des Gehirns müssen in diesem Organ selbst gelegen gewesen sein, oder es ist der Schädel eben mit dem Gehirn klein geblieben, er hat unter der gleichen mangelhaften Bildung gelitten, wie letzteres. — Das Gehirn selbst kann in beiden Reihen von Fällen einfach verkleinert, ein Miniatur-Hirn ohne weitere Anomalieen oder Defecte und mit richtiger Proportion seiner einzelnen Theile sein; öfter bestehen dabei noch weitere Veränderungen, namentlich Gehirnsclerose, Hydrocephalus, ungleiche Grösse der Hemisphären, sonstige Asymmetrieen etc.

Bei manchen Microcephalen ist das Gehirn noch viel kleiner, als der Schädel von aussen erwarten lässt, wegen einer zuweilen enormen Verdickung der Kopfknochen und wegen des zuweilen auch in diesen kleinen Köpfen sehr bedeutenden Hydrocephalus.

Baillarger (Acad. de méd. 29. Jul. 1856) hat Fälle beigebracht, wo die Fontanellen schon bei der Geburt jedenfalls zu grösstem Theile geschlossen waren, Cruveilhier einen Fall, wo im 18. Monate des Lebens schon Synostose sämtlicher Schädelnähte bestand; Fälle, wo im 3.—4. Lebensjahre schon sehr viele Nähte verschmolzen sind, sind nicht selten. Microcephale Schädel mit noch erhaltenen sämtlichen Nähten hat u. A. Virchow (Gesamm. Abhandl. Frankf. 1856. p. 905) beschrieben. Ich selbst habe neulich den Schädel eines in Mariaberg verstorbenen 19jährigen Mädchens untersucht, welches etwa die Grösse von 10—12 Jahren gehabt hatte, epileptisch und im äussersten Grade blödsinnig (un-

unterbrochener tiefer Traumzustand, völlige Sprachlosigkeit, Unfähigkeit zu gehen oder zu stehen) gewesen war. Der sehr kleine, stark brachycephale, durchaus etwas nach rechts und vorn verschobene Schädel zeigt sämtliche Nähte, selbst die Sutura frontalis vollkommen wohlerhalten, ohne Spur von Verwachsung. — Ein anderer, aus der Anstalt in Winterbach mir mitgetheilter Schädel eines im 21. Lebensjahr gestorbenen blödsinnigen Mädchens (Gehirngewicht 36 Loth würt., Verkürzung der linken Grosshirnhemisphäre) erreicht nicht die gewöhnliche Grösse des Schädels eines 7jährigen Kindes, zeigt aber sonst keine auffallend abnorme Form, nur mässige Asymmetrie; die Sutura frontalis ist nicht mehr vorhanden, die Pfeilnaht nach vorn unvollständig, nach hinten ganz verwachsen, sämtliche übrige Nähte aber wohl erhalten.

Ueber einen merkwürdigen Fall von Miniatur-Hirn, den Baillarger und Gratiolet untersuchten, s. Acad. de méd. 26. Mai 1857. Das Gehirn war von einem weiblichen Aztekenkinde (p. 385), war vollkommen wohl gestaltet (parfait dans sa forme) und ohne Spur von Hydrocephalus, aber in der Entwicklung so zurückgeblieben, dass es dem Gehirn eines 7—8 monatlichen Fötus glich.

Zur allgemeinen Gehirnarmuth ist auch noch der Fall einer ungewöhnlichen Einfachheit der Windungen auch bei mittlerem Gehirnvolum zu rechnen, insofern dabei jedenfalls die Gehirnoberfläche erheblich verkleinert wird.

Sehr häufig finden sich bei Idioten Gehirne mit partieller Verkleinerung oder mit einzelnen Defecten. Hierher gehören folgende Hauptfälle. — Sehr oft kommt bei den Grosshirn-Hemisphären eine mangelhafte Entwicklung einzelner Parthieen vor, am häufigsten der vorderen Lappen (bei der so oft vorkommenden Verkürzung des Schädelgrundes ergibt sich Verkürzung der ganzen Grosshirn-Hemisphären, aber an den vorderen Lappen ist dieselbe meistens überwiegend ausgesprochen), öfters mit auffallender Verkümmerung der Riechkolben, zuweilen auch der hinteren Lappen, wo dann das Cerebellum nicht so weit als gewöhnlich, oder gar nicht vollständig vom Gross-Hirn bedeckt wird; dabei können die mangelhaft entwickelten Theile wenige, aber mittelgrosse, oder sehr kleine, wie geschrumpfte oder wie auf frühem kindlichem Zustand verbliebene Windungen zeigen.* — Die ungleiche Grösse beider Gehirnhälften, namentlich beider Hemisphären des Gross-Hirns wird man kaum jemals als Hypertrophie der einen grösseren, sondern als Atrophie der anderen Hälfte aufzufassen haben und diese anomale

---

* Letzteren Zustand, in mässigem Grade, symmetrisch die Spitze beider Hinterlappen einnehmend, fand ich neuestens bei einem 23jährigen Individuum, das nicht blödsinnig gewesen war, vielmehr mittlere Intelligenz gezeigt, gerne und viel gelesen, aber gar keinen Geschlechtstrieb gezeigt hatte (es war dies zur Sprache gekommen, da der Kranke diabetisch war). Das grosse Gehirn bedeckte kaum das Cerebellum vollständig, ohne über dieses hinauszuragen.

Kleinheit kann auch durch Schädeldifformität (einseitige Stenose), oder durch originäre mangelhafte Entwicklung, oder durch ein Stehenbleiben und Schrumpfen in Folge von encephalitischen, apoplectischen u. dgl. Vorgängen, wovon zuweilen noch spät deutliche Spuren (braune, gelbe Stellen, kleine Gewebslücken u. dgl.) sich finden, entstanden sein. Es kommen hier alle Grade vor, von der leichtesten Verkürzung bis zu dem Zustande, wo eine ganze Hemisphäre fast total geschwunden und in ein mit Serum gefülltes Maschenwerk verwandelt ist; auch bei mässigen Graden ist oft die Substanz der kleineren Hemisphäre verändert, zäh, derb (sclerosirt), der Seitenventrikel erweitert, das Ependym verdichtet etc.; die Asymmetrie setzt sich sehr häufig auf Cerebellum, Pons und Medulla oblongata fort, namentlich nimmt das Cerebellum öfters an der Atrophie Antheil, bei den Atrophieen aus Schädelverkürzung wie es scheint gleichseitig, sonst gekreuzt;[*] öfters bestehen Atrophie, Parese, Krämpfe der entgegengesetzten Körperhälfte (die in neuerer Zeit als „halbseitige Atrophie" vielfach beschriebenen, keineswegs immer mit Blödsinn verbundenen Zustände). — Weniger Beachtung hat bis jetzt die Verkümmerung an der Medulla oblongata und die ungleiche Grösse und Asymmetrie vieler Basilartheile bei den Idioten gefunden; sie werden aber um so wichtiger erscheinen, je mehr durch die Untersuchungen der letzten Zeit[**] der knöcherne Schädelgrund als Ausgangspunkt der Störung in vielen Fällen erkannt worden ist.

Bei dem oben erwähnten microcephalen Mädchen aus Mariaberg fand ich an der Brücke und Medulla oblongata folgende Veränderungen. Die Pyramiden beider Seiten sind gleich, die linke Olive ist etwas kürzer und besonders in ihrem untern Theil kürzer als die rechte; der linke Processus cerebelli ad pontem ist schwächer, schmaler und an seinem vorderen Rande nach der Seite hin wie eingebogen; an der linken Brückenhälfte ist das schiefe Faserband (ruban fibreux Foville's, nach diesem vom Corpus restiforme herkommend) viel prononcirter, an seinem untern Rande durch eine tiefe Rinne von den mehr querlaufenden Brückenfasern geschieden; im 4. Ventrikel ist das Tuberculum cinereum an der Spitze des Calamus links weniger entwickelt als rechts; die linke Klein-Hirnhemisphäre schmaler, aber etwas höher als die rechte. — In der Schrift von Demme, über ungleiche Grösse beider Hirnhälften. Würzb. 1831, finden sich manche ähnliche Beispiele von Ungleichheit beider Brückenhälften, beider Seiten des verlängerten Markes, beider Oliven. Derselbe Zustand wurde von Valentin an einem blödsinnigen

---

* Vgl. Virchow, Entwicklung des Schädelgrundes. Berl. 1857. p. 114.
** Virchow hat besonders in der Arbeit über die Physionomie der Cretinen (Würzb. Verhandl. 1855 u. 56) darauf aufmerksam gemacht, dass durch die sphenobasilare Synostose leicht Abweichungen in der Bildung der Brücke, der Medulla und des 4. Ventrikels entstehen können. S. unten.

Kinde vom Abendberg beobachtet; ebenso Anomalieen an Pyramiden und
Oliven in einem Fall der sardinischen Commission (Rapport etc. p. 204 ff.). —
Auch das gesamte Rückenmark scheint bei einzelnen Cretinen atrophisch zu sein (Fall von Eulenberg und Marfels; Nièpce, 9. Section); ein wichtiger Gegenstand fernerer Untersuchungen, besonders bei
paralytischen, mit Convulsionen u. dgl. behafteten Individuen. — Offen-
sein des Spinalcanals wurde auch schon neben Hydrocephalus wahrgenommen.

Unter dem Namen Porencephalie hat Heschl* solche
Gehirndefecte beschrieben, wo ein grösseres Stück der Windungen
und des Centrum semiovale fehlt, so dass man meist durch die
Lücke frei in den Ventrikel hineinsieht; jene wird von reichlichem
Serum eingenommen, das in einer Blase oder einem Maschenwerke
der inneren Gehirnhäute enthalten ist; zuweilen ist der Schädel
an der betreffenden Stelle blasig vorgetrieben.

Die Porencephalie scheint nicht auf wirklicher Bildungshemmung des
fehlenden Gehirntheils zu beruhen, sondern aus einer fötalen Krankheit, die
denselben sehr frühe zerstörte, hervorgegangen zu sein. — In fast allen
Fällen dieser Art scheint Idiotie mit mehr oder weniger Paralyse und
Contractur auf der entgegengesetzten Körperhälfte zu bestehen; in derartigen Fällen könnte besonders bei einseitiger partieller Vorbauchung
am Schädel speciell dieser Zustand vermuthet werden (Heschl). Neuestens hat übrigens Tüngel (Clin. Mittheil. Hamburg. 1860. p. 65) einen
Fall publicirt, der hieher gehören dürfte, wo der 47jährige Mann zwar
an Verwirrtheit und Geistesschwäche gelitten hatte, aber weder gelähmt
noch eigentlich idiotisch gewesen war.

Als weitere, seltenere Befunde bei Idioten wurden endlich
allerlei sonstige, mehr vereinzelte Gehirndefecte, Mangel oder ungewöhnliche Kleinheit in den verschiedensten Gebilden des Organs
gefunden und kaum dürfte es einen Gehirntheil geben, den man
nicht schon einmal ganz fehlend oder in rudimentärem Zustand
wahrgenommen hätte. So gibt es Beispiele von Fehlen des ganzen Cerebellum,** von mangelnder Zirbeldrüse,*** von Defecten
des Fornix (Nièpce in mehren seiner Cretinen-Sectionen), von ein-
oder beiderseitig gering entwickelten Oliven, Pedunculis, Corpora mamillaria, Thalamus und Corpus striatum, von verkümmer-
tem Chiasma, mangelnden Hörstreifen (Valentin), endlich von

---

* Prager Vierteljahrsschr. Bd. 61. 1859. p. 59. Ein selbstbeobachteter und
10 weitere Fälle.
** Den berühmten Fall Cruveilhiers, Anat. path. livr. 15. Pl. 5. 11jäh-
riges idiotisches Mädchen.
*** Schnepff (Soc. de Biologie. Gazette med. 1850. p. 894): das Gehirn war
angeblich sonst normal, die Zirbel fehlte, an ihrer Stelle fanden sich 2 harte
steinige Concremente; 29jährige, von Geburt an in mässigem Grade schwachsinnige Person.

mangelndem oder rudimentärem Balken des Gehirns, wovon bis jetzt circa ein Dutzend Fälle, zum Theil von bedeutendem Interesse, vorliegen.

Unter diesen Fällen von Defect des Balkens fand sich bei einigen tiefer Blödsinn; es scheinen dies lauter solche zu sein, wo das Gehirn ausserdem noch vielfache Defecte oder Anomalieen darbot. Hierher gehören der Fall von Bianchi (1748; citirt bei Förg): 7jähriges, im äussersten Grade blödsinniges Kind; vollständiger Mangel des Balkens, beide Hemisphären ganz, auch die Thalami und corpora striata zu einer Masse verschmolzen, die Zirbel fehlt, von der Pons nur eine Spur, keine von den Pyramiden und Oliven; der Fall von Förg (die Bedeutung des Balkens etc. München 1855): 17jähriges, im höchsten Grade idiotisches, zugleich körperlich verkrüppeltes Mädchen; es fehlt der mittlere, freie Theil des Balkens ganz, ebenso das Septum, das Mittelstück des Fornix, die vordere und die weiche Commissur, vom Gyrus fornicatus ist nur ein Rudiment vorhanden, die Insel ganz verkümmert, sämtliche Windungen abnorm gruppirt, viele ganz fehlend, die Lappen des Klein-Hirns asymmetrisch; Hydrocephalus. Weiter der Fall von Chatto (Lond. med. Gaz. Vol. I. 1845): 1jähriges Kind, bei dem alle Seelenäusserungen, und auch die Sinnesperceptionen gefehlt zu haben scheinen; Balken, Septum und Fornix fehlen, bis auf zwei kleine, einige Linien breite Leistchen des Balkens, welche vorn an jeder Hemisphäre hängen; Hydrocephalus. — Auch in mehren der 9 Sectionen von Nièpce (Traité du goître etc. Par. 1851. I. p. 25. II. p. 111 ff.) von endemischem Cretinismus wird eine auffallende Dünnheit oder schwache Entwicklung des Balkens neben anderen Gehirnfehlern angegeben.

Dagegen gibt es eine Reihe anderer Fälle, wo kein tiefer Blödsinn, sondern nur eine mässige geistige Schwäche bestand, ja wo selbst diese fehlte. Fall von Reil (Arch. f. Physiol. Bd. 11. 1812. p. 341): 30jährige Weibsperson, stumpfsinnig, doch fähig zum Botengehen; der mittlere freie Theil des Balkens nebst Knie, Balkenwulst und Septum fehlen vollständig, das übrige Gehirn schoint normal gewesen zu sein; Fall von Solly (The human brain. Lond. 1826. p. 433): 17jähriger, immer geistesschwacher Knabe, der aber gerne religiöse Bücher las, gutgelaunt, willig, kindisch, schläfrig, geneigt zum Stolpern und Fallen; ausser dem Mangel des Balkens fand sich noch eine Cyste im Gehirn; Fall von Paget (Med. Chir. transact. Vol. 29. 1846. p. 55): 21jähriges Mädchen, geistig und gemüthlich durch nichts sehr auffallend, kindliches Benehmen, sehr gutes Gedächtniss, rasches, der Ueberlegung und Vorsicht ermangelndes Handeln, scharfe, abrupte Sprechweise; vom Balken findet sich nur ein Rudiment, ein schmales Querband, Septum und mittlerer Theil des Fornix fehlen; Fall von Mitchell Henry (Med. Chir. transact. Vol. 31. 1848. p. 239): 15jähriger, artiger, aber im Lernen sehr langsamer Knabe, schwerfällig, schläfrig, sehr bestürzt bei schneller Anrede; das Gehirn normal, statt des Balkens nur ein 1½ Zoll breites Querband, Septum und mittlerer, vorderer Theil des Fornix fehlen; Fall aus der Wiener Irrenanstalt (Bericht, 1858. p. 189): 25jähriger Mann, seit seinem 20. Jahre nach Schrecken epileptisch und dann allmählig blödsinnig geworden; der Balken fehlt, die vordere Commissur unvollständig, Hydrocephalus.

§. 160.

Zu den häufigsten Befunden im Gehirn der Idioten gehört der chronische Hydrocephalus, angeboren oder in früher Jugend entstanden, von den mässigsten bis zu sehr hohen Graden, oft begleitet von auffallender Verdickung des Ependyms der Ventrikel. In vielen Fällen scheint eben dieser Hydrocephalus das primäre und Hauptleiden zu bilden und es ist dies wohl besonders für die Fälle mit verzögerter Ossification am Kopfe, Dünnbleiben der Knochen, beträchtlicher oder nur mässiger Schädelvergrösserung (Macrocephalie) anzunehmen. Dagegen ist in vielen anderen Fällen der vermehrte Serumgehalt im Schädel der Idioten offenbar secundär, eine Folge von Bildungshemmungen, von Atrophie einzelner Theile, kurz von Gehirndefecten (Hydrops ex vacuo) oder doch eine mehr accidentelle Complication mannigfaltiger Gehirnmissbildungen; ein überzeugendes Beispiel hiefür bietet der einseitige Hydrocephalus bei der Atrophie einer Gehirnhälfte. In allen diesen Fällen kann der Schädel den gewöhnlichen Umfang bieten oder selbst (nicht selten), wie schon oben bemerkt, beträchtlich verkleinert sein; das Volum des Gehirns wird bei jeder, einigermassen erheblichen Hydrocephalie als vermindert und sehr oft das vorhandene als weniger functionsfähig gedacht werden müssen.

Seltenere und sehr interessante Kopfformen gehen aus partieller Hydrocephalie, aus starker Erweiterung des Seitenventrikels nur an einer Stelle (z. B. am Unterhorn, aber auch mehr oben und in der Mitte) hervor. Erfolgt diese zu einer Zeit, wo der Schädel zum Theil noch aus der häutigen Grundlage der Deckknochen besteht, so bilden sich in Folge der Hervordrängung der entsprechenden Gehirntheile symmetrische vorgebauchte, blasig vorgetriebene Stellen am Schädel. Vgl. Willigk, Prager Vierteljahrsschr. Bd. 50. 1855. p. 30.; Lambl, vgl. p. 369. — Sehr merkwürdig ist der seltene Befund eines 5ten Ventrikels innerhalb der Oliven des Klein-Hirns (ventric. ciliaris, normal im Vogelgehirn), von Valentin und von Niepce beobachtet; in dem ersteren Falle (vom Abendberg) war der Ventrikel 1—1½ Zoll lang. — Die Idioten mit sehr beträchtlicher hydrocephalischer Vergrösserung des Schädels bleiben gewöhnlich sehr klein und in ihrer ganzen Entwicklung sehr zurück, so dass sie z. B. im 16. Jahre wie 5—6jährige Kinder aussehen; doch ist dies nicht immer und nothwendig der Fall; ich kenne selbst Fälle von ziemlich bedeutender Hydrocephalie mit gutgebildetem Körper und hübschen Zügen; es wird eine interessante Aufgabe der Zukunft sein, dem Grund solcher Differenzen nachzuforschen.

Encephalitische Processe von verschiedener Ausdehnung, bald völlig heerdartig, bald mehr diffus, und mit verschiedenem Ausgang, namentlich aber mit consecutiver Hirnsclerose und Atrophie der betreffenden Stellen, bilden in vielen Fällen von Idiotie den Hauptbefund. Sie kommen schon im Fötusalter,

oft ferner in den ersten Monaten, in der Dentitions-Periode
und später bis zum 4.—5. Lebensjahre vor, sind an der spät
zur Obduction gekommenen Leiche oft kaum noch in ihren
Residuen zu erkennen und die atrophischen Stellen (zuweilen
eine ganze Hemisphäre) alsdann hauptsächlich durch narbige
oder sonstige Verdichtung, durch Pigmentreste etc. von einfach
in der Entwicklung zurückgebliebenen Gebilden zu unterscheiden.
Der Blödsinn ist hier sehr gewöhnlich von einer halbseitigen motorischen Affection (Parese, Contractur) und oft von Epilepsie begleitet. — Auch jene ganz diffuse Wucherung der Bindesubstanz
des Gehirns, welche noch in weiterem Sinne zur chronischen Encephalitis gerechnet werden kann und welche sich oft bei den blöd-
sinnig-paralytischen Zuständen der Erwachsenen findet, ist schon
in einzelnen exquisiten Beispielen bei Idioten constatirt worden.

Ein hübscher Fall hievon, von Robin microscopisch untersucht, ist
von Isambert (Soc. de Biologie. Compt. rend. et mém. II. 2. 1856. p. 9)
mitgetheilt: 2jähriger Idiot, die Ventrikel-Wandungen, die grossen Ganglien, Pons und Pedunculi sehr hart und fest, das Gewebe hier von
caoutchoucartiger Elasticität; in der weissen Substanz sind die Nervenröhren fast vollständig untergegangen und dafür eine grosse Menge
amorpher granulöser Substanz vorhanden, ausserdem findet sich neuge-
bildetes fasriges Bindegewebe.

In den sehr häufigen Fällen, wo uns berichtet wird, dass ein bis
dahin gesundes und gut entwickeltes Kind um die Zeit des Zahnens bis
zum 3. Lebensjahr einmal schnell fieberhaft erkrankte, von Convulsionen
(„Gichtern“), Delirium, einem leichteren soporösen Zustande befallen
wurde, dass bald wieder scheinbare Genesung eintrat, aber nun die
geistige Entwicklung stille stand, das schon begonnene Sprechen und
Gehen wieder aufgehoben wurde, wobei öfters die „Gichter“ bleibend,
als Epilepsie wiederkehren, — in diesen häufigen Fällen ist vorzüglich
an zwei Processe zu denken. Es sind dies gewöhnlich entweder Con-
gestiv-Zustände, auch leichtere entzündliche Processe an den Häuten,
welche mit synostosirenden Entzündungsvorgängen an den Schädelknochen
und mit der ganzen Entwicklung des kindlichen Gehirns zusammenhängen mögen und sehr oft seröse Ergüsse oder doch die Disposition zu langsamer Bildung eines Hydrocephalus zurücklassen. Oder aber es sind Encephaliten,
welche nach' Ablauf des acuten Stadiums (mit Gehirnschwellung etc.) die
Weiter-Entwicklung an den befallenen Stellen sistiren oder beeinträchtigen und öfter noch spät in ihren Folgen an der Leiche zu erkennen
sind; diese Processe sind da eher anzunehmen, wo etwas Halbseitiges,
Zurückbleiben einer Körperhälfte im Wachsthum, halbseitige Krämpfe,
Paralysen, Contracturen sich ausbilden. Als Beispiel der schwersten Formen dieser Art will ich folgenden Fall von Calmeil (Malad. inflammat.
du cerveau. Par. 1859. II. p. 411) anführen: Ein gesunder Knabe bekommt am Ende der Masern einen heftigen Krampfanfall mit langem
Coma, er geht aus diesem taub, blind und sprachlos hervor; nach 14
Tagen kehrt das Gehör zurück, nach einem Jahr lernt er einige Worte
sprechen, er bleibt aber blind, wird epileptisch und rechts hemiplegisch;
bis zum 13. Jahr tiefster Blödsinn, im 19. Jahr kann er einige Laute

articuliren, aber noch nicht selbst essen etc.; das rechte Bein ist schwach, der rechte Arm in Contractur. Tod im 22. Jahr. Die ganze rechte Körperhälfte magerer und kleiner, der Schädel klein, nicht difform, sehr dick; Oedem der Pia; die linke grosse Hemisphäre erheblich kleiner als die rechte. Der linke Hinterlappen besonders klein, seine Windungen so schmal wie Messerklingen, sehr fest, aussen hellgelb, innen mattweiss, der mittlere und vordere Lappen links auch kleiner als gewöhnlich; am rechten Hinterlappen auch einige Verkleinerung und geringe Sclerose, die Optici indurirt. Die Sclerose und Atrophie am Gehirn waren hier offenbar Folgen eines als Nachkrankheit der Masern aufgetretenen encephalitischen Processes.

Um vieles seltener als die bisher aufgeführten Zustände, findet sich bei den Idioten die Hirnhypertrophie, und ihre Unterscheidung von einem den Schädel ausdehnenden Hydrocephalus ist während des Lebens unmöglich, da ihr ebenso ein grosser Kopf und eine unvollständige Verknöcherung des Schädels zukommen können, wobei auch — was für manche Verhältnisse von Interesse ist — so wenig wie beim Hydrocephalus die Schädelbasis ausgedehnt wird, vielmehr kurz bleibt oder sich nur bis zum normalen Mittel entwickelt (Virchow).

Baillarger (Acad. de méd. 29. Jul. 1856) erwähnt den Fall eines 4jährigen Kindes, wo das Gehirn 1305 Gramm wog (also so viel und selbst noch mehr als bei manchen Erwachsenen), und einen andern Fall eines Kindes (Gazette hebdom 1859. Nro. 6. p. 93), wo der Körper 46 Pfund, das Gehirn 1160 Gramm wog; Bricquet, Delasiauve haben neuerlich analoge Fälle berichtet.

Eine auffallende und bis jetzt weniger beachtete Erscheinung ist der von vielen und verschiedenen Beobachtern (Stahl, Rösch, Nièpce 7. und 9. Section) im Gehirn einzelner Idioten bemerkte ungewöhnliche Reichthum an grauer Substanz (an den gewöhnlichen Stellen), so dass dieselbe nur die weisse überwog. Hier und da findet sich auch Neu-Bildung grauer Substanz an Orten, wo sich normal keine findet (von Virchow bei einem Epileptisch-Blödsinnigen, von mir einmal bei einem Epileptiker, über dessen geistige Beschaffenheit keine Nachricht vorlag, gefunden). Endlich wird aus einzelnen Sectionen von einer jedenfalls interessanten ungewöhnlichen Grösse der Hypophysis berichtet (Nièpce, Bergmann). Man wird hier mit Recht zweifeln, ob es sich von reiner Hypertrophie oder von einer gleichzeitig weiteren krankhaften Veränderung handelte; auf letzteres weisen Nièpce's 3te und 6te Section hin, wo sich zwei kleine Concremente (3te) und eine Höhle im Innern (6te) in der Hypophyse fanden (in andern Fällen gleichfalls von endemischem Cretinismus war die Hypophyse sehr klein). Auch von ungewöhnlicher Grösse der corpora quadrigemina (Thierähnlichkeit) liegen einzelne Beispiele vor (Nièpce's 2te Section).

§. 161.

Von der Betrachtung der Anomalieen des Gehirns selbst wenden wir uns zur Betrachtung der Schädel-Anomalieen. Solche kommen in ungemeiner Häufigkeit und Mannigfaltigkeit bei den Idioten vor; Einiges darüber ist schon oben, bei Erwähnung der Folgen fehlerhafter Gehirnbildung für die Schädelbildung erwähnt worden (p. 358); in der jetzt zu gebenden Uebersicht werden wir zum Theil hierauf zurückkommen müssen, vorzüglich aber die primären Schädelanomalieen, bei deren Erforschung die neueste Zeit so interessante Thatsachen gewonnen hat, zu betrachten haben.

Es liegt ausser den Grenzen dieser Schrift, alle Detailuntersuchungen über diesen Gegenstand vorzuführen; dem Leser, der sich für denselben interessirt, muss dringend das Studium der Originalarbeiten, namentlich aber die Betrachtung vieler solcher pathologischer Schädel selbst, deren sich in allen Cabineten finden, empfohlen werden. Vgl. Malacarne, in P. Frank, delectus opusc. med. Vol. VI. lic. 1789. p. 241. Ackermann, Ueber die Cretinen etc. Gotha 1790. J. und E. Wenzel, Ueber den Cretinismus. Wien 1802. Stahl, Neue Beiträge etc. Erlangen 1848. 2te Aufl. 1851. Clinische Studien etc. Ztschr. f. Psych. XI. 1854. p. 545. ibid. XVI. 1859. p. 1. Virchow, Würzb. Verhandl. 1851. 1852. 1855. 1856. und Gesammelte Abhandl. Frankf. 1856. p. 891. Untersuchungen über die Entwicklung des Schädelgrundes. Berl. 1857. Ueber Knochen-Wachsthum und Schädelformen. Sein Archiv XIII. 1858. p. 323. Lucä, Zur Architectur des Menschenschädels. Frankf. 1857. Gratiolet, mém. sur la microcéphalie. Journ. de physiol. IX. Janv. 1860. Lambl, Aus dem Franz-Joseph-Kinderspitale etc. Prag 1861.

Sehen wir ab von solchen Schädelveränderungen, die bis jetzt ein geringeres Interesse für die Deutung des Idiotismus haben, wie die häufige, aber in der Regel mehr partiale Verdünnung und die noch viel häufigere, meist mehr weniger allgemeine Verdickung der Schädelknochen, welche sich so oft auch als der einzige palpable Befund bei Epileptikern findet und deren Zusammenhang mit dieser Störung und auch mit der Idiotie für viele Fälle noch ganz unklar ist, — oder etwa noch von dem seltenen Falle der lange, selbst noch bis ins erwachsene Alter offengebliebenen Fontanellen * u. dgl., so haben wir es vorzüglich mit solchen Abweichungen in der Entwicklung und dem Wachsthum des Schädels zu thun, welche ihm anomale Formen geben. Man muss hier die Anomalieen des Schädeldaches und des Schädelgrundes gesondert betrachten.

Manche Abweichungen in der Bildung des Schädeldaches

---

* Stahl (Neue Beitr. p. 69) fand dies sogar bei einem 50jährigen Manne.

entstehen ursprünglich von primären Anomalieen in der Gehirnbildung; das Knochen-Wachsthum am Kopfe bleibt zurück mit
dem zurückbleibenden Gehirn-Wachsthum, es wird zurückgehalten
durch Kleinbleiben des ganzen Gehirns oder einzelner Gehirntheile,
durch asymmetrische Gehirnbildung u. dgl. Hierher gehören viele
einfache Microcephalieen, vielleicht aber auch manche einseitige
Schädelstenosen aus Nahtverschliessung bei ungleicher Grösse beider Gehirnhälften, in welchem Falle also die Nahtverschliessung
nicht die Ursache der Missbildung ist, sondern nur den letzten
Abschluss der Veränderungen zu bilden scheint. Schon bei diesen,
von innen, vom Schädelinhalte her durch ungleichmässige Entwicklung des Gehirns begründeten Verengerungen bilden sich also öfters
die für die Fixirung dieser Verhältnisse so wichtigen Nahtsyno-
stosen; es entstehen von ihnen aus allgemeine Microcephalie oder
partielle oder allgemeine Erweiterungen des knöchernen Schädeldaches.

Aber offenbar in noch weit mehren Fällen sind die Abweichungen am Schädeldache unabhängig vom Inhalte, von der Gehirn-
Entwicklung, primär. Diese beruhen ganz vorzüglich auf einem
Angehaltenwerden des Knochenwachsthums, und dieses
wieder scheint öfters in einer einfachen Mangelhaftigkeit und Unvollkommenheit der Bildung von Knochensubstanz, vielleicht aus
constitutionellen, auf die Ernährung überhaupt ungünstig einwirkenden Gründen zu bestehen; namentlich aber und am häufigsten
ist es Folge eines idiopathischen krankhaften, wie es scheint entzündlichen Processes an den Nähten, von denen aus das normale
Knochen-Wachsthum am Schädeldache geschieht, welcher Process zu
Verschliessung dieser Nähte führt. So wie irgendwo eine Naht frühzeitig verschlossen wird, bildet sich an dieser Stelle eine Verengerung des Schädels, indem das Knochenwachsthum, das
von der Naht aus weiter gehen sollte, sistirt wird und zwar natürlich immer in einer auf die Naht selbst perpendiculären Richtung.
Diese Verengerung einer Stelle kann, wenn sie bedeutend ist, ihre
Wirkungen weit über diese Stelle hinaus erstrecken; so wirkt z. B.
eine grössere vorzeitige Synostose am Schädeldach auch störend
auf das Wachsthum des Schädelgrundes, verkürzt, verengert denselben.

In manchen Fällen bleibt es nun einfach bei dieser Verengerung
durch die Wachsthumshemmung des Schädels und der Schädel wird
durch sie allein misstaltet. In vielen anderen Fällen bilden sich aber
an anderen Stellen des Schädels ausgleichende Erweiterungen,
indem das Gehirn nach der Seite hin wächst, wo es weniger
Widerstand findet, indem dort die Nähte durch das wachsende

Gehirn mehr gespannt und ausgedehnt werden, die Nahtsubstanz mehr gestreckt wird und dadurch mehr Verknöcherungspunkte bietet, vielleicht auch selbst zu reichlicherer Wucherung gebracht wird. Diese sogenannten Compensationen corrigiren die Raumbeengung in der Schädelhöhle, setzen aber nicht selten eine noch grössere Difformität des Schädels als die ursprüngliche Verengerung allein gesetzt hatte. Ihr ausgiebiges Zustandekommen, auf welches bei einmal gesetzter Stenose für die richtige Ausbildung des Gehirns und damit für den richtigen Fortgang der geistigen Entwicklung Alles ankommt, scheint vorzüglich von einem kräftigen Wachsthum des Gehirns abzuhängen und insofern handelt es sich bei diesen Gestaltveränderungen nicht allein um grobmechanische Verhältnisse, sondern noch um ein weit innerlicheres nutritives Element, das gewiss häufig genug mit der Beschaffenheit, mit der Kraft oder Schwäche der gesamten Körpervegetation zusammenhängt. — Bei irgend bedeutenden Naht-Synostosen sind übrigens die Compensationen selten genügend, und es ist daher hier trotz derselben der Raum in der Schädelhöhle doch gewöhnlich verkleinert.

Eine eigene seltene Art von (unvollständiger) Compensation wird durch Bildung der sogen. exencephalitischen Protuberanzen (Lambl) gesetzt — vorgedrängte, verdünnte und ausgehöhlte Stellen am Schädel, besonders an der Stelle der Nähte und Fontanellen, welche immer an inneren Hydrocephalus gebunden scheinen, durch den Druck der andrängenden Gehirn-Parthieen entstehen und bis zur Bildung grösserer oder kleinerer Knochenlücken gehen können.

Die durch diese Stenosen entstehenden Difformitäten des Schädels lassen sich auf einige Haupttypen zurückführen. — Erfolgt eine frühzeitige Schliessung aller oder doch sehr vieler Nähte des Schädeldaches, so ergibt sich hieraus einfache, gleichmässige Microcephalie; schliesst sich hier auch der Schädelgrund bald oder bildet sich doch dort keine Compensation, so bleibt der ganze kleine Schädel in richtiger Proportion, aber das Wachsthum des Gehirns ist in ihm auch gleichmässig, aufs tiefste gestört; erfolgt dagegen eine starke Compensation dadurch, dass die Verknöcherung der Schädelbasis ganz ungewöhnlich langsam erfolgt und dadurch eine viel grössere Ausdehnung derselben ermöglicht wird, so scheint hieraus ein ganz eigener Typus der Gesichts- und Körperbildung und des geistigen Lebens zu entstehen, den wir unten als Aztekentypus näher beschreiben werden. — Die bloss partiellen Nahtverschliessungen am Schädeldache bedingen folgende Hauptformen. Quer verengte, zu schmale Schädel entstehen hauptsächlich durch frühzeitige Verknöcherung der Pfeilnaht, viel seltener, und mehr mit Verengerung der Stirn-, als der Scheitelgegend durch Synostose der Sphenofrontalnaht; durch doppelseitige Synostose zwischen Hinterhaupt und Zitzentheil des Schläfenbeins kann — wie ich an dem Schädel eines 19jährigen halbcretinischen Mädchens finde — die ganze untere Schädelpartie zwischen den Zitzenfortsätzen und damit der Raum für das kleine Gehirn sehr verschmälert werden. Die Compensationen erfolgen bei diesen Schädeln in der Längsrichtung, durch Vergrösserung der Stirngegend und durch kapselartige Vorwölbung des Hinterhauptes. — Die zu kurzen Schädel entstehen vor allem hinten durch Synostose der Lambdanaht mit den Scheitelbeinen (der höchste Grad des ganz fehlenden Hinterhauptes gibt hier die seltene, affenähnliche Form der sogen. Maske), und diese werden öfters corrigirt durch compensatorische Entwicklung der Gegend der vorderen Fontanelle (Spitz- oder Zuckerhutköpfe); vorn entsteht Schädelverkürzung durch ausgedehnte Synostose der Stirn- und Scheitelbeine — schon zugleich sehr niedere Schädel. — Andere zu niedere Schädel entstehen durch Verwachsung des Keilbeinflügels mit dem Stirnbein und durch Synostose der Schläfenschuppe. — Endlich kommen die asymmetrischen, schräg verengten, schiefen Schädel durch einseitige Synostosen zu Stande, vorn durch Verwachsung der einen Hälfte der Kranznaht, hinten durch Verwachsung der einen Hälfte der Lambdanaht; die Compensationen erfolgen durch vermehrte Ausdehnung an den entgegengesetzten Stellen. — Alle diese aufgezählten Stenosen, in früher Zeit entstanden, beeinträchtigen die Entwicklung der entsprechenden Gehirntheile, z. B. die halbseitigen setzen gerne Verkürzung einer Hemisphäre des Gross-Hirns etc.; Hemmungen, welche durch die erwähnten Compensationen nur selten vollständig und ohne alle Folgen ausgeglichen werden.

Es scheint übrigens, dass nicht nur aus partiellen Stenosen, sondern auch aus localer Erweiterung Asymmetrie (und überhaupt Difformität) des Schädels entstehen kann, nemlich durch die übermässige Entwicklung von Schaltknochen; namentlich eine eigene Form von Langschädel scheint durch sehr reichliche Anbildung von Schaltknochen in der Lambdanaht sich zu bilden. * — Nach Lambl (l. c. p. 26) entstehen Schädelscoliosen auch bei rachitischen Kindern durch Verschiebung in Folge von Knochenweichheit und protrahirter Persistenz der Nahtsubstanzen, und endlich scheint es noch Scoliosen zu geben, welche sich auf keines der bisher angeführten Momente zurückführen, sondern nur auf eine ursprünglich disproportionirte Energie des Knochenwachsthums auf dieser oder jener Seite zurückführen lassen.

Haben die ursprünglichen, primären Hemmungen in der Ge-

---

* Virchow, Gesammelte Abhandlungen, p. 902 u. a. a. O.

hirnbildung einen sehr grossen Einfluss auf die Entwicklungsver-
hältnisse und die Form des Schädeldaches, so ist ein solcher auf
die Entwicklung der Knochen des Schädelgrundes bis jetzt
fast unbekannt und alle dort vorkommenden Veränderungen, wenn
sie nicht gerade compensatorisch oder überhaupt consecutiv nach
Veränderungen am Schädeldache * entstanden sind, sind bis jetzt
als primäre und selbstständige, von Ernährungsstörungen an Knochen und Knorpel selbst ausgehende Anomalieen zu betrachten.
Sie gehen fast ganz aus frühzeitigen Verknöcherungs-Processen an
der Basis hervor. Wie nemlich am Schädeldache das Knochen-
wachsthum an die Persistenz der Nähte, so ist es an der Basis
an die Persistenz der Knorpelfugen gebunden und die frühzeitige
Verknöcherung dieser Knorpelfugen setzt besonders einen Stillstand
im Längenwachsthum der Basilarknochen, der nothwendig zur Verkürzung der Schädelbasis führt. Es ist weit weniger die Verknöcherung der Knorpelscheiben zwischen den primitiv vorhandenen
vorderen und hinteren Keilbeinen, welche diese Folge hat; diese ist
ohnedies schon bei der Geburt vollendet oder vollendet sich doch bald
nach derselben; es ist vornemlich die Ossification der Synchondrose
zwischen Keilbein und Grundbein, die im Normalzustand erst im 15ten,
bei nicht wenigen Individuen erst im 20. Jahre und noch später erfolgt,
so dass die Schädelbasis nach dem Clivus hin im Normalzustand gut
15 Jahre Zeit in die Länge zu wachsen hat. — Diese synostotische
Verkürzung am Schädelgrund hat weitgreifende Folgen. Entsteht
sie sehr frühe, so fixirt sie dort eine Form, welche sonst nur bis
zur Mitte des Fötuslebens normal ist, nemlich eine stärkere Bie-
gung des Schädelgrundes nach oben, einen kleinen Vereinigungs-
winkel des Keilbeins mit dem Grundbein (sphenoidale Kyphose),
einen steileren Clivus; ferner bringt jene Verkürzung eine Missstaltung der Physionomie mit sich (Cretinen-Physionomie im engsten Sinne), welche ausgezeichnet ist durch vorgeschobenen Nasen-
rücken (aufgeworfone Nase), tief eingedrückte, sehr breite Nasenwurzel, also weit von einander abstehende Augen, breite, aber
weniger tiefe Augenhöhlen, vorgeschobene Jochbeine und Kiefer
(Prognathismus). Es knüpft sich an die Hemmung der Entwicklung des Schädelgrundes die weitere Folge einer mehr flachen und
queren Stellung der Felsenbeine und eines Schmalbleibens der
grossen Keilbeinflügel und der damit verbundenen mittleren Schä-
delgrube, und so wird durch dieselbe — neben einer möglichen
ungünstigen Einwirkung auf die Bildung der Pons und Medulla

---

* So kann z. B. die Synostose der obern Schädelnähte, besonders der
Kranznaht, direct auch noch auf den Schädelgrund verkürzend wirken.

von Seiten des sich anomal gestaltenden Clivus — vornemlich eine
hemmende Wirkung auf das Wachsthum des vorderen und Mittel-
Hirns ausgeübt. Es kann nun dabei wirkliche Microcephalie vorhanden sein; öfter ist dies nicht der Fall und es kommen hier verschiedene, wahrscheinlich eben wegen der mangelhaften Gehirn-
Entwicklung doch nicht leicht vollständige Compensationen, theils
durch Entwicklung des Schädels nach oben (Spitzkopf), theils
durch Verlängerung des Schädeldaches mit Erhaltung der Stirn-
naht, durch mässige Ausweitung des Ober- und Hinterkopfes, zu
Stande.

Die „Tribasilar-Synostose" bildet also die anatomische Grundlage und
wie es scheint den ganzen Ausgangspunkt für eine specielle Art cretinistischer Form, welche besonders häufig im alpinen Cretinismus repräsentirt ist. Schon mehre der älteren Beobachter hatten die vollkommen
richtige Ahnung davon, dass die Grundstörung bei dieser Form an der
Schädelbasis liege und waren zum Theil der Sache schon ganz nahe
gekommen; so sagt Ackermann (1790), l. c. p. 33: „Nur am unteren
Schädelgrund liegt jene widernatürliche Veränderung,
welche das Wesentliche eines Cretinen ausmacht," und p. 119
sagt er: die beschriebene kleine Veränderung am Hinterhaupts-
und Keilbein (er meint vorzüglich die zu horizontale Lage des Hinter-
hauptbeins mit ihren Folgen) sei es, welche den Cretinismus erzeuge. —
In ganz ähnlichem Sinne äusserten sich die Gebrüder Wenzel, l. c.
p. 54—59: die Grundfläche des Schädels sei bei den Cretinen von hinten nach vorn kurz, gleichsam zusammengedrückt, die Haupt-
veränderungen betreffen vorzüglich die Grundfläche des Schädels etc., und
a. a. O. z. B. p. 206: die Zufälle des Cretinismus, welche sich zuweilen
schon am neugebornen Kinde äussern, seien alle von der Art, dass sie
schon einen hohen Grad von Verunstaltung am Schädelgrunde
vermuthen lassen. Ganz ähnlich Autenrieth (bei Wenzel p. 218 ff.
und a. a. O.). — Allein gerade dieser Theil der Untersuchung war bei
den späteren Forschungen über den Cretinismus wieder ganz liegen geblieben. Stahl kam darauf zurück (1848). Das wirkliche Verhalten der
Sache bei dieser Grundstörung der Schädelgestaltung an der Basis ist
aber erst durch die Arbeiten von Virchow ins Klare gebracht worden.
In denselben wurde namentlich auch der Beweis geliefert, dass totale
Synostose der beiden Keilbeine und des Grundbeins schon im Fötusalter
zu Stande kommen kann und dann schon dem Neugebornen die exquisit
cretinistische Physionomie gibt. — Es versteht sich, dass die basilare Synostose mit der Verkürzung der Schädelbasis nicht nur nicht jedem Cretinismus (Idiotie mit Körpermissstaltung), sondern auch durchaus nicht
constant dem endemischen, alpinen Cretinismus zu Grunde liegt, vielmehr
beim endemischen Cretinismus sich alle Arten von Schädeldifformität,
Macro- und Microcephalen, Schiefschädel etc. ohne basilare Synostose
finden können; es liegt demgemäss auch kein Widerspruch gegen die
von Virchow beigebrachten Thatsachen, sondern nur eine Ergänzung
derselben in dem Umstande, dass man zuweilen bei Individuen mit endemischem Cretinismus (wie übrigens auch bei einzelnen Gesunden), nach dem
20. Lebensjahre das Keil- und Grundbein noch nicht knöchern verbunden

findet (Nièpce l. c. II. p. 118. 6te Section; * Stahl, Neue Beiträge, p. 70. Ztschr. f. Psych. Bd. 16. p. 368). Es ist eben eine ganz specielle, aber häufige Art des Cretinismus mit der beschriebenen Physionomie, welche durch die basilare Synostose gesetzt wird, und — worauf die Kleinbleiben, der oft völlige Zwergwuchs bei den höheren Graden dieser Form hindeutet — auch an den Epiphysenknorpeln der Röhrenknochen der Extremitäten scheint hier eine gleiche Wachsthumshemmung durch frühzeitige Verknöcherung zu erfolgen, so dass wir in diesen Fällen das Kleinbleiben, die Wachsthumshemmung nicht wie bei der halbseitigen Atrophie oder wie bei manchen Microcephalen von der Affection des Gehirns herleiten dürfen, sondern ein verbreitetes Leiden mit zu frühzeitiger Verknöcherung der Knorpel, ein in manchen Beziehungen der Rachitis, von der man früher schon den Cretinismus herzuleiten suchte, gerade entgegengesetztes Leiden vor uns hätten; die wahre Rachitis sieht man ohnedies nie in Cretinismus übergehen — eine Erkenntniss, die für die Behandlung dieser Zustände von der äussersten Wichtigkeit werden kann.

Die Typen anomaler Gehirnbildung, welche den beschriebenen einzelnen Formen von Schädelanomalie entsprechen, sind bis jetzt nur sehr unvollständig gekannt und werden für die nächste Zeit denen, welche Material haben, einen würdigen Gegenstand der Untersuchung bilden.

§. 162.

Ueberblickt man das bisher über die anatomischen Grundlagen der Idiotie und des Cretinismus Mitgetheilte, so ergibt sich, dass in einer sehr grossen Menge von Fällen sich Gehirnanomalieen und solche Schädelanomalieen finden, welche ungünstig auf die Gehirn-Entwicklung einwirken müssen. Beide Reihen von Anomalieen sind der verschiedensten Art, sie lassen sich nicht auf einen einzigen Typus, noch auf einen einzigen Grund-Process zurückführen. Wir müssen uns auch sehr hüten, in der speciellen Art einer gerade vorliegenden Anomalie, z. B. in einem Hydrocephalus oder einem Mangel am Commissurensystem des Gehirns, gerade den unmittelbaren anatomischen Grund der vorliegenden psychischen Störung, der bestehenden Idiotie zu sehen; jene Anomalie oder jener Defect ist vielleicht gerade für die specielle psychische Störung indifferent und letztere hängt von der Qualität der Functionirung in den vorhandenen, scheinbar ganz normalen Theilen ab. Allein jene palpabel vorliegenden Veränderungen zeigen einestheils das klar, dass jedenfalls das Gehirn erkrankt oder defect war, und anderntheils

---

* Es ist sehr interessant, dass sich gerade in diesem Falle die sehr vergrösserte, eine Höhle enthaltende Hypophyse fand, während in dem Virchow'-schen Fall des neugebornen Cretins mit der vollständigen Synostose die Hypophyse sehr klein, fast atrophisch war.

müssen wir uns erinnern, aus welchen Elementen sich langsam die psychische Entwicklung des Kindes aufbaut, wie die Verarbeitung der sinnlichen Eindrücke und die Bildung der inneren Bewegungsanschauungen die eigentliche Basis der geistigen Entwicklung ausmachen, wie also Störungen in der Function solcher Hirnpartieen, welche vielleicht mit den Processen höchster psychischer Dignität noch wenig zu thun, aber grossen Einfluss auf die Ausbildung der beiden vorhin genannten, schon mehr sensitiven und motorischen Gehirnfunctionen haben, der Bildung des Geistes ihre Grundlage entziehen können, indem sie ihm gleichsam die gesunden Wurzeln abschneiden, mit denen er aus der Sinnlichkeit sich entwickeln soll.

Was aber den Mechanismus betrifft, durch den sich jene einzelnen Gehirnveränderungen bilden, so kennen wir in dieser Hinsicht wohl Manches, was zur Erklärung ihrer Entstehung dient (fötale Entzündungs-Processe des Gehirns, andere Fötalkrankheiten, Synostosen etc.); für die Fälle mangelhafter Entwicklung scheint mir ein Moment noch mehr Beachtung zu verdienen, als ihm bisher geschenkt wurde, nemlich anomale Enge der Gehirnarterien, als primärer Bildungsmangel oder als eine selbst wieder durch eine Knochen-Anomalie mit Verengung der Schädellöcher (namentlich vom Keilbein her Verengung des Canalis caroticus?) gesetzte Störung.

Diese Enge findet sich als auffallend an der A. fossae Sylvii und an der Basilaris in mehren der Obductionen von Niépce angegeben; ebenso in 3 Fällen von endemischem Cretinismus des Aostathales die Vertebral- und Basilar-Arterie auffallend klein (Rapport de la comm. sarde. p. 204); ich selbst finde an einem mir vorliegenden Schädel eines blödsinnigen Mädchens mit Hirnarmuth und ungleicher Grösse beider Hemisphären beide foramina carotica, besonders aber das rechte, ganz auffallend eng. Kann nicht frühzeitige Verdickung der Knochen an der Basis cranii diese Wirkung haben? Sollte nicht besonders dieser Factor sehr wichtig für die Compensationen der Störungen am Schädelgrunde sein, welche durch den Druck eines in kräftigem Wachsthum begriffenen Gehirns geschehen sollen, dagegen, wo bei engen Arterien dieses Wachsthum ein minder kräftiges ist, auch weniger zu Stande kommen werden?

§. 163.

Wie nun die verschiedensten fötalen oder kindlichen Krankheiten des Gehirns und seiner Hüllen in dem Resultate zusammentreffen, dass sie die vollkommene Entwicklung des Gehirns stören, so treffen alle möglichen psychischen Störungen im Kindesalter in der Folge zusammen, die Entwicklung des Geistes zu stören. Diese gestörte Entwicklung äussert sich in Anomalien nach allen Rich-

tungen der Seelenthätigkeit und diese fallen im Einzelnen bei
jedem Idioten wieder etwas anders aus, so dass für jeden eine
specialisirte Diagnose, wie gerade bei ihm der psychische Mechanismus gestört sei, versucht werden könnte. Hier indessen müssen
wir uns mit einer allgemeinen Betrachtung der psychischen Störungen begnügen.

Anomalieen des Vorstellens. — In den schweren
Fällen werden aus den sinnlichen Eindrücken nur sehr wenige
Vorstellungen gebildet, diese sind so flüchtig und oberflächlich,
dass sie alsbald wieder schwinden und an ihnen gehen die Abstractions-Processe (p. 26) beinahe gar nicht von statten, so dass
es bei ihnen als vereinzelten und als ganz- oder halbsinnlichen
Vorstellungen bleibt. Es fehlt also sowohl an der Production der
Vorstellungen, als an jener — bei jedem Gesunden ganz unwillkührlich erfolgenden — Bewegung und Verarbeitung derselben,
welche sie durch Verknüpfung mit anderen erst zu einem wirklichen geistigen Besitze unseres Innern macht; es fehlt an einem
festen geordneten Gedanken-Inhalte, der die neu entstehenden
Vorstellungen kräftig appercipiren, die Willensimpulse bestimmen,
Urtheile produciren, der mit Einem Worte ein Ich constituiren
könnte. Wir sehen also Mangel aller Aufmerksamkeit, Gedankenlosigkeit, mangelhafte Reihenbildung und Reihenreproduction (Gedächtnissmangel), Unmöglichkeit des Urtheilens und Fehlen aller
geistigen Spontaneität; wir sehen in extremen Fällen gar keinen
solchen Kern der Individualität, den wir dem Ich des gesunden
zu vergleichen vermöchten, eigentlich keine Spur einer geistigen
Persönlichkeit mehr.

Diese Mängel geben sich in den concreten Fällen nicht nur in sehr
verschiedener Weise kund, die Vorgänge selbst mögen wohl auch ganz
verschieden sein; bei dem einen wird vielleicht das nur sogleich wieder
zerstört, was bei dem andern gar nicht erzeugt wurde, bei dem einen
fehlt es vielleicht an dem sinnlichen, bei dem andern ganz an dem ab-
stractiven Element etc. Manche Idioten gibt es, an denen man eigentlich gar keine geistigen Lebensäusserungen findet, jene zurückgesetztesten
Stiefkinder der Natur, die völlig unbewusst um Welt und Zeit ein tiefes
Traumdasein führen, ihre Umgebung gar nicht zu beachten vermögen
und keine andere spontane Lebensäusserung zeigen, als das Verschlingen
der in den Mund gesteckten Nahrung. Das Thier percipirt die Aussenwelt, es ist vollendet in seiner specifischen Organisation, es vermag seine
Seelenvorgänge, seine Empfindungen, Triebe mit seinen Mitteln zu äussern;
jene entarteten Geschöpfe stehen insofern weit unter dem gesunden Thiere,
aber ohne desshalb jemals — was man sonderbarer Weise schon gerade
als Hauptcharakter ihnen zuschrieb — der Menschlichkeit verlustig zu
gehen! — Bei vielen andern fehlt zwar noch jedes helle Bewusstsein der
eigenen Persönlichkeit, das Denken und fast jeder Versuch einer Wort-

oder Geberdensprache, aber in ihren Traumzustand dringt doch etwas mehr Perception der Welt hinein und es ist wenigstens der Anfang gegeben, sich in ihr zurechtzufinden; solche Idioten warten z. B. nicht mehr, bis man ihnen den Finger, in den sie sich eben bissen, aus dem Munde nimmt, sondern vermögen schon selbst diese That zu vollbringen, sie erkennen ihre Wärterin, die Vorbereitungen zum Essen u. dgl., haben ein Bedürfniss eines spielenden Muskelgebrauchs in der einförmigsten Weise, * haben wohl auch nach und nach ein mechanisches Verständniss für einzelne Worte, Aufforderungen etc., welche sie automatisch befolgen lernen (sie führen Solches aber ganz anders aus als gesunde Kinder, ohne den Sprechenden anzusehen und ohne eine Miene zu verziehen). — Von diesen Typen äusserster Verkommenheit gibt es nun zahllose allmählige Uebergänge zu etwas besseren Zuständen, wo immer mehr aus der Aussenwelt aufgenommen und in der elementarsten Weise verarbeitet wird, wo sich hieraus ein kleiner Schatz von Erkenntniss bildet und ein Ich, dem dessen einfachste Verwendung möglich wird. Höchst merkwürdig ist, wie zuweilen die Aufregung eines acuten Leidens ** Seelenäusserungen und Fähigkeiten hervorruft, welche für gewöhnlich gebunden waren, welche aber den Schluss zulassen, dass bei einzelnen Idioten im gewöhnlichen Zustande weit mehr als es schien, in die Seele aufgenommen und in ihr gebildet worden ist, was sich nur nicht äussern konnte, aber doch seine Residuen zurückliess.

Ein Hauptcharakter aller schweren Fälle ist der völlige Mangel der Sprache, so dass nie auch nur ein Versuch dazu gemacht wird, oder doch ihre äusserste Unvollkommenheit, die idiotische (nicht auf Gehörmangel beruhende) Stummheit. Sie geht entweder aus Mangel an Vorstellungen oder aus Mangel an Reflexen von den Vorstellungen in den motorischen Sprachmechanismus hervor; die ersteren haben Nichts zu sagen, die zweiten „kein Bedürfniss, zu sprechen.“ Mit dem gesprochenen Wort fehlt dem Idioten auch das innere Sprechen und mit diesem das wesentlichste Glied im Mechanismus der Abstractions-Processe.

Die Verhältnisse der Sprache sind so eingreifend in den ganzen Bildungs-Process des Innern und so entscheidend für die Möglichkeit der Erziehung und des geistigen Weiterschreitens, dass die Eintheilung der Idioten nach der Sprachfähigkeit (gewöhnlich in 3 Abstufungen) in der That zu den treffendsten gehört, die man aufstellen kann.

In den mehr und mehr leichteren idiotischen Zuständen können immer mehr Vorstellungen gebildet und zu einfachen Ur-

---

* Ich kenne einen mässig macrocephalen, übrigens sehr wohlgebildeten 14jährigen Knaben, der seit vielen Jahren den ganzen Tag und alle Tage gleich eine Schublade auf- und zuschiebt und 2 Schlüssel schüttelt! —
** Vgl. Nièpce. Comptes-rendus. 37. 1853. Nr. 16. Fall eines hydrophobisch gewordenen Idioten, der sonst nur fähig war, wenige Worte zu articuliren und nun mit Geläufigkeit über Dinge sprach, die sich Jahre zuvor zugetragen und an denen er damals nicht den geringsten Antheil zu nehmen schien.

theilen und Schlüssen combinirt werden. Aber es fehlt doch gerade
an den raschen, unwillkührlichen Verschmelzungen der Vorstellungen, welche die Abstractions-Processe leicht, nicht zu einem
mühsamen Thun, das erst auf dem Wege vielfacher Wiederholung
eingezwängt werden muss, machen; es fehlt an der Lebendigkeit
der geistigen Reaction, welche vielmehr zu ihrer Anregung starker
Eindrücke bedarf; daher Gleichgültigkeit, Mangel an Interesse für
das Verhalten der objectiven Welt, überwiegendes Stehenbleiben
bei den sinnlichen Eindrücken, äusserst beschränkte Spontaneität.
Bei näherem Eingehen zeigen sich Differenzen der Intelligenz,
welche bei Manchen zu völligen Eigenheiten werden, die den gewöhnlichen Erziehungsmethoden gar nicht zugänglich sind.

Mit der wachsenden Empfänglichkeit, beruhend auf zunehmender Functionsfähigkeit der Vorstellungsapparate im Gehirn, bilden
sich immer mehr Erfahrungen und Gedanken; fertigeres Sprechen, am
Ende auch Lesen und Schreiben, vermitteln einen zunehmenden
Verkehr nach aussen. Allein mehre geistige Processe zugleich
oder sehr rasch hinter einander auszuführen, ist unmöglich; daher
ist das Verständniss im allgemeinen langsamer, das Urtheil unbeholfen, unsicher und unselbstständig, die Welt der Begriffe nur
an ihren Grenzen erreichbar und auch dort nur unter fremder
Führung; das Gedächtniss ist doch die einzig recht zugängliche
Seite für die Erziehung, welche es höchstens dahin bringt, dass
das Individuum in einem ganz einfachen Lebenskreise mässige Anforderungen an ein vernünftiges Denken und Handeln befriedige
und sich etwa noch durch eine mehr nachahmende, keiner
Initiative bedürfende Thätigkeit nützlich mache.

Jene merkwürdigen einseitigen Fähigkeiten und Talente,
welche sich bei einzelnen Idioten leichteren Grades zeigen, haben
einen nur halbbewussten, instinctiven, den Trieben der Thiere zu
vergleichenden Charakter. Einzelne Vorstellungskreise entwickeln
sich hier rasch und mühelos und mit ihnen bilden sich die Mittel zu
ihrer scharfen und deutlichen Aeusserung — mechanisches, musica-
lisches, arithmetisches Talent, Wortgedächtniss, Zeichnen u. dgl.
Nie finden sich diese einseitigen Fähigkeiten bei der accidentellen
Idiotie, welche bei zuvor ganz gesunden Kindern durch Gehirnkrankheiten in der Jugend entstanden ist, sondern wohl immer
nur bei hereditärer Erkrankung, bei schon von Hause aus schief
angelegten Naturen.

In der schönen Idioten-Anstalt Earlswood bei London sah ich einen
jungen Menschen, der ein ausgezeichnet hübsches, grosses Modell eines
Kriegsschiffes ganz allein gebaut hatte; er ist sehr beschränkten Geistes
und hat namentlich keinen Begriff von Zahlen. — Oefter sieht

man artige (natürlich rein mechanische) Leistungen in der Malerei von tiefstehenden Idioten. M o r e l (Etudes clin. I. p. 49) führt den eigenthümlichen
Fall eines sprachlosen Idioten mit besonderem Talent für die Trommel
an; sein Grossvater war Tambour-Major, sein Vater Tambour gewesen,
sein Bruder hatte stets die (unerfüllte) Sehnsucht, Tambour zu werden.
Auch das auffallende Ortsgedächtniss einzelner Idioten von sehr niederen
Fähigkeiten nähert sich schon diesen einseitigen Talenten.

Es wäre nicht ganz richtig, aus dem Grade der geistigen Schwäche
bei den Idioten auf die Schwere der Gehirn-Erkrankung zu schliessen;
es hängt hier ausserordentlich viel von der Umgebung, von dem socialen
Medium, in dem das Kind lebt, ab. Kinder, welche gut verpflegt werden, mit denen man sich viel beschäftigt, welche man geistig richtig behandelt, verhalten sich bei gleicher Schwere der Gehirn-Erkrankung ganz
anders, als verwahrloste, aller psychischen Anregung entbehrende Kinder.
Man sieht auch in den Cretinengegenden, wie diejenigen, welche sich im
Freien herumtreiben, auf den Dörfern herumlaufen und betteln etc., viel
intelligenter werden, als die stets zu Hause gehaltenen. Auf der untersten Stufe der Idiotie ist freilich auch jede Anregung vergeblich.

§. 164.

**Anomalieen der Selbstempfindung, der Triebe und
des Wollens.** — Im Allgemeinen entsprechen die Vorgänge auf
diesen Gebieten wohl dem Schwäche-Charakter der intellectuellen
Processe, doch bieten hier auch in den s c h w e r e n Fällen die
natürlich nicht fehlenden, vom Körper ausgehenden Gefühle und
Stimmungen mit den von ihnen nach der motorischen Seite hin-
gehenden Anregungen immerhin ein grösseres Feld psychischen
Geschehens. Bei den tiefstehenden Idioten knüpfen sich die Gemüthsbewegungen der Freude und des Schmerzes (Zornes etc.)
ganz an körperliche Empfindungen, oder sie scheinen auch, vollkommen unmotivirt, durch undurchschaubare Aenderungen in den
Zuständen des Gehirns und des Nervensystems überhaupt, unmittelbar zu entstehen. Die habituelle, stehend gewordene Art dieser
Gemüthsbewegungen gibt schon auf der untersten Stufe den Einzelnen etwas, was man ihre individuelle Gemüthsart, ihren Charakter nennen kann. In dieser Beziehung kann man unter den
schweren Fällen wohl extreme Typen aufstellen, einerseits den
finsteren, oft wahrhaft gräulichen, zu thierischer Wildheit tendirenden, meist auch äusserlich abschreckend verzerrten Blödsinn und
jene bei absolutester geistiger Nullität immer freundlichen, heiteren
Wesen, die in immer — über Nichts — lächelnden Zügen und
sanften Augen den Ausdruck der Gutmüthigkeit und Herzlichkeit
tragen. — Die Bestrebungen und Willensbewegungen der tiefstehenden Idioten werden hauptsächlich durch die Triebe, vor allem
durch das Nahrungsbedürfniss in Bewegung gesetzt, das Meiste
hat hier den Charakter kaum halbbewusster Reflexactionen; ge-

wisse stehend gewordene, einfache Vorstellungen, z. B. die Lust, mit
Papierstreifchen zu spielen u. dgl., können auch noch erregend auf
die Bestrebungen wirken. Dass es sich beim Thun dieser Idioten
nicht von freier Wahl, nicht einmal von einem wirklichen Wollen
handelt, versteht sich; es existirt ja kein oder kaum ein Ich, und
noch bei manchen, nicht mehr der alleruntersten Stufe Angehörigen frägt man sich oft, wenn man ihr Treiben beobachtet: will
denn überhaupt etwas in ihnen? und wer oder was kann denn
hier wollen? —

Für viele Idioten der untersten Classen ist das Essen das Einzige,
was ihre Seele zu bewegen scheint; die allerniedersten äussern diese Bewegung nur durch Unruhe, grunzende Töne u. dgl., die um ein Weniges
besseren können schon Lippen und Hände darnach bewegen oder weinen,
bis man ihnen etwas gibt; sie „wollen" gefüttert sein. — Auch bei den
niedersten Idioten sehen wir zuweilen schnelle, äusserlich ganz unmotivirte Wechsel der Gemüthszustände, z. B. auf einmal den Ausdruck der
Angst, des Fortwollens, oder plötzliche Abneigung gegen ein gewohntes
Spiel, Zornesäusserungen über dasselbe u. dgl.; der Zorn wird oft schon
bei den tiefstehenden sehr heftig geäussert, durch Kratzen, Umsichschlagen, Beissen etc. bis zu wirklicher Tobsucht. — Ganz unverständlich sind
gewisse grillenhafte Gemüthsreactionen einzelner Individuen, wie sie z. B.
jedesmal beim Anblick von Papier alle Zeichen der freudigsten Aufregung
geben, oder an ein einziges anderes Kind die zärtlichste Zuneigung zeigen, während sie sonst von nichts Notiz zu nehmen scheinen, wie ein
gutmüthiger Idiote, wenn er gekränkt wird, anfängt gegen sich selbst zu
wüthen, den Kopf an die Wand zu schlagen u. dgl.

In den leichteren Fällen ist Haltlosigkeit und Stumpfheit
des Gemüths und Schwäche des Willens wohl auch noch ein allgemeiner Charakter; die Gemüthsart richtet sich indessen sehr nach
der Umgebung und Behandlung des Individuums. Bei guter Behandlung, z. B. in den Idioten-Anstalten, zeigen sich die meisten Kinder gutmüthig, folgsam, heiter und gesellig, bei harter Behandlung
werden sie verbittert und bösartig; bei Einzelnen finden sich
habituell mehr melancholische oder mehr aufgeregte Gemüthsver-
stimmungen. — An den Orten des endemischen Cretinismus sieht
man wenig einnehmende Charakterzüge von diesen Idioten. Die
etwas höheren Grade zeichnen sich durch grosse Gemüths-
Stumpfheit aus, sind auch unter einander durchaus ungesellig und
abstossend; die Halbcretinen, deren Gutmüthigkeit „ihre Entstehung
meist weder im Kopf noch Herzen, sondern im Magen hat" (Maffei),
sind immer noch unfähig wirklicher Liebe oder auch nur Anhänglichkeit und überhaupt wirklich humaner Empfindungen, sie sind
rohe Egoisten, deren Hang zum Müssiggang auch nur durch
Zwang oder durch Aussicht auf Genuss überwunden wird.

§. 165.

Von der grössten Wichtigkeit sind die bei sehr vielen Idioten sich findenden Anomalieen in den Sinnen und in den Bewegungen. In den schweren Fällen sind solche, namentlich die letzteren, wohl ohne Ausnahme, wenn gleich in sehr verschiedenem Grade vorhanden und hängen hier meistens direct von den Krankheiten der centralen Nervenapparate ab. — Am besten ist in der Regel noch der Gesichtssinn, und wo er leidet, da scheint dies mehr auf Erkrankungen des inneren Auges, welche Amblyopie bedingen, als auf der Erkrankung im Schädel zu beruhen; Strabismus aller Grade ist sehr häufig. — Oefter schon ist das Gehör schwach, oft aber ist es sehr schwer zu entscheiden, ob wirklicher Gehörmangel vorliegt, oder nur der gänzliche Mangel jeder Aufmerksamkeit. — Geruch und Geschmack sind am häufigsten unvollkommen (die Riechkolben auch so oft mangelhaft ausgebildet); selten kommt ein thierisches Beriechen der Sachen mit Abweisen des nicht Zusagenden vor, viele scheinen für alle Geruchs-Eindrücke ganz indifferent, und ebenso in Bezug auf Geschmack, so dass sie das Unsauberste in den Mund stecken, Unrath und Brenn-Nesseln essen; Andere haben eine specifische Abneigung gegen gewisse Speisen, z. B. Fleisch, essen nur Milch und Brod etc. — Die Haut-Empfindung ist bei vielen sehr stumpf, es wird sehr wenig Schmerz von der Haut aus erregt und man hat Beispiele wirklicher ausgedehnter Hautanästhesie. Dies gilt indessen nur für die schweren Fälle; bei vielen Halb-Idioten oder bloss „Zurückgebliebenen" fällt dagegen die Empfindlichkeit gegen Kälte und Verletzungen auf; unter diesen ist schwaches Gehör noch immer an der Tagesordnung.

Die Bewegungsanomalieen bestehen in Krämpfen, Contracturen und Paralysen. — Die Krämpfe sind bald beschränkt, z. B. auf die Zehen, auf einen Arm, ein Bein, bald mehr allgemein und die letzteren nicht selten Veitstanzartig. Am wichtigsten aber sind die epileptiformen Krämpfe, welche eine so äusserst fatale, die Prognose so sehr trübende Zugabe zu den idiotischen Zuständen bilden und in den schweren Fällen so häufig sind. Sehr oft bilden jene um die Dentitions-Periode oder etwas später eingetretenen acuten Gehirnaffectionen (§. 365) den Ausgangspunkt für die Epilepsie, wie für den Blödsinn selbst; es gibt Fälle, immer der allertraurigsten Art, wo sich die epileptischen Krämpfe Jahraus Jahrein alle Tage wiederholen. Offenbar ist die Epilepsie meistens ein Symptom der Krankheit der centralen Nervenapparate, welche auch die mangelhafte geistige Entwicklung bedingt und tritt dann gleichzeitig oder auch erst längere Zeit nach dem Beginn der

Idiotie (zuweilen sogar erst in der Pubertäts-Epoche) auf; aber es gibt gewiss auch Fälle, wo ein anderes Verhältniss zwischen beiden Symptomen-Reihen besteht, wo die Epilepsie ganz das primäre und Hauptleiden, und die geistige Schwäche als Folge der durch sehr häufige Anfälle gesetzten heftigen Erschütterung und Erschöpfung der Gehirnfunctionen zu betrachten ist, wie wir zuweilen auch bei Erwachsenen, besonders nach den ersten, rasch wiederholten epileptischen Anfällen, eine mehrtägige äusserste Stumpfheit und allseitige Störung in allen psychischen Acten sehen. * — Von Contracturen kommen mehr partielle, an den Zehen, Caput obstipum, spastischer Klumpfuss u. dgl. vor, doch hier und da auch grosse, z. B. im Kniegelenk, so dass die Fersen an die Nates angepresst erhalten werden. — Viel häufiger sind die paralytischen Zustände. Von den tiefstehenden Idioten können viele weder stehen noch gehen, die untern Extremitäten sind erschlafft oder steif und atrophisch, wobei sehr oft noch leichte krampfhafte Bewegungen an ihnen stattfinden; manchmal findet sich der Zustand von Muskel-Erschlaffung mit frühzeitiger fettiger Atrophie, Kleinbleiben, blaurother Färbung und Kälte der Extremitäten, wie man ihn bei der sogen. „Kinderlähmung“ (Heine) beobachtet, und es gibt hiervon alle möglichen Uebergänge zu mehr partiellen Lähmungsformen, paralytischem Klumpfuss u. dgl. Manche dieser Paralysen in den schweren Fällen sind auf die Gehirnaffection selbst, andere, wie es scheint, auf eine gleichzeitige Erkrankung (Atrophie) des Rückenmarks zu beziehen; die elektrische Contractilität soll auch beschränkt sein (Zuradelli 1860). Auch in den leichteren Fällen von Idiotie, z. B. bei den Halbcretinen, sehen wir noch sehr häufig- nicht nur die kraftlose Haltung des ganzen Körpers, den unsicheren Gang, den unbehülflichen Gebrauch der Hände, sondern auch noch manche Andeutungen spastischer und paralytischer Muskelaffectionen, mangelhafter Entwicklung oder Atrophie einzelner Muskel-Gruppen oder einer ganzen Körperhälfte.

Interessant ist die Beobachtung der automatischen Bewegungen und des ganzen äusseren Habitus besonders in den schwersten Fällen. Es liegt in diesen schwachen und oft so sonderbaren

---

* Ich habe diese Ansicht schon früher ausgesprochen (12ter Jahresbericht der Anstalt Mariaberg, Tübingen 1859. p. 8); man darf auf das Verhalten dieser Fälle wohl einige Hoffnungen gründen, durch Beseitigung der Epilepsie bei sehr frühzeitiger Behandlung auch die Idiotie bessern zu können; bald aber werden diese Fälle mit den häufig sich wiederholenden epileptischen Anfällen bei Kindern unheilbar. Meine in den letzten Jahren zahlreichen Erfahrungen über Epilepsie werde ich an einem andern Orte mittheilen.

Aeusserungen des ganz verkümmerten Seelenlebens etwas, was den Beobachter wie ein zu lösendes Räthsel reizt; aber wer möchte bestimmen, was hier eigentlich seinen Ausdruck finden soll? — Bei manchen dieser Kinder sehen wir stets fortgesetzte, schaukelnde, schwankende Bewegungen des Körpers, von einförmigen singenden, murmelnden, eine Art Tact angebenden Tönen begleitet, andere schütteln beständig den Kopf, lecken immer an den Fingern, klatschen oft in die Hände, schlagen heftig an die Wand, schnauben und blasen mit dem Munde etc.; ganz eigenthümlich ist vollends das nicht selten vorkommende rasche Greifen nach einem Augenwinkel, wobei das Auge etwas gerieben, comprimirt oder verschoben wird (wollen sie doppeltsehen?). In den Gesichtszügen und der Haltung dieser tiefstehenden Idioten-Kinder liegt vollständige Nullität mit unmotivirten Wechseln oberflächlicher Gemüthszustände (Lachen und Weinen), die wie eine leichte, kurze Wellenbewegung über eine träge daliegende Fläche hinzittern.

Die sexuellen Functionen fehlen bei vielen Idioten des höchsten Grades ganz, die Genitalien sind hier häufig klein, verkümmert, die Menses treten sehr spät, nach dem 20. Jahre oder gar nie ein; doch finden sich nicht selten auch Fälle des äussersten Idiotismus mit zu rechter Zeit eingetretener und ziemlich regelmässiger Periode und üble sexuelle Gewohnheiten sind auch in den schweren Fällen ebenso häufig als für die dürftigen psychischen Functionen schwächend und zerstörend. — Bei den Idioten mittleren Grades verhalten sich die sexuellen Functionen gleichfalls verschieden, im Allgemeinen aber besteht durchaus eher Herabsetzung als Steigerung; Conceptionen kommen wohl unter den weiblichen Halbcretinen nicht selten vor, aber die ganze Sage von dem gesteigerten Geschlechtstriebe der Idioten ist falsch und gründet sich nur auf das schamlose Benehmen einzelner dem Halbcretinismus angehöriger Individuen.

Eine dicke, fleischige, zuweilen die Zähne schief nach vorn drängende Zunge, eine reichliche Speichelsecretion, ungleiche, unförmliche, bald wieder absterbende, cariöse Zähne finden sich bei vielen Idioten aller Grade.

§. 166.

In der bisherigen Symptomatologie wurden die allgemeinsten Züge der Idiotie, aus vielen Fällen aller Arten abstrahirt, gezeichnet; zur Orientirung in der grossen Verschiedenheit des Einzelnen können wenigstens einige weitere Anhaltspunkte gegeben werden.

Leicht lassen sich in allen idiotischen Zuständen zwei Grundformen unterscheiden, die in ihren Extremen sehr weit auseinander-
stehen, aber allerdings in vielen mittleren Fällen nicht mehr ganz bestimmt ausgesprochen sind, die apathische (stumpfe, torpide) und
die erregte (versatile, agitirte) Form. — Die tief stehenden Idioten
ersterer Art zeigen oft schon einen groben, plumpen, disproportionir-
ten Körperbau und hässliche, trotz kindischer Unreife alte Züge; die
Trägheit ihrer Bewegungen, ihre Passivität, ihr stumpfes, immer
gleiches, von nichts erregtes Wesen nähern sich in vielen Fällen
einem schlafartigen Zustand; viele haben noch einen finsteren, melancholischen Zug, viele Andere nur den Ausdruck absoluter Indifferenz,
Gedankenlosigkeit und Geistesöde. — Die Idioten der zweiten Art
sind selten bedeutend missstaltet, aber gewöhnlich hinter ihrem
Alter zurückgeblieben, zuweilen proportionirt und wirklich wohlge-
bildet und von feinem, aber schwächlichem Habitus. Sie sind beweglich, unruhig, rasch, reizbar, dem Wechsel der Eindrücke hingegeben,
aber äusserst zerstreut, in den höheren Graden unfähig auch nur
das Geringste haften zu lassen. Man ist oft ganz erstaunt, bei
dem heitern Aussehen und scheinbar lebendigen Wesen dieser
Kinder auch nicht eine Spur von Sprache und Verständniss zu
finden; in manchen Fällen wird das Verhalten ein so aufgeregtes
und turbulentes, zwecklose Körperbewegungen, Herumspringen,
Gesticuliren, Lachen, Weinen, Schreien gehen so ununterbrochen
den ganzen Tag fort, dass diese Fälle den Uebergang zur wirklichen Tobsucht bilden (vgl. p. 146). — Die Extreme auf dieser
Seite sind übrigens seltener als in der apathischen Form; die
leichten Fälle dieser Categorie sind bildungsfähiger als die entsprechenden torpiden.

Ausser diesen zwei Hauptgegensätzen wird man sich bei einem Ueberblick über zahlreiche Fälle von Idiotie noch zu einer weiteren Aufstellung gewisser wohl markirter Varietäten, gegründet auf den äusseren
Habitus und mit Berücksichtigung der geistigen Eigenthümlichkeiten,
veranlasst finden und wird hier etwa zu folgenden Typen gelangen.
1. Ganz wohlgebildete Kinder, für ihr Alter richtig entwickelt, bei
Abwesenheit anderweitiger Krankheits-Processe gesund ausschend, meist
mit freundlichen Zügen, in, der Regel mehr macrocephal. Die geistige
Entwicklung kann auf der untersten Stufe stehen oder zu verschiedenen
Höhen vorgeschritten sein; es sind meistens mässig versatile, doch auch nicht
selten apathische Zustände mit leblosen, mehr automatischen Bewegungen,
zuweilen mit Schwäche der unteren Extremitäten. — Es sind dies nicht
nur immer sporadische und ziemlich seltene Fälle, es scheinen auch
durchaus accidentelle Gehirn-Affectionen zuvor gesunder und wohlgebil-
deter Kinder zu sein, ohne entschiedene hereditäre Begründung, ohne
irgend ein degeneratives Element, ohne miasmatischen Einfluss u. dgl.
Das Körperwachsthum geht hier trotz der Gehirnaffection richtig weiter.

2. **Einfach, im Körper- und Geisteswachsthum weit zurückgebliebene Kinder.** Die äusserst interessanten extremen Fälle dieser Art bieten ein vollständiges Stehenbleiben des Wachsthums auf einer Zeit des frühen Kindesalters, z. B. dem 4.—6. Lebensjahr, mit allen Eigenthümlichkeiten dieses Alters, ohne erhebliche Missstaltung oder Degeneration. Diese Fälle bilden den Gegensatz zu dem anderen, merkwürdigen Extrem einer übermässig schnellen körperlichen Entwicklung (wo in einzelnen Beispielen im 4.—5. Jahr und noch früher, bei schon sehr grossem und kräftigem Körper, die Pubertät eintrat). Es scheint, wenigstens für einige Fälle dieser Art, zulässig, sie mit jener Entwicklungshemmung zu parallelisiren, welche bei einseitiger Atrophie einer Gross-Hirnhemisphäre die entgegengesetzte Körperhälfte betrifft, welche aber hier bei Affection beider Gehirnhälften doppelseitig wäre; doch bedürfen diese Fälle ein neues Studium und sind eines solchen in hohem Grade würdig.

Dancel hat (1837 und 1843. Acad. d. Sciences) den Fall eines 24jährigen Mädchens mitgetheilt, welches sich bis zum Alter von 3½ Jahren normal entwickelt hatte; dann blieb auf einmal das Wachsthum völlig stehen, mit 18½ Jahren war sie 94 C.-M. hoch, ihr Seelenzustand war der eines 3½jährigen Kindes. Mit 21 Jahren wuchs sie wieder etwas und erreichte 96 C.-M.; von dort an blieb der Zustand unverändert. — Baillarger zeigte der Académie de médecine (26. Mai 1857) ein 27jähriges Mädchen, welches die Intelligenz und die Neigungen eines 4jährigen Kindes hat; sie ist ungefähr 3 Schuh hoch, der Körper sehr fett; die 2te Dentition begann erst im 18. Jahr und war im 27ten noch nicht vollendet, die Menses noch nicht eingetreten. — Für einen andern merkwürdigen Fall dieser Art, wo nach einem Schlag auf den Kopf im Kindesalter die bisher richtige Entwicklung vollkommen sistirte, kann ich leider das Citat nicht mehr beibringen. —

Wenn aber die extremen Fälle dieser Art grosse Seltenheiten sind, so sind dagegen die mässigen Fälle dieser Categorie die allergewöhnlichsten Vorkommnisse. Sie bilden die zahlreiche Classe der „zurückgebliebenen Kinder" (Enfans arriérés), deren Eigenthümliches eben darin besteht, dass ohne besondere Difformität, ohne Zeichen einer Gehirn-Erkrankung das ganze, geistige und körperliche Wachsthum ein ungewöhnlich langsames ist. Solche Individuen bleiben alle klein, machen — mit einzelnen Ausnahmen — ihre sexuelle Entwicklung spät, zuweilen gar nie, gleichen oft im 20. Lebensjahr noch 10—12jährigen Kindern; sie können dabei ganz proportionirt sein, öfters zeigen sich allerlei Mängel, ein schiefes Gesicht, plumpe Züge, etwas eingedrückte Nasenwurzel, Strabismus, schlechtes Gehör. In geistiger Beziehung unterscheiden sie sich von den wahren Idioten durch die viel grössere Fähigkeit einer Entwicklung, die nur viel langsamer als bei anderen Kindern vor sich geht; sie lernen später, als Gesunde, gehen, ·sprechen, schreiben, sie sind wenig fähig, mehre Gegenstände zugleich aufzufassen, also zu vergleichen, sie sind von der Seite des Gedächtnisses und der Nachahmung zugänglich und bildungsfähig, machen aber nur Fortschritte, wenn sie unablässig speciell behandelt, erzogen und unterrichtet werden. Sie bilden die Prachtexemplare von „Heilung" in den Idioten-Anstalten. Sind sie zufällig dabei epileptisch, treiben sie Onanie, fehlt es ihnen ganz an geistiger Anregung, so sinken sie immer tiefer und werden ganz blödsinnig. —

Unter der sehr zahlreichen Categorie der „zurückgebliebenen Kinder" finden sich wieder manche, körperlich und geistig besondere Typen, so z. B. manche, bis zum Zwerghaften untersetzte Kinder, mit sehr runden Formen, langsamen, behaglichen Bewegungen, dem Ausdruck grosser Zuthulichkeit und Bonhommie; diese kleinen Käuze haben zuweilen etwas äusserst Drolliges, Humoristisches in ihrem Wesen und Thun, haben aber bei aller Gutmüthigkeit viel kindischen Eigensinn und werden nur bildungsfähig bei sehr consequenter Behandlung neben grosser Liebe, ohne die sie ganz verkümmern. — Eine höchst fatale Categorie bilden die schwachsinnigen Kinder mit instinctiven (angeborenen) schlimmen Neigungen zu Unfug, Grausamkeit, Diebstahl, Trinken etc., welche sich oft durch Nichts wirklich unterdrücken lassen; diese Individuen liefern, wenn ihre Intelligenz schon so weit ist, dass sie sich in der Welt halten können, später ein reichliches Contingent in Gefängnisse und Zuchthäuser; ihr Zustand ist zuweilen ein evident hereditär angelegter und keineswegs identisch mit den schlimmen Neigungen, welche Kindern durch das Beispiel ihrer Eltern eingepflanzt werden.

3. Die basilar-synostotische Form, der Cretinentypus im engsten Sinne. Die extremen Grade dieser Form finden sich nur an den Orten der Endemie, und zwar vor allem in den Gebirgen, und scheinen auch dort überall in neuerer Zeit seltener geworden zu sein; auch die mässigen Grade haben noch den Charakter der Missstaltung und Hässlichkeit. Der in der Regel unproportionirt grosse Kopf mit alten Gesichtszügen, auf einem kleinen, untersetzten, oft noch kindlichen Leibe, dicke Lippen, wulstige Auglieder, aufgeworfene, an der Basis tief eingedrückte, breite Nase, eine Gedunsenheit und zuweilen eine wulstige Beschaffenheit des Körpers, welche auf Hypertrophie der Haut und des Fettgewebes beruht, gewöhnlich auch Kropf sind ihnen eigen; in den höchsten Graden sind es kaum mehr menschliche Gestalten. Ihr psychisches Leben hat ganz den apathisch-torpiden Charakter der vollkommenen Gemüthlosigkeit, äusserster Dummheit, ohne Sprache, hier und da mit Neigung zu wilden Zornausbrüchen. — Gegen die Auffassung dieser Zustände als wahre Monstrositäten (Rösch, Virchow) kann man immerhin geltend machen, dass das Leiden sehr oft erst nach der Geburt entsteht und dass es in den mässigen Graden einer Besserung fähig ist. (Weiteres s. §. 169 ff.)

4. In allem gerade entgegengesetzt dem vorigen ist eine Form, die man den Aztekentypus* nennen kann. Es sind dies Microcephalen, welche auch schon sehr klein bleiben, aber von wohl proportionirten, schlanken, zuweilen wirklich eleganten Körperformen; die Nasenwurzel liegt meistens hoch, so dass die Stirne gerade in die Nase übergeht. Diese kleinen Geschöpfe sind von äusserster Lebhaftigkeit, sie bewegen sich vogelleicht und alle ihre Bewegungen sind wohl coordinirt; sie sind heiter, leicht erregbaren Gemüths, neugierig, aber sehr launenhaft, fast aller Aufmerksamkeit baar und sehr schwachen Geistes, wenn auch manche ordentlich sprechen können. Die äusserst interessante Untersuchung von Gratiolet (3 Fälle; l. c.) ergab einen sehr kleinen Schädel mit dicken Knochen und Synostosen am Schädeldach; dagegen die Schädelbasis sehr wenig verknöchert, die Basilarknochen selbst noch fast ganz knorplig, pars petrosa und Siebbein eher grösser als normal, den Raum für das

---

* Sehr ausgeprägte Exemplare dieser Form wurden vor längerer Zeit als angebliche Reste des untergegangenen americanischen Aztekenvolkes gezeigt; daher der Name.

kleine Gehirn nach allen Richtungen enorm. Das Gehirn dieser Microcephalen kann weniger Windungen zeigen, als das des Orang oder Chimpance;
das kleine Gehirn ist sehr gross, auch das Rückenmark und die Medulla
oblongata sehr stark, die Sinnorgane und ihre Nerven gross; die Beschaffenheit der Windungen zeigt, dass sich der Zustand schon vor der
Geburt gebildet hat. Die ungehemmte, ja exuberante Entwicklung der
mehr spinalen Gehirntheile im Gegensatz zu den Hemisphären, entsprechend der compensatorischen Erweiterung am Schädelgrunde (vgl. §.161),
stimmt überein mit der eigenthümlich-anomalen Gestaltung der Functionen,
welche das gerade Gegentheil zu dem bildet, was die Form
mit verkleinertem Schädelgrunde zeigt. — So selten auch hier
die extremen Beispiele sind, so finden sich doch wohl in den meisten
Idioten-Anstalten Kinder, welche diesen Typus in mässigem Grade zeigen;
ich pflegte sie bei mir selbst Vogel-Naturen zu nennen und manche erinnern durch ihre schmalen, niederen oder kurzen Köpfe, spitzige Nase mit
hochliegender Wurzel und durch sehr bewegliche Augen in der That
stark an die Vogel-Physionomie.

5. In noch mehr specifischer Weise nähern sich einzelne Idioten in ihrer
Physionomie, ihrem Habitus und ihrem Verhalten einzelnen Thier-Arten.
Oefters sieht man ausgeprägte Affenähnlichkeit (sehr starke Microcephalie),
hier und da Aehnlichkeit mit dem Schwein; folgender, schon von Pinel beobachteter Fall gibt ein anderes, sehr seltenes, hierher gehöriges Beispiel:
ein 11jähriges idiotisches Mädchen näherte sich durch ihre Kopfform, ihre
Neigungen und Fähigkeiten dem Schaf. Sie zeigte Widerwillen gegen Fleisch,
genoss gierig bloss Vegetabilien und trank nur Wasser; ihre ganze Sprache
bestand in: bè, ma tante, wodurch sie ihre Anhänglichkeit an ihre Pflegerin
äusserte, sie legte auch, wie ein Schaf, den Kopf an den Unterleib ihrer
Pflegerin; im Streit mit andern Kindern stiess sie nach diesen mit dem
Scheitel des gesenkten Kopfes, sie schlief auf dem Boden zusammenge-
rollt wie ein Schaf, Rücken, Schultern, Lenden waren mit einer Art weichen, schwärzlichen Haares, 1—2 Zoll lang, wie Wolle, bekleidet.

Weitere Beobachtungen in den Anstalten werden das Material zu
Auffindung weiterer Typen, zu Ordnung der Formen und endlich zur
Zurückführung derselben auf charakteristische Grundstörungen ergeben;
die Gegensätze des basilar-synostotischen und des Azteken-
Typus werden besonders in den nächsten Zeiten weiterer anatomischer
Forschung werth sein.

§. 167.

Von dem Verlaufe so mannigfaltiger Hirnleiden, wie sie der
Idiotie in ihren so verschiedenen Gestaltungen zu Grunde liegen,
lässt sich begreiflich nur wenig Gemeinschaftliches sagen. — Der
Process, der die Entwicklung hemmt, kann bei der Geburt der
Hauptsache nach schon abgelaufen sein, wo dann alle psychischen
Regungen von Anfang an sehr schwach bleiben, die Sprache sich
gar nicht entwickelt etc. und von da an der Zustand anhaltend
stationär bleibt. — Oder die Hirn-Erkrankung (wenn auch vielleicht hereditär angelegt) entsteht erst nach wohl begonnener geistiger Entwicklung, in acuter oder in ganz chronischer, schleichen-

der Weise; es tritt ein Stillstand in der Seelen-Entwicklung und in der Regel bald ein Rückschritt ein, das Sprechen wird oft wieder verlernt, der Ausdruck der Dummheit und Geistesarmuth wird herrschend. Besonders die hydrocephalischen Kinder sind es, bei denen sich acute Zufälle von Hirnaufregung leichterer oder schwererer Art, mit den Zeichen der Kopfcongestion öfters wiederholen, nach welchen jedesmal die Abstumpfung und Apathie tiefer und dauernder wird. — Das Bestehen epileptischer Krämpfe übt in allen Fällen einen verschlimmernden Einfluss auf die psychischen Symptome. — Die Hirn-Erkrankung bei den Idioten ist häufig eine solche, welche für sich selbst langsam zum Tode führt (z. B. höhere Grade von Hydrocephalus, vielleicht auch von Hirnatrophie), oder die zu intercurrenten, tödtlichen Processen in der Schädelhöhle Anlass gibt (Tod an Meningitis, acuten Ergüssen u. dgl.). Ist aber auch dies nicht der Fall, so sterben doch viele Idioten schon in der Kindheit, sei es weil manche Schädlichkeiten wohl uneingeschränkter auf sie wirken als auf gesunde Kinder, sei es weil ihre Resistenz gegen Krankheits-Processe wirklich schwächer ist. Selten also werden die Idioten alt; am ehesten noch findet man solche an den Orten der Endemie, wo es Beispiele von 60 bis 70jährigen Cretinen hohen Grades gibt. Wie viel in allen diesen Beziehungen auf die Aussenverhältnisse, die Pflege etc. ankommt, daran braucht kaum erinnert zu werden.

§. 168.

In manchen Fällen von Idiotie tritt Besserung ein. Selten wird mit günstiger Umänderung in der ganzen körperlichen Gesundheit das Kind innerhalb kurzer Zeit lebendig, wissbegierig und macht nun rasche Fortschritte. Viel häufiger handelt es sich bei der Besserung der Idioten nur um eine freiere und geregeltere Benützung der vorhandenen, grösseren oder kleineren Fragmente oder Reste von Seelenleben und dieses Resultat kann nur auf äusserst langsamem Wege, im Lauf vieler Jahre erreicht werden. Erste Bedingung zu jeder Besserung ist das vollständige Abgelaufensein der Hirnkrankheit selbst, welche die Idiotie bedingte.

Unter Heilung der Idiotie müsste die vollständige Beseitigung der Hirn-Erkrankung, welche die geistige Entwicklung hemmt, verstanden werden, worauf es dann Sache der Erziehung und Bildung wäre, jetzt bei gegebener Möglichkeit einer allseitig richtigen Seelen-Entwicklung solche herbeizuführen. Eine Heilung in diesem Sinne kann nur in einzelnen Fällen als möglich gedacht werden, nemlich wenn das Hirnleiden ein lediglich functionelles sein sollte (p. 354), oder wenn in der ersten Zeit der Entwicklung eines palpabeln Hirnleidens in der Kindheit noch der Process sistirt werden könnte; dies dürfte sich bei chronischen Processen (z. B. unter dem Einflusse von Siphilis oder sonstigen chronischen Constitutionsanomalieen) zuweilen längere Zeit protrahiren.

In der Regel aber sind die Processe dann schon ganz oder fast ganz abgelaufen, wenn überhaupt nur der Idiotismus erkannt wird, es handelt sich von Residuen und Folgezuständen, und diese setzen einer spontanen und einer künstlichen Heilung die äussersten Widerstände entgegen, indem eben durch sie bald die Entwicklung des Hirns, sein richtiges Wachsthum in einer gegebenen Lebenszeit unterbrochen oder beeinträchtigt wurde. In allen diesen, die ganz ungeheure Mehrzahl bildenden Fällen ist das Beste, was erreicht werden kann, eine innerhalb der bestehenden Reste des Seelenlebens erfolgende geistige, sensitive und motorische Ausbildung, welche als höchstes Ziel eine gewisse eigene Führung im Leben, den Besitz einiger richtiger moralischer Begriffe und Regulative und einen gewissen Grad practischer Brauchbarkeit zu erreichen hat, ohne dass desshalb alle Symptome des idiotischen Zustandes verwischt würden. * Es handelt sich hier also nur von Besserungen, welche aber von äusserstem Werthe für die betreffenden Individuen selbst und ihre Angehörigen sein können und welche die Existenz der Idiotenanstalten jedenfalls fort und fort zu einem dringenden Desiderate machen.

Es ergibt sich aus dem eben Gesagten, wie die Therapie dieser Zustände einerseits in ärztlicher (hygieinischer, zuweilen medicamentöser) Behandlung, andererseits aber auch in Erziehung, und zwar nicht nur Erziehung des Geistes, sondern besonders auch der Sinnes- und Bewegungsorgane, Weckung und Ausbildung der Sprache, Uebung in richtiger Ausführung der Thätigkeiten des gewöhnlichen Lebens bestehen muss.

Die vortrefflichsten Regeln hiezu finden sich in Séguin's Traitement etc. Par. 1846; die vielen neueren Publicationen reichen in practischer Beziehung nicht an dieses Werk. Man vgl. noch: Kern, Ztschr. f. Psychiatrie. XII. 1855. p. 521; Damerow, ibid. XV. 1858. p. 499; Guggenbühl, neben vielen früheren Schriften: Ztschr. der K. K. Ges. der Aerzte in Wien. 1860. No. 6 ff.

B. Der endemische Idiotismus.

Ueber den Cretinismus im engeren Sinne ist ausser der p. 367 angeführten, Folgendes die wichtigste Literatur: Fodéré, essai sur le goitre et le crétinisme. Tur. 1792. Iphofen, Der Cretinismus. Dresden

---

* Guggenbühl bemerkt richtig, besser würde für dieses Resultat das Wort „Rettung" sein.

1817. Maffei und Rösch, Unters. über Cretinismus. 2 Bde. Erlangen 1844. Meyer-Ahrens, Häsers Archiv. 1845. p. 360. Prager Viertel-jahrschr. Bd. 42. 1854. p. 99. Behrend, Journ. f. Kinderkrankheiten, 1846. Juli. Rapport de la commission créée par S. M. le roi de Sar-daigne etc. Turin 1848 (unentbehrlich für das Studium des Cretinismus). Ferrus, Acad. de médecine, 10. und 31. Decbr. 1851 und Discussion. Rösch, Beobacht. über den Cretinismus. 3 Hefte. Tüb. 1850 — 1852. Niépce, tr. du goître et du crétinisme. 2 Bde. Par. 1851. 1852. Billet, Ann. med. psychol. 1854. p. 339. 362. 530. 1855. p. 41. Morel, ibid. p. 342. West, Journ. f. Kinderkrankheiten. 1854. XII. 7—8. Köstl, der endemische Cretinismus etc. Wien 1855. Fabre, traité du goître et du crétinisme. Par. 1857. Morel, traité des dégénérescences etc. Par. 1857, und die zwei späteren Werke (Clinique 1852 und Traité 1860). Erlenmeyer, Archiv der D. Gesellschaft f. Psychiatrie I. 1858. p. 13. p. 97. Theile, über Cretinismus; Schmidts Jahrb. 1860. No. 7. Zillner, Ueber Idiotie in nova acta caesar. ac. Leop.-Car. XIX. 1860.

§. 169.

Die Unterscheidung zwischen sporadischer und endemischer Idiotie beruht allerdings zunächst auf einem einfach quantitativen Verhält-nisse, der geringen oder grossen Frequenz des Leidens innerhalb einer Population. Aber es liegen in dieser Unterscheidung auch noch andere, sehr berechtigte qualitative Differenzen. Die Ursachen, welche die Idiotie an diesem oder jenem Orte so häufig machen, sind eben gewöhnlich (nicht ausnahmslos) eigenthümlicher, ja zuweilen specifischer (namentlich miasmatischer Art) und erregen dann auch eigenthümliche Krankheiten, welche zu Idiotie führen. Der sporadische Idiotismus kann auf allen möglichen infantilen Hirnstörungen beruhen; der endemische beruht zwar auch keineswegs immer auf einer und derselben, anatomisch glei-chen Veränderung, aber doch weit mehr auf einer gewissen Classe von Veränderungen, welche namentlich viel mehr primär den Schädel, als das Hirn befallen. Diese letzteren Erkrankun-gen sind weit mehr mit allgemeiner Körpermissstaltung, und zwar mit einer besonderen gewissen Art, eben der „cretinistischen" Miss-staltung und mit Krankheiten der Schilddrüse verbunden, und es werden sich gewisse qualitative Differenzen zwischen endemischem und sporadischem Idiotismus schon darum gar nicht bestreiten lassen, weil die hochgradigen Formen der Cretinengegenden, welche dort ziemlich häufig sind oder es doch bis in die neuere Zeit waren, sporadisch gar nie in derselben Weise vorkommen.

Ich begreife vollkommen, wie gerade Beobachter in Cretinengegen-den dazukommen konnten, jede Art von Unterschied zwischen endemischem und sporadischem Blödsinn zu läugnen. Sie leben mitten in einer Bevölke-rung, welche durchaus einen (leiseren oder stärker ausgesprochenen) Zug von Cretinismus an sich trägt und sie kennen bei weitem nicht so jene

sporadischen Fälle accidenteller Hirnkrankheiten, welche Idiotie ohne
irgend welche körperliche Missstaltung setzen können, wo — wie oben
schon mehrfach bemerkt wurde — sehr wohlgebildete und hübsche Kinder die vollendete Nullität des tiefsten Blödsinns zeigen. So wenig die
schwere cretinistische Missstaltung je sporadisch vorkommt, so wenig
kommen diese eben erwähnten Fälle je als Formen des endemischen
Blödsinns vor; in Cretinengegenden können sie vielleicht vorkommen (z. B. Fälle accidenteller Encephalitis oder eines Hirndefects u. dgl.),
aber gewiss wären sie dann erst von den verbreitet herrschenden Krankheiten, welche dem endemischen Blödsinn zu Grunde liegen, mit vollem
Rechte zu unterscheiden, und es fragt sich sogar noch — eigentliche Erfahrungen scheinen noch nirgends darüber gemacht — ob in einer allgemein inficirten Population diese accidentellen Krankheiten nicht doch
einen bedeutenden Anstrich von den, der ganzen Bevölkerung an-
haftenden Zügen annehmen würden. In England ist die Idiotie nicht
selten, an manchen Orten selbst ziemlich häufig, aber es kommen nie
die hässlichen Missstaltungsformen (alpine Formen) vor; es ist also immerhin noch ein Unterschied zwischen frequenten Fällen und zwischen
der Existenz des „Cretinismus“. Auch Virchow spricht sich dahin aus:
endemischer Idiotismus sei noch nicht Cretinismus; er fasst aber die
Unterscheidung ganz ätiologisch: was aus territorialen Bedingungen entstehe, sei Cretinismus, was aus bloss socialen, sei (nicht cretinistischer)
Idiotismus. Leider ist hiermit kein Merkmal gegeben; denn woran
erkennen wir sicher, was alles aus territorialen, was aus socialen Bedingungen entstand? Und was ist nicht alles unter dem „Socialen“ zu
begreifen? —

§. 170.

Ueber die Verbreitung des Idiotismus als endemische Krankheit können hier nur wenige Hauptpunkte angegeben werden. *
Obenan steht die wichtige Thatsache, dass der Cretinismus als
Endemie überall von endemischem Kropfe begleitet ist, und zwar
in der Art, dass man so ziemlich berechtigt ist, in beiden die Wirkung einer und derselben Krankheitsursache zu sehen, welche nur
in einer gewissen Reihe von Fällen stärker ausfällt, und ihre Wirkungen weiter (Schädel-, überhaupt Knochen-Erkrankung) ausdehnt
als in anderen (blosse Schilddrüsen-Erkrankung). So kommt es,
dass die grosse Mehrzahl der Cretinen selbst bedeutende Kröpfe
hat, welche zum Theil schon angeboren sind, zuweilen erst später
entstehen und im Allgemeinen um die Zeit der Pubertät am stärksten wachsen; es sind ganz sparsame Fälle, wo sich keine Spur
von solchen findet; auch die Halbcretinen und ein grosser Theil
der gesunden Bevölkerung dieser Gegenden leiden daran. —
Die Haupt-Centren beider Krankheiten, also die Hauptheerde ihrer

---

* In dem Werke von A. Hirsch, Handb. der histor. geogr. Pathologie.
I. 2. Erlangen 1860. p. 394 ff. sind die bisher bekannten Thatsachen vortrefflich zusammengestellt und für die Aetiologie verarbeitet.

Ursachen sind in allen Welttheilen die grossen Gebirgsstöcke nebst ihren Ausläufern, in Europa die Alpen, in Asien der Himalaja, in America die Cordilleren. Die Seeküsten sind überall vollkommen frei von beiden Leiden; in ebenen Binnenländern oder in den Gebirgen 2ten und 3ten Ranges kommen sie sehr ungleich vertheilt vor, ohne dass man bis jetzt für diese Ungleichheiten die gemeinsamen Momente mit Sicherheit feststellen konnte.

In Europa sind am meisten von Cretinismus heimgesucht Savoyen, viele Schweizergegenden, namentlich in Wallis, in Graubündten, Uri, Waadt, Aargau u. a.; mehr nach Osten Salzburg, Steyermark, Tyrol, Kärnthen, Ober-Oesterreich; nächstdem können einige Pyrenäengegenden, die Gebirge der Auvergne, einige Gegenden des Rheinthals, in der Nähe von Strasburg (vorzüglich in ebenem, öfters überschwemmtem Lande), weiter unten die Insel Niederwörth (gleichfalls häufig der Sitz von Ueberschwemmungen), dann Unter- und Mittelfranken, manche Gegenden Würtembergs und Badens als solche genannt werden, welche bis jetzt als Heerde des endemischen, von Kropf und Körpermissstaltung begleiteten Idiotismus am bekanntesten sind.

Es hat natürlich nicht an Versuchen gefehlt, in den Cretinengegenden aus gewissen bestimmten Verhältnissen derselben die Krankheits-Entstehung herzuleiten; jeder Beobachter hob die Momente hervor, welche gerade in seinem Kreise die auffallendsten waren und alles, was irgendwie als möglich sich aufstellen liess, ist in dieser Beziehung nahezu erschöpft worden. Bald eine gewisse Höhe über dem Meere (nicht über 2—3000 Fuss), tiefe, feuchte Beschaffenheit der Thäler, Stagnation der Luft, häufige Ueberschwemmungen mit Versumpfung des Terrains, bald hohe Temperatur, starker und plötzlicher Temperaturwechsel, bald mangelhafte Sonnenbeleuchtung, bald die Bodenbildung und zwar nach zwei Richtungen, insofern sie dem Lande eine bestimmte Configuration gibt oder insofern gewisse Gesteinsarten eine bestimmte chemische Zusammensetzung haben, bald gewisse Bestandtheile des Trinkwassers, bald der Mangel des Jod in Wasser und Luft, bald endlich sociale Missverhältnisse, Elend, Verwahrlosung, Schmutz, verkehrte Kinderpflege, schlechte Kost u. dgl. — alle diese verschiedenen Momente sind schon successiv in mehr weniger einseitiger Weise für die einzigen oder doch die hauptsächlichsten Factoren für die Entstehung dieser Krankheiten erklärt worden. Immer lässt sich dagegen auf die auf platter Hand liegende Thatsache hinweisen, dass Kropf und Cretinismus auch an Orten vorkommen, wo gerade keine einzige jener speciellen Schädlichkeiten (z. B. tiefe, feuchte Thäler, Stagnation der Luft, gewisse Gesteinsarten etc.) nachgewiesen werden konnte, und dass eine Menge Orte diese Schädlichkeiten alle enthalten, ohne eine Spur von Kropf und Cretinismus zu zeigen.

Mit dieser Einwendung darf man allerdings nicht zu viel widerlegen wollen. Man kann ja auch den sicheren Einfluss der Sümpfe auf Entstehung der Wechselfieber nicht damit widerlegen, dass diese Krankheit auch an einzelnen Orten ohne Sümpfe verbreitet vorkommt und an vielen andern Orten mit Sümpfen nicht vorkommt; man kann hierin nur einen Beweis sehen, dass die näheren und wahren Ursachen des Wechselfiebers sich allerdings vorzugsweise, aber nicht ausschliesslich in Sumpfgegenden, und zwar in solchen von bestimmter Beschaffenheit, erzeugen. — In gleicher Weise wird man in jenen, vorhin aufgezählten äusseren Verhältnissen mehr entferntere Anlässe zur Erzeugung bestimmter näherer Ursachen zu erblicken haben und sich nicht wundern, dass letztere eben durch Combinationen von Umständen entstehen, bei denen viele der vorhin aufgezählten Aussenverhältnisse wirksam sein können, ohne gerade immer in gleicher Weise thätig sein zu müssen. Dabei können doch einzelne dieser Momente sich als die constanteren zeigen und desshalb eine hervorragende Wichtigkeit beanspruchen, andere offenbar untergeordnet und unwichtig sein. — Zu den letzteren dürften z. B. vor allem die obengenannten socialen Missstände * gehören; denn Elend, Schmutz, Verwahrlosung, verkehrte Behandlung der kleinen Kinder, Unwissenheit und Aberglauben findet sich ja in reichlichstem Masse an einer Menge von Orten, wo keine Spur von Cretinismus vorkommt, und in den Cretinengegenden ist das Leiden auch in wohlhabenden und reichen Familien gar nicht selten. Ebenso kommen eine Menge von Gebirgsgegenden mit tiefen Thälern ohne eine Spur von Kropf oder Cretinismus vor, und der Cretinismus findet sich auch oft genug in Ebenen und sehr offenen Thälern.

Zu den wichtigsten Momenten dagegen ist meines Erachtens jedenfalls Feuchtigkeit des Bodens und der Luft durch Grundwasser, Ueberschwemmungen, viel Gewässer oder Nebel zu zählen; nächstdem dürfte namentlich noch — besonders aus Hirschs Zusammenstellung ergibt sich dies — auch der Magnesiagehalt des Bodens (nicht zu verwechseln mit dem Magnesiagehalt des Trinkwassers) eine ge-

---

* In der eben erschienenen Schrift von Georgens und Deinhardt, Die Heilpädagogik etc. Leipzig, 1861. p. 201 heisst es: Der endemische Idiotismus herrsche nur da, wo die Civilisation zurückgeblieben sei. Dies ist nicht richtig. Die paar Dörfer in der Nähe von Tübingen mit endemischem Cretinismus sind nicht mehr in der Civilisation zurückgeblieben, als 100 andere, von ihm freie Dörfer.

wisse Rolle spielen; alle übrigen, oben aufgezählten Aussenverhältnisse dürften sich jedesmal nur an gewissen, einzelnen Cretinengegenden, nicht an der Mehrzahl derselben finden.

Ueber jene näheren und wahren Ursachen des Cretinismus aber, zu denen sich jene aufgezählten Umstände nur wie
äussere Anlässe verhalten, kann man keine positive Auskunft
geben. Man nennt sie, nach dem Standpunkt unserer heutigen
Begriffe, ein Miasma oder Krankheitsgift, vergleicht dieses mit der
Malaria des Wechselfiebers, stellt sich vor, es könne, wie bei
letzterer Krankheit, in der Luft und im Trinkwasser enthalten
sein und wirke in gelindem Grade auf sämtliche Bewohner des
Ortes, in höherem auf Einzelne, die dann die ganze unglückliche
Wirkung erfahren, man betrachtet demnach das ganze Leiden als
chronische Infectionskrankheit, als ein constitutionelles Leiden; die
öfters so beschränkte Localisation des Kropfes und des Cretinismus ist dieser Anschauungsweise, ganz wie beim Wechselfieber,
günstig; unter den mannigfachen Unterschieden von letzterer
Krankheit ist aber namentlich der hervorzuheben, dass der Cretinismus, einmal „miasmatisch" entstanden, entschieden einer Vererbung auf die Nachkommen, wahrscheinlich in weit mehr als nur
der nächsten Generation, fähig ist.

An vielen Orten, wo Kropf und Cretinismus früher bedeutend
herrschten, haben sie in neuerer Zeit (auch ähnlich der Intermittens) mit besserer Regulirung der Flüsse, Austrocknen der
Sümpfe, sonstiger allgemeiner besserer Hygieine sehr abgenommen,
ja sind ganz verschwunden (solche Abnahmen wurden bemerkt z. B.
in der Gegend von Strasburg nach Tourdes, in Salzburg, wo die
Zahl der Cretinen nach Zillner von a. 1780 bis jetzt auf circa ¹/₄ der
damaligen Zahl gesunken ist, und an vielen andern Orten); * eine
tiefere Regeneration der Raçen durch Heirathen von aussen, durch
Einwanderungen, überhaupt durch den in neuerer Zeit viel belebte-
ren Verkehr, vielleicht auch die grössere Weckung der Intelligenz
und Thätigkeit unter der Bevölkerung durch dasselbe Moment mögen
hieran gleichfalls Theil haben. — An sehr wenigen Orten scheinen Kropf und Cretinismus in neuerer Zeit zugenommen zu haben.

Nach der hier angedeuteten, in neuester Zeit ziemlich allgemein
acceptirten Ansicht wären also der endemische Kropf und Cretinismus
gewissermassen specifische Krankheiten, erzeugt durch eine specifische
toxische Ursache miasmatischer Art. Ich kann dieser Ansicht, welche
vieles für sich hat, nicht entgegentreten und kann manchen neueren Versuch, diese endemischen Krankheiten aus einer Vielheit ganz heterogener

---

* Fodéré hatte übrigens schon a. 1792 bemerkt, dass die Anzahl der
Kropfigen und Cretinen sich seit einer Reihe von Jahren sehr vermindert
habe, l. c. p. 189.

Ursachen zu erklären, nicht für gelungen halten. Doch halte man diese ganze Anschauungsweise auch nicht für zu sicher und vergesse nicht, dass der Kropf unendlich häufig auch sporadisch vorkommt, dass die Ursachen dieses Vorkommens so gut wie ganz unbekannt sind, dass der endemische Kropf keine Eigenthümlichkeiten gegenüber dem sporadischen hat, vermuthlich also auch für den endemischen noch ganz unbekannte Momente mitwirken, und dass der Zusammenhang der Kropfbildung und der Schädelsynostosen, überhaupt Knochen-Erkrankungen, welche doch dem Cretinismus als Hauptsache zu Grunde liegen dürften, ein vollkommen dunkler und räthselhafter, dass es selbst schon ohne pathologische Analogie ist, Nahtverwachsungen und Knorpelverknöcherungen aus miasmatisch-toxischen Ursachen entstehen zu lassen.

Für den grossen Einfluss der Feuchtigkeit als Ursache lassen sich eine Menge im Grossen und Kleinen zu beobachtende Thatsachen anführen, und ganz wie bei der Intermittens scheint auch eine ganz locale, auf ein Haus, eine Häusergruppe beschränkte Feuchtigkeit dort die eigentliche Schädlichkeit erzeugen zu können. Sehr ähnlich wie bei der Intermittens hat man auch mehrfach mit der Regulirung der Gewässer bald Abnahme des Cretinismus gesehen. Aber selbst in Betreff dieser obenanstehenden Thatsachen fehlt es nicht an Beispielen entgegengesetzter Erfahrung. Es gibt — analog den „Bergfiebern" — einzelne ganz trockene, dürre Orte mit endemischem Kropf und Cretinismus (Fabre, traité. l. c. p. 56) und Beispiele genug von sehr feuchten Ländern, welche gar keine Endemie haben (Holland, viele Orte mit Reisbau etc.).

In manchen Gegenden kommt Intermittens selbst ganz verbreitet neben Cretinismus vor; ähnliche (palustre) Ursachen scheinen einerseits letzteren, andererseits Fieber, Milzschwellung und Cachexie zu erzeugen. Es ist besonders merkwürdig, dass an solchen Orten zuweilen auch die **Erkrankung der Schilddrüse acut und einigermassen epidemisch vorkommt**, analog den acuten Intermittens-Processen, wie wenn ein (dem der Intermittens jedenfalls nicht ganz identisches) Miasma hier und da rasch und intensiv auf die Bevölkerung wirkte. So kommen nach Zillner[*] in Salzburg zeitweise sehr acute Schwellungen der Thyreoidea neben acuter Schwellung der Parotis, der Milz, hier und da fast des gesamten Lymphdrüsensystems oder neben Wechselfiebern, Furunkeln, Drüsenvereiterungen u. dgl. vor — Umstände, welche einen inneren Zusammenhang der Kropf-Entstehung mit der Malaria ersichtlich machen und so auch wieder einige Anhaltspunkte für die mit der Entstehung des endemischen Kropfes jedenfalls zusammenhängende Aetiologie des Cretinismus an die Hand geben. — Auf angebliche Fälle, wo nach Verkleinerung eines Kropfes durch Operation oder sonstige Therapie bei einem Idioten der Geisteszustand sich gebessert haben soll,[**] möchte ich keinen sehr grossen Werth legen.

Den unendlich zahlreichen Untersuchungen über die mineralogische Constitution des Bodens in den Kropf- und Cretinengegenden lassen sich wenigstens einige, in der That interessante Hauptthatsachen entnehmen. Beide Krankheiten, und speciell der Cretinismus kommen

---

[*] l. c. p. 229 ff. Beispiele epidemischen Kropfes finden sich auch bei Hirsch, l. c. p. 452.

[**] Arthaud, Gazette méd. 1855. p. 428. Fabre, l. c. p. 240.

nur selten vor auf reinem Kalkgestein (Jurakalk, * nächstdem auch noch auf der Kreide); auch auf Granit und Gneis finden sie sich noch mehr vereinzelt (so in Savoyen, stellenweise in den Vogesen, häufiger in den norischen Alpen), besonders häufig dagegen auf Keuper, Dolomit, Thonschiefer u. dgl., auch (wenigstens in Würtemberg) auf dem bunten Sandstein. In letzterem Lande sollen innerhalb des Keupergebiets diejenigen Orte die ergriffensten sein, in deren Nähe die unteren, mit Gyps- bändern und Gypsadern durchzogenen Mergel lagern, aus denen die Be- völkerung ihr Trinkwasser erhält (Sick, Würtemb. Jahrbücher. 1855. 2.).

Die Angabe von Grange (1855), dass ein starker Magnesiagehalt des Trinkwassers die wesentliche Ursache des Kropfes und des Cretinis- mus sei, ist genügend widerlegt. Nièpce fand in Gegenden von Frank- reich, welche die höchsten Grade der Endemie haben, kein Atom Mag- nesia im Wasser; an einem andern Orte, wo nach Grange mit Herbei- schaffung eines andern Trinkwassers der Kropf fast verschwunden sein sollte, fand Nièpce in diesem neuen Wasser gleichfalls viel Magnesia; in der Gegend von Strasburg fand sich Magnesia im Wasser einiger Gegenden, welche Kropf und Cretinismus haben gerade wie in solchen, welche frei sind (Tourdes). — Die Beschuldigung des Kalkgehalts des Wassers bedarf längst keiner Widerlegung mehr.

Die Behauptungen Chatins über den Jodgehalt der Luft, des Was- sers und der Nahrungsmittel und über das Fehlen des Jods in den Ge- genden des endemischen Kropfs und Cretinismus haben, so unwahr- scheinlich sie von Anfang an lauteten, ** Aufsehen gemacht. — Sie sind nachgerade von allen Seiten widerlegt und die ganze Sache scheint sich im besten Falle aus unreinen Reagentien zu erklären; vgl. Fabre, traité, p. 83; De Luca, comptes-rendus. Vol. 49. p. 170. Vol. 57. 1858; Cloëz, l'Institut. 1857. Juin.

§. 171.

Dass nun die localen Ursachen, mögen sie sein welche sie wollen, für sich allein ganz hinreichen können, um Cretinismus in voller Entwicklung hervorzurufen, das zeigen die oft genug beob- achteten Thatsachen, dass Familien ohne alle eigene Disposition, welche bisher vollkommen gesunde Kinder hatten, bald nach der Einwanderung an den Ort einer Endemie total cretinistische Kinder bekamen. Sollte die Angabe von Nièpce richtig sein, *** dass die Findelkinder aus Grenoble und Marseille — Gegenden, wo der Cretinismus unbekannt ist — kropfig und Cretinen werden, wenn sie in die inficirten Dörfer der Isère und Hautes-Alpes in

---

* Diese Thatsache ergibt sich in sehr verschiedenen Ländern, sie ist na- mentlich in Würtemberg, wo sonst der Cretinismus so verbreitet ist, eclatant; ebenso in Savoyen (Sardinische Commission, Billet, Garbiglietti).

** S. namentlich die Zuschrift an die Académie des Sciences, 16. Jan. 1854, wo er über die Reise berichtet, auf der er jene Untersuchungen gemacht haben will, die ihn befähigten, eine „grosse Linie auf der Karte von Europa zu ziehen, welche die wechselseitige Verbreitung des Jods und des Kropfs anzeigt.“

*** Nièpce, l. c. p. 492. Die Angabe ist angefochten worden.

Kost gegeben werden, so wäre dies ein Beweis, dass die endemische Ursache noch eine gewisse Zeit nach der Geburt ihre Wirkung voll ausüben kann; ja es soll für ein gesundes Kind bis zum
4ten (Maffei), selbst bis zum 7ten Lebensjahr (nach der sardinischen Commission) noch möglich sein, am Ort der Endemie ein
Cretin zu werden. Es versteht sich, dass diese localen Ursachen
nur durch Entfernung vom Ort der Endemie unwirksam gemacht
werden.

Allein es gibt, ausser der endemischen, noch eine weitere sehr
wirksame Ursache des Cretinismus. Er ist auch hereditär.
Die Nachkommenschaft eines männlichen oder weiblichen Cretins,
auch ganz entfernt vom Orte der Endemie erzeugt und aufgewach-
sen, kann wieder cretinistisch werden, und es bedarf nicht nur des
Entferntbleibens von der inficirten Gegend, sondern auch der wiederholten Erneuerung des Blutes durch Heirathen in ganz freie
Familien, damit endlich in der 2ten oder 3ten Generation (Billet)
der Cretinismus — gewiss noch lange nicht sicher und spurlos —
erlösche. — Unter der ständigen Bevölkerung der inficirten Gegenden lässt sich die Wirkung des endemischen und des hereditären
Moments nicht einzeln und getrennt erkennen; wenn dort ein
Kind schon ganz als Cretin zur Welt kommt, wissen wir nicht,
ob eine sehr starke miasmatische Einwirkung auf den Fötus oder
eine sehr mächtige hereditäre Uebertragung stattgefunden hat, und
ebenso ist es bei den vielen Kindern in Cretinengegenden, welche
scheinbar gesund zur Welt kommen, aber nach 3 — 6 Monaten
deutliche Zeichen des Leidens zeigen, ungewiss, ob sie dieses ihren
Erzeugern oder der endemischen Ursache, die erst jetzt auf sie
wirkte oder in wie weit beiden Momenten zugleich verdanken; ich
möchte der Meinung der sardinischen Commission (l. c. p. 194)
beitreten, welche sich entschieden für die Heredität als Haupt-
moment ausspricht.

Nachkommen zweier Cretinen höchsten Grades gibt es nicht, da die
männlichen Individuen dieser Art fast immer impotent, die weiblichen
wenigstens sehr oft steril sind. Aus Ehen zwischen einem mässig cretinistischen Mann und einer gesunden Frau entstehen oft schöne und
ganz gesunde Kinder, oft aber auch Cretinen hohen Grades, Halbcretinen,
Epileptische, Taubstumme. Im Allgemeinen soll sich der Cretinismus
mehr von väterlicher als von mütterlicher Seite fortpflanzen (Guggenbühl, Erlenmeyer). Die Kreuzung der Raçen tilgt die cretinistische
Disposition nur aus bei gleichzeitiger Entfernung aus dem Orte der Endemie. Nach Billet (l. c. 1855. p. 45) besteht in einigen Gemeinden
der stark befallenen Maurienne schon lange der Gebrauch, dass die
jungen Männer Mädchen von auswärts, ohne Kropf und Cretinismus, heirathen, allein diese Frauen bekommen alle Kröpfe, ihre Kinder werden
oft Cretinen und der Cretinismus wurde im Ganzen dadurch nicht ver-

mindert. Hier wird das günstige Moment der Raçenkreuzung durch eine sehr starke endemische Ursache überwunden; an einem andern Orte mit nur mässiger Localursache würde ohne Zweifel eine solche allmählige Erneuerung des Blutes die günstigsten Erfolge haben.

Dass an den Orten der Endemie die vielen und grossen Schädlichkeiten, die von einer verkehrten Kinderpflege und von der ganzen Lebensweise einer geistig tiefstehenden, trägen, cretinistischen Bevölkerung aus auf die Kinder in frühem Lebensalter wirken, einen sehr verschlimmernden Einfluss ausüben, ist sicher anzunehmen; diese Einflüsse haben aber nur die Bedeutung von Hülfsursachen, denn sie bewirken eben gerade Cretinismus — nur am Orte der Endemie. Es ist desshalb natürlich doch wichtig, sie zu beseitigen und es wird gewiss damit, durch eine zweckmässige Pflege und eine vernünftige erste Erziehung der Kinder, die Entstehung der zu Idiotie führenden Krankheiten wenigstens beschränkt werden.

Eine Sistirung des ganzen Leidens scheint aber beim endemischen Cretinismus zuweilen durch einen Wechsel des Wohnorts im frühen Kindesalter und durch eine Verbringung in durchaus andere Verhältnisse zu gelingen. Aus den — immerhin vereinzelten — Erfahrungen hierüber in den Gebirgen, in Verbindung mit der Meinung, der Cretinismus komme über 2000 Fuss hoch nicht mehr vor, ist ja die sonderbare Ansicht entstanden, der Cretinismus werde auf hohen Bergen geheilt, die dann sogar auf die gesamte Idiotie übertragen wurde! — Bei schon deutlich ausgeprägtem Cretinismus eines Kindes ist jede Veränderung des Wohnorts und nach bisherigen Erfahrungen leider auch jede andere Behandlung in der Hauptsache wirkungslos; Besserungen lassen sich auch hier zuweilen erreichen.

§. 172.

An den Orten der Endemie gibt es, wie schon oben (p. 372) bemerkt, nicht etwa nur einen einzigen, immer identischen Typus cretinistischer Entartung, sondern es kommen alle jene Typen von Kopf- und Körpermissstaltung vor, welche in den oben (p. 368 ff.) aufgezählten anomalen Schädelformen, besonders den verschiedenen synostotischen Formen — Synostosen sowohl des Schädeldaches als der Schädelbasis — ausgesprochen sind; überwiegend sind meistens die mässig microcephalen,* besonders brachycephalen Formen in allen ihren Modificationen. Es lässt sich auch nicht verkennen, dass der endemische Cretinismus an verschiedenen Orten seines Vorkommens Modificationen zeigt, z. B. die Cretinen in Salzburg sich im allgemeinen etwas anders ausnehmen als die der Schweiz.

---

* Interessante Thatsachen über das Vorkommen hochgradig microcephaler Wesen (Affenköpfe) in einzelnen Familien eines würtembergischen Cretinendorfes hat G. Jäger (Würtemb. med. Corr.-Blatt. 1839. No. 28) mitgetheilt. Das Stuttgarter Naturalien-Cabinet enthält einen äusserst interessanten, daselbst beschriebenen Schädel eines dieser Kinder.

Jene basilarsynostotische Form; oben p. 385 als Cretinentypus im
engsten Sinne beschrieben, mit untersetztem, grobem, breitem
Körperbau, voluminösem Kopf, breiter Stumpfnase mit eingedrück-
ter Nasenwurzel, alten, grämlichen Zügen, faltiger, zum Theil
hypertrophischer Haut, findet sich in der extremsten Ausprägung
(die denn auch vom allertiefsten Blödsinne begleitet ist) an
keinem Orte der Endemie häufig, wie denn überhaupt die extremen Exemplare aller Formen selten sind; aber eine grosse Menge
von Fällen zeigt Annäherungen an denselben, und diese sind
es, die an allen Orten, wo überhaupt das Leiden vorkommt,
der Mehrzahl der Cretinen wie einen gemeinsamen, frappanten
Familienzug geben. — Uebrigens ist an den Orten einer starken
Endemie die ganze Bevölkerung von der Krankheitsursache betroffen.   Ausser den eigentlichen Cretinen, Halbcretinen und
Kropfigen finden sich eine Menge schwachköpfiger, verkümmer-
ter, übel proportionirter Individuen, viele Taubstumme, Stotterer
und Stammler, Schwerhörige, Schielende, es geht ein allgemeiner
Zug körperlicher Degeneration und geistiger Verdumpfung durch
die ganze eingeborne Bevölkerung und auch die für gesund und
klug geltenden Individuen sind durchschnittlich unschön, beschränkt, träge, und es wimmelt von engherzigen Philistern, die
den Mangel an Geist keineswegs durch gute Eigenschaften des
Gemüths ersetzen.
   Der Cretinismus kann in seinen wesentlichen Grundverhält-
nissen schon bei der Geburt ganz ausgesprochen sein; aber es
scheint dies doch sehr selten vorzukommen und in der Regel sind
die Merkmale am neugebornen Kinde höchst unsicher oder fehlen
entschieden noch ganz. Viele dieser Kinder kommen wohl mit
grossen, etwas unregelmässig gebauten Köpfen, mit weiten Fontanellen, mit bereits dickem Haarwuchs zur Welt, zeigen grobe
Züge, einen kurzen dicken Hals, schreien wenig, schlafen lange
fort, fast immer. Aber erst nach etwa 3, sehr oft erst nach 5—8
Monaten, bei manchen noch viel später, werden die Zeichen des
Leidens sicherer erkennbar und bald immer deutlicher. Diese
Kinder sind fett, thun nichts als essen und schlafen, lassen den
Mund offen stehen und den Kopf hin- und herfallen; ihre Physio-
nomie bleibt regungslos, sie weinen selten, lächeln nie, zeigen keine
Neugierde und Aufmerksamkeit; die Dentition geht sehr langsam,
die Zähne werden bald wieder schlecht, die Zunge hängt zum
Munde heraus, das Kind lernt kaum vor dem 6ten Lebensjahr, zu-
weilen selbst da noch nicht gehen, der Ausdruck der Geistesleere
ist alsdann schon ganz ausgesprochen — der Krankheits-Process ist

vollendet.* Bis zur Pubertät werden die Züge gröber, eckiger, älter,
die Haut wird oft dunkel, rauh und grob, der Körper bleibt klein;
die geistige Entwicklung kommt bei den höheren Graden gar
nicht oder nur in ihren einfachsten Rudimenten — und selbst in
diesen noch verzerrt — zu Stande, die apathisch-torpide, trübselige
Geistes- und Gemüths-Beschaffenheit überwiegt; dagegen in den
mässigeren Graden und leichten Fällen sind die etwas agitirten
Zustände häufig, aus ihnen erwachsen die Comiker des Dorfes.
Die Pubertät tritt spät, zuweilen erst im 20. Jahre ein; währte
bis dahin die Kindheit, so fängt jetzt das Alter an; von der Pubertät an ändert sich im Körperlichen und Geistigen wenig mehr.

Viele Cretinen höheren Grades verfallen sehr häufig, manche täglich
in einen Zustand von Bewegungslosigkeit, von Halbschlaf oder Stillstand
aller Körper- und Seelenkräfte, was offenbar als ein der Epilepsie oder
dem epileptischen Schwindel analoger Zustand zu betrachten ist (es
kommen dabei wohl auch einige unregelmässige Bewegungen des Kopfes
und Körpers, Verdrehen der Augen u. dgl. vor). — In Betreff der
weiteren körperlichen und geistigen Eigenthümlichkeiten der Cretinen
muss auf die vielen Specialschriften, besonders die ausführliche Schilderung der sardinischen Commission verwiesen werden; das ganze Detail
zu geben, lag nicht im Plane dieser Schrift.

VIERTER ABSCHNITT.
Von einigen wichtigen Complicationen des Irreseins.

§. 173.

Die oben erörterten, namentlich die in Cap. 2 und 3 betrachteten
Formen psychischer Anomalieen sind zuweilen von schweren Störungen, namentlich gewissen schweren motorischen Nervensymptomen
begleitet, die — obwohl mit der Gehirnkrankheit, die auch das Irresein ergibt, zunächst und unmittelbar zusammenhängend — doch
solche Wichtigkeit, zum Theil auch eine solche Art von Selbstständigkeit zeigen, dass sie als Complicationen der Geisteskrank-

---

* Bei Iphofen (II. p. 216) findet sich ein Beispiel eines „Cretins", welcher bis zum 5. Jahre ganz gesund und klug war; dann bekommt er epileptische Anfälle, und indem diese sich häufen, wird er allmählig „ein Cretin."
— Derlei Fälle, wenn auch am Orte der Endemie vorkommend, lassen doch
grosse Zweifel zu, ob sie als die endemische Krankheit, und nicht vielmehr
als accidentelle Hirnkrankheiten, wie beim sporadischen Idiotismus, zu betrachten sind. Nicht alles, was am Orte der Endemie vorkommt, muss
gerade auch Product der endemischen Ursache sein. Vgl. p. 390.

heit erscheinen. — Es sind also unter diesen Complicationen nicht
alle Erkrankungen zu verstehen, an denen die Irren leiden können;
diese sind unzählig, da man bis jetzt kaum Ausschliessungsver-
hältnisse dieser Gehirnkrankheiten kennt. Auch die hin und wieder
geäusserte Meinung, dass Geisteskranke von epidemischen Krankheiten frei bleiben sollen, ward schon zu Pinels Zeit durch ein
tödtliches typhöses Fieber, das in den Irren-Abtheilungen, wie in
den übrigen Räumen des Hospitals herrschte, und seitdem unendlich häufig, besonders durch die Cholera widerlegt. Sämtliche
Störungen, welche die specielle Pathologie kennt, kommen bei
Irren vor; hier soll es sich nur von Erörterung derjenigen Complicationen handeln, welche in ganz directem Zusammenhang mit
dem Irresein stehen, jenen schweren Störungen der Bewegung und
Empfindung, welche, selbst Symptome einer schweren Erkrankung
des Gehirns, ganz in die Geschichte des Irreseins selbst gehören
und hier nur durch das Bedürfniss einer ausführlicheren Betrachtung von derselben äusserlich getrennt werden.

Man hat es unrichtig finden wollen, diese Störungen als Complicationen hinzustellen, da sie ja aus derselben Gehirnkrankheit, wie das
Irresein hervorgehen. So weit dies richtig ist, ist es dem Verf. gewiss
ebenso gut bekannt als den Tadlern; er meinte nicht, es seien Complicationen jener Gehirnkrankheiten mit anderen Krankheiten, sondern
Complicationen der gewöhnlichen, weit überwiegend psychischen
Symptomen-Gruppe mit anderen, in der grossen Mehrzahl der
„psychischen Krankheiten" nicht vorhandenen Symptomen-Gruppen.

§. 174.

Unter diesen Störungen verdient die sogenannte allgemeine
(unvollständige) Paralyse wegen ihrer Häufigkeit, der Eigenthümlichkeit ihres Verlaufs und ihrer höchst traurigen Prognose
die meiste Aufmerksamkeit. Sie ist Anfangs vorwiegend von französischen Beobachtern (Bayle, Calmeil, Delaye u. A.) genauer
studirt worden und hat bis heute die französischen Irrenärzte immer
sehr lebhaft beschäftigt; mehre deutsche Arbeiten der neueren Zeit
haben aber sehr wesentliche Fortschritte in dieser Lehre gebracht.

Aus der grossen Literatur über Paralyse ist Folgendes das wichtigste.
Bayle, rech. sur les mal. ment. Par. 1822; ferner: Maladies du cerveau.
1826. und Annales med. psychol. 1855. VII. p. 409. Delaye, cons. sur
une éspèce de paralysie etc. Par. 1824. Calmeil, de la paralysie etc.
Par. 1826. Duchek, Prager Vierteljahrsschr. Bd. 29. 1851. p. 1. Hoffmann, Günsburgs Zeitschr. Bd. I—VIII. 1850—58. Baillarger,
Zahlreiche kleinere Arbeiten in Ann. med. psych. 1852—1859. J. Falret,
rech. sur la folie paralytique. Par. 1853. und Archives gén. 1858. II.
p. 200. Joffe, Zeitschr. der K. K. Ges. der Aerzte zu Wien. XIII.
1857. p. 675. L. Meyer, Annal. des Charité-Krankenhauses. VIII. 2.

1858. p. 44. Erlenmeyer, Die Gehirn-Atrophie der Erwachsenen. 3. Ausg. 1857. Austin, a pract. acc. on general paralysis. Lond. 1859. Parchappe, de la folie paralytique. Par. 1859.

Diese Paralyse kommt niemals bei Geistesgesunden vor, d. h. sie beruht auf einer Gehirnkrankheit, welche immer schwer genug ist, um ein tieferes Irresein unter ihren Symptomen zu haben. Die psychische Störung tritt entweder gleichzeitig mit der Störung der Bewegung auf, oder — am häufigsten — jene besteht schon einige Zeit, ehe sich die ersten Spuren der Paralyse zeigen, oder — viel seltener — die paralytischen Erscheinungen gehen kurze Zeit dem Irresein voraus.

Die Frage, ob diese Paralyse auch ohne Seelenstörung, bei geistig ganz Gesunden vorkommen könne, ist seit der ersten Ausgabe dieser Schrift mehrfach discutirt, aber dabei nicht immer mit der wünschenswerthen Klarheit und Erfahrung behandelt worden. Gegenüber den Wenigen, welche sie bejahten (Réquin, Sauze, nur zum Theil Baillarger), war es übrigens nicht schwer nachzuweisen, dass die verschiedenen ausgebreiteten progressiven Lähmungszustände der Geistesgesunden ganz andere Zustände sind als diese specielle Form der Paralyse, und dass sich letztere auch von manchen andern Lähmungszuständen neben geistiger Störung (z. B. von der Lähmung nach Apoplexie, aus Gehirntumoren), ganz wesentlich unterscheidet, ja dass nicht einmal jede allgemeine und progressive, zum Theil bis zur Paralyse gehende Muskelschwäche bei Geisteskranken oder geistig Geschwächten dieser speciellen Form angehört (so die Muskelschwäche, die den senilen Blödsinn oder den chronischen Alcoholismus begleitet, die zufällig complicirende progressive Spinallähmung Geisteskranker). — Die progressive Muskelschwäche und das Irresein gehen bei dieser speciellen Form aus demselben Gehirnleiden hervor und letzteres unterscheidet sich von den Gehirnaffectionen, welche den sonstigen Seelenstörungen zu Grunde liegen, nach mehren Richtungen hin so deutlich, dass es ganz begründet ist, es als eigene Form (paralytischer Blödsinn, folie paralytique) zu bezeichnen.

Die ersten Symptome, mit denen sich dieses Gehirnleiden äussert, sind sehr oft die psychischen, d. h. man sieht die motorische Störung bei schon psychisch Gestörten eintreten; doch folgen in diesem Falle die ersten Muskelsymptome dem Eintritt der psychischen Störung gewöhnlich in kurzer Zeit, nach einigen Monaten, selbst nur nach wenigen Wochen nach. Dass es auch Fälle gibt, wo die ersten paralytischen Symptome vor der psychischen Störung auftreten, ist schon in der ersten Ausgabe dieser Schrift angegeben worden; seither hat Baillarger diese Art des Beginns sehr lebhaft betont und in einer seiner Arbeiten sogar die Paralyse überhaupt für das primäre und Hauptsymptom der Krankheit, das Irresein mehr für secundär und accessorisch erklärt. Hoffmann gibt die Zahl dieser Fälle zu 18% seines Beobachtungskreises an und es ist allerdings möglich, dass die ersten, noch leichten Muskelstörungen von der Umgebung der Kranken öfters eine Zeit lang übersehen werden und dass demgemäss allerdings der Eintritt der Paralyse in noch mehr Fällen als man früher annahm, der Geisteskrankheit vorausgeht oder doch mit ihr gleichzeitig ist. Doch muss man beim gegenwärtigen Stand der Unter-

suchungen immer noch sagen, dass in der sehr grossen Mehrzahl der
Fälle die psychische Störung der Paralyse vorausgeht.

§. 175.

Dasjenige Organ, dessen Bewegungen immer zuerst eine Unregelmässigkeit zeigen, ist d i e Z u n g e. Der Kranke fängt an,
mit Anstrengung zu sprechen, etwas ungenau zu articuliren, und
zu stottern. Die Zunge ist dabei nicht schief gestellt, wohl aber
sieht man sie beim Ausstrecken zittern und zuweilen krampfhafte
Bewegungen machen. Dieses erste Symptom, eine verminderte
Geläufigkeit der Sprache, welche bald zum Stottern wird, ist schon
von ausserordentlicher Wichtigkeit; sobald es bei einem Geisteskranken bemerkt wird, ist er fast mit Gewissheit als verloren zu
betrachten. Denn, während solche Kranke häufig ganz wohlge-
nährt und blühend aussehen und ihr eigenes Wohlbefinden gewöhnlich nicht genug rühmen können, entwickelt sich nun allmählig eine Reihe der allerbedenklichsten Symptome. Gleichzeitig mit
dem erschwerten Sprechen, häufiger erst bald darauf bemerkt man
eine Veränderung im Gange der Kranken, sie heben die Beine
nicht gehörig, gehen steif, kommen unwillkührlich von ihrem Wege
etwas seitwärts ab, und straucheln leicht bei jeder Unebenheit des
Bodens, z. B. an einer Treppe. Doch gehen sie noch gerne und
viel umher; Einzelne empfinden sogar einen beständigen Trieb zu
ruheloser Ortsveränderung; sie machen Spaziergänge und der Un-
geübte bemerkt wenig Auffallendes, so lange sie auf ebenem Ter-
rain gehen. Die Arme sind noch längere Zeit rüstig. Allmählig
aber, während die Articulation der Worte immer unbestimmter
wird und man schon zuweilen errathen muss, was der Kranke
sagen will, wird der Gang schwankend, wie der eines Betrunkenen,
die Füsse werden nachgeschleppt, die Kniee scheinen einsinken zu
wollen, der Kranke muss sich an der Mauer halten, stolpert jeden
Augenblick und fällt manchmal zu Boden; auch die Arme und
Hände werden nun etwas steif, die Gegenstände werden wie krampfhaft festgehalten, zuweilen auf einmal fallen gelassen und alle feineren, Präcision erfordernden Bewegungen (Schreiben, Nähen,
Clavierspielen etc.) werden nach und nach unmöglich. Liegend
kann der Kranke die Beine, wie die Arme frei bewegen, aber
diese Bewegungen geschehen langsamer und starrer als sonst.
Mit fortschreitender Krankheit kann er sich nicht mehr aufrecht
erhalten, statt der Sprache hat er nur noch confuse und unbestimmt in einander laufende Töne; selbst sitzend oder liegend kann
er die Beine kaum mehr heben und strecken, während dagegen
den Armen und Händen immer noch eine freiere Beweglichkeit
bleibt.

Die Muskelaffection scheint schon von Anfang an eine sehr verbreitete, fast allgemeine, wenn gleich noch sehr schwache zu sein; sie gibt sich eben in den Organen zuerst kund, deren Bewegungen am feinsten und präcisesten sein müssen; dies ist vor allem die Zunge beim Sprechen, und die erschwerte Sprache ist daher immer ein Grundzug im Bilde dieser Paralyse. Neben der Zunge werden gewöhnlich auch die Lippen unregelmässig bewegt, die Bildung der Labiallaute besonders erschwert (Duchek) und auch ausser dem Sprechen bemerkt man öfters ein leichtes krampfhaftes Muskelspiel um den Mund. In den oberen Extremitäten bemerkt man Anfangs noch ohne alle wahre Schwäche ein leichtes Zittern, welches die Bewegungen unregelmässig, unbeholfen und unfrei macht. In den unteren Extremitäten ist es Anfangs weniger ein Zittern, als ein unwillkührliches Herumwerfen, eine stossweise, nicht gehörig ausgemessene Bewegung der Beine beim Gehen; in dieser Zeit ist der Gang rasch, aber noch viel später, wenn das Gehen schon oft wegen wahrer Schwäche ganz aufgehört hat, kann man sehr oft vorübergehende oder länger dauernde Steifheit in einzelnen Muskel-Gruppen der Beine wahrnehmen.

Ich glaube der Erste gewesen zu sein, der auf diese Anfangs nicht sowohl paralytische, als eher krampfhafte Natur der motorischen Störung aufmerksam machte (erste Ausgabe p. 286); dieser Punkt ist seither vielfach bestätigt worden; vgl. besonders J. Falret, Arch. l. c. p. 202. Duchenne, de l'ataxie locomotrice, Archives 1859. p. 62. — Eine starke Beeinträchtigung des Muskelgefühles, welches den Gesunden z. B. bei Schätzung der Widerstände und der aufzuwendenden Muskelkraft leitet, scheint allerdings bei der Unordnung der Bewegungen, bei dem Mangel an Coordination und Präcision derselben bei den Paralytikern eine bedeutende Rolle zu spielen (Neumann), doch reicht auch dies nicht zur ganzen Erklärung, z. B. des Zitterns im Gesicht, aus.

Später tritt jedenfalls eine wirkliche Schwäche der Muskeln ein, und zwar auch in einer sehr ausgebreiteten Weise; die Haltung wird ganz gebückt und gebrochen, die Arme hängen schlaff herunter, der Kopf zieht sich hier und da nach hinten, die Sphincteren oder die austreibenden Muskeln für Harn und Stuhl zeigen sich geschwächt, endlich erlahmen auch die respiratorischen Muskelapparate. Nur ausnahmsweise bemerkt man einiges Ueberwiegen der Schwäche auf einer Körperhälfte, einige Abweichung der Zunge nach einer Seite, einige Schiefheit im Gesicht; diese Ausnahmsfälle scheinen auf stärkerer Atrophie einer Gehirnhälfte oder auf einseitigem Hämatom der Dura zu beruhen.

Die Contractilität der Muskeln für den electrischen Reiz ist, wie bei den übrigen Gehirnparalysen, immer normal erhalten (im Gegensatz zu den peripherischen und zu vielen Spinalparalysen); doch hat dieses Verhalten keinen grossen diagnostischen Werth, weil es sich eben noch bei vielen anderen Lähmungen (z. B. den hysterischen, den Lähmungen bei Gehirntumoren etc.) findet. Duchenne, der schon a. 1850 dieses Verhalten constatirte, hat seine späteren Erfahrungen in Traité de l'Electris. loc. Par. 1855 und besonders in der Abhandlung über Ataxie locomotrice, l. c. p. 68 mitgetheilt.

Die Pupillen sind im Anfang oft gleichmässig verengt, später werden sie wieder weiter, aber oft ungleich. Seifert (Ztschr. f. Psych. X. p. 561) beobachtete unter 25 Fällen von Paralyse 17mal Anomalien der Irismotilität. Diejenige Ungleichheit der Pupillen, welche sich zuweilen schon Jahrelang vor dem Ausbruch des Leidens findet, ist noch nicht als sein erster Beginn zu betrachten; solche findet sich ebenso öfters bei Individuen, welche später in andere Formen von Geistesstörung verfallen. Strabismus und überhaupt Störungen in der Bewegung der Augen finden sich fast nie; zuweilen wird in schon späterer Zeit des Leidens ein krampfhaftes Rollen der Bulbi wahrgenommen.

Was die Sensibilität betrifft, so bleiben die höheren Sinne meist bis zur letzten Periode ohne auffallende Beeinträchtigung; erst nach längerer Dauer der Affection nehmen Geruch und Geschmack ab, der Kranke kann z. B. Wasser und Wein nicht mehr von einander unterscheiden. — Schmerzen sind keine vorhanden, nur etwa im ersten Beginn zeitweises Kopfweh mit dem Gefühl von Schwere und Wüstheit des Kopfes und etwas Schwindel. — Die Hautsensibilität zeigt zuweilen ein sehr merkwürdiges Verhalten. Während sie nemlich im Ganzen mit dem Beginn der Lähmung stumpfer zu werden scheint und später in einzelnen Fällen fast erloschen ist (so dass man den Kranken lebhaft kneipen kann, ohne dass er Zeichen von Schmerz gibt), so kommen mitunter vorübergehende Zustände höchster Hyperästhesie der Hautoberfläche vor, bei welchen leise Berührungen die ausgebreitetsten Reflexbewegungen, Convulsionen aller willkührlichen Muskeln erregen, ein Zustand, der mit dem Verhalten der mit Strychnin vergifteten Thiere die grösste Aehnlichkeit zeigt. In einem besonders exquisiten Falle der Art konnten wir diese Hauthyperästhesie in den nächsten Stunden, welche einem Anfalle von Convulsionen folgten, genau beobachten.

Nicht selten nemlich kommen bei diesen Kranken unter den Erscheinungen heftiger Kopfcongestion plötzliche Anfälle von Bewusstlosigkeit, öfters mit ausgebreiteten, Epilepsieähnlichen Convulsionen vor, welche meist, wenn einmal eingetreten, sich zeitweise wiederholen, in denen der Kranke zuweilen stirbt, von denen er sich aber gewöhnlich wieder bald erholt. Wenn dies auch geschieht, so bemerkt man doch in der Regel nach jedem solchen Anfall eine Zunahme der Paralyse und der psychischen Abstumpfung; seltener bleiben nach einem Anfall Contracturen einzelner Glieder, des Vorderarms, der Finger oder der Beine zurück.

Man muss unterscheiden zwischen den ganz leichten Schwindel-Anfällen des ersten Beginns, zwischen den späteren congestiven, mehr weniger apoplectiformen, mit Bewusstlosigkeit verbundenen, und zwischen den annähernd epileptiformen Anfällen. Die congestiven Anfälle kommen in seltenen Ausnahmsfällen auch schon ganz im Anfang, selbst so, dass die ganze Krankheit mit einem solchen zu beginnen scheint, wo alsdann aber immer leisere Symptome vorausgegangen sind. In der späteren Krankheitszeit fehlen sie selten ganz, werden später meist heftiger und länger, und können mehre Tage dauern. Die epileptiformen Anfälle kommen immer erst später.

§. 176.

Die psychischen Störungen bei diesen Kranken haben im Anfang der Krankheit nicht immer denselben Charakter. — Ein Stadium melancholicum wird selten vermisst. Es hat bald den einfach depressiven, bald einen stark ausgesprochenen hypochondrischen Charakter. Sehr selten zeigen sich die ersten Muskelstörungen schon in diesem Zustande, bei melancholischen Irren; doch kommt dies vor, wie schon Calmeil (l. c. p. 328) beobachtete und die Kranken können dann die melancholische Grundlage des Deliriums noch längere Zeit festhalten, so dass die Abspannung fast unmittelbar in den Blödsinn übergeht. — Die Abweichung im Charakter und ganzen Wesen der Kranken im Beginn nimmt sich übrigens verschieden aus. Ein Mangel der früheren geistigen Frische und Energie, ein peinliches, um unbedeutende Dinge kleinlich sich kümmerndes, dabei zerstreutes Wesen wird nicht selten zuerst bemerkt; ebenso kommen unter den Prodromis hier und da einzelne Erscheinungen von Charakter- oder Gemüthsverkehrtheit vor, welche an den Kranken, die sich noch ganz frei in der Welt bewegen, ihre Geschäfte besorgen etc., aufs äusserste überraschen, zuweilen zu gerichtlicher Cognition kommen und oft sehr schwierig zu beurtheilen sind — namentlich Eigenthums-Verletzungen (zuweilen schon aus der Vorstellung hervorgehend, die betreffenden Objecte gehören eigentlich ihnen, öfters wohl einfach aus momentanen, widerstandslos befriedigten Gelüsten), auch grobe sexuelle Verirrungen u. dgl.

Sei dieser Beginn wie er wolle, in den gewöhnlichen Fällen kommt immer eine Zeit, wo ein allgemeiner psychischer Aufregungszustand herrschend wird, und mit diesem fallen gewöhnlich die ersten deutlichen Zeichen der motorischen Störung zusammen, mit dem vagen Delirium der Tobsucht oder mit dem Auftreten der, oben beim Wahnsinn bezeichneten fixen Ideen von Erhebung der eigenen Persönlichkeit, mit jenem, eben wegen seines häufigen Zusammenvorkommens mit Paralyse mit Recht prognostisch so verrufenen Grössen-Wahn (Monomanie des grandeurs). Diese Kranken werden geschäftig, thätig, sprechen viel, sind den ganzen Tag in Bewegung, kaufen ein, machen grosse Pläne; ihr Verhalten fällt wohl auf, erscheint sonderbar, überspannt, doch nur für den Sachkenner schon geisteskrank. Bald lassen sie sich freier gehen, werden immer rastloser, äussern überall ihre befriedigte, gehobene Stimmung, verschwenden und verschenken, erzählen erdichtete Geschichten, in denen sie sich oft widersprechen, hier und da geben sie durch Trinken oder durch grobe Indecenz Aerger-

niss, kurz sie machen sich jetzt, nach Neumanns treffendem Ausdruck, — unmöglich. Kommen sie in dieser Zeit in die Irrenanstalt,
so tritt gewöhnlich durch die Isolirung und Diät rasch einige Beruhigung ein, allein diese ist meistens nicht von langer Dauer und
es entwickelt sich jetzt in der grossen Mehrzahl der Fälle der
eigentliche, charakteristische Grössenwahn, wo alles, was sich auf
seine eigene Person bezieht, für den Kranken kolossale Dimen-
sionen annimmt, die er in einer Häufung von Superlativen und
grossen Zahlen ausdrückt. Dabei tritt aber alsbald auch der
Schwächecharakter sowohl in der Intelligenz als auf der Gemüths-
und Charakterseite hervor. In ihren Wahn-Vorstellungen widersprechen sie sich oft, bestehen nur wenig auf ihnen, vergessen sie
bald wieder über anderen; der Ideenkreis ist trotz der scheinbar
lebhaften Production doch ein sehr enger, es wird bald Incohärenz
(besonders beim Schreiben) deutlich, und es ist höchst auffallend,
wie alle, auch die allerabsurdesten Einfälle ohne die geringste
innere Opposition sogleich ganz als Wirklichkeiten hingenommen
werden, das Ich widerstandslos ganz von ihnen eingenommen und
überwunden wird. Ihr Wille ist schwach; sie scheinen heftig, sind
aber wie Kinder lenksam, leicht zu unterwerfen, haben wohl auch
etwas leicht Rührbares, Weinerliches in ihrem Wesen.

Der Charakter tieferer Schwäche auf dem ganzen psychischen
Gebiet tritt mit dem Deutlicherwerden der paralytischen Erscheinungen immer entschiedener hervor; die Kranken verlieren das
Gedächtniss, die Fähigkeit zu geistiger Combination, jeden Sinn
für ernstere Zwecke, vernachlässigen sich vollständig, werden unreinlich etc. Von nun an hält gemeinhin der Blödsinn ganz gleichen Schritt mit der Paralyse, wird jedoch bei einzelnen Kranken
zuweilen durch gesteigerte Unruhe, selbst durch tobsüchtige Anfälle, Geschrei mit Wuth und Sucht zum Zerstören, in der Erscheinung modificirt. Einzelne Kranke äussern noch sehr lange
fort und ohne mehr wirklichen Sinn damit zu verbinden, jene
Uebertriebenheiten vom Besitz von Provinzen, Reichen, Welten,
Millionen etc., jene Häufungen von Zahlen, Grössen, Herrlichkei-
ten, verschieden modificirt nach der Bildungsstufe des Kranken.
Der eine * besitzt tausend Millionen Milliarden, Alles in der Welt
gehört ihm, er hat Alles erschaffen etc. Ein Anderer baut die
herrlichsten Schlösser, hat Italien gekauft, Asien erobert und vernichtet, die Brücke, die in den Mond führt, zerstört, die Chinesen
nach Paris geführt, er selbst ist 800 Fuss hoch etc. Andere

---

* S. Bayle, maladies du cerveau. Paris. 1826. p. 71, 210, 502.

machen 100 Stunden in einem Tag, 100 herrliche Tragödien, 1000 Gedichte in derselben Zeit, haben einen Kopf von Gold und Diamanten, goldene Pferde und Schlösser etc.

Der Grössenwahn ist übrigens nicht immer so vollständig ausgebildet, wie er so eben nach dem Verhalten vieler Fälle geschildert wurde. Abgesehen von den erwähnten seltenen Fällen, wo die ganze psychische Störung lange den depressiven Charakter behält und es gar nicht zur Ausbildung eines eigentlichen maniacalischen Zustandes kommt, kommen auch öfters Zustände vor, wo sich die aufgeregte und gehobene Stimmung mehr in einem allgemeinen heiteren, lustigen, selbstzufriedenen, ruhmredigen Wesen, als in vielen exaltirten Delirien äussert, oder wo die letzteren wenigstens von ziemlich bescheidenem Inhalt sind, z. B. bei weiblichen Kranken nur die Aeusserung, dass sie zu Hause viele schöne Kleider haben u. dgl. Bald wird der Blödsinn Basis und Hintergrund aller psychischen Phänomene, und spricht sich auch bald in den ausdruckslosen Gesichtszügen und in dem zufriedenen Hinnehmen des Aufenthaltes in der Irrenanstalt aus; jetzt wird das gigantische, nach den äussersten Grenzen greifende Delirium nur noch als ein Residuum des früheren activen geistigen Processes, rein mechanisch wiederholt.

In der letzten Periode dieser Affection aber gehen auch diese Ideen unter; der Kranke ist im letzten Grade von Abstumpfung und Verdumpfung so wenig mehr irgend einer ganzen Vorstellung, wie eines vollständigen Wortes fähig; er ist zu jeder Auffassung und Perception seiner Umgebung unmächtig; selbst die ursprünglichsten Instincte, wie das Verlangen nach Nahrung, erlöschen und der Kranke muss nicht nur gefüttert, die Nahrung muss ihm oft noch im Munde vorwärts geschoben werden.

Der Appetit, die Verdauung und Ernährung sind anfangs und noch lange während des Verlaufs vollständig erhalten; die Kranken essen dann viel und gierig, ihr Aussehen ist oft gut, und es findet oft ziemlich starke Fettbildung statt, nur eine auffallende Trockenheit der Haut mit starker Abstossung der Epidermis war uns in einzelnen Fällen, bei geschwächter Sensibilität der Haut, auffallend. Erst in der letzten Periode werden die Kranken gewöhnlich mager; es kommen Brandschorfe auf der Haut, namentlich des Rückens, oft mit grossen Abscessen, weit greifenden Eiterungen und Infiltration der Extremitäten, und die Kranken erliegen einem hectischen Fieber, das in manchen Fällen mit Pyämie, in andern mit acuten oder chronischen Darmcatarrhen, begleitet von profuser Diarrhöe und Ulceration des Darms, anderemale mit allgemeiner Tuberculose zusammenhängt. Einzelne sterben auch an Pneumonie, besonders lobulärer Pneumonie nach chronischem Bronchialcatarrh, an Unglücksfällen etc.

Aus der Arbeit von L. Meyer (l. c.) geht mit grosser Wahrscheinlichkeit hervor, dass der Krankheits-Process in der Schädelhöhle, der der paralytischen Seelenstörung zu Grunde liegt, wenigstens in vielen Fällen schon an sich von einer febrilen Temperatursteigerung begleitet ist und dass namentlich die tobsüchtigen Zustände der Paralytiker in genauem Zusammenhange mit der febrilen Temperatursteigerung stehen; diese ist übrigens zuweilen sehr unbedeutend (Meyers 17. Beobachtung p. 167) und es scheint mir noch problematisch, ob auf das Verhalten der Körpertemperatur ein durchgreifender Unterschied zwischen diesen Formen und den sonstigen psychischen Aufregungszuständen gegründet werden darf. — Sander (Virchows Archiv XV. p. 160) fand die Harnstoffausscheidung ziemlich gering, auch bei Kranken, welche gehörig assen und abmagerten; er erklärt dies aus einer geringeren Resorption der Nahrungsmittel.

§. 177.

Die Paralyse der Geisteskranken kommt nach allen bekannt gewordenen Erfahrungen unendlich viel häufiger bei Männern als bei Weibern vor. Bei Calmeil kam auf 15 geisteskranke Männer ein Paralytiker, unter den Weibern eine auf 50; * nach Bayle kam Paralyse in Charenton bei den Männern 8mal häufiger als bei den Weibern vor, ** Foville *** zählte unter 334 Irren 31 Paralytische, darunter 22 Männer und 9 Weiber; Hoffmann fand 18 paralytische Weiber auf 138 Männer; in Leubus waren es unter circa 2700 Fällen 13,76 % Männer und nur 3,16 % Weiber; in Prag unter 63 Paralytikern 6 Weiber (Duchek); in Stephansfeld litt von a. 1835—1852 ⅙ der männlichen, und nur ¹/₂₆ der weiblichen Irren an Paralyse; Bazire † in Bordeaux hatte unter 996 geisteskranken Weibern 62 Paralytische etc. — Die Ursachen dieses Verhältnisses sind dunkel; es lässt sich mit Grund annehmen, dass die bei den Männern viel häufigeren Excesse in spirituosen Getränken und in Venere das Gehirn zu solchen Affectionen prädisponiren; vielleicht haben zuweilen auch starke Cigarren und starker Caffe einen gewissen Antheil; doch kommen Fälle vor, wo die Krankheit nach dem regelmässigsten Leben, ohne irgend eine dieser Ursachen, namentlich auch ohne alle vorausgegangene Siphilis, welche neuerlich in den Vordergrund der Actiologie gestellt werden wollte (W. Jessen), ausbricht. —

Vor dem 20. Jahre kommt sie nie oder fast nie vor, am häufigsten um das 40te. Sie ist häufiger unter den gebildeten Ständen, †† unter Militärs, Offizieren, Geschäftsmännern, Beamten, aber auch unter geistig aufgeregten Menschen, sanguinischen Dichtern,

---

* l. c. p. 371.
** l. c. p. 403.
*** Dict. de méd. et de chir. prat. Art. Aliénation. p. 505.
† Ann. med. psychol. VI. 1854. p. 658.
†† In Leubus litten im Ganzen 13,76% der Männer, aber unter den männlichen Kranken der höheren Stände 25% an Paralyse.

Musikern, Gelehrten; geistige Ueberreizungen, noch weit mehr aber Gemüths-Erschütterungen scheinen mitunter zu den wesentlichen Factoren der Entstehung zu gehören. — Auch das Clima scheint von einigem Einfluss auf die Häufigkeit der Paralyse zu sein; sie ist in manchen südlichen Ländern (z. B. schon in Südfrankreich) seltener als im Norden.

Nirgends scheint die Paralyse so häufig wie in Frankreich, wenigstens in den Pariser Irrenanstalten; nach Bayle (1855) leidet $\frac{1}{4}$ aller Geisteskranken an dieser Form (Baillarger gibt dagegen für Bicêtre und Salpetrière zusammengenommen nur $\frac{1}{16}$ an). In Wien ist die Krankheit häufig (a. 1855 und 1856 circa 12 Procent schon bei der Aufnahme, zu welchen wohl später noch eine ziemliche Anzahl kam), in der Tyroler Anstalt (Stoltz 1851) häufiger als in der Prager (Duchek). Auffallend ist die sehr hohe Zahl, welche Bini aus der Anstalt in Florenz mittheilt (circa 18% der Aufnahmen); sehr merkwürdig auch, dass Guislain in den letzten Jahren vor 1850 in seinem Beobachtungskreise in Gent eine erhebliche Abnahme der Zahl der Paralytiker constatirte (Lec. or. II. p. 104), während man sie sonst überall eher im Zunehmen fand. — Es wäre eine interessante Specialarbeit, sämtliche bis jetzt vorliegende statistische Thatsachen über Paralyse vergleichend zu bearbeiten; mancher jetzt noch gehegte Irrthum könnte dadurch berichtigt und den wahren Ursachen der Paralyse, welche noch ganz im Dunkeln liegen, näher gekommen werden.

§. 178.

Die Dauer der Paralyse ist von einigen Monaten bis zu circa drei Jahren; einzelne Ausnahmsfälle von längerer, selbst 10jähriger Dauer (Brierre, Trélat) kommen wohl vor, doch nicht ohne lange Intermissionsperioden. In ihren Familien verpflegt, leben die Kranken länger, als in den Irrenanstalten, da ihre Verpflegung in den höheren Graden fast dieselbe Mühe und Sorgfalt in Anspruch nimmt, wie die eines kleinen Kindes. Der Verlauf der Affection wird nicht nur durch die erwähnten Anfälle von Kopfcongestion zum Nachtheil des Kranken unterbrochen oder beschleunigt; häufig sieht man auch, ohne bemerkbare Ursache, von einem Tag zum andern die Krankheit sich bedeutend verschlimmern.

Einzelne Beispiele von Genesung oder wenigstens längerer bedeutender Besserung — nie ohne dringende Gefahr der Recidive — sind bekannt geworden; Calmeil will 2, Bayle 6 Fälle der Art beobachtet haben; Flemming, Snell, Ferrus, Baillarger haben auch einzelne Heilungsfälle mitgetheilt. Die ungeheure Mehrzahl der Kranken stirbt aber in der angegebenen Zeit. Dagegen kommen vorübergehende Besserungen, welche zu fast vollständigen Intermissionen werden können, aber leider gewöhnlich nicht lange dauern, weniger selten vor.

Im Ganzen hat das Leiden einen wesentlich progressiven Charakter, doch weniger einen stetig, als einen unregelmässig, zum Theil sprungsweise progressiven. Remissionen in allen Symptomen, den psychischen sowohl als den motorischen, sind ziemlich häufig, sie können bis zu einem Zustande gehen, wo der Kranke keine Spur von Delirium mehr äussert, zu seinen Geschäften zurückkehrt und nur dem Eingeweihten noch ein leichtes Stottern und einige geistige und gemüthliche Schwäche bemerklich wird. Solche starke Remissionen können einige Wochen, aber selbst 1—1½ Jahre dauern; eben jene leichteren Zeichen psychischer Schwäche gestatten durchaus nicht, diese Individuen für geistig gesund zu halten (was forensisch von der grössten Wichtigkeit sein kann); es fehlt auch in der Regel die Anerkennung geisteskrank gewesen zu sein. Gerade solche starke Remissionen werden dann oft auf einmal wieder durch einen Congestiv-Anfall unterbrochen, mit welchem der Kranke wieder tief in das ganze Leiden zurückfällt; dann tritt meist ein rascher, trauriger Verlauf bis zum Ende ein.

Aus den vielfachen sorgfältigen und interessanten Untersuchungen über den Zustand des Gehirns bei der allgemeinen Paralyse (S. das Capitel der patholog. Anatomie) ersehen wir, dass die Alteration, die ihr zu Grunde liegt, nicht in jedem Falle genau in der gleichen Weise sich gestaltet hat. Auch hier, wie bei den übrigen Krankheiten des Nervensystems, können einigermassen verschiedene anatomische Veränderungen dieselben grösseren Symptomencomplexe erzeugen. Nur die gewöhnliche Apoplexie — Gehirnzerreissung durch ein Blutextravasat — ist niemals die Ursache dieser Form von Lähmung; dagegen scheinen während der Anfälle von Kopfcongestion und Bewusstlosigkeit öfters stärkere oder mässigere Blutergüsse in den Sack der Arachnoidea zu erfolgen, welche sich später entweder encystiren oder, bei geringerer Blutmenge, ganz dünne, lockere, leicht zu übersehende Pseudomembranen, wie Anflüge auf der Innenseite der dura mater über der Convexität der Hemisphären darstellen.

Dass die congestiv-apoplectiformen Anfälle i m m e r auf einer Blutung in den Sack der Arachnoidea (Hämatom) beruhen, ist nicht anzunehmen; es gibt Fälle mit wiederholten, starken Anfällen ohne solche Blutung. — Gewöhnliches Blutextravasat im Gehirn kommt in einzelnen, übrigens seltenen Fällen als Complication vor; der beschriebenen Form der Paralyse liegt es nie zu Grunde.

Die Diagnose der paralytischen Seelenstörung ist in der grossen Mehrzahl der Fälle nicht schwierig. Sie gründet sich auf die Gesamtheit der beschriebenen Veränderungen, auf die Allgemeinheit, aber Unvollständigkeit der Lähmung, ihren progressiven Charakter, auf den Anfangs mehr krampfhaften Charakter des Leidens, auf den Beginn mit Zittern der Zunge und der Lippen, auf den geschilderten Charakter der Seelenstörung, besonders den Grössenwahn und die baldige geistige Schwäche, auf den unregelmässigen

Verlauf. Es wird mit Rücksicht auf diese Zeichen die Unterscheidung des Leidens von Paralysen aus Hirnhämorrhagie, Embolie, Encephalitis, Hirntumoren, von den hysterischen und toxischen Lähmungen, von der progressiven Spinalparalyse, dem Zittern der Greise, der progressiven Muskelatrophie in der Regel bald gelingen.

Die in der ersten Ausgabe (p. 246) von mir auseinandergesetzte, grosse Analogie dieser Paralyse und des mit ihr verbundenen Irreseins mit dem Rausch ist seither von Lasègue (Arch. gén. 1853. I. p. 49 ff.) weiter ausgeführt, und auch von Bayle (Ann. med. psych. 1855. VII. p. 423) hervorgehoben worden; Ersterer macht darauf aufmerksam, dass es Fälle gibt, wo die Diagnose zwischen unserer Paralyse und dem Alcoholismus nicht ganz leicht ist; die Verlaufsweise wird indessen hier immer bald die Entscheidung bringen.

§. 179.

Als eine zweite wichtige Complication des Irreseins ist die Epilepsie zu erwähnen. Die vielfältigen Berührungs- und Uebergangs-Punkte der motorischen Krampfformen, welche man unter diesem Namen begreift, zu den tieferen Störungen der psychischen Thätigkeit zeigen sich theils in den Erscheinungen vor, während und nach den epileptischen Anfällen, theils in dem ganzen Krankheitsverlauf der Epilepsie.

Auffallendere psychische Störungen kommen nicht selten vor dem Anfalle vor, bald eine rauschartige Verwirrung und Umneblung des Bewusstseins, bald tiefe, traurige Verstimmung, höchst peinliche, ärgerliche Laune, bald unmittelbar vor dem Anfall heftige Hallucinationen aller Sinne.

Während des Anfalls ist in den vollständig ausgebildeten Fällen das psychische Leben in der Bewusstlosigkeit völlig untergegangen. Wenigstens erinnert sich der Kranke keines psychischen Actes aus dieser Zeit, wenn gleich jener Gesichts-Ausdruck von starrem, entsetztem Staunen, den der Kranke so oft zeigt, den Gedanken eines schrecklichen Seelenleidens erwecken könnte. Es gibt aber viele epileptische Zustände, wo sich das Verhalten der psychischen Störung während der Anfälle constatiren lässt. Es kommen nemlich sehr häufig, theils als Vorläufer der intermittirenden Krämpfe, theils abwechselnd mit solchen, Anfälle vor, welche entweder ganz ohne oder doch mit sehr beschränkter Störung der Bewegung (z. B. Zuckungen einzelner Gesichtsmuskeln, Schlingbewegungen, Relaxation der Arm-Muskeln etc.) hauptsächlich in einer psychischen Anomalie bestehen, deren Aeusserungen beobachtet werden können und deren sich der Kranke zuweilen, wenigstens theilweise erinnert. Bei manchen dieser Kranken ist es ein plötzliches Verdämmern oder Aufhören des Bewusstseins

der Aussenwelt; die Augen werden starr, der Kranke murmelt,
wenn er im Gespräche war, zuweilen das letztvorgebrachte Wort
weiter; dann kommt er wieder zu sich, bemerkt seine Geistesabwesenheit, versucht zuweilen sie zu verbergen, oder fährt im Gespräche an dem Wort, wo er stehen geblieben, fort. Solche
Kranke haben nachher ihren Zustand beschrieben als einen grossen geistigen Schmerz mit tiefer Verworrenheit und Depression,
wie in einem schweren Traum; sie hatten ein Gefühl von Gewis-
sensangst oder wie von einem überwältigenden Unglück, ohne
dass sie einen Grund dafür finden konnten. Andere Kranke
führen, nachdem sich das Bewusstsein halb oder ganz umnebelt,
combinirte Bewegungen, Reihen von Handlungen aus, in denen
sich ein Traumzustand von verschiedenem, in der Regel peinlichem, mehr weniger depressivem Charakter ausspricht; meistens
bleibt keine Erinnerung von ihnen.*
        Unmittelbar nach dem Anfalle zeigt die psychische Thätig-
keit oft die auffallendsten Störungen. Der Kranke spricht zuweilen längere Zeit unzusammenhängend wie ein Blödsinniger, und
es stellt sich mitunter die Intelligenz erst nach einigen Tagen
wieder bis zu ihrem früheren Verhalten her. Noch wichtiger aber
sind jene, dem Krampfanfalle auf dem Fusse folgenden Paroxismen von Tobsucht, die sich oft durch einen so hohen Grad von
blinder Wuth und Wildheit, ein so tolles Dreinschlagen, wie es
bei andern Maniacis kaum jemals vorkommt, auszeichnen. In anderen Fällen sind es tief melancholische Zustände, äusserlich ruhig
oder agitirt und im letzteren Falle sich zuweilen auch zu völliger
Tobsucht steigernd, welche so nach den Anfällen ausbrechen. Alle
diese Zustände bessern sich in der Regel bald, besonders durch
Schlaf, gehen zuweilen aber in einen Zustand von Stupor über,
wo die Kranken, mit mehr oder weniger Kopfcongestion und Fieber, ganz ermattet und in Prostration daliegen und zuweilen nach
einigen Tagen, selbst Wochen eines unbestimmt typhoiden Krank-
heitsbildes (mit negativen Obductionsresultaten) erliegen.
        Ganz dieselben psychisch-gestörten Zustände können denn
auch ohne vorhergegangene Anfälle, gewissermassen an der Stelle
solcher kommen; wohl immer geschieht dies dann mehrmals und

---

* Cyclopädia of pract. medic. Vol. II. Art. Epilepsy von Cheyne. S. auch
den Fall von noch erinnerten Phantasieen aus dem epileptischen Anfall in
Nasse, Zeitschr. f. Anthropologie. 1825. I. p. 190. In der unter meinem
Präsidium erschienenen Dissertation über Epilepsie, von Dr. C. F. Höring,
Tübingen 1859, sind hierhergehörige Erfahrungen mitgetheilt, die an 40 von
mir beobachteten Epileptikern gemacht wurden, worunter gerade eine Anzahl
von Fällen obiger Categorie.

es entsteht so eine mit epileptischen Anfällen wechselnde, intermittirende Manie der allerschlimmsten Art.

Eine sehr grosse Anzahl Epileptischer ist aber auch während
der krampffreien Zeiten chronisch geisteskrank. Um zu erkennen,
in welchem Umfange dies der Fall ist, darf man die Epilepsie nicht
nach den vereinzelten Fällen der Privatpraxis, sondern man muss
sie nach den Daten studiren, welche sich der Beobachtung in den
grösseren für solche Kranke bestimmten Anstalten ergeben. So
waren z. B. unter 385 von Esquirol * beobachteten epileptischen
Frauen 46 Hysterische, wovon viele an Hypochondrie, an maniacalischen Anfällen litten, 30 weitere Maniacae, 12 mit Monomanie
behaftete, 8 Idioten, 145 Blödsinnige (darunter 16 beständig blödsinnig, die anderen nur kürzere oder längere Zeit nach dem Anfall); 50 waren gedächtnissschwach oder hegten exaltirte Ideen.
60 Kranke (also nur $^1/_5$) waren ohne Störung der Intelligenz, aber
die meisten reizbar, eigensinnig, zum Zorne geneigt. Die letztere
Charakterveränderung, eine vorherrschend misstrauische, unzufriedene, neidische, zänkische, misanthropische Gemüthsverstimmung,
zuweilen auch eine wahre Melancholie mit Hang zum Selbstmord
tritt bei einer Menge Epileptischer ein; sie mag zum grossen Theil
aus dem Gefühl ihrer exceptionellen und traurigen Lage, aus dem
allmähligen Innewerden des moralischen Todes, zu dem sie durch
ihre Krankheit verurtheilt werden, entspringen.

Die wichtigste andauernde psychische Störung bei Epileptischen ist der Blödsinn. Im Durchschnitt tritt er um so früher
ein, je öfter die Anfälle kommen. Das Gedächtniss nimmt ab, das
Vorstellen wird träge, die Phantasie verliert ihren Farbenreich-
thum, ihre Innigkeit und Wärme, und das Gemüth vertrocknet.
Die Physionomie und der Habitus verändern sich, der Kranke bekommt dicke Lippen, grobe Züge und einen hässlichen Gesichtsausdruck. Mit dem Seltener- und Schwächerwerden der Anfälle
kann auch wieder eine Erhebung der psychischen Fähigkeiten eintreten; aber, bei der seltenen gründlichen Heilung der Epilepsie,
ist doch ein endlicher Verfall in Blödsinn das traurige Schicksal
vieler dieser Kranken.

Das Vorhandensein dieser intermittirenden Krampfformen bei
Geisteskranken ist denn auch von hauptsächlicher Wichtigkeit für
die Prognose. Epileptisch-Blödsinnige sind als ganz unheilbar, die
anderen Formen des Irreseins mit Epilepsie complicirt, als nur in
seltenen Ausnahmsfällen heilbar zu betrachten. Einzelne, ausschliesslich für heilbare Fälle bestimmte Irrenanstalten schliessen

---

* Die Geisteskrankheiten, übers. v. Bernhard. I. p. 169.

dcsshalb auch alle mit Epilepsie behaftete Geistoskranke von der
Aufnahme aus.

Die psychischen Störungen der Epileptiker haben bei weitem nicht
so viel Eigenthümliches wie die der Paralytiker; sie können sich in sehr
verschiedenen Formen bewegen, endigen aber freilich zuletzt auch mit
psychischen Schwächezuständen. Bei den Epileptisch-Irren kommen zuweilen auch Muskelparalysen vor, aber diese beginnen nicht mit den
Störungen an der Zunge und den Lippen und sind nicht selten halb-
seitig; das begleitende Delirium ist nicht dasselbe wie das der Paralytiker. — Ueber das Irresein neben Epilepsie vgl. die neueren Werke
über letztere Krankheit, besonders die Schrift von Delasiauve (Paris
1854); Flemming, Psychosen, p. 118; Haushalter, du délire épilep-
tique. Diss. Strassb. 1853; Weyers, ibid. 1857; Cossy, rech. sur le
délire aigu des épileptiques. Paris 1854.

§. 180.

Noch manche andere krankhafte Erscheinungen im
motorischen Nervensysteme können das Irresein compliciren.
Bald vorübergehend verbreitete convulsivische Zustände, ähnlich
dem hysterischen Anfall oder hervorgehend aus heftiger Kopfcongestion oder acuter Meningitis; bald chronischer verlaufende allgemeinere Krampfformen, choreaartige Bewegungen, Drehen, Rück-
wärts- oder im Kreise Gehen u. dgl.; bald clonische Krämpfe, auf
einzelne Muskelgruppen beschränkt, z. B. beständiges krampfhaftes
Kopfnicken oder ein convulsivisches Lüpfen der Beine beim Gehen etc.;
bald Contracturen mit oder ohne darauf folgende Lähmung einzelner Muskelparthieen, namentlich der Extremitäten, Strabismus etc.
— Es ist von ihnen mit Erwähnung ihrer übeln prognostischen
Bedeutung schon p. 106 gehandelt worden.

Eine ähnliche, schlimme Bedeutung scheinen die bisher
zu wenig beachteten, vagen Neuralgieen zu haben, die man,
als herumziehende Schmerzen in allen Theilen des Organismus,
durchaus nicht selten beim Uebergang der Krankheit in einen unheilbaren Schwächezustand beobachtet. Eben ihre Häufigkeit unter
diesen Umständen veranlasst uns, sie für centralen Ursprungs, für
eng zusammenhängend mit dem Irresein, und namentlich mit den
in diesem Zeitraume gewöhnlich eintretenden, dauernden Textur-
Erkrankungen innerhalb der Schädelhöhle zu halten. Sie stehen
oft jenen leichteren Hautneuralgien, die zu dem Wahne des Electrisirtwerdens Anlass geben, sehr nahe, und dürfen durchaus nicht
unter die öde Benennung „rheumatischer" Schmerzen subsummirt
werden.

Endlich ist als eine häufige, mit der Gehirnkrankheit in näch-
stem Connexe stehende, Complication die Gruppe der Fieber-

symptome zu erwähnen, die so oft den ersten Eintritt des Irreseins begleitet. Frösteln, Hitze, Müdigkeit, Gliederreissen, Durst,
Zungenbeleg, Störung des Appetits, des Stuhls und der Urinsecretion, Empfindlichkeit des Epigastriums, Trockenheit der Haut,
rasche Abmagerung kommen sehr häufig in der Zeit vor, wo die
Symptome der Gehirnerkrankung anfangen, deutlich zu werden.
Gewöhnlich nehmen sie nach einigen Wochen oder Tagen wieder
ab, von selbst oder auf den Gebrauch einfacher Mittel, und das
Irresein verläuft von jetzt an — mit einzelnen Ausnahmen * —
fieberlos. Nicht selten werden jene Zustände wegen der noch gering hervortretenden Gehirnsymptome, als gastrische, rheumatische,
catarrhalische Fieber aufgefasst, welche der Entwicklung der Geisteskrankheit vorausgegangen seien, aus denen sich diese erst, etwa
gar wegen mangelnder Crisen „entwickelt" habe. Oder es werden
Zungenbeleg, Appetitlosigkeit und Verstopfung als Zeichen einer
schweren Unterleibskrankheit angesehen, welche nun wohl als Ursache des Irreseins angesprochen wird. Es genügt in diesen Beziehungen, an eine recht unbefangene Beurtheilung und physiologische Analyse der Erscheinungen und an die Analogie mit den
übrigen Gehirnkrankheiten zu erinnern.

* Vgl. p. 108.

VIERTES BUCH.

Die pathologische Anatomie der psychischen Krankheiten.

---

§. 181.

Wer in den Krankheiten nicht blosse Symptome sieht, sondern anomale Zustände der Organe, aus denen die Symptome sich ergeben, der wird mit uns darin übereinstimmen, dass die Würdigung der Leichenbefunde bei den Irren zu den wichtigsten Geschäften der Psychiatrie gehört. In der That, hier in der pathologischen Anatomie soll uns endlich Aufschluss darüber werden, welche Erkrankungen es denn eigentlich sind, deren Symptome wir bisher theils einzeln für sich, theils in ihrer Combination zu bestimmten Krankheitsformen kennen gelernt haben; hier sollen endlich der wahren, d. h. der anatomischen Diagnose am Lebenden die richtigen Grundlagen gegeben werden. Für uns sind die Leichenöffnungen kein Geschäft, von dem man bloss hinterher, wenn der Kranke gestorben ist, die Befriedigung einer oft abentheuerlichen Neugierde erwartet, für uns ist die pathologische Anatomie keine Sammlung von Curiositäten, auch kein blosses trockenes Register der von den Beobachtern vorgefundenen Anomalieen. Wir haben nicht nur den Werth der An- oder Abwesenheit solcher Alterationen im Ganzen und im Einzelnen zu erörtern, nicht nur ihren engen Zusammenhang mit der Pathogenie festzuhalten, durch den erst der todte Befund selbst sein Leben und seine Bedeutung für den lebenden Kranken bekommt, wir haben auch zu untersuchen, ob uns nicht die gewissenhafte Prüfung der pathologisch - anatomischen Thatsachen den Fortschritt zu Schlüssen umfassenderer Art gestatten wird, ob sich nicht gewisse

Grundthatsachen herausstellen werden, welche ein grösseres Licht auf die innere Natur, auf das Wesen dieser Krankheiten, wie auf die ganze Physiologie und Pathologie des Gehirns zu werfen vermöchten. Täuschen wir uns nicht, so ist dieser Theil unserer Untersuchung nicht ganz ohne Resultate geblieben.

ERSTER ABSCHNITT.

Pathologische Anatomie des Gehirns und seiner Hüllen.

§. 182.

Die anatomischen Veränderungen, welche dem Irresein selbst entsprechen, d. h. welche während des Lebens die psychischen Anomalieen veranlassen, darf man natürlich nirgends anders als am Kopfe, im Gehirn und seinen Hüllen suchen. — Nach den gegenwärtig vorliegenden Daten ist es nun ein constatirtes Factum, dass man in manchen Leichen irregewesener Personen k e i n e A n o m a l i e in diesen Theilen findet. Wenn man die grosse Menge unzuverlässiger Berichte und die Fälle eliminirt, wo vor dem Tode das Irresein wieder aufhörte, so bleibt eine Anzahl von Fällen, sorgfältigen Special-Beobachtern angehörig und in allen Irrenanstalten leicht zu bestätigen, übrig, wo die Kopfhöhle und ihr ganzer Inhalt überall die normalen Verhältnisse zeigte.

Man muss der pathologischen Anatomie ebenso dankbar sein für die Constatirung dieser Thatsache, wie für die Auffindung anatomischer Störungen. Denn da wir dennoch in allen Fällen von Irresein eine pathologische Affection des Gehirns anzunehmen haben, * so wird uns durch diese negativen Befunde einerseits die wichtige Analogie von Gehirn-Störungen ohne anatomische Veränderung mit manchen, gleichfalls ohne anatomische Läsion des Gewebes einhergehenden Rückenmarks- und peripherischen Nerven-Affectionen an die Hand gegeben, andrerseits werden damit der Prognose und Therapie tröstliche Voraussetzungen gewonnen.

Um aber aus diesen Fällen, wo anatomische Alterationen fehlen, keine irrigen Schlüsse zu ziehen, muss man sich vor Allem erinnern, dass dieselben nach der übereinstimmenden Statistik der neueren, sorgfältigen Beobachter immerhin die Minderzahl bilden. Man muss ihre Zahl nicht nach den Berichten derjenigen

---

* Vgl. Erstes Buch. Erster Abschnitt.

Irrenärzte schätzen, welche, vielleicht vortreffliche Administratoren
oder Moralisten, keine Zeit gehabt haben, sich mit dem Bau des
Gehirns und seinen pathologischen Veränderungen bekannt zu
machen, welche das Gehirn nur grob, mit Messer und Gabel zu zerschneiden wissen und freilich immer Nichts finden. Man muss bedenken, wie leicht manche feinere, aber desshalb doch wichtige Alterationen — selbst noch abgesehen von den nur microscopisch wahrnehm-
baren Veränderungen — einer nur gewöhnlichen Aufmerksamkeit
entgehen, und man darf die urtheilenden Berichte über die normale oder anomale Beschaffenheit des Organs überhaupt nur von
Seiten derer annehmen, welche durch den ganzen Geist ihrer
Schriften zeigen, dass sie mit der pathologischen Anatomie vertraut
sind, dass sie dieselbe überhaupt anerkennen und dass sie wissen,
was man zu suchen, auf was man zu achten hat. Je mehr in
neuester Zeit durch Auffindung noch unbekannter Veränderungen im Gehirn und durch eine genauere anatomische und
logische Zergliederung der früher bekannten die pathologische
Anatomie des Gehirns gefördert worden ist, um so sicherer ist
anzunehmen, dass in den älteren Beobachtungen manches Wichtige
übersehen worden ist, um so mehr aber auch ist von einer noch
gründlicheren und genaueren Untersuchung in Zukunft zu erwarten.

Nicht nur diese negativen Befunde aber, sondern ebensosehr
ihre theoretische Verwendung und die aus ihnen gezogenen Schlüsse
sind mit der achtsamsten Critik aufzunehmen. Man darf nicht mit
der zeitweisen Abwesenheit anatomischer Alterationen in den Leichen überhaupt deren Werth entkräften wollen und nicht aus ihr
folgern, dass die anatomischen Läsionen desswegen auch da, wo
sie vorhanden sind, nicht Ursache der psychischen Störungen sein
können. Es wäre dies, wie wenn man folgern wollte: weil zuweilen Husten und Dyspnoe ohne anatomische Veränderung der
Lungen vorkommt, so können bei der Pneumonie diese Symptome
nicht die Ergebnisse dieser Erkrankung der Lunge sein; weil es
Krämpfe, Contracturen, Lähmungen ohne Substanzveränderung des
Rückenmarks gibt, so können bei der Rückenmarksentzündung die
Krämpfe, Contracturen etc. nicht die unmittelbar resultirende Erscheinung dieser Entzündung sein; sie müssen vielmehr eine andere,
noch unbekannte Ursache haben! — Freilich ist mit der Constatirung irgend eines anomalen Hirnbefunds nur ein erster Schritt
gemacht und es darf keine Rede davon sein, sich dabei beruhigen
oder in jedem solchen gerade die Störung erblicken zu wollen,
aus der die einzelnen psychischen Anomalieen unmittelbar herzuleiten wären. An eine Erkenntniss des inneren Zusammenhanges
zwischen Art der Alteration und zwischen Art der psychischen

Erkrankung ist für jetzt nicht zu denken. Aber es ist schon wichtig genug zu constatiren, ob oder dass im concreten Falle palpable Krankheitsvorgänge in der Schädelhöhle des Irren vor sich gingen, welche es waren, wie sie sich gestalteten, wie ihre Gestaltung im Allgemeinen zu der Gestaltung der ganzen psychischen Krankheit sich verhielt.

Jene gröberen Missverständnisse, wie sie von den älteren ausschliesslich psychologisirenden oder moralisirenden Schulen gegen die ganze anatomische Auffassung der psychischen Krankheiten, gegen den ganzen anatomischen Standpunkt geltend gemacht wurden, bedürfen heute keiner weitern Widerlegung mehr. Jetzt sind eher Missverständnisse und Einseitigkeiten innerhalb der pathologisch-anatomischen Auffassung selbst ferne zu halten. Es geht durchaus nicht an, in den Veränderungen, die man in der Schädelhöhle findet, die unmittelbare Ursache dieser oder jener bestimmten psychischen Anomalie, dieser oder jener Gestaltung des Deliriums suchen, die einzelnen Erscheinungen des gestörten Seelenlebens direct aus den anatomischen Befunden ableiten zu wollen. Einzelne solche Versuche, unter Anderem die eines sehr verdienten deutschen Irrenarztes, sind total missglückt und sie werden noch lange missglücken. Die vorgefundenen Veränderungen können uns bis jetzt nur im Allgemeinen anzeigen, dass das Hirn oder noch allgemeiner der Schädelinhalt erkrankt, und wie er erkrankt war; wie aber gerade eine psychische Störung oder vollends gar diese oder jene bestimmte Form derselben aus jener Erkrankung hervorging, warum solche gerade bei diesem Individuum daraus hervorgehen musste (bei einem Andern mit höchst ähnlichen Veränderungen vielleicht nicht), das lässt sich bis jetzt nicht mit auch nur annähernder Sicherheit entscheiden. Gewiss gibt es manche pathologische Hirnbefunde bei Geisteskranken, die von keinem Bezug auf die Geisteskrankheit sind, vor allem die mancherlei Final-Processe, frische Meningiten, Erweichungsheerde, Apoplexieen u. dgl.; sie sind schliessliche, wenn auch meistens nicht zufällige Complicationen; und gewiss, so gut solche acut auftreten und tödten können, können auch in manchen Fällen solche blosse Complicationen früher auftreten, liegen bleiben, theilweise heilen etc., kurz an der Leiche einen Befund von chronischer Dauer darstellen, der vielleicht gerade mit den Erscheinungen der vorausgegangenen Seelenstörung speciell wenig zu thun hat. Dies Alles von einander zu unterscheiden und zu beurtheilen, ist Sache der auf anatomischer Kenntniss und Erfahrung fussenden Critik. Die anatomische Auffassung besteht nicht darin zu behaupten, dass jeder Seelenstörung eine palpable Hirnveränderung zukommen müsse — was wird man denn im Hirn des Schlafenden finden? und doch ist der Schlaf eine Aenderung in den psychischen Thätigkeiten, wie sie so stark in keiner einzigen Geisteskrankheit sich findet! — die anatomische Auffassung besteht darin, zu untersuchen, welches die Leichenbefunde bei Geisteskranken erfahrungsmässig sind und dann erst allerdings durch Vergleichung dieser Befunde und der ihnen zu Grunde liegenden Processe zunächst unter sich, sodann mit den Erscheinungen zu umfassenderen anatomischen Anschauungen in Betreff dieser Hirnaffektionen zu gelangen. — Schon in der ersten Ausgabe ist dieser Standpunkt festgehalten, wenn auch nicht so explicit ausgesprochen worden.

Ein anderes Missverständniss endlich, das gegenwärtig kaum mehr einer Erwähnung werth ist, lautete dahin, die pathologischen Befunde bei den Irren seien nur Folgen der Geisteskrankheiten. In dieser Wendung wurde eine Art letzter Zuflucht vor pathologisch-anatomischen Auffassungsweisen überhaupt gesucht, es ist aber nie auch nur der Versuch eines ernsthaften Nachweises gemacht worden, wie denn die psychische Störung diese Folgen haben soll. Consequenter Weise müsste man am Ende auch eine Microcephalie oder einen Hirndefect bei den Idioten für die Folge des Blödsinns erklären.

Die glaubwürdigen Sectionsberichte nun, in welchen eine ganz normale Beschaffenheit des Gehirns angegeben ist, gehören ihrer Mehrzahl nach Fällen von nicht complicirtem frischerem Irresein, in den Formen der Schwermuth und der Manie an, während im Durchschnitt die anatomischen Alterationen um so häufiger werden, je länger die Geisteskrankheit gedauert hat, je mehr sie Symptome eines psychischen Schwächezustandes, namentlich eines tieferen Blödsinns darbot, je mehr sie endlich mit Paralyse complicirt war. Doch liegen einerseits Fälle bedeutender acut entstandener anatomischer Veränderungen für die frischesten Fälle primären Irreseins (z. B. die Tobsucht der acuten Meningitis) vor, andererseits wieder immerhin noch nicht wenige Sectionsberichte von Abwesenheit aller anatomischen Störung (wenigstens für die macroscopische Betrachtung), welche chronischen Fällen von Verrücktheit und ziemlich weit gediehenem Blödsinn entsprechen; ja sogar von der schwersten Affection, welche die Psychiatrie kennt, dem paralytischen Blödsinn, bei dem auch durchschnittlich weit die meisten und constantesten Läsionen gefunden werden, finden sich immerhin einzelne Fälle, wo nichts Anomales mit den bisher gewöhnlichen Hülfsmitteln zu entdecken ist. Im gegenwärtigen Zustande der Wissenschaft muss man derartige Fälle entweder als seltene Einzelbeobachtungen, wie in manchen anderen Gebieten der Pathologie, vorläufig ganz ausserhalb des Bereichs theoretischer Verwendung lassen, oder man muss sie für Beweise annehmen, dass auch die tiefste Schwäche der psychischen Processe und der motorischen Actionen ohne Texturveränderung des Organs eintreten könne — wofür denn auch das Rückenmark Analogieen liefern mag —; oder — und dies gilt ganz besonders für die letztbemerkten Fälle paralytischen Blödsinns — man muss nach wohlbegründeter Analogie annehmen, dass, wenn auch das blosse Auge wenig oder nichts zeigt, doch wahrscheinlich die microscopische Untersuchung erhebliche Veränderungen erkennen liesse und dass von künftigen Fortschritten dieser kaum begonnenen Untersuchungen sich mit allem Grunde noch weitere Ergebnisse erwarten lassen; es sind also gewiss manche dieser Fälle als solche von nur scheinbar negativem Obductionsbefund zu betrachten.

Als Beispiele der grossen Differenzen unter den Beobachtern in Bezug auf die Zahl kranker und gesunder Gehirne bei den Irren mögen folgende Zahlen angeführt werden. Der berühmte Pinel fand unter 261 Sectionen nur 68, Esquirol unter 277 nur 77mal Veränderungen des Gehirns (Sc. Pinel, recherches sur les causes physiques etc. Par. 1826 p. 9), Chiarugi unter 100 Fällen 95, Parchappe in 160 Fällen uncomplicirter Geisteskrankheit 152mal (Traité de la folie. Docum. necrose. Par. 1841. p. 46. 141), Webster in 72 Fällen (Med. Chir. Transact. Vol. XXVI. 1843. und Annal. med. psych. Mai 1844. p. 445) jedesmal Läsionen in der Schädelhöhle. Lélut fand solche unter 20 Fällen acuter Manie nur 3mal, in der Manie chronique und Démence simple in mehr als der Hälfte der Fälle (Inductions sur la valeur des altérations de l'encéphale. Par. 1836. p. 63. 76). In der Wiener Irrenanstalt fand sich unter 171 Obductionen nur 19mal gar kein abnormer Hirnbefund (Wiener Bericht 1858. p. 195), in Prag unter 318 Leichen 32 mal gar keine Anomalie am Hirn oder seinen Häuten (R. Fischer l. c. p. 114). — Es ist vielleicht von einigem Interesse, hiemit die anatomische Statistik für einen schweren Symptomencomplex vom Rückenmarke, für den Tetanus, zu vergleichen. Wallis (de Tetano disquis. arithmeticae. Diss. Hal. 1837. p. 24) fand bei einer Zusammenstellung von 38 Sectionen an Tetanus Gestorbener 14mal Zeichen von Entzündung der Nervenheerde (mit Erweichung, Verhärtung, Entfärbung); weitere 11 Fälle geben „Entzündung ohne Degeneration" (Hyperämie); die 13 übrigen boten in den Centralorganen nichts Abnormes dar.

§. 183.

Man kann es also nach den neueren Untersuchungen als festgestellte Thatsache betrachten, dass die Mehrzahl der Leichenöffnungen irrer Personen anatomische Veränderungen in der Schädelhöhle nachweist. Gibt es nun irgend eine specifische Veränderung für das Irresein? — Meint man darunter eine Veränderung, welche überall, wo überhaupt ein anomaler Hirnbefund vorliegt, auch jedesmal in gleicher Weise vorhanden sein müsse, so ist diese Frage nicht nur zu verneinen, sondern als eine a priori missverständliche zu bezeichnen. Denn schon ein einfaches pathologisches Raisonnement muss ergeben, dass die so ausserordentlich verschiedenen pathologischen Seelenerscheinungen, die man unter den Formen der Schwermuth, des Blödsinns etc. begreift, unmöglich immer eine und dieselbe Veränderung des Organs zur Grundlage haben können. Noch nie hat man es auch nur für möglich gehalten, dass in den Rückenmarkskrankheiten den mannigfaltigen Symptomen gestörter Empfindung und Bewegung immer eine und dieselbe anatomische Abweichung zu Grunde liege; es muss eben so klar sein, dass die mannigfaltigen Anomalieen der Selbstempfindung, des Denkens und Wollens durch sehr verschiedene Erkrankungen des betreffenden Organs nicht nur angeregt werden können, sondern angeregt werden müssen. Stellt man dagegen die Frage nach der Specifität der anatomischen Läsionen umgekehrt, fragt man, ob es nicht anatomische Veränderungen gebe, mit deren Vorhandensein auch immer nothwendig eine auffallende Störung der psychischen Thätigkeiten, eine Geisteskrankheit gegeben sei, so ist diese Frage zu bejahen. Ja, es gibt gewisse substantielle Erkrankungen des Gehirns, welche immer bedeutende Anomalieen in den geistigen Thätigkeiten, also Irresein veranlassen. Nie beobachtet man eine diffuse, über sehr viele Windungen verbreitete Entzündung der grauen Rindenschichte ohne eminente Geistesstörung, nie (bei zuvor rüstigen Individuen) eine ausgebreitete Meningitis auf der convexen Seite, nie ein starkes acutes Gehirnödem der grossen Hemisphären, nie eine höher gediehene beiderseitige Atrophie der Windungen, nie eine tiefer greifende Alteration der Ventrikel-Oberfläche in einiger Ausdehnung — ohne psychische Störung, namentlich Geistesschwäche. Es sind durchaus weit mehr die diffusen,* mehr allgemeinen Erkrankungen, welche einen sehr grossen Theil der Hirnsubstanz oder welche seine innere oder äussere Oberfläche in grosser Ausdehnung betreffen, als die circumscripten, heerdartigen Erkrankungen, die sich bei Geisteskranken finden; namentlich scheint eine Vergleichung der vorliegenden Thatsachen mit Entschiedenheit dafür zu sprechen, dass die wichtigsten und constantesten Veränderungen bei den Irren in diffusen Erkrankungen der äusseren Schichten der Corticalsubstanz, d. h. der Hirn-Oberfläche, und der diese Oberfläche überziehenden, inneren Hirnhäute bestehen, und es wird demgemäss gerechtfertigt sein, wenn man in vielen Fällen solchen Irreseins, das überhaupt mit palpabeln Hirnveränderungen zusammenhängt, als die hauptsächliche und wesentliche Erkrankung die der Gehirnperipherie betrachtet. Manche Thatsachen könnten auch für eine wesentliche Betheiligung der Ventrikel-Oberfläche sprechen; doch ist dieser Punkt für jetzt noch viel weniger festgestellt. Unter den einzelnen Abschnitten der grauen Rindenschicht der Windungen findet man die Erkrankung besonders häufig an den vorderen und mittleren (oberen) Theilen der grossen Hemisphären; es stimmen hiermit viele wundärztliche Beobachtungen überein, welche bei Verletzung der vorde-

---

* Vgl. des Vf. „Diagnost. Bemerkungen über Hirnkrankheiten." Archiv der Heilkunde I. 1860. p. 51.

ren und oberen Theile der Hemisphären am constantesten und reinsten Aberration und Schwäche der geistigen Thätigkeiten ergeben.

Im Folgenden sollen zuerst die bei Geisteskranken vorkommenden anatomischen Veränderungen des Gehirns und seiner Hüllen einzeln nach anatomischer Ordnung erörtert werden, wie sie sich aus den neueren Untersuchungen ergeben und erst später soll, resümirend, untersucht werden, welche Zustände der Organe in der Schädelhöhle den einzelnen Formen des Irreseins am häufigsten entsprechen. Die älteren pathologisch-anatomischen Untersuchungen von Bonet und Morgagni, und die Resultate von Hallers historischen Studien finden sich zusammengestellt bei Arnold (Beobachtungen etc.; übers. von Ackermann. II. 1788. p. 2—48); ebenso sind die Schriften von Meckel, Chiarugi, Burdach, Greding und Portal besonders zu vergleichen. Parchappe (Recherches sur l'Encéphale. 2éme Mém. 1838.) hat die wichtigsten der älteren und die neueren Beobachtungen namentlich seiner Landsleute gut zusammengestellt. — Weiter sind zu benützen: Duhr, de vitiis, quae apud amentes etc. Diss. Bonn, 1840. Güntz, de anat. pathol. cerebri vesanorum Lips. 1853. Webster, med. chir. transact. 1849. Bd. 32. p. 115. R. Fischer path. anat. Befunde etc. (aus Prag). Lucern 1854. Follet, ann. med. psych. Oct. 1857. p. 477. Voppel, mehrere werthvolle Arbeiten in Günsburg Ztschr. 1856. VII. p. 161. Zeitschr. f. Psychiatrie XIV. 1857. p. 175. Archiv der Ges. f. Psychiatrie I. a. 1858. p. 49. Otto, ibid. I. 2. p. 64. Wiener Bericht (Wien 1858) an vielen Stellen. Calmeil, des maladies inflamm. du cerveau 2 Bde. Par. 1859.

A. Der Schädel.

§. 184.

Der Einfluss einer anomalen Schädelbildung ist natürlich am bedeutendsten auf das noch in Entwicklung begriffene Gehirn; dieser Punkt ist §. 161 ff. genugsam erörtert. Aber es scheint auch, dass dieselben Schädelanomalieen, deren höhere Grade die Hirn- und Seelen-Entwicklung hemmen und zum Idiotismus führen, in ihren sehr mässigen Graden, bei denen lange Zeit keine eigentliche Abweichung vom normalen Seelenleben bemerklich ist, doch ein disponirendes Moment zu den als Geisteskrankheiten sich äussernden Hirnaffectionen abgeben können. Allerdings findet man die verschiedensten ungleichmässigen Schädelformen bei immer geistesgesund gewesenen Individuen, ja bei geistreichen und geisteskräftigen Menschen. Aber ältere (Foville) und neuere Beobachtungen (W. Krause, Stahl, Seifert u. A.) sprechen sehr entschieden dafür, dass derlei Unregelmässigkeiten bei den Geisteskranken in verhältnissmässig grösserer Menge vorkommen. — Es sind die bei der Idiotie (l. c.) besprochenen Formen des zu schmalen, zu niederen, besonders auch des zu kurzen

Schädels, kurz die verschiedenen Asymmetrieen und Missstaltungen, besonders die durch frühzeitige Nahtsynostose allgemeiner gesetzten oder auch nur einseitigen oder partiellen Beengungen des Schädelraums, viel seltener schon die Macrocephalie, beruhend auf einem von früher Kindheit sich herdatirenden mässigen Hydrops ventriculorum. Man kann nicht von der einen oder anderen dieser Missstaltungen sagen, dass sie besonders ungünstig sei, alle scheinen eine gewisse prädisponirende Wirkung zu haben, insofern sie nicht durch Compensationen corrigirt werden (p. 368). Die Ansicht, dass die Schädeldifformitäten vorzüglich die Vermittler der Heredität der Geisteskrankheiten sein möchten (Stahl, Voppel), ist bis jetzt immerhin noch hypothetisch, aber jedenfalls eine in hohem Grade der Beachtung und weiterer Untersuchung werthe Hypothese. Eine besondere Art von Schädel-Anomalie wird durch eine künstliche Missstaltung gesetzt, auf welche besonders Foville aufmerksam gemacht hat. * In mehren französischen Provinzen, namentlich in der Normandie und in der Gascogne herrscht der Gebrauch, die Kopfbedeckungen der Neugebornen mit Rollbinden um den Kopf zu befestigen, wodurch diese Köpfe leicht eine lange, spitzige, cylindrische Form annehmen. In diesen Gegenden ist die Hirnentzündung bei den Kindern und das Irresein bei den Erwachsenen ungewöhnlich häufig, wie dies Esquirol, der sich oft über die grosse Menge Geisteskranker in seiner Heimath (der Gascogne) wunderte, und die Statistiken der gegenwärtig dort ausübenden Irrenärzte bestätigen. — Was die Dicke und Textur der Kopfknochen betrifft, so haben fast alle Beobachter die Häufigkeit der Schädelanomalieen in diesen Beziehungen bei den Geisteskranken erkannt. Schon Greding fand — übereinstimmend mit den Neueren — unter 216 Sectionen 167 Individuen mit Verdickung, 38 mit anomaler Dünnheit dieser Knochen. Diese Massenzunahme, Hyperostose des Schädels ist entweder mit einem reichlichen Gehalt an diploëtischer Substanz, oder noch viel häufiger mit grösserer Dichtigkeit, Sclerose des Knochens verbunden. Sie ist das endliche Product einer von Zeit zu Zeit wiederholten acuten, oder auch einer chronischen, gewiss häufig entzündlichen Nutritionssteigerung, welche eine Reihe successiver neuer Knochenschichten ansetzt. Da die Hyperostose auf Kosten des Schädelraums und der zum Aus- und Eintritt der Blutgefässe bestimmten Löcher und Spalten geschieht, so können wohl öfters dadurch Störungen der Circulation innerhalb der

---

* Foville, Anatomie de système nerveux etc. I. Par. 1844. p. 63 seqq.

Schädelhöhle, partiellere oder allgemeinere Hyperämie oder Anämie gesetzt werden; überhaupt dürften die Ernährungsveränderungen in den Knochen des Schädels nicht ohne Einfluss auf Blutlauf und Ernährung im Innern des Schädels sein. — Beträchtlichere Verdickung und Sclerose des Schädels findet sich übrigens vorzüglich bei Blödsinnigen und Epileptischen; bei letzteren bildet sie bekanntlich nicht selten den einzigen (für die Deutung der Krankheit bis jetzt sterilen) Befund. — Knochen-Eindrücke in Folge alter Verletzungen, traumatische und siphilitische Knochen-Narben kommen wohl zuweilen vor; partielle Hyperostosen vorhin erwähnter Art dürften auch aus Kopfverletzungen entstehen können und ihre allmählige Ausbildung mit der oft erst lange nach dem Trauma sich ergebenden Seelenstörung zusammenhängen.

In noch manchen anderen Fällen deuten bei Irren, wie auch bei Epileptischen, Osteophytbildungen auf der Innenfläche des Schädels von nadelförmigen, gegossenen, stalactitischen Gestalten, hier und da auch kleine Exostosen und Knochen-Wülste und Platten aussen und innen am Schädel auf einen erloschenen umschriebeneren Entzündungsprocess hin, dessen Producte hier verknöchert liegen geblieben sind, und dieselbe Bedeutung haben die häufig bei Irren vorfindigen, bald inselförmigen, bald ausgedehnten anomalen Adhäsionen der Dura Mater an der Innenfläche des Schädels.

Ausserdem kommen an der Dura Mater kaum andere Veränderungen vor, als jezuweilen Verdickung und eine von dem Volum und der Consistenz ihres Inhalts abhängige straffere Spannung oder grössere Schlaffheit. Die pathologischen Veränderungen auf ihrer inneren Oberfläche gehören dem sogenannten Parietalblatt der Arachnoidea an.

Schon Larrey (Clinique I. p. 329) hatte die frühzeitige Synostose der Schädelnähte für eine wichtige Prädisposition zu Melancholie und Selbstmord erklärt; gegenwärtig betrachtet man diese Synostosen zunächst als Ursachen von Schädeldifformitäten und Raumbeengung der Schädelhöhle und ist nach den aus neuester Zeit vorliegenden Untersuchungen gewiss berechtigt, letzterer einen gewissen disponirenden Einfluss auf Entstehung von Geisteskrankheiten zuzuschreiben. Vgl. Virchow gesamm. Abhandl. p. 937 u. a. a. O. Stahl, Ztschr. f. Psych. XI. 1854. p. 545. XII. 1855. p. 599. XVI. 1859. p. 1. Seifert, ibid. XI. 1854. p. 198. Krause, Ztschr. f. ration. Medicin 1858. p. 73. Voppel, Ztschr. f. Psych. XIV. 1857. p. 175. und Archiv der Ges. für Psych. I. 2. 1858. p. 49. — Die Angabe von Kasloff, dass bei Geisteskranken sich besonders häufig eine (gewöhnlich einseitige) Verengerung des foramen jugulare finde, scheint keinen besonderen Werth zu haben, da sich derlei Ungleichheiten auch sonst sehr häufig finden; am Ende kommt es indessen auch hier auf eine Statistik der Häufigkeit an und Hoffmann

(Günsb. Ztschr. III. p. 132) gibt an, dass in der That die Umfangsver-
schiedenheit der foramina jugularia bei Irren noch häufiger als bei Gesunden vorkomme. — Ueber eine sehr interessante Entstehung von Irresein aus acuter puerperaler Osteomalacia des Schädels hat neuestens
Finckelnburg (Ztschr. f. Psych. XVII. 2. 2 Fälle) berichtet.

Bei diesen Aussenwerken des Gehirns ist noch der Zustand
der grösseren Gefässe in der Schädelhöhle zu erwähnen.
Rigidität mit atheromatöser Entartung oder Ossification der grösseren Arterien kommt in verschiedenen Graden bei zahlreichen
Sectionen Geisteskranker zur Beobachtung. Eine umfassende Statistik dieses Vorkommens ist ein Desiderat; Hitchman fand unter
94 Sectionen geisteskranker Weiber in Hanwell 37mal Atherom
der Hirn-Arterien. * Es lässt auf einen ähnlichen Zustand der der
Untersuchung nicht mehr zugänglichen, feinsten Gefässe schliessen;
an diesen finden sich auch nicht selten Verengerungen des Lumens
durch Bindegewebs-Neubildung in der Gefässwand, Verfettung
u. dgl., hier und da viele kleine (microscopische) aneurismatische
oder mehr allgemeine diffuse Ausdehnungen. Man kann derlei
Zustände am Lebenden um so eher vermuthen, je mehr sich Rigidität der äusserlich zugänglichen Arterien, namentlich auch der
Temporalarterie erkennen lässt; ihre Bedeutung ist um so grösser
zu achten, in je jugendlicherem Alter sie vorkommen; ihres häufigen Zusammenvorkommens mit Herzkrankheiten und ihrer circu-
lationstörenden Wirkung ist schon oben Erwähnung geschehen.

Larrey (clinique p. 330) hatte auch schon das Vorkommen ver-
knöcherter Arterien sowohl bei Heimwehkranken als bei Melancholischen
(z. B. bei seinem Waffengefährten Monge und bei dem berühmten Four-
croy, die beide melancholisch starben) bemerkt. In einem Falle von
Kinderselbstmord (Müller, östr. med. Jahrb. 1844. Juli. p. 44) fand sich
schon bei einem 12jährigen Knaben Verkalkung der Hirnarterien. — Die
hier und da in den Leichen von Irren gefundenen Thrombose der
Hirnsinus (vgl. R. Fischer l. c. p. 8.) ist bis jetzt nur als Finalprocess
in Verbindung mit Pyämie u. dgl. beobachtet; es lässt sich indessen der
Fall als sehr möglich denken, dass die an jene Thrombose geknüpften
Processe in mehr chronischer Ausbildung auch eine Rolle bei Entstehung
von Geisteskrankheiten spielen; vielleicht war dies bei einem im Wiener
Bericht (1858 p. 191) erwähnten Fall von Thrombose der Fall. Vgl. oben p. 190.

B. Die Arachnoidea.

§. 185.

Einer der allerhäufigsten Befunde bei Geisteskranken ist die
Trübung, Verdickung und Hypertrophie der Arachnoidea;
es gibt keine Form des Irreseins, wo sie nicht nach längerem

---

* Zeitschr. für Psych. IX. 1852. p. 124.

Bestehen derselben beobachtet worden wäre; besonders gewöhnlich ist sie, neben andern tieferen Läsionen, nach dem paralytischen Blödsinn. Sie ist wohl in der Regel anzusehen als Ergebniss vorausgegangener, andauernder Hyperämie und entzündlicher Stase, und kommt desshalb mit Vermehrung der auf analogen Hergängen beruhenden Pacchionischen Granulationen unter allen den Umständen vor, wo habituelle Kopfcongestion während des Lebens bestand, namentlich bei Schnapstrinkern, welche denn freilich auch selten genug als Geistesgesunde anzusehen sind.

Frühere Entzündungsproducte der Arachnoidea können verknöchern und man findet solche Knochenconcremente mit zackiger, rauher Oberfläche nicht ganz selten an den vorderen Grosshirnlappen; andererseits gibt Bindegewebswucherung zu anomalen Adhäsionen an die Pia und die Gehirnrinde und an die Dura und den Schädel, öfters mit einer durchdringenden Verschmelzung aller dieser häutigen Schichten Anlass. Feine Granulationen der Aussenfläche der Arachnoidea, ähnlich den Granulationen des Ventrikel-Ependyms finden sich nach L. Meyer* oft neben anderen bedeutenderen Veränderungen, Schädelverdickung, Trübung und Verdickung der zarten Häute, Hirnatrophie u. dgl.

Als Zeichen acuter, frischer Krankheitsprocesse kommt hier und da die Hyperämie der Arachnoidea, besonders in der ecchymotischen Form vor; ebenso die von Virchow als Pachymeningitis interna beschriebene Entzündung des — wirklich existirenden parietalen Blattes der Arachnoidea mit Bildung von festeren Pseudomembranen, oder von dünnen, weichen, fast schleimigen Belegen, gemischt mit Blutpunkten und eine acute Bindegewebswucherung begleitend.** — Was den Inhalt des Arachnoidalsackes betrifft, so ist ein vermehrter Erguss seröser Flüssigkeit in denselben häufig, theils als Folge häufig wiederkehrender habitueller Hyperämieen und einer Varicosität der Blutgefässe, theils noch mehr als secundäres Ergebniss der Gehirnatrophie, aufzufinden; immer mit gleichzeitiger Verdickung der Häute und Infiltration der Pia.

Von ganz besonderer Wichtigkeit aber sind die so frequenten spontanen Hämorrhagieen in den Sack der Arachnoidea

---

* Virchows Archiv. XVII. 1859. p. 209.

** Diese früher unter dem Namen der „Pseudomembranen der Arachnoidea" namentlich von französischen Beobachtern (Calmeil, Bayle, Prus, Aubanel u. A.) vielfach beschriebenen Veränderungen wurden eine Zeit lang in Deutschland weit mehr als Blutextravasate und Reste von solchen angesehen, von Virchow wieder grösstentheils als wirkliche Entzündungsproducte (der Pachymeningitis) angesprochen.

(Hämatome), welche von allen Beobachtern, zwar vorzugsweise bei
Paralytisch-Blödsinnigen, doch nicht allzu selten auch nach sonstigen
Schwächezuständen, sowie nach acuten oder chronischen Manieen
gefunden wurden. Bei den Paralytischen scheinen sie manchmal
in den hier so häufigen Anfällen von Kopfcongestion mit Bewusstlosigkeit zu entstehen (vgl. p. 410); doch ist ihre Diagnose während des Lebens durchaus unsicher, da sie einestheils bei geringem
Umfang symptomlos verlaufen, anderntheils ihre Symptome — die
der Compression — sich mit den ganz ähnlichen der Atrophie und
Encephalitis vermischen, drittens endlich der Gehirndruck auch
auf andern Ursachen beruhen kann.

Diese Blutergüsse kommen fast immer auf der convexen Seite der
Hemisphären vor; da sie meist ziemlich lange getragen werden, so findet
man sie gewöhnlich in Zuständen von Transformation, welche in einzelnen Fällen zur Verkennung ihrer wahren Natur verleiten können.
Bei einer beträchtlicheren Menge des Extravasats findet man
unter der Dura Mater eine grosse, schwappende Cyste, an die genannte
Haut locker angeklebt, an der dem Visceralblatte der Arachnoidea zugewandten Seite fast frei. Von den Kanten des Sackes breitet sich oft
noch eine dünne, rostbraune Membran weiter aus, die endlich in einem
dünnen Anflug ausläuft (Rokitansky). Der Sack enthält eine je nach dem
Alter des Extravasates dunkelbraune, dickliche oder mehr hell-seröse
Flüssigkeit. Er hat Compression und Atrophie der betreffenden Hemisphäre, mit Verengerung des Ventrikels, oft mit grösserer Dichtigkeit
der Gehirnsubstanz, ausserdem mechanische Hyperämie und Infiltration
der Meningen zur Folge. — Die Bildung der organisirten Cystenwan-
dungen scheint ebensowohl aus der peripherischen Schicht des geronne-
nen Faserstoffs selbst als aus dem fibrinösen Exsudate einer im Umkreis
des Blutcoagulums erst secundär entstandenen Entzündung hervorgehen
zu können.
Anders verhält sich die Sache bei einer nur unbedeutenden
Quantität des ergossenen Blutes. Diese geringen Ergüsse hinterlassen
nach Aufsaugung des flüssigen Antheils nur dünne, anfangs noch rostbraune und gelbe, später fast ganz entfärbte Lamellen von geronnenem
Faserstoff. In frischer Bildung beobachtet, bestehen sie aus einem Maschenwerke röthlicher Fäden, oft nur von Spinnwebendicke, und noch mit
kleinen Blutheerden vermischt; später erblassen sie; eine Stratification
in ihnen zeigt zuweilen ihren Ursprung aus mehren, successiven Ergüssen, und der letzte, noch frischeste Erguss die hämmorrhagische Natur
des Ganzen an. In geringster Menge und nach geschehener Transformation bilden diese Blutergüsse endlich nur einen Anflug auf der Innenfläche der Dura Mater, welcher leicht übersehen oder irrig (als entzünd-
liches Exsudat) gedeutet werden kann.
In Folge der Arbeit von Virchow (Würzb. Verhandlungen 1857.
2. p. 134), welchem übrigens J. Hoffmann (Günsburg Ztschr. IV.
1853. p. 176) mit der Annahme, dass es sich bei diesen Hämmorrhagieen
wesentlich um hämmorrhagische Entzündungen handle, vorausgegangen war, haben sich die Ansichten über diese Extravasate in
neuerer Zeit dahin geändert, dass man annimmt, solche erfolgen gewöhn-

lich zwischen Lagen und Maschen eines vorausgegangenen parchymeningi-
tischen Produktes (Pseudomembranen, junges Bindegewebe), und zwar
aus den neugebildeten Gefässen des letzteren und setzen also in der
Regel schon einen früheren Entzündungsprocess voraus; die ganz dünnen
blutigen Ergüsse werden hier mehr als hämmorrhagische Exsudate betrachtet. — Diese Prozesse sind nicht leicht als primäre Grundstörungen
für das Irresein zu betrachten (ausnahmsweise dürfte dies Verhalten vorkommen; vgl. Wiener Bericht 1858. p. 49—51.), sondern dürften viel
häufiger erst im Verlaufe schon bestehender Geisteskrankheit erfolgen;
die comprimirenden grösseren Hämatome können aber die Schwäche-
Erscheinungen gewiss erheblich steigern. —

Die Hämmorrhagie unter die Arachnoidea ist ein ganz
anderer viel selteneror Process und für die Geisteskrankheiten ganz be-
deutungslos (mehr traumatisch, auch consecutiv bei allgemeiner häm-
morrhagischer Diathese u. dgl.). Die Blutung geht hier von der Pia
aus, es finden sich in dieser ecchymotische Flecken, das Blut verbreitet sich mit dem Cerebrospinalfluidum in die Ventrikel und den
Rückenmarkscanal.

C. Die Pia Mater und die Gehirn-Rinde.

§. 186.

Die pathologischen Zustände beider sind so intim verbunden,
dass sie nothwendig eine beide zugleich zusammenfassende Abhandlung erfordern.

Die Hyperämie der Pia (mehr oder weniger mit solcher
in der angrenzenden Rindenschicht) ist ein in den Leichen Geisteskranker nicht seltener Befund. Ihre pathologische Bedeutung mag
vielfach (auch in der ersten Ausgabe dieser Schrift) überschätzt,
es mögen selbst oft blosse, leichtere Gefässinjectionen und manche
nur mit der Todesart zusammenhängende Zustände als pathologisch
aufgefasst worden sein; immerhin bleiben noch viele Fälle übrig,
in denen nach dem Leichenbefunde eine vermehrte Füllung der
Gefässe während des Lebens anzunehmen und diesen also auch
eine Bedeutung für den Krankheitszustand zuzuschreiben ist. —
Man muss hier folgende beide Hauptfälle unterscheiden.

Hohe Grade von Hyperämie der Pia und Hirnrinde können
als acut oder subacut verlaufene Zustände, besonders nach heftiger, rasch tödtlich verlaufener Tobsucht vorkommen; sie erscheinen
als sehr intensive, gleichförmige Injection der feinsten Gefässe
mit stellenweisen kleinen Ecchymosen; diese kann so bedeutend sein,
dass es, mit Rücksicht auf die finalen Krankheitssymptome, gestattet ist, ihr auch den tödtlichen Ausgang (apoplexia vascularis)
zuzuschreiben; öfters ist damit eine leichte rothe Erweichung der
Rindenschicht verbunden. Derlei Zustände scheinen sich besonders
nach der starken tobsüchtigen Aufregung des „Delirium acutum"

(p. 302) zu finden, und sollten sie ihr auch nicht als einziger
pathologischer Vorgang zu Grunde liegen, jedenfalls eine wichtige
Rolle bei dieser Form zu spielen; ihr Bestehen während des
Lebens wird einerseits durch die Veränderungen an der Rindenschicht des Gehirns, andererseits durch die oft sehr stark hervortretenden Erscheinungen von Kopfcongestion erwiesen. Der Mechanismus ihrer Entstehung ist, wie bis jetzt für die „active" Hyperämie überhaupt, unbekannt. — In der grauen Rindensubstanz
zeigt sich diese Hyperämie sehr häufig als eine verschieden nüancirte
rothe Färbung, mitunter in ganz acuten Fällen von der dunkeln
Röthe eines Erysipelas (Foville), oder als fleckige, marmorirte,
streifige Färbung mit einzelnen dunkelrothen, feinen Flecken
(sehr kleinen Blutextravasaten), Anfangs wohl auch mit Volums-
Zunahme, Schwellung und vermehrter Consistenz; sie geht leicht
genug in wirkliche Entzündung über.

Eine ganz andere, gewissermassen entgegengesetzte Art von
Blutfülle betrifft mehr die feineren und gröberen venösen Gefässe, ist mit Varicosität, anomaler Schlängelung derselben, Verdickung und gewöhnlich Oedem der zarten Gehirnhäute verbunden
und besteht als ganz chronischer Zustand vorzüglich neben den
höheren oder geringeren Graden von Hirnatrophie („ex vacuo"),
aber auch als Folge von Herzkrankheiten, Lungenkrankheiten, vielleicht functionellen Abweichungen in der Herzthätigkeit und Respiration, Verengung der Schädellöcher u. dgl., kurz aus mechanischen, den venösen Rückfluss beschränkenden Momenten. Die
Bedeutung dieser Hyperämieen, namentlich der ex vacuo entstandenen, ist natürlich nicht sehr hoch anzuschlagen; die mechanisch
venösen Stasen dagegen dürften bei disponirten Individuen immerhin eine gewisse Mitwirkung auf Entstehung und Gestaltung
der Krankheit ausüben. Vgl. p. 167.

Ekker (De cereb. et med. spin. syst. vas. Traject. 1853.) hat ver-
gleichende microscopische Messungen der feinen Blutgefässstämmchen und
Capillaren in der Rindensubstanz bei Maniacis, Blödsinnigen und Gesunden
angestellt und sie in den ersten Fällen erheblich erweitert gefunden;
ähnliche Befunde erhielt Ramaer in der Pia.

Auch der Anämie der Pia und der Rindensubstanz, welche
sich hier und da in acuten und chronischen Zuständen in ausgesprochener Weise als auffallende Blässe des Schädel-Inhaltes vor-
findet, darf unter Umständen (welche sich aus der clinischen Beobachtung des Falles ergeben müssen) eine beträchtliche Bedeutung
zugeschrieben werden. Sie kann eine Theil-Erscheinung allgemeiner Anämie sein; wie ausserordentlich gross die Wirkung ist,
welche diese besonders beim weiblichen Geschlecht und bei etwas

acuterer Entstehung auf Ausbildung der verschiedensten nervösen und psychischen Anomalieen hat, wie alle Arten von Reiz- oder Torpor-Erscheinungen der Centralorgane aus dieser Quelle allein entstehen können, ist bekannt. Viel weniger Positives lässt sich über Begründung und über Erscheinungen einer speciellen, nur cerebralen Anämie sagen; eine Verengerung der feinen Arterien durch atheromatösen Process lässt sich zuweilen als Ursache derselben annehmen. Immer wird man sich an diese Zustände eine ungenügende und anomale Ernährung des Gehirns geknüpft denken müssen; bei langsamer Entstehung und chronischer Andauer scheinen sich hier hauptsächlich Zustände von Schwäche und Blödsinn zu ergeben.

Als Ergebniss der chronischen Hyperämieen ex vacuo und mechanischer Entstehung findet sich endlich die chronische Trübung und seröse Infiltration, das Oedem der Pia, der allerhäufigste Befund, der überhaupt nach chronischen Geistesstörungen (z. B. in der Wiener Anstalt in über 50 %), besonders nach den secundären Formen mit ausgesprochener psychischer Schwäche angetroffen wird. Es findet sich demgemäss sehr gewöhnlich combinirt mit Atrophie des Gehirns, chronischem Hydrocephalus, Gehirnödem, Entfärbung der grauen Rinde, Rigidität der Arterien etc., kurz mit Zuständen von Hirnmaramus und scheint für Entstehung und Gestaltung der psychischen Anomalieen von weit untergeordneterer Bedeutung, als eben dieser Marasmus selbst zu sein.

§. 187.

Die Entzündung der Pia selbst setzt bald nur eine rascher oder langsamer sich bildende Verdickung nebst Verwachsung der Häute unter sich, an der anliegenden grauen Corticalsubstanz aber die gewöhnliche Folge der Entzündung im Nervengewebe, die Erweichung, bald die secundären Umwandlungen des erweichten Gewebes und an beiden zusammen die wichtige Verwachsung der Pia mit der Gehirnoberfläche, und es gehören diese Ausgänge einer Meningocerebritis zu den gewöhnlicheren Befunden in späteren Zeiträumen gewisser Formen des Irreseins.

Frische derartige Zustände kommen sehr selten nach Depressionsformen, etwas öfter schon nach acuter Manie vor (vgl. §. 186); so namentlich öfters nach plötzlichen Todesfällen in der acuten Tobsucht starke Hyperämie der Corticalsubstanz, namentlich ihrer mittleren Schichten, mit (entzündlicher) hefenfarbiger oder violetter Erweichung und Lockerung des Gewebes, aus der eben, wenn der Kranke am Leben bleibt, später eine noch schwerere Alteration,

Verhärtung mit Atrophie des Gewebes (und der Folge des Blödsinns) hervorzugehen scheint.

Solche entzündliche Erweichungen der grauen Substanz sind
zuweilen um so schwerer zu erkennen, wenn sie mit kaum bemerk-
licher Röthe verlaufen, wo denn die blosse Lockerung zu einem
gleichförmigen Brei das einzige Zeichen der Entzündung ist. Viele
Beobachter haben die einzelnen Schichten der grauen Rinde abgesondert erkrankt gefunden, Sc. Pinel Röthung der Mittelschicht
in der Manie, Baillarger Röthung der Innenfläche der 4 inneren
Schichten oder der 3 grauen Strata.* Am häufigsten ist die Entzündung der oberflächlichsten Schichte, verbunden mit der der
Pia; die mit der Corticalsubstanz verwachsene Membran nimmt
nun beim Abziehen die ihr anhängenden obersten Schichten mitunter bis zu einer ziemlichen Tiefe mit, so dass eine ungleiche,
blutende, gerissene Oberfläche zurückbleibt. Wiewohl diese Adhäsion und oberflächliche Erweichung, die besonders die Windungen
der oberen, convexen, auch der inneren, einander zugewandten
Fläche der Hemisphären oder auch das Ammonshorn betrifft, hin
und wieder bei einfachem chronischem Irresein, besonders bei
secundären Schwächezuständen, bei den Geistesstörungen der Säufer
und Epileptiker vorkommt, so ist sie doch bei weitem am häufigsten im paralytischen Blödsinn und bildet eine der wichtigsten
organischen Grundlagen dieser Affection. Calmeil fand sie in
dieser Form als die häufigste und constanteste Läsion, und Parchappe** sah unter 86 Fällen eine tiefere und ausgebreitetere
Erweichung der Gehirnrinde ganz besonders in ihrer mittleren
Schicht niemals, und die Adhäsion der Pia an derselben nur 9mal
fehlen; wogegen sie in Wien sich nicht ganz bei der Hälfte der
Paralytiker fand.*** Diese entzündlichen Erweichungen gehen nun
später hier wie im übrigen Nervengewebe in einen Zustand von
Atrophie und Sclerosirung über. Vor allem ist es wieder
die oberflächlichste Schicht, welche zuerst atrophirt und erhärtet,
und nun als eine schwielige, verdichtete Haut mit der gleichfalls
tendinös verdichteten Pia cohärirt; dabei erbleicht das atrophische

---

* Recherches sur la couche corticale etc. Mém. de l'acad. de Médecine.
VIII. 1840. p. 172 seqq.
** l. c. p. 249 seqq.
*** Wiener Bericht, 1858, p. 237. — Ich lege auf diese Angaben Werth,
gegenüber den Ansichten, dass dem paralytischen Blödsinn oder besser der paralytischen Seelenstörung stets chronische Meningitis (oft mit Entzündung der Corticalsubstanz) zu Grunde liege. Bayle kam a. 1855, 30 Jahre nach seiner
ersten Publication, auf seine damalige Behauptung, dass dem so sei, zurück;
Duchek und L. Meyer fassten die Meningitis vorzüglich als Grundlage der
tobsüchtigen Exaltation im paralytischen Wahnsinn auf.

Gewebe auffallend; besonders findet sich die äusserste Schicht stark entfärbt. In den mittleren Schichten dauert die Erweichung indessen noch fort, und dann kann die oberste Schichte für sich als eine cohärente ziemlich consistente Membran mit Hinterlassung einer rauhen, breiig weichen Oberfläche abgezogen werden, etwa wie die Haut von einem gebratenen Apfel. Ist die Erweichung der Mittelschichte nur mässig, so kann in diesen Fällen irrthümlich auf ihr völliges Fehlen geschlossen werden, wenn die Induration nicht beachtet und nicht in Rechnung gezogen wird, dass auch diese ursprünglich aus Erweichung hervorging; die Atrophie der Rindensubstanz durch ein solches Schrumpfen — analog der Verschrumpfung vieler andern Theile in Folge der Entzündung (Narbengewebe) — kann so beträchtlich werden, dass sie bis auf ein Minimum gänzlich verloren gegangen ist. (Vgl. den folgenden §.)

Alle diese Störungen, bei denen Rokitansky und Spätere die Wucherung der Bindesubstanz in der grauen Substanz als höchst wichtigen Folgezustand der Entzündung microscopisch nachgewiesen haben, gehören, wie bemerkt, dem Blödsinn und zwar vorzugsweise dem paralytischen Blödsinn an.

D. Die Gehirnsubstanz selbst.

§. 188.

Volum und Consistenz des Gehirns. In einzelnen Fällen soll bei Irren, wie bei Epileptischen, ein hypertrophisches Gehirn gefunden worden sein. Das Schädeldach kann alsdann, wenn es abgenommen worden, nicht mehr aufgepasst werden, die Häute sind dünn und trocken, die Ventrikel enge, die Windungen platt. — Sc. Pinel* gibt an, einen derartigen Befund, vorzüglich Vergrösserung der Marksubstanz, meistens neben Atrophie der grauen Rindensubstanz, einigemal nach paralytischem Blödsinn gefunden zu haben — eine Angabe, die übrigens bis jetzt so isolirt dasteht, dass ihr wenig Werth beigelegt werden kann. — Die acute trockene Schwellung der Hirnsubstanz, welche sich öfters am Ende zu manchen anderen Gehirnkrankheiten (Erweichung, Tumoren etc.) als höchst wichtiger Zustand hinzugesellt, mit Anämie des Gehirns und seiner Häute verbunden ist und bis jetzt als eine eigenthümliche acute Hypertrophie aufzufassen ist, findet sich der Natur der

---

* Path. cerebr. p. 369.

Sache nach nur sehr selten nach Geistesstörungen und hat mit dem
Process der letzteren selbst nichts zu thun.

Ein um so häufigeres und wichtigeres Ergebniss der Leichenöffnungen ist die Atrophie des Gehirns, und zwar theils seiner
Windungen, theils seiner ganzen Masse. Sie tritt bald primitiv
auf als seniler oder frühzeitiger Marasmus des Gehirns und ist dann
die Grundlage eines Irreseins, das von vorn herein den Charakter
geistiger Schwäche hat. Oder sie ist in den Windungen, namentlich ihrer Corticalsubstanz, die Folge früherer Texturerkrankung,
der Entzündung, langwieriger Hyperämieen, des Druckes durch
ein Blutextravasat oder Exsudat, in gleicher Weise, wie die Lun-
genspitze unter einer Pseudomembran, das Herz unter einem starken pericarditischen Exsudate (durch Compression und Verödung
des Capillargefässapparats) atrophirt.

Die Windungen sind dünner, aber nicht selten ganz ungleich
geschwunden, so dass sie, namentlich im Vordertheil der Hemisphären, eine hüglige Fläche bilden; namentlich ist die graue Substanz bedeutend reducirt, oft bräunlich, hefengelb, fahl entfärbt,
zuweilen lockerer, häufiger zu einem resistenteren Gewebe ge-
schrumpft. Die weisse Substanz ist dabei oft schmutzig weiss,
lederartig zähe, auf Durchschnitten sich runzelnd; zuweilen zeigt
sie jenen porösen, feinlöcherigen Zustand, jenes siebartige Aussehen, wie es an der substantia perforata im normalen Gehirn vorkommt, welches Folge chronischer Congestion und Erweiterung
der grösseren Gehirngefässe in dem atrophirten Gehirn ist (état
criblé). Die Bindesubstanz zeigt hier jene bekannte von Rokitansky entdeckte Wucherung; das Anfangs weiche Bindegewebe
indurirt und retrahirt sich später und nimmt die Stelle der untergegangenen Nerven-Elemente ein; es finden sich colloide Massen,
sogen. corpora amylacea, die Nervenröhren sind zertrümmert, ge-
schrumpft etc. Der leere Raum in der Schädelhöhle wird theils
durch Hypertrophie des Schädels, theils durch Verdickung der
inneren Hirnhäute, besonders ein starkes Oedem der Pia, welche
zuweilen über einer atrophischen Windung wie ein schlotternder
Beutel daliegt, durch Wassererguss in den Sack der Arachnoidea,
theils namentlich durch Erweiterung und wässrige Anfüllung der
Ventrikel ersetzt. Auch zu blutigen Ergüssen gibt das Vacuum
nicht selten Anlass — manche Apoplexieen in der Arachnoidea
mögen darauf beruhen.

Diese ausgebreiteteren oder umschriebeneren Atrophieen kommen sehr häufig als Grundlage des secundären Blödsinns, nach
früheren Exaltationszuständen, nach mehrmaligem Delirium tremens etc. vor. Unter den 122 Fällen chronischen Irreseins von

Parchappe* fand sich der Schwund der Windungen in der vollen Hälfte, unter den 38 Fällen frischen Irreseins nur ein einzigesmal.** Besonders aber sind die atrophischen Zustände der Corticalis und des gesamten Hirns in höheren Graden dem paralytischen Blödsinn eigen, ohne jedoch auch hier constant zu sein und ohne dass die Tiefe des Blödsinns immer im Verhältniss stünde zur Stärke der Atrophie.

Die Verhärtung, Sclerose der Hirnsubstanz ist im Wesentlichen auch nichts anderes als eine Bindesubstanz-Wucherung mit Bildung wahren Bindegewebes und mit mehr oder weniger Atrophie. Bei den höchsten Graden kann die Marksubstanz die Consistenz eines hartgesottenen Eis und beim Einschneiden einen Widerstand wie beim Zerschneiden von Caoutchouc zeigen; die Färbung ist gewöhnlich schmutzig weiss, bleigrau, ohne Blutpunkte, und die Faserung ist trotz der grösseren Härte des Gehirns undeutlicher. Mitunter finden sich in ihr die Spuren alter apoplectischer Heerde, mit Serum gefüllte Höhlen, welche selbst dem Durchschnitt das Ansehen eines löcherigen Käses geben sollen. Diese Verhärtung gehört durchaus den verschiedenen Formen des Blödsinns an.

Hier, bei der Atrophie des Hirns, wäre der Ort, die Ergebnisse der Hirnwägungen anzuführen und zu beurtheilen. A priori sollte man glauben, die Wage müsse die Volumsabnahme am besten zeigen. Allein zwei Umstände erschweren sehr die Verwerthung der auf diesem Wege erhaltenen Resultate: es schwankt einestheils das Hirngewicht schon bei gesunden Individuen in sehr weiten Grenzen und es scheint anderntheils das specifische Gewicht des Hirns in Krankheiten zuweilen solche Abweichungen zu erleiden, dass dadurch die Wägung des Organs weniger verwendbare Resultate liefern muss. Ueberhaupt aber ist die ganze Lehre von den extraordinären und den pathologischen Hirngewichten eine ziemlich verworrene und nur mässiges Vertrauen verdienende (vgl. R. Wagner, Nachr. v. d. G. A. Universität zu Göttingen, 1860. Nr. 7. Nr. 16.). — Am brauchbarsten scheinen mir noch die Resultate, zu denen Parchappe (l. c. p. 142 ff. u. Comptes rendus 31. Juill. 1848) gelangte, nemlich eine durchschnittliche, mässige Gewichtsabnahme bei Irren überhaupt und ganz besonders bei chronischen Fällen; er hält sogar eine stufenweise Abnahme des Hirngewichts, entsprechend der successiven Abnahme der Intelligenz für erwiesen. — Von Interesse scheinen ferner die neueren Versuche (von Skae, med. chir. review, Jan. 1853. Sankey journ. of psychol. med. 1855. p. 573. Bucknill, Brit. review Jan. 1857.), auf dem Wege der Bestimmung des specifischen Gewichts etwelchen Hirnanomalieen beizukommen, nachdem ältere Versuche in dieser Richtung

---

* l. c. p. 140.
** Und dies bei einer Kranken, die zum drittenmale recidiv war. Obs. 22. p. 19, 50.

(Meckel 1764. Leuret und Mitivié 1832) ganz resultatlos geblieben waren. Allerdings finden sich zwischen jenen neueren Untersuchungen Widersprüche, doch solche, welche sich zum Theil lösen lassen. Während nemlich Skae und Sankey im Allgemeinen eine Zunahme des specifischen Gewichts für das Hirn der Irren erhielten, fand Bucknill durchschnittlich ein niedereres specifisches Gewicht; doch fand auch er eine Erhöhung bei „interstitieller albuminöser Ablagerung in das Hirn" (Bindesubstanz-Wucherung?) und es ist wohl möglich, dass die beiden andern Beobachter gerade viele derartige Gehirne bestimmten. Nach Bucknill soll es auch eine Art von Hirnatrophie bei Geisteskranken geben, die sich nur durch Verminderung des specifischen Gewichts zeigen soll, eine Art fettige Entartung der Gehirnsubstanz ohne eigentliches Schrumpfen. Aber die bisherigen Methoden zur Bestimmung des spezifischen Gewichts des Gehirns lassen so viel zu wünschen übrig, dass auch alle diese Angaben noch nicht zu umfassenden Schlüssen verwerthet werden können, sondern mehr zur Aufsuchung vervollkommneter Untersuchungsweisen auffordern.

§. 189.

Blutgehalt. Eine allgemeine Hyperämie des ganzen Gehirns kommt zuweilen in frischen Fällen von Irresein vor, ihre höheren Grade (Turgor des ganzen Gehirns, dunklere und röthere Färbung der Corticalis, starke Injection der Pia und der Adergeflechte, stellenweise rosenrothe Färbung der weissen Substanz) zuweilen als Ursache schneller Todesfälle in der acuten Manie nach apoplectiformem Collapsus; sie ist aber im Ganzen seltener als die auf die Pia und die Corticalsubstanz der Gehirnconvexität beschränkte Hyperämie. Mit der längeren Dauer der Krankheit und namentlich innerhalb des atrophischen Gehirns zeigt sich der Blutgehalt in der Regel eher verringert. — Ueber die Entstehung der Hyperämie gilt das oben Gesagte. Sie beschränkt sich oft genug auf einzelne Abschnitte, deren höhere Grade in der weissen Substanz als marmorirte Flecke von Rosa, Violett, Lila-Farbe erscheinen, und zu Exsudaten und Entzündungsheerden Anlass geben können.

Ueber die Häufigkeit der blutigen Apoplexie bei den Geisteskranken stimmen die Angaben nicht überein. Esquirol, Georget, Guislain, Jakobi, unter den Neueren F. Hoffmann, fanden sie sehr selten; Webster dagegen fand unter 72 Sectionen 13mal Bluterguss in das Gehirn;* wir selbst haben solche in der acuten Manie erfolgen sehen. So viel ist gewiss,

---

* Med. Chir. Transactions, Vol. XXVI. 1843. p. 413. In seiner neueren Arbeit (1850) aus Bedlam gibt er unter 67 Sectionen sogar 15mal Blutextravasat an.

dass die Spuren kleiner, alter apoplectischer Heerde nicht zu den
Seltenheiten gehören, und dass eine blutige Apoplexie hinreichen
kann, durch die Gehirnverletzung, die Compression, die nachfol-
gende Entzündung und Sclerosirung des Umkreises unheilbaren
Blödsinn herbeizuführen.

Serumgehalt (Oedem des Gehirns). Das Gehirnödem bei
Geisteskranken hat seiner Zeit durch die Schrift von Etoc-Demazy* besondere Beachtung gefunden. Nach seinen, zum Theil
auch Sc. Pinel's Angaben war man geneigt, das acute Hirn-
Oedem für wesentlich bei der Melancholie mit Stupor und Unbeweglichkeit (§. 123 ff.) und für die Grundlage dieser ganzen Symptomengruppe zu halten; dies hat sich indessen nicht bestätigt, das
Hirn-Oedem ist hier durchaus nicht constant und man kennt weder
in der Psychiatrie noch sonst einen Symptomencomplex, der demselben in charakteristischer Weise entspräche. — Man findet bei
Geisteskranken die leichteren Grade von Hirn-Oedem, wie sonst,
unter den verschiedensten Verhältnissen, einen hohen Grad zwar
auch zuweilen nach Depressions- und Exaltationsformen, doch besonders nach paralytischem Blödsinn, meist neben Anämie und
mehr oder weniger Atrophie des Gehirns.

E. Die Ventrikel und die inneren Theile.

§. 190.

Die Erweiterung der Ventrikel (Hydrocephalus chronicus)
ist ein sehr häufiger Befund in den Leichen der Irren. Nur selten
ist er als ein schon aus der Kindheit sich herschreibender zu betrachten; in der sehr grossen Mehrzahl ist er ohne Zweifel im
Laufe des Irreseins selbst, nemlich mit Schwinden der Hirnmasse
und mehr weniger Erkrankung der Ventrikel-Oberfläche entstanden.
Am häufigsten ist er einfach ein Bestandtheil und Ausdruck der
Hirn-Atrophie. Er findet sich demgemäss zwar nach allen Formen
des Irreseins (d. h. es kann bei diesem Zustande wohl noch Gemüthsdepression oder Aufregung bestanden haben), doch bei weitem am häufigsten nach protrahirten Schwächezuständen und vor
allem nach paralytischem Blödsinn (neben Oedem der Pia, der
Hirnsubstanz, Bindegewebswucherung in letzterer, Osteophyt etc.);
auch beim Irresein der Trinker ist er sehr häufig. Nur für sehr
wenige Fälle wird man sich vorstellen dürfen, dass der Hydroce-

---

* De la stupidité considérée chez les aliénés. Paris 1833. (10 Fälle und
4 Sectionen.)

phalus der primäre Process und die Grundlage der Symptome sei
(dass er etwa durch Druck paralysirend auf die psychischen Thätigkeiten wirke); in der Regel ist er als secundär, eben durch
Schwund des Gehirns veranlasst aufzufassen und letzterer Zustand
der eigentlich pathologisch wichtige.

Die partielle Verengerung und Verkürzung der Ventrikel
und die Verwachsung ihrer Oberflächen (besonders im Hinter-
und Unterhorn) kommt freilich auch nicht selten bei Geistesgesunden vor, aber doch viel häufiger bei Irren; Greding, Esquirol,
Ferrus, besonders Bergmann* (bei chronischer Verrücktheit —
Verwachsung des Hinterhorns, angeblich in mehren hundert Fällen)
haben sie beobachtet und der letztere Beobachter rechnet sie —
wohl mit Unrecht — zu den eigentlichen pathologischen Ursachen
dieser Form. Sie haben die Bedeutung von Ergebnissen eines
leichteren Entzündungsprocesses am Ependym und haben als solche
einen gewissen, wenn auch nicht sehr hohen pathologischen Werth.

Den chronischen Hydrocephalus begleitet sehr gewöhnlich die
etwas verdichtete, mit feinen Granulationen besetzte, zuweilen sehnig oder lederartig verdickte Beschaffenheit des Ventrikel-Ependyms; seltener finden sich aufgelöthete, zuweilen
mit Kalksalzen incrustirte Plättchen und Pseudomembranen auf
der Ventrikel-Oberfläche; letzteres wurde in einzelnen Fällen von
paralytischem Blödsinn gefunden.**

Die sogenannten Hydatiden der Gefässplexus sind zu häufig, um
für eine wesentliche Alteration gelten zu können; eine eichelgrosse freie
Hydatide im rechten Seitenventrikel (neben Ecchymosen der Gehirnoberfläche) fand Devaux, (Nasse, Zeitschr. f. Anthropologie. 1823. II.
p. 501.) nach nostalgischer Melancholie mit heftigem Kopfschmerz,
eine Bildung ziemlich grosser Crystalle von Doppelphosphat in beiden
Plexus chorioidei, Bergmann bei einer geistesschwachen Maniaca (ibid.
II. p. 416).

Frische, namentlich weisse Erweichungen der Ventrikeloberfläche findet man zuweilen als Todesursache in acuten Fällen; ihre chronische Verhärtung begleitet oft die Ventrikelerweiterung im atrophischen
Gehirn (paralytischer Blödsinn).

Was die Hypophysen (S. auch Greding, vermischte Schriften.
Altenburg. 1781. p. 180) betrifft, so war wiederum von Bergmann
schon in dessen früheren Arbeiten (Nasse's Zeitschr. f. Anthropol. 1825.
I. p. 173. Holscher's Annalen l. c. p. 510, 523, 529 etc.) eine bedeutende Verdickung und luxurirende Wucherung der Gefässplexus um
die Zirbel, zum Theil neben einer fast allgemeinen Hypertrophie der

---

* Ztschr. f. Psychiatrie. 1844. Heft 2.
** Z. B. Macquet, annal. med. psych. Mai 1844, p. 464.

innern Gefässhaut, neben einem Besatze mit Granulationen, einer Verwachsung der Zirbel mit dem Gefässplexus an der untern Seite des Balkens und dgl. als ein häufiger Befund constatirt worden; später (Zeitschr. f. Psychiatric. 1844. 1. c.) hat dieser Beobachter in zahlreichen Publicationen die abnorme Gefässumwucherung, Versetzung und Verwachsung der Zirbel als eine der constantesten Alterationen bei chronisch Verrückten den pathologischen Ursachen dieser Form des Irreseins beigezählt; eine Ansicht, der man wohl nach der von Bergmann selbst gegebenen Begründung nicht beizutreten vermöchte, wenn auch das Factum selbst sicherer feststünde, als ich glaube annehmen zu dürfen.

Auch die Glandula pituitaria liefert bei Irren, wie bei Epileptischen, einzelne Beispiele pathologischer Veränderung: Amelung (Nasse, Zeitschr. f. Anthropologie. 1824. p. 352) fand sie nach Wahnsinn mit fixen Ideen und Neigung zum Selbstmord in eine dünne, eiterartige Materie verwandelt; F. Arnold (Bemerkungen über den Bau des Hirns und Rückenmarkes, p. 203) beobachtete (bei einem paralytischen Irren) Vereiterung ihres hinteren Lappens. Bei einem Tobsüchtigen der Wiener Irrenanstalt fand sich — neben Hydrocephalus chronicus, Oedema meningum et cerebri und Exostosen an der Schädelbasis — Hypertrophie des Hirnanhangs; sein hinterer Lappen zu einem fast wallnussgrossen, grauröthlichen, weichen, mit einem rahmähnlichen Fluidum erfüllten Tumor umgewandelt, die Sattellehne bis auf den Ueberzug der Dura atrophirt (Wiener Bericht 1858. p. 189).

Das kleine Gehirn hat bis jetzt eine verhältnissmässig geringere Beachtung gefunden; doch beziehen sich Bergmann's Beobachtungen über die Ventrikeloberfläche — Granulation im vierten Ventrikel etc., einmal auch Verwachsung des Hintersegels mit den Mandeln (Holscher's Annal. 1. c. p. 510) — noch zu grossem Theile auf das Cerebellum, und Foville gibt an, häufige Verwachsungen der Pia mit seiner Oberfläche bei einer gewissen Constanz der Symptome während des Lebens gefunden zu haben. Ausserdem finden sich auch einzelne seltenere Wahrnehmungen von Erkrankung des kleinen Gehirns bei Paralytisch-Blödsinnigen von Arnold, Stolz (Oestreich. Jahrbücher. März 1844. p. 268) (missfarbiges, teigig erweichtes, mit einem dünnen bräunlichen Brei überzogenes Cerebellum), Lélut, Annal. med. psychol. Mai 1844. p. 462. (nussgrosse Geschwulst in der linken Hemisphäre neben Hyperämie, serösem Erguss und leichten Adhäsionen an das grosse Gehirn) etc.

§. 191.

Beim Ueberblicke über die erwähnten anatomischen Veränderungen des Gehirns mag es vielleicht auffallen, die schweren Degenerationen dieses Organs durch pseudoplastische Neubildungen (Krebs, Geschwülste auf der basis cranii, grosse Gehirntuberkel, Parasiten u. dgl.) zu vermissen. In der That finden sich solche nur selten bei den Kranken der Irrenhäuser. Nicht als ob sie nicht im Stande wären, bedeutende psychische Anomalieen hervorzubringen — im späteren Krankheitsverlauf solcher Fälle ist vielmehr psychische Schwäche und zuweilen selbst ein tiefer Blödsinn * das gewöhnliche und in den früheren Stadien kommt nicht selten melancholische Verstimmung oder maniacalische Erregung vor. Aber die auffälligsten Symptome sind gewöhnlich nicht diese, sondern vielmehr von Anbeginn an mehr „Heerdsymptome", ** namentlich schwere motorische Störungen (Krämpfe, Lähmungen etc.), um so constanter, je mehr jene Krankheitsprocesse die Gehirnsubstanz auch nur in einiger Tiefe befallen, neben denen man die vorhandene psychische Verstimmung, den Gedächtnissverlust etc. als accessorische, weniger zu beachtende Symptome ansieht und ebendesshalb (p. 9) die Krankheit nicht zu den Geisteskrankheiten zählt und die Kranken nicht in die Irrenanstalten schickt. In diesem Verhältniss und seinen nächsten Consequenzen liegt die einfache Auflösung des scheinbar eigenthümlichen Widerspruchs, der von Einzelnen der pathologisch-anatomischen Betrachtungsweise zugeschoben wurde, dass ganz leichte anatomische Veränderungen des Gehirns einen Effect (Irresein) haben sollen, den gerade die schwersten und tiefsten Alterationen nicht haben. Indessen liegen immerhin solche Wahrnehmungen tieferer Alteration der Gehirnsubstanz aus den Leichen der Irren in gar nicht so seltener Zahl vor.

Ich erinnere an die vorhin angeführten Anfälle von Stoltz und Lélut, an einen Fall von Romberg (Nasse, Zeitschr. f. Anthropologie 1823. III. p. 195), wo sich nach Tobsucht mit Wahnsinn ohne Lähmung vier „Hydatiden" auf der Hirnoberfläche, sämtlich mehrere Linien tief in die Corticalsubstanz eindringend, neben Pseudomembranen der Arachnoidea fanden, und führe noch beispielsweise folgende Fälle an: — bei einem Melancholischen der Prager Anstalt ein hühnereigrosser Krebsknoten in der rechten Hemisphäre des Grosshirns, neben Trübung und Verdickung der Meningen und leichtem chronischem Hydrocephalus (R. Fischer l. c. p. 89); ein eigrosses fibröses Carcinom im Mittelhirn, Septum, fornix etc., bei einem nach Kopfschmerz und Aufregung blödsinnig Gewordenen (Wiener Bericht p. 190); eine Federmesserklinge von einer Schwiele umgeben, in der Hirnsubstanz nach Blödsinn mit Epilepsie (ibid. p. 191); eine spitze Knochenconcretion im vierten Hirnventrikel mit Oedem der Meningen nach Tobsucht, einen frischen und einen älteren Tuberkel des Hirns nach Blödsinn und Tobsucht (ibidem); Tuberculose der Pia mit Encephalitis (ibid. p. 212); ein Beispiel chroni-

---

* In den letzten Zeiträumen der Tumoren, der Encephalitis, der Gehirnabscesse etc. findet sich sehr oft ein so tiefer Blödsinn, wie man ihn nicht beim stumpfsten Idioten sieht. Diese Kranken verhalten sich zuweilen wie Thiere, denen man die grossen Hemisphären weggenommen hat.

** S. Diagnost. Bemerkungen etc. vom Verf. l. c.

scher Hirntuberculose mit einjähriger Dauer einer Geisteskrankheit (Finkelnburg, Virchow's Archiv XX. 1861. p. 524); endlich die in ziemlich zahlreichen Beispielen vorliegenden Fälle von Cysticercus des Hirns, für welche folgende Literatur benützt werden kann: Med. chir. Transact. vol. 27. 1844. p. 12. Günsburg Zeitschr. I. p. 62. II. p. 274. Virchows Archiv II. p. 84. Correspondenzblatt für Psychiatrie 1858. 8. Zeitschr. f. Psychiatrie. X. 1853. p. 294. XV. p. 426. p. 680. XVIII. p. 66. R. Fischer 1854. l. c. p. 8. Wiener Bericht 1858 p. 190. p. 207. p. 268. p. 308. Archives génér. 1859. Mars. Gaz. d. hôpit. 1860. 22.

Ueberblickt man alle bisher beschriebenen Befunde, so wird man erkennen, wie längst überwunden der Standpunkt ist, der sich in dem resignirenden Ausspruche kund gab, den Esquirol gegen das Ende seiner ruhmvollen Laufbahn (a. 1835) that: dass die Sectionen ohne Nutzen gewesen seien für die Feststellung der materiellen Bedingungen des Irreseins; man wird zugeben, dass sich auch vom pathologisch-anatomischen Standpunkte derzeit etwas Begründetes über die Geisteskrankheiten sagen lässt. Indem wir in Folgendem von den selteneren und mehr vereinzelten Wahrnehmungen ganz absehen, und nur die grösseren, constatirten Ergebnisse, die negativen so gut als die positiven im Auge behalten, wollen wir versuchen, die verschiedenen Zustände psychischer Krankheit mit den ihnen am häufigsten entsprechenden anatomischen Ergebnissen resümirend zusammenzuhalten. Wir theilen zu diesem Behufe die Fälle von Irresein in drei Categorieen: 1) acute, frische Fälle in der Form der Melancholie und Manie, 2) chronische Fälle verschleppter, abgeschwächter Melancholie und Manie, Verrücktheit und Blödsinn, 3) paralytischer Blödsinn.

§. 192. -

I. Acutes Irresein.

1) Da eine ziemliche Anzahl dieser Fälle dem Ansehen nach ganz gesunde Gehirne auf den Sectionstisch liefert, so muss beim gegenwärtigen Zustand der Wissenschaft angenommen werden, dass sie ziemlich oft auf einer bloss nervösen Cerebral-Irritation oder einer noch unbekannten Ernährungsstörung beruhen.

2) Wo sich palpable Störungen finden, da bestehen diese überwiegend entweder in Blutarmuth mit mehr weniger seröser Durchfeuchtung oder (häufiger) in Hyperämie des ganzen Gehirns und besonders in der einfachen und ecchymotischen Hyperämie der zarten Hirnhäute und der grauen Rinde. Diese Hyperämieen scheinen andere, zu weiteren Folgen führende (vgl. ad II) nutritive

Krankheitsvorgänge im Gehirn theils einzuleiten, theils bloss zu begleiten.

3) Diese Hyperämie ist häufig schon von Verdickung und Trübung der zarten Hirnhäute, dem Resultat einer chronischen Stase begleitet. Dieses Ergebniss mag oft aus denselben Ursachen wie jene Hyperämie selbst hervorgehen, oft aber mag sie das Resultat lange früher vorausgegangener congestionirender Momente (s. g. Ursachen des Irreseins, Trunksucht, andauernde Affecte, Herzkrankheiten etc.) sein.

4) Durchgreifende, constante Unterschiede zwischen Melancholie und Manie gibt es von anatomischer Seite nicht; aber die Störungen für beide Formen sind desshalb doch nicht ganz die gleichen.

5) Die Melancholie hat noch häufiger als die Manie gar keine anatomischen Läsionen;* wo sie solche hat, bestehen sie seltener als in der Manie in Hyperämie, eher in Blutarmuth mit grösserer Derbheit der Hirnsubstanz oder mit mehr weniger seröser Durchfeuchtung.

6) Die Manie zeigt seltener als die Melancholie gar keine Störungen oder blosse Hyperämieen; die Hyperämieen sind oft tiefer und intensiver (bis zu erysipelatoser Färbung der ganzen grauen Rinde) und viel häufiger entwickelt sich aus ihnen ein Entzündungs- und Erweichungsprocess, der die Corticalsubstanz, gewöhnlich nur in abgesonderten Schichten, bald die mittleren, bald die äussersten, betrifft. Dem schnellen Eintritt einer solchen ausgebreiteteren Erweichung entspricht öfters ein blödsinniger Collapsus vor dem Tode; den heftigen Hyperämieen, welche die Erweichung begleiteten oder einleiteten, scheint ein Theil der heftigen maniacalischen Aufregung zu entsprechen. Oefters findet sich nach längeren Tobsuchten auch schon die Entfärbung der grauen Hirnrinde.

II. Chronisches Irresein.

1) Die Fälle, wo alle anatomische Störung fehlt, sind seltener, ebenso die blossen Hyperämieen; sehr häufig (viel häufiger als im acuten Irresein) die Trübung und Verdickung der zarten Häute.

2) Sehr viele Fälle zeigen Läsionen, welche der vorigen Categorie so gut wie ganz fehlen, nemlich die Atrophie des Ge-

---

* Ausser sämtlichen oben passim erwähnten Beobachtern stimmen damit auch Bertolini und Bottex überein; ebenso die meisten neuesten Beobachter, z. B. der Wiener Bericht p. 198.

hirns, namentlich der Windungen, den chronischen Hydrocephalus, den starken Erguss in den Subarachnoidalraum, die Entfärbung der Corticalsubstanz, die ausgedehnte und durchdringende grössere Härte des Gehirns.

3) Hier kommt auch schon an der oberflächlichen Corticalschicht weit weniger die Erweichung, als vielmehr die Entfärbung, die oberflächliche Verhärtung und Verwachsung mit der Pia vor; Alles dies in sehr verschiedener Ausbreitung.

4) In diesen Zuständen, vielleicht aber auch schon in den acuten Stadien, müssen auch leichte oberflächliche Entzündungen auf den Ventrikelwandungen häufig sein; die granulirte Beschaffenheit des Ependyms und die öfteren Verwachsungen der VentrikelOberfläche scheinen hierauf hinzudeuten.

5) Die Hyperämieen treten in diesen Stadien zurück oder haben mehr den Charakter der Hyperämieen ex vacuo; nicht selten ist das mehr weniger atrophische Hirn auch blutarm und ödematös. Die Gesamtheit der Veränderungen am Gehirn deutet weniger auf active Processe, als auf Folgezustände und Residuen abgelaufener Processe und auf Marasmus hin — entsprechend dem Charakter der Symptome während des Lebens.

6) Zwischen Verrücktheit und Blödsinn besteht so wenig ein durchgreifender anatomischer Unterschied, wie zwischen Manie und Melancholie; doch entspricht durchschnittlich und im Grossen betrachtet, eine beträchtliche Hirnatrophie auch einem Zustand tieferer geistiger Schwäche (keineswegs aber wäre auch das umgekehrte gültig).

III. Paralytischer Blödsinn.

1) Auch hier finden sich einzelne Fälle von Abwesenheit jeder palpabeln Veränderung für das blosse Auge; sie sind indessen selten und haben einen geringen Werth, seit man weiss, dass sich hier doch sehr erhebliche microscopische Veränderungen finden können.

2) Die Mehrzahl dieser Fälle bietet als die häufigsten Veränderungen starkes Oedem der Meningen, Verwachsung der Pia mit der Hirn-Oberfläche, graurothe Erweichung oder Entfärbung und theilweise, namentlich oberflächliche Induration der Rindenschicht, mit Wucherung der Bindesubstanz und Zerfall der nervösen Elemente.

3) Die Atrophie des ganzen Gehirns, oder überwiegend der Windungen ist dabei ganz gewöhnlich, nebst ihren weiteren Folgen, grösserer Festigkeit und Derbheit des Marks, der hier fast

constanten Erweiterung der Ventrikel etc. Die Wucherung der Bindesubstanz und Entwicklung wahren Bindegewebes findet sich öfters auch in der weissen Substanz mehr diffus oder mehr in Heerden vertheilt.

4) Pachymeningitische Processe, Meningealapoplexie, Degeneration der Hirn-Arterien sind häufig.

5) Die Degeneration der Nervensubstanz, namentlich die Bindesubstanzwucherung mit Zerfall der nervösen Elemente, erstreckt sich oft bis herunter ins Rückenmark (Rokitansky, Joffe, Mildner, Gulliver); ein für die Deutung der Symptome sehr wichtiges Verhalten.

6) Die Befunde beim paralytischen Wahnsinn und Blödsinn sind zwar deutlicher, charakteristischer und ausgedehnter, als bei allen übrigen Formen des Irreseins, aber doch nicht immer identisch, sondern immer noch von einer gewissen Mannigfaltigkeit. Diese scheint darauf zu beruhen, dass in manchen Fällen das eine, in anderen das andere Element der Störung (bald die Meningitis, bald die Atrophie des Gesamthirns, bald die Sclerose der Hirnrinde etc.) beträchtlich überwiegen, und dies kann wieder zum Theil mit einem rascheren oder einem ganz chronischen Verlauf der Processe zusammenhängen.

Aus dem Bisherigen dürften sich folgende allgemeine Schlüsse ergeben:

a) Das Irresein kann sowohl in seinen acuten als chronischen Formen das Ergebniss einer blossen anomalen Erregung oder Ernährung des Gehirns ohne alle palpable Veränderung sein.

b) Häufiger aber ist es dies nicht, sondern beruht auf erkennbaren Erkrankungen, welche um so deutlicher werden, je länger das Irresein besteht. Es sind dies theils hyperämische und entzündliche Processe, welche meistens zuerst in der Pia und der Gehirnrinde auftreten, in verschiedene Tiefen der Gehirnsubstanz eindringen, und wenn sie nicht rückgängig werden, mit incurabler Destruction des Gewebes und Atrophie der Gehirnsubstanz endigen, denen die Symptomengruppe des Blödsinns entspricht.

c) Es sind aber sehr häufig auch nicht entzündliche Ernährungsveränderungen, die nur in ihren Endresultaten, dem Hirnmarasmus, der den secundären Zuständen höheren Grades entspricht, recht bekannt, in ihren früheren und Entwicklungsstadien, die den primären Formen entsprechen, bis jetzt unerforscht sind. Man könnte diese Processe, um nur eine vorläufige Bezeichnung für ihr Bestehen überhaupt zu haben, etwa die atrophisirende Hirn-Irritation nennen.

d) Die Symptomatologie ist noch nicht so weit, um im einzelnen Falle von Irresein die An- oder Abwesenheit anatomischer Veränderungen und deren Ort sicher diagnosticiren zu können; aber die mitgetheilten Thatsachen bieten Grundlagen für eine annähernde Wahrscheinlichkeitsdiagnose, auf die man in gleicher Weise bei einzelnen anderen Krankheiten des Nervensystems beschränkt ist.

e) Für das anatomisch-diagnostische Urtheil so gut, wie für das prognostische, ist die An- oder Abwesenheit schwerer motorischer Störungen, namentlich der allgemeinen progressiven Paralyse, das zuerst zu berücksichtigende Moment.

ZWEITER ABSCHNITT.

Pathologische Anatomie der übrigen Organe.

§. 193.

Wir haben uns hier nur auf die in practischer Beziehung wichtigsten oder theoretisch interessantesten pathologischen Veränderungen der übrigen Organe zu beschränken, einmal, insofern sie am häufigsten zu Todesursachen bei Irren werden und überhaupt grösseren clinischen Werth haben, andererseits so weit sie überhaupt in einer gewissen Regelmässigkeit mit jenen Gehirnkrankheiten zusammentreffen, oder gar mit diesen in einem einsichtlichen pathologischen Zusammenhange stehen. So wichtig alle solche Veränderungen dem Arzte sein müssen, so mannigfaltige Missverständnisse sind auch durch ihre einseitige Hervorhebung der Theorie des Irreseins erwachsen. Hatte man irgend einmal gelesen, dass bei einem Irren sich eine kranke Milz oder eine verhärtete Leber gefunden, so sollten nur derlei Erkrankungen ohne Weiteres als „körperliche Bedingungen der Geisteskrankheiten" angenommen werden, und es ward aus allenthalben zusammengerafften Notizen eine Lehre von der „psychischen Bedeutung" der Eingeweide aufgebaut, welche zwar von der Beobachtung alle Tage widerlegt wurde, gegenwärtig auch so ziemlich überwunden ist, doch aber noch hier und da zu Missverständnissen Anlass gibt. Es unterliegt aber keinem Zweifel, dass Geisteskranke an allen,

in jeder Hinsicht gleichen acuten oder chronischen Krankheiten
sterben können wie die übrigen Menschen, und die nachfolgenden
Bemerkungen können nur zur Ergänzung der betreffenden §§.
der Aetiologie benützt werden.

Von Allgemein- oder Blutkrankheiten finden wir bei
den Geisteskranken zunächst die anämischen Zustände als
häufiges Vorkommniss, besonders bei weiblichen Kranken (vgl.
p. 196); wir sehen zuweilen auch trotz der sorgfältigsten
Ernährung eine tiefe Anämie, mit wachsweiser Entfärbung der
allgemeinen Decken und Gedunsenheit erst im Verlaufe der Hirnkrankheit, die der allgemeinen Paralyse zu Grunde liegt, entstehen; Thore (1849) fand auch bei diesen Kranken, selbst in
der Pneumonie, im Durchschnitt eine seröse Blutbeschaffenheit und
einen consistenzlosen Blutkuchen. — In den Irrenanstalten sterben
viele Kranke, Paralytiker, Blödsinnige etc., an Anämie und Marasmus ohne erhebliches Localleiden, ausser etwa Atherom der
Arterien.

Typhus kommt bei Geisteskranken nicht häufig vor; doch
sind einzelne Epidemieen (z. B. von Gaye) aus dem Schleswiger
Irrenhause* beschrieben worden. Bei den Erkrankten wird zuweilen ein dauernder heilsamer Einfluss auf das bestehende Irresein (in Schleswig 4mal unter 49 Fällen, bei 2 Maniacis und 2
Melancholischen) bemerkt.

Die Cholera macht in den Irrenanstalten nach Umständen
grosse oder kleine Epidemieen; unter den alten heruntergekommenen Bewohnern mancher Pflegeanstalten (z. B. der Salpetrière)
räumt sie zuweilen in schauerlicher Weise auf. Die Immunität,
der einzelne Irrenanstalten sich während der Cholera-Epidemieen
ihrer Umgebung erfreuten (z. B. Bedlam a. 1832 und ebenso 1848
und 1849), rührt auf keinen Fall von einer geringen Disposition
der Irren, an ihr zu erkranken, her. Die Krankheit zeigt sehr
selten einen günstigen Einfluss auf ein bestehendes Irresein, öfter
einen verschlimmernden auf das geistige wie körperliche Befinden
(Marasmus).

Die Ruhr kann hier angereiht werden; Epidemieen dieser
Krankheit sind mehrfach beobachtet (z. B. von Stoltz).** Die
Mortalität ist in der Regel nicht unbedeutend; die Erkrankung
übte (in der eben erwähnten Epidemie) keinen wesentlichen Ein-
fluss auf die psychischen Störungen; selbst periodische Tobsucht-
Anfälle wurden nicht aufgehalten oder unterbrochen.

---

* Ztschr. f. Psychiatrie. IX. 1852. p. 173.
** Psych. Corr.-Bl. 1857. No. 3.

Ueber Intermittens s. oben *p. 188.

Carcinom scheint bei den Geisteskranken selten vorzukommen. Die Wiener Anstalt hatte unter 384 Obductionen nur 6 Fälle.

§. 194.

Unter den bei Geisteskranken häufiger zu beobachtenden Localaffectionen ist zuerst die viel discutirte Erkrankung des äusseren Ohrs zu erwähnen, die gewöhnlich unter dem Namen der Ohrblutgeschwulst (Othämatoma, auch des Erysipels des äusseren Ohres) aufgeführt wird. Die Haut der Ohrmuschel schwillt an, wird glatt, gespannt und zeigt eine undeutliche Fluctuation; das ganze Ohr wird dicker, blauroth, heiss und schmerzhaft. Beim Einschnitt findet man eine mit halb gestocktem, halb wässrigem Blut gefüllte Höhle, welche sich nach der Eröffnung bald wieder füllt. Zuweilen entleert sich auch die Höhle durch entstandene Risse von selbst. Die nähere Untersuchung ergibt ein Blutextravasat unter dem Perichondrium, welches sich damit vom Knorpel loslöst. Meist wird nach wenigen Wochen die Geschwulst und Röthe geringer, es bleibt eine stärkere oder mässigere Verdickung der befallenen Stelle zurück — nach einigen Angaben durch Bildung neuer Knorpelschichten — der oft später ein Schrumpfen und eine bleibende Missstaltung der Ohrmuschel folgt. — Ueber die Entstehung dieser Erkrankung wird immer noch discutirt und es gibt bereits eine eigene beträchtliche Literatur (viel mehr als die Sache werth ist) darüber. Während ein Theil der Beobachter sie als einen Process spontaner Entstehung von mehr oder weniger Zusammenhang mit den Vorgängen im Schädel hält (z. B. Hoffmann * für eine hämmorrhagische Knorpel-Entzündung analog der hämmorrhagischen Pachymeningitis, Andere für zusammenhängend mit Kopfcongestion), erklärt sie ein anderer Theil für rein äusserlich durch traumatische Momente verursacht, theils durch Anstossen des Kopfes an die Bettpfosten, theils und vorzüglich durch Packen und Zerren des Ohrs durch inhumane und gewaltthätige Wärter. Diese Ansicht von der rein zufälligen und traumatischen Entstehung, in neuerer Zeit besonders von Gudden ** vielseitig begründet, ist allerdings die viel wahrscheinlichere: die Ohraffection kommt fast bloss bei männlichen Kranken (durch männliche Wärter) und bloss in den Anstalten vor, sie ist viel häufiger am linken Ohr (weil dieses der rechten Hand der Wärter

---

* Günsb. Ztschr. VI. p, 250.
** Ztschr. f. Psych. XVII. 1860. 2.

näher liegt), sie entsteht ganz •rasch, man findet zuweilen noch
Nägel-Eindrücke und die Affection konnte in einzelnen gut ge-
leiteten Irren-Anstalten durch genaue Beaufsichtigung der Wärter
Jahrelang zum gänzlichen Verschwinden gebracht werden.

Am Auge gibt L u d w i g (Ztschr. f. Psych. XIII. 1856. p. 72) an,
bei Irren oft Veränderungen durch den Augenspiegel wahrgenommen zu
haben, und zwar theils permanente, theils vorübergehende, mit den Paroxismen kommende und verschwindende Störungen (letztere in Hyperämie der innern Theile des Auges bestehend). Die nicht genug detaill-
lirten, aber interessanten Angaben sind bis jetzt nicht weiter bestätigt
worden, sind aber aller Aufmerksamkeit und eingehender neuer Untersuchung werth.

§. 195.

Unter den übrigen organischen Veränderungen, welche man in
den Leichen der Irren findet, stehen wegen ihrer ausserordentlichen clinischen Wichtigkeit und häufigen Tödtlichkeit die Veränderungen der Brustorgane oben an.

I. Abnormitäten der Respirationsorgane. Unter diesen sind die wichtigsten die Pneumonie, der Lungenbrand und die
Tuberculose. Der gewöhnlichen croupösen Pneumonie erliegt
eine Menge Geisteskranker, am meisten die heruntergekommenen,
deteriorirten Constitutionen, namentlich viele Paralytisch-Blödsinnige.
Bei C a l m e i l fand sie sich in einem Fünftel, bei A u b a n e l und
T h o r e in einem Siebentel, in Sachsenberg in einem Neuntel, in
der Schleswiger Anstalt (G a y e *) in einem Sechstel der Todesfälle. Wie man es in Spitälern für Greise beobachtet, so kommen
auch bei den Irren namentlich in der kalten Jahreszeit viele
schnelle Todesfälle an dieser Krankheit vor. Wer bei solchen
Kranken während des Lebens das ältere Compendienbild der
Pneumonie erwarten wollte, würde sich sehr täuschen. Frost wird
selten beobachtet und ebenso selten Husten, Auswurf oder Schmerzen, Dyspnoe dagegen ist meist in höherem oder geringerem Grade
vorhanden; das Einzige, was die Diagnose sichert, ist natürlich die
Anwesenheit der physicalischen Zeichen. Daher muss, sobald
überhaupt ein Geisteskranker Zeichen eines neuen Unwohlseins
gibt, den Appetit verliert, Durst, Zungenbeleg und eine grössere
Pulsfrequenz zeigt, immer die Brust genau untersucht werden. —
Der Verlauf der Pneumonie ist, besonders bei den Paralytischen,
gewöhnlich rapid und die Therapie noch unglücklicher, als bei der

---

* Ztschr. f. Psych. X. 1853. p. 569.

Pneumonie der Greise. — In anatomischer Beziehung haben diese Fälle natürlich nichts Eigenthümliches. Lobuläre Pneumonieen finden sich sehr häufig, zum Theil in Fällen, die während des Lebens das Bild reiner Erschöpfung gaben; bei den Paralytikern dürften sie vielleicht öfters durch das Hinabfliessen der Secrete in die feinere Bronchialverzweigung und durch Eindringen fremder Substanzen (aus der Nahrung u. dgl.) in die Luftwege zu Stande kommen (L. Meyer).

Die Lungengangrän, die man auch schon zuweilen in Gefängnissen plötzlich in grösserer Häufigkeit beobachtet haben will, ist in ihrem Vorkommen bei Geisteskranken erst seit Guislains Arbeiten näher gekannt und gewürdigt.[*] Guislain beobachtete die Lungengangrän fast ausschliesslich bei Kranken, welche die Nahrung verweigert hatten und an Inanition gestorben waren, bei diesen aber auch sehr häufig (9mal unter 13 solchen Todesfällen). Er hielt bei diesen Kranken, deren Einige 20 bis 60 Tage, fast bloss Wasser trinkend, gelebt hatten, die Blutverarmung, eine Art scorbutischen Zustandes, für den primitiven Zustand und auch für die eigentliche Ursache der Gangrän; eine dunkle, ziegelrothe, braunrothe, später cyanotische Färbung der Wangen hielt er für ein wichtiges Zeichen während des Lebens. Es waren meist Kranke, welche eine Herabsetzung der allgemeinen Sensibilität, Gleichgültigkeit gegen Kälte, Hitze und Schmerz zeigten, lange in die Sonne sehen konnten, ohne zu blinzeln u. dgl. Weder Brustschmerz, noch Husten, noch Dyspnoe oder Fieber waren vorhanden, der Puls war meist etwas verlangsamt — andere Beobachter (Thore) fanden ihn beschleunigt — und die Hauttemperatur gesunken; während doch bei Nicht-Irren der Lungenbrand gewöhnlich mit heftigen Symptomen verläuft. Es scheint sowohl der umschriebene als der diffuse Brand vorzukommen; 7mal in den 9 Fällen Guislains war die linke Lunge ergriffen; in keinem Falle war die, dem Symptom der Nahrungsverweigerung von Einzelnen vindicirte Gastritis vorhanden.

Seit Guislains Arbeiten ist der Lungenbrand bei den Geisteskranken vielfach gefunden worden, von Ferrus, Calmeil, Webster, Thore u. A.; aus den deutschen Irrenanstalten haben wir aus neuerer Zeit mehre werthvolle Arbeiten, besonders die von Fischel,[**] und manche brauchbare einzelne Thatsachen erhalten. In der Prager Anstalt kamen in 6 Jahren 25 Fälle vor

---

[*] Mémoire sur la gangrène des poumons chez les aliénés. Gaz. medic. 1836. und in den „Phrenopathieen."
[**] Prager Vierteljahrschr. Bd. 13. 1847. p. 1.

(bei 7,4 % der Gestorbenen, bei den übrigen Sectionen der anatomischen Anstalt nur bei 1,6 %); unter den 25 waren 12 melancholisch, die übrigen litten an Blödsinn, Epilepsie, Manie. Nahrungsverweigerung und schlechte Nahrung waren Hauptmomente der Entstehung, einmal kam sie auch bei einem Kothfresser vor. In der Wiener Anstalt fand sich Lungenbrand in 3 Jahren (1853 bis 1855) unter 602 Sectionen 15mal, worunter 5mal nach Abstinenz.

So viel geht aus allen bisherigen Beobachtungen mit Sicherheit hervor, dass die Krankheit durchaus nicht auf die Fälle von Nahrungsverweigerung bei Melancholischen beschränkt ist, wenn sie gleich bei diesen besonders häufig ist. Dass in diesen Fällen wirklich die Abstinenz und die Inanition Ursache des Brandes ist, geht daraus hervor, dass er auch bei Oesophagus-Verschliessungen vorkommt, und dass bei tief Geschwächten durch Inanition auch Brand an anderen Theilen, an der Wange, den Genitalien beobachtet wird; durch alle diese Umstände wird die Vermuthung von L. Meyer,[*] dass der Lungenbrand direct bewirkt werde durch das Eindringen von Speisepartikeln in die Luftwege bei unzweckmässigen Fütterungsmethoden der Abstinirenden, weniger wahrscheinlich. — Hier und da ist übrigens die Lungengangrän offenbar nur Theilzustand und Folge allgemeiner septischer Infection, z. B. aus einem jauchigen Decubitus.

Bei den Inanitionszuständen gestalten sich die Symptome (nach Fischel) in der Regel so, dass nach vorausgegangener rascher Abmagerung Fieber mit beschleunigter Respiration und Husten eintritt, der Kranke die Zeichen von Catarrh mit Schmerzen im Thorax und Oppression, grosse Muskelschwäche, kühle Extremitäten, Schweisse, fahle Hautfärbung mit ziegelrothen oder cyanotischen Wangen zeigt. Bald erscheint der sphacelöse Geruch der Sputa und des Athems, die physicalischen Zeichen der Lungenverdichtung, des pleuritischen Exsudats, der Höhlen, zuweilen Pneumothorax und Lungenblutung; dann äusserste Abmagerung und Schwäche, Diarrhoe etc. und der Tod durch Anämie, Pyämie, Pneumothorax, profuse Blutungen, nach 10 Tagen bis 3 Wochen. Bei tief Melancholischen und Blödsinnigen sind die Symptome zuweilen äusserst geringfügig.

L. — Schwermuth nach psychischen Eindrücken. Speiseverweigerung. Tod. Gangraena pulmonum. Während unserer letzten politischen Unruhen ward eine 54jährige Dame von empfindlichem Charakter, die bis daher ein ruhiges Leben geführt hatte, lebhaft be-

---

[*] Charitéannalen. V. 3. p. 154.

troffen von dem Anblick einiger Bewaffneter, die sich unter ihrem Fenster schlugen. Der heftigen Erschütterung folgt schnell eine Geistesverwirrung, und mehrere Tage vergehen, bis man bemerkt, dass sie keine Speise zu sich nimmt. Drei, fünf, neun Tage verstrichen unter Zureden ihrer Familie; man richtet tausend Fragen an sie, man bietet ihr alle möglichen Gerichte an, aber nichts kann ihren Widerwillen besiegen. Ein herbeigerufener Arzt lässt 15 Blutegel an die Magengrube setzen. Der tiefe Verfall ihrer Züge, ihre Abmagerung, ihre Melancholie die immer schwerer geworden, machten die Familie besorgt, und sie trat in unsere Antalt am 4. Februar 1831. — Ich erkannte eine Speiseverweigerung schon an ihrer Gesichtsfarbe: meine Nachfragen ergaben, dass Madame B. innerhalb der letzten 4 Wochen nur einige Milchsuppen und etwas leichte Fleischbrühe zu sich genommen. Das Gesicht hatte eine ziegelrothe Färbung, an den Wangen, der Nasenspitze, den Ohrläppchen braun; die Pupille war erweitert und das Weisse des Auges war glänzend mit einem Stich ins Blaue; die Haare, die nach der Aussage der Verwandten immer geschmeidig gewesen, waren seit einigen Tagen ausserordentlich trocken und zeigten eine Verfärbung, die man auch an der Iris wahrzunehmen glaubte.

Nur mit Mühe kann man ihr einige Löffel voll Fleischbrühe beibringen; die Kranke, welche ausserordentlich stark ist, wehrt sich kräftig gegen die Diener und die Melancholie geht in Manie über. Die Abmagerung macht entsetzliche Fortschritte; das Gesicht wird braun, die Lippen werden etwas livid, und bald zeigen Hände und Füsse, besonders an den Phalangen ein wahrhaft cyanotisches Aussehen. Die Kranke weist die Nahrung immer hartnäckiger zurück; sie wird starr und bald tritt ein extatischer Zustand zu den Symptomen der Schwermuth. Kaum gelingt es von Zeit zu Zeit, ihr eine Tasse Milch oder Bouillon beizubringen, und um ihren Widerstand zu besiegen, nimmt man seine Zuflucht zum Drehstuhl, aber ohne Erfolg.

Ihr Athem wird unerträglich stinkend; der Auswurf war braun mit hellrothen Streifen; er ward nach einigen Tagen copiös, aber nicht wirklich eiterig, sondern jauchig. Das Gesicht war nun so verfallen, dass die Kranke von hohem Alter zu sein schien. Ihr Leben erlosch langsam; von Zeit zu Zeit hatte sie etwas Nahrung zu sich genommen und in den letzten Tagen nahm sie alle Speisen, die man ihr anbot.

Bei der Leichenöffnung fand sich am Gehirn und an den Gehirnhäuten keine bemerkbare Veränderung. Die Unterleibseingeweide zeigten keine Spur von Entzündung, der Magen durchaus keine Injection; er war nicht einmal zusammengezogen. Die Gallenblase war mit einer sehr schwarzen Galle gefüllt und die Milz und die Blutgefässe des Gekröses enthielten ein Blut, dessen ausserordentlich dunkle Färbung mir den Ausspruch des berühmten Haller hierüber bestätigte.

Als ich nach Oeffnung der Brusthöhle die linke Lunge aufhob, drangen meine Finger in deren Substanz ein, und ein unerträglicher Gestank aus diesem Risse nöthigte mich, einen Augenblick die Untersuchung zu unterbrechen. An ihrer hintern Seite am obern Lappen zeigte die herausgenommene Lunge eine ganz schwarze, mit grünen und braunen Flecken übersäte Oberfläche. Ein Einschnitt in diesen Theil zeigte mir eine ausserordentliche Zerreisslichkeit des Gewebes. Eine blutige, schwarze, stinkende Brühe, ähnlich der Flüssigkeit in einem brandigen Glied, war in das Lungengewebe ergossen; hie und da mit einigen eitrigen Flocken. Beim Schaben mit dem Skalpell bedeckte sich die Klinge mit einer braunen klebrigen und faulen Masse; lividrothe Streifen durchzogen das Gewebe nach allen Richtungen; innen setzte sich die Zersetzung buchtig in die Lunge fort. Das ganze brandige Stück hatte ungefähr die Ausdehnung einer abgeplatteten Kugel von 5 Zoll Durchmesser. Die Bronchien waren mit einer röthlichen, schäumenden und stinkenden Flüssigkeit gefüllt; die rechte Lunge war gesund.

(Guislain, Mémoire sur la gangrène des poumons chez les aliénés. Gazette medicale. 1836. p. 341.)

Die Häufigkeit der Lungenphthise unter den Geisteskranken wird von Lorry bis heute von den Beobachtern bestätigt, wiewohl es allerdings an dem strengen statistischen Beweise dafür gebricht, dass ihre Frequenz wirklich ansehnlich grösser sei, als unter andern ähnlichen Verhältnissen (Zusammenleben in Anstalten etc.).

Esquirol gibt über ein Drittheil seiner Melancholischen als phthisisch an; Calmeil fand Tuberculose in $^2/_5$, Webster in $^1/_4$, Sc. Pinel in $^1/_6$ der angestellten Sectionen; in Wien fand sie sich bei über $^1/_3$ (unter 602 Obductionen in den 3 Jahren 1853 bis 1855); in Prag 1842 und 1843 bei mehr als $^2/_5$ (Fischel), in Eberbach in $^1/_5$; in der Pflege-Anstalt Colditz in $^5/_{11}$ (Voppel); in Palermo in 13 Jahren bei 192 Todesfällen fast $^1/_4$ (Pignocco); in Hanwell in 4 Jahren unter den weiblichen Kranken nicht ganz $^1/_5$; in Bedlam in den 6 Jahren 1842—1848 in $^1/_5$; in einzelnen Anstalten, z. B. in Bicêtre, wird ihr seltenes Vorkommen ausdrücklich bemerkt (Thore, l. c.). Die Zusammenstellung von Hagen * ergab nach einer Durchschnittsberechnung aus vielen verschiedenen Anstalten, dass in den Irrenanstalten überhaupt etwas mehr als $^1/_4$ der Todesfälle auf Phthise komme und dass dieses Verhältniss ungefähr das gleiche sei, das sonst für die Gesamtbevölkerung über 14 Jahren bestehe. Letzteres mag für grosse Städte, namentlich Wien und Prag, seine Gültigkeit haben, für die Landbevölkerung ist es an den meisten Orten viel zu hoch, so dass man doch eine grössere Disposition der Anstaltsbewohner (ich sage absichtlich nicht der Irren) als der Gesamtbevölkerung, zur Phthisis wird annehmen müssen. Nicht nur ihrer Tödtlichkeit wegen ist die Lungentuberculose bei Geisteskranken wichtig; sie ist sicher auch von wesentlichem pathogenetischem Moment, wobei sie in verschiedenen Verhältnissen zu der Geisteskrankheit stehen kann (s. oben p. 197).

Die Tuberculose entwickelt sich vorzüglich in den primären Formen und ihr Verlauf zeigt zuweilen manches Abweichende vom

---

* Ztschr. f. Psychiatrie. VII. 1850. p. 257.

Gewöhnlichen, namentlich hier und da einen auffallenden Wechsel in der Intensität der Symptome der Lungen- und der Gehirn- störung, so dass mit der scheinbaren Besserung auf der einen Seite eine Verschlimmerung auf der andern zusammenfällt. In- dessen ist dieser Wechsel nicht nur durchaus inconstant, sondern auch gewöhnlich bloss scheinbar; die subjectiven Symptome des Lungenleidens treten bei tieferer psychischer Störung und dadurch ganz abgewandter Aufmerksamkeit zurück, während der Process — wie die objectiven, physicalischen Zeichen beweisen — seine Zerstörungen ausdehnt. Häufige Untersuchung ist hier nöthig.

Ebenso unrichtig ist die Angabe, dass das Delirium der tuberculosen Irren irgend welchen specifischen Charakter habe (vgl. p. 198).

Alle übrigen Alterationen der Respirationsorgane kommen auch bei Geisteskranken vor. Nach fortdauerndem, heftigem Schreien und Toben kann sich acuter Larynxcatarrh mit Glottis- Oedem bilden. Die Pleuritis wurde von Sc. Pinel 7mal unter 135, von Thore 8mal unter 76, in der Wiener Anstalt 89mal unter 431 Sectionen (1854 und 1855) beobachtet, die Lungen- apoplexie (?) von Jessen[*] 6mal etc. Lungenhypostase macht auch hier den häufigen Beschluss eines langen Krankenlagers etc. Alle diese Affectionen haben bei Irren nichts Besonderes, sie sind hauptsächlich nur bemerkenswerth in Betreff der Aufmerksamkeit, welche ihre Diagnose während des Lebens erheischt.

II. Abnormitäten des Herzens. Aus einer Zusammen- stellung aus der älteren Literatur hatte Nasse[**] auf die Häufig- keit und Wichtigkeit der Herzkrankheiten bei den Geisteskranken geschlossen. Die späteren Beobachter differirten sehr in den Zahlenverhältnissen (Esquirol fand sie nur bei $^1/_{15}$ seiner Melancholischen, Webster bei $^1/_8$, Bayle bei $^1/_6$, Calmeil und Thore[***] fast bei $^1/_3$). Die neuesten, vollkommen zuver- lässigen Statistiken ergaben nur eine sehr mässige Häufigkeit. Aus der Wiener Anstalt sind unter 602 Sectionen bei etwa $^1/_3$ Herzaffectionen angegeben,[†] doch gehören noch sehr viele der-

---

[*] Jakobi und Nasse, Ztschr. I. p. 677.

[**] Zeitschr. f. psych. Aerzte. 1818. I. 1.

[***] S. die mehrfach citirten Schriften von Esquirol etc. und die ange- führte Arbeit von Thore.

[†] Wiener Bericht, p. 204 u. a. a. O. Einige frische, kurz vor dem Tode entstandene Veränderungen sind hier nicht mitgezählt, ebenso glaubte ich 14 Fälle von blosser Verdickung der Klappen weglassen zu müssen; unter den angeführten Fällen von Insufficienz finden sich manche blosse Fensterungen der Aortenklappen, ferner in der obigen Zahl viele blosse Hypertrophieen; Stenose der Ostien nur 12mal unter den 602 Fällen.

selben in die Categorie, die mehr Werth für die Vollständigkeit
des Sections-Protokolls, als für die clinische Auffassung hat.
Bazin* (in Bordeaux) fand unter 343 Sectionen geisteskranker
Weiber nur 3mal organische Herzkrankheiten. — Nach diesen
Zahlen kann man eher Seltenheit als Häufigkeit der gewöhnlichen
Herzfehler bei den Irren behaupten. Schon häufiger (z. B. unter
den 602 Wiener Sectionen in circa $^1/_6$ der Fälle) kommt Erweiterung und „Auflagerung" der Aorta vor, welche natürlich in manchen Fällen mit den bekannten (oben inbegriffenen) Veränderungen am Herzen und mit Sclerose der Hirn-Arterien verbunden ist.

§. 196.

III. Abnormitäten in den Unterleibsorganen. Unter
den acuten, organischen Erkrankungen, an denen die Irren sterben, ist der acute Darmcatarrh häufig und wichtig. Er erscheint in gewöhnlicher Weise, als Injection, mit Schleimsecretion etc.,
oder mit Folliculargeschwüren, oder als ein exsudativer Process
mit Lockerung, Maceration und ausgedehnter Erweichung der
Schleimhaut, welche sich wie ein blutiger Brei abstreifen lässt (das
Letztere vorzugsweise im Ileum). Diese Catarrhe sind die Grundlage der colliquativen Diarrhöen, deren Eintritt bei heruntergekommenen, geschwächten Kranken mit Recht so gefürchtet wird;
der Erweichungsprocess im Ileum kann ohne alle Diarrhöe verlaufen. Durch diese Krankheiten werden besonders die Paralytisch-
Blödsinnigen, aber auch nicht wenige Melancholische und Maniaci
hingerafft. Ihre Ursachen sind durchaus dunkel; in manchen Anstalten mag der Missbrauch der Purganzen zu ihrer grösseren
Häufigkeit beitragen. Ihre Diagnose ist schwierig; Appetitlosigkeit, Meteorismus, schneller Verfall der Kräfte und Diarrhöe sind
immer noch die constantesten Erscheinungen. Ihr häufiges Vorkommen macht eine sorgfältige Betrachtung des durch den Stuhl
Entleerten unter allen etwas verdächtigen Umständen zur Pflicht.

Auf eine Verengerung des Dickdarms haben ältere
Beobachter, als auf einen häufigen und wichtigen Leichenbefund,
grossen Werth gelegt. Diese Fälle waren aber wohl nichts Krankhaftes, sondern nur jener so häufig vorfindige Zustand von Zusam-
mengezogensein des Dickdarms, wie man ihn in einer überaus
grossen Anzahl von Leichen findet; hier und da mag es sich von
einiger Schrumpfung des Darms nach längeren catarrhalischen
Processen gehandelt haben.

---

* Ann. med. psych. VI. 1854. p. 659. — Ueber die Häufigkeit der Herzkrankheiten in den Berichten von Voppel, s. oben p. 200.

Auch die veränderte Lage des Colon, die besonders von Esquirol, dann von Bergmann u. A. als eine häufige und wichtige Anomalie betrachtet wurde, ist eine ganz unwesentliche Abweichung in der Leiche, meist darin bestehend, dass das Quercolon, in seiner Mitte oder mit seiner linken Hälfte bis in die Regio hypogastrica, hinter die Symphysis oder selbst ins Becken herabgesunken ist und dann wieder steil gegen die Milz heraufsteigt.

Als weitere Störungen in der Bauchhöhle sind etwa noch zu erwähnen: die Hypertrophie der Gangliennerven, welche in einzelnen Fällen gefunden wurde, so von Rokitansky (II. p. 871) „beträchtliche Volumsvermehrung der centralen Bauchganglien in einem Fall von eminenter Hypochondriasis neben allgemeiner Tabes;" dann Anomalieen der Eingeweide: der Vorfall des Mastdarms, den Bergmann oft bei Blödsinnigen mit sehr träger Darmfunction entstehen sah; der (nicht häufige) Magenkrebs (Esquirol sah ihn bei einer Frau, welche glaubte, ein Thier im Magen zu haben), die alten peritonitischen Adhäsionen, Knickungen und Darm-Verwachsungen, wo gleichfalls die hier gerne entstehenden Blähungsbeschwerden und sonstigen dunkeln, schmerzhaften Empfindungen den Stoff zu einzelnen Delirien abgeben können (eine derartige Kranke Esquirol's gab an, den Pontius Pilatus, alle Personen der ganzen Bibel und ein Concil von Päpsten, eine Andere, mehre Teufel im Bauche zu haben) etc.; die fremden Körper im Darmcanal, z. B. Kieselsteine in einzelnen Beispielen in unglaublicher Menge verschlungen, verschluckte ganze Löffel u. dgl.; die organischen Erkrankungen der Leber, die Entozoen des Darms, zuweilen an ganz ungewohnten Orten;* Krankheiten der Mesenterialdrüsen (Bonet will bei einer Irren, die drei Frösche im Unterleib zu haben meinte, an derselben Stelle drei „scirrhöse" Drüsen gefunden haben) etc. — Morbus Brightii kommt als primäre Krankheit entschieden selten bei den Irren vor, während die leichteren Formen, die verschiedene marastische Zustände begleiten, natürlich häufig sind.** — Endlich sind als wichtige

---

* Hayner (Nasse, Zeitschr. f. psych. Aerzte. 1818. Heft 4.) erzählt den Fall eines Kranken, der verhungern zu müssen glaubte, und über etwas Lebendiges in der Magengegend klagte, das von da in den Schlund heraufstiege. Man fand in den Gallengängen der Leber 7 todte Spulwürmer, einen achten halb im Duodenum, halb im Duct. choledochus steckend, und 30—36 Spulwürmer im Duodenum selbst. In einem anderen Falle von schnell entstandener Tobsucht fand man einen Spulwurm im Ductus choledochus und einige andere im Duodenum.

** Fischel gibt aus Prag unter 2400 Kranken nur 3 Fälle von Morbus Brightii an; der Wiener Bericht unter 602 Sectionen 23 Fälle, worunter aber mehre bei Tuberculösen.

Anomalieen die Erkrankungen (Prolapsus, Hypertrophieen, krebsige, hydatitöse Degenerationen etc.) der männlichen und weiblichen Genitalien zu erwähnen. Letztere (Uterusfibroide, Infarcte, Ovarien-Cysten u. dgl.) geben nur in sehr vereinzelten Fällen dem Delirium den Charakter sexueller Aufregung; eher geben sie zu hysterischer Verstimmung Anlass, welche für die Entstehung der ganzen geistigen Störung wichtig werden kann. — Solcherlei Fälle, freilich nicht immer mit der nöthigen Critik und pathologischen Genauigkeit erzählt, hat sowohl die ältere als neuere psychiatrische Literatur in grosser Anzahl aufzuweisen; * ausser ihres theoretischen Interesses fordern sie vor Allem den practischen Irrenarzt zu einer möglichst genauen Durchforschung aller der Diagnose überhaupt zugänglichen Organe auf (vgl. p. 206).

---

* Vgl. z. B. die Schrift von Buzorini über die körperlichen Bedingungen der Geisteskrankheiten. Ulm. 1824.

FÜNFTES BUCH.

Die Heilbarkeit und Heilung der psychischen Krankheiten.

ERSTER ABSCHNITT.

Prognostik.

§. 197.

Zweierlei Fragen kommen bei der Prognose der psychischen Krankheiten in Betracht, einmal, ob der vorhandene Krankheits-zustand das Leben gefährdet, zweitens, ob und in wie weit bei Fortdauer des Lebens eine Genesung von der psychischen Störung zu hoffen sei.

Die Beantwortung der ersten Frage hängt oft mehr von der Anwesenheit anderweitiger, nach bekannten Regeln zu beurtheilender Krankheitsprocesse (Tuberculose, Herzkrankheit etc.), als von dem Stande des Gehirnleidens ab. — Unter diesen Gehirn-leiden selbst aber stehen an Gefährlichkeit oben an die tieferen Degenerationen in der Schädelhöhle mit dem Symptomencomplexe des paralytischen Blödsinns (vgl. p. 409); sie gestatten in der Regel eine nur ein- bis dreijährige, oft bei weitem nicht so lange Lebensdauer. — Von ungünstiger Prognose sind weiter jene aus-gebreiteten und intensen Gehirnhyperämieen, welche der Tobsucht zuweilen in einer gewissen Andauer zu Grunde liegen, noch öfter intercurrirend während derselben auftreten; sie können sich schnell zu acuter Erweichung der Rindensubstanz steigern oder auch seröse Ergüsse, Blutextravasate u. dgl. mit schnellem tödtlichem Ausgange setzen. — Auch das Gehirnödem, namentlich das schnell

entstandene, kann zur Todesursache werden; ebenso gehört in den
melancholischen Zuständen eine lange andauernde Nahrungsverweigerung (§. 118) zu den lebensgefährlichen Ereignissen. Ueberhaupt ist die Gefahr eines tödtlichen Ausgangs weit grösser in
den ersten Stadien, innerhalb der Formen der frischen Manie und
Melancholie, als in jenen Zuständen chronisch gewordener Irritation oder mässiger, aber unheilbarer anatomischer Veränderung
des Gehirns, welche die Formen der chronisch fixirten, verschleppten Manie oder Schwermuth mit dem Charakter geistiger Schwäche
oder die Form der Verrücktheit abgeben; diese abgelaufenen, nur
in ihren Residuen fortwirkenden Processe gestatten an sich nicht
nur eine noch lange Lebensdauer, es ist bei ihnen auch gewöhnlich eine gegen die frühere Zeit der Erkrankung auffallende Besserung des Allgemeinbefindens mit Zunahme der Ernährung bemerklich; jede Pflege-Anstalt enthält solche schon seit vielen Jahr-
zehnten in ihr lebende Bewohner.

    Eine Vergleichung der Mortalitätsstatistiken in den verschiedenen
Irrenanstalten könnte nur bei ausführlicher Erörterung aller Momente
ihrer Verschiedenheiten von einigem Interesse sein.
    Die reinen Heilanstalten weisen immer eine grössere Sterblichkeit
auf, als die Pflege-Anstalten; denn die Mehrzahl der Todesfälle unter
den Irren erfolgt in den ersten 12—18 Monaten der Krankheit; das
frische, acute Gehirnleiden, die anderweitigen schweren Erkrankungen,
als deren spätere Complication das Irresein auftreten kann, die in dieser
Periode häufige Tobsucht, der oft frühe Beginn der allgemeinen Paralyse begründen diese Thatsache. Häufigeres Vorkommen dieser letztern
Complication vermag die Mortalitätstatistik in verschiedenen Ländern
und Anstalten am meisten zu modificiren; sie ist es auch, welche im
Durchschnitt eine grössere (frühere) Sterblichkeit unter den Männern
als unter den Weibern verursacht. Bedlam, wo zwar kein über ein Jahr alter
Fall, aber auch kein Epileptischer oder Paralytischer, ja damals — ob jetzt
noch? ist mir nicht ganz sicher bekannt — kein Tobsüchtiger aufgenommen
wurde (Julius l. c.) und wo kein Kranker über ein Jahr lang verbleibt,
hatte eine Mortalität von 6—9 Procent, St. Yon, eine gemischte Anstalt
von über 7, Winnenthal, eine fast reine Heilanstalt in den 20 Jahren
von 1834—1854 von 11—12, Siegburg in 4 Jahren (1846—1850) von
10—11, Sachsenberg in 10 Jahren (1840—49) von 16—17, Hanwell
von 12, Leubus (Heilanstalt) in 24 Jahren von 16 Procent (Martini),
die englischen Armenanstalten von 27 *, die Antiquaille in Lyon ** von
30 Procenten. Es wäre ermüdend und unausführbar, hier die einzelnen
Umstände abzuschätzen, welche die bedeutenden Differenzen dieser Beispiels halber angeführten Zahlen begründen. Hitchman (1850) erhielt aus den Erfahrungen von Hanwell das allgemeine Resultat, dass
die Geisteskrankheiten das normale Mortalitätsverhältniss verdreifachen.

---

    * Farr, Oppenheims Zeitschrift, XXI. p. 77.
    ** Bottex, Rapport etc. 1839.

§. 198.

Das Urtheil über die zweite prognostische Frage, die nach der **Heilbarkeit des Irreseins bei vorausgesetzter Lebenserhaltung**, wird durch weit mehr besondere Umstände bestimmt und erfordert weit mehr psychiatrische Specialkenntniss und Erfahrung. Die Statistik der Irrenanstalten ergibt auch hier allerdings einige wichtige Momente, in sofern sich in ihr eine Reihe von Erfahrungssätzen mit entscheidender Uebereinstimmung herausstellt (z. B. die Unheilbarkeit des secundären Blödsinns, der Einfluss der Krankheitsdauer auf die Prognose etc.): allein viele statistische Angaben über Heilungsverhältnisse sind von zweifelhafter Glaubwürdigkeit — das Wort „genesen" scheint nicht überall in demselben Sinne gebraucht zu werden — und keine Statistik vermag die complicirten Verhältnisse zur Anschauung zu bringen, welche in den concreten Fällen das Urtheil über die Heilbarkeit bestimmen.

Ein erstes, und wohl das wichtigste Moment für die Genesungsfähigkeit ist die **Form des Irreseins** oder (p. 212) das Stadium der Krankheit. Als ganz unheilbar sind zu betrachten alle Zustände von secundärem Blödsinn (mit welchem indessen weder die Melancholie mit Stumpfsinn noch eine vorübergehende tiefe geistige Abspannung nach der Tobsucht zu verwechseln ist). Ebenso wenig einer radicalen Heilung, wohl aber zuweilen noch einiger Besserung fähig ist die partielle Verrücktheit, mag nun das beruhigte falsche Denken, der wahre Verstandesirrthum zu einem umfassenden, vielgliedrigen Systeme von Unsinn ausgearbeitet sein oder mag er sich in nur wenigen Wahnideen, scheinbar vielleicht nur einem Seitengebiete des inneren Lebens angehörend äussern. Denn auch bei den letzteren beruht ihre Fixität (p. 333) auf totaler Umänderung der ganzen psychischen Individualität, welche es dem Kranken unmöglich macht, mit dem Wahne innerlich entschieden zu brechen, aus der Verschobenheit seiner ganzen Anschauungsweise sein altes Ich wieder auszulösen und wieder der Nämliche wie früher zu werden. Auch eine wesentliche Besserung, welche hier nur in Zurückdrängung der Aeusserung des Wahns, in Gewöhnung an äussere Ordnung und Haltung und an eine wenigstens mechanische Pflichterfüllung bestehen kann, vermag hier nur durch ein lange fortgesetztes consequentes, in manchen Fällen nur durch ein dem Kranken unablässig energisch zusetzendes Verfahren, — und auch dann nur unsicher erreicht zu werden.

Unter den primären Formen der Melancholie und Manie ist die erstere als das eigentlich primitive Anfangsstadium nach unsern mit denen Flemming's übereinstimmenden Beobachtungen die günstigere. Wenn dagegen viele andere Irrenärzte (Jessen, Ideler, Falret, Ferrus, Haslam, Rush etc.) die Manie, namentlich die Tobsucht durchgängig für die heilbarste Form des Irreseins erklären, so kann sich dies nur auf die Ergebnisse in den Irrenanstalten beziehen, welchen seltener leichte, sondern mehr nur schwere und veraltete, und dann allerdings an Heilbarkeit hinter der Tobsucht zurückstehende Fälle von Schwermuth übergeben werden, während natürlich schon für die leichteren Fälle der Exaltationszustände die Hülfe der Anstalten gesucht wird. * Viele Zustände mässiger Schwermuth werden, zur rechten Zeit behandelt, ausser den Anstalten glücklich gehoben; für die chronischen protrahirteren Zustände von Melancholie und Manie aber muss der Unterschied in der Prognose um so geringer ausfallen, je häufiger hier eben ein oft rascher Wechsel beider Formen, ein stetes Schwanken zwischen Depression und Exaltation vorkommt.

Innerhalb der primären Formen ist ein kurzes Stadium melancholicum viel günstiger als ein langes; ein Zustand vager, objectloser Affecte, seien es traurige oder heitere, und vagen allgemeinen Deliriums ist immer günstiger als das Auftreten und Beharren festerer dem Affecte entsprungener Wahn-Ideen. Eben desshalb steht die Form des Wahnsinns an Heilbarkeit schon weit hinter der Tobsucht zurück; auch in der Schwermuth ist die Fixirung einzelner Erklärungsversuche entschieden ungünstig, namentlich diejenigen werden hier gerne festgehalten und leiten später einen Zustand von Verrücktheit ein, welche sich auf ein Beherrschtwerden durch die Aussenwelt, eine Beeinträchtigung durch Andere, ein Behextsein u. dgl. beziehen, während der Kranke weit eher geneigt ist, die Wahnvorstellungen, mit denen er den Grund seines Zustandes in sich selbst (z. B. einem imaginären Verbrechen) suchte, wieder fallen zu lassen (Zeller).

Bei diesem aus der Krankheitsform geschöpften prognostischen Urtheile ist immer das Wichtigste die Bestimmung, ob man noch lebendige, flüssige, psychische Krankheitsprocesse, oder nur beharrende Residuen schon abgelaufener, erloschener Processe vor sich hat. Da nun die Manie offenbar die Acme aller Stadien und Formen darstellt, so ist für die grosse Mehrzahl der Fälle als practische Regel der Satz aufzustellen, dass, wenn ein Stadium maniacum mit nunmehriger völliger Beruhigung, aber ohne ent-

---

* Guislain (leç. or. II. p. 232) bekam in seiner Anstalt etwas mehr Heilungen der Melancholie als Manie; in der Wiener Anstalt (Bericht 1858) gab die Tobsucht etwas mehr Genesungen als die Melancholie.

schieden günstige Entscheidung abgelaufen ist, der Kranke sich in der grössten Gefahr der Unheilbarkeit befindet. Besonders schwierig ist übrigens die Prognose in den Zeiten des Uebergangs der primären Formen zur Verrücktheit und Schwäche, welcher oft unter Jahrelangen Schwankungen zwischen Besserung und Verschlimmerung geschieht. Hier ist eines Theils das Aufhören aller Störungen des körperlichen Befindens, namentlich mit Fettwerden, andererseits sind alle permanenteren Bewegungs- und Sensibilitäts-Anomalieen (Krämpfe, Pupillenveränderung, Verlust des Geruchs, Geschmacks, Kothfressen, fixes Sehen in die Sonne, hartnäckige vage Gliederschmerzen) als entschieden ungünstige Zeichen zu betrachten, während der Mangel an Wiederkehr gesunder Neigungen, eines gesunden Triebs zur Beschäftigung, die ohne Gemüthsexaltation andauernde Sucht zu phantastischer Uebertreibung, zunehmende Incohärenz der Gedanken, stumpfer Ausdruck der Physionomie, das Beharren oder Weiterschreiten des Leidens von geistiger Seite anzeigen.

§. 199.

Die Krankheitsdauer ist nach übereinstimmenden Erfahrungen für die Prognose wichtiger als bei irgend einem andern Leiden. In dieser Beziehung kann wohl in einzelnen Zahlenangaben, im Grundsatze aber selbst keine Differenz stattfinden. Es genasen z. B. in Winnenthal * von den im ersten Halbjahr der Krankheit Aufgenommenen 68, nach zweijähriger Dauer 18, nach vier- und mehrjähriger Dauer nur noch 11 Procent, in der Retreat ** in den ersten 3 Monaten 80, vom 3.—12. Monat 46 Procent; Jessen *** heilte von frischen, d. h. vor der Aufnahme in die Anstalt nicht länger als ein Jahr bestandenen Fällen 66, von älteren Fällen 12 Procent; in Leubus † genasen von frischen Fällen unter 6monatlicher Dauer 64,16, von 6—12 Monate alten Fällen 34,26, von Fällen über 12 Monate 20 Procent; für Fälle, die schon im ersten Monat der Erkrankung in zweckmässige Behandlung kommen, wird man das Genesungsverhältniss auf 70 Procent schätzen dürfen (Ellinger); dagegen schätzt Esquirol, dass nach 3jähriger Dauer nur noch $\frac{1}{30}$ der Kranken geheilt werde. †† So

---

* Zeller, Bericht l. c. Tab. VII.
** Julius, l. c.
*** Jakobi und Nasse, Zeitschrift I. p. 661.
† Martini, Ztschr. f. Psych. XII. 1855. p. 650.
†† Viele andere statistische Notizen — worunter freilich manche höchst unzuverlässige — S. bei Damerow, Irren-, Heil- und Pflege-Anstalten 1840. p. 151 seqq.

müssen, wenn nicht innerhalb Jahresfrist ein sichtbarer Schritt zur
Besserung geschieht, die Hoffnungen auf vollständige Genesung
schon trübe werden, wenn es gleich nicht an Beispielen fehlt, wo
Irre nach 6, 10, ja nach 20jähriger Dauer der Krankheit noch
genasen, wie man dies zuweilen bei einzelnen Kranken der Pflege-
Anstalten beobachtet; namentlich beim weiblichen Geschlecht darf
vom Eintritt der climacterischen Periode manchmal noch ein günstiger Einfluss erwartet werden. *

Was die prognostischen Zeichen aus dem Krankheitsverlauf und der Art der Gruppirung der Symptome betrifft, so ist
eine ausgesprochene Periodicität der Anfälle mit grösseren freien
Zwischenräumen entschieden ungünstig. Gewöhnlich werden bei
jenen Kranken, welche anfangs alle Jahre, alle 3, sogar alle 7
Jahre in Irresein verfallen, mit der Zeit die lucida intervalla kürzer,
die Recidiven immer länger und schwerer, und es wird mit jedem
Anfalle die Prognose trauriger. — Bei den anhaltenden Fällen
lässt im Durchschnitt — doch nicht ohne Ausnahme — eine allmählige langsame Entwicklung der Krankheit auch einen langsameren Verlauf und schwerere Heilbarkeit erwarten; schneller
Beginn ist in der Regel viel günstiger; anderntheils aber sind
auch die langsam vorschreitenden Genesungen gewöhnlich haltbarer als die plötzlich erfolgenden; letztere sind besonders nach
schon längerer Dauer der Krankheit selten von Bestand. — Ein
unregelmässiger Wechsel auch stürmischer Erscheinungen gilt immer für günstiger, als ein langes Beharren in Einer Symptomengruppe, z. B. in steter heftiger Tobsucht, steter, wenn auch nur
mässiger fröhlicher Aufregung, steter Gefrässigkeit oder anhaltendem Widerwillen gegen Speisen etc. Die nymphomanischen Zustände
in ihren verschiedenen Modificationen sind bei jungen Individuen
eher von günstiger Prognose, dagegen in der Involutions-Periode
ungünstig; von eben so schlechter Prognose sind bei Männern
höheren Alters sexuell aufgeregte Zustände; sie gehen meist dem
Blödsinn voran. — Als günstige Zeichen bei Maniacis gelten die
Rückkehr einer depressiven Stimmung, z. B. vieles Weinen, indem
eine wiederkehrende Schwermuthsperiode zuweilen die Genesung
oder doch traurige Stimmung ein lucidum intervallum einleitet,
ebenso überall die Rückkehr der Decenz, der früheren Neigungen
und Liebhabereien (zu Arbeit, zu Musik etc.), die unversehrte Erhaltung des Gedächtnisses, das Verlangen, die Angehörigen wieder
zu sehen u. dgl. m.; viel Hallucinationen bei sonstiger Beruhigung

---

* Jessen, l. c. p. 662.

sind ungünstig. — Ein vollständiges leibliches Wohlbefinden, von welchem freilich nur nach umfassender und genauer Untersuchung aller Organe die Rede sein kann, bei fortdauernder psychischer Störung wird mit Recht als ein schlimmes Zeichen betrachtet; andererseits sieht man den Wiedereintritt früherer, aber während der Krankheit verschwundener körperlicher Beschwerden, theils nervöser (Zahnschmerzen, Kopfschmerzen etc.), theils secretorischer Art (Oedeme, Blutungen) zuweilen, doch im Ganzen nicht häufig mit entschiedener Besserung des geistigen Befindens, ja mit schneller Heilung zusammentreffen. Alle Remissionen und allmählig länger dauernden Intermissionen und lucida intervalla sind natürlich günstig. Das beste prognostische Zeichen aus den Symptomen aber ist das Bewusstwerden der inneren Störung, das Gefühl krank zu sein, und das Auftreten einer Reaction des (alten) Ich gegen die psychische Störung, welche als ein krankhaft Aufgedrungenes bewusst wird; wiewohl auch dann noch — wie Jakobi mit Recht bemerkt — es an Kraft zur Durchführung dieser Reaction fehlen, und der zeitweise Schimmer der Selbstbestimmung wieder in neuem Dunkel erlöschen kann.

§. 200.

Auch einige der im 2. Buche erörterten ätiologischen Momente sind von prognostischer Bedeutung. Es ist entschieden, dass das Irresein im jugendlichen Alter häufiger gehoben werden kann als im vorgerückten; doch sieht man zuweilen frische Erkrankungsfälle auch im 50sten bis 60sten Lebensjahre und später wieder genesen, und nur der senile Blödsinn bietet hier eine absolut traurige Prognose dar. — Die im Durchschnitt angenommene * grössere Heilbarkeit des Irreseins beim weiblichen Geschlecht ist wohl in erster Reihe der grösseren Seltenheit der allgemeinen Paralyse zuzuschreiben; Jessen ** hat — seither mehrfach durch Erfahrung bestätigt — besonders für die älteren Fälle günstigere Heilungsverhältnisse bei den Weibern erhalten, wonach es scheint, dass bei den Männern im Durchschnitt ein unheilbarer Zustand früher eintrete. — Gegen die Fälle erblichen Irreseins besteht beinahe überall ein höchst ungünstiges prognostisches Vorurtheil, welches bei der vorweg präsumirten Unheilbarkeit oft die Versäumung der nothwendigen therapeutischen Massregeln zur Folge hat. Es ist aber durch viele Genesungen in solchen Fällen con-

---

* Mit einzelnen Ausnahmen (Ideler, Bottex).
** l. c. 664.

statirt, dass durch Erblichkeit an sich noch durchaus keine Unheilbarkeit begründet wird; doch ist die Heilbarkeit erblicher Fälle
immerhin eine geringere * und es sind bei solchen Genesenen
Rückfälle eher zu erwarten. — Ob die Kranken der höheren
Stände, von guter Erziehung, — wie schon behauptet wurde, —
bessere Heilungsverhältnisse gewähren, als die aus den niederen, ob
wirklich unter den Israeliten die Genesungen seltener sind ** u. dgl.,
getraue ich mir nicht zu entscheiden. — Die Anlage und Ausbildung der Charaktereigenthümlichkeiten, das Mass psychischer
Widerstandsfähigkeit, die leichtere oder schwierigere Hingabe
an die Krankheit wie an die heilenden Einflüsse gehören zu den
bedeutendsten Momenten für die Prognose. Ganz schlimm sind
die allmählig entwickelten Erkrankungen bei Individuen, die sich
schon von Jugend an durch excessive Launenhaftigkeit, durch
grillenhafte Geschmacks- und excentrische Geistesrichtung bemerklich gemacht haben; gleichfalls ungünstig sind die nach langen
schmerzlichen Seelenbewegungen entstandenen Fälle, nach viel-
jährigem Kummer, langem Schwanken zwischen Hoffnung, er-
schütterndem Zweifel und endlicher Versagung, nach intensen
Leidenschaften, auf deren Stürme innerliche Verödung folgte;
jene tieferen Wunden heilen nicht ohne grosse geistige Substanzverluste, oft folgt ihnen eine wahre Zerrüttung der psychischen
Constitution und es stehen die hiehergehörigen Fälle an Heilbarkeit denen weit nach, die aus einer plötzlichen Seelenerschütterung,
Schrecken u. dgl. entstanden sind.

Die primären, idiopathischen Hirnaffectionen sind im Allgemeinen viel schlimmer, als die secundären, sympathischen; die
nach Kopfverletzungen, nach acuter Meningitis, nach blutiger
Apoplexie und länger bestandener Epilepsie auftretenden Geisteskrankheiten sind, namentlich die beiden letzteren fast ganz (doch
nicht ohne einzelne Ausnahmen) unheilbar; gleichfalls für schlimm
gelten die nach typhösen Fiebern sich entwickelnden und chronisch
werdenden Fälle. Dagegen sind unter den körperlichen Momenten, welche zur Entstehung des Irreseins beitragen, als günstig,
weil relativ eher zu beseitigen, zu betrachten: die Anämie, die
acuten Hirncongestionen, die Verdauungsleiden, die Menstrual-
und manche andere Sexualstörungen. — Traurig ist die Prognose
bei dem Irresein der alten Säufer, welches frühzeitig den Charakter

---

* Vgl. Wiener Bericht, p. 8. p. 13. — Dagonet in Stephansfeld hatte
doch unter 56 Fällen constatirter Erblichkeit 17 Genesungen im ersten Jahr
des Aufenthalts in der Anstalt (Ann. med. psych. 1855. VII. p. 171).
** Vgl. Wiener Bericht, p. 102.

geistiger Schwäche trägt; die früher aus mässiger Trunksucht entstandenen Fälle gehören zu den heilbaren, übrigens mit ausserordentlicher Geneigtheit zu Rückfällen. — Onanisten und durch sexuelle Excesse Erschöpfte bieten, wenn eine Reparation des Allgemeinbefindens, eine erfolgreiche Behandlung etwa bestehender Localkrankheiten und vor Allem ein entschiedenes Aufgeben jener Ursache zu erlangen ist, im Anfang eine nicht ganz ungünstige Prognose; unheilbar dagegen sind solche zum Wahnsinn vorgeschrittene Fälle, namentlich die, wo sich der Wahn einer nahen Vereinigung mit dem Ueberirdischen in höchst schmutziger und verrückter Weise mit dem Hange zur Selbstbefleckung combinirt hat. — Das hysterische Irresein mit acutem Ausbruch und heftiger Aufregung gibt für die Heilung eine bessere Prognose, als mit passivem, depressivem Charakter und schleppendem Verlauf. — Von sehr günstiger Prognose, ja eigentlich die günstigste unter allen, ist die puerperale Seelenstörung; sie gibt noch in den Irrenanstalten ziemlich gute Heilungsverhältnisse,* die Mehrzahl dieser Kranken kommt aber gar nicht in die Anstalten, sondern genest wieder zu Hause.

Von grossem prognostischem Einflusse sind auch die äusseren Umstände und Verhältnisse des Kranken. Wo Dürftigkeit oder sonstige Ungunst des Schicksals jede wirksame Massregel hemmt, wo Eigensinn und Vorurtheil der Umgebung ein wirksames Eingreifen zur rechten Zeit unmöglich macht, wo die Entfernung aus der Lebenslage, in der die psychische Störung entstand und immer neue Nahrung findet, nicht thunlich ist, da mache man sich keine Illusionen über die Genesungsfähigkeit, da hoffe man nichts von der Natur, deren Heilkraft es am Ende doch noch gut machen werde.

§. 201.

Der Ueberblick über die Heilbarkeitsverhältnisse des Irreseins ergibt im Ganzen tröstliche Resultate. Nach der Statistik der Irrenanstalten gestatten die frisch ausgebrochenen Geisteskrankheiten eine weit günstigere Prognose, als die meisten anderen chronischen Hirnaffectionen. Wenn man indessen — wie man es sollte — unter „Genesung" eben die totale Beseitigung der Gehirnkrankheit, die völlige Rückkehr zum früheren geistigen Verhalten, den Wiedereintritt des ganzen früheren Umfangs der Intelligenz, der ganzen Kraft des Charakters verstehen will, so muss

---

* Vgl. p. 209.

man ein solches Resultat allerdings nicht eben besonders häufig erwarten. Weit zahlreicher sind die Fälle, wo zwar die Haupt-symptome des Irreseins verschwinden, das Individuum aber theils eine leise geistige Schwäche, theils eine andauernde hohe psychische Reizbarkeit, theils einzelne Tics und Bizarrerieen zurückbehält, mit denen es indessen in einfache Lebensverhältnisse zurückkehren und sehr oft seinen Geschäften wieder nachgehen kann. In dieser Beziehung ist eine Scheidung der mit günstigem Erfolg behandel-ten Fälle in genesene und gebesserte — wie solche in ein-zelnen guten Anstalten (z. B. Winnenthal) längst geschieht — der Irrenstatistik nicht genug zu empfehlen.

Es versteht sich, dass auch unter solcher Besserung nicht bloss eine äusserliche Beruhigung, sondern eine wesentlich den ganzen Krankheits-verlauf hemmende Umänderung gemeint sein kann. Es wäre z. B. ganz unzulässig, einen Maniacus, der allmählig verrückt wurde, und nun aller-dings äusserlich ruhig und gefahrlos wird, auch in Privatverhältnissen bewahrt werden kann, desshalb für gebessert erklären zu wollen — ein solcher ist vielmehr im Ganzen wesentlich verschlimmert und kann nur als ein fürderhin Unheilbarer entlassen werden.

Es sei erlaubt, hier einige Zahlen deutscher Heilanstalten anzu-führen. Winnenthal hatte in 20 Jahren (1834—54) 1424 Aufnahmen, (888 M., 536 W.), davon genasen 445 (260 M., 185 W.) = 31 Proc.; Siegburg enthielt vom 1. Oct. 1846 bis 31. Dec. 1850 872 Kranke, hie-von wurden genesen entlassen 277 = 31 Proc.; in Sachsenberg fanden sich in 10 Jahren (1840—1849) 695 Kranke, wovon in dieser Zeit ge-nasen 213 = 30—31 Proc.; auf dem Sonnenstein ergaben sich in 5 Jahren (1846—1851) 33 Proc. Genesungen von den Aufgenommenen. Diese Zahlen stimmen in merkwürdiger Weise überein und wenn Flemming (Ztschr. f. Psych. XV. 1858. p. 8) sagt: „Es ist gegenwärtig bis zur Evi-denz erwiesen, dass es rücksichtlich der Seelenstörungen keine Statistik der Genesenen gibt, auf welche sich Schlussfolgerungen in Betreff der Heilbarkeit dieser Krankheiten oder in Betreff der Nützlichkeit des dabei angewendeten Heilverfahrens gründen liessen," so möchte ich diesem Ausspruch wohl für den letzteren Punkt, keineswegs aber für die Heil-barkeit beistimmen.

§. 202.

Als Criterien einer wirklichen Rückkehr der geistigen Gesundheit können nicht der blosse Rücktritt der auffallenden Symptome, das Verschwinden der Aufregung und der Wahnäus-serungen gelten: der Kranke kann sich äusserlich beruhigen, auch manche falsche Urtheile wohl verbergen lernen, welche er dennoch innerlich gleich festhält; ja es kann sich dies sogar mit einer auf-fallenden Besserung des Allgemeinbefindens auf eine täuschende Weise verbinden. Das wichtigste Merkmal wahrer Genesung ist vielmehr erst die entschiedene Anerkennung der Krankheit als solcher von Seiten des Genesenden, die klare Einsicht in die Abnormität des nun abgelaufenen Zustandes, der völlige Bruch mit allen demselben angehörigen Wahnideen und die immer unbefangenere Würdigung der eigenen Lage nach allen Seiten hin. Hiermit muss sich noch die Rückkehr der früheren Neigungen und der Gewohnheiten des gesunden Lebens, eines Bedürfnisses zu gesunder Thätigkeit, des Interesses für die früheren Lebenskreise, der während der Krankheit so oft in Hass verwandelten Zuneigung zu Familie und Freunden verbinden. Denn wie das Irresein mit Gemüthsverstimmung und affectartigen Zuständen begann, so ist auch beim endlichen Ablauf desselben diese Seite des psychischen Lebens besonders zu beachten. Wo längst die Intelligenz als unversehrt erscheint, wo aber noch krankhafte Abneigung gegen einzelne Personen, oder ein unbestimmter verbissener Grimm und Zorn oder nur eine hohe gemüthliche Reizbarkeit übrig bleibt, welche noch schnell in leicht entstandenen Affecten explodirt, wo der Kranke eine Berührung der früher erkrankten Seiten nicht ertragen kann, also jede Erinnerung an die Krankheit sorgfältig meidet, wo überhaupt noch etwas Fremdartiges in der Gefühlsweise, dem Benehmen, der Sprache, der Physionomie, dem Blick des Kranken zurückbleibt, da ist von völliger Herstellung noch keine Rede. Die Grundlage dieser ist vielmehr auch eine völlige Gemüthsberuhigung; von seiner Krankheit spricht der wirklich Genesene mit den ihm näher Stehenden, namentlich mit dem Arzte, unbefangen als von etwas ihm jetzt ganz fremd Gewordenen; er zeigt fast immer Dankbarkeit und Vertrauen, aber keine lärmende geräuschvolle Freude über seine Genesung, und legt seine Entlassung aus der Irrenanstalt ohne drängende Forderungen in das Ermessen des Arztes. —

Diejenigen Genesungen sind im Durchschnitt sicherer, welche allmählig, mit stetig fortschreitendem Bewusstwerden der inneren Störung zu Stande kamen, als die sehr schnellen, plötzlichen Besserungen, wenn sie auch noch so vollständig erscheinen. Andererseits können von psychischer Seite die günstigsten Zeichen vollständiger Genesung vorhanden sein, während dagegen anderweitige Erkrankungen, denen ein wesentlicher Einfluss auf die Ausbildung der Gehirnkrankheit zukam (Tuberculose, Genitalienkrankheiten etc.) ungeheilt fortbestehen. In diesem Falle darf zwar der Ausspruch, dass der Kranke völlig vom Irresein genesen sei, nicht auf die gänzliche Wiederherstellung der körperlichen Gesundheit warten; aber es muss wenigstens die grosse Gefahr neuer, nochmaliger Gehirnerkrankung fest im Auge behalten werden. — Bei all dem braucht es auch noch eine gewisse Dauer des psychischen Wohlbefindens, um Genesung vom blossen lucidum intervallum zu unterscheiden, ganz wie wir den Epileptischen auch nach monatelangem Aufhören der Anfälle noch nicht für genesen erklären, sondern erst von einer längeren Zeit die völlige Bestätigung des günstigen Urtheils erwarten.

Einzelne Beobachter (Esquirol) waren geneigt, nur diejenigen Fälle von Genesung für hinlänglich sicher zu halten, welche unter palpabeln Crisen erfolgen; Andere (Jessen, C. G. Neumann, wir selbst) haben solche Crisen überhaupt nur selten gefunden. Es soll nicht geläugnet werden, dass jene constitutionellen Umänderungen, welche die Genesung von einer so schweren Krankheit häufig begleiten müssen, sich auch zuweilen durch profuse oder qualitativ veränderte Excretionen, durch Hauteruptionen etc. * kundgeben können, und dass insofern jenen Ereignissen, wenn sie mit geistiger Besserung zusammentreffen, eine günstige Bedeutung zukomme. Sie erscheinen übrigens öfter als Folgen, denn als Ursachen der Genesung, sehr häufig als ganz zufällige Ereignisse, und durch ihr häufiges gänzliches Fehlen wird die Esquirol'sche Ansicht genügend widerlegt.

§. 203.

Die durchschnittliche Haltbarkeit der Genesung muss nach der Zahl der Rückfälle beurtheilt werden. Jakobi zählte auf 100 Herstellungen etwa 25 Wiederaufnahmen, Parchappe auf 498 Genesene 164 Recidive; Farr berechnet aus 5846 in den englischen Grafschafts-Anstalten Genesenen 1200 (über $^1/_4$), Julius gibt für die Retreat bei York die officielle Zahl von 31 Recidiven auf 100 Herstellungen an (hält aber das Verhältniss in Wahrheit für viel höher), ** Damerow hatte in Halle 14 Procent, Guislain *** nimmt 19 Procent Recidiven in den Anstalten an; zu derselben Zahl kam man in den holländischen Anstalten (Schröder van der Kolk); da aber nicht alle Recidive wieder in die Anstalten kommen, so wird man ein höheres Verhältniss für richtig halten, man wird durchschnittlich annehmen können, dass 20—25 Procent der Genesenen später noch einmal erkranken. Im ersten und zweiten Jahr nach der Herstellung sind die Recidive bei weitem am häufigsten, was sich aus der oft lange zurückbleibenden höheren psychischen Reizbarkeit und leichteren körperlichen Erkrankbarkeit nach einer so schweren Störung, mitunter auch aus einer offenbar zu frühzeitigen Entlassung aus

---

* Vgl. p. 294. — Vgl. Jakobi, Hauptformen, p. 736 seqq.
** Wobei die eigenthümlichen Umstände, welche unter den Quäkern die Erkrankungen vermehren, in Betracht zu ziehen sind.
*** Leç. oral. II. p. 225.

den Anstalten leicht erklärt. Aus den ersteren Momenten erklärt es sich vielleicht auch, dass die Recidive beim weiblichen Geschlecht etwas häufiger sind (Schröder v. d. K. und Parchappe). Man bedenke auch, wie selten bei den meisten chronischen Krankheiten die völligen, dauernden Genesungen sind, wie schwierig es ist, gewisse, von frühester Jugend her bestehende constitutionelle Ursachen zu heben, deren stetes Fortwirken immer neue Erkrankungen in der einmal gewohnten pathologischen Richtung zur Folge hat. Man schreibe es nicht der Unmacht der Kunst oder einem gerade für diese Krankheitsformen prädestinirten Unheile zu, wenn die Genesenen wieder erkranken, welche aus der Irrenanstalt in die traurigsten Verhältnisse zurückkehren, oder welche sich der ganzen Einwirkung Gesundheitszerrüttender Momente von Neuem aussetzen, die schon an ihrer erstmaligen Krankheit Schuld waren. Dem Genesenen, der zur Gewohnheit der Trunksucht, zum Elend, zu überanstrengender Beschäftigung, zu den Ursachen heftiger Leidenschaften und Affecte zurückkehrt, können Recidive fast sicher vorausgesagt werden, und namentlich die Säufer kann man aus den Irren-Anstalten fast jedesmal nur mit der unerfreulichen Aussicht auf baldiges Wiedersehen entlassen. — Im Ganzen aber zeigt der Ueberblick über die Prognose des Irreseins weit tröstlichere Resultate, als es die gewöhnliche Ansicht der Aerzte und Laien ist; namentlich kann man mit vollem Rechte die Prognose des frisch ausgebrochenen Irreseins für bedeutend günstiger als die der meisten übrigen Gehirnkrankheiten, ganz besonders als die der epileptischen Zustände, halten.

ZWEITER ABSCHNITT.

Therapie.

ERSTES CAPITEL.

Allgemeine Grundsätze.

§. 204.

Auch die Therapie der psychischen Krankheiten hat in reichlichem Masse die Macht theoretischer Voraussetzungen und den wechselnden Einfluss einseitiger Systeme erfahren. Die alte Humoralpathologie entleerte — zum Theil bis vor Kurzem noch — schwarze Galle; die Erregungstheorie suchte — und sucht — den Organismus im Ganzen auf- oder abzuschrauben; die zur Entzündungspathologie eingeengte Localisationslehre erklärte trotz des Widerspruchs mit der täglichen Erfahrung die gewöhnliche Antiphlogose für die Grundlage ihrer Therapie und ein ganz eigener Anhang wurde noch der Irrenbehandlung in den moralisirenden, frömmelnden Auffassungen der psychischen Therapie zu Theil. In Einem Grundsatze aber hat sich doch die ganze neuere Psychiatrie zusammengefunden, in dem Grundsatze der Humanität in der Irrenbehandlung im Gegensatze zu jener alten Rohheit, welche die Geisteskranken bald mit Hexenprocessen und Scheiterhaufen verfolgte, bald — und noch im günstigeren Falle — mit Verbrechern in die Kerker zusammengeworfen und dort die von der ärztlichen Kunst wie von anderer menschlicher Hülfe Verlassenen willkührlicher Grausamkeit und Brutalität preisgegeben hatte. Zwar allerdings die immer mehr durchdringende Erkenntniss des Irreseins als einer Krankheit, zunächst aber und hauptsächlich der eigentliche Philanthropismus, der den Irren ihre Rechte vom Standpunkte der allgemeinen Menschenrechte vindicirte, war es, der es zuerst durchsetzte, dass die Gesellschaft in den Irren Menschen anerkannte, denen sie Schutz und Hülfe schuldig ist, dass sie immer mehr zum Gegenstande ernstlicher Fürsorge von Seiten des Staates und tieferer, zum Zwecke der Heilung angestellter Forschung der Wissenschaft wurden. Der Rückblick auf jene Zeit, und vor Allem auf die Bestrebungen Pinel's ist wohlthuend und erhebend für Jeden; jetzt ist jener Grundsatz längst über jede Möglichkeit einer Discussion erhaben festgestellt und wenn wir, wir Aerzte von dem Humanitätsprincip unsere Praxis beherrschen lassen, so thun wir dies vor allem wegen seiner empirischen Erfolge für Erreichung unseres ersten und einzigen Zweckes, der Krankenheilung, Erfolge, deren unvergleichlich günstiger Contrast mit dem früheren Verfahren keiner weiteren Nachweisung bedarf. Nicht der Glanz eines abstracten philanthropischen Princips, sondern die practische Nützlichkeit, die Erfolge der in seinem Sinne geführten Behandlung am Bette des Kranken, in der Zelle des Tobenden müssen uns leiten. Eben desshalb aber dürfen wir jene humanistischen Grundsätze auch nur insoweit als Regeln anerkennen, als sie unsere Zwecke fördern, wir müssen uns erinnern, dass nicht dasjenige Verfahren mit Irren das humane ist, welches dem individuellen Gefühle des Arztes oder des Kranken wohlthut, sondern das, welches ihn heilt, und die

Psychiatrie soll nicht aus dem Ernste einer Beobachtungswissenschaft heraus in Sentimentalitäten, die kaum den Laien bestechen können, gerathen.

§. 205.

Zunächst auch von der Thatsache des empirisch constatirten Erfolges ist auszugehen, indem für die psychische und somatische Heilmethode eine absolut gleiche Berechtigung in Anspruch genommen wird. Beide Wege der Einwirkung auf die Kranken sind immer instinctiv verbunden worden; auch die einseitigste moralistische Auffassung vermochte niemals den Nutzen zweckmässiger Arzneien, Bäder etc. zu bestreiten, während ebenso die tägliche Beobachtung zeigen musste, wie fast keine Genesung ohne psychische Mittel (bestehen sie auch nur in Arbeit, Ordnung etc.) consolidirt werden kann. Trotz der Unabweislichkeit dieser practischen Forderung aber ward es der Wissenschaft durch theoretische Voraussetzungen schwer gemacht, das Resultat der Erfahrung, das Bedürfniss eines unausgesetzten Zusammenwirkens psychischer und somatischer Therapie im Grunde seiner Nothwendigkeit zu erkennen. „Declinationen des Denkvermögens," so ward ironisch gefragt, * „sollen durch Verdünnung eines atrabilarischen Bluts und durch Schmelzung stockender Säfte im Pfortadersysteme berichtigt, Seelenschmerz mit Niesewurz, und verkehrte Gedankenspiele mit Clystierspritzen bekämpft werden?" Die Somatiker dagegen machten für sich den Einfluss der körperlichen Zustände auf das geistige Leben geltend; sie beriefen sich auf ihre Krankheitsgeschichten, in denen ja ganz deutlich durch Digitalis, Campher etc. das Irresein geheilt worden sei, und wie meistens in solchen Fällen, sollte sich die Wissenschaft, die doch vor Allem auf Einheit und Consequenz der Principien dringt, endlich mit der ecclectischen Concession beider Partheien begnügen, dass eben die eine oder die andere Seite der Therapie für einzelne dringlichere Zufälle zu einer den hauptsächlichen Heilplan unterstützenden Hülfsbehandlung werden müsse. So bliebe bei den Einen der psychischen, bei den Andern der somatischen Therapie neben der Consequenz des grundsätzlichen Heilplans nur eine untergeordnete und dürftige Rolle; zum Verständniss der nothwendigen gleichen Berechtigung beider aber dient vor Allem

---

* Reil, Rhapsodieen, p. 139. Ebenso Leuret (Traitement moral. p. 153): Was thun wir mit denen, die wir im Irrthum befangen glauben? — Setzen wir ihnen Blutegel, Purganzen, oder Einwürfe entgegen? — Natürlich Einwürfe!! —

die Erinnerung, dass alle normalen und anomalen psychischen Acte
cerebrale Vorgänge sind, und dass die Gehirnthätigkeit ebenso
gut direct durch unmittelbare Einwirkung, durch Hervorrufen von
Stimmungen, Gemüthsbewegungen und Gedanken, als durch Verminderung der Blutmenge im Schädel, durch eine veränderte Ernährung des Gehirns, durch Narcotica und Reizmittel modificirt
werden kann. Dass dem Irresein, wie den übrigen Gehirnkrankheiten empirisch erprobte Arzneimittel entgegengesetzt werden,
bedarf keiner Rechtfertigung; der häufige Erfolg der psychischen
Behandlung auch da, wo sichtbare leibliche Störungen zur Entstehung des Irreseins concurrirten, erklärt sich aus dem Einfluss
des Gehirns auf die übrigen organischen Processe, der uns in der
directen Hervorrufung von Seelenzuständen auch eines der wichtigsten Mittel an die Hand gibt, indirect Störungen des leiblichen
Lebens, der Circulation, der Verdauung etc. günstig zu modificiren.
Schwere Desorganisation des Gehirns (z. B. Blödsinn mit Paralyse)
macht allerdings alles psychische Einwirken unmöglich; aber wir
wissen, dass das Irresein im Anfang sehr häufig in nur functionellen Abweichungen besteht, und auch leichtere anatomische Veränderungen machen die Erfolge psychischer Behandlung durchaus
nicht unmöglich, denn die Organe sind fähig, sich nach den ihnen
angemutheten Functionen bis zu einem gewissen Grade zu accom-
modiren und die neuere Zeit hat in manchen glücklichen Versuchen selbst am Idiotismus gezeigt, wie auch bei mangelhaftem
Gehirn eine geschickte Benutzung der vorhandenen Mittel noch
eine gewisse Entwicklung des Geistes möglich macht. — Auf diesem Standpunkte hat es einen Sinn, von einer wahrhaft persönlichen, die leibliche und geistige Natur des Menschen zugleich
fassenden Behandlung zu sprechen, und wenn im Einzelnen der
folgenden Abhandlung psychische und somatische Behandlung
äusserlich auseinander gehalten wird, so kann der Punkt ihrer
innerlichen Vereinigung keinen Augenblick dunkel sein.

§. 206.

Wenn die Therapie dieser Krankheiten — namentlich die somatische — zum grössten Theile mit den Grundsätzen und den
Verfahrungsweisen der sonst gebräuchlichen Therapie zusammen-
stimmt, so stellen sich auf unserem Gebiete auch einige besondere
Forderungen an jedes vernünftige ärztliche Einwirken mit ganz
besonderer Deutlichkeit und Dringlichkeit heraus. Nirgends ist
das Bedürfniss strengen Individualisirens grösser, als in der
Irrenbehandlung, nirgends ist ein stetes Bewusstsein darüber noth-

wendiger, dass nicht eine Krankheit, sondern ein einzelner Kranker, nicht die Tobsucht, sondern ein tobsüchtig Gewordener das Object unserer Behandlung sei. In jedem einzelnen Falle will der immer wieder andersartige Zusammenhang der Erkrankungsmomente eruirt, mit allen Mitteln anatomischer Diagnostik und pathologischer Analyse aufgehellt sein und es wird hier noch ein Eingehen in die geistige Seite der Individualität gefordert, wie solches in der sonstigen Praxis kaum verlangt wird. Hieraus ergibt sich einerseits die practische Regel, dass kein Fall — dringende Hülfe gegen schnelle Zufälle ausgenommen — in thätige Behandlung genommen werden sollte, dessen Anamnese und Entstehung nicht durchschaut wird, und bei dem jene schon p. 133 als die ersten Acte ärztlicher Wirksamkeit an Geisteskranken bezeichneten Forderungen nicht erfüllt sind; es geht hieraus aber auch eine Mannigfaltigkeit der practischen Irrenbehandlung hervor, welche in den Büchern gar nicht einzeln exponirt werden kann, für welche sich hier nur die allgemeinen Grundsätze aufstellen und angeben lassen. — Auch die Nothwendigkeit, gegen solche chronische Krankheiten möglichst frühzeitig, beim ersten Beginn und noch vor vollständiger Ausbildung der Erkrankung alsbald kräftig einzuschreiten, drängt sich in der Irrentherapie ungewöhnlich lebhaft auf; schon die über Prognose gegebenen Bemerkungen (§. 199) müssen diesen Punkt genügend festgestellt haben. Andererseits aber ist bei schon ausgebrochener Krankheit auch vor nichts mehr zu warnen, als vor ungeduldiger Vielgeschäftigkeit in der Therapie. Man muss sich erinnern, dass der gewöhnliche Verlauf dieser Krankheiten auch im günstigen Falle im Durchschnitt ein sehr langsamer ist, dass man hier nach Monaten, ja nach Jahren zu rechnen hat; man muss warten können und die günstigen Zeitpunkte, die oft erst spät eintreten, zu ergreifen wissen. Man muss sich hüten, jedem einzelnen Symptom, jeder einzelnen Aeusserung der kranken Stimmung und des irrenden Vorstellens besonders entgegentreten zu wollen, und indem man den Kranken stets genau beobachtet und strenge überwacht, kann man in vielen Fällen ohne alles stürmische Eingreifen bei ganz einfacher Behandlung einen spontanen günstigen Ausgang erwarten.

Auch hier, wie in so vielen andern Krankheiten, hat die einfache, mehr expectative und diätetische Behandlung — welche so weit entfernt ist, den thörichten Vorwurf des Nichtsthuns zu verdienen — in einer Menge von Fällen (nicht in allen) die grössten Vorzüge vor der Anwendung stark wirkender und oft gewechselter Medicamente und Verfahrungsweisen. Wie wenig es gerade die speciellen medicamentösen Eingriffe sind, denen eigentlich die Heilung zu verdanken ist, das sehen wir aus den nahezu gleichen Heilungszahlen ganz verschiedener Irrenanstalten mit sehr differenten Behandlungsmethoden (p. 466); schon vor langer Zeit * ist aus dem ganz gleichen Heilungsverhältniss in beiden Abtheilungen des Bicêtre, wo damals die durch und durch entgegengesetztesten Methoden angewandt wurden, der Schluss gezogen worden, dass nicht diese speciellen Methoden es sind, durch welche die Geisteskrankheiten geheilt werden.

§. 207.

In der That, die Beobachtung zeigt, dass sehr viele Fälle frischer Erkrankung ohne viele positive Behandlung, durch ein Verfahren, das sich auf Abhaltung aller schädlichen Einflüsse beschränkt, von selbst in Genesung übergehen. In dieser Beziehung bietet sich zunächst die causale Indication, die möglichste Beseitigung der Momente, durch deren Zusammenwirken die Krankheit entstanden ist, dar, und wenn hier die Aetiologie allerdings eine Anzahl wichtiger Ursachen aufweist, deren Entfernung niemals in der Hand des Arztes liegt (vgl. das zweite Buch), so genügt es doch oft, Eines der schädlichen Momente, seien es anderweitige Erkrankungen oder ungünstige psychische Einflüsse, zu beseitigen, um ihre gegenseitige Verkettung, aus der die Krankheit entstand, dauernd zu lösen. Man wird sich daher immer zuerst nach Mitteln und Wegen umzusehen haben, um den Kranken den Einflüssen zu entziehen, welche an seiner Erkrankung Schuld waren. Das Verfahren zu diesem Ende ist verschieden genug. Die Beseitigung der körperlichen Ursachen (§. 102—109) hat nichts von sonstiger Behandlung dieser Zustände Abweichendes; eine vorzügliche Aufmerksamkeit dabei ist auf Alles, was Kopfcongestion setzen kann, und wieder auf alle Momente zu richten, welche, sei es durch directe Ueberreizung, sei es durch Herabsetzung der allgemeinen Ernährung und Körperkraft, durch Erschöpfung irgend welcher Art, zu Ursachen nervöser Irritationszustände werden können. — Die Beseitigung der psychischen Ursachen besteht zum grössten Theile nur darin, dass ihr Weiterwirken gehindert, dass ihnen der Kranke für jetzt entzogen wird. Dies kann gewöhnlich nur geschehen durch eine radicale Umänderung seiner ganzen äusseren Lage, durch Entfernung aus den bisherigen Lebensverhältnissen; dies um so mehr, wenn der Kranke in ihnen immer noch stets neue Anlässe zu Verstimmung und widrigen Affecten

---

* Vgl. Jousset, archiv. gén. Septbr. 1845. p. 76.

findet; aber auch da, wo er selbst sich ihrer schädlichen Einwirkung durchaus nicht bewusst ist, muss er um jeden Preis der steten Wiederholung der Eindrücke, welche die Erkrankung erzeugten, entzogen werden. Zu grossem Theile fällt dies mit der wichtigen Indication einer sorgfältigen Regulirung der Verhältnisse von Ruhe und Thätigkeit des Gehirns (s. den folgenden §.), einem der Schlüssel zum Verständnisse der ganzen Irrentherapie, zusammen.

Die Prophylaxis der Geisteskrankheiten ist selten der Gegenstand ärztlicher Berathung. Eine Verhütung derselben könnte schon dadurch erreicht werden, dass Heirathen unter Mitgliedern von zum Irrewerden auffallend disponirten Familien vermieden würden. In Bezug auf individuelle Prophylaxis kommt es bei Personen, welche man für disponirt zum Irrewerden halten muss, vorzugsweise auf eine wohlgeordnete psychische und leibliche Diätetik an. Schon in der Erziehung müsste alle Ueberanstrengung des Gehirns vermieden, dagegen die Ausbildung und Uebung der körperlichen Kräfte im Auge behalten werden; Alles, was ein Vorherrschen der Phantasie, was körperliche und gemüthliche Weichlichkeit, was eine zu frühe Entwicklung des Geschlechtstriebes veranlassen könnte, müsste entfernt gehalten, es müsste immer so viel als möglich auf die einfachsten, geordnetsten äusseren Lebensverhältnisse, auf Vermeidung anhaltender Leidenschaften, auf Gewöhnung an Unterordnung unter objectiv gegebene Verhältnisse gesorgt werden. Damit sind freilich, wie Flemming mit Recht bemerkt, nicht abstracte Ermahnungen zum „Weisesein" gemeint, welche nur geringen Stand halten, wenn sich stürmische Bewegungen aus der in der Tiefe erschütterten Seele erheben, sondern die Kraft zum Widerstande gegen Leidenschaft und Seelenschmerz beruht vor Allem auch auf einer kräftigen, widerstandsfähigen Organisation, also auf Erhaltung der ganzen leiblichen Gesundheit, auf sorgfältiger unverdrossener Beseitigung aller zum Chronischen tendirenden Erkrankungen, und die Mittel hiezu, wenn gleich zum grössten Theile diätetischer Art, müssen in den einzelnen Fällen sehr verschieden ausfallen. Vgl. Fr. Engelken, über Prophylaxis der Geisteskrankheiten; Ztschr. f. Psych. X. 1853. p. 353.

§. 208.

Wie bei allen anderen Organen ein gehörig regulirtes Mass von Ruhe und Thätigkeit zu den wichtigsten Heilmitteln gehört, so auch bei diesen Krankheiten des Gehirns. Für alle frischen acuten Erkrankungsfälle ist das erste Erforderniss eine absolute Ruhe des Gehirns, die Abhaltung der meisten, auch sonst gewohnten, noch mehr natürlich aller stärkeren oder positiv schädlichen Reize. Der Erkrankende sucht auch instinctiv diese Ruhe, er entzieht sich jedem lebhafteren psychischen Eindruck, jedem Lärm, jedem anstrengenderen Gespräch — lauter Dinge, die ihm jetzt schmerzhaft werden, und sucht die Einsamkeit. So ist hier jeder Versuch vergeblich oder schädlich, dem beginnenden Versinken in Melancholie etwa äussere, besonders rauschende, lärmende Zerstreuungen entgegenzusetzen, von denen der Kranke jetzt nur peinliche Eindrücke erhält; noch schädlicher ist es, wenn dem Kranken mit eindringlichem Zureden, Ausfragen, Ermahnungen zugesetzt wird; schon die früher gewöhnte, ja zum Bedürfniss gewordene geistige Thätigkeit wirkt jetzt meist irritirend, und nur ein Rückzug aus dem gewohnten Lebenskreise, Einsamkeit und vollständige Ruhe des Gehirns kann solchen Kranken, die von Allem viel zu heftig psychisch berührt werden, wohl thun. Je nach der Beschaffenheit des Falles und den äusseren Umständen kann dieser Indication durch blosse Versetzung in stille, friedliche und zugleich wohlthuend ansprechende Aussenverhältnisse, anderemale muss ihr durch strengste Abschliessung von allem Verkehr, ja sogar durch Abhaltung aller Ton- und Lichteindrücke genügt werden, — das letztere besonders in frischen Exaltationszuständen, zuweilen auch im Beginn und auf der Höhe der Melancholie. * Wie aber nach Ablauf der acuten Periode bei den meisten Krankheiten ein Zeitraum eintritt, wo das erkrankte Organ allmählig wieder in Thätigkeit treten soll und wo es nur durch rückkehrende, wohlgeleitete Functionirung seine frühere normale Kraft wieder gewinnen kann, so kommen auch hier Zeiten, wo weitere tiefe Ruhe schädlich wäre, und wo dem psychischen Leben, um es vor Stillstand und Versinken zu bewahren, eine neue kräftige Thätigkeit nach der normalen Richtung Noth thut. Beim schon Genesenden stellt sich ein solches Bedürfniss von selbst ein; aber in sehr vielen Fällen muss es, am Ende der acuten Periode und bei eingetretener äusserlicher Beruhigung, erst geweckt, ja energisch aufgerüttelt werden. Aus Gewohnheit fährt oft der Kranke fort, sich gegen die gesunde psychische Erregung, noch mehr gegen gesunde Selbstthätigkeit zu sträuben, während er doch erst durch den Wiedergebrauch und die Uebung seiner Kräfte wieder die alte Stärke und gesunde Richtung erlangen kann, und manche Kranke genesen nicht, weil in dieser, oft kurzen und immer wohl zu benützenden Zeit, ein energisches Einschreiten versäumt wurde. Denn wenn bei einzelnen solchen Kranken diese Indication schon durch angenehme Sinneseindrücke, durch Besuche, Wiedereintritt in die Gesellschaft, leichte Beschäftigung etc. erfüllt werden kann, so bedarf es hier bei Andern oft des Zwanges, um sie aus ihrem psychischen Torpor herauszureissen, und der ganze Umfang der

---

* Eigentlich verdunkelte Zimmer passen übrigens nur für ganz wenige Fälle; die Dunkelheit fördert bekanntlich sinistre Vorstellungen in auffallender Weise.

psychischen Therapie ist besonders in solchen Fällen aufzuwenden. Bei Besprechung dieser (im 3ten und 4ten Capitel) das Nähere hievon.

Es besteht hier wieder eine auffallende Uebereinstimmung der Heilgrundsätze mit dem Verfahren, welches sich auch in den übrigen Nervenkrankheiten als nützlich erwiesen hat. In allen acuten Reizungszuständen irgend einer Nervenprovinz lassen wir sorgfältig die von dem Kranken selbst instinctiv gesuchte Ruhe beobachten. In vielen chronischen Nervenleiden, z. B. Zuständen von Muskelschwäche, dagegen schonen wir das vorhandene Schwächegefühl nicht; wir wissen vielmehr, wie nur mit Ueberwindung desselben, indem der Kranke, oft anfangs halbgezwungen, die Musculatur in allmähliger Steigerung wieder übt und anstrengt, die normale Innervation wieder eingeleitet und hergestellt wird. B r o d i e hat mehrfach bei der Behandlung der neuralgischen und subparalytischen Zustände der Extremitäten hierauf aufmerksam gemacht.

§. 209.

Eine tausendfältige Erfahrung hat gezeigt, dass den genannten Indicationen (§. 207. §. 208.) meist nur durch eine radicale Umänderung aller Aussenverhältnisse, durch gänzliche Entfernung des Kranken von seinen gewohnten Umgebungen, durch die Versetzung zu völlig andersartigen und neuen Eindrücken entsprochen werden kann.

Nur selten genügt hiezu ein blosser Wechsel des Wohnorts, etwa ein Landaufenthalt in einfachen, ansprechenden Umgebungen. Grössere Reisen, in den mässigeren Zuständen von Hypochondrie oft von grossem Nutzen, aber immer nur bei Wenigen anwendbar, sind bei allem ausgebrochenen tieferen Irresein durchaus unzulässig. Sie vermehren gewöhnlich die Aufregung; es sind uns die bedenklichsten Verlegenheiten und die gefährlichsten Auftritte bekannt, welche der Ausbruch der Manie auf solchen „Vergnügungsreisen" zur Folge hatte, und mit Recht hat man an den alten Ausspruch erinnert, dass durch Flucht und Ortswechsel der Mensch doch sich selbst, den inneren Gründen seiner Gefühlsbelästigung nicht entrinne. —

Dagegen ist nun die V e r s e t z u n g in Verhältnisse, die speciell für die Verpflegung solcher Kranken eingerichtet sind, in e i n e g u t e I r r e n a n s t a l t, die in der grossen Mehrzahl der Fälle am dringendsten indicirte Massregel. Sie dient vor Allem zum Schutze des Kranken. Denn nirgends in den gewöhnlichen Lebensverhältnissen ist dieser vor Zudringlichkeit, vor einer auch beim besten Willen meistens höchst unzweckmässigen Einwirkung seiner Umgebungen geschützt, nirgends findet er jene Schonung, welche aus einer klaren Einsicht in seinen Zustand hervorgeht; der immer

zunehmenden Verstimmung setzen die Angehörigen des Kranken,
als ob sich ihr dieser noch freiwillig entziehen könnte, meistens
allerlei Zureden, gewöhnlichen Trost oder sogenannte Vernunftgründe entgegen, wenn sein Zustand nicht gar für Verstellung gehalten und mit derber Zurechtweisung gestraft wird; Niemand
unter den Gesunden versteht den Kranken, Nachgiebigkeit und
Strenge werden am unrechten Platze angewandt, das Misstrauen
wächst unter solcher Behandlung, und es kommt zu unangenehmen
Scenen und Kämpfen, welche nicht nur den Kranken im höchsten
Grade irritiren, sondern deren Erinnerung auch dem Genesenden
noch die Rückkehr des alten Verhältnisses zu seiner Umgebung
erschwert. Am meisten natürlich da, wo in dem Familienleben
selbst eine Quelle der Erkrankung lag, ist eine sofortige gänzliche
Entfernung aus demselben erste Bedingung; aber auch wo dies
nicht der Fall ist, wird oft erst durch die unzweckmässige Behandlung, die der Erkrankte von Seiten seiner nächsten Umgebung
erhält, Abneigung und Feindschaft gegen sie in ihm geweckt, und
dadurch die vollständige Isolirung gefordert. Mit dieser aber soll
auch die ganze Ideenrichtung des Kranken rasch unterbrochen
und umgeändert, durch neue Eindrücke, neue Gemüthsbewegungen
soll der Hingabe an die immer mächtiger werdende krankhafte
Verstimmung entgegengetreten werden. Wie günstig in dieser Beziehung die Versetzung in eine Anstalt wirkt, zeigt sich in manchen Fällen darin, dass der blosse Eindruck dieser Versetzung genügt, um die Krankheit zu brechen, dass bei einzelnen bis dahin
höchst schwierig zu behandelnden Kranken von der Stunde ihrer
Aufnahme an nicht nur vollständige Ruhe eintritt, sondern sogar die entschiedenste Reconvalescenz beginnt, während bei der
grossen Mehrzahl die erste Zeit ihres Aufenthalts in der Anstalt wenigstens durch eine auffallende Remission bezeichnet wird.
Hier allein, im Irrenhause, findet der Kranke, der nicht mehr in
die Welt der Gesunden taugt, Alles beisammen, was sein Leiden
erfordert, einen mit der Behandlung solcher Zustände genau vertrauten Arzt, geübte Wärter, eine ganze Umgebung, welche consequent und den Umständen angemessen zu handeln weiss, ein
Asyl, wo sein krankes Thun und Treiben vor zudringlichen Blicken
geschützt ist, wo ihm die nöthige Ueberwachung geräuschlos zu
Theil wird, wo ihm aber auch gewöhnlich ein weit höheres Mass
von Freiheit, als unter allen andern Umständen gegeben werden
kann. Hier kann er sich im Nothfalle ausweinen oder austoben,
meist aber wird seine äussere Unruhe und die laute Aeusserung
seiner krankhaften Triebe hier schon durch das Beispiel der übrigen Kranken, durch den herrschenden Geist des Friedens und der

Ordnung wesentlich beschränkt; er wird in die ruhige Bewegung des ganzen Hauses von selbst hineingezogen, etwaigem Widerstande tritt weit weniger directer Zwang, als das eigene Gefühl der Unterwerfung unter die imponirende Gewalt des Ganzen entgegen; er findet hier Schonung und Aufmerksamkeit, die Sprache der Vernunft und des Wohlwollens, er fühlt, dass er seinem Zustande gemäss wirklich als ein Kranker behandelt wird, aber er bemerkt auch, dass Widersetzlichkeit hier nicht fruchten würde, er lernt bald sich den ärztlichen Anforderungen fügen und sieht wie die Art seiner Behandlung, das Mass von Freiheit und Genuss, das ihm zu Theil werden kann, von dem Grade seiner Fassung und von seinem eigenen Verhalten abhängt. So findet er hier wesentliche Hülfen der Selbstbeherrschung, er lernt wieder aus sich heraustreten, während gleichzeitig den Bedürfnissen der somatischen Behandlung durch eine seinem Zustand angemessene Diät, durch Bäder, Bewegung im Freien, Arzneien etc. umfassend und beharrlich genügt werden kann. So bekommt der Kranke das Bewusstsein einer verständigen, milden aber consequenten Leitung, er fasst wieder Vertrauen und Hoffnung, das Beispiel der Genesenden und Reconvalescenten erweckt ihm die eigene Zuversicht der Herstellung, und meist legt er auch dann, wann wieder die gesunde Sehnsucht einer Rückkehr nach Hause sich einstellt, den Zeitpunkt seiner Entlassung vertrauensvoll in die Hände des Arztes.

§. 210.

Die meisten Genesenen segnen ihren Eintritt in die Anstalt, und die Vortheile dieser Versetzung, von Esquirol zuerst auf's eindringlichste geltend gemacht, sind seither nicht nur in der Psychiatrie zu einem durch tausenfache Erfahrung bestätigten Grundsatze geworden, sie werden auch immer mehr von der Menge der Aerzte und von den Laien selbst anerkannt. Doch ist diese Versetzung, welche einerseits bei bestehender Indication nicht frühe genug geschehen kann (§. 199), andererseits aber doch nicht ohne wichtige Folgen für die spätere bürgerliche Existenz des Kranken ist, immer ein wohl zu überlegender Schritt. Die erste und dringendste Indication gibt immer ein Zustand des Kranken, wo er sich selbst oder Andern gefährlich werden oder sonstige grosse Störungen verursachen kann, also der Ausbruch der Tobsucht oder dringende Zeichen ihrer Annäherung, ebenso der Hang zum Selbstmord, dem in Privatverhältnissen fast nie sicher begegnet werden kann, ebenso eine nicht bald zu überwindende Nahrungsverweigerung. In die Irrenanstalt gehören ferner alle Wahnsinnigen, gefährlichen

Verrückten und viele unruhige Blödsinnige; auch der beginnende
stille Blödsinn, unter dem sich oft etwas Anderes versteckt, findet
dort noch am ehesten eine richtige Beurtheilung und Behandlung;
der secundäre, apathische und der paralytische Blödsinn dagegen
gestattet, wo eine sorgfältige Verpflegung stattfinden kann, wohl
den Aufenthalt in Privatverhältnissen. Schwierig ist die Stellung
der Indication nur zuweilen bei der Schwermuth. Was wir von
der Versetzung von Hypochondristen in die Anstalt gesehen haben,
stimmt uns eher dagegen als dafür zu sprechen; erst da, wo die
Selbstbeherrschung ganz unmöglich geworden wäre, dürfte hier
die Massregel indicirt sein. Auch die einfache Schwermuth indicirt
noch nicht gleich in den ersten Wochen den Eintritt in die Anstalt; so lange sie auf einem sehr milden Grade, noch mit Schwankungen zum Besseren, bleibt, ist hier eine sonstige Veränderung der
Aussenverhältnisse, ein Landaufenthalt etc. passender, vorausgesetzt,
dass der Kranke dort von verständigen, die ärztlichen Anord-
nungen pünktlich ausführenden Menschen umgeben ist; hat dagegen die Melancholie schon einige Monate gleichförmig fortge-
dauert, nimmt sie immer zu, entwickeln sich Wahnvorstellungen,
die auch nur einige Beharrlichkeit haben, sind Hallucinationen
beunruhigender Art vorhanden, wendet sich der Zustand zu stumpf-
sinniger Versunkenheit oder zur Aeusserung negativer Triebe, so
ist nicht länger mit der Versetzung zu zögern. — Indessen hängt
die Indication zu der Massregel in vielen Fällen weniger von der
Form und Art der Krankheit, als von den Aussenverhältnissen
und dem Charakter des Kranken ab; sie ist aber immer um so
nothwendiger, je weniger dem Kranken in der Familie Alles
das zu Theil werden kann, was sein Zustand fordert, je weniger
in Privatverhältnissen die zur Cur nothwendigen Massregeln durchgeführt werden können, je mehr hier der Kranke sich gegen sie
vollends zum Widerstande geneigt zeigt.

Das Vorurtheil, dass die Vernunft des Kranken durch die Umgebung
mit anderen Irren nur noch tiefer leiden werde, zeugt von der totalsten
Unkenntniss der Sache. In jeder wohlgeordneten Anstalt findet eine
zweckmässige Scheidung der Kranken statt, so dass der Einzelne immer
nur mit Wenigen, zu seiner Gesellschaft Passenden, der frisch Erkrankte
z. B. mit den Verkommenen und Versunkenen, deren Eindruck auf ihn
allerdings ein übler sein könnte, niemals zusammentrifft. Die einzelnen
Kranken, die unter sich in Berührung kommen, verhalten sich auch
beim besten Vernehmen doch ziemlich gleichgültig gegen einander, indem
Jeder fast nur mit sich selbst beschäftigt ist; Viele bemerken das Irresein der Anderen und werden durch die gleiche Behandlung, die auch
ihnen selbst zu Theil wird, auf ihren eigenen Zustand aufmerksam. Von
positiv günstigstem Einflusse auf die neuen Kranken aber ist es, dass
sie durch das Beispiel ihrer Umgebung in die Ordnung und Bewegung

der Anstalt von selbst hineingeleitet werden, dass sie von den Anderen Unterwerfung unter das Ganze lernen und aus den in ihrer Umgebung geschehenden Genesungen und Entlassungen selbst Motive, sich zu beruhigen und wieder zu hoffen, schöpfen.

Alles Weitere über die Irrenanstalten s. im fünften Kapitel.

ZWEITES CAPITEL.

Somatische Behandlung.

§. 211.

Vor gröberen therapeutischen Illusionen wird die Erinnerung daran schützen, dass viele dieser Kranken bei einer nur nicht positiv schädlichen Behandlungsweise von selbst genesen; der Gedanke an etwaige Specifica gegen das Irresein im Ganzen, gegen die Tobsucht, die Melancholie etc., wird sein Gegengewicht in der Erwägung finden, wie ausserordentlich verschieden in Bezug auf den anatomischen Gehirnzustand und auf die Pathogenie die Erkrankungen sind, welche die Symptome des Irreseins geben. Gegenstand der somatischen Therapie sind zunächst die noch fortbestehenden Krankheitsprocesse, welche die Entwicklung der Gehirnkrankheit einleiteten mit hauptsächlicher Rücksicht auf Circulations- und Respirationsorgane, auf die Blutbeschaffenheit, die Secretionen, auch auf die Darmschleimhaut und die Genitalien. Die Behandlung der hier sich findenden Anomalieen hat keine besonderen Eigenthümlichkeiten. Man hüte sich einerseits vor einer nicht genügend begründeten, durch theoretische Voraussetzungen suggerirten Annahme solcher Störungen, um nicht Gefahr zu laufen, nur seine eigenen Hypothesen zu bekämpfen. Man beachte aber auch andererseits, wie bei Geisteskranken die Auffindung körperlicher Störungen oft ausserordentlich erschwert ist, in so ferne viele Kranke sich wenig oder gar nicht über ihre Empfindungen aussprechen, und eben wegen der Gehirnaffection manche sonst gewohnte, namentlich subjective Symptome (z. B. bei Phthisis, Pneumonie) ganz fehlen. Um so sorgfältiger ist natürlich eben die objective Diagnose zu üben. Wo sich in pathogenetischer Beziehung keine rationellen Indicationen ergeben, ist ausschliesslich der gegenwärtige Krankheitszustand des Gehirns Gegenstand der somatischen Behandlung, und es wird je nach der wahrscheinlicher oder sicherer anzunehmenden Gehirnirritation, Gehirnhyperämie, Gehirnentzündung direct gegen diese Zustände in durchaus ähnlicher Weise, wie unter anderen Verhältnissen verfahren.

Bei dem Gebrauch von Arzneien wird nicht selten das verbreitete Vorurtheil dem Kranken schädlich, dass es bei Irren immer bedeutend grösserer Arzneidosen bedürfe, als in sonstigen Krankheiten. In vielen Fällen sieht man gar nichts dergleichen; in anderen ist die Toleranz nur scheinbar stärker, indem der Kranke manche widrige Wirkungen (z. B. Ekel) verschweigt, im Sturme des Deliriums nicht beachtet oder aus krankhaftem Eigensinn sie ohne Klagen erträgt, während die Wirkung auf die Organe, z. B. die Erosion der Magenschleimhaut durch grosse Gaben Tartarus emeticus, keineswegs ausbleibt; nur in wenigen Fällen braucht man ungewöhnlich hohe Gaben von einzelnen Mitteln, namentlich Purganzen und Narcoticis; da hierin grosse individuelle Verschiedenheiten vorkommen und sich der Erfolg nicht a priori schätzen lässt, so müssen immer zuerst mässige Gaben versucht, und von diesen — allerdings zuweilen rasch — der Uebergang zu den stärkeren gemacht werden.

Im Allgemeinen ist eine specielle somatische Behandlung weit nothwendiger in den frischen, als in den alten verschleppten Zuständen von Irresein. Die letzteren Fälle, wo so häufig das leibliche Befinden gar keine Störung zeigt, geben daher weder bestimmtere Indicationen zu Arzneimitteln, noch hat sich deren empirische versuchsweise Anwendung nur im Geringsten nützlich gezeigt. Doch gibt es Fälle, wo es auch ohne alle rationelle Indicationen vortheilhaft ist, dem Kranken Arzneien, natürlich nur durchaus indifferenter Art, zu verabreichen, um ihm zu zeigen, dass er wirklich als krank betrachtet wird, um seine Hoffnung zu erhalten und ihm eine stete ärztliche Fürsorge zu beweisen. Hier dienen die Arzneien als psychische Mittel; so z. B. bei sehr misstrauischen Kranken, welche die Irrenanstalt für ein Staatsgefängniss, einen Ort für Verbrecher und dergleichen erklären, bei Hypochondristen etc. — Unter den Mitteln der somatischen Therapie sollen im Folgenden nicht alle aufgeführt werden, welche überhaupt einmal indicirt sein können, sondern nur diejenigen, welche mit directem Bezuge auf die Gehirnkrankheit theils sich entschieden nützlich zeigen, theils der Art der Symptome nach als besonders indicirt erscheinen könnten.

§. 212.

Die Anwendung der Blutentziehungen, zu denen von jeher theils apriorische Entzündungstheorieen, theils pathologisch-anatomische Resultate, theils die oft so stürmischen Symptome an sich schon hingeleitet haben, ist von der neueren Zeit bedeutend beschränkt worden und Jedermann ist darüber einig, dass die Indication des Aderlasses nicht aus dem Delirium an sich oder irgend einer Form desselben, sei es auch die activste, aufgeregteste, wüthendste entnommen werden darf. Zustände von allgemeinem Sinken der Ernährung und von Anämie, nicht nur nach Blutverlusten oder körperlich erschöpfenden Anlässen irgend einer Art, sondern ebenso häufig auch nach lange dauernden psychischen Schmerzzuständen gehören ja häufig zu den ätiologischen Momenten des Irreseins, namentlich auch in der Form der Tobsucht. Diese Fälle, und ihnen zunächst sich anschliessend die aus habitueller Trunksucht entstandenen, contraindiciren die Aderlässe natürlich absolut. Werden solche hier dennoch angestellt, so folgt ihnen gewöhnlich alsbald eine Steigerung aller Symptome; namentlich bricht hier gerne bei bisher noch Schwermüthigen die heftigste Tobsucht aus. Eher zu rechtfertigen, doch auch hier für die meisten Fälle ganz entbehrlich ist die Venäsection in dem Aufregungszustande der acuten Meningitis und bei entschiedener allgemeiner Plethora; wirklichen und raschen Erfolg wird man eigentlich nur in schnellen und heftigen Congestivzuständen sehen, wie solche allerdings zuweilen nach starken plötzlichen Gemüthsbewegungen unter stürmischer, unregelmässiger Herzbewegung und den Erscheinungen einer Ueberfüllung des kleinen Kreislaufs, mit den Symptomen psychischer Störung rasch auftreten.

Ueber die Anwendung der VS. herrschten früher verschiedene Ansichten und vielfache Debatten; * in der Gegenwart ist die Ueberzeugung allgemein durchgedrungen, dass sie in der grossen Mehrzahl der Fälle nicht nur unnütz, sondern schädlich, und nur sehr selten von wirklichem Nutzen ist, und es können die Practiker, denen die erste Behandlung der Geisteskranken obliegt, nicht ernstlich genug zur grössten Sparsamkeit mit dem Blute dieser Kranken aufgefordert werden. — Im alten Bedlam machte man früher allen Kranken im Sommer mehre Aderlässe, und die höchst verfehlte, ergiebigste Anwendung dieses Mittels war in Frankreich im vorigen Jahrhundert als „Traitement de l'Hôtel-Dieu" bekannt. Willis, Chiarugi, namentlich aber Pinel erklärten sich nachdrücklich gegen den allzuhäufigen, ohne Distinction vorgenommenen Gebrauch des Mittels, Hill, Esquirol, Burrows und die meisten deutschen Aerzte schlossen sich ihnen an. Der Hauptvertheidiger grosser Venäsectionen war Rush (Untersuchungen über die Seelenkrankheiten, übersetzt von König, Leipzig 1825, p. 149 seqq.) namentlich für die Manie; Haslam, Foville und A. wandten ihn häufig in gemässigteren Graden an. Es ist beachtenswerth, dass unter 200 Kranken, denen Haslam in Bedlam zur Ader liess, das Blut nur 6mal eine Kruste zeigte (Rush l. c. p. 150). Manche nur halbwahre Indicationen für die VS. wurden von Einzelnen aufgestellt, so das jugendliche Alter, die frische Er-

---

* Resümirend haben davon gehandelt Friedreich, in Friedreich und Blumröder, Blätter für Psychiatrie, I., Nasse, in Jacobi und Nasse, Zeitschrift I., p. 216 seqq. Smith, Bad effects of general blood-letting etc. Lancet, August 1846. Pliny Earle, american journal of insanity. April 1852 (sehr ausführlich).

krankung, das starke Klopfen der Kopfarterien, welches doch (M. Hall) gerade auch beim Delirium aus Anämie vorkommt; auch die mässige Kopfcongestion (warmer Kopf, rothe Augen etc.) erheischt die VS. im Geringsten nicht, da sie häufig bei allgemein gesunkener Ernährung vorkommt.

Von ausgedehnterer Anwendung als die Venäsection sind die örtlichen Blutentziehungen durch Schröpfköpfe und Blutegel. Schon in der acuten Meningitis bewirken sie sicherer und unmittelbarer die Entleerung des Gehirns; bei den stärkeren Kopfcongestionen sieht man zuweilen eine überraschend schnelle und günstige Wirkung auf das Irresein, und wenn diese auch selten eine ganz nachhaltige ist, so kann das Mittel doch hier und da wiederholt, mitunter mit befriedigendem Erfolg längere Zeit fort in regelmässigen Zeitperioden applicirt werden. Immer sind es nur Hyperämieen, welche damit gehoben werden können; dass die wahren chronisch-meningitischen und encephalitischen Processe so wenig als andere chronische Entzündungen durch Blutentziehungen zu beseitigen sind, darüber wird man sich bei einiger Einsicht in die hier stattfindenden Vorgänge nicht verwundern. Schröpfköpfe können auf den geschorenen Kopf oder in Nacken, Blutegel sollen wo möglich in die Nähe von Emissarien applicirt werden, hinter dem Ohr, an der Nasen-Schleimhaut, deren Venen mit dem Längenblutleiter communiciren etc. Beim weiblichen Geschlecht können Blutentziehungen an den Genitalien nöthig werden; die Blutentziehungen am After gegen Kopfcongestionen sind ein unsicheres, diese zuweilen steigerndes Mittel.

§. 213.

Zur Beseitigung der Gehirnhyperämie findet auch die Kälte ausgedehnte und vortheilhafte Anwendung — aber nicht in der Form jener massenhaften kalten Sturzbäder, mit welchen die Practiker so gerne frisch erkrankte Tobsüchtige zu beruhigen suchen, und die doch so gewöhnlich nur die Aufregung steigern, und selbst die Kopfcongestionen erhöhen. Zeller (und in neuerer Zeit Jacobi) haben sich nachdrücklich über die Fruchtlosigkeit dieses Verfahrens geäussert; wir selbst haben solche Fälle gesehen, wo die Sturzbäder mehrfach mit jedesmal sichtlicher Verschlimmerung angewandt worden waren. Nur im melancholischen Stumpfsinn dürften sie zuweilen mit Erfolg gebraucht werden; die eigentliche Douche vollends mit anhaltendem, heftig auffallendem Strahl ist kaum je als Kur-, sondern als ein blosses Straf- und Zwangsmittel der psychischen Therapie anzuwenden und sie soll · zu diesem

Zwecke immer nur eine kurze Zeit lang angewandt, im Nothfall lieber noch einmal im Tag wiederholt werden.

Unter den Neueren, welche noch die Douche in grösserem Umfang anwendeten, ist besonders Ideler zu nennen (Charité-Annalen I. 4. 1850. p. 692). Er wandte übrigens weit mehr Rückendouche (vom Genick bis zum Kreuz, in trockener Wanne) als Kopfdouche an und will sie besonders passend gefunden haben bei dem idiopathischen (nach ihm direct aus den Leidenschaften entstehenden!) Irresein, im Remissionsstadium der Tobsucht, in Zuständen allgemeiner Trägheit und Abstumpfung, in manchen Fällen von Melancholie und „Monomanie", auch bei Individuen, welche durch Brantwein und sexuelle Excesse heruntergekommen sind.

Nützlich ferner ist die Application der Eismütze oder doch der kalten Umschläge, welche die Kranken oft selbst eifrig wiederholen, in vielen Exaltationszuständen mit heissem Kopf, klopfenden Halsarterien etc.; und besonders passend ist die Application der Kälte auf den Kopf während allgemeiner lauer Bäder, entweder als Umschlag, oder als mildes Regenbad, als sehr langsame Begiessung aus ganz geringer Höhe. Die grosse Ruhe in den nächsten Stunden nach einem solchen Bade und die dem Kranken selbst oft auffallende Erleichterung kann eine täglich mehrmalige Anwendung indiciren, mit welcher man der Agitation, sobald sie sich wieder steigern will, jedesmal zuvorzukommen sucht. Insolation, Kopfverletzung, drohende Apoplexie mit dem Zeichen der Congestion machen die Anwendung der Kälte auf den Kopf besonders dringlich. —

Dagegen sind nun Bäder der verschiedensten Art von grosser, allgemeiner und bei zweckmässigem Gebrauche äusserst wohlthätiger Anwendung in den Hirnstörungen, welche den Geisteskrankheiten zu Grunde liegen. Seltener, namentlich bei jüngeren Individuen weiblichen Geschlechts, bei Hysterischen sind die kalten Bäder — am besten Flussbäder — indicirt; von allgemeinster und nützlichster Anwendung sind vor allem die lauen Bäder sowohl in den älteren, als namentlich in den frischen Fällen; ausser ihrer reinigenden und erfrischenden Wirkung kommt ihnen, wie es scheint, ebenso durch die gleichförmige mässige Erregung aller Hautnerven, als durch die Verlangsamung und Regulirung der Respiration und des Herzschlags ein ausgezeichneter beruhigender Effect in diesen Krankheiten zu. Gewöhnlich werden sie nur $\frac{1}{2}$—1 Stunde lang genommen; für manche frische Erkrankungsfälle mit grosser Aufregung reicht diese Zeit nicht hin und es sind hier die von Brierre zuerst methodisirten langen, mehrstündigen Bäder (natürlich mit Sorge für gleichmässige Erhaltung ihrer Temperatur) in der That ein sehr nützliches Mittel. Solche passen dagegen durchaus nicht bei chronischen Zuständen, bei älteren, geschwächten, cachectischen Personen, bei schwachem Puls, bei Epilepsie und beginnender Paralyse. * — Oft führt nur das Bad den lange vermissten Schlaf herbei, oft scheint es die Fixirung der Gehirnhyperämie zu verhindern, und da sich die Kranken meist gerne zu diesem Mittel verstehen, so dürfte sich gegen seinen Gebrauch — ausser Phthisis, beträchtlicher Blutarmuth, und namentlich ausser der beginnenden oder schon bestehenden allgemeinen Paralyse — kaum irgend eine Contraindication ergeben. Nach Umständen sind Zusätze von Schwefel, Eisen, aromatischen Pflanzen u. dgl. passend. Fussbäder endlich unterstützen in manchen Fällen das vom Kopfe ableitende Verfahren.

Auf das Bedenkliche der eigentlichen Kaltwassercuren (in den Anstalten) habe ich schon in der ersten Ausgabe hingewiesen. Seither haben sich die Erfahrungen über den Schaden, den sie gewöhnlich den Geisteskranken bringen, von allen Seiten gehäuft; die meisten Anstalts-Aerzte dürften in der Lage sein, Beiträge hiezu zu geben; Flemming, Erlenmeyer, Damerow, Sponholz u. A. haben sich speciell darüber geäussert; namentlich scheint der Uebergang in paralytischen Blödsinn durch diese gewaltsamen Proceduren sehr begünstigt zu werden. Die Verkehrtheit, Kranke statt in eine Irrenanstalt in eine Kaltwasseranstalt zu schicken, wäre unglaublich, wenn sie nicht alle Tage vorkäme! — Dass desshalb doch in einzelnen Fällen nasse Einwicklungen zu vorübergehender Anwendung, kalte Sitzbäder, besonders aber einfache kalte Waschungen und Abreibungen des Körpers bei Geisteskranken nach speciellen Indicationen nützliche Anwendung finden können, versteht sich. —

Für die Anwendung der kalten Bäder (14—17° R., 5—25 Minuten lang) hat Guislain (Leç. or. III. p. 115) ziemlich unbestimmte Indicationen gegeben, sie aber mehr für Fälle von mehr als halbjähriger Dauer, als für ganz frische Erkrankungen nützlich gefunden. Sehr gewagt scheint mir auch das Verfahren Jakobi's (Ztschr. f. Psych. XI. p. 379), zur Beruhigung tobsüchtiger Aufregung halbstündige Bäder von 13° R. zu geben.

§. 214.

Auch die Hautreize und sogenannten Ableitungsmittel werden häufig am unrechten Orte gebraucht. Die Vesicatore sind in den gewöhnlichen Fällen unnütz, auf den Kopf selbst gesetzt vermehren sie häufig die Irritation; bei Melancholisch-Stumpfsinnigen dagegen scheinen sie zuweilen, am besten im Nacken, mit Erfolg angewandt zu werden. — Die Salben und Pflaster von Tar-

---

* Vgl. Brierre, Mém. de l'acad. de Méd. 1847. — Er liess Maniaci zuweilen 6—10 Stunden in dem lauen Bad, mit Kühlhalten des Kopfes, und wiederholte dies alle Tage; 3—4 Stunden dürften aber immer hinreichend sein. Pinel neveu will in der Manie selbst mehre Tage lang (!!) dauernde Bäder mit anhaltender kalter Begiessung des Kopfes gegeben haben (1854).

tarus emeticus, von Einzelnen in der übertriebensten Weise, bis zur Necrosirung der Schädelknochen gebraucht, finden eine gewisse Anwendung gleichfalls vorzüglich in einzelnen melancholischen Formen, hier und da auch in einem protrahirten Uebergangsstadium der primären Formen in Schwächezustände (Jakobi). Auch sie werden am Schädel, im Nacken oder an noch entfernteren Stellen applicirt, und dürfen nur bis zu mässiger Eiterung fortgesetzt werden; ihre Hauptwirkung scheint eine psychische, indem der andauernde lebhafte Schmerz, der sich immer dem Bewusstsein aufdrängt, den Zug der krankhaften Ideen unterbricht und das Verweilen auf ihnen hindert. — Vom Haarseil könnte besonders in einzelnen Fällen nach Kopfverletzung passend Gebrauch gemacht werden; Moxa und Glüheisen — das letztere früher häufig, aber ohne Erfolg, bei Paralytisch-Blödsinnigen angewandt — entbehren jeder festen Indication und sind jetzt ganz verlassen worden. — Alle diese tieferen Hautreize sind nicht nur in Zuständen hoher acuter Exaltation durchaus unpassend, sie sind es auch bei sinnlosen Kranken, welche die gereizte Hautfläche oft heftiger Reibung oder der Kälte aussetzen; bedeutende erisypelatöse Entzündungen können hier entstehen, bei einzelnen adynamischen Zuständen kann Gangrän eintreten — Gefahren, welche hier durch den problematischen Nutzen dieser Applicationen weit nicht aufgewogen werden.

Die Tart. emet.-Salbe war so ziemlich ausser Gebrauch gekommen, als sie durch Mittheilung günstiger Erfahrungen von Jakobi (Ztschr. f. Psych. XI. 1854. p. 369) wieder für einige Zeit in Aufnahme kam. Jakobi liess auf eine rasirte Stelle des Scheitels die Salbe mit einem Haarpinsel auftragen, so lange bis Entzündung und Anschwellung sich über den ganzen Kopf verbreitete (!) und unter Cataplasmiren sich die Haut an der Applicationsstelle sphacelös losstiess (!); er liess dabei nur Wassersuppe, Milch und Weissbrod geniessen. Einzelne Fälle chronischer, in der Uebergangszeit zu Verrücktheit und Blödsinn stehender Erkrankung erfuhren einen vortheilhaften Einfluss. Auch Guislain u. A. hatten einzelne gute Erfolge bei den genannten Zuständen und bei Melancholie mit Stupor, Extase u. dergl. Die Anwendung dieses Mittels, das doch nur für einigermassen desperate Fälle passt, ist jedenfalls ganz zu vermeiden in der Tobsucht, überhaupt in frischen Erkrankungen mit hoher Erregung, bei sehr empfindlichen, reizbaren, bereits durch Körper- oder Seelenschmerz erschöpften Naturen.

§. 215.

Von einer directen Einwirkung auf die Gehirnfunctionen durch Narcotica könnte man a priori Bedeutendes erwarten. Doch wird man alsbald die Indication zu diesen Mitteln beschränken müssen, wenn man erwägt, wie häufig das Irresein das lange vor-

bereitete, allmählig festgewurzelte Resultat zusammengesetzter Einwirkungen ist, wie es doch öfters auf anatomischen Veränderungen beruht und wie die meisten und gerade einzelne kräftige Narcotica
sich — allerdings mit wichtigen Ausnahmen — mehr zu vorübergehender Anwendung eignen können. Die Beobachtung zeigt auch, wie
diese Mittel nur in einem beschränkten Kreis von Zuständen, für
welche sie allerdings sehr werthvoll sind, für sich allein zur Heilung dienen können; ausserdem aber finden sie noch zur Hebung
und Minderung einzelner Symptome eine gewisse zweckmässige
Verwendung.

Unter den narcotischen Mitteln steht dasjenige in seiner Wirkung obenan, von dem man in der That auch nach seinen sonstigen Effecten am meisten erwarten konnte, nemlich das Opium;
doch nicht in der früher üblichen Anwendung kleinerer und mehr
verzettelter Dosen, wo es nichts oder doch wenig Erhebliches und
Dauerndes leistet, sondern in grösserer Gabe und längerem conse-
quentem Fortgebrauche — eine Methode, welche allerdings als ein
Fortschritt der neueren Psychiatrie zu betrachten ist. Man gibt
hier meist etwa zuerst täglich zweimal einen Gran und steigt nach
und nach bis auf 3—6 Gran täglich zweimal und setzt dieses
mehre Wochen so fort. Man beobachtet hiebei keine Intoxications-
Erscheinungen und keine ungünstigen Wirkungen auf die Ernährung, regelmässige, selbst eher diarrhoische Stühle (wenn man bei
den grossen Gaben angelangt ist), nicht einmal immer reichlichen
Schlaf, aber in geeigneten Fällen Besserung der Erscheinungen
von Hirnreizung, zunehmende Beruhigung der Kranken, Ermäs-
sigung der Hallucinationen, Schwinden der Angstgefühle und
der mit ihnen verknüpften Wahnvorstellungen, und mitunter
baldige vollständige Genesung. Es sind nach vielfachen übereinstimmenden Erfahrungen vorzüglich recht frische Fälle, jüngere
und mehr weibliche Individuen, Zustände trauriger Verstimmung,
entstanden unter Mitwirkung anämischer, hypochondrischer und
hysterischer Dispositionen und psychischer Ursachen und sich oft
zu grosser Unruhe und Aufregung steigernd (active Melancholie),
wo diese günstigen Wirkungen eintreten, namentlich auch bei
vielen puerperalen Seelenstörungen, ohnedies im Delirium tremens.
Bei den melancholischen Zuständen mit Stupor und überhaupt mit
grosser Passivität, bei der eigentlichen Tobsucht, bei der heiteren
Aufregung des Wahnsinns scheint die Methode nichts zu leisten;
es ergibt sich hieraus, dass sich die Indicationen für ihre Anwendung öfter in der Privatpraxis (eben bei ganz kurzem Bestehen
des Leidens) als in den Irrenanstalten ergeben.

Vgl. H. Engelken, Prot. der Naturforscher-Versammlung in Bremen 1844. F. Engelken, Ztschr. f. Psych. VIII. 1851. p. 393. Schubert, med. Vereinszeitung 1857. Nr. 24. L. Meyer, Ztschr. f. Psych. 1860. Nr. 4. Erlenmeyer, Arch. d. d. Ges. f. Psych. III. 1. 1860. p. 53. Ausserdem haben viele Irrenärzte, Guislain (Leç. or. III. p. 28), Michéa, Zeller u. A. sich günstig über die Methode der grossen Gaben geäussert. Morphium scheint weniger zu nützen; nur Guislain schreibt ihm noch bessere Wirkungen zu.

Gleichfalls in Aufregungszuständen, aber mehr wirklich tobsüchtiger Art, wird die Digitalis angewendet. Wenn sie zunächst durch Unregelmässigkeiten der Circulation, stürmischen Herzstoss, grosse Pulsfrequenz und durch Structurveränderungen des Herzens indicirt ist — unter diesen Umständen ebenso gut bei Melancholischen als Maniacis — so wird doch die empirische Anwendung des Mittels auch in den Fällen, wo keine Störung der Herzthätigkeit zu bemerken ist, zuweilen durch günstige Erfolge gerechtfertigt. Die Digitalis hat den Vortheil, in längerer Anwendung fortgegeben werden zu können, und wird passend in einzelnen Fällen mit Elix. acid. II., Weinstein, diuretischen Mitteln verbunden; man beginnt mit mässigen Dosen; die zuweilen beobachtete Beschleunigung des Pulses in der ersten Zeit der Anwendung geht bald in Verlangsamung über, und es ist in einzelnen Fällen passend, durch empirisch zu findende Dosen den Puls längere Zeit hindurch auf einer gleichen, etwas unter dem Normal stehenden Frequenz zu erhalten; zu den grossen Gaben, welche auch leicht Erbrechen erregen, sollte nur allmählig und vorsichtig gestiegen werden. Zustände sexueller Aufregung beschränken den Gebrauch der Digitalis; wie andere Diuretica scheint sie dieselbe zu erhöhen, ja zuweilen erst hervorzurufen.

Grosse Erwartungen hegte man von der Aether- und Chloroform-Narcose in der ersten Zeit, wo sie bekannt wurde, und es sollen in der That schon einzelne Fälle wirklicher schneller Heilung in frischen Fällen aufgeregter Melancholie vorgekommen sein. Allein zahlreiche Beobachtungen ergaben, dass zwar öfters (keineswegs constant) ein vorübergehender Nachlass der Melancholie und Manie nach dem Erwachen aus der Chloroformnarcose, hier und da selbst ein völliges lucidum intervallum eintrat, bald aber der frühere Krankheitszustand zurückkehrte und mit jeder Anwendung der Inhalation selbst die vorübergehende Remission kürzer ward und bald ganz ausblieb. Es gibt nun allerdings Fälle, wo schon kurze Beruhigung von grossem Werthe sein kann, z. B. bei heftiger Tobsucht der puerperalen Seelenstörung, und hier können wohl Versuche damit gemacht werden (auch Aetherclystire, Ɔj—ʒj auf ein Clystir, können zum Zwecke einer solchen Be-

ruhigung eines aufgeregt-nervösen Zustandes versucht werden).
Doch kommt nicht nur jene beruhigende Wirkung nicht immer,
sondern zuweilen selbst eher eine vermehrte Aufregung und es
ist jedenfalls die grösste Vorsicht (gehöriger Luftzutritt) bei der
Applicationsweise zu beobachten.

Vgl. Meyer, Charité-Annalen, VIII. 2. 1857. p. 69. Morel (1854)
versuchte die Inhalationen zur Entdeckung der Simulation anzuwenden;
auch dies ohne Erfolg.

Die Blausäure (Aqua laurocerasi, Aqua amygdal. amar.) ist
zuweilen, namentlich frühe im Beginn der Krankheit, bei mässiger
Exaltation, melancholischer Angst etc. als Nebenmittel anwendbar.
Ihre beruhigende Wirkung schien uns beim weiblichen Geschlechte
sicherer. Die Datura, in alten Zeiten vielfach empfohlen, ward
später wieder speciell gegen Gesichts- und besonders Gehörshallucinationen mit einigem Erfolge angewandt (Moreau, Billod).
Gegen die Hallucinationen der Verrückten und Verwirrten leistet
sie nicht das Geringste, auch sonst wurden zahlreiche Erfahrungen
ihrer Erfolglosigkeit gemacht; doch scheinen Versuche mit diesem
Mittel passend in den Fällen, wo gleich beim Ausbruch des Irreseins die wegen ihrer unmittelbaren psychischen Effecte so ungünstigen Gehörshallucinationen das Hauptsymptom ausmachen. Das
Mittel muss dann in etwas grösseren Gaben, bis zum Eintritt von
Intoxicationssymptomen gegeben werden. * Die Belladonna, derzeit wenig gebraucht, könnte gleichfalls bei vorwaltenden Hallucinationen der zwei oberen Sinne versucht werden; sie entbehrt
noch mehr der empirisch festgestellten Indicationen, und beide
letztgenannte Mittel scheinen bei vorhandener Gehirnhyperämie
contraindicirt. — Das Chinin ist bei regelmässig intermittirenden
Formen von Nutzen und kann mit Vortheil auch zur Beseitigung
einzelner neuralgischer Zustände, welche oft von wesentlichem
Einfluss auf Erzeugung von Wahnvorstellungen sind, gebraucht
werden. — Die Asa fötida in grosser Gabe wird von Guislain
bei hysterischen Seelenstörungen gerühmt. — Von einzelnen bisher gar nicht oder wenig gebrauchten Mitteln (Brucin, Hachich etc.)
lassen sich durch vorsichtige Versuche vielleicht noch einige Bereicherungen der Therapie erwarten.

Die Spirituosa sind bei Irren in der grossen Mehrzahl,
namentlich der frischen Fälle ganz zu vermeiden und auch in der

---

* Uebrigens mit grosser Vorsicht; wir haben in einem Falle, in der Salpetrière bedeutende Abmagerung, einen Zustand von Marasmus darauf erfolgen sehen. — Neuere Erfahrungen, welche einige Wirksamkeit gegen Hallucinationen anzuzeigen scheinen, s. von Boureau, ann. med. psychol. VI.
1854. p. 555.

Reconvalescenz nur mit grosser Vorsicht zu gestatten; mehr ausnahmsweise, z. B. bei herunter gekommenen früheren Schnapstrinkern kommen übrigens Zustände tieferer Geistesschwäche mit serösen Infiltrationen der Extremitäten vor, wo sich der Gebrauch eines kräftigen Weins nützlich zeigt.

Tabak wird von den Irren viel gebraucht — freilich nur zum Schnupfen und Rauchen. Bekannt ist die grosse Vorliebe vieler, namentlich chronisch Kranker, für den Reiz des Schnupftabaks, und eine mit Bonhommie gebotene Prise kann den Irren, der eben im Zuge ist, sich in heftigen Scheltworten zu vereifern, oft am besten unterbrechen und zur Aufmerksamkeit auf sich selbst und zur Ruhe bringen. Zuweilen werden wohl auch geschärfte Schnupftabake, um eine blutige Secretion auf der Nasenschleimhaut hervorzurufen, angewandt. Das Rauchen fördert den leichten Fluss der Gedanken und eine gleichmässige Stimmung; bei früherer Gewohnheit ist die wiederkehrende Lust dazu zu beachten und zu befördern; denn auch solchen an sich unbedeutenden kleinen Gewohnheiten kann der Geist Hülfen entnehmen, um sich selbst, den früheren Inhalt und die frühere Art der Gedankenrichtung wieder zu finden. Bei beginnender Paralyse ist jeder Gebrauch von Tabak zu vermeiden.

§. 216.

Die auf den Darmkanal wirkenden Mittel gehören zu den ältesten und auch heute noch am häufigsten gebrauchten. Ausser ihrer rationellen Indication bei trägem Stuhl, der in diesen Krankheiten häufig ist, übrigens sehr oft besser durch diätetische Mittel und durch kühle Clystire als durch Arzneien beseitigt wird, werden sie mit Vortheil in allen frischen mit Kopfcongestion verbundenen Fällen, und als Hauptmittel in den acut entzündlichen Zuständen des Gehirns gegeben. Hier passen die stark und schnell wirkenden Purganzen (Crotonöl u. dgl.); für eine mässigere Anwendung werden Senna, Rheum, Salze in ziemlich willkürlicher Auswahl benützt. Der längere Fortgebrauch der milden Laxanzen (der weinsteinsauren, schwefelsauren, kohlensauren Natron- und Kali-Verbindungen, besser noch der abführende Natronverbindungen enthaltenden Mineralwasser) zeigt sich in chronischen Fällen manchmal nützlich, auch ohne Infarcten aufzulösen. Grosse Heilwirkungen darf man sich aber niemals von ihnen versprechen und gerade in den hypochondrischen Zuständen, wo die Abführmittel am meisten gebraucht werden, erweisen sie sich oft schädlich; die Drastica sind auch bei vorhandener chronischer Erkrankung der Genitalien durchaus zu vermeiden, und der längere Fortgebrauch aller stärkeren Abführmittel kann zur Ursache schwerer Darmcatarrhe werden.

Emetica werden theils bei erkennbarer Störung der Magenverdauung, zuweilen auch, namentlich bei Melancholischen mehr wegen des damit verbundenen psychischen Eindruckes angewendet; bei den puerperalen Seelenstörungen soll besonders hier und da ein rascher günstiger Erfolg sich zeigen (Flemming). — Die sogenannte Ekelkur mittelst kleiner Gaben von Tartarus emeticus vermag vielleicht durch den anhaltenden widrigen Eindruck auf das Gemeingefühl die Stimmung zu modificiren und den psychischen Schmerz, indem ihm eine körperlich widrige Empfindung substituirt wird, zu unterbrechen; ebenso kann der Tobsüchtige durch die Ermattung, welche die Folge dieses Mittels ist, beruhigt werden; aber ein wirklicher Nutzen wird nur selten erreicht, feste Indicationen gibt es schon für die Erzielung jener palliativen Wirkungen nicht, evident dagegen ist die häufige schädliche Wirkung. Die ganze Ekelkur ist doch mehr als ein Rest aus der barbarischen Zeit der Therapie zu betrachten und besonders nachdrücklich ist vor den enormen Gaben Tartarus emeticus (Gr. 12—20), die von Einzelnen angewandt wurden, zu warnen. Nicht nur Pustulation des Mundes und der Speiseröhre, umschriebene Gastritis, sondern auch ein schneller paralytischer Collapsus kann die Folge so roher Eingriffe sein. — Wurmmittel mögen jezuweilen Anwendung finden, hauptsächlich bei den psychischen Störungen des kindlichen Alters.

§. 217.

Aus der Classe der excitirenden Mittel von speciellerer Einwirkung auf das Nervensystem wurde namentlich der Campher früher vielfach angewandt. * Einzelne Erfahrungen können auch noch zu ferneren Versuchen mit ihm einladen; bestimmtere Indicationen dürfte er in Zuständen sexueller Aufregung, wie solche namentlich auch beim Ausbruch des Irreseins im Puerperium vorkommen, finden; er muss hier in etwas stärkeren Gaben gereicht werden. — Die Versuche mit Moschus, Phosphor, Arnica etc. das Gehirn „beleben" zu wollen, deuten einen ungewöhnlich hohen Grad therapeutischer Illusionen an.

Kühlende Mittel sind unter bekannten Umständen häufig indicirt, also Nitrum, Elix. acid. H., Essig zum Getränk etc. Amara und Tonica können bei lange gestörter Verdauung, bei Anämie nothwendig werden; namentlich passt der Gebrauch des Eisens, nach bekannten Indicationen, sehr gut für viele weibliche, nervöse, hysterische Kranke; Leberthran kann bei anämischen Zuständen mit Abmagerung seine Wirkung unterstützen. — Emenagoga werden namentlich beim Beginn des Irreseins, wo Stö-

---

* So z. B. Perfect, auserlesene Fälle etc. V. Michaelis. Leipzig 1789.

rung der Periode unter die Ursachen der Erkrankung gehört, mit Vortheil angewandt; auch in den chronischen Fällen ist übrigens die Menstruation wohl zu berücksichtigen. Aber öfter dürfte hier eine präcise örtliche Behandlung der weiblichen Genitalienkrankheiten, des Uterincatarrhs, der Krankheiten der Vaginalportion etc., welche so häufig als Ursachen von Functionsstörungen der Nervencentra auftreten und durch innere Mittel so schwer zu beseitigen sind, passend und nothwendig, wenn gleich allerdings nicht bei allen Kranken gleich anwendbar sein. — Hier und da kommen Fälle vor, wo antisyphilitische Kuren zur Beseitigung der Gehirnkrankheit erforderlich sind (p. 197). — Die indicationslose Anwendung der Electricität ist ganz verwerflich; locale nervöse Schmerzen können zuweilen wirksam damit behandelt werden.

§. 218.

Was die Diät und zunächst die Nahrungsmittel betrifft, so könnte auch hier zunächst die Thatsache, dass häufig 'das Irresein auf „inflammatorischen" Processen im Schädel beruht, zu der Meinung von der Nothwendigkeit durchgeführter antiphlogistischer Massregeln führen. Nichts wäre dem Kranken verderblicher; die Beobachtung zeigt, wie häufig diese Krankheiten, mögen sie auf diesen inflammatorischen Processen oder Irritation beruhen, mit allgemeiner Anämie und Herabsetzung der Ernährung verbunden sind, wie häufig der Appetit des Kranken verstärkt ist, wie eine karge Diät solche Kranke durchaus exasperirt und verschlimmert, wie der oft bedeutende Aufwand der Muskelkraft einen anhaltenden, kräftigen Ersatz erfordert und wie das Allgemeinbefinden der Kranken überhaupt meistens durch eine kräftige Diät verbessert, durch genügende Speise Beruhigung, Schlaf und Wohlbehagen herbeigeführt wird. Auch hierin natürlich Alles mit Mass und Erwägung aller Umstände; bei acuter Meningitis, bei allen fieberhaften Zuständen strengste Diät, bei geschwächter Verdauung sorgfältig gewählte Speisen, Milchcuren u. dergl., bei früherer Schwelgerei Gewöhnung an einige Einfachheit, deren günstige Erfolge sich oft bald zeigen etc. — Die Getränke müssen durchschnittlich aus Wasser und wässrigen Flüssigkeiten bestehen (p. 490) und in den frischen acuten Fällen reichlich sein; Caffe und Thee ist in allen acuten Fällen wegzulassen. — Gemeinschaftliches Essen in den Irrenanstalten, wo es sein kann, befördert die Lust am Essen, die Geselligkeit und übt den Kranken und Genesenden wieder in jenen humanen Formen, welche der äussere Träger gesunder Gefühle sind, und die er so oft vergessen hatte.

Nächst der Ernährung ist vor Allem in frischen wie in alten

Fällen auf den nöthigen Wechsel von Ruhe und Bewegung, auf
möglichsten Genuss einer frischen, reinen Luft, bei weniger acuten
Zuständen auf möglichste Bewegung im Freien, zu Fusse, in einzelnen Fällen im Wagen, zu sehen; alle Irrenanstalten sind mangelhaft, welche nicht für alle Abtheilungen ihrer Kranken die nöthigen Räume zu längerem Aufenthalt im Freien, in Gärten, Höfen etc.
darbieten. Bei manchen chronischen Kranken können sich hier
passend gymnastische Uebungen mässigerer Art anschliessen; erheiternde Spiele mit Bewegung, wo in der harmlosen Aufmerksamkeit auf das Spiel der Kranke momentan seiner selbst und des
Drucks der Gedanken vergessen lernt. — Der Schlaf muss im
Durchschnitt durch Arbeit, Bewegung in der Luft, Ermüdung,
auch durch Bäder, durch Ruhe und Stille, weit weniger durch
Narcotica herbeigeführt werden; der Kranke muss, wo nicht besondere Ruhe nothwendig, an frühes Aufstehen gewöhnt, und ein
unmotivirtes Verweilen im Bette, welches bei weiblichen Kranken
so leicht zur Gewohnheit wird und zu wahrer Schwäche aller
Muskelactionen führen kann, nicht gestattet werden; nur für
manche acute Zustände von Melancholie mit allgemeiner Körper-
schwäche ist der Aufenthalt im Bette zweckmässig und nothwendig.

In Bezug auf Temperatur ist nur daran zu erinnern, (p. 82),
dass Geisteskranke nicht, wie man früher glaubte, fast unempfindlich für Wärme und Kälte seien. Alle Gelasse müssen im Winter
wohl geheizt sein, und namentlich die Kranken, welche gerne stille
und unbeweglich stehen oder sitzen, und deren Extremitäten oft
eiskalt sind, müssen in dieser Beziehung sorgfältig gepflegt werden. Dass bei lebhafter Kopfcongestion eine kühle Temperatur
namentlich des Kopfs erzielt werden soll, versteht sich von selbst. —

Auf strenge Reinlichkeit des Körpers und Alles, was zu ihm
gehört, ist aufs sorgfältigste zu sehen. Die Mittel hiezu sind bekannt, und ihr Zweck ist nicht nur die Haut gesund und wohl-
functionirend zu erhalten, bei Paralytischen den Decubitus zu verhüten etc., sondern das Wohlbehagen, das der äusseren Pflege des
Körpers entspricht, wird auch zur Grundlage eines psychischen
Wohlgefühls und die Gewöhnung an Sorgfalt auf die leibliche Individualität leitet auch milde zur Aufmerksamkeit auf innerliche
Ordnung und Bereinigung hin. So werden alle diätetischen Massregeln, wenn sie mit Ordnung und Methode durchgeführt werden,
dem Kranken ein wohlthätiges Bedürfniss, zuweilen ein wahres
neues Interesse und so ein wichtiges Hülfsmittel psychischer Therapie, während alle äussere Unordnung und Salloperie den Geist
zerstreut und ihm Hülfen entzieht, sich bei sich selbst zurechtzufinden.

DRITTES CAPITEL.

Psychische Behandlung.

§. 219.

Die psychische Erregung selbst, wiewohl mittelst ihrer indirect stets auch auf die organischen Processe gewirkt wird, wird hier zu dem Zwecke einer directen Modification der psychischen Anomalieen durch Hervorrufen von Bildern, Vorstellungen, Gefühlen und Bestrebungen benützt. Auch dies geschieht nur zum geringeren Theile durch ein positives Einwirken des Arztes auf den Kranken, etwa mittelst Zuspruch, Belehrung, oder gar mittelst Ueberraschungen, Strafen, vermeintlicher irrenärztlich magnetisirender Blicke etc.; auch hier ist schon sehr Vieles durch gewisse negative Massregeln gewonnen. Sehr oft ist ja der Gang der Krankheit ein solcher, der ihr baldiges spontanes Aufhören erwarten lässt; hier reicht die Entfernung von allen psychisch irritirenden Momenten hin, und eine richtige Ordnung aller äusseren Verhältnisse, besonders wenn sie dem Kranken zugleich das Gefühl der Unterwerfung unter eine wohlwollende, vernünftige Macht gibt und allmählige Angewöhnung an ein äusserlich vernünftiges Verhalten herbeiführt, ist hier der mächtigste Hebel geistiger Genesung.

Das nähere psychische Einwirken zum Zwecke der Rückführung der geistigen Gesundheit kann man wieder auf zwei Indicationen bringen, welche sich ebensowohl aus einem tieferen Verständnisse des Irreseins, als aus den vorliegenden Erfahrungen einer glücklichen Therapie entnehmen lassen. Einmal nemlich sollen die krankhaften Stimmungen und Vorstellungen, welche jetzt die frühere gesunde psychische Individualität zurückdrängen und bedecken, gehoben, entfernt werden; andererseits soll wieder möglichst hingewirkt werden auf Wiederherstellung und Stärkung des alten Ich selbst, welches ja lange Zeit im Irresein nicht verloren gegangen, sondern nur oberflächlich zurückgedrängt oder in einen Sturm von Affecten hineingezogen ist, hinter dem es aber, zur Reaction bereit, lange fort noch im Stande ist, sich wieder zu erheben. Wenn zwischen der psychischen Behandlung der Irren und der Erziehungskunst in Bezug auf Zweck und Mittel allerdings manche, schon oft besprochene Aehnlichkeit besteht, so unterscheiden sich beide doch wesentlich eben in der letzterwähnten Indication. Denn bei der psychischen Behandlung der Irren handelt es sich nicht von einer Neubildung, sondern von einer Wiederherstellung; es handelt sich auch keineswegs davon, dass

das herzustellende Ich gewissen Forderungen entspreche, deren
Realisirung sich eben die Erziehung zur Hauptaufgabe macht (z. B.
dass es ein moralisches sei), sondern der einzige Zweck ist
die Wiederherstellung des früheren, alten, gesunden Ich, mag
dieses an Tugenden reich oder von mannigfachen Fehlern getrübt
gewesen sein. Besserungsversuche, wenn solche überhaupt gemacht
werden wollen, können erst beim Genesenen einen Sinn haben.
Wenn die Erziehungskunst bei ihren Zwecken durch einen weichen
und bildsamen Stoff begünstigt wird, so findet die psychische Irrenbehandlung den mächtigsten Beistand in dem Wiederherzustellen-
den selbst, in den combinirten Vorstellungsmassen des Ich, das als
ein schon gebildetes, festes, jetzt nur zurückgedrängtes, lange Zeit
hindurch nur auf Gelegenheit wartet, seinen alten Platz wieder-
einzunehmen, ja zuweilen geraume Zeit mit aller eigenen Macht
gegen die Krankheit kämpft. Daher eben kommt es, dass es oft nur
einer negativen psychischen Cur, einer Beseitigung alles Schädlichen bedarf. Wie stünde es sonst mit so manchen Irren, die in
ungeschickten, rauhen Händen doch ihre volle geistige Genesung
finden? —

§. 220.

Was die erste Indication, die Schwächung der krankhaften Stimmungen, Gefühle und Vorstellungen betrifft,
so ist durch allseitigste Erfahrung festgestellt, dass ihr directes
Bekämpfen sehr selten zu einem günstigen Ziele führt. Die kranke
Gemüthsverstimmung kann eben als eine kranke, nicht dem Zuspruch, der Aufmunterung, noch weniger moralisirenden Vorstellungen, überhaupt nicht dem Verfahren weichen, welches sonst
der einfachen üblen Laune des Gesunden entgegengesetzt wird.
Jene Verstimmung geht aus der Erkrankung des Gehirns mit Nothwendigkeit hervor und der Kranke kann sie so wenig mit Willkühr ablegen wie etwa die subjectiven Farbenbilder bei Reizung
seiner Retina. Vieles für die Beseitigung der Verstimmung ist eben
von der körperlichen Behandlung, von der Befolgung eines (vernünftig) exspectativen Verfahrens zu erwarten, womit in verschiedenen Fällen theils auf eine Entäusserung der Stimmung, indem
dem Kranken, z. B. dem Maniacus eine Explosion gestattet wird,
theils auf Zurückdrängung ihrer Aeusserungen hingewirkt werden
kann, während immer die bald zu besprechende psychische Ableitung die Hauptsache bleibt. Ebenso vergeblich, ja noch schädlicher als gegen die krankhaften Affecte die banale Aufforderung
sich zu überwinden, ist der Versuch, die Wahnvorstellungen des
Kranken direct durch logisches Raisonnement zu bekämpfen. Jede

directe, am meisten vollends jede leidenschaftliche Discussion bestärkt gewöhnlich den Wahn, indem sie den Kranken zur Rechtfertigung desselben, zum Aufsuchen von Gründen für ihn auffordert, und irritirt und erbittert um so mehr, je dringlicher und schärfer die Dialectik des Opponenten auftritt, je mehr noch durch zugemischten Spott solche „Vernunftgründe" dem Kranken wehe thun. Nicht einmal durch Beweismittel mittelst Augenscheins lassen sich die kranken Vorstellungen bezwingen. Man breite vor dem Kranken, der sich gänzlich verarmt wähnt, seine Gelder und Staatspapiere aus, man reisse vor einem Andern die Wand nieder, in der er seine quälenden Feinde versteckt glaubt; man wird zunächst beide irritiren und erst recht auf ihre falschen Vorstellungen aufmerksam machen, man wird im günstigsten Falle ein ganz äusserliches Zu- und Nachgeben erzielen, am gewöhnlichsten aber bei den Kranken einen Wechsel mit einem oft noch viel schlimmeren Wahne bewirken. Alles dieses wird aus der oben (pag. 71 ff.) erörterten Art und Weise der Entstehung der Wahnvorstellungen aus fix gewordenen Stimmungen, mit deren Beseitigung allein dem Wahn die Axt an die Wurzel gelegt wird, zur Genüge erhellen.

Einzelne Ausnahmen von der allgemeinen Regel, den Wahn nicht durch directe äussere Beweismittel zu bekämpfen, finden statt theils zuweilen bei Reconvalescenten, denen nach geschwundenem Affect noch einzelne Bruchstücke irriger Vorstellungen übrig geblieben, theils auch im ersten Anfang des Irreseins, wo die aufsteigenden Wahnideen dem Kranken noch als schwebende Bilder entgegentreten und wo das Ich im Kampfe gegen sie noch in der äusseren Anschauung der wahren Sachlage Succurs finden kann.* Allein auch in diesen Fällen hoffe man Nichts von vielem Zureden und Ueberzeugenwollen; es ist hier weit besser den Kranken wie zufällig, so dass er von selbst allein darauf zu kommen glaubt, auf das reale Verhalten der Dinge aufmerksam zu machen; alles Polemisiren ermüdet und quält, erregt Misstrauen und Abneigung.

Eine andere Art directer Bekämpfung des Wahns, nur für seltene und verzweifelte Fälle aufzusparen, besteht in der gewaltsamen Repression jeder Aeusserung der irrigen Vorstellungen, in einem gegen jede irrsinnige Rede oder That gerichteten Angriffssysteme, dessen Hauptmittel die Douche ist, während gleichzeitig der Kranke theils auch durch Zwang, theils namentlich durch Vortheile, Freiheit, Genüsse, wohlthuende Eindrücke,

---

* Einen derartigen Ausnahmsfall, eine sehr interessante Heilung durch Zuspruch, s. bei Guislain, Leç. or. III. p. 222.

welche an alle vernünftigen Handlungen und Aeusserungen geknüpft werden, zu diesen gedrängt wird.* Ein solches Verfahren
offenen, concessionslosen Angriffs auf die Wahnvorstellungen mit
dem Zwecke einer heftigen psychischen Diversion kann kaum für einzelne Fälle chronischer, partialer Verrücktheit, bei vollständig her-
gestelltem Allgemeinbefinden und Abwesenheit aller sonstigen Störungen versucht werden; es ist ebenso anstrengend für den Arzt
selbst, als für den Kranken, dem in keinem Augenblicke Ruhe
zur Hingebung an seine Wahnvorstellungen gelassen werden soll:
eine Beseitigung von Hallucinationen, wie auch eine vollständige Heilung der Kranken durch solche Mittel halten wir für
illusorisch.** Dasselbe gilt von den verschiedenen, mehr oder minder sinnreichen Kunstgriffen und Ueberraschungen, welche man
schon angewandt hat, um den Kranken von der Nichtigkeit seiner
Ideen zu überzeugen; sie verschlimmern ihn positiv, wenn sie
misslingen und der Kranke die Absicht oder gar die Täuschung
merkt; gelingen sie auch, so hat man meist nur einen Wechsel
der Wahnvorstellungen herbeigeführt.

Wohl hat man einzelne Beispiele schneller Besserungen durch Erregung heftiger Affecte, von Zorn, Angst etc. bei Geisteskranken, vielleicht noch am ehesten bei Hypochondristen. Aber, abgesehen von dem
Umstande, dass es sich hier wohl nie von wirklicher Heilung handelt,
ist ein solches Verfahren jedenfalls im äussersten Grade gewagt, und man
kann sicher annehmen, dass auf eine Besserung sicher zehn Verschlim-
merungen kommen würden, wovon manche bis zur schnell sich fixirenden
Unheilbarkeit gehen werden. —

§. 221.

Fast noch verwerflicher als eine so directe Bekämpfung, erweist sich das sogenannte Eingehen auf den Wahn des Kranken,
die Zustimmung zu demselben, geschehe sie in der Absicht momentaner Beruhigung oder etwa, um auf dem Zugegebenen neue dia-
lectische Hebel anzusetzen. Durch solche Bestätigung wird der
Kranke in seinem Wahne befestigt, er beruft sich später auf ein
solches Zeugniss und man sieht oft, namentlich in tiefer melancholischen Zuständen von solchem in den besten Absichten eingeschla-

---

* Vgl. Leuret, du traitement moral de la folie. Paris 1840, und die
späteren Arbeiten seiner Schüler; dagegen Blanche, de l'Etat actuel etc.
** Diese Aeusserung der ersten Ausgabe hat sich seither bestätigt. Manche
Kranke, die Leuret für geheilt erklärt hatte, sind später anderen Pariser
Irrenärzten als immer noch krank in die Hände gekommen und Niemand hat
die Behandlungsmethode Leuret's angenommen. Demungeachtet hat seine
Publication manche Vorurtheile beseitigt und sein Buch verdient noch immer
gelesen zu werden.

genen Verfahren die allertraurigsten Folgen, indem sich rasch und bleibend Wahnvorstellungen fixiren, denen bis daher der Kranke wenigstens innerlich noch entgegentrat.

Statt des logischen Discutirens und statt des bestätigenden Eingehens auf die fixen Ideen werde denselben vielmehr, wenn die Umstände eine directe Aeusserung erheischen, ein einfacher Widerspruch ohne allen Streit, eine schonende Verweisung an die Zukunft, wo sich der Kranke über solche Irrthümer sehr wundern werde, eine Erinnerung an die Vergangenheit, wo er doch solches niemals für möglich gehalten hätte etc. entgegengesetzt. Am besten aber und am allgemeinsten anwendbar ist das System, den Wahn möglichst unberührt zu lassen und seine Schwächung dadurch hauptsächlich herbeizuführen, dass er in keiner Weise Nahrung erhält, indem der Kranke in anderer, mit den kranken Vorstellungen durchaus nicht congruenter Weise geistig in Anspruch genommen wird. Diese **psychische Ableitung**, eine Hauptgrundlage aller psychischen Behandlung, aber als active Methode allerdings viel mehr für chronische als acute Zustände sich eignend, geschieht in verschiedenen Fällen durch sehr verschiedene Mittel, welche dem Kranken um so besser bekommen und denen er um so weniger widersteht, je weniger er dabei den Heilzweck selbst merkt. Unter ihnen steht oben an alle Arbeit gesunder Art (vgl. p. 501), dann alle Zerstreuungsmittel, alle Unterhaltungen und Gespräche, welche mit genauer Berücksichtigung des individuellen Geschmacks nur Gesundes, Vernünftiges zum Gegenstande haben sollen, wo Allem, was auf den Wahn des Kranken führen kann, ausgewichen und er möglichst anhaltend in der Richtung des gesunden Gesprächsgegenstands erhalten wird. Es ist also nothwendig, nicht nur die Berührung des Wahns, der Ereignisse, welche zur Erkrankung beitrugen, sondern überhaupt vieles directes Sprechen über den Zustand des Kranken zu vermeiden. Es ist nothwendig, dass der Kranke so wenig als möglich allein und müssig bleibe; so lange er mit Dingen beschäftigt ist, welche der Krankheit fremd sind, ist er zur Hälfte von dieser frei und durch Abziehen der Aufmerksamkeit von den Wahnvorstellungen werden diese am besten geschwächt und zum Versinken gebracht.

§. 222.

Dabei soll nun das Gesunde im Kranken, das alte **Ich gestärkt und gekräftigt**, vor Unterdrückung und Zerfall bewahrt werden. Dies geschieht durch Alles, was eben die, dieser bestimmten Individualität im gesunden Leben angehörigen Vorstellungs- und Empfindungskreise fördert und erhält, und es geht eben hieraus die Regel hervor, den Kranken nur oder doch ganz vorzüglich in der Richtung seiner eigenen früheren Interessen anzuregen. Eines schickt sich nicht für Alle und jeder Kranke ist wieder an einer andern Seite zu fassen. Hier muss sich die practische Menschenkenntniss des Arztes bewähren im Durchschauen einer Persönlichkeit, in dem verschiedenen Anfassen der Individualitäten nach der Differenz der Charaktere, Neigungen, Gewohnheiten und Bildungsstufen, im Auffinden aller der Seiten, von denen aus der Kranke empfänglich ist. Beim Weibe sind andere Interessen rege zu erhalten als beim Manne; bei Einzelnen ist alles gesunde Denken und Streben unzertrennlich mit den äusseren Beschäftigungen ihres Lebensberufes verbunden; mancher Handwerker kann nur in seinem Geschäfte, mancher Musikfreund in den Tönen seines Instruments und dergl. den ganzen Umfang und die ganze Einheit seiner alten Individualität wieder finden. Ebenso verschieden sind die Gemüthsinteressen; immer aber misslingt es, dem Kranken solche aufzwingen zu wollen, welche keine Basis, keine Stützen und Hülfen in den Vorstellungen und Bestrebungen seines gesunden Lebens haben; dem Frivolen z. B. würde jetzt während der Krankheit religiöser Zuspruch so wenig taugen, als dem Unmusikalischen eine zwangsweise Beschäftigung mit Musik. Nur da ist von diesem Grundsatze der sorgfältigsten Erhaltung und Stärkung der ganzen früheren Persönlichkeit abzugehen, wo eben entschiedene Charakterfehler, welche längst das Ich beherrschten, wesentlich zur Entstehung der Krankheit beitrugen. In solchen hier und da vorkommenden Fällen, wo das Irresein als endliche Consequenz eines in Schlechtigkeit missbrauchten oder in Thorheit vergeudeten Lebens sich darstellt, könnte freilich nur von einer völligen Umänderung, von dem Anfange einer ganz neuen geistigen Persönlichkeit Heil erwartet werden; allein Jeder weiss, wie knapp hiezu unsere Mittel sind, wie schwer eine solche Restitutio in integrum ist, und wie schlimm und im besten Falle, wie sehr einem frühen Rückfalle ausgesetzt solche Fälle sind. — Alles, was die Anhänglichkeit an das gesunde vergangene Leben, seien es Familienbande, die alten Beschäftigungsweisen und dergl. erhält, dient zur Kräftigung des Ich, und die unzähligen Modificationen in den Mitteln zur Förderung der gesunden Vorstellungskreise (Correspondenz, Besuche etc.) müssen eben der Einsicht und dem Tacte des Arztes überlassen werden.

§. 223.

Unter den einzelnen psychischen Mitteln scheint uns eine zweckmässige Beschäftigung des Kranken das erste und wich-

tigste zu sein. In gesunder Thätigkeit findet der eingeborene
Drang nach Aeusserung und Entäusserung des Geistes in der objectiven Welt seine beste Befriedigung; indem sich Denken und
Streben in die Gestaltung eines Stoffes versenken, wird der Geist
von leerer Sehnsucht zurückgeführt und von den Illusionen der
Phantasie abgezogen; das Gefühl des Gelingens öffnet wieder den
Zugang zu expansiven Empfindungen und mit ihm kehren Selbstachtung und Vertrauen in die eigenen Kräfte zurück. So gilt
mit Recht eine stetige Beschäftigung des Kranken, besonders aber
sein eigenes Verlangen nach Arbeit für ein Zeichen entschiedener
Besserung und bildet oft den Anfang der Genesung. — Diejenigen Beschäftigungen sind die besten, welche mit körperlicher Bewegung, mit stetem Aufenthalte in freier Luft verbunden sind, wie
alle Garten- und Feldgeschäfte, welche nicht nur bei den unteren
Ständen, deren gewohntes Tagewerk sie früher ausmachten, sondern auch bei den Verfeinerten durch ihre friedlichen und be-
ruhigenden Eindrücke und ihren unmittelbaren Naturverkehr sich
höchst wohlthuend erweisen. Wo solche nicht auszuführen sind,
müssen andere häusliche oder handwerksmässige, der künstleri-
schen Thätigkeit sich nähernde Beschäftigungsweisen an ihre Stelle
treten und nur wenige Kranke, und auch diese nur im Wechsel
mit körperlicher Uebung und Muskelanstrengung sind vorwiegend
sitzend und geistig zu beschäftigen; bei chronisch Kranken wird
zuweilen durch das Erlernen eines neuen Métiers, an dem sie
Freude haben, die Aufmerksamkeit auf die wohlthätigste Weise
neu gefesselt. — Den dürftigen Kranken erfreut ein kleiner Lohn
seiner Arbeit und gibt ihm oft bei seiner Genesung den ersten
Schutz gegen Mangel; die Kräfte des Reichen werden zum Besten
der Anstalt und seiner ärmeren Genossen in Anspruch genommen.
Die Arbeit soll, wo immer es der Gesundheitszustand gestattet,
etwas Methodisches haben; wenn aber einerseits die Kranken von
einem unsteten Durchprobiren aller möglichen Beschäftigungsarten
abzuhalten sind, so ist noch mehr jeder Charakter eines fabrik-
mässigen oder gar eines bloss die pecuniären Vortheile der Anstalt
berücksichtigenden Geschäftsbetriebs ferne zu halten. Die Genesung oder Besserung der Kranken muss die einzige Rücksicht
der Arbeit sein; Jedem ist nur das für ihn Passende, und auch
nur im rechten Zeitpuncte zuzumuthen und nur der Müssiggang
ist strenge fern zu halten.

Es versteht sich, dass die Arbeit für ganz acute Zustände, für das Höhe-
stadium der Krankheit durchaus nicht passt, dass jede Zumuthung hiezu hier
schädlich wirken müsste, dass eine frische Hirnreizung Ruhe nach allen
Richtungen erfordert. Es ist dies allerdings nicht so zu verstehen, dass

alle psychische Aufregung die Arbeit unmöglich oder schädlich mache. In den englischen Irren-Anstalten mit No-Restraint schickt man manche aufgeregte, vociferirende Kranke an die Arbeit, z. B. zur Wäsche, welche man in vielen deutschen Anstalten in die Zelle schicken sieht, und man bemerkt, dass sie sich bei ersterem Verfahren schneller beruhigen. Aber immerhin ist der Werth der Arbeit viel grösser in den ruhigeren, besonders in den ganz protrahirten Zuständen von Seelenstörung, in der Uebergangszeit zu den secundären Formen und in diesen selbst, sodann besonders in der Reconvalescenz, wo sich selbst das Bedürfniss nach Beschäftigung einstellt.

§. 224.

An die Beschäftigung schliesst sich eine gesunde Uebung der Geisteskräfte auf ihrem eigenen Gebiete an und ein brauchbares Mittel hiezu ist bei vielen Kranken in den Irren-Anstalten der Unterricht. Er wird nicht gegeben, um die Wahnvorstellungen des Kranken zu bekämpfen, etwa um ihm in der Physik zu zeigen, wie unausführbar seine Projecte sind, sondern gleichfalls um die Aufmerksamkeit von dem Krankhaften ab und auf würdige, interessante und dem Kranken nützliche Dinge hinzuleiten. Er ist ein ernsteres Zerstreuungsmittel, durch welches ganz vernachlässigten Kranken allerdings auch die Elemente geistiger Bildung beigebracht werden können. Wie alles, was das Gehirn erregt, darf solche Beschäftigung nie in acuten Fällen gestattet oder gar geboten werden, und darf auch sonst immer nur eine verhältnissmässig kurze Zeit in Anspruch nehmen; die Lehrobjecte sind nach Alter, Geschlecht und Bildung verschieden, Elementar-Unterricht, Musik, Geschichte etc. Solcher Unterricht kann mit Auswendiglernen verbunden, er kann als ein wechselseitiger, indem sich der gebildetere Kranke des ungebildeten annimmt, mit Vortheil betrieben, und immer muss er durch Gegenstand, Lehrer und Methode den Kranken anziehend gemacht werden.

Von den Einwirkungen der Musik hat man sich manchmal zu vieles versprochen; die durch sie erregten Stimmungen sind zu flüchtig, um auf die Dauer der krankhaften Stimmung entgegenzutreten, und die Musik hat nur dann eine die sonstigen Zerstreuungsmittel übertreffende Wirkung, wenn sie von dem Kranken selbst mit Neigung ausgeübt wird; gemeinsame Gesangübungen sind den Irrenanstalten als Unterhaltungsmittel zu empfehlen.

Ausserdem dienen zur Zerstreuung und Ableitung des Kranken Gespräche, Lectüre, Spaziergänge, Spiele, Gesellschaft und heitere Zusammenkünfte, Alles in höchst verschiedenen Modificationen nach den Individualitäten.

Sehr mit Recht hat sich Guislain gegen die grossen gemischten Abendgesellschaften mit Tanz ausgesprochen, die in einigen englischen Irrenanstalten üblich sind und auch sonst Nachahmung gefunden haben. In einer grossen deutschen Stadt enthalten die Zeitungen alle Jahre den Bericht über einen brillanten Ball im Irrenhause, wo zwischen den Zeilen die beleidigende Anerkennung zu lesen ist, dass — die Gesellschaft nicht getobt habe.

Die Besuche bei den Kranken bedürfen — abgesehen von jedem Ausschluss Neugieriger — immer einer besonderen Erwägung. In den ersten Perioden und bei noch zunehmender Krankheit sind Besuche der Angehörigen gewöhnlich schädlich, theils indem sie der so häufigen Abneigung des Kranken gegen die Seinigen wieder Nahrung geben und manche ihn irritirende Erinnerungen wieder heraufziehen, theils indem sie die so höchst nothwendige Angewöhnung und Ergebung des Kranken an den Aufenthalt in der Irrenanstalt hindern und ihm Heimweh erregen. Dagegen tragen in ruhigen Zeiten, bei wieder erwachenden gesunden Neigungen die Besuche vieles zur Aufklärung und Kräftigung des Kranken, noch mehr des beginnenden Reconvalescenten bei; oft findet ein solcher durch einen einzigen Besuch schnell die richtige Ansicht über sich selbst, seine Krankheit und seine Stellung zur Welt wieder.

§. 225.

Die Hülfe der Religion bei der Irrenbehandlung ist nicht gering zu schätzen; die Handhabung dieses Mittels bedarf aber grosser Vorsicht. Religiöse Erbauung darf keinem Kranken fehlen, der Verlangen und Bedürfniss darnach hat; es würde aber gegen einen ersten Grundsatz der psychischen Behandlung streiten, wenn man solche Erbauung dem Kranken aufdringen und damit Interessen bei ihm in Bewegung setzen wollte, die keine Grundlagen in seinem Herzen haben; von völliger Unkenntniss mit dem Wesen und den Hergängen dieser Krankheiten würde vollends die Idee zeugen, auf dem Wege der religiösen Bearbeitung, der Besserung und Bekehrung das Irresein direct heilen zu wollen. Alle solche Einwirkung kann nur den Zweck haben, dem Kranken Beruhigung, Trost und Hoffnung zu geben, seine Aufmerksamkeit von den krankhaften Vorstellungen ab und auf ein ernstes und bedeutendes Thema hinzurichten, die Denk- und Empfindungsweise seines gesunden Daseins wieder zu beleben. Wie weit der Versuch gehen soll, solche Zwecke durch diese Art psychischer Einwirkung zu erreichen, darüber hat nur der Arzt zu urtheilen. Dieser wird niemals die grausame und ganz vergebliche Zumuthung dulden, dass dem Melancholischen zu seinem selbstquälerischen Jammer hin noch das ernste Geschäft der Busse auferlegt werde, oder dass verschüchterte und verzweifelnde Kranke auch noch durch Drohungen mit der Hölle geschreckt werden. Schwermüthige, Maniaci, wenn an ihnen nicht alle derartige Erregung gänzlich abgleitet, und Verrückte bemächtigen sich zur Nährung ihrer Delirien allzugerne der ihnen auf diesem Wege dargebotenen Vorstellungen. Wird indessen bei der religiösen Einwirkung mit der nöthigen Vorsicht verfahren, werden nur diejenigen Seiten der Religion benützt, die auf passende Weise zum Gefühle sprechen, und ist der Geistliche einsichtig genug, um den einzigen Zweck der Krankenheilung im Auge zu haben, so sind regelmässige kirchliche Erbauungen für beide Confessionen in den Anstalten höchst passend, und man sieht sehr häufig, wie deren Besuch, ganz abgesehen vom Inhalte, dem Kranken durch die Nothwendigkeit, sich eine Zeit lang äusserlich zu sammeln, höchst wohlthätig wird.

Einzelne Irrenärzte haben verlangt, dass die ganze Psychiatrie eine specifisch christliche sein soll. Allein es nehmen auch Juden die Hülfe des Irrenarztes und seiner Wissenschaft in Anspruch, und da es kein abstractes, nur ein confessionelles Christenthum gibt, so müsste es begreiflich eine eigene protestantische, katholische etc. und wieder eine jüdische, heidnische Psychiatrie geben. Es ist wohl möglich, dass auch Solches noch verlangt wird.

§. 226.

Die äusseren Beschränkungsmittel wurden angewandt mit der Absicht, den Kranken vor Schaden, den er sich selbst oder Andern zufügen könnte, zu bewahren, ihm das laute Rasen und Toben, überhaupt solche Aeusserungen seiner irren Triebe, in welchen diese selbst wieder neue Nahrung finden können, unmöglich zu machen und so seiner Selbstbeherrschung zu Hülfe zu kommen. Sie sollen ausserdem überhaupt dazu dienen, ihm eine äussere Gewalt, gegen welche sein eigenes Thun unmächtig ist, fühlbar zu machen, seinen Willen zu beugen und Starrsinn und Widersetzlichkeit zu brechen. Die Mittel, deren man sich hiezu bedient, dürfen begreiflich nicht nur nichts das Ehrgefühl des Kranken im Geringsten Verletzendes, nichts Zuchthausartiges (wie Ketten und Schläge), sie dürfen auch nichts die Phantasie Schreckendes haben, wie jene mannigfaltigen Zwangsapparate und Maschinerieen, deren man sich in früherer, an manchen Orten selbst vor noch nicht allzulanger Zeit bediente. * Gegenwärtig ist

* S. eine Sammlung derselben in Schneider's Heilmittellehre gegen psych. Krkhtn. Tüb. 1824.

hauptsächlich noch die Zwangsjacke, ein leinenes Camisol, das dem Kranken keinen oder nur einen sehr beschränkten Gebrauch der Arme und Hände gestattet, im Gebrauch; viele Irrenanstalten wenden auch noch den Zwangsstuhl, einen Lehnsessel, auf welchem der Kranke befestigt wird, auch Gürtel, um ihn Nachts im Bette zu befestigen, an.

Ursprünglich war es der Missbrauch, welcher früher überall mit der Anwendung körperlichen Zwangs bei Irren getrieben wurde, wodurch vor etwa 20 Jahren in England das entgegengesetzte System, die totale Verbannung aller mechanischen Beschränkungsmittel aus der Irrenbehandlung, hervorgerufen wurde. Dieses Verfahren, als System des No-Restraint bekannt, zuerst (1838) durch Gardiner Hill in der Anstalt von Lincoln versucht, dann aber (von 1839 an) durch Conolly in Hanwell erst methodisch ausgebildet und im Lauf der letzten 10 Jahre fast über sämtliche englische Anstalten (mit nur noch vereinzelten Ausnahmen) verbreitet, wird von der einen Seite eben so sehr gerühmt, als von der andern seine Vortheile in Frage gestellt wurden. An die Spitze der Gründe dafür wird die grössere Humanität dieses Verfahrens und die leichtere Beruhigung des Kranken, der durch mechanischen Zwang oft stärker irritirt werde, gestellt; es wird behauptet, dass der Kranke dadurch mehr an eigene Selbstbeobachtung und Selbstbeherrschung gewöhnt und in seiner Selbstachtung gehoben werde, dass dabei eigenmächtige Gewaltthätigkeiten der Wärter unmöglich seien; die Kranken jener Anstalten sollen seit der Einführung des Systems ruhiger, geordneter und heiterer, die Heilungen sollen zahlreicher und dauerhafter geworden sein; für einzelne, ganz seltene Nothfälle wird übrigens die Anwendung mechanischer Mittel zugelassen (Conolly).

Von der andern Seite wurde geltend gemacht, dass es ein Excess der Philantropie sei, wenn man in der blossen Bekleidung eines Irren mit der Zwangsjacke eine Inhumanität sehen wolle, dass die Beschränkungsmittel oft allein im Stande seien, einzelne Kranke der Autorität des Arztes zu unterwerfen, und sie für sich selbst und andere unschädlich zu machen, dass man eben bei Anwendung dieser Mittel den Kranken selbst mehr Freiheit, namentlich Bewegung in frischer Luft, gestatten könne, dass man ohne sie einer unverhältnissmässigen Wärterzahl für einzelne Kranke bedürfe, dass eine persönliche Bemeisterung durch Menschenhand weit irritirender wirke, als ein mechanisches Mittel, dass manche Kranke im Vorgefühl tobsüchtiger Anfälle selbst um mechanische Beschränkung bitten, dass bei einzelnen zuchtlosen und gefährlichen Kranken, namentlich aber in einzelnen Fällen von Selbst-

mordtrieb uns fast gar kein anderes Mittel als mechanische Beschränkung zu Gebote stehe, endlich dass die Einschliessung in
eine einsame Zelle, deren sich das System des No-Restraint bedient, eben so gut ein mechanischer Zwang, nur unter einer anderen, keineswegs besseren Form sei.

Ueberblickt man diese Gründe für und wider, so begreift man
leicht, wie die Ansichten über den Werth des No-Restraint lange
getheilt sein konnten, ja wie den Gründen gegen dasselbe sogar
ein sehr entschiedenes Uebergewicht zuzukommen schien. Erwägt
man freilich, dass diese Gegengründe durchaus von Solchen ausgingen, die das System des No-Restraint selbst nicht practisch
ausgeführt, meistens nicht einmal seine Anwendung nur gesehen
hatten, so wird ihr Gewicht schon nicht mehr so bedeutend erscheinen; frägt man die einzige gültige Instanz, die Erfahrung, so
hat sich diese jetzt, im Laufe des letzten Jahrzehents, so gestaltet,
dass die Zweifel als beseitigt betrachtet werden können. Ja, die
Frage ist jetzt entschieden, und zwar ganz zu Gunsten
des No-Restraint; die grosse Reform ist heutzutage in sämtlichen öffentlichen englischen Irrenanstalten mit glücklichstem Erfolge durchgeführt und Conolly's Name wird für alle Zeiten
ruhmvoll neben dem Pinel's, dessen Werk er vollendete, genannt werden.

Das eigentliche Wesen und die ganze Tragweite des No-
Restraint wird aber vielfach noch gar nicht richtig verstanden.
Das No-Restraint ist die gänzliche und absolute Abschaffung
aller mechanischen Beschränkungsmittel aus der Irren-Behandlung;
es ist ebendamit zugleich das System, statt jener Beschränkungsmittel, andere beruhigende und beaufsichtigende Methoden anzuwenden. Es handelt sich also um ein neues, sehr positives System
der Behandlung, nicht um ein einfaches Loslassen der Kranken,
noch viel weniger, wie noch bis in die neueste Zeit in der un-
richtigsten Weise wiederholt wird, um Ersetzung des Zwangs der
mechanischen Mittel durch den Zwang der Einschliessung oder gar
den Zwang der Wärterfäuste. * Das Verfahren, durch mechanische
Beschränkung und Gewalt die Aeusserungen der Krankheit zurück-
zuhalten, wird vielmehr ersetzt durch ein Verfahren der Milde,
welche in der sehr grossen Mehrzahl der Fälle jene Aeusserungen
in dem Kranken selbst schon zu verhüten weiss, wo dies
aber doch nicht gelingt, in einer für jeden Fall sich wieder etwas

---

* Mit Bedauern fand ich diese grundfalsche Ansicht noch in Neumann,
Psychiatrie p. 86. Der Eifer, mit dem der Verf. für die Zwangsjacke
plädirt, hätte nicht zu so ungerechten Aeusserungen hinreissen sollen.

anders gestaltenden Weise einfach besänftigend und beruhigend zu wirken strebt. — Frägt man also, was denn in den Anstalten mit No-Restraint an die Stelle der mechanischen Beschränkungsmittel getreten sei, ohne die man bis jetzt (selbst) nicht auskommen konnte, so ist vor allem zu bemerken, dass laut einer nun in gar keiner Weise mehr anzufechtenden Erfahrung, in den Anstalten mit No-Restraint bei gleichzeitiger guter diätetischer und medicamentöser Behandlung die Fälle, welche der Zwangsmittel zu bedürfen scheinen, stetig und ganz ausserordentlich sich vermindert haben, dass man dort namentlich jene langdauernden, heftigen Tobsuchten, die in so vielen Anstalten noch mit langer Einschliessung in die Zelle, lange andauernder Anwendung der Zwangsjacke und selbst des Zwangsstuhles behandelt werden, fast gar nie mehr sieht. Wo sich aber heftige Aufregung zeigt, da sucht man durch individuell modificirte Massregeln die Aufmerksamkeit des Kranken von dem Delirium abzuleiten, ihn gemüthlich zu beruhigen und zu zerstreuen; er wird aus der Umgebung, in der er aufgeregt wurde, weggebracht und im Nothfall in einem gegen Selbstbeschädigung verwahrten Einzelzimmer oder einem abgeschlossenen Hofe auf kurze Zeit isolirt (2—4 Stunden genügen gewöhnlich, oft eine viel kürzere Zeit). Jede Ansprache, jedes Anfassen eines aufgeregten Kranken, jedes Eintreten in seine Zelle geschieht mit der grössten Schonung und Sanftmuth, mit Vermeidung von allem, was einen gewaltsamen Anstrich hat und was den Kranken im Geringsten irritiren könnte. — Dieses, das alte, jetzt noch an nicht wenigen Orten herrschende Zwangsverfahren so weit hinter sich lassende System ist natürlich nur in einer nach allen Anforderungen zweckmässig organisirten Irrenanstalt möglich; es setzt zahlreiche, intelligente, thätige und gutmüthige Wärter, noch mehr aber eine ununterbrochene ärztliche Aufsicht, eine von grosser Liebe für die Sache, von Geduld und Hingebung getragene ärztliche Wirksamkeit voraus.

Für einzelne, ganz seltene Ausnahmsfälle gibt übrigens auch Conolly die Möglichkeit zu, dass man (z. B. zu plötzlichem Schutz gegen einen gefährlichen Irren, bei chirurgischen Kranken oder dgl.) einen Nutzen von einer (möglichst kurzen) Anwendung der mechanischen Beschränkung erfahren werde; dies ist etwas total Verschiedenes von der Anwendung des Zwangs als eines zur regelmässigen Behandlung der Irren gehörigen Mittels. Für alle die Fälle, für welche früher der Zwang ganz unentbehrlich schien, namentlich auch für Kranke mit Selbstmordtrieb, hat die Erfahrung nun die völlige Abschaffung des Zwangs und ihren Ersatz durch milder auf das Gemüth der Kranken wirkende Mittel als das zweckmässigere sanctionirt.

Zur Zeit der ersten Ausgabe dieser Schrift liess ich mich noch durch die verwerfenden Stimmen der deutschen Irrenärzte gegen das No-Restraint einnehmen; im Herzen sympathisirte ich mit der Reform, aber ich vermochte jene dagegen geltend gemachten Gründe nicht zu widerlegen. Seither hat die Erfahrung von einem Ende Englands bis zum andern diese Widerlegung übernommen; ich habe die Ausübung des neuen Systems in mehren der grossen englischen Anstalten gesehen, und bin überzeugt. Wohl habe ich in einer der gegen 1000 Kranke enthaltenden Anstalten eine blutige Nase gesehen und eine Fensterscheibe klirren hören, aber ich habe dasselbe in Anstalten bemerkt, wo Zwangsjacke und Zwangsstuhl zur täglichen Behandlung der Kranken gehörten und ich habe mit freudiger Bewunderung gesehen, wie leicht bei einzelnen Kranken, welche eben einen Ausbruch machen wollten, durch eine Art psychischer Diversion die alsbaldige Beruhigung gelang in Fällen, wo gewiss in den allermeisten Anstalten des Continents sogleich Beschränkung applicirt worden wäre. — Sage man jetzt nichts mehr von Unausführbarkeit! In Hanwell ist bei einer allmählig bis zu 1000 angewachsenen Bevölkerung seit 21 Jahren keine Hand und kein Fuss, weder bei Tag noch bei Nacht gebunden worden; Colney Hatch, ein ungeheures Asyl von 1200 Kranken, ist à. 1849 eröffnet und noch nie bis heute ist in ihm ein Zwangsmittel angewandt worden; Bedlam und St. Lukes, welche vorzüglich acute Fälle aufnehmen, haben zum grössten Segen dieser früher so traurigen Anstalten das No-Restraint längst durchgeführt, und keine einzige der Anstalten, in denen das neue System eingeführt wurde, ist wieder zur alten Behandlung mit Beschränkungsmitteln zurückgekehrt. — Sagen wir auch nur nichts mehr davon, dass im No-Restraint die Einsperrung in eine Zelle, „auch ein Zwang," an die Stelle der Zwangsjacke getreten sei. Unter 5—6000 Kranken einer Anzahl englischer Asyle fand Morel (l. c. p. 55) mehr als drei in den Zellen, und diese befinden sich immer nur kurze Zeit daselbst. Man vergleiche damit die Zahl der Zellenbewohner, welche zum Theil diesen Aufenthalt durch die lange Dauer ganz liebgewonnen haben (!), von denen erst wieder viele noch mit der Zwangsjacke bekleidet sind, in so vielen continentalen Anstalten, welche auf das No-Restraint wie auf eine Chimäre herabsehen zu dürfen glauben! — Sage man auch nichts mehr davon, dass dieses System für Engländer passe, welche sich leichter der Ordnung unterwerfen u. dergl., als die Irren auf dem Continent; vor Conolly's Bemühungen glaubte man ja auch in England mit den Irren nicht ohne die stärksten Beschränkungsmittel auskommen zu können; waren doch noch a. 1843 in Bedlam und St. Lukes die Kranken wegen ihrer vermeintlichen Wildheit reihenweise an die Mauer gefesselt! — Sage man auch nichts mehr davon, dass der Gebrauch löblich, nur der Missbrauch tadelnswerth sei. Niemand ist im Stande zu sagen, wo bei den Beschränkungsmitteln der Missbrauch beginnt; es scheint fast, der Missbrauch ist hier unvermeidlich — von einem sehr erfahrenen Irrenarzte wenigstens kommt der Satz „Zwang ist gleichbedeutend mit Vernachlässigung" (Conolly).

Betrete man lieber muthig die neue Bahn! Man wird mit manchen Gewohnheiten zu brechen, eine neue Verantwortlichkeit und manche neue Pflichten zu übernehmen haben, denn die kleinste Nachlässigkeit öffnet dem Zwang die Thore; es wird dies alles viel schwerer sein, als dem Publikum süsse Schilderungen zu geben von der Weihnachtsbescherung u. dergl. aus Anstalten, wo der jämmerliche Zwangsstuhl noch in voller Blüthe steht. Das Beispiel der glaubensvollen Beharrlichkeit, mit der die englischen Aerzte die neuen Principien durchführten, steht ermuthigend da, vor allem ermuthigend aber der Erfolg. Man frage ruhig die eigene Erfahrung, wie vielen Kranken denn die Zwangsmittel wirklich entschieden gut gethan haben, man frage sich, ob denn die Gründe gegen das No-Restraint nicht dieselben Gründe seien, die vor bald 70 Jahren gegen Pinels erste Abschaffung des groben und grausamen Zwanges geltend gemacht wurden? Man lege zum mindesten ein Register an, in welchen genau jeder einzelne Fall von Anwendung des Zwangs mit seiner Begründung, Art, Dauer, Effect verzeichnet wird und vergleiche am Ende des Jahrs, was man denn eigentlich für Heilung und Besserung der Kranken durch die Beschränkungsmittel erreicht hat, wie weit diese denn wirklich das Vertrauen rechtfertigten, das man in sie setzte — wenn man in neu zu gründenden Irrenanstalten nicht lieber gleich, wie in der zu Gartnavel bei Glasgow, schon in den Grundstein die Versicherung legen will, dass für alle Zeit das System der Zwangsmittel von ihr ausgeschlossen sei.

Von neuer Literatur vgl. besonders: Conolly, die Behandlung der Irren ohne mechan. Zwang. Uebers. v. Brosius. Lahr 1860. Dick, Ztschr. f. Psych. XIV. 1856. p. 353. Morel, le Non-Restraint. Par. 1861.

VIERTES CAPITEL.

Einzelne Modificationen der Therapie.

§. 227.

Die Anwendung der bisher erörterten Mittel und Methoden wird zwar durch die verschiedene Form des Irreseins, an welcher der Kranke leidet, zum Theil wesentlich modificirt; doch hat sich sowohl die psychische als die somatische Behandlung ebensosehr, als nach diesen Formen, nach der verschiedenen Individualität der Kranken, nach den aufgefundenen sonstigen leiblichen Erkrankungen, die bei allen Formen dieselben sein können, und wieder besonders nach der Verschiedenheit der Stände, Charaktere und geistigen Eigenthümlichkeiten zu richten. — Für letzteres lassen sich kaum allgemeine Regeln aufstellen; was aber die Behandlung der verschiedenen Stadien des Irreseins, und namentlich zuerst der Periode der beginnenden Erkrankung betrifft, so ist hier vor Allem noch einmal an die Nothwendigkeit eines möglichst frühen Einschreitens zu erinnern. Zuerst freilich ist durch eine genaue Beobachtung des Kranken die Diagnose sicher zu stellen. Bei noch sehr mässigen Symptomen ist im ersten Anfang begreiflich oft nur eine Wahrscheinlichkeitsdiagnose möglich, welche übrigens durch vorhandene erbliche Anlage, durch gewisse vorausgegangene Ursachen u. dgl. wesentlich unterstützt werden kann. Abgesehen von groben Missgriffen, z. B. der Verwechslung eines typhösen Fiebers mit selbstständigem Irresein, gebietet es kluge Sorgfalt für den Kranken, ihn bei dringlichem Verdachte auch gleich als Irre-Werdenden zu behandeln, da ihm hieraus keinerlei Nachtheil, wohl aber unter allen Umständen ein wesentlicher Vortheil entspringen kann. Denn in diesem Zeitraume besteht das Hauptverfahren in einer vollständigen Beseitigung aller Krankheitsursachen und in genau individualisirten und sorgsam durchzuführenden diätetischen Massregeln.

Hier hat die somatische Therapie ihre ausgedehnteste Anwendung; von psychischer Seite hüte man sich bei leidenschaftlicher Beschäftigung des Kranken mit widrigen Vorfällen und bei überhandnehmender Verstimmung vor allem tiefer eingehenden Raisonnement darüber, vor allen dringlichen Ermahnungen, religiösen Bearbeitungen u. dgl.; man versuche dagegen, seinen Schmerz durch Ablenkung auf Anderes, sei es noch auf gesunde Thätigkeit, auf den Kreis gewohnter Pflichten, oder auf milde erheiternde äussere Eindrücke zu mässigen und seine sinkende Hoffnung durch mässigen, wohlwollenden Zuspruch zu stärken. Man muss dem Kranken weder die Zweifel, die man über seine geistige Gesundheit hegt, noch eine directe Beaufsichtigung zeigen, auch nicht neugierig nach den Gründen seiner Veränderung in ihn dringen, weil er sonst misstrauisch und geneigt zur Verstellung wird; er soll auch wenig allein bleiben, doch ist es zuweilen gut, ihn auch allein und unbemerkt zu beobachten, wo er sich oft in Selbstgespräch und Geberde frei gehen lässt. Wo immer das Allgemeinbefinden es erlaubt, soll er nicht ganz müssig sein, sondern einige vorsichtig gewählte Beschäftigung haben; nur ist jede geistige Anstrengung auf's Strengste zu vermeiden und demgemäss ist ein schleuniges Aufgeben des gewohnten Geschäfts oft die erste Bedingung der Therapie.

Immer soll der Kranke den schädlichen Einflüssen, die bisher auf ihn wirkten, entzogen und es sollen ihm neue wohlthätige zugeführt werden. In vielen Fällen bedarf es hierzu einer durchgreifenden Umänderung aller Aussenverhältnisse; Ortsveränderung, kleine Reisen, namentlich Fuss- und vorsichtig gewählte Badereisen, wenn die äusseren Verhältnisse solche gestatten, niemals aber Reisen in grosse Städte, wo Hirn und Sinne des Kranken aufgeregt werden, sind hier oft vom besten Erfolge. Nur bedenke man, dass alle rauschenden Zerstreuungen, dass Theater, Musik, Gesellschaften

und welche „Vergnügungen" man etwa den Erkrankenden noch
ausstehen lassen wollte, ihm, der noch weniger als den gewohnten
Antheil an der Welt mehr nehmen kann, nur wehe thun, und
dass er vor Allem der Abhaltung aller heftigeren Eindrücke und
aller Menschen, welche nicht mit der Art seines Leidens vertraut
sind, und der Ruhe und Stille bedarf. Sehr vieles beim Gelingen oder Misslingen solcher Massregeln hängt hier von der
Geduld und Beharrlichkeit, mit der sie ausgeführt werden, von
den Aussenverhältnissen des Kranken und von seiner Umgebung
ab, in welcher namentlich verständige weibliche Hülfe oft von
grossem Werthe ist. Der Arzt muss hier besonders den so häufigen Irrthum der Angehörigen, als ob die psychische Anomalie
auf Eigensinn und Verstellung beruhe, beseitigen, er muss ihnen
über die Gefahr, in welcher der Kranke schwebt, und die Nothwendigkeit ungesäumten Einschreitens schonend, aber entschieden,
die Augen öffnen und jede Verantwortung für den Fall ablehnen,
wenn er bemerkt, dass seinen Verordnungen nicht gehörig Folge
geleistet wird.

Daneben ist nun für eine zweckmässige Diät, für Vermeidung
aller Spirituosa, für reichliche Bewegung in freier Luft, für ruhigen
Schlaf, für die Offenerhaltung aller Secretionen zu sorgen. Alle
Symptome acuter oder chronischer anderweitiger Erkrankung (Menstruation, Herz-, Darmkrankheiten etc.) müssen sorgfältig gewürdigt und diese mit besonderer Berücksichtigung alles dessen,
was Gehirnhyperämie oder Gehirnreizung erzeugen und unterhalten
kann, unverdrossen und beharrlich behandelt werden. Wenn dabei zwar jede eigentlich schwächende Behandlung strenge zu vermeiden ist, so ist doch auch gerade dieses Anfangsstadium die
Zeit, wo namentlich bei acuterem Verlaufe wohl angebrachte, auf
specielle Indicationen gegründete Blutentziehungen den besten
Erfolg haben können.

Die Brunnencuren im Beginn der Geisteskrankheiten, namentlich die Laxircuren, Marienbad, Kissingen etc. zeigen sich in der
Regel zum mindesten unnütz, noch schädlicher gewöhnlich die
systematischen Kaltwassercuren; laue indifferente Thermalbäder
können, wenn der Aufenthalt sonst passt, auf manche Kranke
calmirend wirken. Die Ernährung muss gehoben werden, zuweilen direct durch kräftige Nahrung, Eisen, Leberthran, bei Einzelnen durch Milchcuren, zuweilen mehr indirect durch Besserung
der Verdauung und des Schlafs. Alle Congestivzustände müssen
bekämpft (kalte Umschläge, Sinapismen, kühlende Mittel, Blutegel etc.), die Excretionen erhalten, die aufgeregten Nerventhätigkeiten beruhigt, der Schlaf wo möglich hergestellt werden (Bäder,

Opium, Aq. Laurocer., Digitalis u. dgl.). Versetzung in einen ruhigen Landaufenthalt mit ganz einfacher Lebensweise thut vielen Erkrankenden sehr gute Dienste; eine nicht übertriebene Körperbewegung, hier und da aber auch lange ausgiebige Ruhe des Körpers (so dass ein grosser Theil des Tages im Bette, der andere wo möglich in freier Luft ruhig zugebracht wird), ja selbst vollständiges Bettliegen müssen nach dem einzelnen Falle angeordnet werden. *

§. 228.

Auch bei einem stürmischeren Beginn und schnellem heftigem Ausbruch der Krankheit lasse man sich nicht durch die blosse Rücksicht auf momentane Beschwichtigung der auffallendsten Symptome zu einem wenig überlegten Gebrauche von Mitteln verleiten, welche für das Ganze der Krankheit von schädlichem Einflusse sein können (z. B. profuse Aderlässe, Tartarus emeticus in grossen Gaben). Zu dem vorhin erwähnten Verfahren muss hier nur eine vollständige Isolirung des Kranken, der nun gar nicht mehr in der Welt leben kann, hinzukommen.

Die Melancholischen verschone man mit Zumuthungen, ihren Schmerz zu unterdrücken, mit Bitten und vielen Vorstellungen; man rede so wenig als möglich mit ihnen von ihrem eigenen Zustand und gar nichts von den Objecten ihres Deliriums, man lasse sie auch nicht viel klagen und mehr als viel tröstendes Zusprechen nützt hier ein kurzes, etwas strenges Verfahren, das zuweilen sogar den Anschein einiger Härte haben darf. Man sehe dabei auf äussere Ordnung, lasse den kräftigeren Kranken regelmässig aufstehen, etwas arbeiten, spazieren gehen etc., schwache, besonders weibliche Kranke aber, und Kranke mit schwacher und gereizter Herzthätigkeit, trockener, kühler Haut befinden sich bei längerer Ruhe im Bette viel besser; ihre harmlosen Wünsche erfüllt man mit Aufmerksamkeit, jedem gesunden Interesse, das sich zeigt, kömmt man entgegen, und nur dem Krankhaften in ihnen leistet man Widerstand. Bei Anfällen von grosser Angst und Unruhe, überhaupt bei der agitirten Form der Melancholie ist eine active Repression durchaus verwerflich; man wartet die Aufregung am besten unter vieler, genau beaufsichtigter Bewegung im Freien, unter der Anwendung von Bädern etc. ab. Dabei finden aus der somatischen Therapie zuweilen die Mittel gegen Darmcatarrhe, zuweilen Emetica, öfter die mässigen Laxanzen, mit oder ohne bittere

---

* Vgl. Erlenmeyer, Wie sind Seelenstörungen in ihrem Beginn zu behandeln? Neuwied 1861. Güntz, Wie sind Seelenstörungen etc. Arch. der d. Gesells. f. Psych. III. 1. 1860. p. 1.

Mittel, eine passende Anwendung, in zahlreicheren Fällen sind Digitalis, Elix. acid. H., Tonica, Chinin, in Ausnahmsfällen etwas Wein, vor allem aber Opium in grosser Gabe (vgl. p. 488), bei den stupid Melancholischen Drastica und starke äussere Hautreize, Vesicatore, Brechweinstein-Salbe indicirt; dabei Hebung des Kräftezustandes durch gute Ernährung.

In der Manie ist vollends eine totale Entfernung aus der früheren Umgebung unerlässlich. 'Der Tobsüchtige, welcher alle Rücksichten des geordneten Lebens vergessen hat und die widrigsten und gefährlichsten Auftritte veranlassen kann, der Wahnsinnige, der durch den Widerstand, den seine ausschweifenden Unternehmungen und Forderungen finden, bald erbittert wird, können nur in einer Irrenanstalt ertragen und vor allem nur dort geheilt werden. Nichts ist ihnen schädlicher als freie Bewegung in der Welt, welche sie immer mehr steigert, während die Ruhe und Stille einer Irrenanstalt und die Beschränkung auf dieselbe bei vielen sogleich wohlthätig wirkt. Auch in den Anstalten bedürfen diese sehr aufgeregten Kranken in der Regel öfters einer wenigstens temporären Isolirung, Einzelne bedürfen vollständiger äusserer Ruhe und Stille, sehr selten der Abhaltung des Lichtes; viele andere beruhigen sich eher, wenn man sie in grösseren überwachten Räumen, am besten im Freien der Explosion ihrer Stimmungen überlässt. Uebrigens muss man der äusseren Aufregung nicht gleich mit Zwangsmitteln, ebenso wenig mit Ermahnen und Predigen entgegen treten. Am besten ist es, das Reden und Schreien solcher Kranken unbeachtet zu lassen und die Ausbrüche der Stimmung, nur wo sie gefährlicher Art sind, oder wo sie rückwärts zu einer neuen Quelle stürmischer innerer Erregung werden, durch psychische Diversion oder Isolirung zu beschränken, welche letztere kurz und schnell, ohne vieles Reden und Streiten ausgeführt wird. — Man muss den Kranken das Zulässige gestatten, aber den ausschweifenden Forderungen nicht nachgeben und sich den kranken Wünschen nicht in der Art der Laien, welche sich von solcher Befriedigung oft sehr viel für die Genesung versprechen, allzugefällig zeigen. In einzelnen Fällen allerdings, namentlich, wenn man von früheren Anfällen her vermuthen darf, dass solche begehrliche Stimmungen nur kurz dauern, ist es oft besser, auch unnöthige Forderungen zu befriedigen. Sehr zänkische, widersetzliche Kranke müssen, wenn auch ganz schonend, um jeden Preis unterworfen werden; Nachgiebigkeit erhöht ihre Ansprüche und erweckt den Glauben, dass sie dem Arzte imponiren. Bei noch grösserer äusserer Besonnenheit kann man dem Kranken sagen, dass er krank sei, und kann ihn auf das Anomale seines

Thuns und Treibens aufmerksam machen; wo es der Kranke vermag, muss er zu geordnetem Verhalten und später zu einiger Beschäftigung angehalten werden. — Man lässt solche Kranke viel
trinken, Bäder in oben angegebener Weise gebrauchen; man ver-
ordnet je nach Umständen Blutegel, Schröpfköpfe, innerlich Digitalis, kühlende Mittel, nach Umständen leichtere Abführmittel, selten (ausgenommen beim Delirium tremens) Narcotica. Die Hautreize thun den exaltirten Kranken selten gut; man hat sich auch
hier im Allgemeinen vor einem zu viel geschäftigen Eingreifen,
als ob nur die äussere Beruhigung der Zweck der Behandlung
wäre, wohl zu hüten und auch hier die Ernährung so sehr als
möglich zu erhalten.

Auch für die **puerperale Manie** gibt es keine Specifica, so oft
man auch schon solche empfohlen. Sie muss individuell nach Gestaltung
des Falls behandelt werden. Die Hauptfrage ist immer, ob eine sonstige
(immer fieberhafte) Puerperalkrankheit vorliege (vgl. p. 208), wo dann
diese vorzüglich das Object der Behandlung bildet; ist dies nicht der
Fall, ist die Hirnaffection mehr selbstständig, so sind starke Eingriffe,
namentlich alle Blutentziehungen, Drastica und grosse Hautreize in der
Regel ganz zu vermeiden, dagegen ist gute Ernährung, Unterhaltung des
Stuhles auf mildem Wege und Beruhigung durch Bäder und Opium für
die Mehrzahl der Fälle geboten. Die Zustände mit beträchtlicher Anämie
können kleine Mengen von Spirituosen erfordern, bei andern Fällen mag
der Gebrauch von etwas Digitalis, Campher, Chinin u. dgl. nützlich sein.
— Die gleichen Bemerkungen lassen sich auf die Behandlung der hysterischen Manie anwenden. — Bei der Form des Delirium acutum (vgl. p. 302) scheinen kalte Begiessungen im lauen Bade gut zu
thun; die hier so sehr rasch sinkende Ernährung dürfte hauptsächlich
Berücksichtigung erfordern.

Schwierig sind alle näheren Bestimmungen über das Verhalten
bei den verschleppten chronischen Formen von Manie und Melancholie, welche in Verrücktheit übergehen; jeder Fall muss wieder anders behandelt und die somatische und die psychische Therapie nie zu frühe aufgegeben werden. Durchgreifende Umänderungen des ganzen körperlichen Befindens, welche das Irresein
zuweilen noch günstig modificiren, sind sorgfältig zu überwachen.
Die Hauptsache aber ist, die Spontaneität des Kranken wieder zu
erregen; diesen Erfolg hat zuweilen noch eine neue völlige Umänderung aller Aussenverhältnisse, z. B. die Versetzung in eine
andere Anstalt, sogar eine versuchsweise Entlassung nach Hause.
Das Verfahren, solches durch jene (p. 498) zwangsweise Zurückdrängung aller kranken Aeusserungen mit gewaltsamer Hinleitung
auf gesunde Handlungen und Neigungen zu erzwingen, hat sich
nicht bewährt.

Bei ausgebreiteter Verrücktheit und bei Blödsinn handelt es sich nur davon, den Kranken durch Arbeit, strenge Ordnung, Zucht und Reinlichkeit vor tieferem leiblichem und geistigem Versinken zu bewahren und seine Existenz durch wohlwollende freundliche Behandlung, durch Gestattung alles des Lebensgenusses, dessen er vermöge seiner Krankheit noch fähig ist, so günstig als möglich zu gestalten.

Für den paralytischen Blödsinn gibt es keine Therapie. Einzelne Beobachter wollen vom Glüheisen, andere von der methodisch und lange fortgesetzten Anwendung trockener oder nur ein Minimum von Blut entleerender Schröpfköpfe im Nacken, von einer Anfangs strengen Diät (Milchdiät dürfte sich für manche Fälle dieser Art empfehlen), ausleerenden Mitteln, dem Gebrauche des Jodkalium, der Mineralsäuren einzelne spärliche Erfolge gesehen haben. Später sind strengste Reinlichkeit (übrigens mit Ausschluss aller Bäder), gewählte kräftige Diät, am Ende nur aus weichen und halbflüssigen Speisen bestehend, vor Allem reine Luft und möglichster Aufenthalt im Freien, im Uebrigen alle Sorgfalt, die dem zarten Kindesalter nothwendig ist, das Einzige, was das Leben dieser Unglücklichen noch verlängern und erträglicher machen kann.

Die Behandlung der angeborenen oder in früher Jugend entstandenen idiotischen Zustände hat, wenn die so überaus seltene Heilung (p. 387) oder wenn auch nur eine beträchtliche Besserung angestrebt werden soll, nur im Kindesalter einen Sinn; erwachsene Idioten und Cretinen können nur Gegenstand einer Pflege und Aufbewahrung sein. — Um wirkliche Erfolge zu erreichen, müsste die Behandlung so frühe als immer möglich begonnen werden; es lässt sich erwarten, dass durch eine nach allen Seiten richtige und kräftige Therapie im 2ten und 3ten Lebensjahre mehr, als wir uns jetzt denken, zu erreichen sein wird. In dieser Zeit wäre vor Allem auf Entfernung aus dem Bereiche der p. 356. 392 ff. besprochenen Ursachen (bei miasmatischen Ursachen Beziehen eines anderen gesunden Orts, nicht nothwendig auf hohen Bergen), nächstdem auf eine nach allen Rücksichten geordnete Pflege, auf Kräftigung der Gesamtvegetation des Körpers, auf eine sehr milde, allmälige und methodische Anregung und Hebung der Sinne und des Gemüthslebens des Kindes zu sehen; specielle Fälle (Siphilis, deutliche Rachitis u. dgl.) können die besondere Behandlung dieser Leiden erfordern; epileptische Zustände werden wo möglich durch eine ätiologische Cur, nächstdem durch Atropin (in der Epilepsie der Kinder zuweilen vom überraschendsten Erfolg), Zinkblumen u. dgl. bekämpft. — Allein sehr viele idiotische

Kinder kommen erst viel später in Behandlung, namentlich in die
der Anstalten, zu einer Zeit, wo es sich weit mehr nur darum
handeln kann, das jedenfalls verkümmert bleibende Seelenleben noch
zu einer erträglichen Functionirung zu bringen, als in den cerebralen Krankheitsprocess heilend oder auch nur beträchtlich bes-
sernd einzugreifen, wo also die Aufgabe mehr die der Erziehung ist
(p. 388). Indessen lehrt die Erfahrung, dass auch in diesem
späteren Lebensalter (etwa vom 5.—10. Lebensjahr) diese er-
ziehenden Einflüsse durchaus auf der Basis einer gesunden Körper-
Entwicklung einwirken müssen. Es ist also auch hier mit aller
Kraft auf Stärkung der Constitution, auf Hebung der Gesamt-
Ernährung, auf Herstellung eines Gefühls von körperlichem Wohlsein und Behaglichkeit, einer gesunden Lebensstimmung hinzuwirken
(kräftige Nahrung, Aufenthalt im Freien, Bäder, kalte Waschungen,
nach Umständen Leberthran, Eisen u. dgl.); es ist weit weniger
durch methodischen Unterricht (Sprechen-, Lesen-Lernen etc.),
der leicht überreizend wirkt, als durch Anschauungen, durch
einfache Beschäftigungen, passende Erzählungen, die Aufmerksamkeit zu wecken (bei vielen ganz die Hauptsache!), durch geordnet
vorgenommene practische Uebungen und Spiele die Sinneswahrnehmung correcter zu machen, die Bildung einfacher, richtiger
Urtheile zu begünstigen. Was nützt es jene gelehrten Idioten zu
erziehen, die das ganze Abc kennen, aber vor jedem kleinen Hinderniss, das ihnen im Wege liegt, verloren sind! — Ländliche
Oeconomie-Beschäftigung wäre für die meisten leichteren Fälle das
beste, ist aber sehr schwer auszuführen. Musik wirkt auf Manche
wohlthätig; Besserung einzelner Seiten des Seelenlebens wird zuweilen auch in schweren Fällen durch consequente Wiederholung
erreicht, Zwang und Strafen nützen aber bei diesen Kindern so gut
wie nichts, mit freundlicher liebevoller Behandlung wird das überhaupt Erreichbare fast allein durchgesetzt. Die Geselligkeit in
den Anstalten ist für die meisten leichter befallenen Kinder sehr
wohlthuend und fördernd.

Auf diese wenigen aphoristischen Sätze muss ich mich hier beschränken; weitere Belehrung findet man in der p. 388 angegebenen
Literatur, in den Schriften von Voisin und Rösch; Erlenmeyer,
Preuss. Ver.-Ztg. N. F. I. 16 ff.; Georgens und Deinhardt, die Heilpädagogik. Leipz. 1861.

§. 229.

Bei auffallenden Hallucinationen werde das betreffende
Sinnesorgan genau untersucht, unter Umständen das Ohr durch
Injectionen gereinigt, und man kann hier einzelne Versuche mit

Abhaltung der Sinnesreize, mit Blutegeln, Ableitungen auf die Haut, Datura etc. machen.

Auch bei Nahrungsverweigerung muss zuerst die Mundhöhle untersucht werden, da jene zuweilen durch Entzündung der Schleimhaut, durch Angina u. dgl. veranlasst werden kann; ist nichts solches aufzufinden, so suche man den Kranken gleichfalls nicht durch vieles Zureden, sondern durch Vorsetzen gewählter Speisen, die man ihm einsam überlässt und stillschweigend wieder wegnimmt, manchmal auch durch Beispiel von seinem Entschluss abzubringen. Gelingt es nicht bald, so schreite man nach einer kurzen Aufforderung ganz ruhig zur Anwendung von künstlicher Fütterung, indem man ihm anfangs die Speisen, nöthigenfalls mit Zuhalten der Nase einfach aufnöthigt, bei noch grösserer Hartnäckigkeit die Schlundsonde anwendet. Bei lange dauernder Speiseverweigerung nehme man übrigens zuerst keine reizenden Flüssigkeiten, wie Wein u. dgl., sondern milde Substanzen, Milch, Bouillon etc.

Seit der ersten Ausgabe dieser Schrift sind sehr zahlreiche Erfahrungen über das Verfahren bei Nahrungsverweigerung mitgetheilt worden; mit ziemlicher Einmüthigkeit laufen sie immer wieder auf die längst erprobte baldige künstliche Fütterung hinaus, und es ist sehr zu rathen, die Zeit nicht lange mit Anwendung von allerlei Arzneien (sogar Kupferpräparate wurden empfohlen!), Douchen u. dgl. zu verlieren. Zur künstlichen Ernährung sind vielerlei, zum Theil complicirte Instrumente construirt worden, wie Leuret's doppelte Schlundsonde aus Hammelsdärmen, die Instrumente von Belhomme (1850), Blanche, Baillarger u. A. Eine einfache elastische Sonde, durch die Nase eingeführt, ist das beste; der Kranke wird in schiefer Lage gehalten, der Kopf fixirt und beim Vorrücken der Sonde etwas nach der Brust geneigt. Man nimmt zum Eingiessen durch die Sonde durchgeseihte Flüssigkeiten, alles lauwarm, Milch, Fleischbrühe mit Eiern, dünne Suppe u. dgl., immer nur eine mässige Menge auf einmal, dazwischen auch frisches Wasser. Die meisten dieser Kranken müssen den ganzen Tag im Bette gelassen und warm gehalten werden, Bäder sind oft höchst wohlthätig. Ernährende Clystiere mit Peptonen von Fleisch, Eiweiss etc., welche durch Digestion mit käuflichem Pepsin und Salzen bereitet werden, oder nur aus starker Fleischbrühe lassen sich daneben anwenden. Man hat Fälle von sehr langer Ernährung durch die Schlundsonde (2 Jahre und 50 Tage bei einem Melancholischen des Turiner Irrenhauses, mitgetheilt von Zelaschi, 1 Fall von Boll aus einer amerikanischen Anstalt von 2jähriger Ernährung). — Will man nicht gleich die Sonde einführen, so erreicht man zuweilen durch blosses Einflössen durch die Nase (Einspritzen ist nicht nöthig) den Zweck. — Eine eigenthümliche Methode wurde in der Wiener Anstalt versucht, durch Electricität (eine Electrode wird im Nacken angesetzt, die andere von einem Winkel des Unterkiefers bis zum andern hergeführt) den Mund zu öffnen, was auch eine Fütterung mit festen Stoffen gestatten sollte. — Bei sehr aufgeregten Kranken kann auch Chloroformirung und Beibringen von Nahrungsmitteln während der Narcose versucht werden.

Der Hang zur Masturbation ist höchst schwierig radical zu beseitigen, und doch gelingt kaum eine Heilung während seiner Fortdauer. Die mechanischen Vorrichtungen erreichen ihren Zweck selten vollständig; die Hauptsache ist die genaueste Aufsicht auf den Kranken, der keinen Augenblick allein sein darf, Arbeit oder Spaziergänge bis zur Ermüdung, etwas knappe Kost, kühle Bäder, ein hartes Lager, bei Einzelnen die consequenteste Strenge. Die Ursachen dieser Gewohnheiten bedürfen oft einer arzneilichen Behandlung; Ascariden sind wohl zu berücksichtigen; die Jodmittel, von denen man einzelne Erfolge gesehen hat, dürften da am Platze sein, wo der sexuelle Reiz durch chronische Irritation und Entzündung der Urethra gesteigert wird; Lupulin in etwas grösserer Gabe (Gr. IV. p. Dos. täglich 3—4mal) und Bromkalium verdienen öftere Anwendung.

Die geschärfteste Aufmerksamkeit erfordert die Neigung zum Selbstmord. Selten (p. 261) kann ihm eine medicinische Behandlung begegnen; gewöhnlich muss man sich auf stete persönliche Ueberwachung, auf Entfernung aller Werkzeuge, Stricke, Bänder etc. beschränken, und diese Beaufsichtigung muss um so strenger sein, je listiger solche Kranke oft ihr Vorhaben in einem einzigen unbewachten Augenblick, ja sogar in Gegenwart von Wärtern, z. B. durch Strangulation im Bette, auszuführen wissen. Die Erfahrung lehrt, dass durch mechanische Beschränkungsmittel der Selbstmordtrieb gar nicht gemässigt wird, wenn es auch gelingt, die Ausführung eine Zeit lang dadurch unmöglich zu machen; zuweilen gelingt nicht einmal dies, ich habe selbst eine Selbststrangulation in der Zwangsjacke gesehen.

Gefährlichen, besonders bewaffneten Kranken zeige man eine ungetrübte Besonnenheit; die häufig hinter dem lauten Toben versteckte Aengstlichkeit und der Rest von Bewusstsein des Rechts und Unrechts kommen hier dem Muthigen zu Hülfe. Die Entwaffnung gelingt meist besser mit List als mit offener Gewalt, und man erzählt sich manche Fälle, wo weibliche Schlauheit dem Wüthenden das Messer spielend aus der Hand rang.

Ein junger Mensch, der mehre Monate ruhig gewesen war, ward plötzlich von einem Anfall seiner Raserei befallen. Er schlich sich in die Küche und nahm das Instrument zum Hacken der Kräuter weg. Den Leuten, die ihn angreifen wollten, widersetzte er sich, sprang auf einen Tisch und drohte jedem den Kopf einzuschlagen, der sich ihm nähern würde. Die Frau des Oberaufsehers Pussin schalt die Leute, dass sie den Kranken hindern wollten, mit ihr zu arbeiten, redete ihm sanft zu, nur zu ihr zu kommen und zeigte ihm, wie er sein Instrument gebrauchen müsste. In diesem Augenblick griffen die Leute zu, entwaffneten ihn und brachten ihn in Verwahrung (Reil Fieberlehre. IV. p. 588).

Einige Kranke geriethen im Garten in Streit, einer fasste ein Messer und drohte, seinen Gefährten umzubringen. Madame Ellis kam hinzu und sagte zu ihm, sie müsse sich sehr wundern, wie ein Mann von seinem Verstand und seiner Stärke sich so weit vergessen könne, dass er sich mit einem Kranken zanke, der doch bekanntlich schon mehre Jahre geistesverwirrt sei. Diese Worte schmeichelten der Eigenliebe des Wüthenden, er erwiederte: „Sie haben Recht, ich werde diesen Menschen nicht weiter beachten," und wurde alsbald völlig ruhig. (Ellis, traité p. Archambault. p. 311.)

Ein sehr starker und heftiger Kranker hatte Gelegenheit gefunden, sich eines 3 Fuss langen eisernen Hebels zu bemächtigen, und drohte jeden, der ihm nahe komme, zu ermorden. Wärter und Kranke zogen sich zurück, er blieb allein in der Gallerie, wo sich ihm Niemand zu nähern wagte. Nach einer Weile trat ich allein hinein; ich liess den Thürschlüssel auf dem Händerücken balanciren, trat ihm ganz langsam näher und sah ihn aufmerksam an, was seine Aufmerksamkeit erregte. Er kam auf mich zu und fragte, was ich mache. Ich erwiederte ihm, ich versuchte den Schlüssel zu balanciren, und bemerkte dabei, er würde dasselbe mit dem Hebel nicht thun können. Er versuchte es vergeblich, streckte die Hand aus und stellte den Hebel darauf; ich nahm diesen nun ganz sanft herunter, ohne ihm etwas Weiteres zu bemerken. Wiewohl es ihm unangenehm schien, sich entwaffnet zu sehen, machte er doch keinen Versuch, seine Waffe zurückzunehmen, und wenige Augenblicke nachher war jede Spur von Aufregung verschwunden. (Ellis, traité p. 311.)

§. 230.

Die Periode der Reconvalescenz bedarf noch vieler Schonung und Aufsicht. Der Genesene bleibt oft noch lange in einer höchst weichen und reizbaren Gemüthsverfassung, die letzten Reste falscher Vorstellungen verschwinden oft erst spät und es bedarf oft noch einer längeren Behandlung vorhandener körperlicher Beschwerden. Er soll daher erst nach möglichst consolidirter, geistiger und leiblicher Gesundheit, meist erst einige Monate nach dem Eintritt der Reconvalescenz, aus dem Irrenhause entlassen werden, und es sollte diese Entlassung, wie dies jetzt in ziemlich vielen öffentlichen Anstalten eingeführt ist, immer zunächst eine versuchsweise sein, so dass der Kranke bei drohendem oder eingetretenem Rückfalle ohne alles Zaudern der Anstalt wieder übergeben werden kann.

Stellt sich in der Reconvalescenz grosse Abspannung und Ermüdung ein, so darf solche nicht mit Reizmitteln bekämpft werden; man sorge für Ruhe, passende Diät, Bewegung im Freien, für allmählige Selbstthätigkeit. Im Uebrigen aber gestatte man dem Genesenen grössere Freiheit und zunehmenden Verkehr mit der Welt, in dem Masse, als Lust und Fähigkeit dazu sich wieder einstellen. Er muss an eine passende Beschäftigung gewöhnt, in heitere Um-

gebung gebracht werden; alle Gemüthsbewegungen müssen von
ihm ferne gehalten oder doch schonend geleitet, durch verständigen
Zuspruch, der hier am Platze ist, muss ihm eine klare Erkenntniss seiner Krankheit verschafft, durch Uebung seiner Kräfte, durch
das Beispiel Anderer, auch durch den Trost der Religion, Muth
und Selbstvertrauen in ihm gehoben werden. Rathschläge für die
Zukunft zu einfacher Lebensweise, geeigneter Thätigkeit, zu Allem,
was ihn vor Rückfällen bewahren kann, sind hier am Platze. Für
manche Fälle passen dann Zerstreuungen, Reisen oder Badekuren;
andere finden nur in baldiger Rückkehr in den engeren Kreis
ihres Berufs und ihrer Familie die vollständige Genesung wieder.
Mancher kehrt vernünftiger, als er je gewesen, aus dem Irrenhause heim; wäre es doch möglich von dem oft so innerlich ge-
kräftigten, so dankbaren und frohen Genesenen immer auch den
Druck misslicher Verhältnisse, die Kälte seiner Umgebung oder
gar den Spott niedrigdenkender Menschen für immer ferne zu
halten!

FÜNFTES CAPITEL.

Die Irren-Anstalten.

§. 231.

Den früheren Zeiten war der im Grossen durchgeführte Zweck
der Irrenheilung unbekannt. In der einzigen Rücksicht, die Gefahren zu beseitigen, welche das freie Umhertreiben der Geisteskranken für die Gesunden und für die öffentliche Ordnung hatte,
wurde ein Theil von ihnen theils in Hospitälern, theils in Zucht-
und Arbeitshäusern, meist in den schlechtesten und verborgensten
Räumen, zusammengesperrt. An ihre Behandlung als Kranke
dachte man nicht, und den Zweck, sie unschädlich zu machen,
führte man meist, veranlasst durch das Vorurtheil ihrer unmässi-
gen Körperkraft, mit den rohesten Mitteln aus. Hinter dicken
Balken und Eisenstangen, oft noch mit Ketten beladen, liess man
die Unglücklichen in Jammer und Schmutz verkommen; unter
Martern und Schlägen musste das Menschliche in ihnen selbst
untergehen; wer einmal den Fuss über die Schwelle jener Toll-
häuser gesetzt hatte, war als ein für immer Verlorener zu betrachten. Diese Schicksale trafen die Irren an manchen Orten
noch bis in die neueste Zeit; noch im Jahr 1833 und 1834 fand

man in einigen französischen Provinzialstädten die Irren in Käfige eingesperrt und in einzelnen englischen Anstalten ganze Reihen Angeketteter; und noch jetzt gibt es an einzelnen versteckten Orten solche massive Elephantenställe, vor denen die stupide Neugier steht, um den Narren zu reizen und seine Flüche zu verspotten.

In die Mitte des vorigen Jahrhunderts fällt die Errichtung der ersten Anstalt, welche ausdrücklich und ausschliesslich den Heilzweck verfolgen sollte, St. Lukes in London, lange das einzige Beispiel des erwachenden menschlicheren Sinnes für die Irren. Ihr folgte später die Errichtung der Anstalt für geisteskranke Quäcker bei York; auf dem Continent war erst Pinels Wirken für die Verbesserung des Looses der Irren entscheidend. Angeregt von den grossen humanistischen Ideen seiner Zeit, setzte er eben während der stürmischen Tage der Revolution und Anfangs nicht ohne Gefahr für seine eigene Existenz, dicht vor den Thoren von Paris, in Bicêtre, seine grossen friedlichen Reformen durch, die er damit begann, den Irren die Ketten abzunehmen. * Pinels Bestrebungen wurden zum Beispiel und Anstoss für die Umgestaltung der ganzen Irrenbehandlung. Das Verdienst derselben in Deutschland hat vorzüglich Langermann (zu Anfang dieses Jahrhunderts), und der Umschwung der Ansichten war schon ein so bedeutender, die Anerkennung der Heilbarkeit und Heilbedürftigkeit des Irreseins war schon so weit, dass Langermann zuerst practisch und nachdrücklich auf Errichtung eigener Heilanstalten und deren gänzliche Geschiedenheit von den Anstalten für Unheilbare dringen konnte. Die erste deutsche Heilanstalt, in welcher die neuen Ideen durchgeführt und in der Ausübung vervollkommnet wurden, war der Sonnenstein in Sachsen unter der Leitung

---

* Pinel wandte sich mit seinen Bestrebungen für Besserung des Looses der seiner Sorgfalt übergebenen Irren zuerst an die öffentlichen Behörden: man behandelte ihn darüber als Moderirten und Aristokraten, Namen, die damals fast einem Todesurtheil gleich kamen. Dadurch nicht geschreckt, trat er vor den Pariser Gemeinderath und forderte mit neuer Wärme die Autorisation zu seinen Reformen. „Bürger," sagte da Couthon zu ihm, „ich werde dich morgen in Bicêtre besuchen; und wehe dir, wenn du uns getäuscht hast, wenn du unter deinen Narren Feinde des Volks verbirgst." Couthon kam wirklich; das Geschrei und Geheul der Irren, die er anfangs einzeln ausfragen wollte, war ihm bald zuwider und er sagte zu Pinel: „Ach, Bürger, bist du selbst ein Narr, dass du solches Vieh loslassen willst? Mach mit ihnen, was du willst; aber ich fürchte sehr, du wirst das Opfer deiner Vorurtheile werden." — Noch denselben Tag begann Pinel sein Unternehmen und nahm einer Anzahl Kranken die Ketten ab. S. d. Erzählung, welche nach Pinel's eigenem Tagebuch sein Sohn gegeben hat. Mémoires de l'acad. roy. de médecine. Tom. V. Par. 1836.

von Pienitz, welcher als Pflegeanstalten Anfangs Waldheim,
später Colditz zur Seite standen. Diesen ersten gelungenen Versuchen im Anstaltswesen folgte allmählig in Deutschland die neue
Errichtung oder völlige Umgestaltung der öffentlichen Anstalten
von Schleswig (1820), Siegburg (1825), Heidelberg (1826), Prag
(1826), Hildesheim (1827), Leubus in Schlesien (1830), Hall in
Tyrol (1830), Sachsenberg in Mecklenburg-Schwerin (1830), Winnenthal und Zwiefalten in Würtemberg (1834), Marsberg in Westphalen (1835), Illenau in Baden (1842), Halle (1844), Erlangen
(1846), Eichberg in Nassau (1849). Viele kleinere oder weniger
bekannte folgten nach, bis in die unmittelbare Gegenwart ging
und geht die Errichtung neuer wohlorganisirter Anstalten immer
fort, und auch an solchen Orten, die bisher am längsten gezögert,
scheint endlich der Anfang zu Erfüllung dieses Bedürfnisses aller
civilisirten Länder gemacht zu werden. Unter den im letzten Jahr-
zehend in Deutschland entstandenen sind vornemlich die von Wien
(1853), Werneck in Franken (1855), Klingenmünster in der Pfalz
(1858), München (1859) zu nennen.

Mit der Einrichtung solcher zweckmässiger Anstalten ist in den letzten 40 Jahren in den meisten Ländern wirklich Ausserordentliches für
die Irrenthorapie geleistet worden. Namentlich in Deutschland waren
schon in einer Zeit, wo sich noch die theoretische Psychiatrie fast ganz
abstrusen Discussionen hingegeben hatte, (ob das Irresein auf Sündhaftig-
keit beruhe! ob bei den Irren der Körper oder die Seele erkrankt sei! etc.)
die practischen Bestrebungen fast ganz und mit den besten Erfolgen auf
das Anstaltswesen gerichtet; von grossem und nützlichem Einflusse war
hier besonders Jakobi's Bemühung, die in England gemachten Erfahrungen nach Deutschland zu verpflanzen. Die literarische Behandlung
dieser practischen Fragen wurde freilich bald durch die ungemeine Pedanterie, mit welcher alle Kleinigkeiten des Anstalts-Wesens, als ob es
die ersten Principienfragen gälte, debattirt wurden, eine höchst verdriess-
liche, und das Interesse ward durch die Richtung auf diese Bagatellen
zum Theil von den wichtigsten Punkten der Psychiatrie abgelenkt; indessen konnte man hier Manches mit der Neuheit der Sache entschuldi-
gen, man wird immer dankbar die Bemühungen anerkennen müssen,
durch welche in so kurzer Zeit so bedeutende Resultate herbeigeführt
wurden und wohlthuend erscheint jetzt jene kleinlich - nüchterne Detail-
sorgfalt gegenüber dem Bombast, mit dem später in diesen Dingen decre-
tirt und orakelt wurde. Dass übrigens auch in Deutschland noch bis
vor kurzer Zeit und wohl jetzt noch im Anstaltswesen selbst viel zu thun
ist, dafür will ich nur ein Beispiel beibringen. Ein Reisebericht von
Willing aus dem Jahr 1856 (Ztschr. f. Psych. XIII. p. 84) enthält folgendes: „In — — sind die unruhigen Kranken in Käfigen eingesperrt, die
Käfige für Männer und Frauen liegen neben einander, nur durch sein
Gitter hindurch wird mit dem Kranken verkehrt. Die ruhigen Kranken
treiben sich, Männer und Frauen, bunt durcheinander.“

§. 232.

Vom Beginn der Reformen an fasste besonders in Deutschland die Ueberzeugung Wurzel, dass die erste Bedingung des Gelingens der Curzwecke die Trennung der heilbaren von den unheilbaren Irren sei. In der That erweist sich eine Durcheinandermischung der frischen Fälle mit den unheilbaren, ganz verkommenen, vollends gar mit epileptischen Irren oder mit Cretinen nicht nur durch den höchst üblen Einfluss nachtheilig, den schon der Anblick dieser Versunkenen auf die Neuerkrankten macht; es bedürfen beide Classen von Irren auch in Manchem verschiedener Einrichtungen zu ihrer Behandlung und Pflege, und es wird natürlich bei solcher Vermischung der Raum der Anstalt von den Unheilbaren allmählig ganz ausgefüllt, so dass es bald gar nicht mehr zur Aufnahme frischer, eben recht heilbarer Fälle kommen kann. Während man in einzelnen ausländischen Anstalten, z. B. der Salpetrière, schon frühe aus solchen Gründen verschiedene Abtheilungen einer Anstalt für die zu activer Behandlung geeigneten und für die ganz chronischen Fälle bestimmte, nahm man Anfangs in Deutschland, wie auch mehrfach in England, das Princip der Errichtung ganz getrennter, besonderer Anstalten für heilbare und unheilbare Fälle an (Sonnenstein, Siegburg, Leubus, Winnenthal u. A.). Man fand sich zu dieser Einrichtung besonderer Heil- und Pflege-Anstalten durch mehrfache Gründe veranlasst. Man wollte oder konnte die neuen, mit beträchtlichen Kosten verbundenen Reformversuche im Anstaltswesen zuerst vorzugsweise für einen Theil der Irren, für die Heilbaren, in Anwendung bringen; man richtete desswegen für dieselben ganz neue Anstalten ein, während man die alten, bestehenden Irrenhäuser, welche sich als ganz ungenügend zur Verfolgung von Heilzwecken auswiesen, doch noch mit passenden Veränderungen zu blossen Bewahranstalten brauchen konnte. Man gewann die Einsicht, dass die Einrichtungen für Aufnahme Unheilbarer zum Theil wesentlich andere sein müssen, als die für die Heilung frischer Fälle, indem dort Alles meist für einen Aufenthalt auf Lebensdauer, hier nur für ein vorübergehendes Verweilen der Kranken berechnet sein muss; es war auch — ein wichtiger Punkt bei den allgemein verbreiteten Vorurtheilen — weit eher eine Anerkennung der Heilbarkeit des Irreseins in der öffentlichen Meinung durchzusetzen, wenn eigene Heil-Anstalten mit verhältnissmässig häufigen und schnellen Genesungen errichtet wurden.

Man hatte alle Ursache, mit den Resultaten dieses Systems überall da zufrieden zu sein, wo zwischen der Heil- und der Pflege-

Anstalt ein richtiges Verhältniss der Bewohnerzahl bestand, wo beide in der Fürsorge des Staats eine gleich hohe Stelle einnahmen, und für beide eine gewisse Einheit in der obersten Leitung bestand; unsers Wissens waren es auch nicht wirklich gemachte Erfahrungen von beträchtlichen Mängeln dieses Systems in Bezug auf Heilung und Verpflegung der Irren, was später dazu führte, seine Zweckmässigkeit wieder in Frage zu stellen und Heilbare und Unheilbare wieder auf demselben Boden zu vereinigen; äusserliche Gründe scheinen uns hauptsächlich zur theoretischen Vertheidigung und mehrfachen practischen Ausführung dieser Wiedervereinigung geführt zu haben.

§. 233.

Als man nämlich vor etwa 20 Jahren anfing, für die Irrenanstalten nur noch eigene Neubauten für passend zu halten, erschrack man in vielen Ländern vor der kostspieligen Aussicht auf mehrere grosse, gleichzeitige Bauwesen, mehrfache Einrichtung und ein mehrfaches irrenärztliches Personal. Da man aber doch nicht zur Vermischung aller Irren zurückkehren konnte, die Irrenärzte vielmehr auf dem Grundsatz vollständiger Trennung der Heilbaren und Unheilbaren bestanden, so kam man auf die Idee und an einigen Orten zu der Ausführung zweier selbständiger und vollkommen in sich abgeschlossener Anstalten, welche aber auf demselben Gebiete beisammen liegen, unter derselben ärztlichen Leitung stehen und viele öconomische Einrichtungen und Baugelasse (Kirche, Oeconomiegebäude, Küche, Bäder etc.) gemeinsam haben. Für dieses System der grossen sogenannten relativ verbundenen Anstalten sollte nicht nur, wie in Berlin bewiesen wurde, Hegels Logik sprechen, sondern es wurden ihm viele, zum Theil sehr beachtenswerthe Vortheile vindicirt.

Man konnte geltend machen, dass dasselbe, wo Neubauten errichtet werden sollen, das minder kostspielige sei, indem, wie bemerkt, hier manche Gebäude und Einrichtungen für beide Anstalten gemeinsam sind, also nur einmal da zu sein brauchen, indem viele Kranke unter Einer Verwaltung vereinigt sind und weniger Personal an Beamten erfordert wird, indem ferner eine solche Anstalt sich eher durch ihre eigene Production und Arbeit, welche hauptsächlich von den Bewohnern der Pflegeanstalt geschieht, also mit geringerem Staatszuschuss erhalten kann. Als weitere Gründe für solche Vereinigung wurden angeführt, dass die Bestimmungen über Heilbarkeit oder Unheilbarkeit höchst schwankend und unsicher seien, dass in der relativ verbundenen Anstalt der Kranke in allen Stadien seines Irreseins von demselben Arzte beobachtet und seine

Krankheit bis an ihr Ende verfolgt werden könne, dass dabei die
Aufnahmen, ungestört durch Verhandlungen über die Wahl der
passenden Anstalt, die sich sonst auf die Prognose stützen muss,
beschleunigt werden, dass solche Anstalten einen leichten Ueberblick über die ganze Irrenanzahl eines Landes oder einer Provinz
gewähren, dass die für unheilbar Gehaltenen nöthigenfalls sehr
leicht wieder in die Heilanstalt zurückversetzt werden können,
während dagegen die Versetzung der Kranken aus der Heil- in
die Pfleganstalt nicht nur umständlich und kostspielig, sondern
auch für den Kranken und seine Angehörigen sehr hart und nieder-
schlagend, und eine Rückversetzung in die Heilanstalt beim etwaigen
gen Wiedereintritt günstigerer Aussichten kaum mehr thunlich sei.

Von anderer Seite konnte hiergegen erwiedert werden, die
Pflegeanstalten dürfen keine Orte sein, denen das „Lasciate ogni
speranza" an die Stirne geschrieben ist; sie müssen, wiewohl durchaus für veraltete, chronische Fälle eingerichtet, doch in der Persönlichkeit des Arztes und in ihren äusseren Verhältnissen immer
noch die Mittel bieten, welche die in einzelnen, seltenen Fällen wiederkehrende Hoffnung auf Genesung erfordert. In der That genesen auch in den Pflegeanstalten noch einzelne Kranke,[*] und
zwar ohne Démenti für die Heilanstalt, welche mit der Uebergabe
solcher einzelner Kranken nur sagen wollte, dass eben sie dem
Kranken nichts mehr zu gewähren vermöge, wohl aber vielleicht
andere ganz neue Verhältnisse (S. p. 514) ihm noch nützlich werden können. Zeller namentlich hob den für manche Kranke
nicht geringen Vortheil einer solchen Versetzung in eine andere
Anstalt hervor[**] und führte noch als wichtige Gründe gegen die
Vereinigung an: den Mangel an einer vollkommenen Uebersicht
und einer individuellen Behandlung bei einer so grossen Menge
von Kranken unter Einer ärztlichen Oberaufsicht, die Ueberhäufung
des ärztlichen Vorstands mit einer Masse amtlicher, aber zunächst
nicht zum Krankendienst gehöriger Geschäfte, die grössere Stör-
barkeit einer so complicirten, vieler Hülfsorgane bedürfenden Einrichtung, die Gefahr einer Vernachlässigung der unheilbaren Kranken
über den für das ärztliche Geschäft weit dankbareren heilbaren,

---

[*] Nach Focke's Nachweisungen aus verschiedenen Pflegeanstalten kommen in ihnen 3—6 % Heilungen vor; in Pforzheim sollen von secundärem
Blödsinn (?) noch 4—6 % geheilt werden (Gissler 1856).

[**] Vgl. den interessanten Bericht über die Versetzung einer grossen Anzahl von Irren aus den überfüllten Pariser Anstalten in zum Theil sehr entfernte Provincial-Anstalten, von Trélat, Annal. med. psychol. Tom. IV. 1844.
p. 230, 366. Neuerlich hat man auch in England die Vortheile der Versetzung in eine andere Anstalt kennen gelernt. Vgl. Ztschr. f. Psych. XV.
1858. p. 114. p. 147.

endlich den üblen Einfluss, den der Anblick vieler abgestorbener und hoffnungsloser Kranken, ja schon das Bewusstsein der Nähe so vieler Unheilbaren auf die Neuerkrankten haben kann.

Zur vollen practischen Ausführung ist das System jener „relativ-verbundenen" Heil- und Pflege-Anstalten, wie dasselbe von Damerow aufgestellt worden, nur an sehr wenigen Orten (Illenau, Halle) gekommen (und die Trennung der Heil- und Pflege-Anstalt selbst in diesen war wohl immer mehr ideal, als thatsächlich) und ist gegenwärtig als gänzlich aufgegeben zu betrachten. Man braucht bei diesem Systeme jedenfalls noch eine Pflegean-stalt, in welche aus der „relativ-verbundenen" Pflege-Anstalt, wenn diese nicht ungeheuer gross werden soll, wieder ein regelmässiger Abfluss stattfinden kann, welche namentlich alle wirklich verkommene und versunkene, entstellte, mit anderweiti-gen Gebrechen behaftete, kurz die schlimmsten der Unheilbaren (neben Idioten, Epileptikern, Siechen und dergl.) endlich aufzu-nehmen hat. Wenn aber nur eine gewisse Anzahl Unheilbarer, und zwar mit Auswahl der besseren (ruhigeren, noch durchaus eines humanen Lebens fähigen) in der „relativ-verbundenen" Anstalt zurückbleiben soll, so wird man für diese nicht ganz getrennte Gebäude und einer eigenen, mit der Heilanstalt nur „relativ-ver-bundenen" Pflegeanstalt bedürfen: diese Unheilbaren werden zu-meist ohne Schaden unter den frischen, heilbaren Kranken woh-nen, ja manche Irrenärzte sehen in der Anwesenheit eines Stammes solcher bereits längst disciplinirter unheilbarer Anstaltsbewohner gerade ein wohlthätiges, wesentlich curatives Element für die frisch aufgenommenen Kranken. So hat man neuerlich bei einer neuen Anstalt, welche ausgezeichnete Verhältnisse zu einer „relativ-ver-bundenen Heil- und Pflegeanstalt" dargeboten hätte, doch auf diese Einrichtung verzichtet * und hat bei neueren deutschen An-stalten und bei Projecten für solche wieder mehr das System einer Vermischung Unheilbarer (besserer Art) und Heilbarer (wie es übrigens auch in Frankreich und England für die sehr grosse Mehrzahl der Anstalten besteht) angenommen.

Man ist hiermit nicht zum alten Pêle-mêle aller Irren zu-rückgekehrt, aber man hat doch das Eintheilungsprincip der Heil-barkeit, welches wenigstens in Deutschland lange als oberstes für die Verschiedenheit der Anstalten galt — und es galt dafür nicht ohne ein inneres und sehr berechtigtes Motiv! — fallen gelassen. Mir scheint es, dass in den eigentlichen Heilanstalten sich jener für wünschenswerth gehaltene Stamm in den Anstalten eingelebter

---

* Gudden, Ztschr. f. Psych. XVI. 1859. p. 628.

Kranker wohl überall von selbst — trotz der Bestimmung zur reinen Heilanstalt und ohne Zuthun des leitenden Arztes — bildet,
da bekanntlich nichts schwieriger in den reinen Heilanstalten zu
erhalten ist, als ein ganz regelmässiger und rascher Abfluss aller
Unheilbaren und immer eine Anzahl dieser Irren Jahre lang in
den Heilanstalten verbleibt, auch wenn sie als unheilbar erkannt
sind. Ob es nun aber besser sei, Anstalten zu gründen, welche
heilbare Irren gemischt mit einer gewissen Auswahl Unheilbarer enthalten sollen oder solche, welche rein für heilbare (frische)
Fälle bestimmt sind und ihre sämtlichen Unheilbaren wieder
abgeben, das lässt sich wohl nicht ganz im Allgemeinen sagen;
es kommt bei dieser wie so vielen andern practischen Fragen des
Anstaltswesens sehr viel auf die Bewohnerzahl des Landes, auf die
Zahl der vorhandenen Irren, auf die Möglichkeit, schon vorhandene
Gebäude zu benützen, auf die Geldmittel, über die man disponiren
kann, auf besondere Zwecke, die man etwa mit der Anstalt verbinden will (z. B. clinischen Unterricht) an, und das meiste hängt
am Ende doch von der Art der Ausführung und von dem Geiste
ab, den das Ganze durch die leitenden Persönlichkeiten gewinnt.
Jedenfalls halte ich es für verfrüht, auf das System der eigentlichen Heilanstalten ganz zu verzichten;* bei der Trennung beider
Anstalten muss aber die Pflegeanstalt wenigstens die dreifache Bewohnerzahl der Heilanstalt fassen (3—400:100). Ueberhaupt
können und müssen die Pflegeanstalten gross sein; für die Heilanstalten ist die Möglichkeit eines schnellen Abflusses aller als unheilbar Erkannten ein Haupterforderniss. Wo diesem genügt ist,
wo die Heilanstalt wirklich lauter in activer Behandlung befindliche Kranke enthält, da kann deren Zahl höchstens ungefähr 100
betragen, indem von Einem Arzte kaum noch diese Zahl genau
beobachtet und streng individuell behandelt werden kann.

Mag man aber für das Anstaltswesen eines Landes ein System
annehmen, welches man will, so ist jedenfalls die Pflicht der eigentlichen Staatsfürsorge nur auf einen gewissen Theil der Irren zu
beschränken. Die Ueberfüllung, über welche alle Irrenanstalten

---

* Roller (Ztschr. f. Psych. X. 1853. p. 397) hielt damals die Frage nach
dem besten System für ganz entschieden im Sinne der „relativ-verbundenen"
Heil- und Pflege-Anstalten und meinte, kein Mensch denke mehr an Errichtung völlig getrennter Heilanstalten „alten Styls." — Für die Provinz Schlesien
projectirte man bei neuer Ordnung des Anstaltswesens schon keine relativ-
verbundene Anstalt mehr, sondern eine Heilanstalt mit bestimmter Dauer der
Behandlung (1 Jahr), 2 Heilanstalten mit unbestimmter Dauer der Behandlung
und eine Pflegeanstalt (ibid. XII. 1855. p. 438), und a. 1858 bewarb man
sich in Deutschland um einen Preis für den besten Plan einer reinen Heilanstalt für 150—200 Kranke.

der Welt gegenwärtig klagen, der Zudrang zu ihnen, der immer wieder alle bei ihrem Bau angestellten Berechnungen zu Schanden macht, müssen irgendwo eine Grenze finden. Dies ist möglich. In erster Linie muss allerdings jene Berechnung selbst richtig sein (auf Grundlage wirklich exacter Irrenzählungen eines Landes, wo man dann annehmen kann, höchstens die Hälfte der gefundenen Geisteskranken bedürfe einer Verpflegung in Anstalten); sodann aber sollen in die Pflegeanstalten auch blos die gefährlichen oder doch in Familien- oder Gemeindeverpflegung durchaus nicht zu bewahrenden Unheilbaren aufgenommen werden (nicht aber ganz unschädliche oder bloss lästige), und es soll der Verpflichtung der Familien und der Gemeinden, für die ungefährlichen Unheilbaren zu sorgen, keine Concession gemacht, die genügende und humane Ausführung dieser Sorge vielmehr noch vom Staate überwacht und beaufsichtigt werden. Es versteht sich von selbst, dass die Staatsanstalten für Unheilbare der Hauptsache nach nur für Arme bestimmt zu sein brauchen. — Was die Heilbaren betrifft, so hat der Staat jedenfalls die Verpflichtung, in Anstalten, die dem Heilzweck gewidmet sind, für sämtliche Dürftige zu sorgen; ob auch für diejenigen, welche mit eigenen Mitteln gegenwärtig schon überall in guten Privatanstalten alles Wünschenswerthe finden oder doch überall bald finden werden, ist auch hier in der That fraglich. Eine grosse Vereinfachung und Reduction des ganzen öffentlichen Anstaltswesens würde aus der Verneinung dieser Frage hervorgehen, und in jedem grösseren Staate wird gewiss die Gründung von Armenanstalten sehr einfacher Einrichtung für den Heil- und Pflegezweck eine vortheilhafte Massregel sein; doch dürfte allerdings beim jetzigen Stande der Sache aus manchen Gründen eine Reduction sämtlicher öffentlicher Irrenanstalten auf Armenanstalten noch nicht möglich sein. —

§. 234.

Wenn es sich nun weiter von den allgemeinen Erfordernissen für eine öffentliche Irrenanstalt handelt, so möchten wir in erster Linie ihre leichte Benützbarkeit für die Kranken und die Beförderung der Aufnahme frischer Fälle nennen. Dieser Zweck wird eines Theils durch medicinal-polizeiliche Vorschriften, durch Erlassung aller unnöthigen und zeitraubenden Formalitäten, durch mässige Verpflegungskosten oder freie Verpflegung armer Kranken, durch das Vertrauen, das sich die Anstalten selbst erwerben, erreicht; anderntheils wird er dadurch gefördert, dass in grösseren Ländern die Anstalten mehr in verschiedenen Landestheilen zerstreut sind. Uebrigens müssen sich die Irrenanstalten selbst durch ihre Einrichtungen und durch den in ihnen herrschenden Geist empfehlen. Diese Einrichtungen und dieser Geist müssen nicht nur im Allgemeinen den humanen Ideen unserer Zeit entsprechen, sie müssen auch — und hierauf ist vor allem zu dringen — durchaus ärztliche sein.

Jede Anstalt ist nichts Anderes, als ein Hospital für Gehirnkranke; jede, ganz besonders aber die Heilanstalten, müssen durchaus den Charakter eines Krankenhauses, und nicht etwa den eines Besserungs-Instituts, einer Fabrik, oder gar eines Gefängnisses darbieten. Hiemit ist zugleich gesagt, dass die Anstalt durchaus unter ärztlicher Leitung stehe, dass also die Direction in den Händen des ersten Arztes sein muss, der mit einer gewissen Unumschränktheit alle sonstigen Kräfte zum Besten des Ganzen verwendet, aber auch, dass die Irrenärzte wirkliche Aerzte, und nicht etwa Moralisten, welche sich zugleich etwas mit Medicin beschäftigen, aber zu jeder Untersuchung ihrer Kranken der Beihülfe eines weiteren Arztes bedürfen, sein sollen.

Die Eigenthümlichkeit der in der Irrenanstalt behandelten Krankheiten bringt es nun mit sich, dass derselben eben nicht nur alle Mittel der gewöhnlichen Medicin (Pharmaceutisches, Bäder etc.) zu Gebote stehen müssen, sondern dass sie zugleich alle Einrichtungen besitzen muss, nicht nur um den Kranken vor Beschädigung seiner selbst oder Anderer abzuhalten und ihn der ärztlichen Behandlung stets zugänglich zu erhalten, sondern auch um ihm in Bezug auf Verpflegung, Bewegung in freier Luft, Arbeit, Aufheiterung und Unterhaltung alles Nöthige darzubieten. Desshalb muss jede Anstalt nicht nur das nöthige Personal zur Beaufsichtigung und Bedienung der Kranken, die nöthigen Räumlichkeiten zur Isolirung Einzelner (und die noch gebräuchlichen Beschränkungsmittel) besitzen, sie muss auch mit Grundstücken zu Feldarbeit, mit Gärten und Anlagen zu Spaziergängen, mit Arbeitsmaterial und mit vielfachen Mitteln zur Unterhaltung der Kranken versehen sein.

Ein weiteres Haupterforderniss im Innern der Irrenanstalt ist eine gehörige Scheidung der Kranken von einander, zuerst nach den Geschlechtern (meist auf verschiedene Flügel vertheilt), dann nach der Art des Irreseins, doch nicht nach nosologischer Classification, sondern nach dem äusseren, ruhigeren oder turbulenteren, aufgeregten Zustande, endlich bei den ruhig zusammenlebenden Kranken nach Stand und Bildungsstufe (bei den zu Isolirenden fällt dieser Unterschied weg). — Die nosologische Form kann nicht zum Scheidungsprincip genommen werden, weil überhaupt die einzelnen Formen gemischt und in vielfachen Uebergängen vorkommen, weil es sogar für einzelne Zustände (z. B. für die Kranken mit Hang

zum Selbstmord) gefährlich wäre, sie zusammenwohnen und viel
unter sich verkehren zu lassen, endlich weil die äusserlich ruhigen
Schwermüthigen, Maniaci, Verrückten, laut der Ergebnisse täglicher
Beobachtung, ohne gegenseitige Störung und nachtheilige Folgen
wohl zusammenwohnen können; nur die Blödsinnigen, namentlich
die Paralytischen, müssen ganz abgesondert und in eigens für sie
bestimmten Räumen verpflegt werden. Bei der Scheidung der
Kranken nach ihrem äusseren Verhalten muss man sich hüten,
durch zu viele Abtheilungen den Dienst zu zersplittern und die
Uebersicht zu erschweren, und es dürften auf der Männer- und der
Weiberseite 4—5 Abtheilungen, eine für die einzeln, aber immer
auf möglichst kurze Zeit zu isolirenden (tobsüchtigen, lärmenden, sehr
unreinlichen), eine (besonders in der Pflegeanstalt) für die paralytischen, epileptischen, tief blödsinnigen, zwei für ruhige Kranke
(eine für die höheren, die andere für die niederen Stände), eine
Abtheilung besonderer Wohnorte für Reconvalescenten oder einzelne Kranke, welche man längere Zeit mehr allein in recht ruhigen Verhältnissen erhalten will, genügen: in manchen Anstalten
bestehen noch besondere Abtheilungen für bettlägerige Kranke und
ganz abgesonderte Gebäude für die Reconvalescenten, welch letztere Einrichtung sich nicht als zweckmässig bewährt hat.

In einzelnen Anstalten grosser Staaten hat man eigene Abtheilungen
für Geisteskranke, welche ein Verbrechen begangen haben. In Bicêtre
findet sich eine solche, aber von einem gräulich menagerieartigen Charakter.
Dundrum bei Dublin ist eine rein für solche Individuen bestimmte Anstalt von circa 100 Kranken; auch in Königsberg besteht eine solche
(eigene?) Anstalt und in America sind in neuester Zeit mehre solche eröffnet worden. Die Mehrzahl der geisteskranken Verbrecher wird übrigens
— wie Delbrück zeigte — weit besser in der Strafanstalt gelassen
als ins Irrenhaus versetzt.

Von der grossen Literatur über Irrenanstalten sei hier nur hingewiesen auf: Zeller, Art. Irrenanstalten in Ersch und Grubers Encyclo-
pädie; Damerow, Ueber die relative Verbindung der Irren-Heil- und
Pflegeanstalten. Leipz. 1840; Parchappe, des principes à suivre etc.
Par. 1853; Guislain, leç. oral. III.

§. 235.

In den verschiedenen Ländern, welche das Irrenwesen culti-
virten, hat man versucht, diesen Erfordernissen durch sehr verschiedene bauliche Einrichtungen zu genügen. Während die
englischen Anstalten meistens imponirend grosse, hohe, mehr-
stöckige, zusammenhängende* Gebäude von reichen und schönen

---

* Hanwell in der Nähe von London enthält 1000—1100, Colney-Hatch
über 1200 Irre. Die wenigen Aerzte dieser Anstalten sind im äussersten Grade
überbürdet.

äusseren Formen darstellen, in deren Innerem bei höchster Vollkommenheit der Raumbenützung und aller häuslichen Einrichtungen
(Heizung, Beleuchtung, Reinigung, Kücheneinrichtung u. dgl.) und
bei grossem Comfort eine gewisse geordnete Uniformität hergestellt
ist, welcher auch der etwas mechanische Charakter der Beaufsichtigung und Behandlung zu entsprechen scheint, so ging man
bei der Construction und innern Einrichtung der französischen Anstalten von ganz anderen Principien aus. Besonders die nach Esquirols Ideen gemachten Plane und Ausführungen bestanden in
lauter getrennten, viereckigen, blos ein Erdgeschoss enthaltenden
Häusern, die eine Anzahl Einzelzellen oder Zimmer, ein gemeinschaftliches Sprechzimmer (Chauffoir), Arbeitszimmer etc. und rings
herum einen Säulengang enthielten, und in der Mitte einen Rasen-
platz einschlossen. Mehrere parallele Reihen solcher einstöckiger
Carrés werden durch Colonnaden unter einander verbunden, und
es schliessen sich daran noch Oeconomiegebäude, Capelle, Werk-
stätte, Badehäuser etc. Diese Menge vertheilter Gebäude, welche
einen ungemeinen Flächenraum einnehmen, ist nicht nur höchst
kostspielig auszuführen, sondern erschwert auch sehr die Uebersicht,
die Leichtigkeit des Besuchs entfernter Theile der Anstalt und die
höhere Beaufsichtigung, wie sich denn auch bis zu der Zeit, wo
in die französischen Anstalten durch Einführung von Arbeit und
Unterricht ein anderer Geist gekommen ist, diese Anstalten durch
Ungebundenheit, freies Herumschwärmen und Zügellosigkeit der
Kranken auszeichneten; bei dem Bau der neuesten französischen
Anstalten ist man auch wieder so ziemlich von den Esquirol'schen
Ideen abgekommen.

In Deutschland hat man versucht, das Gute beider Systeme
anzunehmen, * im Ganzen nähern sich aber die deutschen Anstalten
in ihrer Bauart weit mehr den englischen, als den Esquirol'schen.
Die neueren Anstalten werden meist so eingerichtet, dass in einem
oder einigen 2—3stöckigen Mittelgebäuden die gemeinschaftlichen
Räume, die Kanzlei, die Capelle, die Küche, die Waschanstalten,
die Vorrathsräume, die Wohnungen der Beamten beisammen sind,
und dass von hier nach beiden Seiten je ein, oder bei relativ verbundenen Anstalten zwei zweistöckige Seitenflügel, gerade oder
gebrochen, auslaufen, welche die verschiedenen Abtheilungen der
Reconvalescenten, Pensionäre, ruhigen Kranken der mittlern und
untern Stände, nebst Gelassen für ihr Wartpersonal, für Bäder etc.

---

* Holland hat in dem ausgezeichneten Meer-en-Berg eine die Vorzüge aller
Systeme gewissermassen verbindende Musteranstalt; wie überhaupt in diesem
Lande unter Schröder van der Kolk das Irrenwesen musterhaft geordnet ist.

enthalten; an diese schliessen sich endlich, möglichst weit vom
Centrum entfernt, kleinere einstöckige Gebäude, welche die Zellen
für unruhige, überhaupt zu isolirende Kranke enthalten, an. Jede
Abtheilung des Hauses muss einen eigenen Garten oder Spazier-
platz für ihre Kranken haben; an allen Treppen, Fenstern, Thüren
ist nicht nur auf gehörige Solidität, sondern auch auf möglichst
einfache Mechanismen und genügende Garantieen zum Schutze des
Kranken zu sehen; die innere Einrichtung der Wohn- und Schlaf-
räume ist auf der Abtheilung der Unruhigen und Tobsüchtigen die
einfachste und zugleich festeste, überall sonst je nach Stand und
Bedürfnissen der Kranken einfacher oder reichlicher ausgestattet.

Ein Hauptgrundsatz des Baues und der ganzen inneren Einrichtung, gegen welchen freilich mannigfach gefehlt wird, sollte
immer sein, dass die ganze häusliche Einrichtung sich, soweit es
sich mit seiner eigenthümlichen Bestimmung verträgt, möglichst
wenig von der jedes anderen grossen Privathauses unterscheide,
sich möglichst wenig von der der Wohnung und Einrichtung der
Geistesgesunden entferne. Desshalb sind alle Bauplane verwerflich,
welche schon in bizarren, ganz aussergewöhnlichen (thurm-stern-
förmigen etc.) äusseren Formen gleichsam auf etwas Närrisches in
der Bestimmung des Gebäudes hindeuten, es ist auch ebenso alles
gefängnissartige Zellenwesen, und wiederum wäre ein zu grosser
Luxus mit hohen Hallen, Säulengängen etc. verwerflich. Das
Ganze muss den Eindruck eines ärztlichen Zwecken, der Gesund-
heitspflege gewidmeten Bauwesens, den Eindruck der Wohnlich-
keit, Behaglichkeit, Solidität machen und nicht genug kann auf
Geschmack und Freundlichkeit in der Erscheinung, wiewohl ohne
luxuriösen Schmuck, besonders aber auf die scrupulöseste Sauber-
keit, welche hier wahrhaft ängstlich betrieben werden muss, gesehen werden.

Die Anstalt muss dabei in einer gesunden, und wo möglich
an Naturschönheiten reichen Gegend liegen, vielleicht am besten
in unmittelbarer Nähe eines kleinen Städtchens, aus welchem sie
ihre Bedürfnisse bequem beziehen, mit dessen Bewohnern sie leicht
einigen Verkehr unterhalten kann; grosse Städte brauchen indessen gleichfalls Anstalten in ihrer Nähe, und solche haben den
Vortheil, viele frische Fälle zu bekommen; unter keinen Umständen
aber soll eine Anstalt innerhalb der Mauern einer Stadt errichtet
werden. Die Anstalt muss rings von Grundstücken, die ihr Eigenthum sind, umgeben sein; ihr näheres Gebiet wird gewöhnlich mit
einer Mauer umgeben, und es ist vortheilhaft, wenn ihr Boden
über deren Niveau erhaben liegt; sie sollte wo möglich fliessendes
Wasser besitzen, um Bäder und Waschanstalten reichlich zu spei-

sen und noch Gelegenheit zu kalten Bädern zu erhalten. Die
Gärten müssen geräumig und freundlich sein, gerne bringt man
in ihnen einen Turnplatz, Kegelbahn, Spielplätze u. dgl. an.
Wo besondere Pflegeanstalten bestehen, bedarf man in ihnen
weiter grössere Werkstätten, in denen die Kranken besonders
Winters mit verschiedenen Handwerken beschäftigt, und wo viele
Bedürfnisse der Anstalt selbst producirt werden. Im Uebrigen
muss die Pflegeanstalt gleichfalls die genannten Abtheilungen, für
Unruhige, Stille, Gesittete, für die verschiedenen Stände haben,
kann aber im Ganzen einfacher gehalten sein, und es ist zweckmässig, wegen der grösseren Menge Unreinlicher, Paralytischer etc.
mehr Erdgeschosswohnungen einzurichten.

Auch bei den Idiotenanstalten kann man solche, welche
Heil- oder Besserungszwecke verfolgen, und reine Pflegeanstalten
unterscheiden; die ersteren, seit Guggenbühls Unternehmen auf
dem Abendberg (1841) Gegenstand grossen Interesses und mannigfacher Versuche geworden, können der Natur der Sache nach nur
für Kinder bestimmt sein (p. 515) und sind daher fast noch mehr
Erziehungs- als Kranken-Anstalten. Ferrus, Séguin und Voisin
hatten übrigens schon in den 30er Jahren sehr bedeutende Impulse
für die Erziehungs- und Heilbestrebungen bei Idioten gegeben
und ein Geistlicher in Würtemberg (Haldenwang in Wildberg)
hatte schon a. 1835 eine kleine Anstalt für Erziehung blödsinniger
Kinder gegründet. Auf den Abendberg folgten die Anstalten von
Mariaberg (gegründet von Rösch, 1847), Winterbach (gleichfalls
in Würtemberg, 1852), Ecksberg in Bayern (1852), Hubertusburg
in Sachsen (Staatsanstalt, 1852), 2 Berliner Anstalten, eine Anstalt in Liesing bei Wien, eine in Bendorf bei Coblenz, eine ge-
rühmte Idioten-Schule im Haag (1855) und viele noch kleinere
oder weniger bekannte Häuser; alle werden weit überboten durch
die herrliche Anstalt Earlswood * in der Nähe von London (1857).

Wie diese Anstalten einzurichten und zu organisiren sind, um die
p. 515 erklärten Zwecke zu erreichen, dies im Detail zu erörtern, liegt
nicht im Plane dieser Schrift, ergibt sich aber zum grössten Theile höchst
einfach aus den oben über die Behandlung der Idioten beigebrachten
Sätzen. — Ueber die neueren Idioten-Anstalten, vgl. Theile, l. c.
p. 105 ff.

§. 236.

An der Spitze des Personals der Irrenanstalt steht, unter
der höheren Aufsichtsbehörde des Staats, der dirigirende Arzt, von

* Das Gebäude allein kostete 29,000 Pfd. Sterling. Als ich die Anstalt
a. 1859 besuchte, waren daselbst 300 Kinder und junge Leute und 70 dienende
Personen; die Jahres-Einnahme betrug 18,000 Pfd. St.

dessen wissenschaftlichen und persönlichen Eigenschaften zum grössten Theil der in der Anstalt herrschende Geist abhängt. Neben dem ersten, allem Uebrigen vorangehenden Bedürfnisse gründlicher ärztlicher Kenntnisse (an der Heilanstalt specieller Kenntnisse in der Nerven-Pathologie) wird von dem Irrenarzt mit Recht noch ein Complex besonderer geistiger Eigenschaften gefordert, wohlwollender Sinn, grosse Geduld, Selbstbeherrschung, eine besondere Freiheit von allen Vorurtheilen, ein aus einer reicheren Weltkenntniss geschöpftes Verständniss der Menschen, Gewandtheit der Conversation und eine besondere Neigung zu seinem Beruf, die ihn allein über dessen vielfache Mühen und Anstrengungen hinwegsetzt. Ein oder mehre Hülfsärzte unterstützen den Director in der Krankenbehandlung, in der Führung der Journale und Correspondenz, besorgen die Leichenöffnungen, die höheren chirurgischen Geschäfte u. dgl. — Die meisten Anstalten besitzen ausserdem eigene Geistliche, welche den periodischen Gottesdienst besorgen und die Kranken regelmässig besuchen, meist in der Absicht, mit religiösen Mitteln die Genesung der Kranken zu befördern. Es ist schon bemerkt (p. 504), bei wie wenigen Kranken ein solches Vorhaben statthaft sein kann. Immer und überall dürfen solche Versuche nur unter steter Beaufsichtigung und mit vorheriger Instruction von Seiten der Aerzte gemacht werden, und es wäre einer der bedeutendsten Missgriffe, auch nur einige Selbstständigkeit in der Behandlung Gehirnkranker Laien zu überlassen, deren Auffassung solcher Zustände ganz nothwendig eine einseitige sein muss. Mit Recht haben desshalb auch in neuerer Zeit einige der verdienstvollsten Irrenärzte (Nasse, Jessen u. A.) die Unterstützung der psychischen Therapie durch Theologen noch mehr als bisher beschränkt wissen wollen. Sehr passend dagegen finden wir die Anstellung eines Lehrers, der, ohne die Prätention heilsamer psychologischer Einwirkungen, zum Unterrichte der Kranken, überhaupt zu ihrer geistigen Beschäftigung und Zerstreuung verwendet wird.

Ein Oberwärter und eine Oberwärterin stehen dem niederen Dienstpersonale vor. Zu Wärtern selbst können nur körperlichkräftige, verständige und gutmüthige Menschen gebraucht werden, und es ist oft schwer, die genügende Anzahl brauchbarer Leute zu bekommen. Man rechnet im Durchschnitt auf 6—10 Kranke einen Wärter; einzelne Kranke bedürfen eines eigenen, nur für ihre Person bestimmten Wärters. In manchen Anstalten wird der Wärterdienst von den Brüdern oder Schwestern geistlicher Orden versehen, welcher Einrichtung man im Ganzen mehr Nachtheile als Vortheile zuschreiben kann.

Ausserdem ist in den Anstalten ein besonderes Verwaltungs-Personal für die Oeconomie nothwendig.

§. 237.

Dazu, dass sich dieser, durch so viele Menschen und Bedürfnisse immer sehr complicirte Mechanismus einer Anstalt mit Ordnung und ohne Geräusch bewege, dienen nicht nur geschriebene Statuten für alles Personal, in denen die wohl umgränzten Pflichten jedes Einzelnen klar und bündig ausgesprochen sind, in denen das ganze äussere Thun und Lassen pünktlich regulirt und die Ordnung aller Dinge vorgeschrieben ist. Die vernünftige Regel muss auch in Sitte und Gewohnheit übergegangen sein, und das Beispiel der Oberen muss den rechten Geist bis herab zum Untersten verbreiten. Es muss in den Irrenanstalten ein etwas straffer, angezogener Geist, nicht das Laisser-aller der falschen Gemüthlichkeit herrschen; es muss auf pünktliche Zeiteintheilung, strengste Ordnung und treue Pflichterfüllung genau gesehen werden. Dem Eintretenden, Gesunden oder Kranken, muss der wohlthuende Eindruck entgegenkommen, dass hier die Vernunft, nicht die Unvernunft herrsche; ein Charakter von Frieden und Ruhe muss durch das Ganze gehen, und die consequente Energie in allem Heilsamen muss in geräuschlosen, milden Formen auftreten, wie die einschliessende Ringmauer von Innen dem Kranken durch freundliches Gebüsch zugedeckt wird. — Der Umgang unter den Kranken selbst muss nicht zu strenge abgesperrt sein; man muss vielmehr durchaus auf Erhaltung einer gewissen Socialität sehen, in welcher die Formen des gesunden Umgangs beobachtet werden, und Alles muss ergriffen werden, was den Kranken vor weiterer Entfremdung gegen die Welt bewahrt. Hiezu dienen gemeinsame Vergnügungen, Gesellschaften, Spaziergänge etc., und in dem Masse, als der Kranke wieder fähiger dazu wird, auch eine zunehmende Berührung mit Gesunden. Dass man sich durchaus bei dem möglichst humanen, liberalen Systeme der Krankenbehandlung besser befindet, als bei einem strengen, ist schon oben berührt; es darf daher die Beschränkung des Kranken durchaus nicht weiter gehen, als sein Zustand es erfordert; jeder finstere, ascetische, ebenso wieder jeder casernenmässige Geist ist zu vermeiden, und es soll der Ernst der Zwecke durch heitere, sinnige Formen nicht nur verdeckt, sondern gerade zu rechtem Eingang gebracht werden. —

§. 238.

Der Aufnahme der Kranken in die öffentlichen Anstalten muss ein genauer ärztlicher Bericht über seinen Krankheitszustand

und über dessen Entwicklung vorausgehen, der in vielen Fällen
noch durch Mittheilungen der Angehörigen vervollständigt werden
muss; in diesen soll die unumschränkteste Offenheit herrschen,
da die Kenntniss aller persönlichen Verhältnisse und wichtigen
Erlebnisse für den Arzt von höchster Wichtigkeit ist. Der ärztliche Bericht muss alle Fragen, welche irgend einen Bezug auf
die Entstehung des Irreseins haben können, berühren, namentlich
alle ätiologischen, Erblichkeit, leibliche und geistige Dispositionen,
vorausgegangene Krankheiten, namentlich solche des Nervensystems,
er muss die Symptome des allmäligeren oder schnelleren Ausbruchs und den gegenwärtigen Complex krankhafter Erscheinungen
genau schildern, das bisher eingeschlagene Verfahren angeben etc.,
Erfordernisse, welche bei dem Arzte eine zum Wenigsten ency-
clopädische Kenntniss des Irreseins ganz nothwendig voraussetzen.
Soll nun der Kranke in die Anstalt gebracht werden, so werde
dies ihm selbst mitgetheilt; vielfache Beobachtung hat gezeigt,
dass es unendlich viel vortheilhafter ist, ihn, wenn er sich hartnäckig sträuben sollte, mit äusserem Zwang in die Anstalt zu
bringen, * als ihn durch List (unter dem Vorwande einer Ver-
gnügungsreise etc.) derselben zuzuführen. Ein solcher Betrug erbittert die Kranken meistens ungemein, und hindert auf lange Zeit
das so nothwendige Vertrauen zu der Anstalt.

Die Aufnahme der einzelnen Kranken in die Staatsanstalten
bedarf meistens, dringende Fälle ausgenommen, einer vorausgehenden Genehmigung der vorgesetzten Staatsbehörde, welche sich auf
einen Bericht des Directors über die Zulässigkeit dieser Aufnahme
stützt; es ist im Interesse der möglichst häufigen Aufnahme frischer
Fälle nothwendig, dass die Formen dieser Geschäfte die einfachsten und expeditesten seien. — Die Entlassungen aus den Anstalten geschehen meist allein auf Verfügung des Directors; sie
sollten immer zunächst versuchsweise, provisorische sein, damit der
Kranke beim ersten Zeichen eines Rückfalls ohne das mindeste
Zögern wieder der Anstalt übergeben werden kann. Während
dieser Zeit provisorischer Entlassung kann dann von seinem Haus-
arzte hier und da über den Genesenen an die Anstalt berichtet
werden. Zeigt die Genesung entschiedene Dauer und Bestand,
wozu eine ungetrübte geistige Gesundheit von wenigstens 1—2
Jahren gehört, so wird der frühere Pflegling erst definitiv aus dem
Verbande mit der Anstalt entlassen. Freie Vereine zur Unterstützung bedürftiger Genesener bestehen an manchen Orten mit
gesegnetem Erfolge.

---

* Von No-Restraint ist erst in einer vollkommen wohl geordneten Anstalt
die Rede!

§. 239.

Ausser den öffentlichen Irrenhäusern möge noch der Privatanstalten gedacht werden, welche theils für Länder, in denen das öffentliche Irrenwesen noch nicht geordnet ist oder wo die Staatsanstalten der Irrenzahl nicht genügen, theils überhaupt für Kranke der höheren Classen mit Ansprüchen, wie sie in den Staatsanstalten schwerer zu befriedigen sind, dem Bedürfnisse abhelfen, deren Bedeutung in neuerer Zeit immer gewachsen ist und immer noch wachsen wird. Der Staat sollte solche Anstalten nur wissenschaftlichen Aerzten, niemals Laien, Chirurgen u. dgl. concessioniren, und von dem Vorsteher vollständige Garantieen seiner Befähigung zur Irrentherapie, namentlich eine practische Ausbildung für diese Specialität fordern und eine Controle über ihre Wirksamkeit ausüben. Missbräuche und Schändlichkeiten, wie sie in einzelnen englischen Privatanstalten vorfielen, sollten, wiewohl sich nirgends in Deutschland etwas ähnliches befürchten lässt, doch auf alle Fälle unmöglich gemacht werden.

Auch noch auf andere Weise, als durch Anstalten, hat man an einzelnen Orten für Bewahrung und Beschäftigung der Irren gesorgt. Eine Irrencolonie bildet das merkwürdige belgische Dorf Gheel, in welchem seit vielen Jahrhunderten Geisteskranke aller Art mit den Einwohnern und ihren Familien zusammen leben. Früher suchte man daselbst Hülfe für sie bei der heiligen Dymphne, der Patronin der Irren, zu deren Wundern man gegenwärtig nur noch selten Zuflucht nimmt. Dagegen suchte man in neuerer Zeit wiederholt Regelmässigkeit und Ordnung in diesem, 900 — 1000 Kranke (bei 9000 Einwohnern) enthaltenden Irrendepôt einzuführen; namentlich a. 1850 bemühte man sich, die dortigen Verhältnisse administrativ zu reguliren und Reformen einzuführen, die aber (nach Parigot*) im Ganzen keinen grossen Erfolg hatten. Die Irren geniessen hier immer noch ein Mass von Genüssen und Freiheit, wie ihnen in keiner Anstalt zu Theil werden kann; alle dazu Fähigen nehmen Antheil an den Arbeiten der Gesunden, namentlich Hand- und Feldarbeit ist allgemein eingeführt. Die Behandlung ist im Ganzen eine milde; die Anwendung von Zwangsmitteln soll nicht ohne vorherige Anfrage bei dem Arzte geschehen. Selbstmorde sind sehr selten, und der physische Gesundheitszustand ist im Allgemeinen so gut, dass man im Jahr 1838 zwei hundertjährige Irre dort fand. Das Entweichen der Kranken wird durch die eigenthümliche Lage von Gheel, das, von Heidegründen um-

---

* Journ. de méd. de Bruxelles. 1859. p. 464.

geben, mehre Stunden von andern Dörfern entfernt liegt, sehr erschwert. Bei allen diesen Vortheilen haben sich immer auch die
bedeutendsten Uebelstände gezeigt, und von den vielen Besuchern
und Beurtheilern von Gheel, das in neuester Zeit eine eigene, an
Polemik reiche Literatur hervorgerufen hat, geben selbst solche,
welche im Ganzen sehr für die Colonie eingenommen sind, das
Bestehen schwerer Mängel zu. — Trotzdem zeigt Gheel,[*] dass
ein grosser Theil der Irren zu seiner Verwahrung keiner Anstalten
bedarf, dass viele von ihnen mehr Freiheit ertragen können, als
man gewöhnlich annimmt, dass das Leben in und mit den Familien
vielen dieser Kranken wohl zusagt. Der Gedanke lag daher nahe,
ob nicht auch an anderen Orten ähnliche Irrencolonieen errichtet
und damit die Uebelstände der Ueberfüllung der Irrenanstalten
vielleicht radical gehoben werden könnten, und so ist in Deutschland und in England in neuerer Zeit eine den Verhältnissen angemessene Nachahmung von Gheel empfohlen worden; namentlich
wurde vorgeschlagen, eine Anzahl hierzu geeigneter Irren in Dörfern in der Nähe der Staatsanstalten unterzubringen, so dass sie
mit diesen noch in einem gewissen Verbande verblieben. — Die
Schwierigkeiten, die diese Projecte bei ihrer Ausführung bieten
würden, auseinandergesetzt und lebhaft betont von W. Jessen,[**]
scheinen allerdings für jetzt kaum überwindlich; aber auch ich
möchte den Glauben nicht lassen, dass die Zukunft Mittel und
Wege finden wird, das Problem der Irren-Colonieen, und damit
erst auch das der gänzlichen Irren-Versorgung zu lösen.

---

[*] Roller, Ztschr. f. Psych. XV. 1858. p. 420.
[**] Deutsche Clinik, 1858. Ztschr. f. Psych. XVI. p. 442.